DIFFERENTIALDIAGNOSE

ANHAND VON 317 GENAU BESPROCHENEN KRANK-
HEITSFÄLLEN LEHRBUCHMÄSSIG DARGESTELLT

VON

Dr. RICHARD C. CABOT

PROFESSOR DER KLINISCHEN MEDIZIN AN DER MEDI-
ZINISCHEN KLINIK DER HARVARD-UNIVERSITÄT, BOSTON

DEUTSCHE BEARBEITUNG
NACH DER 2. AUFLAGE DES ORIGINALS

VON

Dr. H. ZIESCHÉ

PRIMÄRARZT DER INNEREN ABTEILUNG
DES JOSEF-KRANKENHAUSES ZU BRESLAU

ZWEITER BAND

MIT 250 TEXTABBILDUNGEN

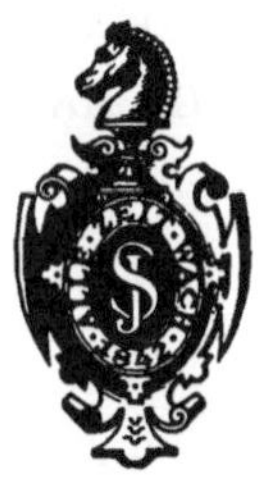

SPRINGER-VERLAG BERLIN HEIDELBERG GMBH

ISBN 978-3-642-89490-9   ISBN 978-3-642-91346-4 (eBook)
DOI 10.1007/978-3-642-91346-4

Vorwort.

In dem ersten Bande des vorliegenden Werkes, dessen Übersetzung in
2. Auflage erschienen ist, waren unter besonderer Betonung des führenden
Symptoms der Schmerz in den verschiedenen Gegenden des Körpers und im
Anschluß daran eine Reihe mehr allgemeiner Erscheinungen, wie Fieber,
Schüttelfrost, Koma, Krämpfe, Schwäche u. a. m. besprochen worden. Diese
pädagogisch weise Beschränkung brachte es mit sich, daß nicht alle Krankheits-
bilder besprochen werden konnten, die der Arzt in seiner Tätigkeit zu sehen
bekommt.

In dem vorliegenden 2. Bande werden 19 andere Symptome in der gleichen
Weise erst im allgemeinen besprochen und dann an Hand der Krankengeschichten
verfolgt. Dadurch ist nunmehr der Kreis der Krankheiten so erweitert, daß
man wohl kaum eine der häufiger vorkommenden vermissen wird.

Möchte das Buch dem Arzte, der es studiert, den gleichen großen Nutzen
bringen wie der erste Band des Werkes, den mir viele Kollegen in dankbaren
Zuschriften bezeugt haben.

Breslau, September 1925.

H. Ziesché.

Inhaltsverzeichnis.

Tumoren des Bauches.

Schwangerschaft
Stauungsleber
Appendicitis
} Für die graphische Darstellung zu zahlreich und zu unsicher an Zahl abzuschätzen.

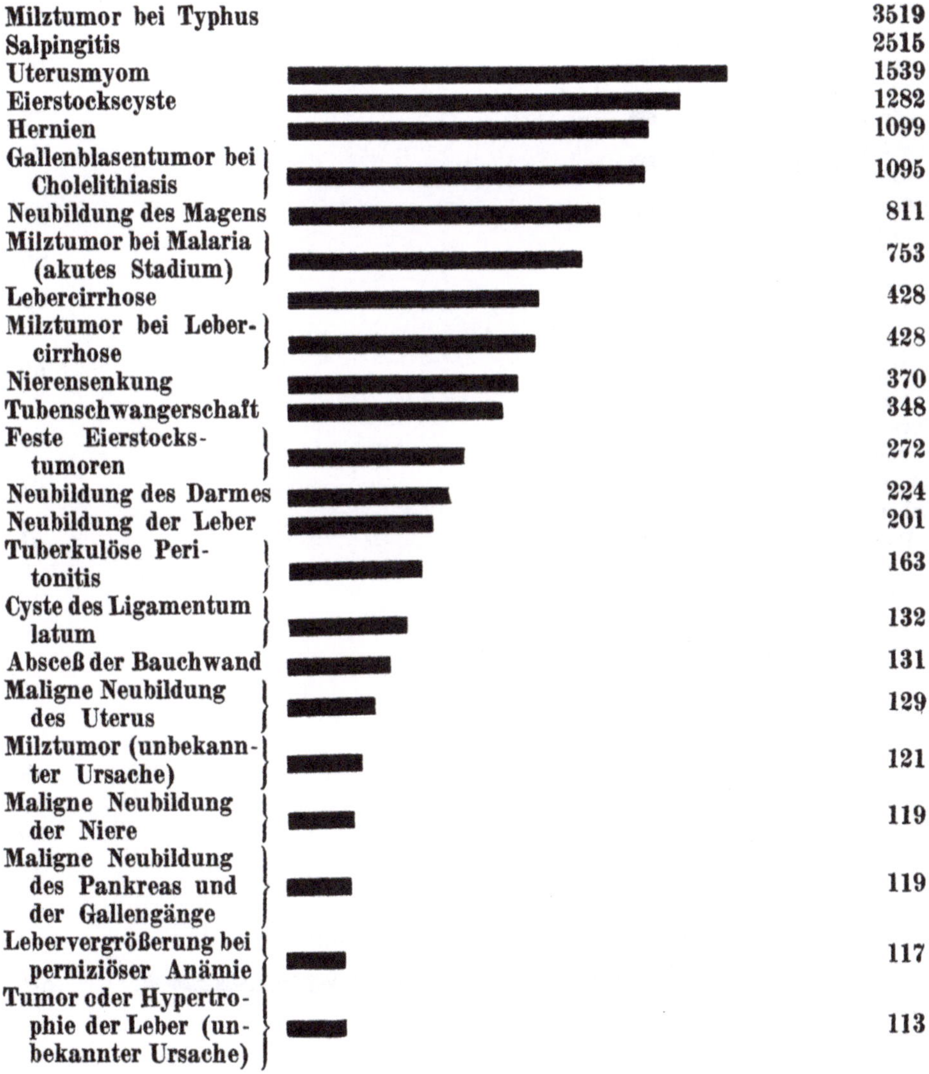

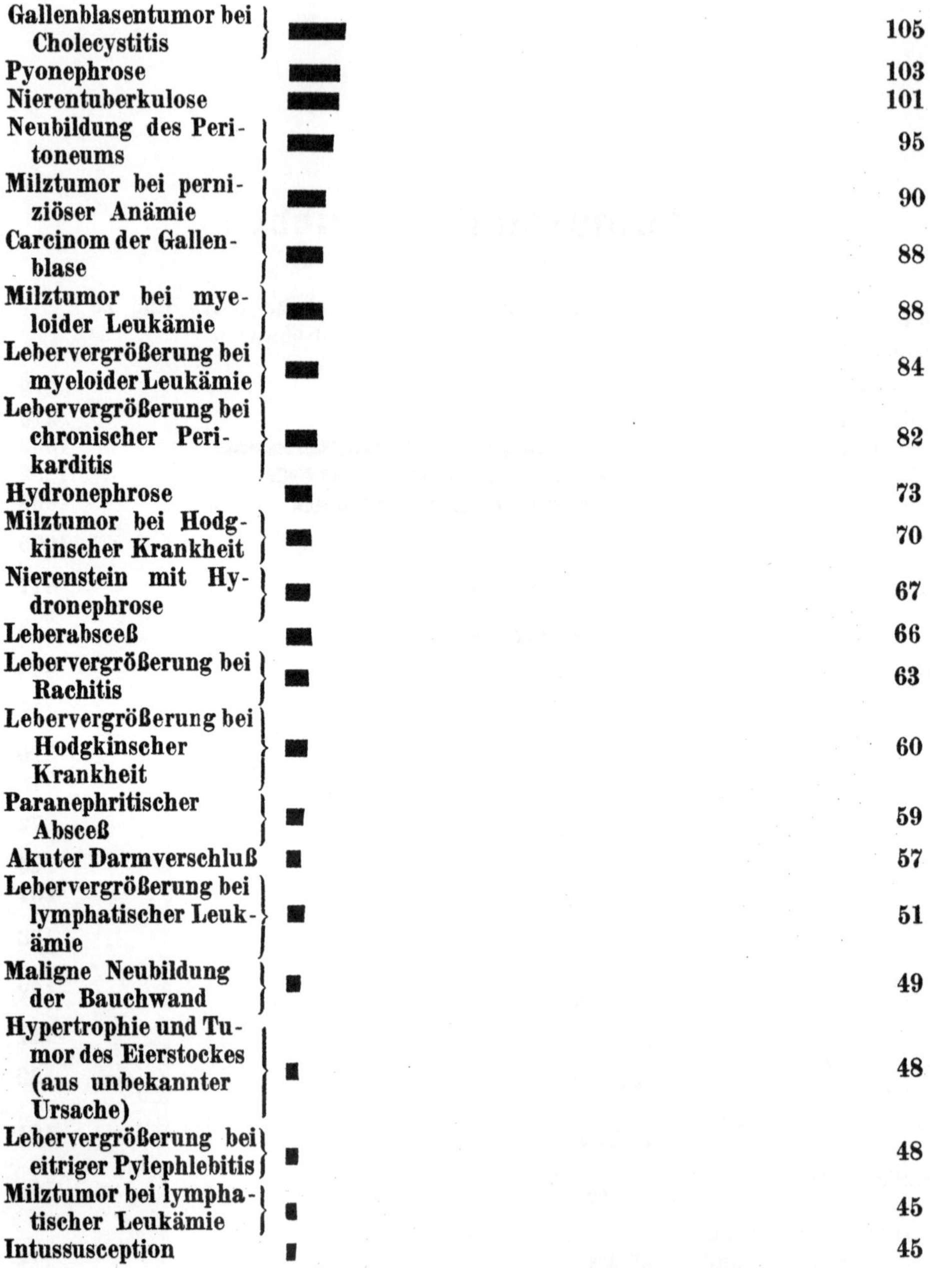

Gallenblasentumor bei Cholecystitis	105
Pyonephrose	103
Nierentuberkulose	101
Neubildung des Peritoneums	95
Milztumor bei perniziöser Anämie	90
Carcinom der Gallenblase	88
Milztumor bei myeloider Leukämie	88
Lebervergrößerung bei myeloider Leukämie	84
Lebervergrößerung bei chronischer Perikarditis	82
Hydronephrose	73
Milztumor bei Hodgkinscher Krankheit	70
Nierenstein mit Hydronephrose	67
Leberabsceß	66
Lebervergrößerung bei Rachitis	63
Lebervergrößerung bei Hodgkinscher Krankheit	60
Paranephritischer Absceß	59
Akuter Darmverschluß	57
Lebervergrößerung bei lymphatischer Leukämie	51
Maligne Neubildung der Bauchwand	49
Hypertrophie und Tumor des Eierstockes (aus unbekannter Ursache)	48
Lebervergrößerung bei eitriger Pylephlebitis	48
Milztumor bei lymphatischer Leukämie	45
Intussusception	45

Ursachen der Tumoren der Bauchwand.

Hernien	878
Absceß	91
Maligne Neubildung	34
Aktinomykose	14
Hämatom	11

Lipom	9
Fibrom	5
Tuberkulose	2

Nierentumoren.

Nephroptose	370
Bösartige Neubildung	119
Pyonephrose	103
Nierentuberkulose	101
Hydronephrose	73
Stein (mit Hydronephrose)	67
Paranephritischer Absceß	59
Cysten	22

Lebertumoren.

Cirrhose	428
Neubildung	201
Perniziöse Anämie	117
Hypertrophie der Leber (unbekannter Ursache)	113
Myeloide Leukämie	84
Chronische Perikarditis	82
Absceß	66
Rachitis	63
Lymphoblastom (Hodgkinsche Krankheit)	60
Eitrige Pylephlebitis	48
Lymphatische Leukämie	45
Cholangitis (akut oder eitrig)	31
Katarrhalische Gelbsucht	29
Kongenitale Syphilis	26
Echinokokkus	18
Erworbene Syphilis	17

Tumoren des Uterus, der Ovarien und der Tuben.

Salpingitis	2515
Uterusmyom	1539
Eierstockscyste	1282

Tubenschwanger-schaft		348
Feste Tumoren des Eierstockes (Krebs 109, Adenom 105, Fibrom 31, Papillom 15, Sarkom 12)		272
Cyste des Ligamentum latum		132
Bösartige Neubildung des Uterus (Krebs 124, Sarkom 5)		129
Hypertrophie oder un-bestimmte Tumoren des Eierstockes		48

Tumoren des Darmes und des Peritoneums.

Appendicitis (Für die graphische Darstellung zu zahlreich und zu un-sicher an Zahl abzuschätzen).

Neubildung des Darmes		181
Tuberkulöse Peri-tonitis		146
Neubildung des Peri-toneums		84
Akuter Darmver-schluß		49
Aneurysma der Bauchaorta		35
Intussusception		31
Chronischer Darm-verschluß[1])		30
Neubildung des Netzes		21
Kottumor[2])		12
Neubildung der retro-peritonealen Drüsen		11
Diverticulitis		7

Milztumoren.

Typhus		3519
Malaria (akutes Stadium)		753
Lebercirrhose		426
Hypertrophie (unbe-kannter Ursache)		151
Perniziöse Anämie		90
Myelogene Leukämie		88

---

[1]) Mit Ausnahme der auf Neubildung beruhenden Fälle.

[2]) Ursache unbekannt; irgend eine organische Veranlassung (Striktur, Tumor) liegt fast stets vor.

Hodgkinsche Krankheit		70
Bantische Krankheit und splenische Anämie		56
Lymphatische Leukämie		51
Kongenitale Syphilis		28
Erworbene Syphilis		19
Polycythämie		19
Chronische Malaria		13
Hämolytischer, familiärer Ikterus		7
Bösartige Neubildung		7
Absceß		4
Amyloide Entartung		3
Wandermilz		2
Anaemia infantum pseudoleucaemica		1

1. Kapitel.

Geschwülste des Bauches und andere Tumoren.

Die Diagnose von Bauchtumoren ist in den meisten Fällen leicht oder unmöglich; sie ist aber niemals leicht, wenn man nicht aus beträchtlicher Erfahrung weiß, welche Tumoren in jeder Region des Leibes vorzukommen pflegen, wenn man nicht eine sorgfältige Anamnese aufgenommen und eine genaue Palpation vorgenommen hat. Außerdem sind oft chemische und mikroskopische Laboratoriumsuntersuchungen und Röntgenaufnahmen von Wichtigkeit.

Von diesen Methoden kann die Palpation die allerwichtigste, aber auch die unbedeutendste sein. Manchmal enthüllt sie uns recht viel, aber gewöhnlich wird, was wir so erfahren, beträchtlich durch das erweitert und vertieft, was wir zu suchen gelernt haben. Dafür ein Beispiel; eine Geschwulst im Epigastrium ist fast immer ein Magencarcinom. Fänden wir einen solchen Tumor bei einem Kinde, so müßten wir natürlich nach einer anderen Diagnose suchen; eine so gelegene Geschwulst kommt aber auch nur sehr selten bei einem Kinde zur Beobachtung.

Gewisse Gegenden des Leibes werden öfter von Tumoren heimgesucht als andere; mit anderen Worten: die Krankheiten, welche zu Tumoren im Leibe führen, sind besonders die des Beckens und der Beckenorgane, die des Magens, der Leber und der Niere. Geschwülste im linken Hypochondrium sind verhältnismäßig selten und gehen fast ausnahmslos von der Milz oder der linken Niere aus. Im rechten Hypochondrium finden wir nicht nur die, welche mit der Leber und der Gallenblase in Verbindung stehen, sondern auch solche, die von der Flexura hepatica des Kolons, der Pylorusgegend oder der rechten Niere ausgehen, und endlich noch retroperitoneale Tumoren und Drüsenpakete, die oft die Leber nach vorn drängen, selbst aber hinter ihr verborgen bleiben. Man muß sich immer daran erinnern, daß ein zweifelhafter Tumor, der scheinbar von der Leber seinen Ursprung nimmt, tatsächlich die normale Leber sein kann, die durch eine Geschwulst hinter ihr nach unten und vorn gedrückt wird. Einige meiner ärgerlichsten Mißgriffe lagen daran, daß ich darauf nicht genügend achtete.

Besteht Ascites, so wird die Diagnose viel einfacher, weil verhältnismäßig wenig Geschwülste häufig mit Bauchwassersucht zusammen auftreten. Es sind dies: Lebercirrhose, Syphilis der Leber und Milz, tuberkulöse Peritonitis mi˙ Verdickungen des Netzes oder Drüsenpaketen, die sich als Tumoren zur Geltung bringen und endlich retroperitoneale Krebsmetastasen, die von einer Neubildung des Magens, der Gallenblase oder der Beckenorgane ihren Ausgang nehmen; endlich tritt noch ein kleiner Prozentsatz der Fälle von Uterusmyomen und Ovarialcysten mit Ascites auf. Die eben aufgestellte Liste ist nicht gerade kurz; glücklicherweise läßt sich aber die Mehrzahl der genannten Krankheiten in der Regel leicht ausschließen, so daß man ohne Schwierigkeiten die Ursache des Ascites erkennen kann.

Die wichtigsten Punkte bei der Untersuchung von Bauchtumoren sind folgende:

1. Dauer der Erkrankung, vorliegende Symptome einschließlich Schmerz, Empfindlichkeit und der verschiedenen funktionellen Störungen. (Magen, Darm, Gallenabsonderung, Urin.)

2. Sitz der Geschwulst mit besonderer Berücksichtigung seines Zusammenhanges mit anderen Abdominalorganen.

3. Größe, Gestalt und Konsistenz.

4. Beweglichkeit und respiratorische Verschieblichkeit.

5. Bestimmung der Lage zu Magen und Dickdarm: a) durch Aufblähung oder Wasseranfüllung dieser Organe, b) durch die Beobachtung oder anamnestische Sicherstellung von Peristaltik und Darmgeräuschen.

Abgesehen von diesen fünf Untersuchungsmethoden müssen wir noch genau beachten:

1. den Urin;

2. das Blut, besonders den Ausfall der Wassermannschen Probe, sowie das Vorhandensein von Anämie, Leukämie oder Leukocytose. Bei Echinokokkenerkrankung und Gonorrhöe wird man in seltenen Fällen die Komplementbindungsmethode gleichfalls heranziehen müssen;

3. den Mageninhalt;

4. das Ergebnis der Röntgenuntersuchung nach Kontrastmahlzeit oder -Einlauf oder nach Füllung der Ureteren und des Nierenbeckens mit der Lösung eines Silbersalzes (z. B. Kollargol);

5. die Temperaturkurve.

Beim Urin ist am wichtigsten das Vorhandensein von Blut oder Eiter, im Stuhlgang der Nachweis von Blut oder Wurmeiern.

Die Kenntnis der verhältnismäßigen Häufigkeit der verschiedenen Abdominaltumoren ist von großer Wichtigkeit für ihre Diagnose. Einige Hilfe bieten die beigegebenen Übersichtstafeln (1—7). Wenn wir diese Kenntnisse mit einer sorgfältigen Anamnese des Falles und der direkten und indirekten Untersuchung der Funktion der verschiedenen Bauchorgane verbinden, werden wir in der Mehrzahl der Fälle zu einer richtigen Diagnose kommen.

Freilich wird auch dann noch eine Zahl von Fällen uns völlig unklar bleiben trotz vorsichtigster Anwendung aller Untersuchungsmethoden. So sah ich z. B. einmal einen Tumor des Pankreasschwanzes, der unmöglich während des Lebens aufgeklärt werden konnte. Solche irrführende Tumoren sind glücklicherweise nicht sehr häufig, aber jeder beschäftigte Arzt wird ähnliche Erfahrungen machen. Bei den Beckentumoren ist die Diagnose häufig unmöglich, einmal deshalb, weil verschiedene der in Betracht kommenden Möglichkeiten dieselbe

Anamnese, denselben Palpationsbefund und dieselben Ergebnisse der Laboratoriumsuntersuchung geben; dann auch, weil verschiedene Möglichkeiten zusammen vorhanden sein können. Man zerbricht sich den Kopf, einen fibrösen Tumor des Ovariums von einer Cyste, oder eine Salpingitis von einer Extrauterinschwangerschaft zu unterscheiden, und dann findet sich bei der Operation beides zusammen vor. Solche Irrtümer sind selten von ernster Bedeutung, denn wir haben hauptsächlich festzustellen, ob eine Operation vorgenommen werden muß oder nicht.

Fall 1.

Eine 27 jährige Wärterin kam am 29. 3. 1909 in das Krankenhaus. Die Patientin hat zwei Kinder, von denen das jüngste vier Jahre alt ist. Vor zwei Jahren hatte sie eine Fehlgeburt; sie wurde damals operiert. Seither hat sie sich nie wieder ganz wohl gefühlt. Vor zwei Jahren hatte sie Typhus. Die Regel bekommt sie alle 24 Tage, die letzte war vor drei Wochen.

Vor drei Tagen fiel sie hin und schlug auf die rechte Seite auf. Gestern abends um 9 Uhr setzte plötzlich ohne Vorboten oder Schmerzen eine heftige Blutung aus der Scheide ein. Sie ging zu Bett und hatte eine Stunde oder länger dauernde Blutungen; seither besteht leicht gefärbter Ausfluß.

Die **Untersuchung** verlief negativ mit Ausnahme eines Tumors über dem Schamberge; er war fest, glatt, rund, auf Druck nicht schmerzhaft und hatte etwa die Größe einer großen Orange. Die Excavatio vesicouterina war vorn wie hinten frei; der beschriebene Tumor war leicht von der Vagina aus zu fühlen und hing offenbar mit der Cervix uteri zusammen. Er war frei beweglich. Urin, Temperatur und Puls normal. Der Arzt hielt eine Schwangerschaft für wahrscheinlich und riet, einen Monat zu warten. Am 2. 4. verließ sie das Krankenhaus, kam aber am 15. 4. wieder zurück. Tags zuvor hatte sie das Gefühl, als ob eine Masse in ihrem Leibe herabfiele. Sie sagte auch, sie hätte das Gefühl, als ob sie zu Stuhl ginge. Bei der Untersuchung reichte die Geschwulst gerade von unterhalb des Nabels bis zum Schambein; sie war von einer Seite zur anderen frei beweglich und gab bei der Perkussion gedämpften Schall. Die Vagina war bläulich rot, die Cervix weich und verstrichen. Die Brüste entleerten keine Milch.

Besprechung: Bei der Fortdauer der Menstruation kann man natürlich nicht an eine Schwangerschaft denken, bis andere näherliegende Möglichkeiten ausgeschlossen sind. Eine überfüllte, ausgedehnte Blase muß in erster Linie ausgeschlossen werden. Dieser Zustand ist bei Frauen selten; nur nach der Narkose oder bei Koma aus anderer Ursache wird er beobachtet. In unserem Falle erwies der Katheter schnell, daß keine gefüllte Blase vorlag.

Myome des Uterus sind bei Frauen diesen Alters selten; sie sind gewöhnlich nicht so glatt und symmetrisch. Oft haben sie die Patienten schon vor langer Zeit selbst gefühlt, ehe sie es für notwendig hielten, einen Arzt zu Rate zu ziehen. Sie treten aber oft mit Blutungen auf, wie es hier der Fall war; die Möglichkeit eines Myoms kann daher nicht ausgeschlossen werden. Nur durch die Anwendung der Abderhaldenschen Probe könnte die Diagnose der Schwangerschaft gesichert werden; damals war sie noch nicht bekannt.

Verlauf: Am 20. 4. konnte man Teile des Kindes fühlen, und es war sicher, daß nicht ein Tumor, sondern lediglich eine Schwangerschaft vorlag. Die Patientin fühlte sich besser, schlief gut und konnte am 23. 4. das Krankenhaus verlassen. Während ihres Aufenthaltes schwankte die Temperatur meist von 37,3—37,5°. Sie bekam zur richtigen Zeit ein gesundes Kind.

Fall 2.

Ein Handlungsgehilfe von 27 Jahren kam am 23. 12. 1909 in das Krankenhaus. Er war bisher nie krank und verneint Trinker zu sein. Vor einem Monat verspürte er leichte Schmerzen in der Lebergegend und bemerkte dort eine erhebliche Anschwellung. Die Geschwulst hat seither beständig an Größe zugenommen; die Schmerzen sind seit 14 Tagen so stark geworden, daß sie ihn weder arbeiten noch ruhig schlafen lassen. Sie sind in der Nacht schlimmer.

Die **Untersuchung** zeigte eine starke Vortreibung der rechten unteren Rippen und eine glatte, feste Masse mit gedämpftem Perkussionsschall, die sich in der rechten Mammillaris von der vierten Rippe bis zum Nabel und bis fast zur rechten Brustwarzenlinie hin erstreckte. Schwirren oder Reiben war über dem Tumor nicht zu fühlen. Keine Ödeme. Blut und Urin negativ.

Besprechung: Die Hauptzüge des Falles sind folgende: Eine Geschwulst, die sich als die vergrößerte Leber erweist, ist dem Kranken seit einem Monat zum Bewußtsein gekommen. Er hat gemerkt, daß sie seither beträchtlich gewachsen ist. Für Krebs oder eine andere bösartige Erkrankung der Leber ist der Kranke ungewöhnlich jung. Weiterhin zeigt er keinen Hinweis auf eine Erkrankung des Magens oder eines anderen Organes, woher Lebermetastasen ihren Ursprung hätten nehmen können.

Syphilis oder Cirrhose der Leber könnten in Frage kommen, aber keine der Krankheiten verursacht so starke Schmerzen, wie sie hier vorhanden sind. Es besteht auch kein Grund zu der Annahme, daß die Geschwulst auf einer leukämischen, amyloiden oder Fettinfiltration der Leber beruht.

Nach Ausschluß dieser Krankheiten muß man natürlich die Möglichkeit eines Echinokokkus ins Auge fassen. Trotzdem kann man nur eine Möglichkeitsdiagnose stellen, bis man die spezifische Komplementablenkungsreaktion und die Präcipitinreaktion mit dem Serum des Kranken und der Hydatidenflüssig keit eines Hammelechinokokkus hat ausführen lassen; nur der positive Ausfall der Reaktion ist beweisend. Das Vorhandensein einer der gewöhnlichen Darmtänien kann auch dann noch durch Gruppenreaktion Anlaß zur Täuschung geben. Eosinophilie fehlte hier wie nicht selten; ist sie vorhanden, so gibt sie eine erwünschte Stütze der Diagnose.

Verlauf: Operation am 6. 1. 1910. Es fand sich eine vergrößerte Leber, darin eine Cyste von der Größe einer Citrone, die im ganzen ausgeschält wurde. Dann wurde in der vorderen Leberoberfläche ein 10 cm langer Schnitt gemacht, worauf sich eine zweite große Cyste mit dicker, weißer Wand hervordrängte, sie riß ein und entleerte eine große Menge gelblich gefärbte Flüssigkeit. Die Cyste, welche die Größe einer großen Orange hatte, wurde ganz entfernt. Es fanden sich dann im rechten und linken Leberlappen noch zwei Cysten von der Größe eines kleinen Balles, von denen aber nur eine ausgeschält wurde. Die bei der Operation entleerte Cystenflüssigkeit sah wie Blutserum aus, enthielt aber kein Eiweiß. Der Kranke erholte sich von der Operation ziemlich gut; dann bekam er eine Lungenentzündung und starb am 14. 1. Die Autopsie ergab Echinokokkus der Leber, doppelseitige, chronische Pneumonie und eitrige Bronchitis, eitrige Pleuritis rechts, alte Tuberkulose der Bronchiallymphknoten, Milztumor und chronische Perisplenitis.

Fall 3.

Eine 57 jährige Haushälterin suchte am 21. 1. 1908 das Krankenhaus auf. Vor drei Jahren begann die Kranke über Verdauungsstörungen und gleichzeitig über ganz unregelmäßig auftretenden Ausfluß aus der Scheide zu klagen. Vor etwa drei Monaten bemerkte sie, daß ihr Leib in seinem unteren Teile hart war. Seit vielen Jahren hat sie Krampfadern am rechten Unterschenkel; deshalb hat sie seit zehn Jahren eine elastische Binde getragen. Vor einer Woche wachte sie in der Nacht mit heftigen Schmerzen im rechten Beine auf. Der Schmerz hat seither angehalten und läßt sie nicht schlafen. Seit drei Tagen muß sie deshalb das Bett hüten.

Die **Untersuchung** verlief im wesentlichen negativ, bis auf das Abdomen; im unteren Teile des Leibes fand sich eine große, knotige, auf Druck schmerzhafte, runde Masse, die sich vom Schambein bis $7^1/_2$ cm oberhalb des Nabels und von der rechten Flanke bis 10 cm nach links von der Mittellinie erstreckte. Sie gab gedämpften Schall und war leicht beweglich. Im übrigen war der Leib ohne Besonderheiten. An der Innenseite des rechten Unterschenkels fand sich eine gerötete und geschwollene Zone, die sich vom Schienbein nach hinten herum bis über die Mitte und von dem Knöchel bis nahezu an das Knie erstreckte. Darin sah man einige dicke, blaue Venen; feste Venenstränge waren zu fühlen und konnten von dort an der Innenseite bis unterhalb des Knies verfolgt werden. Der Urin war negativ. Das Blut zeigte eine Leukocytose, die von 20 000 beim Eintritt bis 36 000 am 5. 2. schwankte. Die Temperatur war leicht erhöht

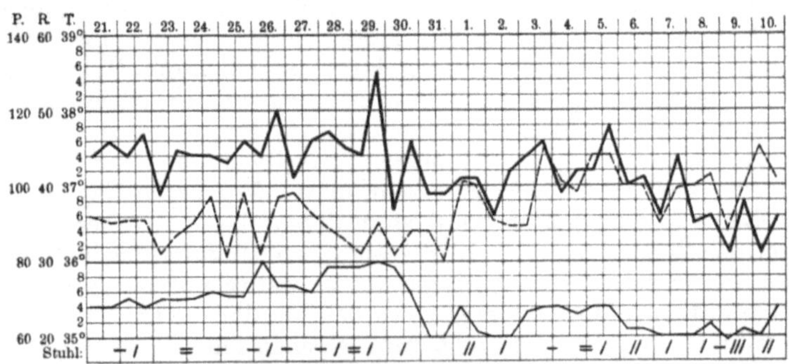

Abb. 1. Temperaturkurve zu Fall 3.

(Abb. 1). Später sank die Zahl der Leukocyten allmählich, betrug aber am 12. 3. noch 19 000, am 21. 3. 10 000. Am 23. 3. konnte man eine dicke, feste, auf Druck schmerzhafte Vene fühlen, die vom linken Knie bis zur Leistenbeuge hinauf zog. Es bestand ein beträchtliches Ödem des Ober- und Unterschenkels, das bis zur ersten Februarwoche zunahm und dann nachzulassen begann. Der Umfang des Schenkels betrug 60 cm gegen 42,5 cm auf der anderen Seite. Am 21. 2. begann die Kranke zu delirieren und war nicht mehr orientiert; dabei bestand ausgesprochene Schwäche und schlechter Puls. Am 23. fand sich freie Flüssigkeit in der Bauchhöhle. Am 8. 3. zeigte sich leichter Strabismus divergens und ausgedehnte Ödeme des Rückens bis hinauf zur Mitte der Schulterblätter; an dem Lungengrunde fand man Dämpfung und Rasselgeräusche. Am Morgen des 29. 3. waren die Augenlider etwas angeschwollen. Während der ganzen Zeit hatte die Kranke dauernd abgenommen. Die oberflächlichen Venen am Leibe begannen deutlich hervorzutreten.

Besprechung: Uterusmyom in Verbindung mit einer Venenentzündung am Beine ist natürlich unsere erste Annahme. Die Leukocytose erklärt sich als Folge der Venenentzündung.

Später indes im weiteren Verlaufe des Falles, als Ascites auftrat, Gehirnsymptome sich zeigten und das Ödem sich bis zur Brust ausdehnte, wurde es

klar, daß ein Verschluß der Vena cava inferior vorliegen müsse. Das
sieht man bei Uterusmyomen außerordentlich selten. Zusammen mit dem
fortschreitenden Verfalle der Kranken hätte uns das dazu führen können, die
Diagnose zu ändern; es geschah aber bis zum Tode der Kranken nicht.

Verlauf: Die Kranke zeigte bis auf die zunehmende Schwäche wenig Veränderungen und verschied ruhig am 23. 5. Die Autopsie zeigte ein multilokuläres
Adenocystom des rechten Eierstockes; Thrombose der Vena cava inferior,
der Iliacalvenen und ihrer Äste; leichte chronische interstitielle Nephritis;
senile Degeneration des Herzmuskels; kleine Myome des Uterus; Ascites;
beiderseitigen Hydrothorax.

Fall 4.

Ein 34 jähriger Metallwarenhändler kam am 15. 3. 1908 in das Krankenhaus.
Seine Mutter starb mit 46 Jahren an Gehirnschlag, eine Schwester an chronischer Nierenentzündung; im übrigen ist die Familienanamnese ohne Belang.
Seine eigene Gesundheit und seine Lebensgewohnheiten waren stets ausgezeichnet.

Vor sechs Monaten begann Husten mit beträchtlichem Auswurf und
Schmerzen in den Armen und Beinen. Zu gleicher Zeit bemerkte er ein Anschwellen des Leibes. Er fühlte sich „etwas voll". Diese Erscheinungen haben
ohne große Veränderungen seither angehalten, hinderten ihn aber bis vor drei
und einer halben Woche nicht an der Arbeit; dann ließ der Husten nach, und
er bemerkte in der linken Leibseite eine Vorwölbung von der Größe einer Krocket-
kugel, die besonders beim Husten schmerzte. Auf Rat seines Arztes ging er zu
Bett, worauf Geschwulst und Schmerzen verschwanden. Vor zwei Wochen
stand er wieder auf, fühlte sich aber sehr matt. Vor sechs Tagen zeigte sich
eine zweite Beule in der rechten Seite, so groß wie die erste, aber viel schmerzhafter. Von der Zeit an hat der Leib ständig an Umfang zugenommen. Eine
kleine Änderung in seiner Gesichtsfarbe hat er wahrgenommen; der Stuhlgang
ist seit einem halben Jahre lockerer geworden, so daß er am Tage gewöhnlich
viermal zu Stuhl geht. Vor vier oder fünf Wochen hatte er Nasenbluten. Vor
zwei Wochen wurde der Leib ohne Erfolg punktiert. Gestern morgen bemerkte
er, daß das Licht sein rechtes Auge blendete, das ihm etwas vorgetrieben zu
sein schien.

Die **Untersuchung** zeigte schlechten Ernährungszustand und blasse Schleimhäute. Das rechte Auge tritt stärker hervor als das linke und ist in seinen
Bewegungen nach allen Richtungen beschränkt. Pupillen normal. Pulsation
in der Drosselgrube. Den Herzspitzenstoß sieht und fühlt man im 5. Intercostal-
raume, 5,6 cm außerhalb der Brustwarzenlinie; die rechte Herzgrenze überschreitet die Mitte des Brustbeines um 3,75 cm. Im 3. linken Intercostalraum
sieht und fühlt man nahe dem Brustbein systolische Pulsation. Die Breite der
Dämpfung beträgt in der Höhe des 2. Intercostalraumes 3,75 cm. Keine Geräusche; 1. Ton an der Spitze kräftig. Blutdruck 125 mm Hg. Lunge bis auf
Dämpfung an der Basis besonders rechts und gelegentliche feuchte Rasselgeräusche frei von Veränderungen. Der Leib ist vorgetrieben, der Nabel gerötet,
die Venen deutlich sichtbar. Bei Perkussion Dämpfung mit Resistenzgefühl
bis auf kleine tympanitische Zonen in den Flanken (Abb. 2 und 3). Im rechten
unteren Quadranten findet sich eine auf Druck schmerzhafte, runde Vorwölbung,
die über die harte, glatte Oberfläche der Umgebung hervorragt. Eine etwas
ähnliche Prominenz sieht man im linken oberen Quadranten. Die ganze Masse
bewegt sich leicht bei der Atmung. Der Leberrand ist nicht zu fühlen. Keine
Ödeme, keine Vergrößerung der Lymphknoten. Reflexe normal.

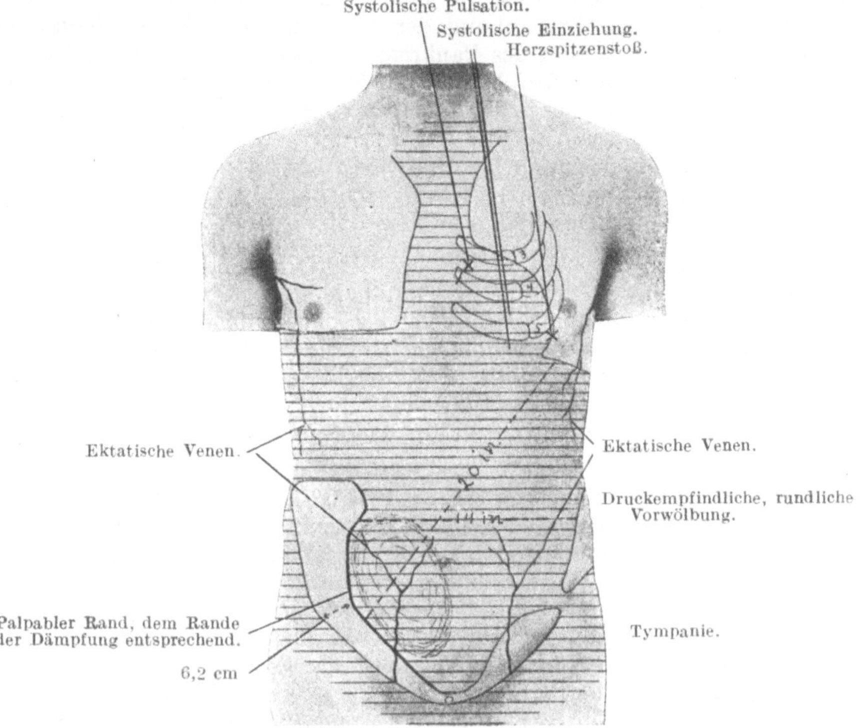

Abb. 2. Untersuchungsergebnis in Fall 4.

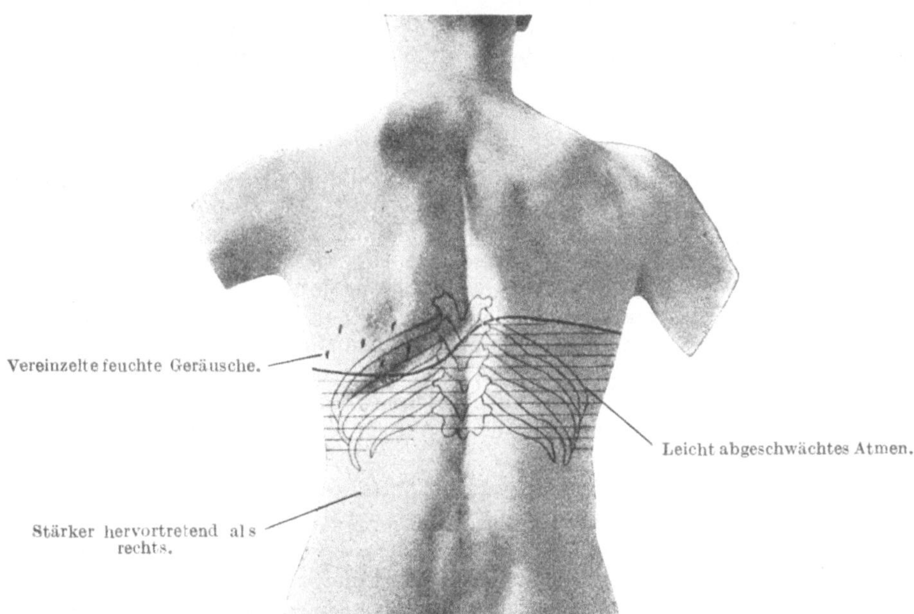

Abb. 3. Untersuchungsergebnis in Fall 4.

Besprechung: Eine Geschwulst im linken oberen Quadranten des Leibes bedeutet gewöhnlich eine Erkrankung der Milz oder der Niere. Organische Erkrankungen des Magens oder des Pankreas verursachen selten einen Tumor in dieser Gegend, wenn auch Aufblähung des Magens eine häufige Ursache von Schmerzen an dieser Stelle ist. Gelegentlich finden sich hier Geschwulst und Schmerzen als Folge von Krebs der Flexura lienalis des Dickdarmes. Die Verbindung der Anschwellung mit Diarrhöe rückt in diesem Falle die Möglichkeit eines Darmkrebses noch näher; man darf aber nie vergessen, daß bei Darmkrebs ebensooft Durchfall wie Verstopfung beobachtet wird.

Mit dem Auftreten der zweiten Geschwulst in der anderen Leibseite und bei dem Vorliegen einer Druckursache hinter dem rechten Augapfel werden wir zu der Annahme mehrerer Krankheitsherde gezwungen; damit wird die Annahme eines Darmkrebses unwahrscheinlich. Wäre die Geschwulst ein Nebennierentumor, dann müßte man die anderen Geschwülste als Metastasen auffassen. Erweist sich das Blutbild als normal, so könnte ein malignes Lymphom vorliegen. Die Entscheidung beruht in einem solchen Falle ganz auf dem Ergebnis der Blutuntersuchung.

Verlauf: Die Blutuntersuchung ergab: Hb 70%, E. 2 680 000, L. 290 000. Die Auszählung zeigte polynucleäre Leukocyten 51%, Myelocyten 42%, Lymphocyten 2%, Eosinophile 25%, Mastzellen 25%. Der Urin enthielt eine leichte Spur Eiweiß und viele fein- und grobgranulierte Cylinder, sonst war er negativ. Röntgenbestrahlung wurde bald begonnen; am 18. hatte das Auge wieder seine normale Lage und war frei beweglich. Im Augenhintergrunde fanden sich rechts einige kleine, links etwas stärker ausgesprochene Blutungen. Vom 4. 4. an war der Patient schmerzfrei und zeigte eine ausgesprochene, subjektive Besserung. Der Blutbefund war aber nicht wesentlich verändert. Er verließ an diesem Tage das Krankenhaus.

Nachsatz: In diesem Falle ist das Zusammentreffen multipler Drüsentumoren (augenscheinlich handelt es sich um solche) mit dem Blutbilde einer myelogenen Leukämie ein seltener Befund. Gewöhnlich ist das Knochenmark bei Fällen mit solchem Blutbilde der Sitz der Krankheit und nicht die Lymphknoten.

Fall 5.

Eine 46jährige Hausfrau kam am 22. 8. 1908 in das Krankenhaus. Die Familien- und persönliche Anamnese sind negativ. Vor drei Monaten hat die Regel aufgehört. Vor anderthalb Jahren begannen Anfälle von Kopfschmerzen und Erbrechen, die einige Stunden bis einige Tage dauerten und an Häufigkeit zunahmen. Das Erbrechen entleerte gewöhnlich nach der Mahlzeit die genossene Nahrung. Kein Blut, keine vorhergehende Übelkeit. Der Appetit ist gut geblieben. Die Kopfschmerzen begannen immer auf dem Scheitel und konnten zuletzt nur durch Morphium gebessert werden. Sie hat viel an Gewicht und Kräften abgenommen. Gelegentlich hat sie Rückenschmerzen und ein dumpfes Schmerzgefühl in der rechten Bauchseite. Am Abend schwollen die Knöchel leicht an, keine Nykturie.

Die **Untersuchung,** Blut und Urin eingeschlossen, verläuft negativ bis auf den Leib. Gerade neben der rechten Spina superior anterior fühlt man eine etwas weiche, auf Druck schmerzhafte, bewegliche Masse etwa 7 cm im Durchmesser. Darüber kann man auch die rechte Niere abtasten; beide Tumoren sind aber voneinander getrennt (Abb. 4). Der aufnehmende Arzt stellte die Diagnose auf Krebs des Coecums.

Besprechung: Die Kopfschmerzen, die Gewichtsabnahme, das Erbrechen und die Ödeme lassen uns zu allererst an eine Nephritis denken; der normale Urinbefund und das Fehlen einer Blutdruckerhöhung schließen sie aber aus. Dann richtet sich unsere Aufmerksamkeit auf den oder die Tumoren, die im rechten oberen Quadranten des Leibes gefühlt worden sind. Gegen die Annahme eines Cöcalcarcinoms sprechen das Fehlen von Darmerscheinungen, von ausgesprochener Verstopfung, von Schmerzen in der Ileocöcalgegend, von Darmgeräuschen oder sichtbarer Peristaltik und, soviel wir wissen, das Fehlen von Blut im Stuhle. Man muß aber daran denken, daß Krebs des Coecums sich oft sehr langsam und außerordentlich verborgen entwickelt. Eine Anzahl Kranker, die ich untersuchte, und bei denen die Operation ein Carcinom des Blinddarmes ergab, haben mir fest versichert, daß die Geschwulst, die ich vor der Operation feststellte, schon seit einer Reihe von Jahren ohne irgendwelche andere Symptome dagewesen sei. Ich habe eine solche Geschwulst, die ein völlig beschwerdefreier Patient selbst entdeckt hatte, und die sich schließlich als Krebs herausstellte, fast ein Jahr lang beobachtet, da sich der Kranke nicht operieren lassen wollte. Die Röntgenuntersuchung nach Kontrasteinlauf, die damals noch nicht gebräuchlich war, hätte die Diagnose weiter gefördert; ebenso die wiederholte Untersuchung des Stuhles auf okkultes Blut. Ein malignes Lymphom des Dünndarmes (gewöhnlich Sarkom genannt), kann, soweit ich sehe, nicht positiv ausgeschlossen werden. Solche Tumoren sind nach meiner Erfahrung viel beweglicher als der hier vorliegende. Sie sind oft multipel und verursachen gewöhnlich Darmsymptome, die wie gesagt, hier fehlten.

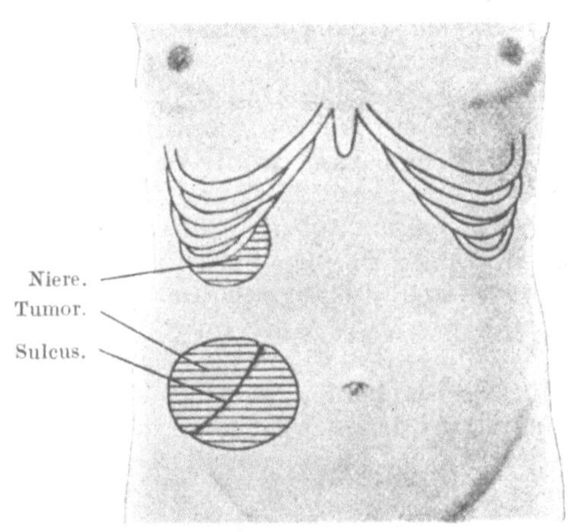

Abb. 4. Untersuchungsergebnis in Fall 5. Der untere Tumor erwies sich schließlich als die verlagerte Niere; der obere war nicht, wie wir annahmen, die Niere, sondern ein Schnürlappen der Leber.

Kann der Tumor mit der Leber in Verbindung stehen? Er liegt sicher zu viel nach rechts, um als vergrößerte Gallenblase angesprochen zu werden, wenn wir nicht voraussetzen, daß aus irgendeinem ganz unklaren Grunde die Gallenblase weit von ihrem normalen Sitze weg verlagert ist.

Bösartige Erkrankung der Leber führt gewöhnlich zu einer Vergrößerung des ganzen Organes und zeigt zahlreiche Knoten, vorausgesetzt, daß sie überhaupt der Untersuchung zugänglich ist. Ein einzelner, circumscripter Tumor, wie hier, ist im allgemeinen bei Neubildungen der Leber selten.

Syphilis der Leber könnte zu einem solchen Tumor führen. Man würde dann aber noch andere Knoten oder Tumoren fühlen müssen, wie sie durch die Narbenbildung bei Lebergummen hervorgerufen werden. Eine weitere Sicherung würde uns die Anstellung der Wassermannschen Probe geben.

Tumoren des Netzes (gewöhnlich metastatischer Natur) zeigen von allen Abdominaltumoren die ausgiebigste Beweglichkeit und finden sich selten, wenn je festfixiert, in der Nähe des Darmbeinstachels.

Wenn wir als sicheres Ergebnis der Untersuchung annehmen, daß die rechte Niere völlig getrennt von dem Tumor zu fühlen ist, brauchen wir über die

Beteiligung der rechten Niere an dem Krankheitsbilde nicht weiter zu reden. Wir könnten uns aber in der Annahme getäuscht haben, daß sich die Niere deutlich von dem Tumor abgrenzen läßt. In diesem Falle käme noch Hydronephrose, Cystenniere, Nierentuberkulose und Nebennierentumor in Frage. Im Urin findet sich kein Hinweis auf eine Nierenerkrankung und in der Anamnese nichts, was für eine tuberkulöse Infektion oder Tumorkachexie spricht. Liegt eine Cystenniere vor, dann sind wir gewöhnlich imstande eine ähnliche Masse auf der anderen Seite zu fühlen, da diese Krankheit fast ausnahmslos doppelseitig und kongenital auftritt. Die Frage nach dem Bestehen einer Hydronephrose müßte noch durch Röntgenaufnahmen nach Injektion von Kollargol in das Nierenbecken geklärt werden.

Verlauf: Am 3. 9. wurde eine Laparotomie vorgenommen. Das Coecum war normal aber dahinter fand sich eine Masse, welche die herabgesunkene Niere zu sein schien. Ein Lappen der Leber zog sich wie eine Zunge nach unten herab und hatte die Gestalt und Lage der normalen Niere (Abb. 4). Magen, Pylorus, Duodenum, Gallenblase und Gallengänge, Beckenorgane, Darm und die linke Niere wurden untersucht und erwiesen sich normal. Darauf wurde das Peritoneum an der hinteren Wand gespalten und die rechte Niere freigelegt. Die Niere war vergrößert und von unregelmäßiger Gestalt; die Gefäße und der Ureter lagen nach oben an ihrer Vorderfläche. Es wurde eine partielle Nephropexie ausgeführt. Die Patientin erholte sich gut von der Operation; aber nach einigen Tagen stellte sich die Übelkeit wieder ein. Am 9. 9. sah man eine peristaltische Welle quer über den Leib verlaufen; es schien eine Reihe von Darmschlingen nach vorn getrieben und angelötet zu sein. Der Chirurg hielt es für das Duodenum. Magenspülung schaffte Erleichterung. Die Kranke mußte dauernd auf der rechten Seite oder auf dem Bauche liegen. Dabei ging es der Patientin viel besser; vom 13. 9. ab konnte sie Flüssigkeiten ohne Beschwerden per os zu sich nehmen und nahm zu. Am 26. verließ sie ganz wohl das Krankenhaus. Am 7. 10. 1909 stellte sie sich vollkommen erholt wieder vor. Die Diagnose war auf kongenitale Nierenmißbildung und gastromesenterialen Ileus gestellt. Die obere Masse, die man für die Niere gehalten hatte, war offenbar ein Schnürlappen der Leber, während der untere Tumor die Niere selbst war.

Fall 6.

Eine Hausfrau von 70 Jahren suchte am 28. 8. 1908 das Krankenhaus auf. Die Mutter der Kranken und ein Bruder starben an Schwindsucht; sonst ist die Familien- und Eigenanamnese gut. Im vergangenen Jahre hatte sie hin und wieder verbreitete Schmerzen im Leibe, weder heftig, noch bestimmt lokalisiert, die sie in der Arbeit und im Schlafe nicht störten. Appetit gut, Stuhlgang sehr angehalten. Sie hatte mehrere, kurze Anfälle von Erbrechen und hat viel an Gewicht und Kräften verloren.

Vor acht Tagen begannen heftige Schmerzen in der rechten Bauchseite, aber sie lief bis heute herum; erbrochen hat sie nicht. Durch die Nahrungsaufnahme wird der Schmerz nicht beeinflußt.

Die **Untersuchung** zeigte schlechten Ernährungszustand und Blässe. Über der Mitte des linken Schlüsselbeines findet sich ein kleiner, harter, runder, pulsierender Tumor von 3 cm Durchmesser. Der Herzspitzenstoß liegt 13 cm nach links von der Mitte des Sternums, 2 cm außerhalb der Medioclavicularlinie. Nach rechts ist das Herz nicht vergrößert. Die Herztätigkeit ist etwas unregelmäßig. An der Herzspitze und in der Achselgegend hört man ein rauhes, systolisches Geräusch. Blutdruck syst. 160 mm Hg. Lungen unverändert. Der rechte obere Quadrant des Leibes wird von einer harten, auf Druck schmerzhaften, unregelmäßig gestalteten Masse ausgefüllt, die bimanuell zu fühlen ist, bei der Einatmung nicht herabsteigt und nach unten den Nabel überschreitet (Abb. 5). Es besteht leichtes Ödem der Unterschenkel, Blut und Urin normal. Während der Beobachtung, die eine Woche dauerte, bestand kein Fieber.

Besprechung: Die Anamnese gibt uns hier gar keinen Aufschluß. Wir wissen, daß die Patientin an Gewicht abgenommen hat, aber in ihrem Alter hilft uns das sehr wenig. Der pulsierende Tumor über der Clavikel läßt jeden, der einmal einen solchen Fall gesehen hat, an eine Cervicalrippe denken, über welche die verlagerte Arteria subclavia hinwegzieht. Das bleibt praktisch die einzige, häufigere Ursache eines pulsierenden Tumors am Halse. Aneurysmen zeigen sich sehr selten an dieser Stelle, d. h. innen oder außen von der Medioclavicularlinie. Sie finden sich fast ausnahmslos in der Nachbarschaft der Drosselgrube, wenn sie über das Cavum thoracis hinaufreichen.

Eine weiche pulsierende Neubildung, wahrscheinlich metastatischer Natur bedarf nur der Erwähnung. Solche Tumoren sind sehr selten. Die Differentialdiagnose zwischen einem solchen und einer verlagerten Subclavia kann leicht durch die Röntgenuntersuchung gestellt werden.

Außerdem haben wir uns mit dem Tumor in dem rechten oberen Teile und in der Flanke des Leibes zu beschäftigen. Vom diagnostischen Standpunkte aus sind dabei die Tatsachen am wichtigsten, daß sie bei der Einatmung nicht herabsteigt und daß nichts für ihren Zusammenhang mit der Leber spricht. Ihre Größe und Lage entspricht vielmehr einem Tumor im Zusammenhange mit der Niere als irgendeiner anderen Neubildung. Um zu größerer Klarheit darüber zu kommen, muß man das Kolon

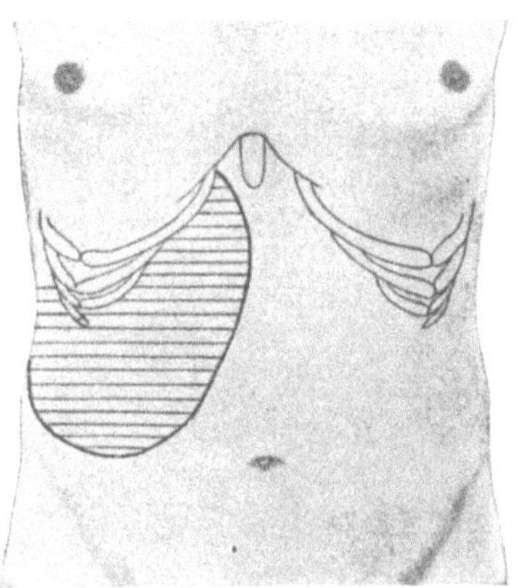

Abb. 5. Untersuchungsergebnis in Fall 6.

aufblähen. Wenn sich der aufgeblähte Dickdarm über den Tumor legt, so hängt er aller Wahrscheinlichkeit nach mit der Niere zusammen. Aus statistischen Gründen müssen wir annehmen, daß wahrscheinlich ein Hyper.nephrom vorliegt, wenn es sich um einen Nierentumor handelt.

Die Kranke hat zweifellos leichte arteriosklerotische Veränderungen auch an den Nierengefäßen. Das Herz ist hypertrophisch und dilatiert, der Herzmuskel schwach. Zur Annahme eines Klappenfehlers liegt kein Grund vor. Geräusche, wie das hier beschriebene, findet man häufig bei Herzen, die sich bei der Autopsie als völlig frei von irgend welchen Klappenveränderungen erweisen.

Verlauf: Der aufgeblasene Dickdarm lagerte sich über den Tumor; die Röntgenuntersuchung ergab beiderseitige Halsrippen. Die linke Arteria subclavia zog über die eine von ihnen hin. Eine Operation (wegen des angenommenen Nebennierentumors) wurde abgelehnt. Die Patientin verließ das Krankenhaus am 2. 9.

Fall 7.

Eine 45jährige Haushälterin kam am 16. 9. 1908 ins Krankenhaus. Seit zwei Jahren bemerkte die Kranke eine Vorwölbung in der Gegend jedes der beiden Schlüsselbeine; seit einem Jahre kommt ihr die rechte Gesichtshälfte angeschwollen vor. Schon seit langer Zeit leidet sie unter Verdauungsbeschwerden, wenn sie mit ihrer Diät nicht sehr vorsichtig ist; nimmt sie darauf Rücksicht, so hat sie keine Beschwerden. Seit einem Vierteljahre hat sie an Gewicht und Kräften abgenommen. Ihr Gewicht betrug gewöhnlich 144 Pfd. und ist in kurzer Zeit auf 132 Pfd. gesunken. Sehr oft muß sie nach dem Essen das Genossene wieder heraufbringen. Familienanamnese ohne Besonderheiten, ebenso die persönliche, bis auf einen heftigen Schmerzanfall im rechten Hypochondrium vor 18 Jahren. Man nannte die Krankheit damals eine „Leberentzündung"; Gelbsucht bestand nicht. In wenigen Tagen war sie wieder gesund.

Die **Untersuchung** zeigt schlechten Ernährungszustand und leichte Blässe; Pupillen, Lymphknoten und Reflexe normal. In der rechten Schläfengegend findet sich eine leichte, harte, auf Druck nicht schmerzhafte Vorwölbung, die augenscheinlich mit dem Knochen zusammenhängt. Das linke Schlüsselbein ragt hervor und ist sichtbar im ganzen verdickt. Über das Gesicht verstreut findet sich eine große Anzahl roter Fleckchen, jedes etwa 2 mm im Durchmesser. Einige größere derartig gerötete Zonen finden sich mit feinen, weißen Schuppen bedeckt am Kinn. Das Herz ist frei von Veränderungen, bis auf ein weiches, systolisches Geräusch an der Herzspitze, das nicht fortgeleitet wird. Der linke Puls ist etwas kräftiger als der rechte, sonst sind beide unverändert. Die Lungen sind

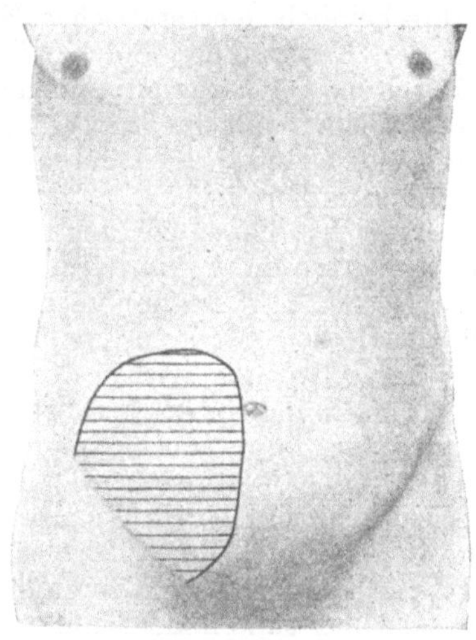

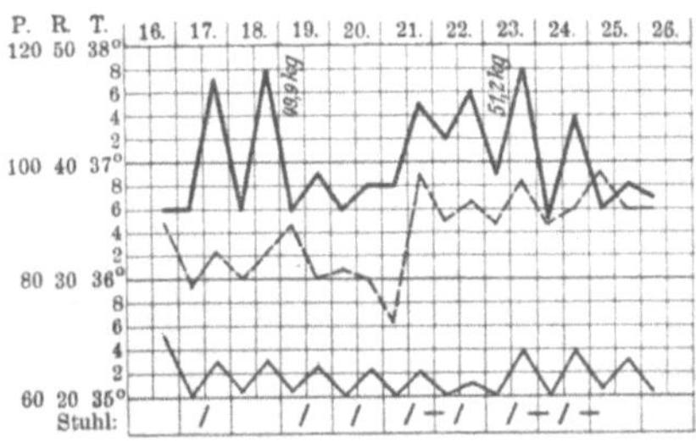

Abb. 6. Temperaturkurve zu Fall 7.

Abb. 7. Untersuchungsergebnis in Fall 8. 15. Okt. 1908.

normal. Der Leberrand wird unter dem Rippenbogen gefühlt; im Epigastrium findet sich eine unbestimmte Resistenz. Der obere Rand der Leberdämpfung liegt in der Höhe der 6. Rippe. Der untere Rand der Milz ist 4 cm unterhalb der Rippen zu fühlen. An beiden Beinen finden sich erweiterte Venen; es besteht beiderseits ein weiches Knöchelödem. Die Schienbeine erscheinen etwas rauh und unregelmäßig. Blutdruck syst. 115 mm Hg. Blut und Urin negativ. Leichte Fiebersteigerungen (Abb. 6). Die Aushebung des Magens zeigte geringe Rückstände im nüchternen Magen. Bei der Aufblähung erreicht sein oberer Rand den Schwertfortsatz, der untere reicht $4^{1}/_{2}$ cm unter den Nabel. Im übrigen brachte die Aufblähung keinerlei weitere Aufschlüsse über die Verhältnisse im Leibe. Die mikroskopische Untersuchung des nüchternen Rückstandes zeigte Schleim und Epithelien, aber keine Speisereste. Guajacprobe negativ, freie HCl vorhanden. Nach einer Probemahlzeit enthielt der Magensaft freie Salzsäure; quantitativ konnte sie nicht bestimmt werden.

Besprechung: Vorwölbung der Schlüsselbeine und einer Schläfengegend sind offenbar die Hauptzüge des vorliegenden Falles. Ferner liegt eine Vergrößerung der Milz und der Leber vor und möglicherweise eine syphilitische oder andersartige Periostitis an den Schienbeinen. Das Vorhandensein von Fieber und der negative Ausfall der Magenuntersuchung sind gleichfalls von Wichtigkeit.

Eine so langsam sich entwickelnde Verdickung beider Schlüsselbeine entspricht nicht einer Syphilis. Syphilitische Veränderungen der Clavikel treten gewöhnlich einseitig und in umschriebener Form auf. Gewöhnlich finden sich dabei auch Druckschmerzhaftigkeit und erweichte Stellen, die im vorliegenden Falle fehlen.

Metastasen eines Hypernephroms oder eines anderen entfernten Herdes treten sehr selten doppelseitig und symmetrisch auf. Außerdem haben wir nichts, was auf das Bestehen eines primären, bösartigen Tumors hinweist.

Rachitis und kongenitale Mißbildungen können nur durch die Röntgenuntersuchung ausgeschlossen werden. Alles in diesem Falle drängt zur Anwendung dieser Untersuchungsmethode, auch auf Schienbeine und Clavikel. Ich möchte hinzufügen, daß das Ergebnis dieser Untersuchung für mich und alle, welche den Fall gesehen hatten, ganz überraschend war.

Verlauf: Nach der Aufnahme konnte der Leberrand nie mehr gefühlt werden; die Milz blieb dauernd palpabel. Das ganze Knochengerüst wurde mit Röntgenstrahlen aufgenommen; es fanden sich nur an den Schlüsselbeinen Veränderungen, die nach der Meinung der erfahrensten Kenner als Osteitis deformans angesprochen werden mußten. Am 26. 9. verließ die Kranke wesentlich gebessert und mit einer Gewichtszunahme von $3^1/_2$ Pfd. das Krankenhaus.

Fall 8.

Eine Wirtschafterin, 50 Jahre alt, suchte am 15. 10. 1908 das Krankenhaus auf. Seit einem Vierteljahre klagte die Kranke über heftige Kopfschmerzen, Verstopfung und mangelnden Appetit. Seit einer Woche hatte sie Schmerzen im linken unteren Quadranten des Leibes, die nicht gerade stark waren, von der Nahrungsaufnahme nicht beeinflußt wurden, und sie im Schlafe nicht störten; durch Liegen auf der rechten Seite trat oft eine Besserung ein. Sie glaubt etwas Fieber gehabt zu haben. Familienanamnese und eigene Vorgeschichte ohne Belang. Sie hat sechs gesunde Kinder, zwei sind gestorben. Jüngstes Kind 17 Jahre alt. Letzte Regel vor zwei Monaten.

Die **Untersuchung** zeigte guten Ernährungszustand, sie verlief im übrigen negativ, bis auf ein systolisches Blasen an der Herzspitze und ein scharfes, systolisches Geräusch an der Basis des Herzens. Brustorgane frei von Veränderungen. Rechts unten fand sich im Leibe eine feste, glatte, auf Druck schmerzhafte Masse, die sich bis zur Mittellinie und bis in Nabelhöhe hinzog (Abb. 7). Die Cervix uteri ragte nach vorn und oben, der Fundus war nicht zu fühlen. In der Excavatio vesicouterina anterior lag eine harte, leicht höckrige Masse von der Größe einer Citrone. Sie konnte auch vom Rectum aus gefühlt werden. Der auf der Abbildung wiedergegebene Tumor war bimanuell palpabel. Blut und Urin negativ. (Temperaturkurve Abb. 8). Am 19. 10. war der Leib weniger gespannt, und die Tumormasse zeigte die in Abb. 9 wiedergegebene Gestalt. Starkes Abführen veränderte sie nicht. Die Menstruation begann am 17. 10.

Besprechung: Wir haben es hier mit Schmerzen im linken unteren Quadranten des Leibes zu tun. Bei Männern weist ein so gelegener Schmerz gewöhnlich auf Krebs des Romanums oder Diverticulitis der gleichen Gegend hin. Tumoren, die auf Hernien oder Lymphknotenschwellung beruhen, liegen tiefer. Bei Frauen haben wir nicht nur diese Krankheiten, sondern auch die vom Becken ausgehenden ins Auge zu fassen.

Bei der Untersuchung finden wir einen Tumor nicht im linken, sondern im rechten unteren Quadranten. Solche Befunde führen uns oft dazu, die Anamnese zu vernachlässigen, wir glauben, der Patient wäre schlecht verstanden worden; der Verlauf des Falles zeigt indes, wie gefährlich solche Annahmen sind. Die Neigung, die gut aufgenommene Anamnese zu vernachlässigen, ist in der Tat sehr bedauerlich. Wir Ärzte müssen unterscheiden lernen zwischen Kranken, wie sie gelegentlich vorkommen, deren Worte und Aussagen nicht viel bedeuten und den viel häufigeren Patienten, deren Angaben wertvolle Führer sind, aber einer genaueren Deutung bedürfen.

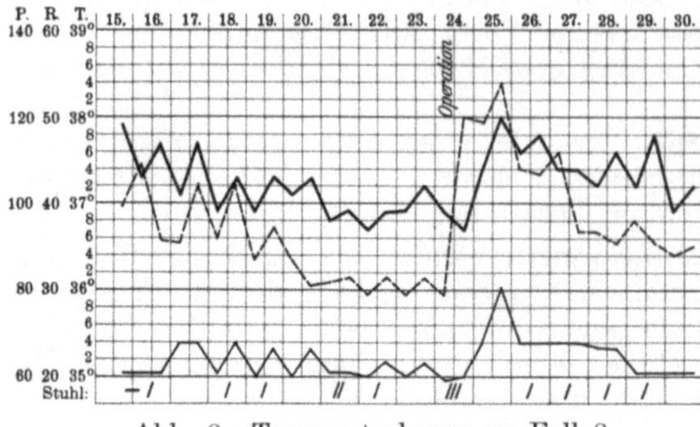

Abb. 8. Temperaturkurve zu Fall 8.

Mangelhafte Geschicklichkeit in der Aufnahme der Anamnese täuscht uns häufiger als Fehler in der physikalischen Untersuchung.

Natürlich denkt man hier zuerst an einen Tumor der Beckenorgane, von dem Uterus oder Ovarium ausgehend. Die Masse ist augenscheinlich zu groß für ein Exsudat, das von der Tube her seinen Ausgang nimmt. Es könnte ja in den Beckenknochen seinen Ausgang haben; solche Geschwülste sind aber selten. Daß starkes Abführen der Kranken keinen Einfluß auf den Tumor ausübt, macht uns in unserer natürlichen Annahme noch sicherer, daß er nichts mit dem Darme zu tun hat. Bei der Betrachtung der Lage, ausgesprochen auf einer Seite der Mittellinie und der Stellung der Cervix uteri sowie bei dem Vorhandensein des Tumors in der Excavatio vesicouterina anterior scheint es mehr als wahrscheinlich, daß die Geschwulst vom Ovarium ausgeht.

Verlauf: Der Chirurg hielt die Tumoren für multiple Uterusmyome. Bei der Operation am 24. 10. fanden sich zwei kindskopfgroße, purpurrote Ovarialcysten von jedem der beiden Eierstöcke ausgehend. Beide waren gestielt; die der rechten Seite zeigte eine doppelte Stieldrehung, war aber nicht rupturiert. Uterus normal. Gallenblase erweitert und mit Steinen

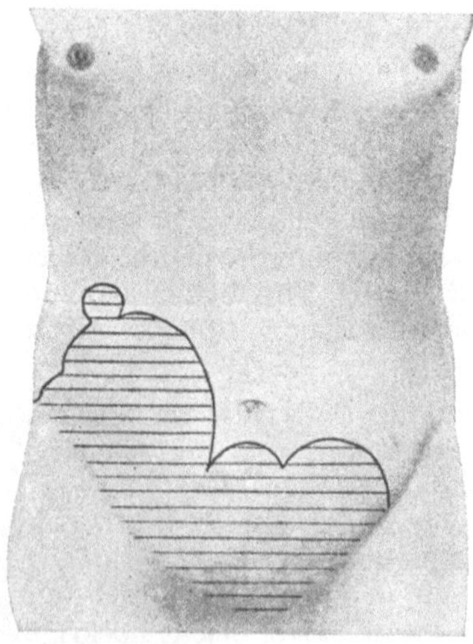

Abb. 9. Untersuchungsergebnis in Fall 8. 19. Okt. 1908.

angefüllt, sie wurde nicht entfernt. Die Cysten wurden herausgenommen. Die mikroskopische Untersuchung ergab Cystadenome. Die Patientin erholte sich ausgezeichnet und verließ am 11. 11. 1908 das Krankenhaus in vorzüglichem Zustande.

Zweiter Eintritt. Am 20. 10. 1910 kam die Kranke in das Krankenhaus zurück. Es war ihr die letzten zwei Jahre sehr gut gegangen. Im September 1910 begannen ausgedehnte krampfartige Schmerzen im Leibe, mit Obstipation, die stärker war als gewöhnlich. Stuhlgang nur alle drei Tage, aber ohne Nachhilfe. Vor acht Tagen hatte sie einen besonders schweren Krampfanfall und erbrach am nächsten Tage eine kleine Menge Blut. Gestern und heute begann das Erbrechen wieder; diesmal wurden grünliche Massen entleert. Stuhlgang seit sieben Tagen angehalten. Sie klagt jetzt vor allem über ein brennendes Gefühl in der Gegend des Schwertfortsatzes. Im letzten Monat schien ihr die Haut gelblich verfärbt und der Urin dunkler. Zu Zeiten hat sie früher stark schwitzen müssen; sie glaubt aber nicht an Gewicht abgenommen zu haben.

Die **Untersuchung** ergab schlechten Ernährungszustand; kein Ikterus, deutlich aufgetriebener Leib mit Tympanie in seiner unteren Hälfte, im ganzen leicht auf Druck schmerzhaft; keine bei Lagewechsel verschiebliche Dämpfung, keine Fluktuation. Die Untersuchung von der Scheide zeigte einen runden, harten, leicht höckrigen Tumor, der die Cervix nach oben hinter das Schambein hinaufdrängte, alle Buchten ausfüllte, auf Druck aber nicht schmerzhaft war. Blut und Urin negativ. Am 21. 10. wurde der Leib wieder geöffnet. Das Becken und der untere Teil des Abdomen fand sich von einem Tumor ausgefüllt, der auch die Darmwände infiltriert hatte. Das Peritoneum war von kleinen Knötchen bedeckt, von denen einige zur genaueren Untersuchung exzidiert wurden. Die mikroskopische Untersuchung zeigte eine solide Masse epithelialer Zellen in kleinen Verbänden.

Diagnose: Krebs. Die Kranke erholte sich gut von der Operation und verließ am 28. 10. 1911 das Krankenhaus. Ein im März 1913 an sie gerichteter Brief kam mit dem Vermerk „verstorben" wieder zurück.

Nachbemerkung: Im Hinblick auf unsere Ausführungen über den Wert und die Irrtümer der Aussagen der Patienten über eigene Beschwerden, möchte ich auf die Angabe der Kranken hinweisen, die sie bei der zweiten Aufnahme machte, daß ihre Haut gelb und ihr Urin rot geworden sei. Ich habe gerade solche Angaben oft sehr irreführend gefunden. Man hält sie für einen Beweis von Gelbsucht mit Vorhandensein von Gallenfarbstoff im Urin; dabei will der Kranke nur auf seine Weise ausdrücken, daß seine Haut gelb oder anämisch, aber nicht ikterisch ist, und daß er einmal eine ungewöhnliche Konzentration des Urins beobachtet hat; natürlich ist die Farbe eines hochgestellten Urins dunkler. Die Symptome zur Zeit der zweiten Krankenhausaufnahme der Patientin scheinen auf Darmverschluß zu beruhen, der durch den oben beschriebenen Tumor hervorgerufen wurde.

Fall 9.

Ein 53jähriger Schuhmacher kam am 12. 11. 1908 in das Krankenhaus. Familien- und persönliche Anamnese ohne Belang. Lebensgewohnheiten gut.

Vor acht Jahren erschienen an der linken Halsseite einige Knoten. Sie nahmen nur die ersten Monate an Größe zu, später nicht mehr. Vor einem Jahre zeigten sich neue Knoten am Halse, größer als die ersten. Zu gleicher Zeit wurden Anschwellungen in den Achselhöhlen und Leistenbeugen bemerkt. Vor neun Monaten bildete sich ein Knoten im Rectum und einer in der Gegend der Gallenblase.

Vor drei Wochen begann der Leib anzuschwellen, bald darauf auch die Beine. Vor einer Woche wurden durch Punktion 2200 ccm Flüssigkeit entleert; sp. G. 1011, das Sediment enthielt Lymphocyten. Das beste Gewicht des Kranken betrug vor anderthalb Jahren 180 Pfd. gerade ehe die Anschwellung des Leibes begann, wog er 160 Pfd. Der Appetit ist jetzt gut. Er fühlt sich völlig wohl und hat keinerlei Schmerzen.

Die **Untersuchung** ergibt guten Ernährungszustand und mäßige Blässe. Die rechte Pupille ist etwas größer als die linke, beide reagieren normal. Alle Reflexe in Ordnung. Herzspitzenstoß im 5. Intercostalraum zu sehen und zu fühlen, 12 cm nach links von der Mittellinie und $1\frac{1}{2}$ cm außerhalb der Mamillaris. Über der Pulmonalis ein weiches, systolisches Geräusch; sonst normale Verhältnisse bei der Auscultation. Lungen o. B. Leib aufgetrieben, Nabel hervorstehend. Dämpfung in den Flanken bei Lagewechsel verschieblich. Unter dem rechten Rippenbogen findet sich eine harte, glatte Masse, nach innen von der Mamillaris, mit der Haut nicht verwachsen, mit der Atmung nicht verschieblich. Im Hypogastrium fühlt man einen zweiten Tumor, wie ihn die Zeichnung vom 12. 11. zeigt (Abb. 10). Unter dem linken Kieferwinkel findet sich eine Drüsenmasse in der Größe von 8 : 10 cm; sonst bestehen noch Knoten am Halse, in den Achselhöhlen und Leistenbeugen von Bohnen- bis zu Walnußgröße. Die Ellbogenlymphknoten sind zu fühlen. Leber und Milz nicht zu tasten. Bei rektaler Untersuchung fühlt man einen knotigen Tumor von der Größe einer Mannesfaust, der sich nach innen gegen die rechte und hintere Darmwand vorwölbt. Blut und Urin negativ.

Besprechung: Bei dem Vorhandensein von multiplen Knoten an Hals, Achseln, Leistenbeugen und im Leibe heißt die Momentdiagnose natürlich Hodgkinsche Krankheit, eine Bezeichnung, über deren Wert ich gleich sprechen werde; aber zuvor muß man, wenn möglich, Tuberkulose und Syphilis als Ursache allgemeiner Drüsenschwellungen ausschließen.

Tuberkulose verursacht selten, wenn überhaupt je, Drüsenschwellungen, die acht Jahre anhalten, ohne zu vereitern. Sie müßte fast sicher zu Fieber führen, wäre sie so ausgedehnt, wie es der Untersuchungsbefund zeigt. Wäre die Bauchwassersucht ein Teil der tuberkulösen Erkrankung, so müßte das spez. Gewicht der Flüssigkeit sich um 1020 herum bewegen.

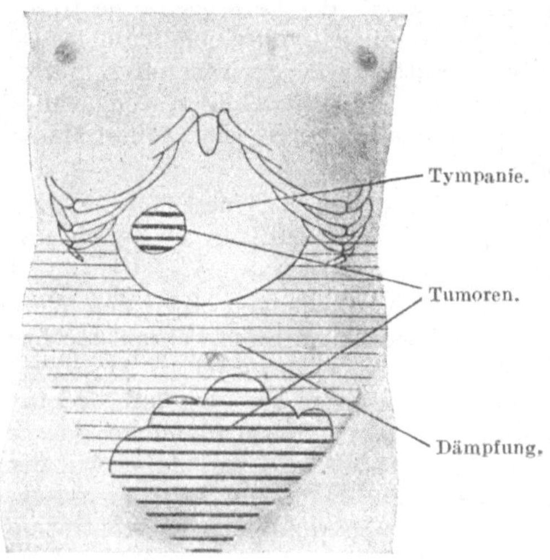

Abb. 10. Tumoren und Ascites in Fall 9.

Was Syphilis angeht, so sind nur wenige, wenn überhaupt Fälle bekannt, die Drüsenschwellungen von der beschriebenen Größe am Halse, in den Achselhöhlen und Leistenbeugen und dazu Drüsentumoren im Leibe zeigen. Ein so ausgedehnter Krankheitsprozeß würde, wenn er auf Syphilis beruht, wahrscheinlich Veränderungen an der Haut, im Munde, am Knochensystem und in den inneren Organen zur Folge haben. In dem vorliegenden Falle kann man also nach meiner Meinung Syphilis leicht ausschließen; man soll aber nicht vergessen, daß Tuberkulose und Syphilis nicht selten verwechselt werden, wenn die vergrößerten Drüsen nur am Halse auftreten. Ich sah erst vor kurzer Zeit einen Fall von Syphilis der Halsdrüsen, der Monate lang als Tuberkulose behandelt worden war. Der Ausfall der Wassermannschen Reaktion und der Erfolg der spezifischen Behandlung zeigten bald, daß die Drüsenschwellung syphilitischer Herkunft war.

Nach dem Ausschluß dieser beiden Krankheiten muß man natürlich zunächst an das Leiden denken, das oft als Hodgkinsche Krankheit bezeichnet wird. Mir ist es beim Studium der Ergebnisse der angesehensten Histologen in den letzten Jahren immer eindringlicher klar geworden, daß man keinen

sicheren Unterschied zwischen den Tumoren finden kann, die als Hodgkinsche Krankheit, Lymphosarkom, malignes Lymphom und lymphatische Leukämie bezeichnet werden; nur findet sich im letztgenannten Falle eine dauernd
im Blute zirkulierende Metastase, woher auch die Bezeichnung „Leukämie"
stammt. Woher es kommt, daß in gewissen Fällen diese Blutmetastase auftritt,
während in anderen, die histologisch völlig identisch sind, eine Vermehrung der
Zellen im strömenden Blute nicht beobachtet wird, hat bisher noch niemand
klargestellt. Zur Zeit erscheint es empfehlenswert, von weiteren Versuchen
abzusehen, die verschiedenen Arten der Krankheit unterscheiden zu wollen,
die ich eben aufgezählt habe. Geringere Unterschiede mögen vorhanden sein,
klinische Verschiedenheiten sind sicher vorhanden, wenn man die Schnelligkeit des Verlaufes betrachtet. Ein Fall von malignem Lymphom kann jahrelang
auf wenige kleine Drüsen am Halse beschränkt bleiben, ohne in merklichem Grade
den Allgemeinzustand zu schädigen. In anderen Fällen verläuft die Ausbreitung
des Leidens mit seinen konstitutionellen Schädigungen furchtbar schnell.
Zwischen diesen beiden Extremen findet sich jedes Übergangsstadium.

Um die Diagnose zu sichern und um Tuberkulose und Syphilis über alle Zweifel
und endgültig auszuschließen, sollte in jedem, dem vorliegenden ähnlichen Falle
eine Drüse exstirpiert werden. Die Operation kann unter lokaler Anästhesie
vorgenommen werden und bringt dem Patienten keinen Schaden. Man darf
aber auch nicht vergessen, daß in der Nachbarschaft tuberkulöser oder sonstwie
erkrankter nicht selten eine einfach hyperplasierte Drüse gefunden wird,
deren Exstirpation uns in der Diagnose nicht weiter bringt. Abdominale Drüsen,
die in der Nachbarschaft einer Krebsgeschwulst exstirpiert werden, zeigen oft
solch ein irreführendes und trügerisches Ergebnis. Sie scheinen gegen die Bös-
artigkeit des Tumors zu sprechen, wenn wir jeden Grund zur entgegengesetzten
Annahme haben; oft zeigt auch der weitere Verlauf, daß er es wirklich war.

Verlauf: Eine Drüse hinter dem Ohre wurde exstirpiert und zeigte mikroskopisch die histologische Struktur eines malignen Lymphoms (Lympho-
blastom-Mallory). Der Kranke erhielt jeden zweiten Tag Coleys Serum in
steigenden Dosen von 0,015—0,6 ccm injiziert. Meistens folgte darauf eine Fieberreaktion, gelegentlich bis zu 40°. Oft hatte der Patient bis zu einer Stunde
Schüttelfrost. Der Leib wurde am 23. punktiert, wobei 2320 ccm bräunlich-
rötliche Flüssigkeit entleert wurden. Am 4. 12. fand wiederum eine Punktion
statt, wobei sich 2430 ccm ähnliche Flüssigkeit entleerten; sp. G. 1015. Ausstriche vom Sediment zeigten meist epitheliale Zellen. Bei der dritten Punktion am 7. 12. erhielt man 3250 ccm Erguß, danach lief es bis zum 11. 12. dauernd
nach; um diese Zeit wurde der Kranke etwas benommen. Am 14. 12. war der
Leib wieder gefüllt, aber bei der Punktion kam nichts aus der Kanüle, obwohl
es aus der alten Punktionsöffnung dauernd lief.

Jetzt bekam der Patient viermal täglich 1 g Diuretin, worauf die Urinmenge
unter erheblicher Abnahme der Ödeme an den Beinen auf 2400 ccm stieg. Am
20. wurde wiederum punktiert, wobei aber nur 340 ccm herauskamen. Am 28.
hörte man ein hartes Reibegeräusch in der linken Achselhöhle. Die Röntgendurchleuchtung ergab eine Verschattung der ganzen linken Brustseite. Nun erhielt
der Kranke wieder vom 26. 12. ab Diuretin in der gleichen Dosis wie vorher.
Die Urinmenge stieg auf 1750 ccm, und auch in den folgenden drei Tagen wurden
noch viel Wasser entleert. Am 29. 12. wurden fast 4 Liter durch Punktion
aus dem Leibe entfernt; darauf fühlte er sich besser; die Anschwellung der
Beine ging zurück. Weitere 1130 ccm wurden am 2. 1. 1909 abgelassen; sp. G.
1011. Jetzt wurde, wie auch vor zwei Wochen, eine Röntgenbestrahlung vorgenommen. Weitere Punktionen fanden statt: am 9. 1. 3 4 l, am 14. 3 l,

am 19. 2,7 l; es ging dem Patienten dauernd schlechter. Am 21. 1. wurde er entlassen. Zu Hause starb er bald darauf.

Fall 10.

Eine 39jährige Frau kam am 9. 9. 1905 ins Krankenhaus. Familien- und Eigenanamnese ohne Besonderheiten. Sie hat drei Kinder, von denen das jüngste sechs Jahre alt ist. Die Menstruation ist unregelmäßig und dauert oft zehn Tage. Die letzte Periode hielt vierzehn Tage an.

Vor fünf Jahren hatte sie dumpfe Schmerzen in der Gegend der linken Hüfte, die zehn Tage anhielten und dann nachließen. Vor zehn Tagen bekam sie plötzlich nach einer Verdauungsstörung Schmerzen in der linken Brustseite; sie waren im Anfang nicht heftig. Jetzt sind sie dumpf. Zwischen dem ersten Anfalle vor fünf Jahren und dem jetzigen waren einige ähnliche. Während des Anfalls glaubt sie weniger, nachher mehr Urin zu lassen als sonst.

Die **Untersuchung** ergab nichts Besonderes; nur fand sich im linken oberen Teil des Leibes eine Spur von Muskelspannung und leichte Druckschmerzhaftigkeit; bei tiefer Atmung konnte man den unteren Pol der Niere (oder Milz?) fühlen. Darunter fühlte man eine unbestimmte Masse, die etwa die Größe einer Citrone hatte. Die Untersuchung der Beckenorgane zeigte vor dem Uterus in der Mittellinie, hinter dem Schamberg eine harte Masse von der Größe eines Eies. Die Gebärmutter war retrovertiert, sonst fand sich nichts von Bedeutung. Die Urinmenge schwankte um 1000 ccm in 24 Stunden; sp. G. 1020; ganz geringe Spuren von Eiweiß: wenige hyaline und fein granulierte Zylinder, einige mit roten Blutkörperchen besetzt. Die Blutuntersuchung ergab Hb 30%, E. 2400000, L. 4000. Der Ausstrich zeigte alle Charakteristika einer sekundären Anämie. Während der ersten Wochen ihres Krankenhausaufenthaltes war die Temperatur zeitweise leicht und unregelmäßig erhöht; die höchste betrug 38,5°.

Besprechung: Milz oder linke Niere sind die einzigen Organe, die des öfteren einen Tumor hervorrufen, wie er hier beschrieben ist. Wenn wir die Annahme als richtig betrachten, daß wir eine Masse hinter der Milz fühlen, müssen wir sie mit der linken Niere in Verbindung bringen. Wir müssen aber auch irgendwie die Geschwulst mit in Betracht ziehen, die wir hinter dem Schamberg fühlen, und ebenso auch die sekundäre Anämie. Diese beiden Tatsachen könnten uns zu der Annahme führen, daß wir es mit einer Neubildung zu tun haben, die zur Bildung von Metastasen geführt hat. Da Hypernephrome besonders gern Knochenmetastasen bilden, könnte man annehmen, daß der Knoten im Hypogastrium mit dem Schambeine zusammenhängt und eine solche Metastase darstellt. Nicht bösartige Veränderungen, wie Cyste oder Tuberkulose der Niere scheinen wegen der ausgesprochenen Anämie unwahrscheinlich, die man nicht oft dabei findet. Nach diesen Überlegungen stellten wir vor der Operation die klinische Diagnose auf Geschwulst der Nebenniere mit Blutungen.

Verlauf: Am 13. 9. wurde nach Erweiterung des Muttermundes der Uterus durch 40 Minuten mit Wasserdampf behandelt und dann mit Gaze ausgewischt. Am 18. 9. Hb 35%, am 29. 55%. Am 30. 9. wurde dicht oberhalb der linken Spina superior anterior eine 12,5 cm lange Incision nach aufwärts und außen angelegt. Nach Freilegung und Durchtrennung des Peritoneums fand man einen cystischen Tumor in der Gegend der Niere. Die Cyste riß ein und entleerte dabei eine klare Flüssigkeit. Es wurde weder Nierensubstanz noch der Ureter gefunden. Nichts wurde entfernt. Es ging der Kranken gut, so daß sie am 19. 10. 1905 das Krankenhaus verließ. Am 20. 11. 1906 teilte die Patientin brieflich mit, daß die Besserung bis März 1906 dauernd vorgeschritten wäre, und daß sie sich seither völlig wohl fühle.

Bald nachher sind die früheren Symptome wieder aufgetreten und haben seither angehalten. Am 20. 12. 1908 schrieb sie, sie hätte Schmerzen in der linken Seite, gerade vom Hüftknochen aus nach der Leistenbeuge herabreichend, ebenso Kreuzschmerzen und „ein großer Beutel reiche bis zur Magenwand herab". Sie hat Anfälle von Magenbeschwerden, die von einem Tage bis zu einer Woche anhalten, dabei Erbrechen und spärlichen Urin.

Am 9. 2. 1909 kam sie wieder in das Krankenhaus und erzählte, sie hätte im vergangenen Jahre viele so heftige Schmerzanfälle gehabt, daß davon mehrmals am Tage Übelkeit auftrat. Bei diesen Anfällen zeigt sich eine Masse im linken Hypochondrium, die dauernd an Größe zunimmt. Anfangs hat sie die Größe einer Walnuß, später ist sie so groß wie eine Faust. Dann reicht sie bis an die Flanke und wird auf Druck schmerzhaft. Während die Geschwulst zunimmt, wird nur wenig Urin entleert; durch Druck auf die Anschwellung kann die Kranke sie zum Verschwinden bringen, dabei bemerkt sie, wie der Urin in der Blase sich anhäuft; sie kann dann etwa einen halben Liter klaren Urins, der keinen Niederschlag absetzt, entleeren. Trotz dieser Erscheinungen ist ihr Gesundheitszustand im allgemeinen seit der letzten Operation viel besser geworden.

Die **Untersuchung** verläuft bis auf eine Anschwellung im linken Hypochondrium im wesentlichen negativ (Abb. 11). Die Geschwulst ist weich, rund, fluktuiert, verschiebt sich bei der Atmung um 2,5 cm und wird bimanuell in der Flanke gefühlt. Die Cystoskopie zeigt eine normale Blase. Aus dem rechten Ureter entleert sich Indigcarmin innerhalb 15 Minuten; der linke entleert bei

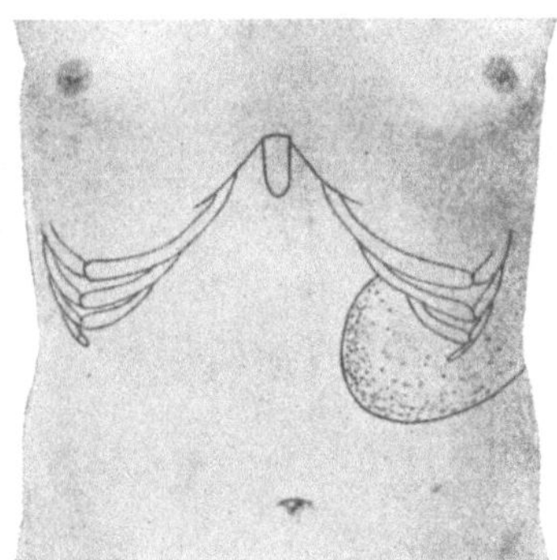

Abb. 11. Fühlbarer Tumor im Falle 10.

der Beobachtung von einer halben Stunde Dauer keinen Farbstoff. Am 14. 2. wuchs die Geschwulst während des Tages so stark an, daß sie am Abend die Größe einer großen Orange hatte; sie zeigt zwei ausgesprochene Lappen. Sie war schmerzhaft und zeigte Fluktuation. Bei der Untersuchung wurde die Anschwellung wesentlich kleiner und der Schmerz ließ nach. Am 16. 2. 1909 wurde in der alten Narbe wieder eingegangen; wieder riß ein großer cystischer Tumor ein, der etwa $1^{1}/_{2}$ l Flüssigkeit entleerte, die an Urin erinnert. Diesmal wurden die Reste der Niere sowie der Ureter gefunden und entfernt. Die Untersuchung der Niere ergab ein sehr großes, erweitertes Nierenbecken; ein Ende davon erweiterte sich zu einem großen Sacke; der Ureter war sehr klein. Die Patientin erholte sich gut von dem Eingriffe und verließ das Krankenhaus am 18. 3. 1909. Am 24. 3. 1910 berichtete sie, sie sei seit der Operation völlig wohl und tue alle Arbeit in ihrer Familie von fünf Köpfen. Im Hospital wog sie 105 Pfd., jetzt hat sie ein Gewicht von 120 Pfd.

Nachschrift. Die Symptome, welche die Kranke während ihres zweiten Aufenthaltes im Krankenhaus darbot, waren augenscheinlich die einer intermittierenden Hydronephrose; deshalb muß man annehmen, daß dadurch alle Erscheinungen überhaupt hervorgerufen wurden, und daß die vermutliche Cyste, die bei der ersten Operation entfernt wurde, in Wahrheit ein hydronephrotischer Sack war. Die Anämie war wahrscheinlich von den schweren Blutungen

hervorgerufen wurden. Bei der nun fünf Jahre fortgesetzten dauernden Beobachtung ist es sehr unwahrscheinlich, daß irgendein maligner Tumor vorliegt.
Was nun den Tumor angeht, der bei der ersten Untersuchung am Schambein
gefühlt worden war, so kann ich nur sagen, daß man eine Zeitlang auf ihn vergessen hatte; als man wieder danach sah, war er verschwunden.

Fall 11.

Ein 54 jähriger Arbeiter kam am 4. 2. 1909 in das Krankenhaus. Familien-
und Eigenanamnese ohne Interesse; die Lebensgewohnheiten des Patienten

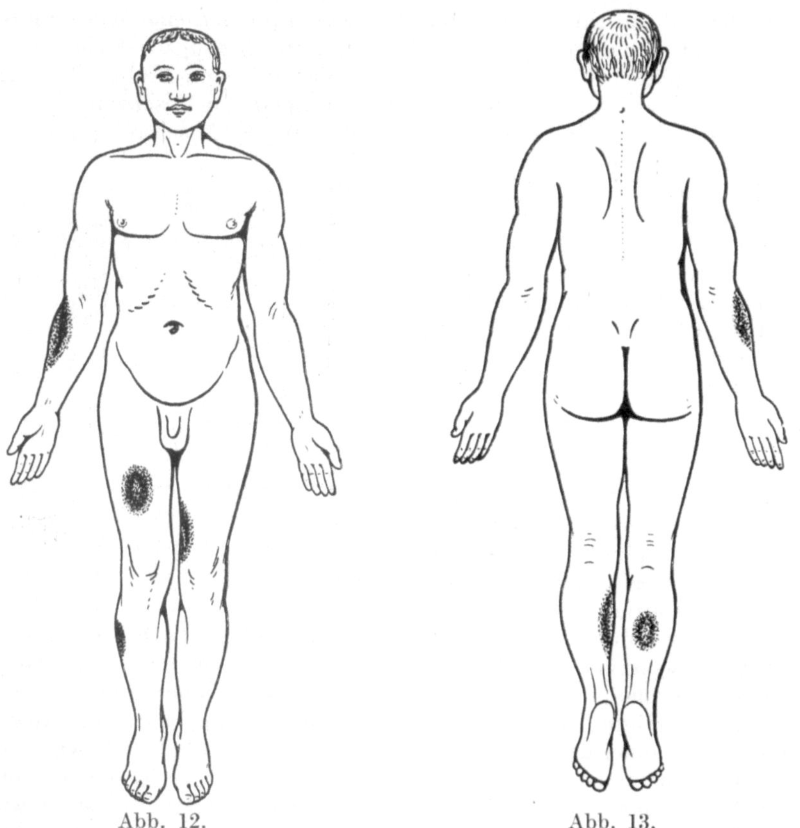

Abb. 12.Abb. 13.

sind gut. Noch vor vier Wochen fühlte sich der Mann völlig wohl, dann mußte
er einen ganzen Tag bei der Reinigung eines kleinen Teiches in der Nässe arbeiten.
Am nächsten Tage war alles in Ordnung, aber Tags darauf begannen Schmerzen
in der linken Wade und an der Innenseite des linken Knies, besonders frühmorgens
beim Aufstehen. Wegen dieser Schmerzen, die in den folgenden Tagen noch
zunahmen, mußte er aufhören zu arbeiten. Vor vier Wochen wurden zuerst
Knoten an den Schenkeln wahrgenommen. Die letzten zwei Wochen sind die
Schmerzen etwas besser geworden und die Schwellung ist weniger ausgesprochen.
Trotzdem war er die letzten vier Wochen fast dauernd an das Bett gefesselt.
Es bestehen weder Erscheinungen von seiten der Verdauungsorgane, noch Husten
oder Gewichtsabnahme. Er schläft schlecht.

Die **Untersuchung** zeigt guten Ernährungszustand. Pupillen, Lymphknoten und Reflexe sind normal. Brust- und Bauchorgane ohne Veränderungen. Am rechten Oberschenkel findet sich in der Mitte der Vorderseite eine harte, auf Druck schmerzhafte Geschwulst, die augenscheinlich weder mit der Haut, noch mit den Blutgefäßen oder den Knochen in Verbindung steht. Die Masse fluktuiert nicht, zeigt aber keine scharfen Grenzen. Die Größe und Lage dieser und der anderen Knoten in dem vorliegenden Falle zeigen die Abb. 12, 13, 14. Es bestand ausgesprochener Muskeltremor an Waden und Oberschenkel. Beim Stehen wurde eine der Schwellungen blutrot. Temperatur Abb. 15. Blut und Urin frei von Veränderungen. Die ersten beiden Ärzte, die den Kranken sahen, konnten keine Diagnose stellen; ein anderer nahm eine Myositis an und notierte vermehrte Erregbarkeit der Muskulatur; wieder ein anderer riet, Trichinose und Dermatitis coccidioides in Betracht zu ziehen. Eine Schwellung an der Nasenscheidenwand wurde von dem Rhinologen untersucht, der lediglich eine leichte Verbiegung und eine Excoriation der Schleimhaut feststellte.

Besprechung: Wegen der Dunkelheit der Diagnose dieses Falles und der Verschieden-

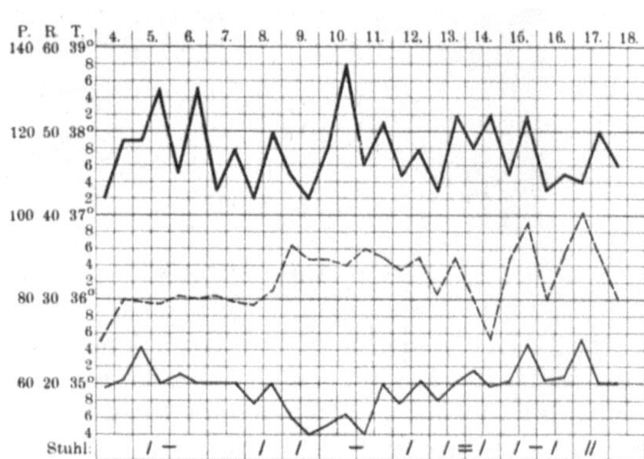

Abb. 14. ²/₃ natürlicher Größe.   Abb. 15. Temperaturkurve zu Fall 11.

heit der ärztlichen Beurteilung, empfiehlt es sich, alle Erkrankungen aufzuzählen, die nach unserer Kenntnis zur Bildung multipler subcutaner Knoten führen. Es sind dies folgende:

1. Neurofibromatose (Recklinghausen).
2. Knotige Lipomatose (Adipositas dolorosa), mit oder ohne Schmerzen.
3. Syphilis als Periostitis oder als Gummata in Erscheinung tretend.
4. Tuberkulose, besonders der Knochen oder des Periostes.
5. Sepsis mit embolischen Abscessen.
6. Rheumatische Knoten.
7. Erythema nodosum.
8. Urticaria mit oder ohne Blutungen.
9. Angiome oder Lymphangiome.
10. Maligne Lymphome mit oder ohne Leukämie.

(Solche Geschwülste können sich aus den kleinen Lymphfollikeln bilden, die in den tieferen Schichten der Haut und im subcutanen Gewebe sich finden.)

11. Carcinomatose.
12. Multiple Exostosen oder Enchondrome.
13. Coccidiengranulome.
14. Skorbut.
15. Myositis.
16. Aktinomykose.
17. Rotz.
18. Lepra.

Differentialdiagnose und Verlauf: Trichinose verursacht nicht derartige Anschwellungen. Die encystierten Embryonen verursachen keine fühlbare Vergrößerung der Muskeln. Die weitere Besprechung der oben angeführten Möglichkeiten wird folgen, wenn wir den vorliegenden Fall besprochen haben. Der Verlauf war wie folgt. In wenigen Tagen zeigte eine der Anschwellungen am Arme ausgesprochene Fluktuation. Durch Punktion wurde dicker Eiter entleert. Die Höhle, die zurückblieb, durchzogen viele kleine Gewebskanälchen. Am 10. wurden zwei weitere Tumoren durch Aspiration entleert, aus jedem etwa 50 ccm blutig gefärbter Eiter herausgezogen. Bei der mikroskopischen Unter-

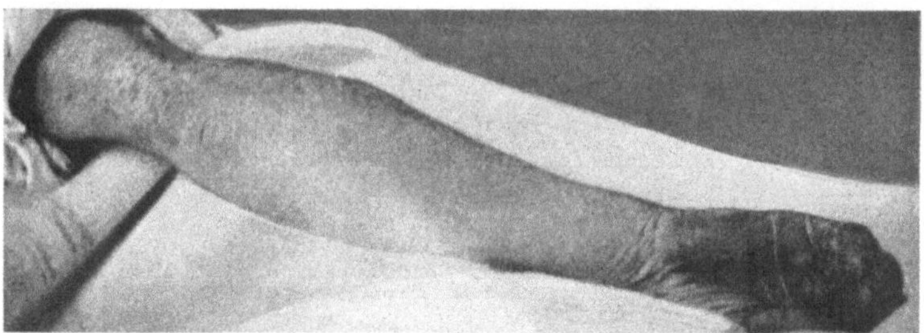

Abb. 16. Rotzknoten mit Gangrän.

suchung fanden sich gut erhaltene Leukocyten, aber keine Organismen. In den Ausstrichen und den Kulturen des Eiters fand sich ein Bacillus, der in Aussehen und kulturellen Eigentümlichkeiten an den Rotzbacillus erinnerte. Ein Meerschweinchen, das die subcutane Injektion des Eiters überlebt hatte, erhielt eine frische Kultur intraperitoneal injiziert; zwei Tage später starb es. Bei der Sektion fanden sich zahlreiche weiße Knötchen von einem Durchmesser von Bruchteilen eines bis zu mehreren Millimetern im Peritoneum, dem großen Netze, in Hoden und sonst verstreut. In einem dieser Knötchen wurden Bacillen gefunden, die dem Rotzbacillus glichen. Diagnose: Rotz.

Nachdem diese Tatsachen feststanden, wurde der Patient sorgfältig ausgefragt, ob er irgend etwas mit Pferden zu tun gehabt hätte; es kam aber nichts dabei heraus; er gab nur an, in Pferdedecken geschlafen zu haben. Am 18. wurde er auf die chirurgische Abteilung verlegt, wo er ein kontinuierliches Fieber zwischen 38 — 39⁰ vier Monate hindurch hatte. Der Puls bewegte sich in dieser Zeit zwischen 80 und 100. Die Abscesse heilten nur sehr langsam. Am 8. 4. wurde eine ausgedehnte gangränöse Partie vom linken Oberschenkel entfernt. Am 11. 5. stellte der behandelnde Chirurg eine Thrombose in den Iliacalgefäßen fest mit Ausbildung eines Kollateralkreislaufes auf dem Wege der epigastrischen Gefäße. Am 15. 5. entstand ein neuer Knoten am Arm (Abb. 16). Die alten Wunden am Arm waren praktisch geheilt und auch die am

Oberschenkel besserten sich allmählich. Am 20. 5. wurde der Kranke zur weiteren ambulanten Behandlung entlassen.

Der Patient kam am 30. 12. 1909 mit einem chronischen Geschwür der linken Wade in das Krankenhaus zurück; alle anderen Wunden waren völlig ausgeheilt

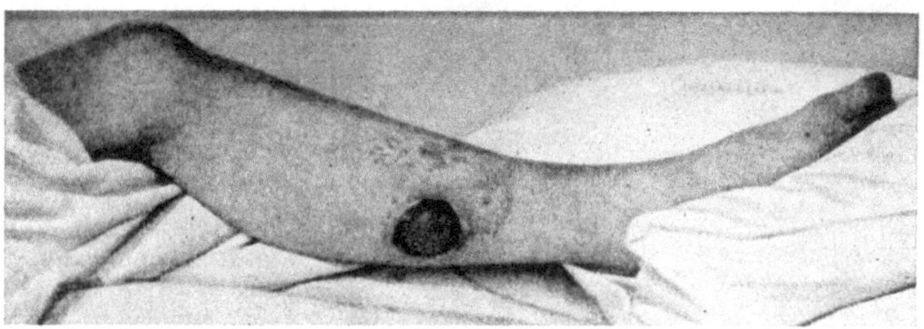

Abb. 17. Rotzgeschwür in Fall 11.

(Abb. 17). Es wurde weit im Gesunden excidiert und der Geschwürsgrund ausgekratzt. Als sich eine leichte Contractur des Fußes auf dieser Seite einstellte, wurde eine Achillotomie gemacht. Am 7. 1. 1910 verließ der Kranke das Hospital.

Am 22. 2. 1913 teilten die behandelnden Ärzte mit, daß der Patient ganz wohl sei und arbeite, obgleich immer noch ein kleines unverheiltes Geschwür an der einen Wade bestand, wohl dasselbe, das in Abb. 17 dargestellt ist. Alle anderen subcutanen Abscesse waren völlig ausgeheilt.

1. N e u r o f i b r o m a t o s i s. Kehren wir nun zu den Krankheiten zurück, die subcutane Knoten bilden. Neurofibromatose macht gewöhnlich gar keine Schwierigkeiten in der Diagnose. Sie ist eine seltene Krankheit, tritt gewöhnlich, wenn sie nicht kongenitalen Ursprungs ist, früh im Leben auf und hat gewöhnlich schon viele Jahre unverändert bestanden, bevor wir den Patienten vor die Augen bekamen. Das Aussehen der Knoten zeigt Abb. 18. Die Zahl der Knötchen geht oft in die Hunderte und Tausende. Sie verursachen dem Kranken weder Schmerzen noch

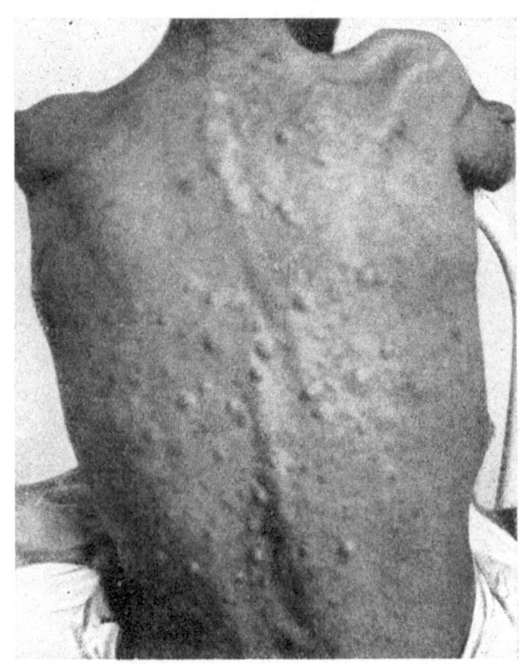

Abb. 18. Neurofibromatose. Mutter, Schwester und Tochter des Kranken hatten die gleiche Krankheit.

andere Beschwerden, der den Arzt nur aus Neugier oder Furcht aufsucht. Weder der Ernährungszustand noch die allgemeine Gesundheit werden dadurch beeinträchtigt, und der Kranke erreicht oft ein hohes Alter. Einige der Knötchen sind manchmal auf Druck schmerzhaft. Gelegentlich können

Knötchen im Rückenmarkskanal oder im Schädel durch den Druck, den sie ausüben, ernstere Symptome auslösen. Die Tumoren sind weich, manchmal gestielt, gewöhnlich nicht größer als eine Haselnuß. Gelegentlich können

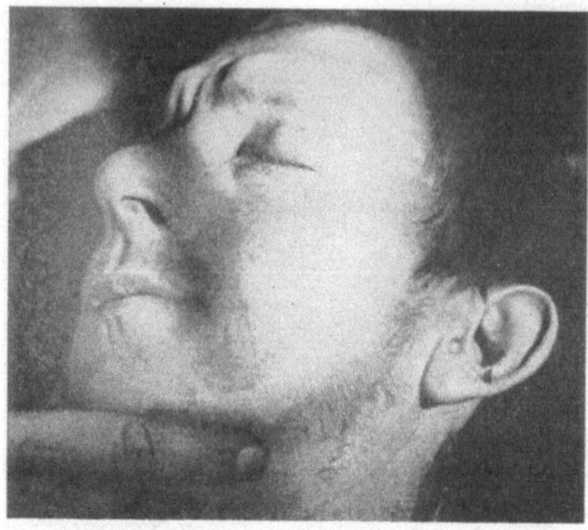

Abb. 19. Rheumatische Knötchen an der Stirn. Sie verschwanden in 14 Tagen vollkommen.

sie eine enorme Größe erreichen. Histologisch sind sie aus Nervensubstanz und Bindegewebe in wechselnder Menge zusammengesetzt. Häufig finden sich bräunliche Pigmentierungen an den Tumoren oder in ihrer Nähe. Einige der Knötchen können so wenig Nervengewebe enthalten, daß man sie praktisch als Fibrome auffassen kann; man braucht aber deshalb keine besondere Krankheitseinheit aufzustellen, damit diese Abweichungen von dem gewöhnlichen Typ getroffen werden.

2. Knotige Lipomatose. Der gewöhnliche subcutane Fetttumor, den man so oft sieht und der so völlig harmlos ist, tritt

manchmal in beträchtlicher Anzahl und verschiedener Größe auf. Die verschiedenen Arten und Varietäten hat Irving P. Lyon [1]) beschrieben und im Bilde dargestellt. Gewöhnlich bestehen diese Knoten völlig symptomlos und ohne Schmerzen zu verursachen; der Arzt wird nur aufgesucht, weil

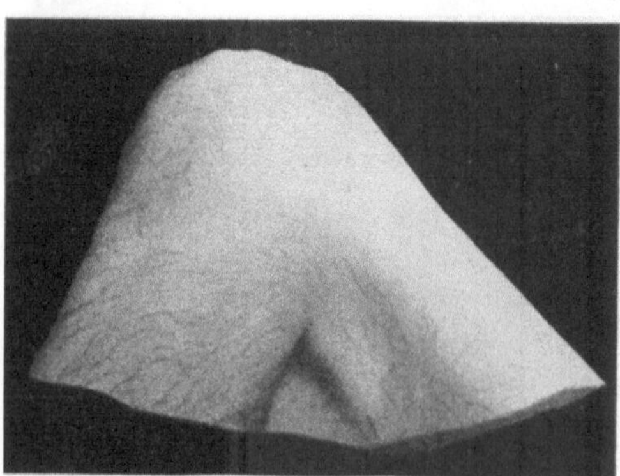

Abb. 20. Rheumatische Knötchen am Ellbogen. Der gleiche Fall wie Abb. 19.

der Patient eine Beruhigung sucht. Gelegentlich sind sie aber sehr schmerzhaft, wie die größeren Fettansammlungen, die Dercum unter dem Namen Adipositas dolorosa zuerst beschrieben hat. Man kann zwischen dem kleinen, schmerzlosen, knötchenhaften Lipom, ob einzeln oder multipel, und den mehr flächenhaften, manchmal symmetrischen Fettanhäufungen an verschiedenen Teilen des Körpers, ob schmerzhaft oder nicht, keine scharfe Grenzlinie ziehen. Die Diagnose dieses Leidens stützt sich auf das Gefühl, die Lappung der Tumoren,

ihre lange Dauer ohne Veränderungen, gewöhnlich auch ohne irgendwelche Symptome und endlich auf die histologische Untersuchung eines probeexcidierten Stückes.

3. Syphilitische Periostitis kann verschiedene Knochen gleichzeitig befallen und so zu multiplen Knötchen Veranlassung geben. Sie sind oft schmerzhaft und auf Druck empfindlich. Der Zusammenhang mit dem Knochen kann gewöhnlich durch die Palpation sichergestellt werden. Das Fehlen von Eiterung,

---

[1]) The Archives of Internal Medicine. Vol. 6, p. 28. 1910.

der Nachweis von Syphilis irgendwo am Körper und der positive Ausfall der Wassermannschen Probe sind die wichtigsten Hilfsmittel für die Diagnose.

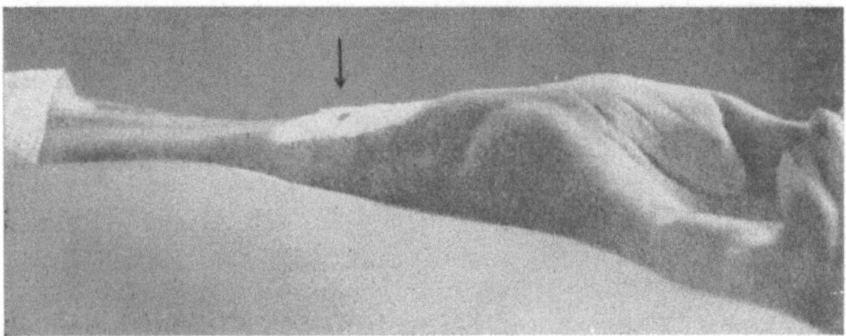

Abb. 21. Rheumatisches Knötchen am Handgelenk. Der gleiche Fall wie Abb. 19 und 20.

Gummen im subcutanen Gewebe bleiben gewöhnlich nicht lange ohne Ulceration bestehen, abgesehen davon, daß sie nicht oft als subcutane Knoten zur

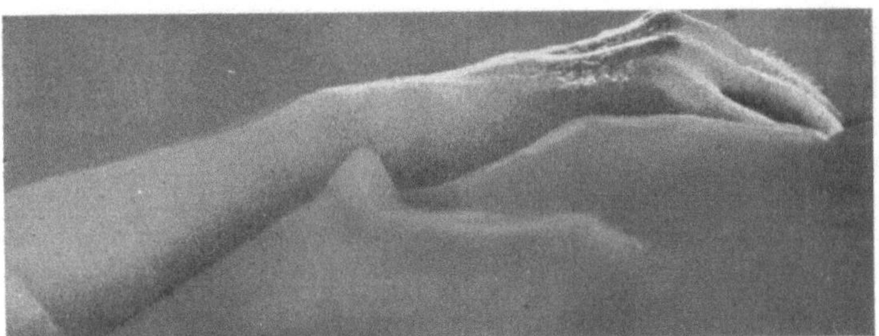

Abb. 22. Rheumatische Knötchen an den Sehnen der Finger.

Beobachtung kommen. Man kann sie diagnostizieren aus dem Vorhandensein anderer Beweise für eine vorliegende Syphilis und durch Ausschließen der anderen, hier in Frage kommenden Möglichkeiten.

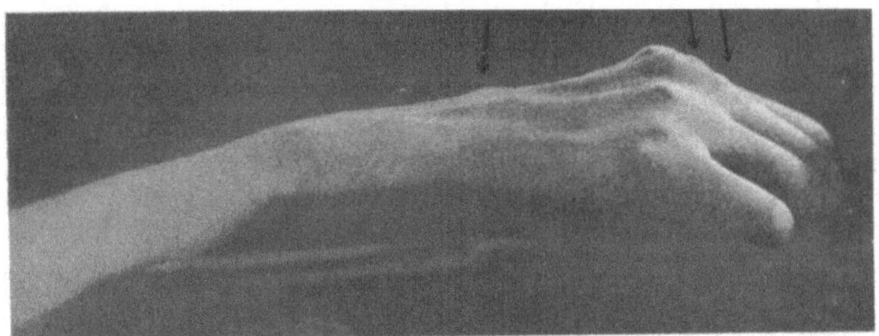

Abb. 23. Rheumatische Knötchen an den Sehnen der Finger.

4. Tuberkulose. Diese Erkrankung macht nicht oft diagnostische Schwierigkeiten, da sie sehr leicht die Haut befällt und zu Taschenbildung und Eiterung führt. Schlecht heilende Wundhöhlen, die zum nekrotischen Knochen führen sind häufiger tuberkulöser Natur als irgend etwas anderes. Gelegentlich können sie auch auf einer septischen Osteomyelitis beruhen. Zugleich finden sich oft

andere tuberkulöse Krankheitsherde in den Drüsen, den inneren Organen oder im Urogenitalsystem. Das Röntgenbild ist gewöhnlich charakteristisch. Der negative Wassermann kann von großem Werte sein, ebenso, wie wenigstens bei jungen Kindern, der positive Ausfall der Tuberkulinreaktion. Bei älteren Personen ist sie ganz oder fast nutzlos, da eine beträchtliche Zahl von ihnen eine positive Reaktion gibt, ob sie nun aktiv erkrankt sind oder nicht.

5. Sepsis mit embolischen Abscessen. Der Nachweis einer akuten Entzündung und die rasche Eiterbildung klärt gewöhnlich die Diagnose. Bleibt ein Fall dunkel, so wird die kulturelle Untersuchung des durch Incision gewonnenen Eiters Aufklärung schaffen.

6. Rheumatische Knötchen sind praktisch auf Sehnen und Aponeurosen beschränkt (Abb. 19—23). Man sieht sie an den Sehnen der Handgelenke, an den Knöcheln, den Ellbogen- und Kniegelenken, an der Stirn nahe der Haargrenze und am Hinterhaupte. Sie finden sich praktisch immer in Verbindung mit der Form der Streptokokkeninfektion, die gewöhnlich als akuter oder subakuter Rheumatismus bezeichnet wird. Eine Endokarditis ist fast immer vorhanden. Daraus folgt, daß man sie fast immer bei Kindern, nur selten bei Erwachsenen findet. Sie sind sehr hart und ausnahmslos immer schmerzlos, im Durchschnitt von der Größe einer kleinen Erbse. Charakteristisch an ihnen ist die bemerkenswerte Tatsache, daß sie trotz ihrer Härte, die glauben läßt, sie müßten immer bestehen bleiben, in wenigen Tagen oder Wochen völlig verschwinden, nur um von neuer Aussaat gefolgt zu werden. Unter Umständen vergehen sie für immer und der Patient kann ganz gesund bleiben, wenn er seine Endokarditis überwindet. Man kann sie mit den Knochenauswüchsen an den Endgelenken der Finger verwechseln, die als Heberdensche Knoten bekannt sind und dauernd bestehen bleiben, wenn sie einmal da sind. Diese letzten haben mit Streptokokkenerkrankung, Rheumatismus oder Endokarditis nichts zu tun.

7. Erythema nodosum. Rote, schmerzende und auf Druck empfindliche Knoten erscheinen plötzlich an den Beugeseiten der Unterarme und Unterschenkel, selten an anderen Stellen. Sie vereitern fast nie und verschwinden gewöhnlich innerhalb weniger Wochen. In vielen Fällen treten sie zugleich mit Gelenkerscheinungen und oft mit Endokarditis auf. Man nimmt deshalb gewöhnlich an, daß sie ein anderes Bild der oben besprochenen Streptokokkeninfektion darstellen.

8. Urticaria oder Nesselfieber erkennt man an dem heftigen Jucken, dem schnellen Auftreten und Verschwinden und an anderen wohlbekannten Eigenheiten, auf die ich hier nicht einzugehen brauche. Sie kann mit Gelenkerscheinungen auftreten; zeigt sie sich im Darme, so können die Erscheinungen zu einer Operation wegen einer irrtümlich angenommenen Appendicitis führen. Ähnliche Veränderungen in der Bronchialschleimhaut können zu akuten Symptomen respiratorischer Art Anlaß geben.

9. Angiome sind gewöhnlich leuchtend rot und zeigen ihre Natur durch ihre Farbe. Sie sind oft über die Oberfläche nicht viel erhaben. Zwischen ihnen und dem gewöhnlichen Muttermale finden sich alle Grade des Überganges. Lymphangiome führen selten zu einzelnen Knoten und eher zur Mißstaltung durch Verdickung einzelner Körperteile; z. B. der Hand, des Unterarmes oder des Fußes. Sie verlieren sich in die benachbarten Gewebe. Gewöhnlich sind sie kongenitalen Ursprungs und bestehen schon lange, ehe sie der Arzt zu sehen bekommt. Sie verursachen keine Erscheinungen; der ärztliche Rat wird nur wegen der Verunstaltung in Anspruch genommen. Gewöhnlich treten Angiome und Lymphangiome kombiniert auf.

10. **Maligne Lymphome.** Solange die malignen Lymphome auf die Stellen beschränkt bleiben, an denen gewöhnlich Vergrößerungen der Lymphknoten auftreten, Hals, Achselhöhlen, Leistenbeugen, Mesenterium usw. können sie kaum mit irgendeinem der Knoten verwechselt werden, über die wir hier sprechen. Aber gelegentlich, und zwar besonders in den leukämischen Abarten der Lymphome treten Knoten im subcutanen Gewebe auf (Abb. 24). Ihre Natur wird man kaum auch nur vermuten, bis man das Blut untersucht hat, oder bis ein Knoten für die histologische Untersuchung excidiert worden ist. Bei der Untersuchung zeigen sie keinerlei charakteristische Unterschiede. Sie kommen nur sehr selten vor.

11. **Carcinomatose.** Multiple Krebsherde, die ebenso in der Haut wie in den inneren Organen auftreten, zeigen manchmal ein klinisches Bild, das sehr schwer zu erkennen ist.

Ein 36jähriger Kaufmann, der mit rohem Schweinefleisch handelt und auch manchmal davon ißt, kam am 13. 5. 1913 in das Krankenhaus. Vor zehn Jahren hatte er Syphilis. Jetzt hatte er seit zwei und einer halben Woche Fieber Rückenschmerzen, Schmerzen in den Beinen, Husten und Diarrhöe. Bei der Aufnahme stellte man die Diagnose auf cerebrospinale Syphilis. Die physikalische Untersuchung einschließlich des Urines verlief negativ bis auf zwei kleine subcutane Knoten auf der Brust, die von einer hämorrhagischen Zone umgeben waren, das Blut zeigte E. 3 200 000, die allmählich auf 2 752 000 sanken. Weder Achromie noch Poikilocytose. Am 25. 5. fand man 12 Normoblasten auf 100 Leukocyten (d. s. 1320 auf den Kubikmillimeter). Die Zahl der polynucleären Leukocyten, die beim Eintritt 80 $^0/_0$ betrug, fiel allmählich auf 60 $^0/_0$; Eosinophile 3 $^0/_0$, der Rest waren Lymphocyten. Die Gesamtzahl der Leukocyten schwankte von 10 000 bis 18 000.

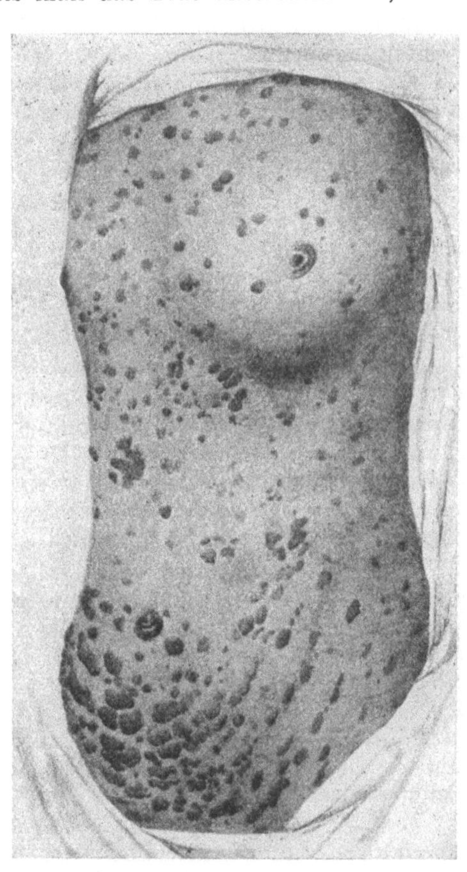

Abb. 24. Photographie eines Aquarells der Hautknoten bei einem Falle von myeloischer Leukämie.

Während der folgenden vierzehn Tage wurde er immer schwächer und starb ohne neue Symptome zu zeigen; es traten nur neue, feste, auf Druck nicht schmerzhafte, unregelmäßig begrenzte Knoten in verschiedenen Teilen des Körpers auf. Der größte hatte einen Durchmesser von 1,5 cm. Die Wassermannsche Probe war negativ, ebenso auch die kulturelle Untersuchung des Blutes. Es bestanden ziemlich reichliche Blutungen aus der Nase und dem Mastdarm. Koagulationszeit (Venenblut) 8—16 Minuten. Die klinische Diagnose lautete auf lymphatische Leukämie. Die Autopsie zeigte Carcinom von Leber, Lungen, Pankreas, Milz, Mesenterium, Nebennieren, Beckenhöhle, Epikard,

Pleura, Sternum, Wirbel, Beckenknochen und subcutanem Gewebe; außerdem bestand eine vegetative Endokarditis an der Mitralis mit Milzinfarkten und subcutanen Hämorrhagien.

12. **Multiple Exostosen.** Abgesehen von den Auswüchsen an den Endgelenken der Finger (Heberdensche Knoten) und ähnlichen weniger in die Augen springenden an den Gelenkenden der langen Röhrenknochen, sind multiple Exostosen sehr selten.

13. **Coccidiengranulome.** Die Krankheit kommt sehr selten und auf Kalifornien beschränkt vor; sie ist von der Blastomykose schwer zu unterscheiden. Zu der Zeit, in der die Fälle zur Beobachtung kommen, zeigen sie selten subcutane Knoten, da sie sehr schnell zu Veränderungen der Haut führen, zerfallen und chronische Abscesse bilden, in denen man in der Mehrzahl leicht die charakteristischen, hefeähnlichen, sprossenden Organismen nachweisen kann. In allen Organen, die auch von der Tuberkulose ergriffen werden, findet man Veränderungen, die tuberkulösen sehr ähnlich sind. Die Diagnose beruht auf dem Ausschlusse von Syphilis, Tuberkulose und bösartiger Erkrankung sowie auf der Anwesenheit charakteristischer Organismen bei der Untersuchung von Abstrichen.

14. **Skorbut.** An den Schienbeinen, Unterarmen und an den Ansatzstellen der Sehnen können bei Skorbut subcutane Hämorrhagien vorkommen, die nur sehr langsam aufgesaugt werden und leicht erhabene Tumoren darstellen, die denen bei Syphilis und Tuberkulose ähneln. Die Diagnose solcher Knoten ist aber in der Mehrzahl der Fälle sehr leicht wegen der charakteristischen Zeichen den Skorbut an dem Kranken, und weil die Anamnese auf die mangelhafte Ernährung hinweist. Die Schwellungen sind gewöhnlich außerordentlich druckempfindlich und schmerzhaft.

15. **Myositis.** Massierer haben gewöhnlich größere praktische Erfahrung über die Myositis als sonst jemand; aber sie haben selten eine entsprechende medizinische Schulung, und ihre Beobachtungen sind noch nicht ausnahmslos von Ärzten bestätigt worden. Jeder erfahrene Massierer weiß, wie oft subcutan gelegene Verhärtungen im Laufe der Behandlung festgestellt werden und wie sie auf wiederholtes Reiben und Streichen verschwinden. Gelegentlich stellen die Formen umschriebener Myositis sichtbare und fühlbare Knoten dar, besonders an der Ansatzstelle der Nackenmuskeln am Hinterhaupt. Sie sind viel größer als die rheumatischen Knötchen, oft auf Druck viel weniger schmerzhaft und heben sich von dem Gewebe der Umgebung weniger ab. Ihre inneren Beziehungen zur rheumatischen und Streptokokkeninfektion sind nicht klar. Unsere Kenntnisse darüber sind noch sehr gering, da bisher noch sehr wenige histologische Untersuchungen ausgeführt worden sind.

Außer diesen Formen weniger heftiger Entzündungen sind besonders von japanischen Beobachtern eine ganze Anzahl von Fällen eitriger Myositis mitgeteilt worden, die an verschiedenen Stellen des Körpers in umgrenzten Herden auftrat. Solche Abscesse kann man von Rotz nur durch die bakteriologische Untersuchung unterscheiden. Von gewöhnlichen subcutanen Abscessen unterscheiden sie sich durch ihre tiefere Lage. Außerhalb Japans sind nur wenige solche Fälle beobachtet worden.

16. **Aktinomykose** des subcutanen Gewebes findet sich gewöhnlich am Kiefer, am Halse und an den Ellbogen. Sie bildet selten Knoten, sondern stellt ein bläuliches, eiterndes Geschwür dar, das von Drüsen- oder Knochentuberkulose bis zur sorgfältigen Untersuchung der Absonderungen nicht zu unterscheiden ist. Die Krankheit ist ziemlich selten und wird oft mit Tuberkulose und chronischer Osteomyelitis verwechselt.

17. Rotz. Wenn sich die Krankheit ausgebreitet hat und nicht mehr auf die Schleimhäute beschränkt ist, äußert sie sich oft in subcutanen Abscessen, den Rotzknoten der Tierärzte, die sowohl beim Rotz des Menschen wie der Pferde vorkommen. Die Diagnose beruht auf der Anamnese eines Ausflusses aus der Nase, auf der Feststellung des Zusammenseins mit Pferden und auf der mikroskopischen und kulturellen Untersuchung des Eiters der Geschwüre.

18. Bei der Lepra finden sich die Knoten fast ausschließlich an den freien Körperteilen, besonders den Händen und am Gesicht; trotzdem nimmt man an, daß die Krankheit oft ihren Ursprung von den Nasenhöhlen nimmt. Es soll hier keine ausführliche Beschreibung der Krankheit gegeben werden. Man soll aber auch an die Lepra als mögliche Ursache subcutaner Knoten denken, besonders, wenn sie an oben erwähnten Stellen vorkommen.

Außer den bis jetzt erwähnten Ursachen subcutaner Knoten möchten wir noch die Epiphysenauftreibungen bei Rachitis erwähnen, die man gewöhnlich an den Handgelenken, den Knöchelgelenken und in der Nähe des Brustbeines findet. Die Uratablagerungen bei der Gicht entfernen sich manchmal an den Sehnen entlang beträchtlich von den Gelenken. Die pigmentierten Knoten des Melanosarkoms folgen gewöhnlich ähnlichen Geschwülsten in der Leber oder im Auge; sie werden gelegentlich mit Muttermalen oder Warzen verwechselt. Multiple kleine Cystchen an der Kopfhaut oder am Genitale verursachen manchmal dem Kranken viel Sorge und Angst; auch der Arzt kann im Zweifel über ihre Natur bleiben, bis er ihren Inhalt geprüft und die graue, talgartige Masse gefunden hat, mit der sie angefüllt sind. Ich verwechselte neulich einen metastatischen, weichen Tumor der Kopfhaut mit einer solchen Cyste.

Fall 12.

Eine Hausfrau von 29 Jahren kam am 23. 2. 1909 in das Krankenhaus. Sie war von der Poliklinik mit der Diagnose einer „Retroperitonealcyste (?)" eingeliefert worden. Der Mann der Kranken ist vor acht Monaten an Schwindsucht gestorben. Die Patientin hat ihn ganz allein gepflegt. Ihre Familienanamnese ist gut; sie hat aber seit dem sechzehnten Jahre paroxysmale Schmerzen im Epigastrium, die in Anfällen von wenigen Minuten mit kurzen Pausen drei bis vier Tage hindurch auftreten und nach Wochen und Monaten wiederkehren. Manchmal muß sie wegen dieser Anfälle das Bett aufsuchen. Gewöhnlich treten die Schmerzen im unteren Teile des Leibes auf. Sie strahlen nicht aus, haben keine Beziehungen zum Essen und sind nie mit Gelbsucht oder Veränderungen im Urin aufgetreten. Es besteht oft Erbrechen dabei.

Vor acht Jahren hatte man in der Hoffnung, die Beschwerden zu bessern, den Wurmfortsatz entfernt, aber ohne Erfolg. Der Appetit ist gut, der Stuhlgang gewöhnlich verstopft. Die Regel ist unregelmäßig und setzt häufig einmal aus.

Vor zwei Jahren fiel ihr auf, daß ihr das Korsett außerordentlich eng um den Leib wurde, besonders vorn, dicht unterhalb der Rippen. Bald nachher wurde eine Schwellung in der epigastrischen Gegend sichtbar und fühlbar. Der Tumor hat im vergangenen Jahre beträchtlich an Größe zugenommen; der ganze Leib erscheint etwas stärker. Die Geschwulst scheint auch fester zu werden. Es klopft und pulsiert darin. Das Gewicht hat seit einem Jahre leicht zugenommen. Die letzten sechs Wochen war das Gesicht oft aufgetrieben, besonders um die Augen herum; sie ist etwas kurzatmig, was sie selbst auf den Druck der Geschwulst zurückführt.

Die **Untersuchung** zeigt guten Ernährungszustand, viele kleine Papeln an Rücken, Schultern und Hals. Pupillen, Drüsen und Reflexe normal. Bei linker Seitenlage hört man ein feines, präsystolisches Rollen an der Herzspitze; sonst zeigt das Herz keine Veränderungen. Lungen negativ. Zwischen dem Schwertfortsatz und dem Nabel findet sich eine runde, gespannte Vorwölbung von 12,5—17,5 cm Durchmesser, die in den oberen Zweidritteln gedämpften Schall bei der Perkussion gibt. Während der Untersuchung scheint die Geschwulst in ihrer Größe etwas zu wechseln. Im übrigen gibt der Leib tympanitischen Klang mit Ausnahme der Flanken, wo Dämpfung besteht, die sich bei Lagewechsel nicht ändert. Es besteht weder Undulation, noch können andere Tumoren nachgewiesen werden. Die Geschwulst in Epigastrium ist auf Druck mäßig schmerzhaft. Es besteht keine respiratorische Verschieblichkeit. Ausgesprochene Druckschmerzhaftigkeit in beiden Costovertebralwinkeln. L. 18 500; Hb. 90%. Urin normal. Bei zehntägiger Beobachtung kein Fieber. Die Möglichkeit, die man in Betracht zog, waren Retroperitonealcyste in Zusammenhang mit Leber und Niere, Sanduhrmagen, Lipom der Bauchwand und Phantomtumor.

Solche Phantomtumoren finden sich nicht selten im Abdomen. Man fühlt sie als festsitzende, mehr oder weniger glatte Schwellungen in oder unmittelbar unterhalb der Bauchwand; sie geben dumpfen Perkussionsschall und können bei der Palpation auf Druck schmerzhaft sein. Sie werden hervorgerufen durch unwillkürliche Muskelkontraktionen in der Gegend, in der sie vorkommen; sie bleiben auch bei Ablenkung des Patienten bestehen, auch im Schlafe, verschwinden aber bei der Narkose. Sie kommen häufiger bei Frauen als bei Männern und eher bei nervösen als bei nervenkräftigen Personen vor. Sie halten oft lange Zeit an,

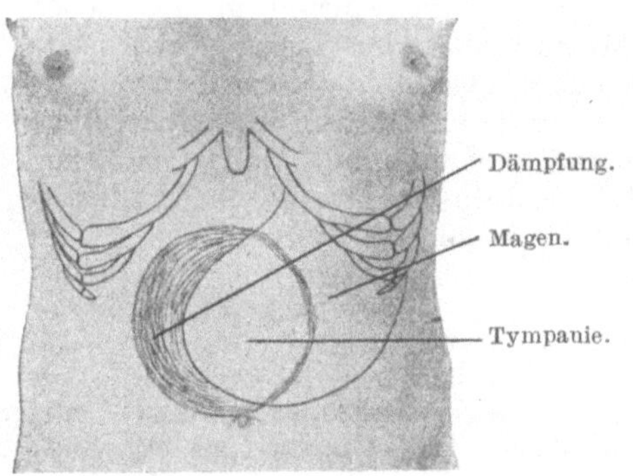

Abb. 25.   Untersuchungsergebnis in Fall 12.

können aber verschwinden, wenn der Patient glaubt, es hätte eine Behandlung stattgefunden. Ein Phantomtumor in der Lebergegend kann eine Cholecystitis, Leberabsceß oder Gumma vortäuschen; im linken Hypochondrium Magencarcinom; in der Blinddarmgegend einen appendicitischen Absceß; über dem Schamberge Schwangerschaft. Die Aufblähung des Magens zeigte, daß die Geschwulst dadurch verdrängt und überschnitten wurde (Abb. 25). Der Inhalt des Magens betrug 1130 ccm. Nach Probemahlzeit freie HCl 0,09%; Gesamtacidität 0,2%.

Besprechung: Die Anamnese gibt uns keine feste Grundlage. Das Wesentliche des Untersuchungsbefundes ist der epigastrische Tumor, der seit langem bei einer gutgenährten Frau von 29 Jahren besteht. Eine solche Geschwulst weicht sicherlich von dem ab, was man zu finden gewohnt ist; denn gewöhnlich findet man epigastrische Geschwülste bei heruntergekommenen, alten Leuten (Magencarcinom), und gewöhnlich bestehen sie nicht seit längerer Zeit.

In Betracht müssen wir eine Pankreascyste ziehen, einen gutartigen langsamwachsenden Tumor, der in jedem Lebensalter vorkommen kann. Man kann sie nur dadurch diagnostizieren, daß man in sorgsamer Untersuchung Krankheiten des Magens, der Leber und der Milz ausschließt und dann die Cyste punktiert und ihren Inhalt auf das Vorhandensein von Pankreasfermenten untersucht. Wenn die Funktion des Pankreas ernstlich gestört ist, können Glykosurie und Fettstühle auftreten. In unserem Falle waren Urin und Stuhl normal. Es bestand kein Hinweis auf eine Erkrankung des Magens, der Leber oder der Milz. Eine Punktion des Tumors wurde aus naheliegenden Gründen nicht vorgenommen.

Eine **retroperitoneale Neubildung**, gewöhnlich malignes Lymphom, würde aller Wahrscheinlichkeit nach mit Ascites, Abmagerung und Schmerzen auftreten. Auch würde man aller Wahrscheinlichkeit nach andere Geschwülste in der Bauchhöhle oder außerhalb finden. Das Blut würde die charakteristischen Eigenschaften einer Leukämie zeigen.

Der ausgezeichnete Gesamtzustand der Kranken läßt uns daran denken, ob die Geschwulst ihren Sitz nicht in der **Bauchwand** hat. Ansammlungen von Fett oder einer der Rectusbäuche können manchmal so stark hervortreten, daß sie den Kranken wie den Arzt dazu verführen, eine Krankheit anzunehmen. Diese Möglichkeit konnte in unserem Falle nicht ausgeschlossen werden.

Verlauf: Am 3. 3. wurde die Kranke narkotisiert, wobei der Tumor völlig verschwand, um bei Aufhören der Narkose sofort wieder zu erscheinen. Augenscheinlich handelte es sich um einen „Phantomtumor" Sie verließ das Krankenhaus am 4. 3.

Fall 13.

Eine 62jährige Frau wurde am 21. 4. 1909 in das Krankenhaus aufgenommen. Ein Jahr vorher litt sie unter einer Krankheit, die als „Darmentzündung" bezeichnet wurde. Schon vorher hatte sie zwei ähnliche Anfälle, über die sie aber keine genaueren Angaben machen kann. Jedesmal hatte sie Durchfall ohne Blut im Stuhl, aber mit heftigen Schmerzen in der linken Leibseite. Vier oder fünf Monate lang war dieser Schmerz zeitweise sehr heftig, gelegentlich krampfartig. Durch heiße Umschläge wurde er gebessert.

Fast vor einem Jahre bemerkte sie in der Gegend des Schmerzes einen faustgroßen Knoten. Eine Zeitlang hat sie an Gewicht und Kräften abgenommen und konnte seit einem Jahre keine regelmäßige Arbeit mehr tun. Der Appetit ist gut, ausgenommen, wenn der Schmerz heftig ist; dann muß sie alles erbrechen; Stuhlgang täglich.

Die **Untersuchung** ergibt mäßigen Ernährungszustand, verläuft aber sonst nach jeder Richtung hin negativ bis auf den linken oberen Teil des Leibes, wo sich eine harte, unregelmäßig gestaltete, wenig bewegliche Masse findet, die auf Druck etwas schmerzhaft ist und mit der Atmung nicht herabsteigt. Das Kolon geht über sie hin-

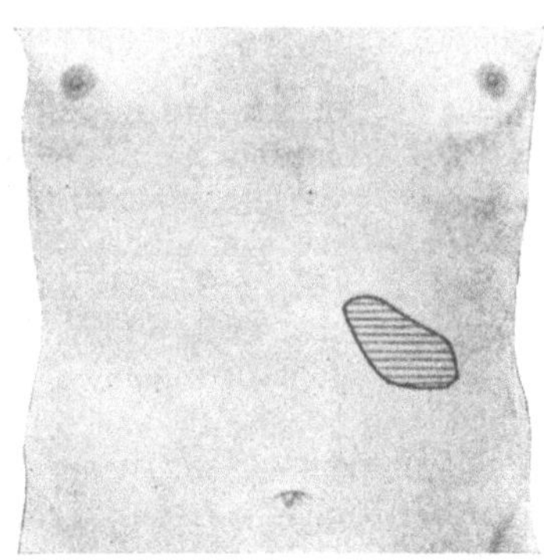

Abb. 26. Gefühlter Tumor in Fall 13.

weg (Abb. 26), Blut, Urin und Stuhl sind normal. Während der Beobachtung, die eine Woche dauerte, kein Fieber.

Besprechung: Durchfälle und krampfartige Schmerzen bei einer 62jährigen abgemagerten Patientin zusammen mit einem Tumor im linken oberen Teil des Leibes läßt sofort an ein **Carcinom der Flexura lienalis** denken. Der tägliche Stuhlgang schließt eine solche Krankheit nicht aus. Das Fehlen von Blut im Stuhle spricht stärker gegen einen Krebs des Dickdarmes. Noch wichtiger als diese fehlenden Erscheinungen ist die Unbeweglichkeit und Größe der Geschwulst. Eine so ausgedehnte Neubildung am Darme hätte sicherlich ausgesprochene Verstopfungserscheinungen hervorgerufen.

Könnte nicht die Geschwulst mit der Niere zusammenhängen? Daß das Kolon sie überlagert, spricht durchaus für diese Annahme; der negative Urinbefund schließt sie nicht aus, wenn man auch bei einem Tumor von dieser Größe früher oder später eine Hämaturie erwarten müßte.

Geschwülste, die vom Pankreasschwanze ausgehen, sind selten und würden, wenn sie eine solche Größe erlangt haben, wahrscheinlich Störungen der Pankreasfunktion bei der Untersuchung von Urin und Stuhl zeigen.

Retroperitoneale Geschwülste die von den prävertebralen Drüsen ausgehen, führen oft zu Ascites und Fieber. Die Schmerzen sind dabei sehr verschieden. Oft sind sie nicht schlimmer als hier. Nach langer Überlegung und nachdem ich soweit als möglich die anderen hier erwähnten Möglichkeiten ausgeschlossen hatte, stellte ich die Diagnose auf eine retroperitoneale Neubildung.

Verlauf: Der Chirurg hielt den Tumor für retroperitoneal gelegen, wahrscheinlich für ein Sarkom des Pankreas, worauf die Unbeweglichkeit der Geschwulst hinwies. Am 25. 4. fand man bei der Laparotomie einen zwei faustgroßen Tumor, der von dem retroperitonealen Gewebe in der Höhe des unteren linken Nierenpoles seinen Ursprung nahm. Das linke Ligamentum latum war knotig verdickt. Die weitere Untersuchung zeigte im Becken eine harte unregelmäßig gestaltete Geschwulst von der Größe einer Orange, die augenscheinlich mit dem linken Eierstock zusammenhing. Zwischen dem ersten Tumor und der eben beschriebenen Masse im Becken fand sich eine andere knotige, retroperitoneale Anschwellung von 5,5 cm Breite; Magen und Darm waren völlig frei. Es wurde nicht erst versucht, den Tumor zu entfernen. Eine vaginale Untersuchung hatte man vor der Operation unterlassen. Die Patientin genas von der Operation und verließ am 13. 5. das Krankenhaus; fünf Wochen später starb sie unter großen Beschwerden.

Fall 14.

Ein 24jähriger Automobilschlosser suchte am 7. 12. 1911 das Krankenhaus auf. Die Familienanamnese des Patienten ist ohne Bedeutung; er selbst war früher nicht krank. Seit drei Wochen bemerkte er einen Knoten in der rechten Armbeuge; bis vor einer Woche verursachte er weder Schmerzen noch sonst Störungen. Seither haben die Schmerzen zugenommen, und nun kann er nicht mehr arbeiten. Seit einem Monat hatte er hin und wieder Kopfschmerzen, aber keine Sehstörungen. Die Augen sind nicht untersucht worden.

Die **Untersuchung** verläuft negativ bis auf die rechte Achselhöhle, in der sich eine weiche, auf Druck schmerzhafte, rundliche Vorwölbung von teigiger Konsistenz und von der Größe einer Pflaume findet.

Besprechung: Ein Knoten in der rechten Armbeuge, der seit drei Wochen beobachtet wird und erst seit einer Woche schmerzt, läßt nicht an irgendeine Art von Neubildung denken. Derartige Geschwülste sind, wenn sie in der Achselhöhle vorkommen, fast immer doppelseitig und von ähnlichen Tumoren am Nacken und in den Leistenbeugen begleitet.

Viel wahrscheinlicher ist eine tuberkulöse oder septische Form von Drüsenentzündung. Das Fehlen jeder Spur von Tuberkulose an anderen Teilen des Körpers und die gute persönliche und Familienanamnese lassen uns eher an eine septische Drüsenentzündung denken. Tief gelegene Achselabscesse, wie ich sie schon auf Seite 267 und 388 des I. Bandes beschrieben habe, muß man als ein ausgesprochenes klinisches Krankheitsbild von langsamem Verlaufe anerkennen; sie bleiben oft unerkannt, weil der Eiter ganz in der Tiefe sich befindet und die geschwollenen Drüsen, die nach vorn gedrängt werden, die Aufmerksamkeit des Arztes auf sich lenken, wodurch das Bestehen einer anderen Krankheit verschleiert wird.

Verlauf: Am 8. 12. wurde die Schwellung incidiert, wobei sich etwa 60 ccm dicken, gelben Eiters entleerten; dann kam erst die eigentliche Geschwulst zum Vorschein. Sie wurde vollkommen exstirpiert und die ganze Achselhöhle ausgeräumt; die entfernte Geschwulst war hart und hatte eine Größe von 4 zu 4 cm. Die mikroskopische Untersuchung zeigte Lymphknoten mit leichter Hypertrophie der lymphoiden Elemente, sowie eine hämorrhagische Infiltration des benachbarten Gewebes. Die Drüsen schwankten von Erbsen- bis Walnuß- größe. Chronische Entzündung war die histologische Diagnose. Der Patient genas schnell und verließ das Krankenhaus am 11. 12. Bisher (1914) sind Rück- fälle nicht eingetreten.

Fall 15.

Ein 37jähriger Kutscher wurde am 10. 6. 1909 in das Krankenhaus auf- genommen. Vor 5 Jahren bemerkte der Kranke eine Geschwulst in seiner linken Bauchseite. Er ist fest davon überzeugt, daß dies derselbe Knoten ist, der jetzt dort gefühlt werden kann. Die ersten zwei Jahre hat er dauernd an Größe zugenommen, dann begann die Röntgenbestrahlung; er ist die letzten drei Jahre zwei- bis dreimal in der Woche bestrahlt worden. Unter dieser Be- handlung fühlte er sich sehr wohl und hat bis vor drei Wochen gearbeitet. Vor sechs Monaten begann Husten, der jetzt noch besteht.

Seit drei Wochen fühlte er sich schwächer und mußte die Arbeit aufgeben. Seither klagt er über Halsschmerzen. Außerdem besteht Atemnot und An- schwellung der Füße. Zu Beginn der Krankheit, vor fünf Jahren, wog er mit Kleidern 180 Pfd. — jetzt 152 Pfd. ohne Kleider. Die folgenden Angaben aus dem poliklinischen Journale zeigen seinen Zustand vor drei Jahren: 6. 10. 1906: Gewicht 160 Pfd.; Hb $70^0/_0$; die Leber reicht von der 8. Rippe bis 8 cm unter- halb des Rippenbogens; Milz 16 cm unterhalb des Rippenbogens in der Brust- warzenlinie und 6 cm rechts vom Nabel, L. 49 020, E. 4 072 000, Lymphocyten $95^0/_0$. 7. 2. 1907: L. 11 300; Lymphocyten $75^0/_0$, Milz viel kleiner. 30. 4. 1907: L. 8 200, 8. 5. 1908: Hb $90^0/_0$. Die Leber überragt den Rippenbogen noch um 2 cm. 2. 8. 1908: L. 11 200, Lymphocyten $89^0/_0$. 9. 4. 1909: L. 20 000, Hb $85^0/_0$, Lymphozyten $98^0/_0$.

Die **Untersuchung** am 10. 6. 1909 zeigte mäßigen Ernährungszustand, leichte Blässe, geringe Vergrößerung der Tonsillen sowie mäßige Anschwellung der Drüsen am Nacken, in den Achselhöhlen, den Leisten- und Ellbogenbeugen. Herz o. B. bis auf ein blasendes, systolisches Geräusch, das am lautesten an der Herzspitze zu hören ist und nach der Achsel zu fortgeleitet wird. Lungen o. B. Den Leberrand fühlt man in der Mammillarlinie 6 cm unterhalb der Rippen. Nach oben reicht die Leberdämpfung über die 6. Rippe hinaus. Der untere Rand der Milz liegt 20 cm unterhalb des Rippenbogens, der rechte Rand am Nabel. Die Oberfläche ist hart, leicht unregelmäßig, auf Druck nicht schmerzhaft. Es bestand ein mäßiges weiches Ödem der Unterschenkel sowie eine beträcht- liche Verfärbung der Haut an den Schienbeinen und über der Milz. Die Zahl der roten Blutkörperchen sank während seines vierwöchentlichen Aufenthaltes im Krankenhaus allmählich von 1 750 000 auf 750 000. Die Zahl der Leuko- cyten betrug bei der Aufnahme 19 000; eine Woche später fiel sie auf 13 000, um dann allmählich auf 20 000 anzusteigen. Die Lymphocyten betrugen 95 bis $99^0/_0$ aller weißen Zellen. Die meisten von ihnen gehörten zu den kleinen; die großen Formen wurden erst in der letzten Zeit des Krankenhausaufenthaltes zahlreicher.

Zu Beginn bestand eine leichte Achromie aber sie besserte sich nach und nach und gegen Ende der Krankenhausbehandlung war der Färbeindex ausgesprochen hoch. Die Untersuchung des Augenhintergrundes ergab beiderseits zahlreiche Netzhautblutungen. Die Temperatur schwankte in den ersten drei Wochen meistens zwischen 37,3° bis 37,8° und war nur selten normal. In der vierten Woche wurde sie subnormal. Der Patient erhielt Atoxyl, subcutan täglich 0,1. Später bekam er dafür jeden zweiten Tag 0,9 Eisencitrat. Endlich versuchte man auch Fowlersche Lösung.

Besprechung: Wenn jemand eine Geschwulst im Leibe fühlt, so ist es gewöhnlich die Milz. Eine vergrößerte Leber wird nicht annähernd so oft wahrgenommen; Geschwülste des Magens werden nur selten von dem Patienten selbst entdeckt. Bei Frauen pflegen Beckengeschwülste besonders Myome des Uterus von den Kranken selbst entdeckt zu werden.

Die vergrößerte Milz beruht oft auf Leukämie. Die Blutuntersuchung läßt in unserem Falle nicht daran zweifeln, daß es sich um eine lymphatische Leukämie handelt. Auf folgende Punkte möchte ich noch aufmerksam machen:

1. Die lange Dauer der Krankheit unter der Röntgenbehandlung. Es erscheint mir sehr zweifelhaft, ob dieser Patient ohne diese Therapie nach Stellung der Diagnose noch drei Jahre gelebt und gearbeitet hätte.

2. Die lange Latenzperiode der Krankheit. Die Geschwulst wurde mindestens fünf Jahre vor seiner Krankenhausaufnahme wahrgenommen. Ich habe wenigstens drei Patienten mit lymphatischer Leukämie und vergrößerten Halslymphknoten gesehen, welche auf das bestimmteste angaben, diese Knoten bestünden schon seit 30 oder 40 Jahren. d. h. seit der Kindheit. Wahrscheinlich war das Blut während des größten Teiles dieser Zeit normal. Mit anderen Worten: Die Tumoren, welche Mallory als Lymphoblastom beschreibt, bleiben oft viele Jahre ohne allgemeine Leukämie bestehen. Warum sie schließlich ihre Zellen in das Blut zu entleeren beginnen, wissen wir nicht.

3. Die Leber war ebenso beträchtlich vergrößert wie die Milz, was der Patient selbst nicht bemerkt hat.

Verlauf: Trotz aller Versuche medikamentöser Behandlung ging es dem Patienten dauernd schlechter; am 4. 7. hatte er reichlichen Ascites. Er wünschte nach Haus zu gehen und verließ am 7. 7. das Krankenhaus.

Fall 16.

Ein 45jähriger Bäcker kam am 16. 7. 1909 in das Krankenhaus. Früher stets gesund bekam er vor zehn Monaten heftige, anhaltende Schmerzen in der rechten Bauchseite. Er wurde so schwach, daß er einen Monat zu Bett lag, obgleich die Schmerzen nach zwei Wochen nachließen. Als er wieder aufstand, schwollen die Beine an und sind es seither geblieben, obwohl er an Kräften wieder zunahm. Seit 10 Monaten kann er nicht mehr arbeiten. Seit einem halben Jahre bemerkte er eine Anschwellung des Leibes. Sein ganzes Leben lang hat er Husten gehabt; jetzt nicht mehr als früher. Täglich trinkt er vier bis fünf Schnäpse. Auch die vorhandene Schwellung der Beine begann schon vor zehn Monaten. Gewöhnlich wog er 140 Pfund mit Kleidern, bei der Aufnahme 128³/₄ Pfund unbekleidet.

Die Untersuchung zeigt schlechten Ernährungszustand und blasses Aussehen. Die Drüsen am Nacken, unter dem Unterkiefer, in der Achselhöhle und in den Leistenbeugen sind vergrößert, teils wie ein Taubenei, teils bis zur Größe eines Hühnereies. Der Herzspitzenstoß reicht bis 2 cm außerhalb der Brustwarzenlinie, der rechte Rand des Herzens überschreitet die Mitte des Brustbeines um 3½ cm. Es besteht ein leichtes, systolisches Geräusch an der Herzspitze, das nach der Achsel zu fortgeleitet wird. Der zweite Pulmonalton ist nicht verstärkt. Die Lungen zeigen Dämpfung, sowie Fehlen des Atmungsgeräusches und des Pectoralfremitus h. u. b. unterhalb des Schulterblattwinkels.

Im Leibe finden sich Tumoren, der eine in der rechten Iliacalgegend und oberhalb des Schambeins, ein anderer unterhalb des rechten Rippenbogens. Man hat auch den Eindruck einer Resistenz in der Nähe des Nabels. Im übrigen ist der Leib mit Flüssigkeit angefüllt. Die Hautvenen des Leibes sind beträchtlich vergrößert.

Während einer sechswöchentlichen Beobachtung hatte der Patient nie Fieber, nahm aber nach und nach 5 Pfund ab. Urin o. B. Das Blut zeigte bei der Aufnahme E. 2 760 000; dieses Verhalten blieb während der Beobachtung ziemlich das gleiche. Der Blutfarbstoff stieg allmählich von 65 auf fast 80%. Die Zahl der Leukocyten schwankte von 85 bis 100 000. Über 95% davon waren kleine Lymphocyten mit nur wenigen Prozent großer. Die roten Blutkörperchen zeigten ausgesprochene Achromie, leichte Poikilocytose aber keine kernhaltigen Zellen.

Besprechung: Nach dem Ausfall der Blutuntersuchung kann über die Diagnose unseres Falles kein Zweifel herrschen. Er unterscheidet sich von dem letzten Falle vor allem durch das Vorhandensein von Schmerzen. Nach meiner Erfahrung zeigen sich Schmerzen besonders in solchen Fällen von Leukämie, die von abdominellen Tumoren mit Ausnahme der Milz und der Leber oder von intrathorakalen Tumoren ausgehen. Wenn sich die Geschwülste hauptsächlich in den Hals-, Achsel- oder Leistenbeugendrüsen zeigen oder auf Milz und Leber beschränkt sind, so klagt der Kranke gewöhnlich nicht über Schmerzen. Nehmen aber die Tumoren wie hier von dem Lymphknoten des Leibes ihren Ausgang und drücken die Bauchwand nach vorn, so sind die Schmerzen mehr oder weniger ausgesprochen. Das Auftreten des Ascites ist nicht erstaunlich, weil die vergrößerten Drüsen und die von ihnen ausgehenden Geschwülste die Wurzel der Mesenterialgefäße umgreifen und zusammenpressen.

Die Häufigkeit dieser Lymphoblastome ohne leukämischen Blutbefund ist uns bisher bis zu einem gewissen Grade wegen der verworrenen Terminologie verborgen geblieben. Wir nannten sie Sarkom oder Lymphosarkom und legten besonderen Wert auf das besondere Organ, von dem aus sie sich entwickeln. Jetzt ist aber ihre fundamentale Ähnlichkeit im histologischen Aufbau sichergestellt. Es zeigt sich, daß Tumoren dieses allgemeinen Typs, der mit leukämischen Blutveränderungen (Lymphämie) verbunden sein kann, es aber nicht zu sein braucht, durchaus nicht selten sind.

Bemerkenswert ist in unserem Falle noch, daß der Hämoglobingehalt sich erheblich besserte, nicht aber der Zustand des Patienten. Solche Widersprüche sind nicht selten und erinnern uns daran, daß das Blut nur von geringerer Wichtigkeit in dem ganzen Krankheitsbilde ist. In manchen Fällen bessert sich der Zustand der Kranken, obwohl das Blut unverändert bleibt.

Verlauf: Der Patient wurde mit Röntgenstrahlen behandelt, zeigte aber keine wesentliche Besserung; er verließ am 25. 8. das Krankenhaus.

Fall 17.

Ein 38jähriger Landwirt kam am 5. 8. 1909 in das Krankenhaus. Der Patient hat eine ausgezeichnete Familienanamnese und war bis zum letzten Herbst immer gesund und kräftig; dann wurde er wegen Blinddarmentzündung operiert. Seine Lebensgewohnheiten sind gut. Geschlechtskrankheiten werden in Abrede gestellt.

Nach der Operation konnte er sich nicht recht erholen und bemerkte bei erheblicher Anstrengung Schmerzen in der rechten Bauchseite, die aber nicht so schlimm waren wie vor der Operation. Diese Beschwerden sind nach der Operation dauernd geworden. Gelegentlich strahlen die Schmerzen nach dem rechten Bein oder nach den Geschlechtsteilen aus. Seit einem Monat muß er vier bis fünfmal am Tage und ein bis zweimal in der Nacht Wasser lassen. Essen scheint die Beschwerden zu erhöhen; der Appetit ist schlecht. Er glaubt in den letzten zwei Monaten fünf bis sechs Pfund abgenommen zu haben.

Die **Untersuchung** zeigt Abmagerung, gelbliche Verfärbung der Haut, aber keinen ausgesprochenen Ikterus. Pupillen, Lymphknoten und Reflexe normal. Brustorgane o. B. bis auf Dämpfung, abgeschwächte Atmung, herabgesetzten Stimmfremitus und feine feuchte Rasselgeräusche an der Basis der Lungen unterhalb des Schulterblattwinkels. Der Leib zeigt Dämpfung in den Flanken, die sich bei Lagewechsel nicht ändert. Im rechten unteren Quadranten finden sich Knoten, anscheinend von einem Bauchwandbruch der alten Operations- narbe herrührend. Die Leberdämpfung reicht von der 6. Rippe bis 2 cm unter-

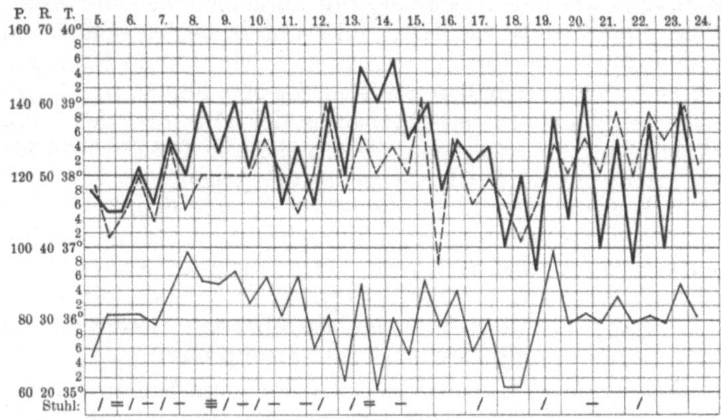

Abb. 27. Temperaturkurve zu Fall 17.

halb des Rippenbogens, 12 cm unterhalb des Schwertfortsatzes. Die weiche, nicht druckempfindliche Oberfläche kann undeutlich gefühlt werden. Ebenso fühlt man den glatten Rand der Milz in der Brustwarzenlinie 2 cm unterhalb des Rippenbogens. Später konnte bei Lagewechsel eine Veränderung der Flanken- dämpfung nachgewiesen werden, und eine Geschwulst kam in der rechten Iliacal- gegend zum Vorschein. Der Tumor hatte etwa die Größe einer halben Citrone, war von Eiform und mit unregelmäßiger Oberfläche; er war nicht verschieblich und auf Druck nicht schmerzhaft. Urin und Stuhl normal, ebenso das Blut. Den Temperaturverlauf während der zwanzigtägigen Beobachtung zeigt Abb. 27. Der Umfang des Leibes in Nabelhöhe betrug am 10. 8. vor einer Punktion, bei der 2,3 l Flüssigkeit entleert wurden, 87 cm. Danach fühlte man neue Tumoren; der Rand der Milz und der Knoten in der rechten Leistengegend erschienen sehr deutlich; außerdem fand sich sehr gut fühlbar und sichtbar im Epigastrium eine Masse, die sich frei bei der Atmung bewegte, wahrscheinlich ein Teil der Leber. Die Menge der Punktionsflüssigkeit betrug 1850 ccm, sp. G. 1008. Die Auszählung der Zellen ergab: Lymphocyten 65%, endotheliale Elemente 35%.

Ein Arzt stellte die Diagnose auf Lebercirrhose luetischen oder alko- holischen Ursprunges verbunden mit Lungentuberkulose. Das Blut zeigte

E. 1 500 000, L. 5000; Hb 40%. Die Auszählung ergab normale Verhältnisse. Ausgesprochene Achromie, vereinzelte Tüpfelzellen und leichte Poikilocytose, keine kernhaltigen Zellen. Am 15. 8. wurde eine Bluttransfusion vorgenommen, wonach leichter Ikterus auftrat, und der Urin Gallenfarbstoff enthielt. Die Zahl der E. stieg auf 2 300 000. Jetzt hielt der erstgenannte Arzt den Fall für Bantische Krankheit. Ein anderer Kollege hielt das Vorliegen einer bösartigen Geschwulst für wahrscheinlich.

Besprechung: Die Anamnese gibt keinen Aufschluß, wenn sie es auch wahrscheinlich macht, daß es sich um Störungen im Leibe handelt. Die Symptome der Brustorgane zeigen nur einen Hochstand des Zwerchfelles an. Trotz der Meinung des Arztes, der eine Cirrhose oder Bantische Krankheit vermutete, muß sich die Aufmerksamkeit natürlich auf den Tumor richten, der in der rechten Bauchseite zu fühlen ist. Weder Cirrhose noch Bantische Krankheit können damit in Verbindung gebracht werden. Seine Lage in der Nähe des Coecums und das Zusammentreffen mit kontinuierlichem Fieber sprechen für Tuberkulose. Diese Krankheit kann nicht positiv ausgeschlossen werden; die Untersuchung der Punktionsflüssigkeit ergibt aber nicht, was wir bei einer Peritonealtuberkulose erwarten. Das spezifische Gewicht von 1008 entspricht eher einem Transsudat, als einem Exsudat wie wir es bei einer Tuberkulose des Peritoneums finden.

Krebs des Coecums ist ebenso möglich, aber nicht wahrscheinlich, weil keine Symptome vorliegen, die ausgesprochen auf den Darm hinweisen, weder Stuhlverstopfung noch Durchfall. Krebs des Coecums besteht gewöhnlich lange Zeit, ohne ausgedehnte Metastasen zu bilden· deshalb spricht das Vorhandensein von Ascites, der auf solche Metastasen zurückzuführen wäre, im ganzen etwas gegen diese Diagnose.

Ein Lymphoblastom mit Einschluß der Milz, der Leber und der Bauchlymphknoten würde die beobachteten Tatsachen besser als jede andere Diagnose umschließen. Nach dem Ausfall der Blutuntersuchung müßte es sich um die nicht leukämische Art des Tumors handeln, die manchmal Hodgkinsche Krankheit genannt wird.

Verlauf. Der Kranke verließ am 24. 8. das Krankenhaus und starb am 14. 9. Die Sektion ergab einen bösartigen Tumor im Schwanze des Pankreas mit Übergreifen auf die Milz, sehr geringen Veränderungen in der Leber aber beträchtlichen Metastasen in der retroperitonealen und Brustlymphknoten.

Fall 18.

Ein 37jähriger Goldarbeiter wurde am 1. 1. 1912 in das Krankenhaus aufgenommen. Abgesehen von Kinderkrankheiten, war der Patient bis vor fünf Wochen gesund; dann verlor er für einige Tage seine Stimme und fühlte sich so schwach und gleichgültig, daß er eine Woche zu Bett blieb; dabei hatte er viel Husten und schleimigen Auswurf. Auch jetzt hustet er noch etwas. Vor zwei Jahren bemerkte er eine Geschwulst von der Größe einer Citrone in der Lendengegend, die ihm beim Liegen und bei längerem Sitzen Schmerzen bereitete. Jetzt hat er drei Knoten am linken Unterarm, die ihn beim Holzhacken schmerzen. In den letzten zehn Jahren hat er an verschiedenen anderen Körperteilen ähnliche Knoten bemerkt, die ihn aber nicht störten.

Die Untersuchung verläuft ergebnislos, bis auf leicht vergrößerte Tonsillen, lange Uvula, chronischen Rachenkatarrh und unzählige, subcutane Knoten, mit denen der Körper des Kranken wie besät ist. Sie sind fest, frei beweglich, nicht druckempfindlich und wechseln in der Größe von der einer Walnuß bis zum Entenei. Auch beide Arme sind mit diesen Knoten bedeckt, nicht aber die Beine.

Besprechung: Wenn ein Kranker Knoten in oder unter der Haut seit zehn Jahren an verschiedenen Teilen des Körpers hat, ohne daß sie an Größe zunehmen, so können wir nur an Neurofibrome, Angiome oder Lipome denken. Die nicht leukämischen Lymphoblastome, die auch in der Haut vorkommen können, dauern nicht solange, ohne ausgesprochenere Symptome zu verursachen. Weiteren Aufschluß über die Natur dieser Knoten kann uns die mikroskopische Untersuchung eines excidierten Tumors geben.

Verlauf: Die Untersuchung mehrerer excidierter kleiner Knötchen vom Unterarm und vom Rücken ergab nur Fettgewebe.

Fall 19.

Eine Hausfrau von 24 Jahren suchte am 7. 8. 1909 das Krankenhaus auf. Die Patientin, bisher gesund, hat ein Kind, keine Fehlgeburten. Die Menstruation war stets mit Schmerzen verbunden. Seit zwei Monaten hatte sie keine regelmäßige Periode; nur seit drei Wochen besteht etwas Ausfluß.

Vor drei Wochen hatte sie beim Plätten plötzlich das Gefühl, als ob etwas in das Becken hinabschlüpfe und unmittelbar nachher heftige Schmerzen nach dort und nach dem linken Beine ausstrahlend. Sie wurde schwach und legte sich nieder, was ihr große Erleichterung brachte. Seither war sie nicht mehr frei von Schmerzen, obwohl es sich gewöhnlich nur um ein dunkles Gefühl

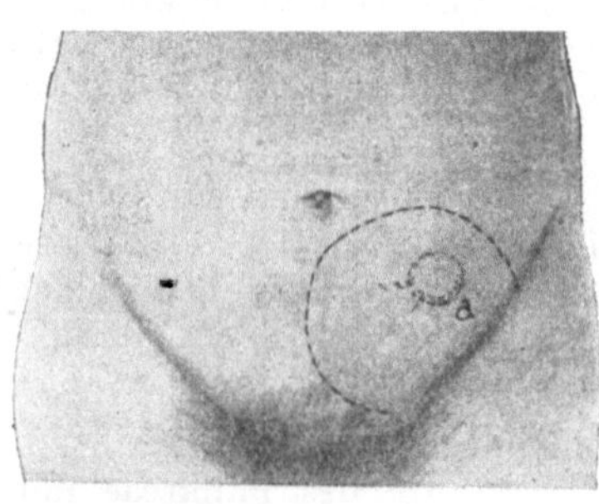

Abb. 28. Die punktierte Außenlinie zeigt die Dämpfungszone. Die mit a bezeichnete Gegend war die auf Druck schmerzhafte Resistenz.

handelte. Zeitweise war der Schmerz aber so heftig, daß er den Schlaf störte oder zum Erbrechen führte. Diese Anfälle wurden durch Morphium gebessert. In der letzten Zeit hatte sie einige Male Frösteln und Fieber. Appetit gut; Stuhlgang regelmäßig; Schlaf nur nach Mitteln.

Die **Untersuchung** zeigt guten Ernährungszustand und gute Hautfarbe; Pupillen, Lymphknoten und Reflexe o. B.; ebenso der Leib bis auf die Veränderungen, die Abb. 28 zeigt. L. 13400. Hb 85%. Urin frei. Temperatur bei der Aufnahme 37,5°, Puls 80.

Besprechung: Die Hauptpunkte in diesem Falle sind die Unregelmäßigkeit der Menstruation, der plötzliche Beginn von Schmerzen in der Beckengegend und das Bestehen eines Tumors im Becken ohne Zeichen einer peritonealen Reizung. Die beiden Erkrankungen dieser Art, die am häufigsten plötzlich beginnen und bei der Untersuchung einen Tumor zeigen, sind: Extrauterinschwangerschaft und Stieldrehung bei Eierstockscyste, Pyosalpinx kann natürlich auch plötzlich beginnen, tut es aber gewöhnlich nicht in dem Grade wie hier. Der Grad der Schmerzhaftigkeit und das Fieber sind bei Salpingitis gewöhnlich ausgesprochener als hier; besonders zu erwähnen ist die Tatsache, daß die Patientin normale Farbe und normalen Hämoglobingehalt hat. Bestünde eine erhebliche Blutung oder eine Peritonitis, so müßte die Hautfarbe schlecht und der Hämoglobingehalt geringer sein.

Da Unregelmäßigkeiten der Regel etwas häufiger bei Extrauterinschwangerschaft als bei Eierstockscyste auftreten, ist die letzte Diagnose in diesem Falle weniger wahrscheinlich.

Verlauf: Die Operation am 9. 8. zeigte eine starke, blutig verfärbte Schwellung in der linken Tube. Sie wurde mit dem Ovarium entfernt, ebenso die Appendix. Die pathologische Untersuchung zeigte eine Geschwulst von der Größe einer Apfelsine, die sich aus der verdickten Tube, reichlichen Blutgerinnseln und dem Eierstock zusammensetzte. Die mikroskopische Untersuchung ergab: Verdickung der Tubenwände mit Erweiterung der Gefäße und leichten entzündlichen Veränderungen. Auch ein paar Gebilde wie Zotten schienen vorhanden zu sein, sonst fand sich aber kein sicheres Zeichen einer Schwangerschaft. Trotzdem hielt man den Fall für eine Extrauteringravidität. Die Kranke genaß und verließ am 23. 8. das Krankenhaus.

Fall 20.

Ein 25 jähriges Mädchen wurde am 3. 11. 1911 mit der poliklinischen Diagnose Sarkom des Oberschenkels in die chirurgische Abteilung des Krankenhauses gesandt. Die Kranke war früher nie krank, mußte aber vor einem Jahre wegen Stars des rechten Auges operiert werden. Damals hatte sie vergrößerte Lymphknoten in den Leistenbeugen und merkte zum ersten Male, daß sich die Sehnen hinter dem Knie verkürzten. Die Inguinaldrüsen sind seither dauernd stärker geworden, waren aber nicht besonders schmerzhaft; nur manchmal ließen die von ihnen verursachten Beschwerden die Kranke nicht schlafen; seit einem Monat kann sie nicht mehr arbeiten, seit einem Jahre hat sie 15 Pfund an Gewicht abgenommen.

Die **Untersuchung** ergibt guten Ernährungszustand. Die linke Pupille ist unregelmäßig gestaltet, was mit der schon erwähnten Operation zusammenhängt; die andere Pupille normal. Mund, Rachenorgane und Lymphknoten normal; ebenso Brust- und Bauchorgane. Am Oberschenkel findet sich dicht unter der Leistenbeuge beginnend und sich an der Vorder- und Innenseite etwa 14 cm herabstreckend eine auf Druck schmerzhafte Schwellung, die mit den oberflächlichen Geweben nicht zusammenhängt, nicht fluktuiert und offenbar unterhalb der oberflächlichen Muskulatur gelegen ist. Die Röntgenaufnahme zeigt keine Beteiligung des Knochens.

Besprechung: Der Tumor nimmt in unserem Falle eine ungewöhnliche Lage ein. In dieser Gegend findet man Drüsenmassen, die sich von den Leistenlymphdrüsen herabziehen, Venenthrombosen, entzündliche Exsudate bei Osteomyelitis des Oberschenkels und bösartige Tumoren, die von den Knochen ausgehen. Diese letzteren würden aber größere und mehr diffuse Schwellungen verursachen. Ein Lymphoblastom der Leistendrüsen würde wahrscheinlich auch noch andere Erscheinungen hervorrufen und ist auch selten so druckempfindlich. Auch ist es sehr unwahrscheinlich, daß solche Drüsenschwellungen so tief unter der oberflächlichen Muskulatur gelegen wären.

Eine Venenentzündung müßte auch das Gefäß ober- und unterhalb der hier beschriebenen Grenzen in Mitleidenschaft ziehen. Es ist kaum anzunehmen, daß eine Phlebitis sich auf ein 14 cm langes Stück beschränken würde.

Bei dem negativen Ausfall der Röntgenuntersuchung ist es auch nicht wahrscheinlich, daß wir es mit einem Exsudat bei Osteomyelitis des Oberschenkels zu tun haben.

Damit sind alle Möglichkeiten ausgeschlossen, an die wir zunächst gedacht haben; ich war nicht in der Lage, eine Diagnose zu stellen und ganz unsicher, was weiter dabei herauskommen würde.

Verlauf: Die Operation am 10. 11. zeigte eine die Muskulatur durchsetzende Geschwulst, das Gewebe war weiß und fest; es erinnerte stark an ein Sarkom, ein Stück von Handtellergröße wurde entfernt. Die mikroskopische

Untersuchung ergab dichtes Bindegewebe und darin unregelmäßige, verkäste Zonen. An dem Rande fand sich Rundzelleninfiltration und im angrenzenden Gewebe kleine Gefäße mit ausgesprochener Wucherung der Intima. An mehreren Stellen fanden sich verstreut große Riesenzellen. Diagnose: Gumma. Wassermann positiv. Salvarsan 0,6 g, Jodkali dreimal täglich 0,5—1,5 g. Die Patientin verließ das Krankenhaus am 29. 11. 1911. Am 6. 12. 1912 zeigte sie sich wieder und war augenscheinlich völlig gesund.

Fall 21.

Ein 15jähriger Negerjunge kam am 19. 1. 1910 in das Krankenhaus. Familienanamnese o. B.; Patient selber war gesund bis zum letzten Mai; dann schwoll sein Leib an und wurde gespannt; am 19. 1. wurde er geöffnet, wobei sich viel Flüssigkeit entleerte, was ihm große Erleichterung verschaffte. Darauf fühlte er sich die ganze Zeit gesund bis vor einem Monat wieder Schmerzen in der Gegend der Narbe und rechts davon begannen; sie waren des Nachts stets heftiger, besonders nach einem schweren Abendbrot; gewöhnlich begannen sie drei Stunden nach dem Essen und hielten vier bis fünf Stunden an. Appetit und Verdauung gut, Stuhlgang regelmäßig. Bis vor zwei Tagen kein Husten. Seit drei Wochen wird er durch Jucken am ganzen Körper stark gequält.

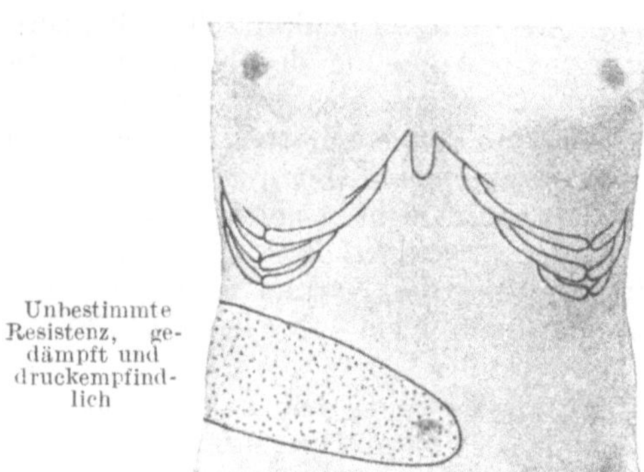

Abb. 29. Tumor in Fall 21.

Die **Untersuchung** zeigt ausreichenden Ernährungszustand. An der Lunge rechts hinten oben feine knackende Geräusche beim Husten. In der linken

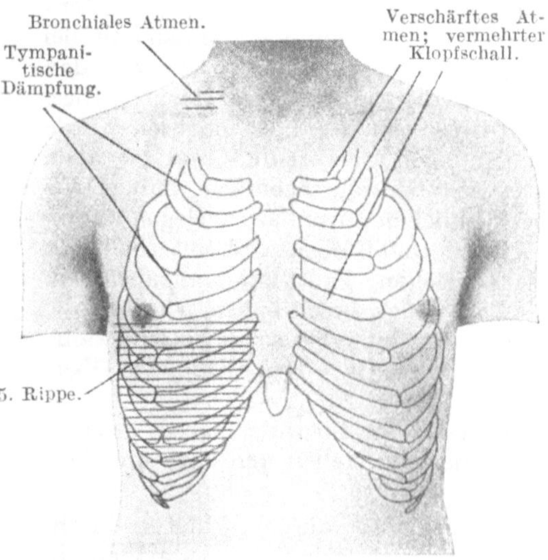

Abb. 30. Untersuchungsergebnis in Fall 21.

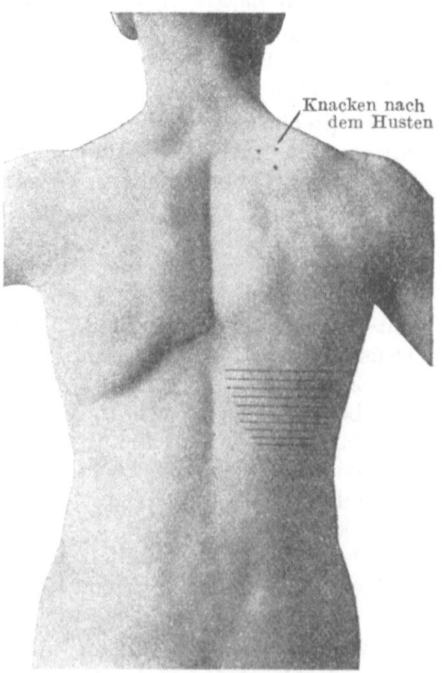

Abb. 31. Untersuchungsergebnis in Fall 21.

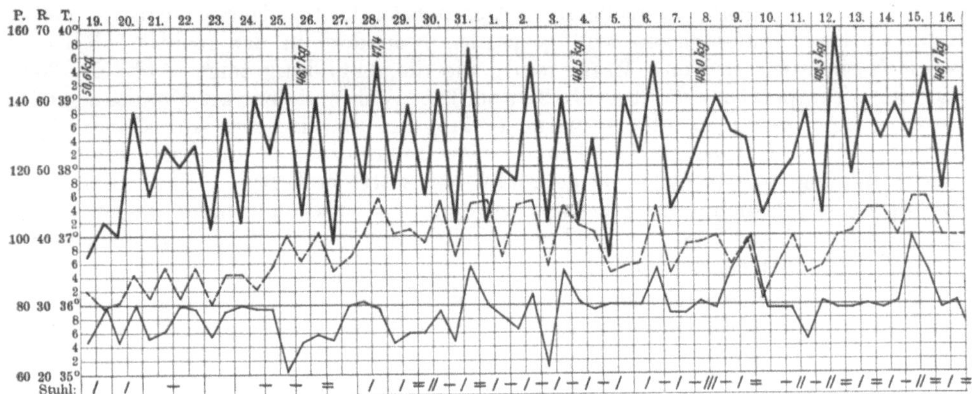

Abb. 32. Temperaturkurve zu Fall 21.

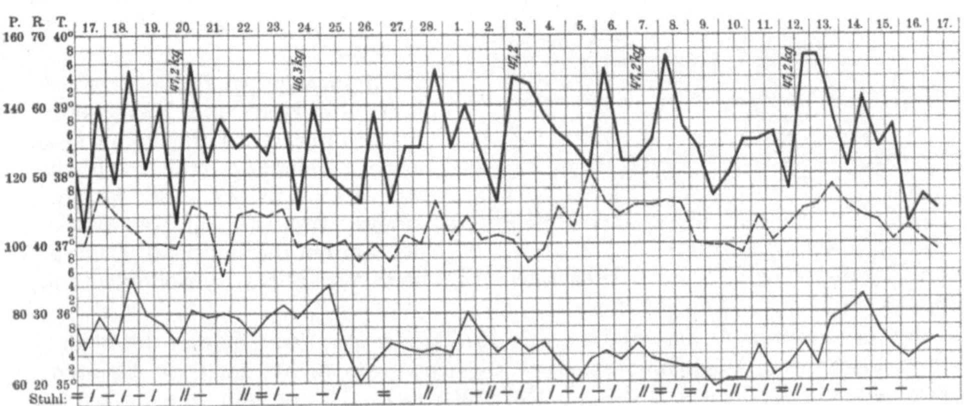

Abb. 33. Temperaturkurve zu Fall 21.

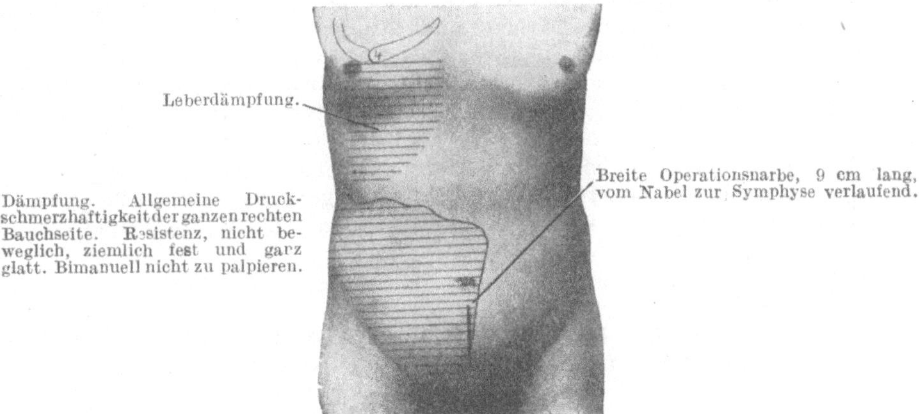

Abb. 34. Untersuchungsergebnis in Fall 21. 5. Juli 1910.

Oberschlüsselbeingrube verschärftes Atmungsgeräusch. Herz normal. Der Leib ist leicht aufgetrieben und gespannt, besonders in der rechten Hälfte, wo sich eine unbestimmte Masse fand, wie die Abbildung zeigt (Abb. 29, 30 und 31). Temperatur erhöht (Abb. 32 und 33). Während der zwei Monate seines Aufenthaltes im Krankenhause nahm er langsam ab. Bei der Aufnahme wog er 111, bei der Entlassung 104 Pfund. Gewöhnlich ging es ihm ganz gut; ehe der Stuhlgang ganz in Ordnung gebracht war, hatte er heftige Schmerzanfälle, die durch Glycerineinläufe gebessert wurden. Es wurde gar nicht besser; der Kranke wurde am 17. 3. in eine Lungenheilanstalt geschickt. Das Hautjucken beruhte auf Scabies.

Am 5. 7. kam er aus der Heilstätte wieder in das Krankenhaus zurück. Er hatte 6 Pfund an Gewicht zugenommen und war die letzten zwei Monate schmerzfrei gewesen. Den damaligen Zustand des Leibes zeigt Abb. 34. Im übrigen ging es ihm so wie vorher; man riet zur Operation, und wegen der niedrigeren Temperaturen (Abb. 35) wurde er auf die chirurgische Abteilung verlegt.

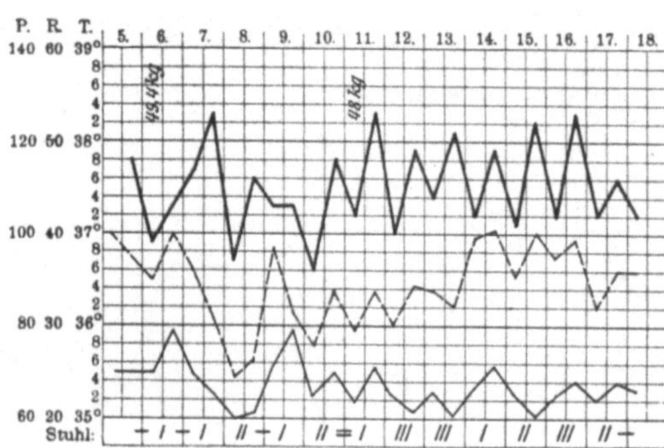

Abb. 35. Temperaturkurve II zu Fall 21.

Besprechung: Bei der Gesundheit von Herz und Niere kann man in unserem Falle kaum eine andere Diagnose stellen als die auf Peritonitis. Es ist bei einem Jungen von 14 Jahren bei weitem die häufigste Ursache von Erguß im Leibe. Eine bösartige Krankheit, vor allem Lymphoblastom, kommt wohl vor, aber seltener.

Bei der zweiten Aufnahme, als sich der Tumor fand, war bis auf die beiden schon erwähnten Möglichkeiten über die Diagnose nicht mehr zu streiten; die Dauer des Leidens und das Fieber lassen einen Tumor sehr unwahrscheinlich erscheinen. Auch die Tatsache der Gewichtszunahme und die allgemeine Besserung machen es praktisch sicher, daß es sich um kein bösartiges Leiden handelt.

Verlauf: Am 19. 7. wurde der Leib geöffnet, was etwas schwierig war, weil Verwachsungen zwischen den Därmen und der Bauchwand bestanden. Die Geschwulst erwies sich als eine Masse von Dünn- und Dickdarm, die um das Coecum herum verbacken waren. An den Därmen und dem parietalen Peritoneum fanden sich zahlreiche miliare Tuberkelknötchen. Im übrigen wurde die Bauchhöhle wegen der zahlreichen Verwachsungen nicht weiter untersucht. Der Knabe erholte sich gut von der Operation, fieberte aber bis zu seiner Entlassung am 1. 8. weiter zwischen 37⁰—38,8⁰; Stuhlgang drei- bis viermal täglich, selten fest. Beim Verlassen des Krankenhauses wog er 104 Pfund.

Fall 22.

Ein 57 jähriger Landmann wurde am 28. 1. 1910 in das Krankenhaus aufgenommen. Die Mutter des Kranken starb an Tuberkulose. Im übrigen ist seine Familienanamnese gut. Zehn Jahre lang litt er an Verdauungsstörungen, die vor 16 Jahren begannen und bis vor sechs Jahren anhielten. Geschlechtskrankheiten werden negiert; im übrigen hat er gute Lebensgewohnheiten.

Vor sechs Monaten bemerkte er zuerst Schmerzgefühl im rechten unteren
Teil des Leibes mit gelegentlichen Anfällen von Appetitlosigkeit; bald darauf
fühlte er eine Geschwulst in der Gegend seiner Schmerzen. Er glaubt, daß sie
seither etwas gewachsen ist. Vor drei Wochen verlor er den Appetit und nun
bricht er seit drei Tagen fast alles aus und klagt über größere Schmerzen als
früher. Das Erbrechen ließ nach und hat seit sieben Tagen aufgehört; seither
fühlt er sich ziemlich wohl, aber schwach. Der Stuhlgang ist leicht unregelmäßig,
aber der Patient ißt und schläft ziemlich gut. Im letzten Frühjahr wog er mit
Kleidern 165, am 16. 9. 151 Pfund; seit drei Wochen hat er aufgehört zu arbeiten.
Seit einiger Zeit klagt er über Anfälle von heftigen Schmerzen nach den Mahlzeiten, die zwei bis drei Minuten anhalten und manchmal von kollernden Geräuschen begleitet sind; gelegentlich werden sie auch durch Druck auf den
Leib hervorgerufen. Die letzten drei Wochen mußte er Abführmittel gebrauchen.

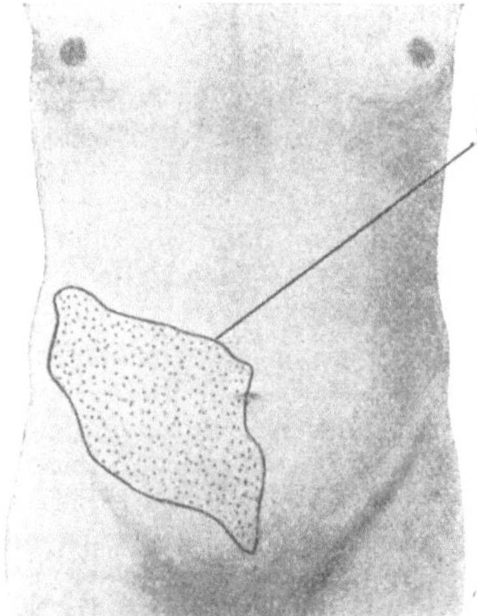

Abb. 36. Tumor in Fall 22.

Die **Untersuchung** ergibt guten Ernährungszustand, beträchtliche, gelbliche Blässe, obwohl der Hb.-Gehalt 90 $^0/_0$ erreicht. Der Blutausstrich ist normal.
Pupillen, Lymphknoten o. B., Brustorgane normal. Im rechten unteren Quadranten befindet sich eine harte, knotige Masse, auf Druck etwas schmerzhaft
und beweglich. An der Seite sieht man in ihrer Nähe Peristaltik (Abb. 36),
Blut und Urin o. B., Temperatur seit einer Woche normal.

Besprechung: Ein Tumor in der Gegend des Coecums, der sich im Alter
von 57 Jahren entwickelt und mit Störungen der Darmentleerung einhergeht,
deutet ausgesprochen auf eine bösartige Erkrankung des Dickdarmes.
Bei einer jüngeren Person könnte Tuberkulose die gleichen Symptome hervorrufen, wenn auch die Darmsymptome einer Coecal-Tuberkulose selten so ausgesprochen sind wie hier. Auch ein Nierentumor würde sich in diesem Teile
des Leibes zeigen, er würde aber kaum mit solch deutlichen Darmerscheinungen
einhergehen, wie sie unser Patient zeigt.

Wenn wir die verschiedenen Arten von Neubildungen ins Auge fassen, so
haben wir nur zwischen Carcinom (Epithelioblastom) und malignem Lymphom
(Lymphoblastom) zu unterscheiden. Dieser letzte Tumor, der gewöhnlich
Sarkom genannt wird, wenn man ihn so wie hier findet, ist bei einem Mann

von 57 Jahren seltener als der erstgenannte. Im ganzen scheint die Diagnose eines **Krebses des Dickdarmes** hinreichend sicher.

Verlauf: Am 5. 2. wurde der Leib geöffnet, dabei floß eine beträchtliche Menge klarer, dunkelgelb gefärbter Flüssigkeit ab. An der Ileocöcalklappe fand sich ein großer, fester, frei beweglicher Tumor mit Ausläufern, sie sich nach unten bis zum Becken und nach oben nach der Leber zu erstreckten. Einige Dünndarmschlingen schienen mit ihm verwachsen. Zur Diagnose wurde ein Stückchen entfernt, dann der Leib geschlossen. Die mikroskopische Untersuchung ergab ein **Adenocarcinom**.

Der Kranke verließ am 15. 2. 1910 das Krankenhaus, wurde zu Hause täglich schwächer und starb am 26. 3. Während der letzten Monate lebte er fast nur von Buttermilch.

Fall 23.

Eine 30 jährige Frau suchte am 4. 4. 1910 das Krankenhaus auf. Seit vielen Jahren hatte die Kranke leicht empfindliche Schwellungen über dem linken Schlüsselbein und an der Stirn. Vor vier Wochen bekam sie Kopfschmerzen, vor zwei Wochen wurde sie heiser; seit fünf Tagen begann eine schnell zunehmende Dyspnoe; sonst bestehen keine Symptome von seiten der Atmungsorgane. Der Mann hat seit zwei Jahren Schwindsucht. Die Familienanamnese und ihre persönliche Vergangenheit sind ohne Besonderheiten. Sie hat sechs Kinder und nährt jetzt ein gesundes, kleines Kind von fünf Monaten. Vor elf Jahren hatte sie eine Fehlgeburt im achten Monat.

Die **Untersuchung** ergibt guten Ernährungszustand. Die rechte Pupille ist leicht unregelmäßig und größer als die linke; beide reagieren normal. Keine Drüsenschwellungen. Brust und Bauchorgane und ebenso die Reflexe ohne Veränderungen. An jedem der beiden Stirnhöcker findet sich eine Geschwulst von etwa 2 cm Durchmesser. Am linken Schlüsselbein findet sich eine ähnliche, runde Verdickung; am Condylus externus des linken Oberarmes sieht man eine Anschwellung von der Größe einer Walnuß, die leicht druckschmerzhaft ist. Am linken Unterschenkel findet sich nach unten und außen von der Kniescheibe eine fluktuierende Geschwulst von 5 cm Durchmesser. In der Mitte des linken Schienbeins ein tiefes, trockenes Geschwür von $1/_2$ cm Durchmesser. Die rechte Tibia ist 8 cm unterhalb der Kniescheibe nach vorn ausgebogen; ihr unterer Teil ist seitwärts beträchtlich verdickt.

Die Kranke litt bei ihrer Aufnahme heftig unter der Dyspnoe, welche den Eindruck einer Kehlkopfstenose machte; die **Wassermann**sche Probe war positiv, sonst erwies sich ihr Blut als normal. Der Auswurf wurde zehnmal mit negativem Erfolge auf Tuberkelbazillen untersucht, ebenso der Stuhlgang.

Besprechung: Ich teile hier einen Fall mit, der sich durch das Auftreten vielfacher fluktuierender Knoten auszeichnet. Unter den Möglichkeiten, an die man denken muß, finden sich cystische Tumoren, Fettgeschwülste, Abscesse, Rotz, Tuberkulose, Syphilis, bösartige Neubildungen und nur als Möglichkeiten erwähnt Coccidiengranulom, Blastomykose und Aktinomykose.

Wenn wir versuchen, zu einer Diagnose zu kommen, die alle funktionellen Störungen, die unser Patient zeigt, umfaßt, so können wir sofort Cysten, Lymphom, Rotz und heiße Abscesse ausschließen, denn sie können kaum Symptome eines allgemeinen pathologischen Prozesses sein, der Heiserkeit, Knochenveränderungen und Dyspnoe hervorruft. Tuberkulose, Syphilis und die anderen aufgezählten Veränderungen könnten wohl alle anderen Symptome erklären. Das Vorkommen von **Tuberkulose** in der Familie läßt besonders an sie denken,

aber der Ort der Veränderungen, besonders ihr Vorkommen an den Schlüsselbeinen, und die Störungen an dem Schienbein sind keineswegs charakteristisch
für Tuberkulose. Außerdem hätte eine Tuberkulose, die so zahlreiche Veränderungen gezeitigt hat, in dieser Zeit auch schon die Lungen ergreifen müssen.
Gegen bösartige Erkrankung spricht das Alter des Kranken und die Beteiligung der Knochen. Gegen Syphilis spricht nichts bis auf die Tatsache,
daß die Patientin sechs gesunde Kinder hat. Das ist aber im ganzen betrachtet
ein weniger wichtiges Argument als die bereits angeführten, welche die anderen
besprochenen Diagnosen unwahrscheinlich macht. So scheint denn Syphilis
die wahrscheinlichste Diagnose. Coccidiengranulom, Blastomykose und Aktinomykose kann nur durch eine sorgfältige Untersuchung der Absonderungen der
Geschwülste ausgeschlossen werden, sie sind aber durchaus unwahrscheinlich.

Verlauf: Unter Quecksilbereinreibungen und Anwendung von Jodkali
besserte sich die Atemnot rasch, wurde aber am 4. 4. wieder so stark, daß man
eine Tracheotomie in Betracht zog. Nach dem 5. 4. wurde die Dyspnoe dauernd
besser und war vom 14. 4. ab ganz verschwunden; die Kranke ging am 19. 4.
wesentlich gebessert nach Hause.

Fall 24.

Ein 37 jähriger Schneider kam am 2. 3. 1910 in das Krankenhaus. Er klagte
über Schmerzen im linken Hypochondrium, mit Mangel an Appetit und Ermüdung
schon nach leichten Anstrengungen. Die Schmerzen waren nach den Mahlzeiten heftiger und besonders schlimm zur Nacht; er wachte deshalb oft auf.
In dem letzten halben Jahre hat er 24 Pfund an Gewicht und viel an Kräften
verloren. Seit seiner Knabenzeit hat er die Angewohnheit, einige Male in der
Nacht Wasser zu lassen. Seit dem 5. 2. konnte er nicht mehr arbeiten und
hütete das Bett. Vor zwei Wochen be-
merkte der Arzt eine Geschwulst in dem
rechten oberen Teil des Leibes; solange er
sich erinnert, hat der Kranke täglich drei
Schnäpse und drei Glas Bier getrunken,
war aber nie krank. Die Familienanamnese ist gut; er hat drei gesunde Kinder,
seine Frau hat keine Fehlgeburt gehabt.

Untersuchung. Bei der Aufnahme in
das Krankenhaus betrug die Temperatur
des Kranken 38,4⁰, die am nächsten
Morgen auf 39,4⁰ stieg (Abb. 37). Der
Ernährungszustand war gut; der Kranke
war aber ausnehmend blaß. Unter jedem
Ohr zwischen dem Warzenfortsatz und
dem Kieferknochen fand sich eine
weiche, auf Druck schmerzhafte Drüse.
Auch in der linken Achselhöhle fanden

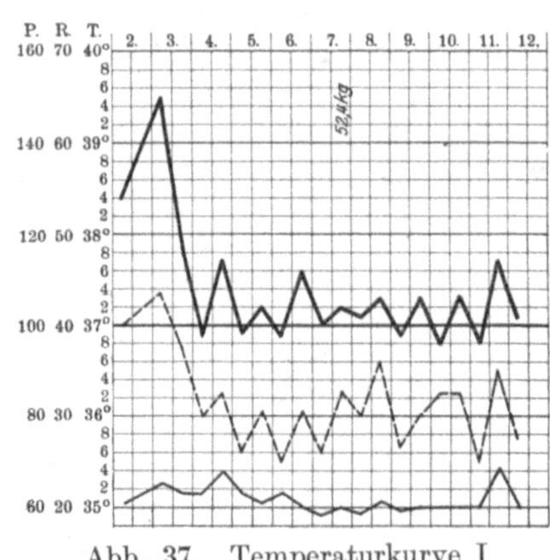
Abb. 37.   Temperaturkurve I
zu Fall 24.

sich einige verstrichene Lymphdrüsen. In beiden Leistenbeugen fanden
sich Drüsen von Bohnengröße. Die Herzspitze reichte perkutorisch bis 2 cm
außerhalb der Brustwarzenlinie, der Herzspitzenstoß war aber weder zu sehen
noch zu fühlen. Rechts reichte die Herzdämpfung bis 2 cm über die Mitte
des Brustbeins. Der zweite Aortenton erschien etwas akzentuiert; man hörte
an der Spitze ein sehr weiches systolisches Geräusch. Die Lungen waren
normal. 7 cm unterhalb des Rippenbogens fühlte man einen rundlichen
Rand, der offensichtlich der Milz angehörte. Perkutorisch erstreckte sich die

Milzdämpfung nach oben bis unter die Rippen, so daß der Sagittaldurchmesser etwa 17 cm ausmachte, der horizontale betrug 25 cm. E. 3450000. L. 10700. Hb 75%. Bei der Auszählung fanden sich Polynucleäre 38%, große Lymphocyten und Übergangszellen 44%, kleine Lymphocyten 18%.

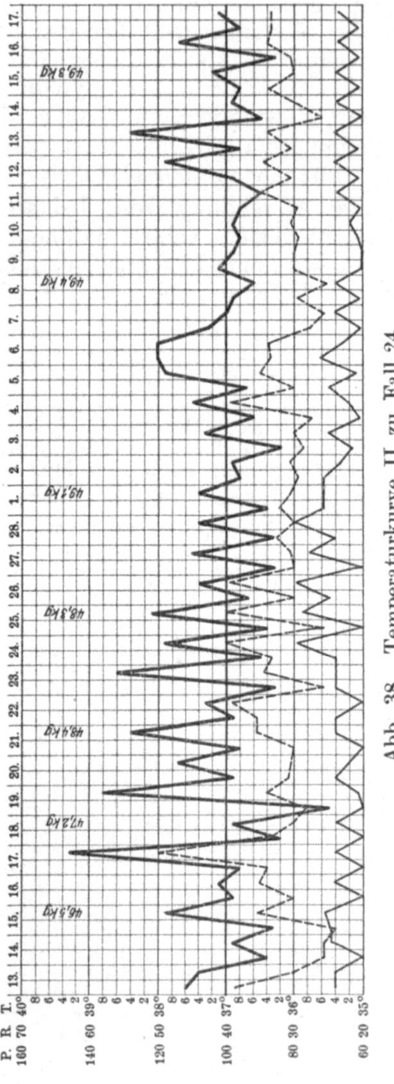

Abb. 38. Temperaturkurve II zu Fall 24.

Am 3. 3. notierte ich mir, daß der Tumor in der Milzgegend tiefer liegend und runder sich anfühlte als es bei der Palpation einer großen Milz der Fall zu sein pflegt. Die Vergrößerung der Lymphknoten ließ sich nur an den Leistenbeugen nachweisen. Zahl der Blutplättchen 122 000. Der Kranke klagte über Schmerzen in der Milzgegend. Tägliche Urinmenge im Durchschnitt 850 ccm; sp. G. 1014. Das Sediment enthielt bei jeder Untersuchung kleine Mengen von Eiter. Vom 9. 3. an war die Zahl der polynucleären Zellen auf 48% gestiegen; die Lymphocyten waren 47,9%, wovon 40% große, der Rest eosinophile Blutplättchen 209 000. Eine feste Binde besserte die Schmerzen, über die der Patient in der Milzgegend klagte. Außer Abführmitteln erhielt er keine Medikamente.

Am 12. 3. 1910 verließ er das Krankenhaus und kam erst am 13. 2. 1911 wieder. Er gab an, er hätte sich den Sommer und Herbst über wohl gefühlt. Vor drei Monaten begann Frösteln, worauf Kopfschmerzen, aber seiner Meinung nach kein Fieber folgte. Starke Nachtschweiße und schlechter Schlaf. Die Milz scheint größer geworden zu sein, sie hindert ihn, auf der linken Seite zu liegen. Seit $1\frac{1}{4}$ Jahren hat er nicht mehr gearbeitet und hat das letzte Vierteljahr das Bett gehütet. Vor 15 Monaten wog er 165 Pfund, dann hat er während seines ersten Krankenhausaufenthaltes viel abgenommen, im Sommer wieder 22 Pfund zugenommen, die er aber im Verlauf des letzten Vierteljahres wieder rasch verloren hat. Am 15. 2. wog er ohne Kleider 102,5 Pfund.

Trotzdem sah er gut genährt aus und machte keinen kranken Eindruck. Pupillen normal. Halslymphknoten nicht vergrößert. In der rechten Achselhöhle ein etwa mandelgroßer Lymphknoten. Die Inguinaldrüsen bohnengroß. Die Milz zeigte die Verhältnisse, die in Abb. 39 dargestellt sind, und schien die früheren Maße nicht zu überschreiten. Auch das Herz zeigte die gleichen Veränderungen wie vordem. Patellarreflexe beiderseits abgeschwächt und nur bei besonderer Ablenkung auslösbar. Keine Ödeme. Während der zwei Monate,

die er sich jetzt im Krankenhause aufhielt, betrug die Zahl der E. stets etwa
3 000 000, obwohl sie die letzten zwei Wochen ein wenig anstiegen. Der Hb-
Gehalt stieg von 65 auf 80 %. Die Veränderungen der L. zeigt Abb. 40. Die
roten Blutkörperchen zeigten ausgesprochene Achromie, einige Tüpfelzellen
und erhebliche Poikilocytose und Anisocytose. Etwa 20 % der Lymphocyten
waren kleine, die anderen große. Der Patient wurde jeden Tag mit Röntgen
bestrahlt und besserte sich merklich. Die ersten zweieinhalb Wochen war die
Temperatur erhöht, danach normaler Blutdruck systolisch 110 mm Hg. Der
Urin zeigte wie früher beträchtliche Mengen Eiter im Sediment. Einem Meerschweinchen wurde 1 ccm davon ohne Erfolg injiziert. Die Wassermannsche Probe fiel zweifelhaft aus.

Besprechung: Die Hauptzüge dieses Falles sind Verdauungsstörungen langer
Dauer bei einem alkoholischen Patienten, verbunden mit Abmagerung und
einer augenscheinlich gewohnheitsmäßigen Nykturie. Die Untersuchung zeigt besonders einen Tumor im linken Hypochondrium, der stark an die Milz denken

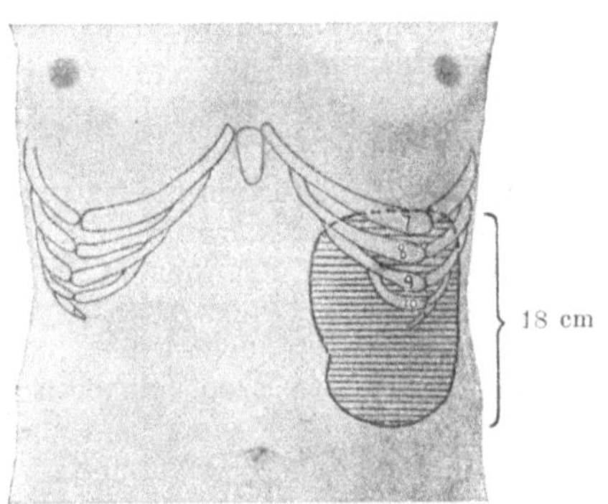

Abb. 39. Milz in Fall 24.

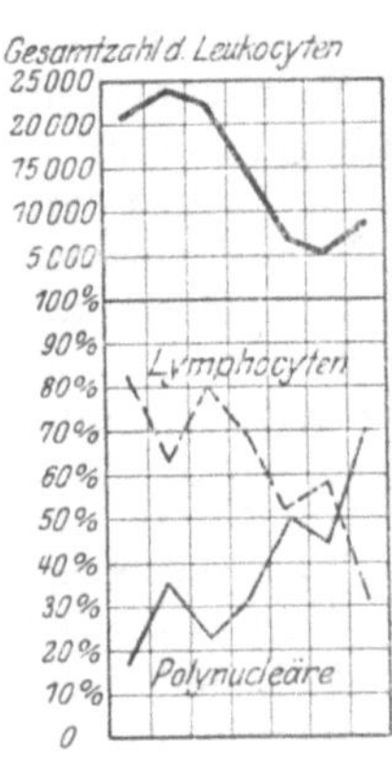

Abb. 40.

läßt, eine allgemeine Vergrößerung der Lymphknoten und ein eigentümliches Blutbild mit einer Vermehrung der Lymphocyten.

Meiner Ansicht nach kann man nicht daran zweifeln, daß der Tumor
die Milz ist. Das Blutbild ist nicht ausgesprochen für irgendeine bekannte
Krankheit, es deutet am ehesten auf den Übergang der nichtleukämischen
zur leukämischen Form des Lymphoblastom hin. Der Fall ist deswegen
außerordentlich interessant, weil gerade dieser Übergang nur sehr selten zur
Beobachtung kommt. Trotz aller Arbeiten von Bunting, Lazarus und anderen
besitzen wir heutigen Tages noch kein charakteristisches Blutbild von dem
größeren Teil des Verlaufes jener Krankheit, die früher als Hodgkinsche
Krankheit, jetzt gewöhnlich als malignes Lymphom oder Lymphoblastom
bezeichnet wird. Die Vermehrung der Lymphocyten, die von den eben angeführten Autoren angegeben wird, ist nicht immer vorhanden; das Blut ist oft
der Hauptsache nach normal. In dem vorliegenden Falle besteht sicher eine
Vermehrung der Lymphocyten, besonders der großen, sie ist aber kaum bedeutend genug, um den Namen einer Leukämie zu verdienen. Man könnte
sie aber subleukämisch nennen. Ohne Zweifel wird das typische leukämische
Blutbild erst später zum Vorschein kommen.

Verlauf: Er verließ das Krankenhaus am 21. 3. mit dem Versprechen, über
sein Befinden Nachricht zu geben.

Im Februar 1913 sahen wir den Kranken wieder, der angab, es wäre ihm recht erträglich gegangen. Er klagt etwas über Kopfschmerzen und Schmerzen in der Milzgegend und kann nicht arbeiten. Wenn er aber Ruhe hat, hat er keine besonderen Beschwerden. Das Blutbild zeigte praktisch dasselbe Bild wie bei der letzten Untersuchung.

Fall 25.

Ein 40jähriger Ingenieur wurde am 26. 3. 1910 in das Krankenhaus aufgenommen. Die Familienvorgeschichte des Kranken ist gut. Vor 17 Jahren hatte er einen Schanker ohne andere Symptome. Seine Lebensgewohnheiten sind ohne Besonderheiten. Vor zwei Jahren hatte er eine schwache, leichte Anschwellung an der linken Seite des Brustbeins. Sie wechselte ziemlich in der Größe, kam und verschwand und zeigte sich bald auf der einen, bald auf der anderen Seite des Brustbeines. Trotzdem hielt er sich selbst für gesund und hat bis Ende Dezember seinen gewöhnlichen Dienst getan. Zu dieser Zeit wurde er ärztlich untersucht; er gibt an, es sei nichts Krankhaftes gefunden worden. Seither ist die Geschwulst am Brustbein wieder aufgetreten. Er hatte nirgends erhebliche Schmerzen bis auf ein störendes Gefühl in beiden Armen und Schultern, das mit Anstrengung nichts zu tun hatte. Seit über einem Jahre bemerkte er leichte Kurzatmigkeit bei schwerer Anstrengung. Sonst hat er keinerlei Krankheitserscheinungen gehabt.

Die **Untersuchung** zeigt, daß die linke Pupille größer als die rechte ist. Die rechte Herzspitze reichte 2 cm außerhalb der Brustwarzenlinie. Der rechte Rand der Herzdämpfung überschritt die Mitte des Sternums um 5 cm. Die Töne waren etwas unsauber; an der Spitze findet sich ein weiches, systolisches Geräusch, das nicht fortgeleitet wird. Zweiter Aortenton leicht verstärkt. Blutdruck syst. 145 mm Hg. Über dem oberen Teil des Brustbeines und rechts davon fand sich eine rundliche Anschwellung von der Größe einer halben Citrone, straff elastisch und nach allen Richtungen hin pulsierend. Darüber fühlte man deutlich einen diastolischen Rückstoß. Der Puls war rechts kaum zu fühlen, links gut gefüllt, von etwas vermehrter Spannung, beiderseits regelmäßig. Blutdruck in der linken Radialis 30 mm höher als rechts. Dieser Unterschied ging in dem nächsten Monat langsam zurück und verschwand im folgenden, so daß zur Zeit der Entlassung am 15. 5. der Druck rechts und links praktisch der gleiche war. Am rechten Schulterblatt und der Mittellinie fand sich eine Zone von der Größe der Hohlhand mit broncho-vesiculärem Atmen und Ägophonie, aber ohne Dämpfung. Über dem Tumor am Sternum fand sich niemals Schwirren oder Geräusche; das Fehlen von Schmerzen war ganz auffallend.

Besprechung: Aneurysma oder Mediastinaltumor sind praktisch die einzigen Zustände, die hier Betrachtung verdienen. Tuberkulose ist durchaus unwahrscheinlich. Gegen Aneurysma spricht das Fehlen von Schmerzen und das Fehlen jedes fühlbaren Schwirrens oder hörbaren Geräusches. Doch fehlen diese beiden Symptome beim Aneurysma nicht selten.

Für Aneurysma spricht die syphilitische Vorgeschichte, die Pupillenveränderung und die ausgesprochene fühlbare Pulsation über dem Tumor. Alle diese Dinge könnten auch zusammen mit einer Neubildung vorkommen, doch ist ein solches Zusammentreffen unwahrscheinlich.

Verlauf: Man zog ein Hypernephrom mit Metastasenbildung in Betracht, wenn auch Blut und Urin normal waren. Zu Zeiten war die rechte Hand kälter als die linke. Wassermann positiv. Am 6. 4. war der Tumor halb so groß wie beim Eintritt in das Krankenhaus. Jodkali dreimal täglich 1,2 g wurde in den Zwischenräumen zusammen mit Quecksilbereinreibungen angewandt.

Eine Operation wurde angeraten, aber abgelehnt. Die Röntgenaufnahme zeigte bei der Aufnahme einen Schatten von 14,5 cm Breite; am 30. 4. zeigte dieser Schatten keine Veränderungen. Später nahm der aneurysmatische Tumor wieder bis zu seiner alten Größe zu und blieb so bis zur Entlassung am 16. 5.

Der Patient starb zu Hause am 10. 3. 1912. Während des letzten halben Jahres litt er an Erstickungsanfällen; er starb bei einem solchen ganz plötzlich.

Fall 26.

Ein 33 jähriger Fuhrmann wurde am 25. 8. 1910 dem Krankenhause überwiesen. Vor zwei oder drei Jahren bemerkte der Kranke das erstemal eine Geschwulst im linken Hypochondrium. Diese hat seither ständig an Größe zugenommen. Im letzten Jahre hat Patient 15 Pfund an Gewicht abgenommen. Er hat aber erst in dem letzten halben Jahre eine zunehmende Müdigkeit bei seiner Arbeit als Fuhrmann wahrgenommen. Appetit gut, Stuhlgang regelmäßig. Bis auf die Schwäche fühlt er sich noch jetzt wohl.

Vor neun Jahren hatte er einen Schanker und gebrauchte ein Jahr lang auf Rat des Drogisten eine „Blutmedizin". Er hatte weder Hauterscheinungen noch Halsentzündung. Vor vier Jahren hat er geheiratet, hat vier gesunde Kinder. Keine Fehlgeburten. Seine Lebensgewohnheiten sind gut.

Die **Untersuchung** zeigt guten Ernährungszustand. Leicht entrundete, aber normal reagierende Pupillen. Die Lymphknoten in den

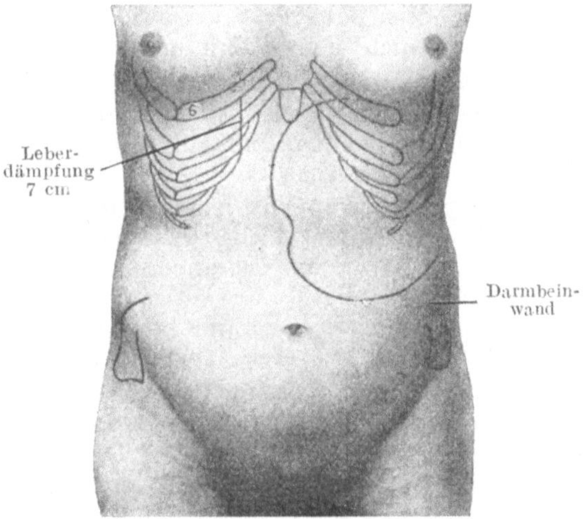

Abb. 41. Tumor in Fall 26.

Achselhöhlen, Leistenbeugen und in der Cubitalgegend sind etwas vergrößert, die am Nacken nicht. Am rechten Kieferwinkel findet sich eine pigmentierte Narbe von 3—5 cm Länge. Die Pulsation in den Armschlagadern ist sichtbar; die Arterienwand zu fühlen. Brustorgane negativ, ebenso der Leib mit der Ausnahme, daß sich im linken Hypochondrium eine feste, auf Druck empfindliche Schwellung mit scharfem Rande findet, die mit der Atmung herabsteigt, leicht bimanuell zu fühlen ist und von dem aufgeblähten Kolon nicht überlagert wird (Abb. 41). Am Gliede findet sich eine Narbe mit Substanzverlust, ebenso am Frenulum. Das rechte Schienbein ist stark verbogen und in der oberen Hälfte verdickt, aber glatt.

Bantische Krankheit, splenische Anämie, Syphilis und Leukämie kamen in Betracht. Das Blut zeigte keinen Anhalt für die letztgenannten Krankheiten. L. 3600 mit 56% Polynucleären, 10% Eosinophilen und dem Rest Lymphocyten. E. 4 000 000. Hb 70%, keine kernhaltigen Zellen. Guajakprobe im Stuhl negativ. Urin negativ. Gewicht bei der Aufnahme 141 Pfund, bei der Entlassung zwei Wochen später 146 Pfund. Die Temperatur war am

Nachmittage gelegentlich erhöht, einmal bis 37,5°, das andere Mal bis 38,1°, gewöhnlich war sie normal. Tägliche Röntgenbestrahlung hatte keine merkliche Einwirkung auf die Größe der Milz. Am 1. 9. hörte man unter dem rechten Schlüsselbein verschärfte Atmung und wenige knackende Geräusche. Auch rechts hinten in der Nähe des Schulterblattwinkels war die Atmung etwas verschärft. Der Augenhintergrund war normal.

Besprechung: Zusammengefaßt zeigt der Kranke eine Vergrößerung der Milz, allgemeine Drüsenschwellungen, eine Narbe am Frenulum, einé sekundäre Anämie leichten Grades und eine Verdickung des rechten Schienbeines. Syphilis ist die einzige Krankheit, die alle diese Tatsachen erklären kann, obwohl Malaria viel häufiger als Syphilis als Ursache einer Milzvergrößerung in Frage kommt. Unser Kranker hatte jetzt sicher keine Malaria und im Hinblick auf seinen dauernden Aufenthalt in gemäßigter Zone ist es auch nicht wahrscheinlich, daß er eine chronische Malaria oder irgendeine Tropenkrankheit hatte, die zur Milzvergrößerung führen konnte.

Lymphoblastom (Hodgkinsche Krankheit) führt genau zu solch einer Milz und zu derartigen großen Schwellungen, kann aber weder die Narben am Frenulum noch die Veränderungen am Schienbein erklären.

Bantische Krankheit und splenische Anämie kann nicht ausgeschlossen werden, aber diese Diagnose soll man nie stellen, bis Syphilis mit aller vernünftigen Wahrscheinlichkeit ausgeschlossen werden kann; dieses ist hier sicher noch nicht möglich.

Gegen Syphilis spricht lediglich die Gesundheit der Kinder. Das kann man aber nicht als irgendwelchen wichtigen Gegengrund anerkennen. Die Rasselgeräusche und die Atmungsveränderungen, die man am 1. 9. feststellte, lassen uns fragen, ob etwa eine Tuberkulose einige, wenn auch nicht alle Symptome erklären könnte. Diese Veränderungen waren aber nicht konstant und es war nicht möglich, größeren Wert auf sie zu legen.

Verlauf: Unter antisyphilitischer Behandlung ging es dem Patienten gut und er verließ am 10. 9. das Krankenhaus.

Fall 27.

Ein 38jähriger Lastträger kam am 7. 11. 1910 in das Krankenhaus. Schon vor zwei Jahren war der Patient wegen schmerzhafter Anschwellung der Knochen im Krankenhause gewesen. Vor 14 Jahren hatte er Schanker; er kurierte sich zwei bis drei Monate, machte aber keine Schmierkur durch. Vor zehn Jahren fiel ihm allmählich das Haar aus. Vor fünf Jahren erschienen rote Flecken an den Händen und über dem ganzen Körper; sie verschwanden aber bald, als er bis zum Speichelfluß Quecksilber gebrauchte. Seit zwei Jahren ist er verheiratet, die Frau hat weder Kinder, noch hat sie Fehlgeburten durchgemacht. Er trinkt täglich einen halben Liter Schnaps.

Seit einem Jahre hat er oft Kopfschmerzen, die er früher nicht kannte, sie treten beiderseitig oder in der Stirngegend auf und sind meist auf den Nachmittag und die Abendzeit beschränkt. Seine Augen sind in Ordnung, er hatte noch keinen Grund, sie untersuchen zu lassen. Später im September 1910 hatte er zum ersten Male in seinem Leben, gerade als er seine Arbeitsstätte verlassen wollte, einen Anfall. Er wurde ohnmächtig und blieb so zehn Minuten liegen, fast oder ganz bewußtlos. Eine Viertelstunde später war er so munter wie früher, aber seither hatte er vier ähnliche Anfälle, den letzten heute Nachmittag. Obwohl er es immer genau merkt, wenn die Anfälle kommen, so kann er sich doch nicht schnell genug vor dem Hinstürzen hinlegen und hat sich wiederholt geschlagen. Zungenbisse und Urinabgang während des Anfalles kam nicht vor.

Vor drei Wochen merkte er zum ersten Male einen Knoten auf dem Brustbein. Er ist seither schnell gewachsen und ist auch auf Druck schmerzhaft geworden. Appetit, Verdauung und Schlaf sind gut; er fühlt sich sonst fast völlig wohl.

Die Untersuchung zeigt guten Ernährungszustand. Die rechte Pupille ist weiter als die linke, unregelmäßig begrenzt und reagiert weder auf Lichteinfall noch auf Nahesehen. Die linke Pupille reagiert leicht auf Konvergenz, aber nicht auf Lichteinfall. Die Lymphknoten am Nacken und an den Leistenbeugen sind vergrößert. Patellar- und Achillessehnenreflexe normal. Herz und Lunge o. B., ebenso die Leiborgane. Am Frenulum findet sich eine große Narbe mit beträchtlichen Substanzverlust. Das Schädeldach ist glatt. Das rechte Schienbein zeigt am unteren Drittel Verdickung und Auftreibung. In der Gegend des Brustbeins (Abb. 42) befindet sich eine runde, hervorragende, $1^1/_2$ cm hohe, auf Druck etwas empfindliche Geschwulst, die weder Pulsation noch Schwirren zeigt. Die Perkussion darüber ergibt hellen Schall.

In der Nacht der Aufnahme hatte er einen Krampfanfall von drei Minuten Dauer.

Besprechung: Solch ein Knoten am Sternum, wie er hier beschrieben wurde, kann auf Tuberkulose, auf einer Neubildung, auf Aneurysma oder Gumma beruhen; aber die Vorgeschichte des Patienten spricht stark für eine dieser Möglichkeiten und gegen die übrigen. Die Beschaffenheit der Pupillen, der Lymphknoten und

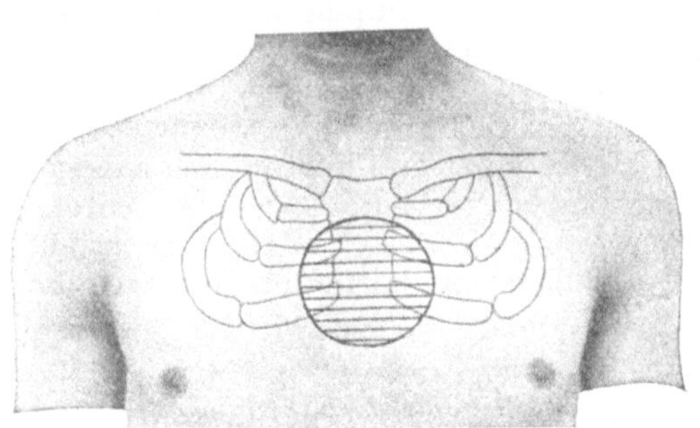

Abb. 42. Knoten, beschrieben in Fall 27.

des Schienbeines machen es in Verbindung mit dem plötzlichen Beginn der Kopfschmerzen, den Anfällen und der syphilitischen Anamnese notwendig, daß wir durch therapeutische Versuche Syphilis erst ausschließen, bevor wir ernstlich an irgendeine andere Krankheit denken. Wenn Syphilis die zugrunde liegende Krankheit ist, so ist der Tumor aller Wahrscheinlichkeit nach ein Gumma, da sich keine Anhaltspunkte für ein Aneurysma finden.

Die Kopfschmerzen und die Anfälle können die Zeichen einer früh einsetzenden Paralyse oder einer syphilitischen Hirnhautentzündung sein. Diese zwei Möglichkeiten können nur durch genaue Untersuchungen des geistigen Verhaltens unseres Kranken und durch den weiteren Verlauf auseinandergehalten werden.

Verlauf: Am nächsten Tage erhielt der Patient 0,6 g Salvarsan intramuskulär. Die Schmerzen waren zwar groß, aber der Tumor zeigte keine Veränderung. Wassermann positiv. Der Kranke verließ am 15. 11. das Hospital.

Fall 28.

Ein 32 jähriger Mann, Arbeiter in einer Röntgenfabrik, ging am 16. 11. 1910 in das Krankenhaus; er kam, um sich wegen einer Schwellung über dem rechten Auge behandeln zu lassen. Sein allgemeiner Gesundheitszustand war gewöhnlich gut. Mit 12 Jahren hatte er Typhus und litt viele Jahre an Nasenkatarrhen.

Vor 14 Jahren zeigte er alle Symptome der Syphilis und wurde ein Jahr oder länger mit Quecksilber behandelt. Gelegentlich pflegte er sich mit Schnaps zu betrinken. Anfang September 1910 wurde er plötzlich bewußtlos und blieb es über eine Stunde. Nachher war er verwirrt und brach zweimal des Abends, konnte aber noch eine halbe Stunde ohne Hilfe zu seinem Zuge laufen. Am nächsten Tage klagte er über heftige Schmerzen in der rechten Stirnhälfte, die seither dauernd, wenn auch weniger stark angehalten haben. Weder heiße Umschläge, noch ein Eisbeutel brachte Besserung. Das Augenlicht war stets ausgezeichnet. Seit dem ersten hatte er noch verschiedene andere Anfälle mit Pausen von einigen Wochen. Ende September erschien eine Anschwellung über der rechten Augenbraue. Sie nahm allmählich an Größe zu und wurde auf Druck schmerzhaft. Mit der Zunahme der Schwellung wurde der Kopfschmerz besser, ist aber die zwei letzten Tage wieder heftiger geworden. Zu Beginn der Störungen hatte der Patient sehr stark zu arbeiten und konnte nur wenig schlafen. Auch der Appetit war schlecht und er nahm etwa 20 Pfund ab, die er aber unterdessen wieder gewonnen hat. Jetzt ißt er mit großem Appetit.

Die **Untersuchung** zeigte einen Mann, der gut genährt war und nicht krank aussah. Die rechte Pupille war größer als die linke und unregelmäßig gestaltet. Beide reagierten normal. Lymphknoten und Reflexe o. B. Zweiter Aortenton nicht betont. Blutdruck systolisch 145 mm Hg. Brust- und Bauchorgane normal. An dem Frenulum findet sich eine Narbe; der rechte Nebenhoden ist leicht verdickt und knotig. Schienbein glatt, aber mit leicht eingesunkenen, pigmentierten Narben. Über dem rechten Auge findet sich ein weicher, ovaler Tumor von 2,5 : 5 cm Umfang. Er ist auf Druck schmerzhaft und fluktuiert. Der Knochen um ihn herum war rauh und aufgetrieben.

Besprechung: Wenn wir die Vorgeschichte des Patienten durchgehen, so finden wir alle Anzeichen eines syphilitischen Affektes, auf den 14 Jahre später Kopfschmerzen, Krampfanfälle und eine Schwellung über dem rechten Auge folgen. Die Untersuchung zeigt Pupillenveränderung, eine Narbe am Frenulum, Verdickung des Nebenhodens, Narben am Schienbein und einen weichen Tumor am Stirnbein. Alles das zusammen spricht sehr für die Diagnose eines Gumma.

Die Narben am Schienbein können sehr wohl auf einem Trauma oder Gumma oder Geschwüren beruhen. Man sollte bei keinem Patienten die Diagnose auf Syphilis lediglich oder nur hauptsächlich wegen vorhandener Narben am Schienbein stellen. Ich habe bisher keinen charakteristischen Unterschied von solchen Narben feststellen können, die auf Syphilis beruhen und solchen, die durch die anderen erwähnten Zustände hervorgerufen werden.

Verlauf: Am 16. 11. erhielt der Patient Salvarsan und innerhalb 16 Stunden nahm die Geschwulst um die Hälfte der Größe ab und war nicht mehr schmerzhaft. Am 21. entleerte sich etwa 30 ccm Eiter aus einem Nasenloch. Spirochäten wurden darin nicht nachgewiesen. Zu dieser Zeit war der Tumor ganz verschwunden. Der Patient nahm vier Pfund an Gewicht zu und wurde am 23. entlassen.

Fall 29.

Eine 42jährige Hausfrau wurde am 31. 3. 1911 in das Krankenhaus aufgenommen. Der Vater der Kranken starb mit 57 Jahren an einem „Absceß in der Herzgegend". Ein Bruder starb an Darmkrebs, eine Schwester in einem Krampfanfall. Drei Brüder und eine Schwester sind gesund. Andere Krebsfälle sind in der Familie nicht vorgekommen. Die Kranke ist acht Jahre verheiratet und hatte zwei lebende Kinder und zwei Fehlgeburten.

Im ganzen war die Gesundheit der Kranken niemals sehr gut. Mit neun Jahren hatte sie Hornhautgeschwüre, die im Alter von 15 Jahren heilten und seither in Zwischenräumen sie immer wieder belästigt haben. Mit 23 Jahren hatte sie eine andere Krankheit, die mit Erbrechen, Durchfall und Ohnmachtsanfällen einherging, seither hat sie von Zeit zu Zeit Durchfälle. Öfters litt sie an Halsentzündungen. Vor zwei Jahren wurden die Mandeln entfernt; nach der Operation machte sie eine schwere Bronchitis durch.

Seit zwölf Jahren quält sie sich mit Aufstoßen von Luft und heftigen Schmerzen in der Magengegend, die etwa eine Stunde nach dem Essen, manchmal mit Erbrechen auftreten. Blut hat sie niemals erbrochen. Durch flüssige oder andere breiige Diät werden die Beschwerden gemildert. Natron bringt keine Besserung. Seit Weihnachten hat sie heftige, anfallsweise auftretende Kopfschmerzen, die aber nicht mit Erbrechen einhergehen, besonders wenn sie ermüdet ist. Sie sind die letzten sechs Wochen besser geworden, seitdem sie vorsichtig und ruhig lebt. Der Appetit ist gut. Stuhlgang täglich. Bis vor 14 Tagen hat sie ihre übliche Hausarbeit verrichtet. Bis vor sieben Jahren war sie als Näherin tätig.

Vor fünf Jahren bemerkte sie das erstemal eine Geschwulst im Epigastrium und will seither langsames Wachsen bemerkt haben. Schmerzen hat sie nur dann, wenn sie unvorsichtig im Essen ist. Sie hat aber, wie sie sagt, ihr ganzes Leben Schmerzen in der linken Eierstocksgegend gehabt. In den letzten zwei Jahren glaubt sie 10—12 Pfund abgenommen zu haben.

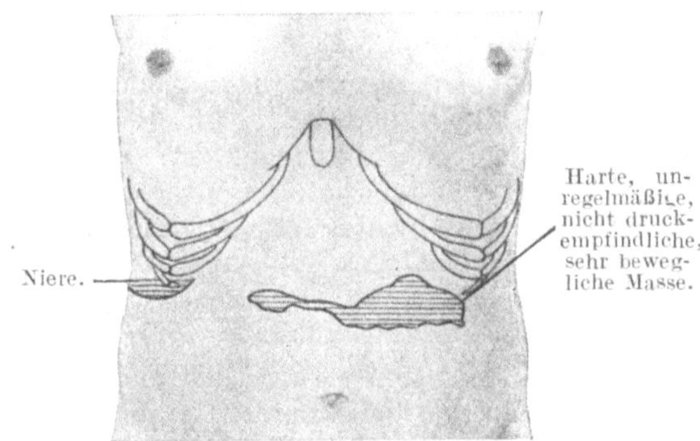

Abb. 43. Tumor in Fall 29.

Die Untersuchung zeigt guten Ernährungszustand bei einer geschwätzigen, nervösen Kranken. Pupillen, Lymphknoten und Reflexe o. B., ebenso die Brustorgane bis auf ein weiches, blasendes, systolisches Geräusch über der ganzen Herzgegend, am deutlichsten an der Herzspitze. Die rechte Niere ist leicht zu fühlen. Quer über das Epigastrium (Abb. 43) erstreckt sich ein harter, unregelmäßig gestalteter, sehr beweglicher Tumor, etwa 5 cm oberhalb des Nabels, der auf Druck nicht schmerzt. Auch die linke Eierstocksgegend ist auf Druck nicht schmerzhaft. Blutdruck 115 mm Hg. Gewicht mit Kleidern bei der Aufnahme 121, 14 Tage später $122^{1}/_{2}$ Pfund. Blut und Urin o. B., ebenso der Augenhintergrund. Der Stuhlgang wurde zweimal auf occultes Blut untersucht, das eine Mal mit positivem, das andere Mal mit negativem Erfolge. Die Magensekretion ist normal. Der Magen wurde aufgeblasen, fand sich in normaler Lage und sichtlich oberhalb des Tumors, welcher mit der großen Kurvatur verbunden zu sein schien. Das Kolon schien keine Verbindung mit ihm zu haben.

Besprechung: Welcher Natur waren die Krankheiten, welche die Patientin mit 15 und mit 23 Jahren hatte? Ich finde dafür keine hinreichende Vermutung. Wir erfahren nur, daß sie eine Neigung zu Stuhlstörungen hatte und daß sie seit zwölf Jahren an Verdauungsstörungen leidet, die symptomatisch zu keinem ausgesprochenen Krankheitsbilde passen. Das ist weder für Magencarcinom charakteristisch, noch für Magengeschwüre oder irgendein anderes Krankheitsbild. Die wichtigste Tatsache in dem Fall ist das Vorhandensein des Tumors im Epigastrium, den die Kranke schon vor fünf Jahren bemerkt hat. Solch eine Verbindung von Tatsachen ist ganz ungewöhnlich. Ein Tumor in dieser Gegend, der seit einigen Monaten oder selbst seit einem Jahre besteht, kommt häufig vor, aber langsam wachsende Geschwülste sind im Epigastrium äußerst selten. Nur die vom Pankreas ausgehenden und die in der Bauchwand bilden die fast einzigen Ausnahmen. Wir haben kein Recht zu behaupten, daß ein Magenkrebs nicht seit fünf Jahren bestehen und dabei einen Tumor hervorrufen könnte, wie er hier vorliegt. Aber sicherlich ist ein solcher Fall außerordentlich selten, besonders wenn die Kranke nur 10—12 Pfund abgenommen hat, und zwar in den ganzen letzten zwei Jahren.

Dagegen ist es sehr wohl möglich, daß die Geschwulst, die sie fühlte (vorausgesetzt, daß ihre Angaben zutreffend sind), ursprünglich ein perigastrisches Exsudat darstellt, das von einem Magengeschwür ausging und später carcinomatös ausartete. Die Pathologen sind über die Frage, ob ein Magengeschwür oft krebsig wird, ganz verschiedener Meinung. Zur Zeit kann man noch keine entscheidende Lösung des Streites geben.

Veränderungen, die vom Pankreas ausgehen, oder in der Bauchwand ihren Sitz haben, können in unserem Fall ausgeschlossen werden; erstens weil der Tumor sehr beweglich ist, zweitens weil man nachweisen konnte, daß er mit der Bauchwand nicht zusammenhing. Unter diesen Umständen bleibt Magenkrebs die wahrscheinlichste Diagnose, trotz der langen Dauer der Krankheit, trotz des Fehlens von Kachexie und trotz des negativen Falles der Magenuntersuchung. Leider wurde keine Röntgenuntersuchung nach Kontrastmahlzeit vorgenommen.

Verlauf: Am 15. 4. wurde der Leib geöffnet und man fand unmittelbar unter der Incision, die in der Mittellinie vorgenommen worden war, eine lange Kette von harten, miteinander zusammenhängender Lymphknoten, die im Netz entlang der großen Kurvatur des Magens lagen, die selbst von dem Tumorgewebe infiltriert war. Auch am Pylorus fühlte man große, harte Lymphknoten. Der Pylorus selbst war frei; die Infiltration begann erst 5 cm davon. Der Leib wurde wieder geschlossen. Die Kranke genas schnell und verließ am 23. das Krankenhaus. Sie lebte bis zum 9. 3. 1912 und ging allmählich kachektisch zugrunde.

Fall 30.

Ein 40 jähriger Landmann suchte am 14. 4. 1911 das Krankenhaus auf. Die Familien- und Eigenanamnese des Kranken zeigt nichts Erwähnenswertes. Er fühlte sich bis Januar 1911 völlig gesund, dann begann er über Schmerzen in der Magengegend zu klagen, die bei Nahrungsaufnahme zunahmen. Vor sechs Wochen bemerkte er einen Knoten und Schmerzen über dem linken Schlüsselbein. Seit einigen Wochen hat er nur noch Flüssigkeiten zu sich genommen. Gebrochen hat er nicht. Das Gewicht betrug im November 145 Pfund, jetzt 104,5 ohne Kleider.

Die Untersuchung zeigte deutlich Gewichtsabnahme, obwohl man den Patienten nicht herabgekommen nennen kann. Die Pupillen reagieren langsam auf Lichteinfall, normal auf Nahesehen. Über dem linken Schlüsselbein findet sich ein kastaniengroßer Tumor, frei beweglich, auf Druck nicht schmerzhaft. Sonst finden sich keine wesentlichen Veränderungen. Brustorgane sind negativ bis auf wenige blasige Geräusche in der linken Spitze. Im Leibe findet man eine harte, knotige Masse im Epigastrium (Abb. 44). Dieser Tumor bewegt sich frei mit der Atmung und geht in eine unbestimmte Resistenz über, die unter dem Rippenbogen verschwindet. Der untere Rand ist deutlich zu fühlen. Patellar- und Achillessehnenreflexe auch mit Ablenkung nicht auszulösen. Leichte Ödeme an den Schienbeinen. Blut und Urin negativ. Die Temperatur des Kranken erreichte in der ersten Woche der Beobachtung jeden Abend 37,5⁰, mit zwei Ausnahmen, wo sie auf 37,8⁰ und 38,1⁰ stieg. Während der zweiten Woche war die Temperatur normal. Blutdruck bei der Aufnahme 104 mm Hg, zehn Tage später 130 mm Hg. Der Magen enthielt nüchtern keine Rückstände, nach der Probemahlzeit wurde freie Salzsäure nicht nachgewiesen. Das Waschwasser zeigte eine positive Guajakreaktion. Keine Sarcine.

Besprechung: Die Hauptpunkte unseres Falles sind:

1. Eine Vorgeschichte von 31 Monaten beständiger dyspeptischer Beschwerden mit Gewichtsabnahme und einem Tumor im Epigastrium.

2. Ein schmerzhafter Knoten seit sechs Wochen über dem linken Schlüsselbein.

3. Pupillenstarre und Fehlen der Patellarreflexe.

4. Leichtes Fieber.

Unser erster Gedanke, wenn ein Patient mit solchen Pupillen und Reflexen wie hier über irgendwelche Schmerzen im Leibe klagt, muß Tabes sein. Der Tumor über dem Schlüsselbein könnte sehr wohl eine syphilitische Drüse und die Geschwulst im Epigastrium der Rand einer syphilitischen Leber sein. Diese Diagnose wird durch das leichte Fieber noch wahrscheinlicher. Leider wurde die Wassermannsche Probe in dem Falle nicht angewandt. Sicherlich kann Syphilis ohne die Blutuntersuchung und ohne die therapeutische Probe nicht ausgeschlossen werden.

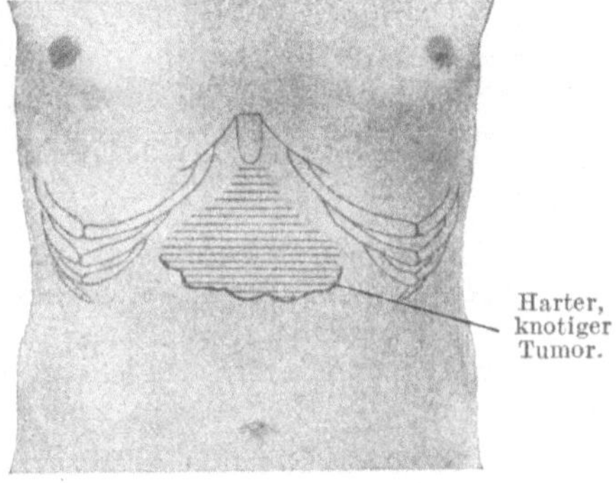

Abb. 44. Tumor in Fall 30.

Magenkrebs würde gut den Tumor im Leibe und als Metastasen auch den Knoten im Schlüsselbein erklären. Die Magensymptome, die plötzlich bei einem 40 Jahre alten Kranken auftreten, der früher nie über den Magen zu klagen hatte, lassen sicher an Krebs denken; die Annahme eines Carcinoms erklärt aber nicht die Pupillenveränderungen und das Fehlen der Reflexe. Wenn wir also einen Krebs annehmen, so können wir zugleich als besondere Krankheit noch die Diagnose auf eine beginnende Tabes dorsalis stellen.

An tuberkulöse Peritonitis läßt das Fieber denken. Der Tumor im Epigastrium könnte das aufgerollte Netz sein, wie man es nicht selten bei tuberkulöser Peritonitis findet. Wir finden aber diese Krankheit im Alter unseres Patienten selten. Die meisten Fälle von Peritonealtuberkulose sehen wir bei Kindern oder wenigstens vor dem 30. Lebensjahre.

Lebercirrhose könnte einen ganz ähnlichen Tumor hervorrufen und würde auch die Magenbeschwerden des Patienten erklären. Das Fehlen jeglicher Milzvergrößerung ist der Hauptpunkt, der gegen eine Cirrhose spricht.

Diese vier eben erwähnten Möglichkeiten verdienen meiner Meinung nach allein ernstliche Betrachtung. Wäre der Urin nicht normal, so könnte man sogar an urämische Magenstörungen denken, wie man sie häufig bei der arteriosklerotischen Form der chronischen Nephritis und seltener bei der chronischen Glomerulonephritis findet.

Alles in allem erschien Magenkrebs mit Tabes allen, die den Kranken sahen, die wahrscheinlichste Diagnose.

Verlauf: Unter lokaler Anästhesie wurde eine Drüse über dem Schlüsselbein entfernt. Die histologische Untersuchung ergab Adenosarkom. Die Magenschmerzen waren so heftig, daß der Kranke von Zeit zu Zeit Morphium bekommen mußte. Stuhlgang konnte nur durch starke Abführmittel erzielt werden. Am 29. verließ er das Krankenhaus mit einem Gewichtsverlust von zwei Pfund.

Fall 31.

Ein 57jähriger Graveur ließ sich am 23. 5. 1911 in das Krankenhaus aufnehmen. Er klagte über Knoten am Schädel und im Leibe. Sein Vater, sagte er, sei gestorben, weil er von seiner jetzigen Frau nicht genug zu essen bekam. Die in Frage stehende Dame lebt, ist gesund, ebenso zwei Brüder. Der Patient hat vier gesunde Kinder, seine Frau hat keine Fehlgeburt gehabt. Er war bisher nie krank, hat ausgezeichnete Lebensgewohnheiten und negiert Geschlechtskrankheiten. Der Patient gibt an, er sei völlig gesund. Erst nach längerer Unterhaltung kommt folgendes zutage: Er hat sich immer sehr für Astronomie interessiert und hat seine eigenen Anschauungen über die Schaffung des Universums. Er hält sie für höchst bedeutend, und seine Verantwortlichkeit für diese Ideen im Verein mit der anstrengenden Beschäftigung als Graveur sind, wie er glaubt, die Ursache seines jetzigen Zustandes. Vor zwei Jahren, als er Tag und Nacht viel zu tun hatte, bemerkte er einen Knoten an seinem Kopf und machte auf Rat seines Arztes eine Reise nach der Türkei. Das war im Herbste 1909. Darauf verschwanden die Knoten, und er beschäftigte sich damit, seinen weniger gebildeten Landsleuten klar zu machen, daß der Hallersche Komet in einem Abstande von 18 Millionen Meilen an der Erde vorbeigehen würde. Als der Komet seine Voraussage erfüllte, kam er zurück und nahm im Jahre 1910 seine Arbeit wieder auf. Jetzt erschienen neue Knoten. Sie sind seither nur wenig gewachsen und bis auf einen hinter dem linken Ohr auf Druck nicht schmerzhaft. Er hat keine ausgesprochenen Schmerzen, obwohl ihm die Knoten mehr stören, als wenn er hungrig wäre. Sein Appetit verlangt, wie er sagt, Aufmerksamkeit, ist aber ausgezeichnet, wenn darauf geachtet wird. Zarter Braten und Reispudding sind seine Hauptspeisen. Kräftigere Speisen werden schnell und ohne Schmerzen wieder ausgebrochen, besonders wenn er bald nach dem Essen singt. An Gewicht hat er nicht abgenommen. Gewöhnlich wiegt er 155 Pfund. Stuhlgang regelmäßig. Er schläft gut und erklärt ausdrücklich, es ginge ihm gut.

Die **Untersuchung** ergibt guten Ernährungszustand und sehr gesunde Gesichtsfarbe. Über die behaarte Kopfhaut zerstreut finden sich viele kleine, feste, schmerzlose, runde Erhebungen, etwa 4 cm im Durchmesser, nicht scharf begrenzt, mit der Haut nicht verwachsen, aber dem darüber liegenden Teilen fest anhängend. Über dem linken Warzenfortsatz leichter Druckschmerz. Pupillen, Lymphknoten und Reflexe o. B. Brustorgane o. B., bis auf ein blasendes, systolisches Geräusch, das am besten an der Herzspitze gehört wird. Der Leib zeigt in den Flanken Dämpfung, die sich bei Lagewechsel verschiebt. Die Leberdämpfung reicht von der 5. Rippe, bis zu einem Punkte 7 cm unterhalb des Rippenbogens, wo ein glatter, runder, nicht schmerzhafter Rand gefühlt wird. Die Leber ist perkutorisch beträchtlich vergrößert. Der glatte Rand ist 12 cm unterhalb des Rippenbogens zu palpieren. Der Schaft des rechten Oberarmknochens nahe dem unteren Ende der beiden Ellenbogen in der gleichen Gegend und der Oberschenkel bis nahe seinem oberen Teile etwas aufgetrieben. Die Röntgenaufnahme zeigt starke Verdichtung der Schädelknochen und der befallenen langen Knochen mit ausgesprochenen Periostverdickungen, aber keine Rareficierung, Wassermann stark positiv. Blut und Urin negativ. Blutdruck systolisch 150 mm Hg. In der dreitägigen Beobachtung kein Fieber. Gewicht 135 Pfund.

Einige der Ärzte hielten die Krankheit für eine Ostitis, ein anderer führte alle Veränderungen der Milz, Leber und der Knochen auf Syphilis zurück.

Der Kranke wollte nur kurze Zeit im Krankenhause bleiben, weil er sich so wohl fühlte. Er erhielt täglich 1,0 Jodkali und durfte am 19. nach Hause gehen.

Besprechung: Der positive Befund in unserem Falle ist Ascites mit Leber- und Milzvergrößerung, Auftreibung an einigen Knochen und eine Zahl subcutaner Knoten und positiver Wassermannscher Reaktion. Syphilis ist die einzige Diagnose, die alle diese Dinge erklären kann. Der Patient erlaubte nicht die Excision eines der Knötchen, und ohne das konnte keine größere Sicherheit erlangt werden. Sein ganzer Zustand bedarf sorgfältiger und ernstester Betrachtung, ehe man so ungewöhnliche Ideen, wie sie unser Patient äußert, auf einen geistigen Defekt zurückführt.

Syphilis blieb also die wahrscheinlichste Annahme, auf welcher man die Behandlung gründen muß. Während seines Aufenthaltes im Krankenhause wurde der Patient einer antisyphilitischen Behandlung nicht unterzogen.

Verlauf: Im Jahre 1911 kehrte der Kranke nach der Türkei zurück und starb dort im Oktober gleichen Jahres. Kopfschmerzen waren seine Hauptbeschwerden. Stirnbein und Handgelenke waren aufgetrieben, verursachten ihm aber keine Schmerzen. Der Schlaf war ruhig und ohne Beschwerden.

Fall 32.

Eine 38 jährige Frau kam am 2. 6. 1910 in das Krankenhaus. Die Mutter der Kranken starb an chronischer Nierenentzündung, eine Schwester an Darmtuberkulose. Sonst ist die Familienanamnese o. B. Der Patientin selbst ging es bis zu ihrer Verheiratung immer gut. Die erste Schwangerschaft endete im siebenten Monat mit einer Fehlgeburt. Vor acht Jahren war sie zeitweise sehr schwach und blaß. Vor fünf Jahren blieb die Regel elf Monate lang aus. Vor drei Jahren hatte sie einige harte Knoten von der Größe eines halben Hühnereies, Schmerzen und auch Druckempfindlichkeit an Armen, Beinen und am Kopfe. Sie wuchsen langsam und verschwanden ebenso. Während sie an Größe zunahmen, waren sie außerordentlich schmerzhaft. Seither sind sie mehrere Male gekommen und gegangen, waren aber nie so schlimm wie vor drei Jahren, rot oder anders gefärbt waren sie nicht mehr. Die Lage der hier beschriebenen Veränderungen zeigten die Abb. 45 u. 46.

Im Frühjahr dieses Jahres fühlte sie sich außerordentlich schwach und müde, so daß sie manchmal nicht gehen konnte. Zeitweise bekam sie plötzlich heftige Anfälle von Schmerzen in der rechten Leibseite, die nach der Leistenbeuge zu ausstrahlten und klagte in den Zwischenzeiten über große Empfindlichkeit. Zu Bett treten die Schmerzen nicht auf. Gelbsucht, Erbrechen oder Symptome von seiten der Blase wurden nur in Zusammenhang mit den Anfällen beobachtet; bis zuletzt konnte sie die Hausarbeit für ihre Familie von fünf Köpfen leisten. Gewöhnlich wog sie 114 Pfund mit Kleidern, jetzt unbekleidet 81 Pfund.

Die **Untersuchung** ergibt schlechten Ernährungszustand, wachsartige Haut, bleiche Lippen. Pupillen und Reflexe normal. Es fanden sich einige

kleine, erbsengroße Lymphknoten am Nacken, in den Achselhöhlen und Leistenbeugen. Arterien, Hals- und Brustorgane o. B., bis auf wenige, kleinere Geräusche am linken Lungenrand. Leiborgane o. B. Der untere Nierenpol ist
beiderseits fühlbar. Wassermann negativ. Urin etwa 1700 ccm in
24 Stunden, sp. G. 1010—1014. Kein Eiweiß, kein Zucker. Während der Beobachtung von vier Wochen kein Fieber. Blutdruck systolisch 125 mm Hg.
E. bei drei Untersuchungen 3 800 000. Hb 65 %. L. 5—7000. Die Auszählung
ergibt normale Verhältnisse, leichte Achromie und geringe Leukocytose. Zehnmal wurde der Stuhlgang auf occultes Blut untersucht, wobei sich zweimal

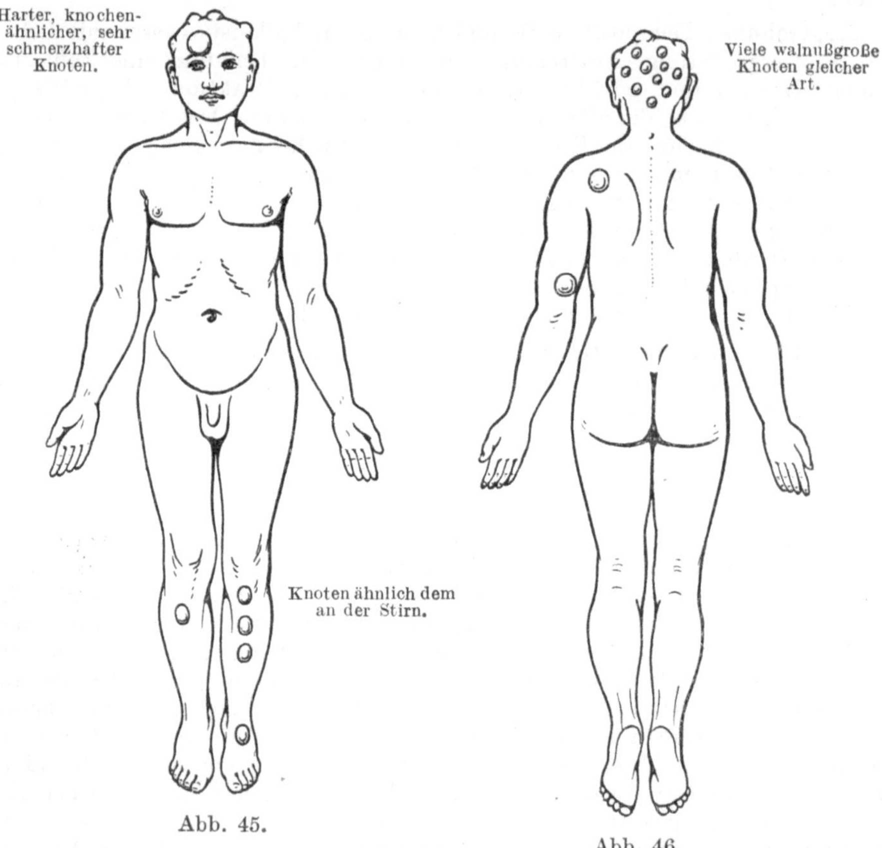

Abb. 45.

Abb. 46.

eine leichte Guajakreaktion fand. Die Ursache der Anämie und der anderen
Erscheinungen blieb dunkel. Pirquet positiv. Die Röntgendurchleuchtung
ergab eine leichte Verdickung der Corticalis an der Vorderfläche des rechten
Schienbeines.

Besprechung: Diese Kranke mit ihrer Blutarmut, Abmagerung und
Schmerzen im Leibe, wie man sie oft in Verbindung mit Nierenkoliken findet,
gibt uns eine Anamnese von kleinen, auf Druck schmerzhaften Knoten,
die an verschiedenen Teilen des Körpers gekommen und verschwunden sind.
Die Untersuchung des Leibes verläuft negativ. Wassermann negativ. Der
Ausfall der Blutprobe führte uns leider, als die Kranke aufgenommen wurde,
vom rechten Wege ab. Symptome, wie sie hier vorlagen, noch dazu in

Verbindung mit dem Ergebnis der Röntgenuntersuchung des rechten Schienbeines, mußten uns dazu führen, eine antisyphilitische Behandlung einzuleiten, ganz gleich, was das Blut zeigte. Ich glaube sicher, daß wir oft derart durch die negative Wassermannsche Probe getäuscht werden, die durchaus nicht so eindeutig und wichtig ist wie die positive Reaktion. Nach Jadasson zeigen 35 % von Hautgummen eine negative Wassermannsche Reaktion.

Der positive Ausfall der Tuberkulinreaktion war natürlich beim Fehlen von Fieber bei einer Frau von 38 Jahren ohne Bedeutung.

Bei der zweiten Aufnahme ins Krankenhaus war die Wassermannsche Reaktion stark positiv und der Geisteszustand, wahrscheinlich infolge einer syphilitischen Meningitis, machte die Diagnose völlig klar. Die schnelle und vollkommene Wiederherstellung unter antisyphilitischer Behandlung ist das einzige, was wir in derartigen Fällen zu erwarten haben.

Verlauf: Die Patientin hat eine Operation wegen doppelseitiger Schenkelhernie durchgemacht, wonach sie am 10. 8. das Krankenhaus verließ. Am 3. 6. 1911 kehrte sie wieder. Sie hatte ihre Hausarbeit unmittelbar nach der Entlassung wieder aufgenommen und bisher so gut, wie sie es konnte,

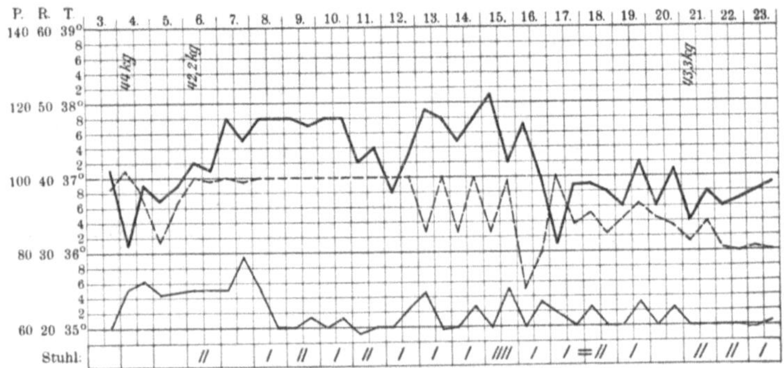

Abb. 47. Temperaturkurve zu Fall 32.

weiter geführt, wenn auch unter großer Anstrengung. Die letzten Monate mußte sie tagsüber zeitweise zu Bette liegen. Trotzdem erreichte ihr Gewicht im Oktober 1910 128 Pfund. Seither hat sie deutlich abgenommen. Jeden Winter hatte sie harte Knoten am Kopfe, die später in der Größe wechselten. Einige Wochen lang konnte sie sehr schlecht schlafen.

Die **Untersuchung** zeigt eine magere, erschöpfte Frau mit schlaffer, trockener Haut und ausgesprochener Blässe. Über dem linken Auge finden sich zwei aufgetriebene, runde Stellen, etwa 4 cm im Durchmesser, von sehr gespannter Haut bedeckt, auf Druck empfindlich, hart, nicht fluktuierend. Nahe dem rechten Ohre zwei weitere von der gleichen Gestalt. Pupillen entrundet, aber normal reagierend. Der linke Humerus erscheint im ganzen verdickt. Brust- und Bauchorgane normal. Keine Ödeme. E. 4 000 000. Hb 85 %. Temperatur Abb. 47. Wassermannsche Probe jetzt stark positiv. Urin negativ. Der Gatte gibt an, daß sie die letzten Tage vor der Aufnahme sehr unvernünftig und ruhelos, besonders in der Nacht, gewesen sei. Dieser Zustand hält an und wurde noch schlimmer, so daß sie seit dem 10. 6. meist delirierte, sich mit nicht anwesenden Personen unterhielt und dauernd das Bett zu verlassen suchte. Die Röntgenuntersuchung ergab typische syphilitische Veränderungen am Schädel und an anderen Knochen. Am 20. 6. wurde sie wieder vernünftig, konnte sich aber nicht darauf erinnern, in das Krankenhaus gekommen zu sein und auch an nichts während der ersten Wochen ihres dortigen Aufenthaltes. Die Kranke ist Krankenpflegerin und man kann annehmen, daß sie sich ihre Infektion dabei zugezogen hat. Am 24. 6. fühlte sie sich sehr wohl und wurde entlassen.

Im Jahre 1913 kam die Kranke wieder und erzählte, es wäre ihr seither besser und schlechter gegangen. Die Periostitis an der Stirn hat sie hin und wieder gequält, besonders zur Zeit der Periode. Auch seien wieder Schwellungen in den Armen und Beinen aufgetreten. Im ganzen sei ihr Gesundheitszustand gut gewesen. Salvarsan hatte sie nicht bekommen.

Fall 33.

Eine 34 jährige Frau kam am 27. 4. 1911 in das Krankenhaus. Eine ihrer Schwestern starb mit 34 Jahren an Milzvergrößerung, gerade in dem Alter,

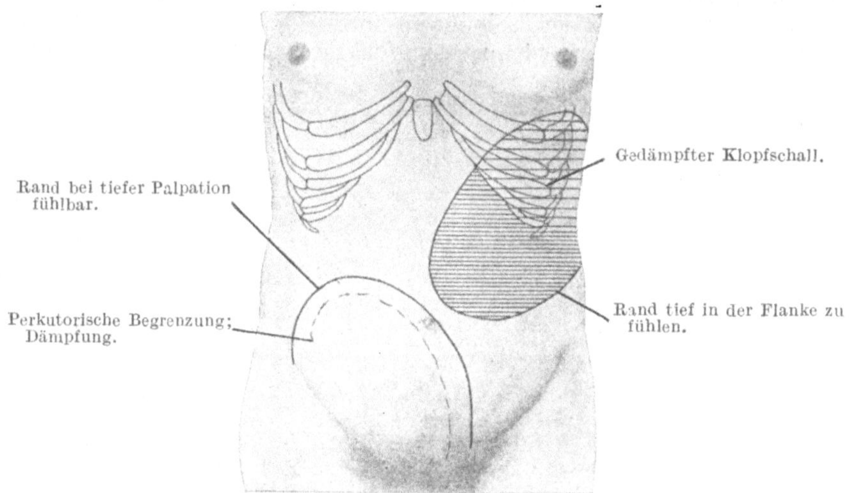

Abb. 48. Untersuchungsergebnis in Fall 33. 27. April 1911.

in dem sich unsere Kranke befindet. Andere Fälle von Milzvergrößerung sind in der Familie nicht bekannt. Im übrigen zeigt die Familienvorgeschichte nichts von Interesse. Mit 17 Jahren hatte die Kranke einen heftigen Schmerzanfall in der Gegend der Gallenblase und litt zu der Zeit an Gelbsucht; sie glaubt, seither zu verschiedenen Zeiten gelb ausgesehen zu haben. Die letzten vier Monate hat die Menstruation ausgesetzt, sie glaubt sich schwanger. Sie hat erfahren, daß sie in ihrem 12. Lebensjahre eine große Milz gehabt hat. Der Tumor wuchs bis zum 19. Jahre, seither nicht mehr. Niemals hatte sie Schmerzen oder irgendwelche anderen Erscheinungen davon. Jetzt sind ihre einzigen Beschwerden Schwäche und Gewichtsverlust. Der Appetit ist ausgezeichnet. Bis gestern hat sie gearbeitet. Erbrechen des Morgens bestand nicht.

Die **Untersuchung** zeigt eine gut genährte, sehr blasse Frau mit leichtem gelblichen Anfluge. Die Scleren sind gelb. Pupillen, Reflexe und Lymphknoten normal. Keine ungewöhnliche Pigmentation an den Brüsten. Grobes systolisches Geräusch an der Herzbasis, das nach der Herzspitze und den Achselhöhlen fortgeleitet wird. Zweiter Herzton leicht verstärkt. Keine Zeichen von Herzvergrößerung. Puls und Arterien ohne Veränderung, ebenso die Lungen.

Der Leib war unterhalb des Nabels wesentlich ausgedehnt, besonders nach der rechten Seite. Der untere Teil der Milz ragte um 5 cm über den Nabel hinaus, an seinem mittleren Rand war ein Knoten zu fühlen. Keine Druckschmerzhaftigkeit. Im rechten unteren Teil des Leibes fühlte man bei tiefer Palpation eine rundliche Resistenz, die gedämpften Perkussionsschall gäb (Abb. 48).

Die Gebärmutter erschien symmetrisch vergrößert, etwa von der Größe einer Orange. Blutdruck 115 mm Hg. Urin negativ. Die Beschreibung des Blutes findet sich weiter unten. Der Stuhlgang enthielt nie okkultes Blut. Wassermann negativ. Nach Abführen erschien der Tumor auf der rechten Seite größer, beweglicher und vollkommen vom Grunde der Gebärmutter getrennt. Die Masse machte bei der Palpation den Eindruck einer Cyste. Die Cervix uteri war normal; es fanden sich auch sonst keine Schwangerschaftszeichen. Während der zwei Monate langen Beobachtung waren Temperatur, Puls und Atmung normal. Die Kranke nahm drei Pfund zu. Der Uterus wurde nicht größer. Am 14. Juni verließ sie das Krankenhaus, um am 10. Juli wiederzukehren. In dem Zustande war keine wesentliche Veränderung eingetreten. Die Menstruation war nicht wieder gekommen. Jetzt konnten Kindbewegungen gefühlt werden; kindliche Herztöne wurden nicht gehört. Aus den Brüsten konnte man Colostrum entleeren. Die Cervix war leicht vergrößert und weich.

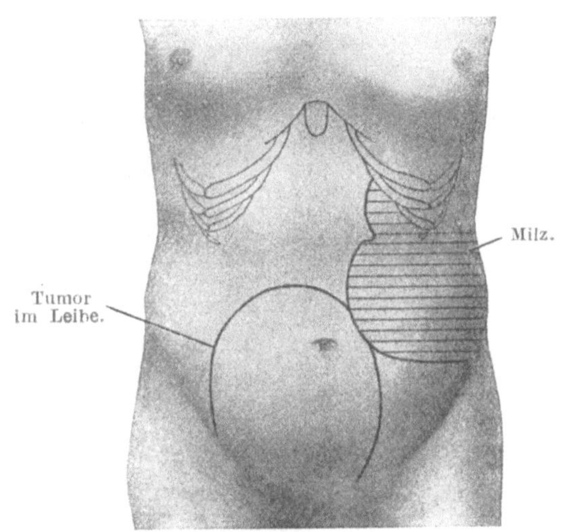

Abb. 49. Untersuchungsergebnis am 10. Juli 1911.

Jetzt erinnerte sie sich, daß eine Tante mütterlicherseits auch immer blaß, aber nicht gelblich war, die im mittleren Alter an Herzstörung und chronischem Husten starb. Sie gab an, daß sie selbst schon vor dem Auftreten der Milzvergrößerung immer sehr blaß gewesen sei, aber erst später sei die gelbliche Verfärbung bemerkt worden. Veränderung in der Farbe des Stuhlganges hat sie nicht gemerkt. Heftige Anfälle von Diarrhöe sind nicht aufgetreten. Sie war weder über Gebühr schläfrig, noch klagt sie über Schmerzen in den Gelenken oder irgendwelche ausgesprochenen Magensymptome. Bei Erregungen und Kummer klagt sie über Appetitlosigkeit. Sie glaubt zu solchen Zeiten gelber zu sein als gewöhnlich.

Jetzt wurden auch leichte Anschwellungen der Unterschenkel bemerkt. Während des dreiwöchigen Aufenthaltes im Krankenhause schwankte die Zahl der E. um 2 Millionen, Hb um 60%, L. 6000. Gefärbte Ausstriche zeigten leichte Achromie, zahlreiche große, gut gefärbte Erythrocyten, geringe Poikilocytose, beträchtliche Anisocytose, zahlreiche Tüpfelzellen. Am 29. Juli fand man vier Normoblasten und einen Megaloblasten. Den Zustand des Leibes am 10. Juli zeigt Abb. 49. Die roten Blutkörperchen zeigten dadurch erhöhte Neigung zum Zerfall, daß schon beim Zusatz von 0,5 % Salzlösung Hämolyse begann. Patientin verließ am 2. August das Krankenhaus.

Zur Beobachtung brachte man auch die Schwester der Kranken in das Hospital. Auch ihre Milz war wesentlich vergrößert (Abb. 50). E. 3 000 300. L. 7000. Hb 65 %. Ausstriche zeigen dasselbe Bild wie bei der Schwester. Die roten Blutkörperchen zeigen erhöhte Neigung zum Zerfall. Wassermann negativ. Urin negativ. Die Kranke war seit ihrem 20. Jahre ikterisch, hatte aber immer gearbeitet. Jetzt ist sie 36 Jahre alt und hat keine Klagen. Die Milz reicht von der 8. Rippe in der mittleren Axillarlinie bis 4 cm unterhalb des Rippenbogens.

Besprechung: Ganz sicher stellt die Geschwulst im Leibe in unserem Falle die vergrößerte Milz dar; verbunden mit der schlecht abgrenzbaren, aber außerordentlich interessanten Krankheit, die mit verschiedenen Namen als familiäre Gelbsucht, als kongenitale Gelbsucht, acholischer Ikterus und hämolytischer Ikterus bezeichnet wird. Zweifellos leiten einige Fälle dieser Art zu dem Krankheitsbilde über, das mit gleicher Unsicherheit Bantische Krankheit (splenische Anämie) genannt wird oder zu der Hanotschen Cirrhose. In unserem Falle spricht aber nichts für eine Beteiligung der Leber, und ohne das kann keine der oben angeführten Diagnosen gerechtfertigt werden. Das größte Interesse in allen Fällen dieser Art ist der ausgesprochene Erfolg der Splenektomie bei dieser und allen anderen Arten von Anämie, die mit einer pathologisch gesteigerten Hämolyse einhergehen. Während diese Operation, in den vergangenen Jahren ganz ungerechtfertigt bei anderen Krankheiten, die Anämie und vergrößerte Milz zeigen, ausgeführt wurde und während sie bei perniziöser Anämie, bei Leukämie und bei irgendeinem Falle von voll entwickelter Lebercirrhose nicht zu rechtfertigen ist, ist sie sicher von großem Nutzen bei den typischen Fällen von splenischer Anämie und bei der Krankheit, die wir gerade besprechen.

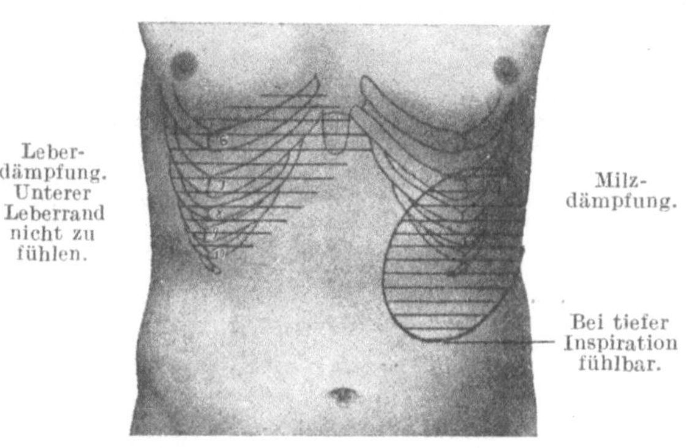

Abb. 50. Untersuchungsergebnis bei der Schwester der Kranken.

Es sei hier eine genaue Beschreibung der gefärbten Blutausstriche der Patientin in den verschiedenen Stadien ihrer Krankheit angeführt:

27. 4. Die Ausstriche zeigen beträchtliche Unterschiede in der Größe, aber keine Veränderung in der Form der roten Blutkörper. Keine Achromie, sechs Normoblasten, keine Megaloblasten. Keine Tüpfelzellen.

2. 5. Veränderung der Größe sehr ausgesprochen, Veränderung der Form gering. Ausgesprochene Polychromatophilie mit zahlreichen groben und feinen Tüpfelchen.

8. 5. Der gleiche Befund.

11. 5. Noch beträchtliche Veränderungen der Größe, Veränderungen der Gestalt nicht ausgesprochen, aber stärker als vorher. Wenig Tüpfelzellen. Auf 100 Zellen elf Normoblasten und ein Megaloblast.

20. 5. Keine ausgesprochenen Veränderungen.

6. 6. Noch immer starke Anisocytose, sehr geringe Poikilocytose. Vier Normoblasten.

Verlauf: Im Februar 1913 wurde die Patientin wieder untersucht, 18 Monate, nachdem sie das Krankenhaus verlassen hatte. Sie schien wesentlich gebessert. Ihre Schwäche und Blutarmut begann vier Monate, nachdem sie aus dem Krankenhause fortgegangen war, besser zu werden, und seither fühlte sie sich ganz wohl und konnte auch die Hausarbeit in ihrer kleinen Familie verrichten. Seit drei Monaten ist die Regel ausgeblieben. Sie hat weder Schmerzen noch Husten, aber einen ausgezeichneten Appetit.

Fall 34.

Ein 38 jähriger Chauffeur wurde am 25. 7. 1911 in das Krankenhaus aufgenommen. Die Familien- und persönliche Vorgeschichte ist ohne Belang, nur hat Patient seit Jahren an Verstopfung und Verdauungsstörungen zu leiden. Während der Verstopfung hatte er viel Blähungen und das Gefühl von Schwere in der Magengegend nach den Mahlzeiten. Die Zunge ist belegt; er fühlt sich müde und schläfrig. Der Stuhlgang ist in Ordnung.

Seit zehn Monaten bemerkt er beständige Schmerzen und einen druckempfindlichen Knoten in der unteren rechten Seite des Leibes. Die Anschwellung war zuerst weich, wurde aber härter und leichter zu fühlen. Sie stört ihn . mehr, wenn er verstopft ist und viel umhergeht, aber wirkliche Schmerzen hat er nie dort empfunden. Vor einem halben Jahre konnte er 14 Tage nicht arbeiten und ebenso vor drei Wochen, als es eine Zeitlang sehr heiß war. Über den ganzen Leib hatte er heftige, krampfartige Schmerzen, als er einmal viel Eiswasser getrunken hatte. Er glaubte, die Geschwulst habe, seitdem er sie bemerkte,

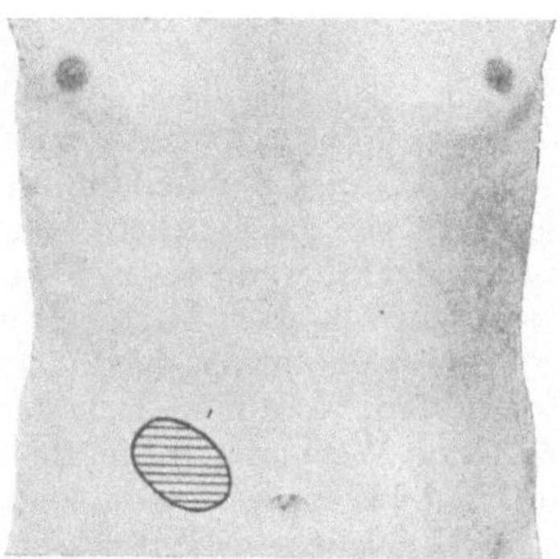

Abb. 51. Fühlbarer Knoten in Fall 34.

an Größe nicht zugenommen. Sie war immer so groß wie ein Hühnerei. Der Patient ißt und schläft gut, leidet aber unter chronischer Obstipation von mäßiger Stärke.

Die **Untersuchung** zeigt einen Patienten, der ein Bild der Gesundheit abgibt und verläuft ganz negativ bis auf den Leib (Abb. 51), wo sich an der beschriebenen Stelle eine Geschwulst von der Größe eines Hühnereies, auf Druck etwas empfindlich, findet, die sich mit der Atmung bewegt und leicht gedämpften Perkussionsschall gibt. Im übrigen ist der Leib o. B. Blut und Urin desgleichen. Während einer dreitägigen Beobachtung hatte der Patient keine Temperatursteigerungen.

Besprechung: Wenn man einen Knoten in der Gegend des Coecums findet, so muß man besonders an Krebs des Coecums, an Appendixabsceß und Cöcaltuberkulose denken. Die letztgenannte Krankheit findet man nicht oft bei einem Manne in diesem Alter, auch würde sie wahrscheinlich mit Fieber einhergehen, und der palpable Tumor wäre weniger scharf begrenzt und umschrieben.

Ein Absceß bei Appendicitis würde kaum solange ohne Veränderungen bestehen. Zehn Monate ohne stärkere Veränderungen in Symptomen und Beschwerden ist eine sehr lange Zeit dafür.

Gegen Darmkrebs spricht nur das ausgezeichnete Aussehen des Patienten. Es erscheint ganz außergewöhnlich, daß ein Krebs, der solange besteht, wie wir es bei unserem Kranken annehmen müssen, den Zustand des Patienten nur so wenig verändern sollte. Diese Überlegung führte mich zu der Annahme, eines pericoecalen Exsudates, von einer Blinddarmentzündung ausgehend, als wahrscheinlichster Diagnose.

Verlauf: Am 28. 7. wurde der Leib geöffnet; man fand das Coecum in harte Gewebsmassen eingehüllt, augenscheinlich nicht entzündlicher Natur, sondern mehr an eine maligne Neubildung erinnernd. Sie reichten noch etwa $2^1/_2$ cm in den Darm hinein, der von der Masse umschlossen war. Die Ausgangsstelle der Appendix war unverändert, ihr Ende verlor sich in der oben beschriebenen Geschwulstmasse. Ein Stück der Geschwulst wurde excidiert und zeigte bei der Untersuchung von Gefrierschnitten weder entzündliche noch tuberkulöse Veränderungen, sondern aller Wahrscheinlichkeit nach das Aussehen einer Neubildung. Eine Darmverlegung bestand nicht, weswegen man von einer Fortsetzung der Operation Abstand nahm.

Der Patient genas sehr schnell und verließ am 14. 8. das Krankenhaus. Am 26. 1. 1913 starb er zu Hause. Eine Autopsie fand nicht statt.

Fall 35.

Eine 43jährige Hausfrau suchte am 25. 7. 1911 das Krankenhaus auf. Familien- und Eigenanamnese ohne Besonderheiten. Die letzten vier Jahre bemerkt sie gelegentlich Schmerzen im rechten Hypochondrium, besonders in der Nacht, wenn sie sich im Bett umdreht. Manchmal folgt auf solche Versuche ein scharfer, kurzer Stich.

Vor zwei Jahren hatte sie des Nachts einen Anfall von Erbrechen ohne Schmerzen, worauf sie sich nach ein bis zwei Tagen so wohl fühlte wie vorher. Vor vier Wochen wachte sie des Nachts mit Übelkeit, aber ohne Schmerzen auf und brach fast andauernd bis zum Morgen. Dies Erbrechen wiederholte sich die folgende Nacht; dabei hatte sie Fieber und wiederkehrendes Frösteln. Es bestand kein Ikterus. Seit dem Anfall fühlte sie sich schwach, hatte keinen Appetit, verlor 16 Pfund an Gewicht. Damals bemerkte sie einen Knoten in der oberen rechten Gegend des Leibes, der gelegentlich etwas Schmerzen bereitete.

Die **Untersuchung** zeigte keine Gelbsucht. Pupillen, Lymphknoten und Reflexe normal. Die Brustorgane sind negativ bis auf ein weiches, systolisches Geräusch, das, am lautesten an der Herzspitze, über die ganze Herzgegend und zur vorderen Axillarlinie weiter geleitet wird. Zweiter Aortenton lauter als der zweite Pulmonalton. Periphere Gefäße o. B. Blutdruck systolisch 135 mm Hg. Im rechten oberen Teil des Leibes findet sich eine unregelmäßig gestaltete, glatte, runde Masse, die mit der Atmung herabsteigt, aber sich nur wenig nach der Seite bewegen läßt. In der Flanke fühlt man einen stumpfen Rand, der augenscheinlich der Leber angehört. Es besteht keine erwähnenswerte Druckschmerzhaftigkeit. Bei der Perkussion gibt die Anschwellung dumpfen Schall. Der obere Rand der Leberdämpfung reicht bis zur rechten Rippe. L. 12 000. Hb 85 %. Urin negativ. Während einer zehntägigen Beobachtung erreichte die Temperatur abends gewöhnlich 37,7 °. In diesen Tagen hat die Patientin 10 Pfund an Gewicht abgenommen. Fluktuation nicht nachzuweisen. Der Tumor ist deutlich bimanuell zu palpieren. Schmerzen wie die von ihr geklagten bestehen in der rechten Leistenbeuge und in der rechten Ileocoecalgegend. Man hält den Tumor für die vergrößerte Gallenblase und vermutet als Ursache Krebs.

Besprechung: Wenn eine fette Frau in mittlerem Alter über stechende Schmerzen in der Gegend der Gallenblase klagt, die vier Jahre lang bestehen, so denkt man natürlich zuerst an Gallensteine, ehe man irgendeine andere Möglichkeit in Betracht zieht. Irgendeine Erkrankung der Gallenblase wird noch wahrscheinlicher durch den Tumor, wie ihn die Abb. 52 zeigt. Es ist ein ungewöhnlicher und nicht recht erklärlicher Zug in dem Krankheitsbilde, daß die Schmerzen besonders bei Lageveränderung auftreten. Ungewöhnlich ist ebenso das Auftreten von Erbrechen des Nachts ohne Schmerzen im Leibe. Endlich erwarten wir nicht eine vergrößerte Gallenblase bimanuell palpieren zu können, wie es bei einer vergrößerten Niere der Fall ist, wenn wir die eine Hand unter den Rücken, die andere unter die letzte Rippe legen. Trotz alledem können wir doch in bezug auf die Diagnose mit Sicherheit annehmen, daß irgend eine Störung in oder an der Gallenblase die wahrscheinlichste Lösung unseres Problems ist. Festzustellen bliebe noch, ob wir es mit einer Neubildung zu tun haben, mit einem Hydrops infolge eines Cysticussteines oder mit einem entzündlichen Exsudat in oder um die Gallenblase. Das Fehlen von Gelbsucht ermutigt uns zu der Annahme, daß eine bösartige Neubildung nicht vorliegt.

Das Vorhandensein des Fiebers läßt uns an eine Infektion denken. Überdies besteht meiner Meinung nach darüber hinaus kein Grund zu weiteren diagnostischen Spekulationen. Am 5. 8. wurde operiert. Es fand sich dabei, daß der Tumor größtenteils von dem Netz gebildet wurde, das oben mit der Leber verwachsen war. Der untere Rand der Leber reichte fast bis zur Nabelhöhe. Diese Verwachsungen zwischen Leber und Netz wurden gelöst und etwa 45 ccm dicken Eiters, entweder aus der Gallenblase oder aus ihrer engsten Nachbarschaft entleert. Einige Steine in der Größe von Haselnüssen fanden sich in der Gallenblase und in zwei Krypten. Eine Tasche, die sich

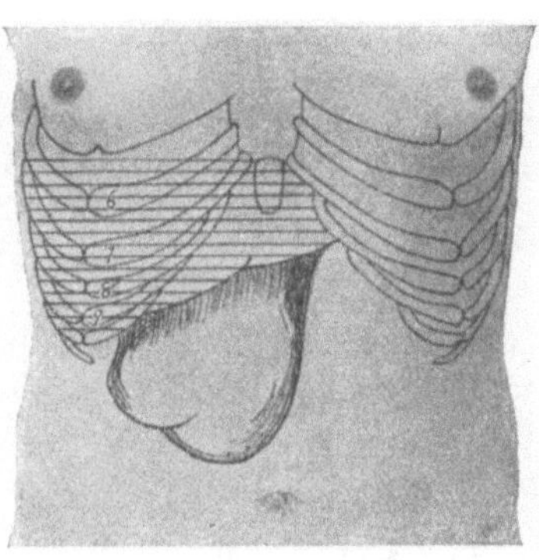

Abb. 52. Tumor in Fall 35.

nach auswärts von der Verbindung der Gallenblase mit dem Ductus cysticus nach oben erstreckte, konnte besonders schwer von ihren drei bis vier Steinen freigemacht werden. Danach kam normale Galle aus der Gallenblase.

Verlauf: Unter konstanter Drainage und Entfernung aller Steine machte die Patientin eine ausgezeichnete Genesung durch und konnte am 29. 8. das Krankenhaus verlassen. Ein Jahr später, am 4. 9. 1912, berichtete die Kranke, sie fühle sich völlig frei von Schmerzen ohne Gelbsucht oder irgend andere Symptome, die auf die Gallenblase hinwiesen.

Fall 36.

Eine 54jährige Frau kam am 8. 8. 1911 in das Krankenhaus. Die Familienanamnese ist ohne Belang. Sie hatte „Grippe" vor einem Jahre und noch einmal vor einem halben Jahre. Sie hat zwölf Kinder und eine Fehlgeburt.

Seit zehn Jahren hatte sie gelegentlich kurze Anfälle von krampfartigen Schmerzen in der linken Leibseite, die aber nie heftig waren und deswegen niemals ernstliche Beschwerden verursachten. Vor zwei Jahren, nach dem Aussetzen der Regel, begann sie abzumagern; sie bemerkte dann eine große harte Geschwulst im linken Hypochondrium. Diese hat unterdessen an Größe zugenommen, und die Krampfanfälle in der gleichen Gegend sind häufiger

und schwerer geworden. Manchmal strahlen sie nach der rechten Seite des
Leibes oder nach der linken Flanke und dem Rücken aus. Die Schmerzen
dauern aber immer nur wenige Minuten, obgleich ein schweres, ziehendes Gefühl
in der ganzen Gegend fast immer besteht. Seit der Menopause vor zwei Jahren
hat sie 50 Pfund an Gewicht und viel an Kräften verloren. Der Appetit ist gut,
weder Verdauungsstörungen noch Erbrechen, und wenn sie auch an Stuhlverstopfung leidet, so brauchte sie doch nie ihre Arbeit auszusetzen.

Seit 16 Jahren bemerkte sie, daß ihr Urin trübe und milchig aussieht, aber
sie empfand nie Schmerzen und mußte niemals besonders oft und besonders
viel Wasser lassen. Sie steht jetzt einmal des Nachts auf.

Die **Untersuchung** verläuft bis auf den Leib negativ, dort findet man im
linken oberen Quadranten eine harte Geschwulst mit gedämpftem Perkussionsschall, die sich bis unter den linken Rippenrand erstreckt und nur wenig druckempfindlich ist (Abb. 53). Bei der Atmung und bei Druck bleibt sie unbeweglich, das aufgeblähte Kolon legt sich darüber. Die Geschwulst hat einen
scharfen Rand und an der Innenseite einen Knoten. Der Urin schwankt um
1000 ccm in 24 Stunden; sp. G. 1016. Das
Sediment wurde auf etwa 4 % Eiter geschätzt.

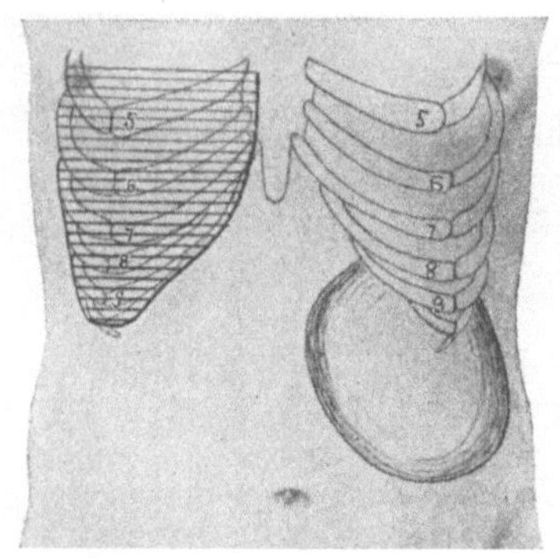

Abb. 53. Fühlbarer Tumor in
Fall 36.

Besprechung: Wenn ein Kranker seit
16 Jahren trüben Urin und seit zehn Jahren
Schmerzen in der linken Seite hat, wenn
die letzteren endlich mit einem palpablen
Tumor, der seit zwei Jahren an Größe zunimmt, auftreten, so muß man irgendeine
gutartige Erkrankung der Nieren auch
dann annehmen, wenn wie hier, ein Gewichtsverlust von 50 Pfund eingetreten ist und
selbst dann, wenn der ausgesprochene fühlbare
Tumor im Hypochondrium ist und einen
Knoten zeigt. Diese Beobachtung könnte uns
daran denken lassen, daß es sich um eine
Vergrößerung der Milz handelt, aber dagegen spricht das Vorhandensein einer aus-
gesprochenen Pyurie und ebenso die Tatsache, daß das aufgeblähte Kolon
darüber hinwegzieht.

Wegen dieser zuletzt erwähnten Tatsache scheint es mir sicher, daß es sich
in unserem Falle um irgendeine chronische, nicht bösartige Erkrankung
der Nieren handelt. Die Pyurie macht es sehr wahrscheinlich, daß die Krankheit eine tuberkulöse oder nicht tuberkulöse Pyonephrose ist. Durch Cystoskopie
könnte man die Diagnose noch mehr sichern; man könnte auch Material ge-
winnen, um die Frage über den tuberkulösen oder nicht tuberkulösen Ursprung der Veränderungen zu sichern.

Verlauf: Die Cystoskopie zeigte einen Eiterstreifen, der sich aus dem linken
Ureter entleerte, besonders wenn man auf den Tumor der linken Seite einen
Druck ausübte. Der rechte Ureter wurde katheterisiert, worauf man normalen
Urin erhielt. Bei der Phthaleinprobe erschien die Farbe in neun Minuten.
So war kein Zweifel, daß es sich bei dem Tumor um eine Pyonephrose handelte,
und daß die rechte Nierenfunktion genügen würde. Am 13. 8. wurde ein Meerschweinchen mit Urinsediment geimpft. Die Sektion des Tieres zeigte am 20. 9.
keine Veränderungen. Der Urin, der aus dem rechten Ureter kam, war keim-
frei. L. 7500. Hb 75 %. In zehntägiger Beobachtung stieg die Temperatur
meistens über 37,2 °. Blutdruck systolisch 120.

Die Operation zeigte am 17. 10. ziemlich reiches, dichtes, entzündliches Gewebe unterhalb des Costovertebralwinkels. Nur mit großer Mühe konnte die Niere freigelegt werden, das Gewebe war so knorpelig, daß man mehrere scharfe Messer gebrauchte, die Niere frei zu legen.

Die Untersuchung des Pathologen lassen sich wie folgt zusammenfassen: Die Niere mißt 14 : 10 cm, beim Durchschneiden zeigt sie sich mit Eiter angefüllt und enthält zahlreiche Absceßhöhlen, die von fibrösem und Fettgewebe umgeben sind. In einem Teile fand sich ein größerer Stein mit Ausläufern, der fest in die Nierensubstanz eingebettet war. Die mikroskopische Untersuchung ließ Nierengewebe nicht mehr erkennen.

Fall 37.

Ein 18 jähriges Mädchen ohne Beruf, die stets im gemäßigten Klima gelebt hatte, kam am 27. 10. 1908 in das Krankenhaus. Sie wurde von ihrem Arzte wegen eines Tumors im Epigastrium in das Hospital geschickt. Zwei Schwestern und ein Bruder sind an Lungentuberkulose gestorben, die Eltern, zwei andere Schwestern und drei Brüder sind gesund. Die Menstruation begann mit 12 Jahren und war die ersten sechs Monate regelmäßig. Seither ist sie sehr unregelmäßig, wobei die Intervalle von zwei bis sieben Wochen schwanken. Zur Zeit der Regel oder unmittelbar davor bemerkt sie heftige Schmerzen in der Gegend des epigastrischen Tumors. Sie dauern bis zum Ende der Regel. Die Schmerzen strahlen auch nach der Gegend der Milz aus, außerhalb der Regel hat sie hin und wieder ein wenig Ausfluß, etwa eine halbe bis eine Stunde lang, durchschnittlich einmal in der Woche. Mit dem Ausfluß sind Schmerzen in der Gegend der Geschwulst verbunden.

Der bereits erwähnte Tumor wurde vor etwa drei Jahren festgestellt, aber die Schmerzen der Kranken haben viel länger gedauert. In den letzten drei Jahren ist er allmählich gewachsen, besonders die letzten fünf Monate. Die Geschwulst ist empfindlicher geworden, jetzt ist sie dauernd mit einem dumpfen Wehgefühl verbunden und mit Schmerzen, die nach der linken Seite zu ausstrahlen. Gelegentlich kam es zu Anfällen von Erbrechen, vor und nach der Zeit, zu der die Geschwulst bemerkt wurde. Diese Anfälle sind jetzt häufiger als vor drei Jahren. Gewöhnlich treten sie etwa drei Stunden nach dem Essen auf, das Erbrochene ist grün und schaumig. Stuhlgang regelmäßig. Sie wird sehr schnell satt; wenn sie etwas mehr ißt, wird ihr schlecht. Gelbsucht hat nie bestanden. Sie glaubt, die letzte Zeit abgenommen zu haben, da ihr die Kleider zu weit geworden sind.

Die **Untersuchung** ergibt einen ausgezeichneten Ernährungszustand. Normale Pupillen und Brustorgane, ebenso Reflexe. Keine Vergrößerung der Lymphknoten.

Im Epigastrium findet sich eine Geschwulst von der Größe eines Kindskopfes. Sie ist symmetrisch gebaut, bis auf die Knochenknorpelgegend der 6., 7. und 8. Rippe links, wo sich eine kleinere Geschwulst von der Größe eines Hühnereies ansetzt. Der große Tumor ist etwas weich, ebenso auch der kleinere, der mit den Rippen in Verbindung zu stehen scheint. Der ganze linke untere Teil gibt hypersonoren Schall; bei leichter Perkussion bekommt man über dem großen Tumor relative Dämpfung, bei starker Perkussion lauten Schall. Leichter Druck auf die Geschwulst verursacht Schmerzen. Die vaginale Untersuchung verläuft negativ. Das aufgeblähte Kolon überlagert die Geschwulst. Blut und Urin normal.

Während ihres dreiwöchentlichen Aufenthaltes im Krankenhause war die Temperatur meistenteils erhöht und stieg fast jeden Abend auf 37,2°—37,5°.

Zweimal war sie etwas höher, 37,8°. Im Stuhl fand sich kein freies Fett. Die Gmelinsche Probe war negativ. Ein konsultierender Chirurg hielt den Fall für eine Pankreasgeschwulst und riet zur Operation; ein anderer Arzt sprach sich für eine Cyste aus, entweder vom Pankreas oder vom Mesenterium ausgehend, vielleicht auch für einen Echinokokkus. Ein dritter endlich hielt sie für eine Pankreascyste durch Verlegung des Wirsungschen Ganges durch einen Stein. Ein anderer Kollege hielt den Fall für ein Phantomtumor.

Besprechung: Wenn man diesen Fall liest und besonders auf die lange Dauer der Symptome bei der guten Ernährung der Kranken und auf das Vorhandensein eines großen Tumors in der Nähe der Leber achtet, so kann unser erster Gedanke leicht der an Echinokokkus sein. Dagegen spricht aber der Wohnort der Kranken.

Die ausgesprochen tuberkulöse Familienanamnese und das leichte Fieber könnten uns an eine tuberkulöse Peritonitis denken lassen, wobei der Tumor durch einen Knäuel miteinander verbackener Darmschlingen zu erklären wäre. Aber ich habe niemals bei Peritonealtuberkulose so große Tumoren gesehen.

Die Lage der Geschwulst spricht für eine Pankreascyste. Aber wir haben keine anderen Beweise dafür. Bevor man eine solche Diagnose stellt, müßten zum mindesten funktionelle Proben der Pankreastätigkeit angestellt werden.

Am 2. 11. wurde der Magenschlauch eingeführt; drückte man nun auf die Geschwulst, so entleerte sich eine große Menge von Gas und der Tumor verschwand. Darauf wurde der Magen aufgebläht und fand sich von normaler Größe. Nachdem die eingepumpte Luft wieder ausgetrieben war, konnte ein Tumor nicht mehr gefühlt werden, aber nach Herausziehen des Magenschlauches kehrte die Anschwellung unmittelbar wieder. Die Röntgenuntersuchung verlief völlig negativ. Am 3. 11. wurde der Leib geöffnet, es wurde aber nirgends etwas von der Norm Abweichendes festgestellt. Die Patientin erholte sich gut und verließ am 19. 11. das Krankenhaus.

Dieser Fall erscheint mir besonders deshalb von Wichtigkeit, weil wir uns nicht damit zufrieden stellten, daß unmittelbar nach der Einführung des Magenschlauches die Geschwulst verschwand, sondern sogar noch durch eine Probelaparotomie die Verhältnisse feststellten. Was man eigentlich unter Phantomtumor versteht, ist nicht leicht zu sagen[1]). Zweifellos spielt dabei das Verschlucken von Luft und die Luftaufblähung im Magen mit die wichtigste Rolle. Aber es ist schwer einzusehen, wie diese Luft während des Verdauungsprozesses im Magen bleiben kann.

Die leichten Fiebersteigerungen in unserem Falle sind gleichfalls von Wichtigkeit und beweisen, daß auch beim Fehlen irgendwelcher pathologischer Veränderungen Fieber bestehen kann, das sog. neurotische Fieber.

Fall 38.

Ein Rohrstuhlflechter, 38 Jahre alt, wurde am 6. 3. 1912 in das Krankenhaus aufgenommen. Familien- und Eigenanamnese o. B. Der Patient machte gelegentlich einmal eine Bierreise, vielleicht dreimal im Jahre. Sonst sind seine Lebensgewohnheiten gut. Vor vier Monaten begannen Schmerzanfälle in der Gegend der rechten Hüfte, im Knie- und im Fußgelenk, wobei die Schmerzen von dem einen zum anderen Punkte ausschossen und vier bis acht Stunden anhielten, um dann allmählich zu verschwinden. Die letzten vier Wochen hatte er sieben solcher Anfälle. Jedesmal mußte er seine Arbeit niederlegen

---

[1]) Vgl. S. 34.

und zwei oder drei Tage ruhen. Auf jeden Anfall folgte das Gefühl von Stumpf-
heit und Eingeschlafensein im Bein, das nur schwer ausgestreckt werden konnte.

Vor drei Monaten bemerkte er zum ersten Male eine schmerzlose Anschwellung
einer seiner Rippen auf der rechten Seite. Sie hat seither an Größe nicht zugenommen. Vor vier Wochen bemerkte er eine Vorwölbung im rechten Hypochondrium und hatte dort leichte, aber andauernde Schmerzen. Seit drei Monaten
hat er Anfälle von Erbrechen, zwei bis dreimal in der Woche, wobei er mäßige
Mengen grünlicher Flüssigkeit, niemals aber aufgenommene Nahrung oder
Blut entleerte. Er mußte die letzten vier Monate Abführmittel gebrauchen,
und selbst dann läßt der Stuhlgang drei bis vier Tage auf sich warten. Ver-

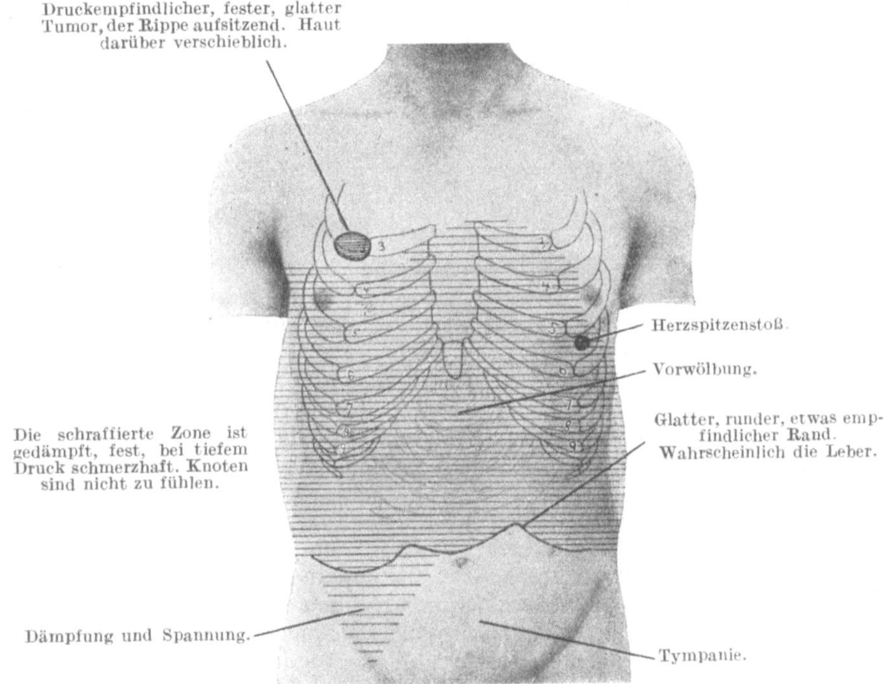

Abb. 54. Untersuchungsbefund in Fall 38.

änderungen im Stuhl hat er nicht wahrgenommen, Gelbsucht besteht nicht.
Der Appetit war schlecht. Fieber und Husten hatte er nicht. Vor vier Monaten
wog er 165 Pfund, jetzt 167 Pfund, obwohl er sicher magerer geworden zu sein
scheint. Seit vier Wochen hat er nicht mehr gearbeitet.

Die **Untersuchung** zeigt deutliche Abmagerung. Das rechte Auge fehlt.
Die linke Pupille ist etwas unregelmäßig, reagiert aber gut. Über der dritten
Rippe vorn findet sich ein fester, knotiger, auf Druck schmerzhafter Tumor
von der Größe eines Eies, offenbar mit der Rippe verwachsen, aber nicht mit
der darüber verschieblichen Haut. Die Verhältnisse des Untersuchungsbefundes
der Lungen und des Leibes zeigt Abb. 54.

Bis auf leichte Knöchelödeme sind die Extremitäten ohne Veränderung.
Die Patellarreflexe sind nur schwer auszulösen. Blutdruck systolisch 165 mm Hg.
Der Urin scheint bei der Aufnahme ohne Veränderung, ist aber etwas getrübt.

Bence-Jonesscher Eiweißkörper fehlt. E. 5 125 000. L. 17 400, 24 400 am 8. 3.; polynucleäre Zellen 80 %. Leichte Achromie der roten Blutkörperchen. Hb 70 %. Wassermann negativ. Stuhlgang o. B. Der Umfang des Leibes an der am stärksten hervortretenden Stelle der epigastrischen Geschwulst beträgt 98,5 cm. Diagnose bei der Aufnahme Hypernephrom oder Sarkom, wobei auch die Möglichkeit einer Cyste von Leber oder Pankreas ausgehend in Betracht gezogen wurde. Die Röntgenuntersuchung zeigte das Zwerchfell beiderseits hoch hinauf gedrängt. Herz leicht nach links vergrößert, Knochenveränderungen fanden sich nicht. Das rechte Auge war vor drei Jahren nach einer Fremdkörperverletzung entfernt worden.

Besprechung: Ein knotiger Tumor, der die Lebergegend einnimmt, ist der wichtigste Befund in unserem Falle. Augenscheinlich bestand dieser Tumor seit mindestens drei Monaten. Ob er mit den ischiadischen Schmerzen, die einen Monat früher auftraten, etwas zu tun hat, kann nicht gesagt werden. Möglicherweise hängen diese Schmerzen auch mit dem Alkoholismus des Kranken zusammen, könnten aber auch mit einer Tabes zusammenhängen, da das Verhalten der Pupillen und der Patellarreflexe uns an eine ruhende Tabes denken lassen, wenn auch die Wassermannsche Reaktion negativ ist.

Der Knoten an der linken Rippe läßt an eine Metastase denken und lenkt uns sofort auf die Art von Geschwülsten, die am häufigsten Knochenmetastasen hervorrufen, nämlich auf ein Hypernephrom. Es ist durchaus nicht unwahrscheinlich, daß sich ein großer Nierentumor so nach vorn drängen könnte, daß er die Leber nach der einen Seite verschiebt. Aber das kommt selten vor, und die Untersuchung des Urins unterstützt nicht die Annahme eines Nebennierentumors.

Der Knoten an der rechten Seite könnte ein Myelom sein, solche Tumoren sind aber gewöhnlich multipel, dabei findet man Bence-Jonesschen Eiweißkörper im Urin. Nur die histologische Untersuchung könnte uns darin Sicherheit gewähren. Knotige Tumoren in der Nähe der Leber sollten uns immer wieder die Möglichkeit eines Melanosarkoms vor Augen stellen, besonders dann, wenn der Kranke irgendwie mit seinen Augen zu tun hatte, denn dort hat, wie wohl bekannt ist, dieser Tumor gewöhnlich seinen ursprünglichen Sitz. Trotz der positiven Aussage in der Anamnese des Falles, das Auge sei wegen eines Traumas entfernt worden, blieb einer der Ärzte, die den Kranken sahen, der Ansicht, daß es sich um ein Melanosarkom der Leber handele, sekundär nach einer ähnlichen Geschwulst im Auge entstanden. Diese Überlegung führte uns darauf, nach Melanin im Urin zu suchen. Diese Untersuchung mußte unbedingt angestellt werden; denn wenn auch in den meisten Fällen der Urin von selbst sich färbt, so ist dies doch nicht immer der Fall.

Verlauf: Die Melaninprobe des Urins wurde am 9. und 17. März mit positivem Ausfall ausgeführt. Auch Syphilis wurde in Betracht gezogen. Am 9. März fand sich eine leichte, mit Lagewechsel verschiebliche Dämpfung im Leibe. Der Tumor über der Rippe wurde incidiert und es fand sich dabei, daß er aus einer dünnwandigen Cyste bestand, die dünne gräuliche Massen enthielt. Die obere Wand der Rippe war angefressen und der Sack schien zwischen den Rippen nach der Brust zu hinein zu führen. Von der mikroskopischen Untersuchung findet sich keine Aufzeichnung.

Dem Patienten ging es sehr schnell schlecht und er starb am 22. 3. 1912. Eine Autopsie fand nicht statt.

Fall 39.

Ein 62 jähriger Bandagist suchte am 25. 6. 1912 das Krankenhaus auf. Der Patient gibt an, er hätte vor 30 Jahren Syphilis gehabt und hätte seither jedes Jahr ein paar Knötchen im Sommer bekommen. Vor zwei Jahren bemerkte er das erstemal einen leicht beweglichen Knoten in der Größe eines Hühnereies, gerade unterhalb des linken Rippenrandes. Er hat allmählich bis zur augenblicklichen Größe zugenommen, ohne irgendwelche Krankheitserscheinungen zu verursachen. Der Kranke hat stets gearbeitet, aber als er vor fünf Wochen einen Koffer hob, überanstrengte er sich. Seither ging es dauernd bergab. Die Geschwulst ist nun auf Druck schmerzhaft; er verspürt dort dauernd dumpfe Beschwerden und hat gelegentlich heftige Schmerzanfälle, die nach dem Rücken und nach der linken Weiche zu ausstrahlen. Sie stehen in keinem Zusammenhange mit der Nahrungsaufnahme oder mit dem Abgange von Urin und Stuhl. Die letzten vier Wochen hat er an Gewicht und Kräften stark abgenommen und liegt jetzt meist zu Bett. Appetit schlecht. Stuhlgang alle drei Tage. Im Urin ist ihm nichts Außergewöhnliches aufgefallen.

Die **Untersuchung** ergibt mäßige Abmagerung, viele Akneknötchen, sowie leichte Cyanose der Schleimhäute. Die Inguinaldrüsen leicht vergrößert. Brustorgane negativ. Im linken Hypochondrium ein glatter, runder, leicht beweglicher Tumor, der die Flanke ausfüllt und die Rippen hervordrängt. Drückt man auf ihn, so fühlt man ihn in der linken Lumbalgegend; das aufgeblähte Kolon liegt zwischen Tumor und der Bauchwand. Im Urin zahlreiche Eiterzellen und ziemlich viel Schleim, aber kein Blut. Blutdruck systolisch 135 mm Hg, diastolisch 80 mm Hg. Brustorgane normal. Während der dreitägigen Beobachtung kein Fieber. Wassermann und Stuhlgang negativ.

Besprechung: Bei der syphilitischen Vorgeschichte muß man sich besonders die Frage einen Augenblick vorlegen, ob wohl die Geschwulst im linken Hypochondrium ein Gumma des linken Leberlappens sein könnte. Der negative Wassermann spricht dagegen und auch die Größe und die charakteristische Lage macht es wahrscheinlicher, daß wir es mit einer Niere zu tun haben.

Sicherlich besteht die Geschwulst in dieser Gegend seit wenigstens zwei Jahren, obwohl der Kranke bis vor vier Wochen sich gesund fühlte. Es ist durchaus nicht wahrscheinlich, daß die Anstrengung, die er bei seiner Aufnahme erwähnt, irgend etwas mit der Verschlechterung seines Zustandes zu tun hat. Wahrscheinlich hängt sie nicht mit irgendwelcher äußeren Ursache sondern mit dem natürlichen Verlauf der Krankheit zusammen. Unsere Anschauung, daß die Krankheit von der Niere ausgeht, wird durch die Tatsache bekräftigt, daß wir keine Symptome finden, die auf die anderen Organe zurückführen, die sich am häufigsten im linken Hypochondrium geltend machen, nämlich Magen, Milz und Dickdarm.

Nehmen wir nun an, daß wir es mit einer Niere zu tun haben, und achten wir auf den im Urin gefundenen Eiter, so ist eine Pyonephrose der erste Gedanke, dem wir näher treten müssen. Die Fieberlosigkeit und das Fehlen einer Leukocytose spricht etwas dagegen. Es ist auch ungewöhnlich, den Fall für eine Pyonephrose anzusehen, wenn die ersten Symptome im Alter von 60 Jahren auftreten. Trotzdem können wir ohne cystoskopische Untersuchung eine Niereneiterung nicht ausschließen.

Gegen Nierentuberkulose sprechen die eben durchgesprochenen Erwägungen, und doch kann man die Krankheit nicht ohne weitere Untersuchungen positiv ausschließen.

Neubildung der Niere erschien allen, die den Kranken sahen, als die wahrscheinlichste Diagnose. Das Fehlen von Blut im Urin spricht nicht dagegen, da bei Hypernephrom Hämaturie erst dann auftritt, wenn die Geschwulst das Nierenbecken erreicht.

Verlauf: Am 29. wurde der Leib geöffnet und es fand sich ein Tumor von Kindskopfgröße im linken Hypochondrium. Bei dem Versuch, den Tumor zu entfernen, wurde die Milz angerissen, so daß es zu einer heftigen Blutung kam, die durch Unterbindung zum Stehen gebracht wurde. Die Verletzung war so groß, daß die Milz entfernt werden mußte. Zu Ende der Narkose stockte die Atmung, kam aber bald wieder in Gang. Der Kranke erholte sich von der Narkose, starb aber am 4. 7. Bei der Untersuchung fand sich ein Tumor von der Größe 19 : 24 cm, mit glatter Oberfläche. Er bestand aus einer festen, dicken Kapsel und enthielt eine kittähnliche Masse mit viel blutiger Flüssigkeit. Die mikroskopische Untersuchung zeigt einen zellenreichen Tumor mit zahlreichen nekrotischen Partien. Die Zellen waren ziemlich klein, mit durch Eosin kräftig gefärbtem Plasma und deutlichen Kernen. Die Zellen fanden sich in festes, fibröses Gewebe eingebettet und zeigten eine kapilläre Anordnung. Diagnose: Hypernephrom. Die Milz war normal.

Fall 40.

Ein 24 jähriger Müllerbursche kam am 10. 11. 1913 mit Klagen über Leibschmerzen zur Untersuchung. Familien- und Eigenanamnese gut, ebenso seine Lebensgewohnheiten. Im letzten Vierteljahr hatte er zehn Anfälle von kolikartigen Schmerzen in der Gegend des Nabels und des Epigastriums mit Erbrechen, verschieden lange nach dem Essen. Dauer gewöhnlich drei oder vier Stunden, die letzte Nacht acht Stunden. Durch Nahrungsaufnahme, Druck oder Lagewechsel werden die Schmerzen nicht gebessert. Dreimal mußte der Patient Morphium bekommen. Brechen und heiße Umschläge bessern den Zustand. Erbrechen nicht charakteristisch. Nach der Nahrungsaufnahme starke Blähungen. Er hat viel an Gewicht abgenommen und seit einem Vierteljahr nicht mehr gearbeitet.

Bei der **Untersuchung** fühlt man einen walnußgroßen Knoten, rechts unterhalb des Nabels (Abb. 55, Nr. 1). In der Gegend des absteigenden Dickdarmes findet man eine andere Geschwulst von der Größe eines kleinen Eies (Abb. 55, Nr. 2). Beide Knoten verschwinden zeitweise, keine sichtbare Peristaltik. Linker Nebenhoden leicht verdickt. Pupillen normal, Patellarreflexe fehlen. Die anderen Reflexe sind vorhanden. Die Untersuchung des Leibes verläuft negativ. Im Inhalt des nüchternen Magens und nach der Probemahlzeit wird okkultes Blut nachgewiesen. Freie HCl fehlt. Keine Rückstände. Untersuchung auf okkultes Blut im Stuhlgang sechsmal negativ. Die Röntgenuntersuchung nach Kontrastmahlzeit zeigt einen kleinen, hochgelegenen Magen von unregelmäßiger Dicke, besonders an der kleinen Kurvatur, deren Begrenzung verkürzt und unregelmäßig erscheint. Pylorus und Bulbus duodeni normal. Darmaufnahme nach Wismutheinlauf negativ.

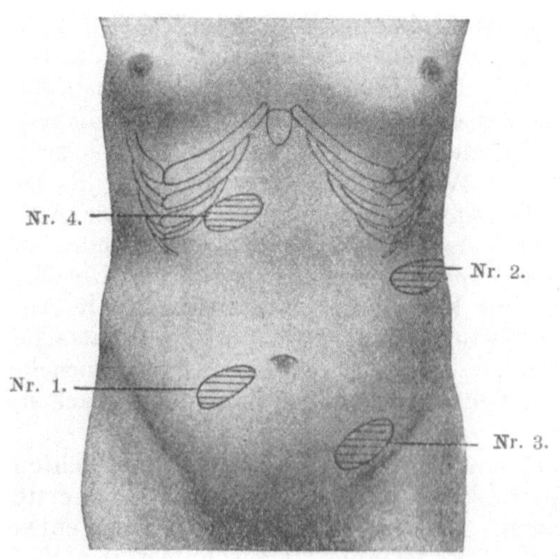

Abb. 55. Knoten, fühlbar am 24. Nov. 1913 (1 und 2) und am 1. Dez. 1913 (3 und 4).

Blut und Urin o. B. Wassermann negativ. Röntgendurchleuchtung der Brustorgane negativ. Blutdruck systolisch 100, diastolisch 80 mm Hg. Während dreiwöchentlicher Beobachtung sind Puls, Temperatur und Atmung normal. Stuhlgang regelmäßig.

Diagnose einiger Ärzte: Magengeschwür an der kleinen Kurvatur. Ein anderer: Chronische Intussusception.

Am 24. 11. zeigt die Untersuchung die alten Tumoren (Abb. 55, 1 und 2). Ein Öleinlauf entleerte Stuhlgang in unerhörten Massen. Am 25. 11. den ganzen Tag über heftige Koliken im harten, aufgeblähten Leibe. Besserung durch Morphium mit Atropin. Tumor noch deutlich zu fühlen. 27. 11. Nach Probemahlzeit freie HCl 0,04 %₀ G. A. 0,027 %₀. Okkultes Blut positiv. Am 28. fühlt man zwei neue Knoten (Nr. 3 und 4). In erster Linie stellte man die Diagnose auf tuberkulöse Lymphknoten, dachte aber auch an die Möglichkeit einer bösartigen Erkrankung.

Besprechung: Eine ganze Anzahl von Diagnosen wurden von den Ärzten gestellt, die den Kranken sahen. Zu Beginn der Krankheitsbeobachtung, ehe der Tumor zu fühlen war, waren das Wichtigste für die Diagnose der Röntgenbefund und das Blut im Mageninhalt. Daraus schloß man auf ein Magengeschwür. Später, als der Tumor zutage trat, aber äußerst flüchtig von Tag zu Tag seinen Ort wechselte, dachte man an eine chronische Intussusception. Noch früher hätten uns die kolikartigen Schmerzen im Epigastrium, die Morphium notwendig machten, an Gallensteine denken lassen sollen.

Nachdem das Ölklistier sehr viel Stuhl zutage gebracht hatte, dachte man, wie ich glaube mit Unrecht, an eine Stuhlstauung. Ich habe mich bisher noch nicht davon überzeugen können, daß Stauung des Stuhles, ohne eine organische Krankheit, die vorher zu einer Darmstenose geführt hätte, jemals wichtige Krankheitserscheinungen oder Tumoren hervorruft. Stuhlstauung scheint mir eine diagnostische Mythe, besonders wenn man sie als mögliche Ursache eines Darmverschlusses ins Auge faßt. In der überwiegenden Mehrzahl der Fälle, in denen die Differentialdiagnose ins Auge gefaßt wurde, stellte es sich, wie auch hier heraus, daß tatsächlich eine ganz andere Diagnose die richtige war.

Multiple tuberkulöse Tumoren, beruhend auf Drüsenschwellung mit Verklebung von Darmschlingen (Tabes mesenterica), war die von der Mehrzahl der Ärzte gestellte Diagnose. Dies war fast die einzige Krankheit, die eine ganze Reihe von Knoten hervorrufen konnte, wie sie schließlich gefühlt wurden. Die andere Anschauung einer malignen Erkrankung wurde von einigen festgehalten, aber der Patient schien kaum alt genug dazu und nur wenige von uns haben bei irgendwelcher Art von Neubildung so viele Darmtumoren gesehen.

Verlauf: Am 1. 12. 1913 wurde der Kranke auf die chirurgische Abteilung verlegt. In der Narkose war der untere Knoten (Nr. 1) leicht zu fühlen, und zwar erwies er sich so hart, daß sofort die Diagnose auf maligne Neubildung des Darmes geändert wurde. Diese Incision zeigte, daß der Knoten den Darm und das anliegende Mesenterium einnahm. Er war $7^1/_2$ cm lang und 4 cm breit, von der Gestalt einer Spindel. Der Darm oberhalb war verdickt und ausgedehnt, darunter normal.

In der Milzgegend wurde ein ganz ähnlicher Tumor, gleichfalls dem Darm angehörend, gefunden. Er war faustgroß, hart und knotig. Bei der Untersuchung riß er ein und mußte excidiert werden. Es wurde eine Enteroanastomose angelegt. Nr. 1 wurde durch eine vertikale Enteroanastomosis ausgeschaltet. Nr. 2 in der linken Leistengegend fand sich nicht mit dem Darm in Verbindung. Die Untersuchung ergab ein Rundzellensarkom (d. h. Lymphoblastom). Am 27. 12. verließ der Kranke nach ungestörter Genesung das Krankenhaus.

Fall 41.

Ein 22jähriger Mann ließ sich am 21. 2. 1914 in das Krankenhaus aufnehmen. Familienanamnese negativ, Geschlechtskrankheit wird negiert. Vor sieben Jahren fühlte er Schmerzen und einen auf Druck nicht schmerzhaften Knoten, auf der rechten Seite des Leibes, unterhalb des Gürtels. Etwa in einer Woche verschwand er. Vor zwei Jahren hatte er einen ähnlichen Anfall, wobei auch der Knoten wieder erschien. Vor $4^1/_2$ Monaten klagte er über Kopfschmerzen, „gelbliche Haut", Fieber und Übelkeit. Das Fieber ließ in wenigen Tagen nach. Damals fühlte er im rechten oberen Teile des Leibes einen auf Druck nicht schmerzhaften und nicht immer wahrnehmbaren Knoten; die „Gelbsucht" ließ innerhalb eines Monats nach. Bald darauf fühlte er Schmerzen im linken oberen Quadranten, die bei Bewegung schlimmer wurden, aber nie heftig waren. Er kam etwas ab, arbeitete aber bis vor einer Woche. Dann mußte er wegen Schmerzen in der linken Seite und Auftreibung des Leibes die Arbeit aufgeben. Er war verstopft, hatte aber weder Blut in dem Stuhle noch Teerstühle. Appetit und Schlaf gut. Keine Gewichtsabnahme.

Die **Untersuchung** ergab weder Gelbsucht noch Abmagerung. Im Nacken fand sich eine 5 cm lange, 1 cm breite Narbe; es war dort in der Kindheit eine Geschwulst entfernt worden. Die untere Achselgegend rechts war etwas stärker als links. Über der ganzen Herzgegend

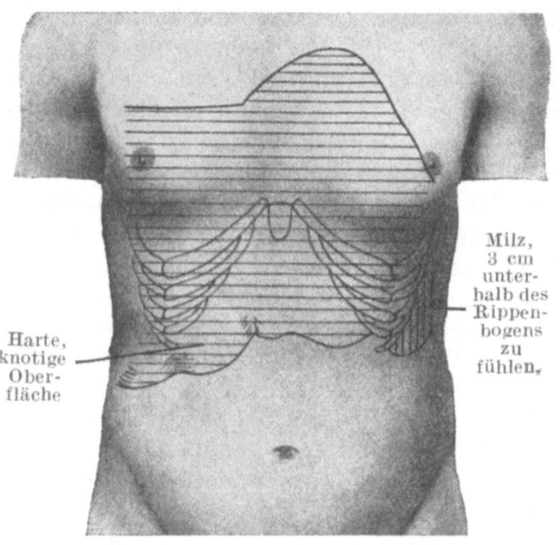

Abb. 56. Untersuchungsergebnis in Fall 41.

fand sich ein musikalisches, systolisches Geräusch, das nach der Achselhöhle zu fortgeleitet wurde. Der erste Ton wurde dadurch undeutlich. Der zweite Pulmonalton lauter als der zweite Aortenton und verdoppelt. Die Herzspitze verschiebt sich bei Lagewechsel um 3 cm. Am Leberrande fanden sich drei Knoten, die nach der Leberoberfläche zugingen, auf Druck nicht schmerzhaft und mit der Atmung frei beweglich (Abb. 56). An der Außenseite des rechten Unterschenkels, dicht unterhalb des Knies fand sich eine ausgedehnte Narbe. Die rectale Untersuchung zeigte oberhalb der Prostata einen unregelmäßigen knotigen Tumor von 2—3 cm Durchmesser, der sich nach dem Rectum zu vorwölbte, unbeweglich und mit der vorderen Wand verwachsen. Der „Lebertumor" reichte bis zum Rücken, er machte nicht den Eindruck einer Cyste. Der aufnehmende Arzt stellte die Diagnose auf Hypernephrom oder Lebergeschwulst. Aber der Stationsarzt verzeichnete: sieht für eine maligne Erkrankung zu gut genährt aus. Magenuntersuchung negativ, ebenso Röntgenuntersuchung, Blut, Urin, Wassermann negativ.

Folgende Diagnosen wurden noch in Betracht gezogen: erstens Erweiterung der Gallenblase, zweitens Cyste oder Geschwulst der Niere, drittens Cyste oder

Geschwulst im unteren Teile des rechten Leberlappens. Die Röntgenuntersuchung des Magens nach Kontrastmahlzeit zeigte „Druck auf die kleine Kurvatur von irgendeinem Tumor außerhalb des Verdauungstraktes". Am 27. 2. zeigte die Aufnahme nach Collargol-Injektion deutliche Veränderungen in der rechten Niere.

Am 6. März findet sich in der Krankengeschichte die Bemerkung: „Seitdem er im Krankenhaus ist, hat er keine Schmerzen, es spricht alles für eine Veränderung der Niere."

Besprechung: Die wichtigsten Punkte in unserem Falle sind folgende: Tumor im rechten Hypochondrium, der seit langer Zeit besteht bei guter Ernährung. Wäre der Patient älter und weiblichen Geschlechtes, so hätte uns die Anamnese der Gelbsucht und der Schmerz in der Gallenblase notwendigerweise zuerst an eine Gallenblasenerkrankung denken lassen müssen. Jetzt spricht dagegen der augenblickliche Befund in der Lebergegend. Es war nämlich damals, um nicht mißverstanden zu werden, ein scharfer Rand und nicht ein runder Sack, der im rechten Hypochondrium gefühlt werden konnte.

Wenn unsere Annahme richtig ist, daß es sich um eine knotige Vergrößerung der Leber handelt, so bestehen tatsächlich nur drei vernünftige Möglichkeiten: maligne Neubildung, Syphilis und Echinokokkus.

Der Patient ist jung, hat keine Magenbeschwerden, wie sie gewöhnlich einen Magentumor begleiten und womit Krebse mit Lebermetastasen ihren Ausgang nehmen. Außerdem ist der Patient außergewöhnlich gut genährt für diese bösartige Krankheit.

Syphilis kann nicht ausgeschlossen werden, auch nicht durch den negativen Wassermann. Wir können aber nicht sagen, daß irgendein positiver Beweis dafür vorhanden ist, wenn wir nicht die Milzvergrößerung als solchen auffassen wollen.

Echinokokkus[1]) wird wahrscheinlich durch den guten Ernährungszustand des Kranken bei der Größe des Tumors. Dagegen spricht das Fehlen jeglicher Eosinophilie und die allgemeine Seltenheit der Erkrankung. Wir haben beinahe aufgehört, nach dem heftigen Schwirren zu suchen, von dem die älteren Lehrbücher so viel zu berichten wissen.

Verlauf: Die Operation zeigte eine mit Cysten ausgefüllte Leber. Scolices wurden nachgewiesen.

Bei Betrachtung aller dieser Tatsachen und bei der guten Erholung des Patienten nach der Operation blieb uns kein Grund, noch irgendeine Krankheit der Niere oder in der Gegend der Prostata anzunehmen. Die in diesen Organen bemerkten Befunde müssen als Irrtümer betrachtet werden.

---

[1]) Vgl. Fall 2, S. 8.

Ursachen des Schwindels.

2. Kapitel

Schwindel.

Schwindel, die Störung des Gleichgewichtes, kann nicht in rein objektiven Ausdrücken dargestellt werden. Wir können es nicht in Abrede stellen, daß jemand schwindlig ist, selbst wenn wir ihn nicht schwanken sehen und Nystagmus nicht feststellen können; trotzdem soll man immer nach solchen objektiven Beweisen suchen, besonders in gerichts-medizinischen Fällen, bei traumatischen Neurosen usw. Als führendes Symptom ist Schwindel durchaus nicht häufig. Joseph Collins[1] teilt mit, daß unter 425 Nervenfällen aller Art, die er im Jahre 1910 gesehen hatte, nur 22 über Schwindel im Sinne einer ausgesprochenen Störung des Gleichgewichtes klagten. Dabei schließt er Empfindungen aus,

---

[1] New York medical Record. Vol. 81, p. 1019. 1919.

die zwar Schwindel genannt werden, aber hauptsächlich in Störung des Sehens und dem Vorkommen kleiner, schwarzer Flecken im Gesichtsfelde bestehen; ebenso ein unangenehmes Gefühl von geistiger Verwirrung.

Physiologischer Schwindel.

1. Die meisten Normalmenschen werden schwindlig, wenn sie von einer großen Höhe herabsehen oder hoch nach oben blicken oder wenn sie sich rasch, ohne umzukehren, wie beim Walzertanzen, herumdrehen. Eine Anzahl von Leuten werden schwindlig, wenn sie rückwärts im Zuge fahren oder wenn sie sich bewegende Gegenstände anblicken, wie einen Wasserfall, einen Schneesturm, das Wasser, das unter der Brücke hindurchfließt oder die Wolken, die über ihrem Kopfe hinwandern.

2. Wahrscheinlich sind in einer anderen Gruppe die gelegentlichen Fälle von Schwindelgefühl unterzubringen, die bei plötzlichem Aufrichten aus gebückter Stellung oder plötzlichem Hinlegen, bei schnellen Wendungen des Kopfes oder raschem Heraufblicken zur Decke eintreten.

3. Die sog. Eisenbahnkrankheit und Seekrankheit sind wahrscheinlich nur Steigerungen dieser physiologischen Art von Schwindel.

4. Bei vielen Personen genügt das Durchtreten eines galvanischen Stromes durch den Kopf oder das Ausspritzen des inneren Ohres mit heißem Wasser, um Schwindel hervorzurufen, ohne daß irgendeine organische Krankheit vorliegt oder eine pathologische Überempfindlichkeit für gewöhnliche Reize.

Pathologischer Schwindel.

Schwindelgefühl als Krankheitsfolge kann in vier Hauptgruppen eingeteilt werden.

Schwindel bei organischer Gehirnerkrankung	
Labyrinthschwindel (Ohr-Schwindel)	chronisch, oft paroxysmal.
Schwindel bei nervösen Patienten	

Schwindel bei Gehirnanämie oder vorübergehender, cerebraler Intoxikation.

Diese Art des Schwindels ist fast nie das führende Symptom, das einen Kranken zu dem Arzte bringt, kommt aber als vorübergehendes kleineres Symptom in Verbindung mit verschiedenen Krankheiten vor.

Ganz im allgemeinen kann man sagen, daß Schwindel bei jungen Leuten gewöhnlich vorübergehend und ohne Bedeutung ist; Schwindel bei älteren Personen neigt dazu, wiederzukehren und ist ernst zu nehmen, da er gewöhnlich auf cerebraler Arteriosklerose oder Erkrankungen des inneren Ohres beruht. Diese vier Hauptgruppen sollen jetzt näher besprochen werden.

Schwindel bei organischen Gehirnerkrankungen. Bei organischen Gehirnerkrankungen können wir als die allerhäufigste Ursache Arteriosklerose betrachten. Wenn ein älterer Mensch anfängt, Schwindelanfälle zu bekommen, so werden wir gewöhnlich richtig gehen, wenn wir sie auf Arteriosklerose zurückführen. Diese Anfälle können leicht, ab und zu auftreten, ohne sich irgendwie als ernster zu erweisen. In vielen Fällen sind sie aber auch der Beginn oder der Vorläufer apoplektischer Insulte. Ich bin nicht in der Lage, den Schwindel bei der sog. cerebralen Syphilis und bei Arteriosklerose zu unterscheiden.

Die wichtigste Tatsache bei dem arteriosklerotischen Schwindel ist die, daß beim Älterwerden des Kranken und wahrscheinlich beim Fortschreiten der Sklerose der Schwindel nachzulassen pflegt. Manchmal sehen wir eine vollkommene Genesung. Manchmal wird der Schwindel von Schlaganfällen abgelöst. Gewöhnlich ist in keinem Falle der Schwindel für sich ein Symptom, das länger als einige Monate oder höchstens Jahre anhält. Daher kann man insofern eine gute Prognose stellen, als er endlich einmal aufhören wird.

Bei Gehirntumor ist der Schwindel ein häufiges Symptom, besonders wenn die Geschwulst in den Stirnlappen oder im Kleinhirn sitzt. Die besten Autoritäten finden den Schwindel in fast jedem Falle von Kleinhirnerkrankungen, in der Mehrzahl der Fälle von Tumoren des Stirnhirns, aber nur bei einem Drittel der Geschwülste, die in anderen Teilen des Gehirnes sitzen.

Der cerebellare Schwindel ist gewöhnlich mit Taumeln und Schwanken nach einer bestimmten Richtung hin verbunden. Nach Hitzig weisen paroxysmale Schwindelanfälle bei Gehirntumor darauf hin, daß die Neubildung in der motorischen Region sitzt.

Bei multipler Sklerose gibt es kein konstanteres Symptom als den Schwindel. Drei Viertel der best beobachteten Fälle zeigen ihn.

Bei progressiver Paralyse ist der Schwindel oft ein Frühsymptom, bevor noch die Krankheit voll entwickelt ausbricht. In dem späteren Verlauf der Krankheit tritt er immer einige Minuten oder Stunden vor einem akuten Anfall auf (Koma, Konvulsion, Hemiplegie). Schwindel ist einer der häufigsten Vorläufer von Gehirnblutung oder akuter Erweichung. Er ist ausgesprochen häufiger als Kopfschmerzen.

Ohrschwindel.

Ein Kranker kann eine fortgeschrittene Ohrerkrankung haben und Taubheit ohne Schwindel, nämlich dann, wenn das Labyrinth nicht in Mitleidenschaft gezogen ist. Trotzdem bleibt in der übergroßen Mehrzahl der Ohrerkrankungen mit oder ohne Taubheit Schwindel ein mehr oder weniger häufiger Teil des Symptomenkomplexes, der als Ménièresche Krankheit bekannt ist. Er kann ohne irgendwelche organische Veränderungen des Labyrinthes oder irgend anderer Teile des Körpers auftreten. In diesem letzten Falle, z. B. bei traumatischer Neurose könnte man den Ausdruck Pseudoménièresche Krankheit gebrauchen, aber das ist mir zu kindisch. Die Gruppen von Krankheitserscheinungen, die gewöhnlich mit Ménières Namen verbunden werden, sind: Taubheit, Ohrklingen, Schwindel und Übelkeit oder Erbrechen, wobei alle Erscheinungen mit erschreckender Plötzlichkeit auftreten und oft den Kranken außerordentlich mitnehmen. Weniger konstant sind Druckgefühl im Kopfe, Nystagmus, cerebellare Ataxie und selten Durchfall. In allen Fällen dieser Art soll ein Ohrenarzt herangezogen werden, da die Behandlung des Ohres oft unabweisbar ist.

Um festzustellen, ob das Labyrinth wirklich erkrankt und die Ursache des Schwindels ist, ist der allgemeine Praktiker selten hinreichend erfahren, und deshalb sollte ein Spezialist zu Rate gezogen werden. Labyrinthschwindel kann selten diagnostiziert werden, wenn nicht Nystagmus beobachtet wird. Andererseits darf man nicht vergessen, daß Nystagmus auch spontan und dauernd bei sonst gesunden Leuten auftritt.

Neurotischer Schwindel.

Welcher Meinung wir auch über den neurotischen Gesamtstatus (Neurasthenie, Psychoneurose, congenitale Nervosität) sein mögen, sicher ist, daß er zu einer ganz ungewöhnlichen Empfänglichkeit gegen Reize und Eindrücke aller Art führt. Die meisten Fälle nervösen Schwindels treten auf, wenn jemand einer plötzlichen Lageveränderung oder einer Veränderung in seiner Umgebung ausgesetzt wird, die bei gewöhnlichen Menschen nicht ausreichen würde, ihr Gleichgewicht zu stören. So genügen bei vielen Neurotikern, besonders bei traumatischen Neurosen, plötzliches Sichumwenden, Sichherabbeugen oder selbst Erinnerungen an Umstände, die ursprüngliche Schädigungen hervorgerufen haben, Gehen, Fahren und andere, ganz gewöhnliche Dinge, um Schwindelgefühl hervorzurufen. Besonders häufig ist bei nervösen Menschen Schwindelgefühl oder Kopfschmerz unter dem Einfluß der Sonne. Viele Fälle von Gleichgewichtsstörungen, die auf Alkohol, Tabakgenuß oder auch auf Verdauungsstörungen zurückgeführt werden, gehören wahrscheinlich der neurotischen Gruppe an. Bei dieser Art des Schwindels sind häufig objektive Zeichen, wie Schwanken oder Nystagmus nicht vorhanden. Taumelt der Patient, so ist es gewöhnlich ein unbestimmtes Hin- und Herschwanken ohne die dauernde Neigung nach einer Seite zu fallen. Patienten mit neurotischem Schwindel fallen nie, und in dieser Beziehung unterscheiden sich ihre Störungen deutlich von denen, die man bei Arteriosklerose und anderen Formen von Gehirnerkrankung findet. Bei diesen kommen nicht selten dadurch ernstliche Verletzungen zustande, daß der Patient in einem Schwindelanfalle zu Boden fällt.

Bei neurotischem Schwindel tritt diese Erscheinung oft in Verbindung von Furcht und Selbstsuggestion auf, oder wird dadurch eingeleitet. So kommt es oft zum Schwindelgefühl, wenn der Kranke auf einen weiten, offenen Platz kommt; in diesem Falle kann das Schwindelgefühl durch Agoraphobie ersetzt werden oder in Verbindung damit auftreten. Umgekehrt werden nervöse Menschen oft in geschlossenen Räumen schwindlig, in der Kirche, im Theater und auch hier tritt das Schwindelgefühl in Verbindung mit Angstgefühl und dem sinnlosen Schrecken auf, er könne nicht hinaus gehen. Autosuggestion spielt in den beiden letzt erwähnten Arten des Schwindels eine große Rolle, aber in vielen Fällen findet sich noch ein anderes Element, das von den Augen ausgeht. Bei diesem erscheint ein Schwindelgefühl in Verbindung mit der Unfähigkeit, irgendeinen Punkt in der Nähe fest zu fixieren. Manchmal wird diese Schwäche völlig in das Psychische übertragen und der Kranke ist deshalb schwindlig, weil er seinen Geist nicht auf irgendeinen bestimmten Punkt zu konzentrieren imstande ist.

Schwindel bei Epilepsie.

Bei Epilepsie, bei einem akuten, cerebralen Anfalle, kommt gelegentlich eine Art von Schwindel vor, der entweder als Prodromalsymptom auftritt, das den Anfall einleitet, oder wie man sagt, als Äquivalent für den Krampfanfall. Sehr viele Epileptiker können von solchen Störungen mehr oder minder oft erzählen.

Schwindel als Folge gestörter Gehirnzirkulation.

Bei vasomotorischen Störungen zur Zeit der Menopause tritt Schwindel oft zusammen mit fliegender Hitze und Schwitzen am Kopfe auf. Hier kann man annehmen, daß der Schwindel wohl eine Folge von cerebraler Hyperämie ist. Sehr wahrscheinlich ist auch ein nicht geringer Teil von Schwindelgefühl bei Herzkrankheiten dieser Art. Er kann aber auch zu der Gruppe von Fällen gehören, die wir gleich erwähnen.

Die Gehirnanämie, entweder in der Form mit Ohnmachtsanfällen, oder in jener bei tiefer, allgemeiner Blutleere, wie bei Bleichsucht, oder nach Blutungen, ist eine häufige und gewöhnliche Ursache von Schwindel. Dabei kann, wie bei allen anderen Formen von Schwindelgefühl, der Zustand in Verbindung mit Übelkeit, Blässe und Verlust des Bewußtseins auftreten.

Gibt es einen gastrischen Schwindel?

Vor 30 Jahren würde man, wie ich glaube, die meisten Fälle von Schwindel als Folge von Magenstörungen erklärt haben (Vertigo a stomacho laeso). Heutigen Tages betrachten wir diese Fälle sehr skeptisch. Je genauer man sie beobachtete, um so weniger schienen sie wirklich vom Magen auszugehen. Charles Stokton [1]) berichtet, daß von 828 Kranken, die er wegen Magenstörungen behandelte, 55 über Schwindel klagten; „aber bei 30 davon beruhte das Symptom auf Ohrenstörungen, Nierenerkrankung oder Arteriosklerose; bei 15 war es eine Folge von Neurasthenie, Intoxikation, Zirkulationsstörung oder Gicht, nur in 10 Fällen schien das Schwindelgefühl mit einer Dyspepsie zusammenzuhängen, und auch diese waren noch mehr oder weniger zweifelhaft. Gower schätzt in seinem Lehrbuche, daß bei nicht mehr als 5 % aller Fälle der Schwindel gastrischen Ursprungs ist.

Es ist natürlich ganz bekannt, daß Schwindel sehr oft mit Übelkeit, Erbrechen und anderen Magenerscheinungen einhergeht. Aber in der großen Mehrzahl der Fälle, bei denen man diese Verbindung findet, entspringt das Schwindelgefühl derselben Ursache, die auch die Übelkeit verursacht, wie z. B. bei der Seekrankheit, Gehirntumor, Ohnmacht usw.

Schwindel reflektorischen Ursprunges, wie z. B. der sog. Kehlkopfschwindel, begegnet bei den urteilsfähigen Autoren großer Ungläubigkeit. Viele Fälle von Kehlkopfschwindel treten bei heftigem Husten auf, und das bringt sie infolge cerebraler Hyperämie in die gleiche Gruppe mit den Schwindelanfällen in der Menopause.

Der gleiche Skeptizismus ist berechtigt gegenüber der Mehrzahl der Fälle von dem sog. toxischen Schwindel, wie beim Genuß von Tabak und Alkohol. Zirkulatorischen Einfluß kann man selten ausschließen, aber wenn das Schwindelgefühl nicht nur ganz vorübergehend ist, wird man gewöhnlich eine organische Ursache dafür finden.

Zusammenfassend kann man sagen, daß die große Mehrzahl aller Fälle von heftigem chronischen oder paroxysmalen Schwindel, wenn man sie genau studiert, auf irgendeiner Erkrankung des Labyrinths beruhen.

Fall 42.

Ein 31jähriger Hausknecht kam am 26. 10. 1900 in das Krankenhaus. Der Patient war stets ein übermäßig starker Raucher, fühlte sich aber vollkommen wohl, bis er gestern, als er des Morgens aufstehen wollte, so schwindlig wurde, daß er nicht gerade gehen konnte. Bald darauf folgte Erbrechen von bitterer, grüner Flüssigkeit. Darauf konnte er seine Tätigkeit wieder beginnen, aber heute morgen kehrte die gleiche Erscheinung wieder und zwar so heftig, daß er am Nachmittage in das Hospital kam. Seit zwei Tagen fühlt er sich vor den Augen wie geblendet, klagt aber wenig über Kopfschmerzen und andere Beschwerden.

Bei der Aufnahme waren Temperatur und Atmung normal. Der Puls betrug 50 und hielt sich während des zehntägigen Aufenthaltes zwischen 50—60. Während der ganzen Zeit bestand eine ausgesprochene Polyurie. Am 28. 10. 4530 ccm, am 29. 4670, darauf täglich um 3000. Das sp. G. schwankte zwischen 1008—1017. Eiweiß war in Spuren vorhanden; im Sediment fanden sich spärliche hyaline und granulierte Zylinder mit kleinen runden und verfetteten Zellen. Gelegentlich fand man auch einen echten Fettzylinder. Augengrund normal. Ausgesprochener Nystagmus. Unter der rechten Scapula waren

---

[1]) New York Journal of Medicine, p. 416, 1912.

Atmung, Pektoralfremitus und Klopfschall abgeschwächt. Herz nicht vergrößert. Stark erhöhte Spannung des Pulses, zweiter Aortenton sehr laut, keine Ödeme. Der Blutdruck wurde nicht gemessen.

Vom 1. 11. an ging es ihm besser. Er hatte weder Schwindel, noch Magenstörungen und fühlte sich so wohl wie früher. Die Pulsspannung war weniger ausgesprochen. Die Menge des Nachturins war nicht größer als die am Tage, bis auf die letzten zwei Tage seines Aufenthaltes, wo wir folgendes Verhalten feststellten:

1. 11. Tagurin 1020.   Nachturin 2340.
2. 11. Tagurin 1140.   Nachturin 1800.
Am 4. 11. verließ er das Krankenhaus.

Besprechung: In der Krankengeschichte des Falles wird der Schwindel auf den Tabakmißbrauch zurückgeführt. Aber nach meiner Meinung hat der Tabak wenig, wenn überhaupt etwas mit der Krankheit zu tun. Ich zweifle sogar, ob Rauchen jemals Schwindel erzeugt, es sei denn bei den ersten Versuchen. Wenn wir auch mehrere Untersuchungsmethoden vermissen, wie Messung des Blutdrucks, genauere funktionelle Nierenproben, so glaube ich mich in der Annahme nicht zu täuschen, daß der Schwindel in unserem Falle auf einer chronischen Nephritis mit einem erweiterten Herzen beruht. Dabei kommen, wie wir gut wissen, cerebrale Erscheinungen aller Art und aller Grade vor; ob nun Pals Idee eines Gefäßspasmus dafür die richtige Erklärung gibt, wichtig bleibt die sichere Tatsache ihres beständigen Vorkommens bei chronischer Nephritis und bei Blutdruckerhöhung mit oder ohne Arteriosklerose der Gehirngefäße.

Ich habe die Krankengeschichten des Hospitales sorgfältig nach einem besseren Falle von Schwindel, auf Grund von Tabakmißbrauch, durchsucht, aber ich habe eine bessere nicht finden können, und auch hier beruht nach meiner sicheren Überzeugung der Schwindel auf Veränderungen der Nieren und der Gefäße.

Fall 43.

Eine 52jährige Frau suchte am 27. 3. 1902 das Krankenhaus auf. Vor drei Jahren erlebte sie einen heftigen Schreck und wurde sehr schwindlig, so daß sie sich hinlegen mußte, um nicht ohnmächtig zu werden. Seither hatte sie ähnliche Anfälle von Schwindel, etwa einmal im Monat, die durch Hinlegen besser wurden. Seit dem November des letzten Jahres kamen die Anfälle häufiger und ereignen sich vier bis fünfmal am Tage. In letzter Zeit tritt auch Atemnot und Herzklopfen auf, wird aber immer wieder besser, wenn sich die Kranke fünf bis zehn Minuten hinlegt.

Seit einigen Monaten bemerkte sie Schmerzen im Unterleibe und im Kreuz, besonders nach Anstrengungen, verbunden mit häufigem Wasserlassen. Des Nachts mußte sie zweimal aufstehen. Seit November ist sie mehr oder minder heiser, was durch Erregung schlimmer wird, und in der letzten Zeit stetig zunimmt.

Beim weiteren Fragen erinnert sie sich daran, daß sie vor drei Jahren im Winter häufig Neuralgien im Rücken, in den Schulterblättern, im Nacken und in der rechten Hand hatte. Diese Anfälle sind jeden Winter wiedergekehrt und waren mit Druckschmerzhaftigkeit der Schmerzzone verbunden, wobei aber weder Rötung noch Schwellung auftrat. Die Anfälle dauern gewöhnlich zwei Monate. Vor 33 Jahren hatte sie ein Kind, keine Fehlgeburt. Ihr ganzes Leben lang hatte sie mehr oder minder über Atemnot und Herzklopfen bei Anstrengung zu klagen.

Ihre Mutter starb mit 55 Jahren an Schwindsucht und auch drei Brüder
und eine Schwester sind an der gleichen Krankheit gestorben. Fünf andere
Geschwister sind gesund.

Die **Untersuchung** ergibt guten Ernährungszustand, mäßige Cyanose,
Pupillen, Lymphknoten und Reflexe normal. Links hinten oben über der
Lungenspitze findet sich leichte Dämpfung, verschärfte Ausatmung mit ver-
mehrtem Stimm- und abgeschwächtem Pektoralfremitus. Im übrigen sind
die Lungen gesund. Herzspitzenstoß im 5. Intercostalraum 13,1 cm von der
Mittellinie, der rechte Herzrand 6,3 cm von der Medianlinie. Ausgesprochene
Pulsation am rechten Sternoclaviculargelenk mit deutlicher Vortreibung des
Schlüsselbeines und der oberen Schlüsselbeingrube. Venektasien am oberen Teile
des Brustbeines. An der Herzspitze hört man ein leichtes systolisches und ein
lautes diastolisches Geräusch mit Fehlen des zweiten Tones. An der Herzbasis
war der erste Ton durch ein blasendes, systolisches Geräusch ersetzt; daneben
besteht ein schwaches diastolisches, an der Stelle der Pulsation unterhalb des
rechten Schlüsselbeins ein lautes blasendes, systolisches Geräusch. Abdomen
negativ. Beide Schienbeine knotig mit leichtem Ödem. Am linken Handgelenk ist der Puls nicht zu fühlen. Blut und Urin normal. Oliver - Carda-
relli positiv. Kein Fieber.

Besprechung: Wenn die Patientin auch eine ausgesprochen tuberkulöse
Anamnese hat, so finden wir doch jetzt keine Zeichen, die wir auf eine tuberkulöse Erkrankung zurückführen könnten. Wahrscheinlich hat die Kranke
keine erhebliche Infektion davongetragen.

Wenn wir den Fall überlegen, so ist die Bemerkung wichtig, daß die Schwindelanfälle mit Dyspnoe und mit einem Zustande zusammen auftreten, in dem
die Patientin wahrscheinlich ohnmächtig wird. Schwindel, vom Herzen
ausgehend, ist durchaus nicht selten, und ein solcher Ursprung wird hier
durch die Atemnot nahegelegt. Aber diese Vermutung wird wieder geringer,
wenn wir hören, daß die Kranke ihr ganzes Leben lang mehr oder minder unter
Atemnot gelitten hat.

Wenn wir das Ergebnis der Untersuchungen in unserem Falle noch einmal
durchgehen, die Vorwölbung und Pulsation am rechten Sternoclaviculargelenk,
das diastolische Geräusch mit Fehlen des zweiten Aortentons, die Rauhig-
keiten des Schienbeines, das Fehlen des linken Radialpulses und das Vorhandensein von Pulsation des Kehlkopfes, die Heiserkeit, die Neuralgie an Schulter,
Nacken und Hand, ist es wahrscheinlich, auch die Dyspnoe dürfte auf der
gleichen Ursache beruhen. Die ursprüngliche Syphilis hat wahrscheinlich
auch die Veränderungen in den Gehirngefäßen hervorgerufen, so daß sich die
Blutmenge, die passieren kann, nicht den Anforderungen des Augenblickes
genügend anpaßt. Man darf wohl annehmen, daß solche Gefäßveränderungen
auch Schwindel hervorrufen.

Verlauf: Die Bettruhe schien der Patientin sehr gut zu bekommen. Vom
30. an hatte sie es sehr eilig, nach Hause zu gehen. Medikamente bekam sie
nicht, bis auf gelegentliche Schlafmittel und verließ am 3. 4. das Krankenhaus.

Fall 44.

Ein 58jähriger Drogist wurde am 8. 12. 1902 in das Krankenhaus aufgenommen. Der Patient war stets völlig gesund, bis er im letzten Juli nach einem
kräftigen Mittagsmahl schwindlig wurde und nicht sprechen konnte. Dieser
Zustand ging in wenigen Minuten vorüber und bis gestern war er wieder ganz
munter, dann kam die gleiche Erscheinung wieder, worauf sich noch Er-
stickungsgefühl und bald darauf Bewußtlosigkeit einstellten.

Seit zwei Jahren bemerkte er, daß er in der Nacht zweimal aufstehen mußte, Wasser zu lassen. Im letzten Sommer hatte er einen kurzen Anfall von Erbrechen und Durchfall. Das Aussehen war stets ausgezeichnet.

Die **Untersuchung** ergab guten Ernährungszustand, leichtes Koma, Blässe und eigentümlichen Geruch des Atems, nicht urinös, einen hoch gespannten Puls, einen scharfen zweiten Aortenton, sowie ausgesprochene Pulsation der Brachialarterien den ganzen Arm entlang. Keine Lähmungen. An der Herzspitze ein weiches, systolisches Geräusch und ein blasendes diastolisches. Herzvergrößerung wurde aber nicht festgestellt. Der Puls war sehr hart. Die Blase reichte herauf bis zum Nabel, durch einen Katheter wurden 1195 ccm entleert. Rektaltemperatur 38,3° (Abb. 57). L. 14 500, Hb. 75%, Urinmenge 1130 ccm in 24 Stunden. Sp. G. 1009—1012. Eiweiß 0,5—1%. Im Sediment wenige hyaline und stark lichtbrechende Zylinder.

Besprechung: Wenn bei einem Mann von 58 Jahren Schwindel, zusammen mit Aphasie auftritt, und wenn gar ein halbes Jahr darauf Koma eintritt, so kann man nicht mehr daran zweifeln, daß es sich um eine cerebrale Arteriosklerose handelt. Das Vorhandensein der Nykturie läßt vermuten, daß die weitere Untersuchung des Herzens und der Nieren ähnliche arteriosklerotische Veränderungen in diesen Organen enthüllen wird. Leider wurde der Blutdruck nicht gemessen. Das Koma, das den Kranken ins Hospital brachte, war wohl von der Art, wie es bei chronischer Nephritis und Gehirnarteriosklerose vorkommt.

Da bei dem Falle weder die Wassermannsche Probe, noch eine Röntgenuntersuchung des Aortenbogens angestellt wurde, können wir nicht unterscheiden, ob das diastolische Geräusch auf einer syphilitischen Aortenentzündung beruhte oder nicht.

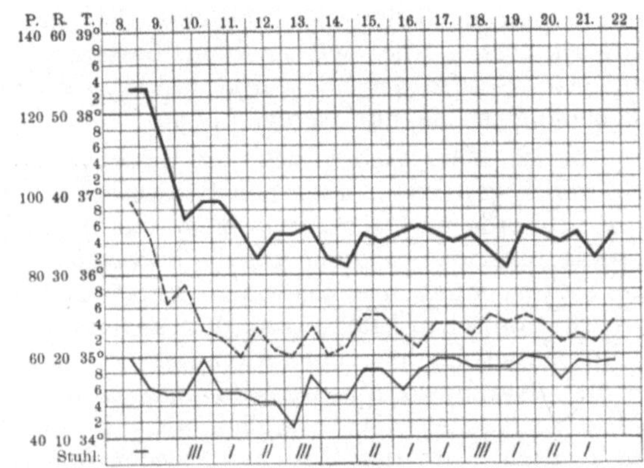

Abb. 57. Temperaturkurve zu Fall 44.

Das Fieber war in den ersten 48 Stunden der Krankheit wahrscheinlich von dem cerebralen Typ, wie wir ihn nicht selten bei Gehirnblutungen, Gehirntumor, Gehirnerschütterungen und Schädelbruch, auch bei dem Fehlen jeglicher Infektion sehen. Dieser Punkt ist nicht selten differentialdiagnostisch wichtig, da viele Ärzte anzunehmen geneigt sind, solches Fieber beweise eine Infektion.

Verlauf: Unter heißen Luftbädern und bei der Anwendung von Abführmitteln ging es schnell besser. Am 19. fühlte er sich sehr wohl und konnte nach Hause gehen.

Fall 45.

Ein 62jähriger Holzhacker ließ sich am 3. 2. 1904 in das Krankenhaus aufnehmen. Die Mutter des Kranken und eine Schwester starben an Schwindsucht, der Vater aus unbekannter Ursache, zwei andere Geschwister an Typhus. Der Kranke selbst war bis vor zehn Monaten völlig gesund und hatte gute Lebensgewohnheiten. Damals bemerkte er zuerst Schwindelanfälle, leichte

Kopfschmerzen und schlechtes Sehen. Die Anfälle dauerten zehn bis fünfzehn Minuten, kamen allmählich häufiger, bis die letzten vier Wochen alle drei Symptome dauernd vorhanden sind, so daß er nur sehr schwer gehen kann. Er bemerkte Taubheit im rechten Arm und Bein und ebenso ein sehr leichtes ähnliches Gefühl im linken Arm. Appetit und Verdauung ausgezeichnet, Stuhlgang regelmäßig.

Die **Untersuchung** der inneren Organe verläuft negativ. Gefäße etwas verdickt und geschlängelt. Der rechte Patellarreflex ist deutlicher als der linke. Plantarreflex normal. Sensibilität für Berührung und Temperatur im rechten Unterschenkel aufgehoben. Schmerzempfindung und Muskelsinn sind ungestört. Der Kremasterreflex fehlt rechts. Fibrilläre Zuckungen im Gebiete des rechten Zehenstreckers. Bauchreflexe rechts stark abgeschwächt. Die rechte Hand ist schwächer als die linke. Gefühlsstörungen an den Armen. Blut und Urin normal. Sprache langsam, aber nicht aphasisch. Neuritis optica beiderseits. Ein Nervenarzt stellt die Diagnose auf eine Neubildung an oder in der Nähe der Regio Rolandi links und empfahl eine Operation zur Druckentlastung. Während der sechs Wochen, die sich der Kranke in der medizinischen Abteilung aufhielt, waren Puls und Temperatur normal. Bis zum 12. 2. hatte der Kranke heftige Kopfschmerzen, die sich nachher besserten. Am 17. wurden sie schlimmer und sein Geisteszustand wurde unklar. Er konnte auch schlecht schlucken, doch dauerte das nur wenige Tage.

Am 12. März findet sich die Eintragung: Die Kopfschmerzen sind nicht schlimmer geworden, aber der Schwindel ist jetzt sehr störend. Der Kranke wird stuporös und schnarcht Tag und Nacht. Da die Sehnervenentzündung ständig zunahm, wurde er auf die chirurgische Abteilung gebracht. Dort ergab die Untersuchung unvollständige Fixation beim Sehen nach links, verbunden mit rhythmischen Zuckungen der Augenmuskeln (Nystagmus). Beim Blicken nach rechts geht der rechte Augapfel nicht über die Mittellinie hinaus. Pupillen normal. Kaumuskeln beiderseits angespannt. Die Muskeln der rechten Gesichtshälfte sind schlechter beweglich als der linken. Keine Gefühlsstörungen auf der rechten Seite des Gesichtes, weder für Berührung, noch für Temperatur. Beträchtliche Taubheit rechts. Kein Babinski. Patellarreflexe beiderseits lebhaft. Die Muskeln des rechten Beines sind schwächer als links. Lagegefühl in den Zehen des rechten Fußes herabgesetzt. Eine Münze wurde durch Gefühl in der rechten Hand nicht erkannt und für ein Taschenmesser gehalten; wohl aber links. Leichte Ataxie der Hände, besonders rechts.

Besprechung: Die Anamnese ergibt Schwindel in Verbindung mit Taubheit in der rechten Körperhälfte. Die Untersuchung zeigt Schwäche, außerdem Ataxie der rechten Seite mit Neuritis optica, später auch mit geistigen Störungen und Erschwerung des Schluckens. Alles das weist auf einen Herd im Gehirn hin, wahrscheinlich auf einen Gehirntumor.

Arteriosklerose kann ausgeschlossen werden. Sie führt gewöhnlich nicht, wenn überhaupt je, zu einer Neuritis optica. Auch der allmähliche Beginn der geistigen Verwirrung ist nicht charakteristisch. Die Hemiplegie bei Arteriosklerose tritt plötzlich auf und führt zu starker Beeinträchtigung der Kräfte.

Paralyse kann in der Art beginnen und könnte auch viele Symptome unseres Falles darbieten, ungewöhnlich blieben aber die unbestimmten, geistigen Veränderungen; auch die beiderseitige Neuritis optica ist in solchen Fällen nicht gewöhnlich. Eine Lumbalpunktion mit nachfolgender Untersuchung der Lumbalflüssigkeit zum Nachweisen der Syphilis wäre sehr wichtig, um eine

Paralyse auszuschließen; aber sie ist bei Gehirntumor nicht ohne Gefahr und soll daher, wenn Verdacht darauf besteht, nur mit äußerster Vorsicht und aus den gewissenhaftesten Gründen vorgenommen werden. Das Vorhandensein von Nystagmus und Arteriosklerose spricht für einen cerebralen Prozeß, also für einen Tumor.

Von besonderem Interesse ist die Tatsache, daß Schwindel das erste Symptom war.

Verlauf: Am 26. wurde eine Trepanation über der linken Regio Rolandi vorgenommen, die Dura wurde geöffnet und das Gehirn freigelegt. Es wurden keine Veränderungen gefunden. Auch die Symptome, die der Kranke darbot, schwanden nicht, nur daß er vom 3. 4. an nicht mehr sprechen konnte. Am 16. 4. wurde das Gehirn noch weiter nach einer Geschwulst untersucht, aber ohne Erfolg. Der Zustand des Kranken blieb bis zum 5. 5. unverändert, dann begannen krampfhafte Bewegungen der linken Seite. Es bestand eine ausgesprochene Gehirnhernie; Exitus. Die Autopsie ergibt am 24. 5. ein Endotheliom der Dura mater in der hinteren Schädelgrube; eitrige Meningitis; multiple Gascysten; Bronchopneumonie links; Lymphom der Mediastinalgegend; Nierencysten; alte Tuberkulose im linken Oberlappen der Lungen; leichte Arteriosklerose; Sklerose der Aorta.

Fall 46.

Ein 28jähriger Turnlehrer kam am 21. 9. 1904 in das Krankenhaus. Die letzten 14 Tage fühlte er sich schwach und wurde von Schwindelgefühl und Kopfschmerz gequält. Er konnte nur wenig schlafen und hatte keinen Appetit. Früher war er nie krank. Die Familienanamnese o. B. Lebensgewohnheiten gut.

Die **Untersuchung** verläuft negativ. Es besteht ein kontinuierliches Fieber. Widal positiv. Bei der Aufnahme L. 11 200, Hb. 80%. Urin 850 in 24 Stunden, sp, G. 1020. Ganz geringe Spuren von Eiweiß und wenige hyaline, sowie fein und grob granulierte Zylinder. Der Patient machte den gewöhnlichen Verlauf eines Typhus mit Rückfall durch und verließ am 5. 11. in gutem Zustande das Krankenhaus. Damals bestand noch eine alte Cystitis und der Urin enthielt Typhusbacillen. Die Zahl der weißen Blutkörperchen war in der ganzen Fieberperiode über 9000.

Besprechung: Dieser Fall ist ein typisches Beispiel für das Auftreten von Schwindel bei einer akuten Infektionskrankheit, wahrscheinlich hat das Schwindelgefühl die gleiche Ursache wie die Kopfschmerzen. Wir wissen aber nicht, was beides bedeutet, der Ursprung kann toxischer Natur sein oder auch auf Zirkulationsstörungen beruhen. Das Auftreten von Nasenbluten zu der gleichen Zeit, bei der im Beginn von Infektionskrankheiten über Kopfschmerzen geklagt wird, läßt daran denken, daß vasomotorische Veränderungen eine größere Rolle dabei spielen als rein toxische Einflüsse. Bei Typhus ist das noch um so wahrscheinlicher, da die Kopfschmerzen und das Schwindelgefühl gewöhnlich in der zweiten und dritten Woche der Krankheit nachlassen, wo die allgemeinen Erscheinungen der Toxämie den Höhepunkt erreicht haben.

Daß es sich um einen Typhus handelt, unterliegt keinem Zweifel. Um so mehr verdient als außerordentliches Vorkommnis die Tatsache Bedeutung, daß während der ganzen Fieberperiode die Zahl der Leukocyten erhöht ist. Das kommt höchstens einmal bei 1000 Fällen vor. Hätte man nicht im Urin Typhusbacillen nachgewiesen, so möchte man fast die Diagnose „Typhus" deshalb in Zweifel ziehen.

Fall 47.

Ein 43jähriger Pferdetreiber wurde am 9. 1. 1905 ins Krankenhaus gebracht. Seit acht Monaten hatte der Kranke ein Gefühl von Fülle im Kopf. Wenn er sich bewegen will, wird er schwindlig und fürchtet hinzufallen. Zugleich hatte er Summen und Pfeifen im linken Ohr, manchmal auch ein Klingen wie von einer Glocke. Er konnte schlecht hören. Sonst fühlte er sich völlig wohl, aber er ist in einem halben Jahre seines Schwindels wegen zweimal hingefallen, er fällt immer nach der rechten Seite.

Die Untersuchung verläuft negativ bis auf die Ohren, die eine Krankheit des Labyrinthes zeigen. Romberg negativ.

Besprechung: Dieser Fall ist ein typisches Beispiel für den Ménièreschen Komplex, der hier die Folge einer ausgesprochenen Labyrintherkrankung ist. Die Diagnose beruht auf dem Fehlen jeglichen anderen Grundes für den Schwindel und auf der durch einen Spezialisten festgestellten Labyrintherkrankung.

Verlauf: Der Patient wurde nach der Ohrenabteilung verlegt, wo die Diagnose bestätigt wurde.

Fall 48.

Ein 32jähriger Seemann suchte am 11. 3. 1905 das Krankenhaus auf. Der Patient trinkt gewöhnlich drei Schnäpse am Tage, gelegentlich auch einen vor dem Frühstück. Tripper vor zehn Jahren, weicher Schanker vor acht Jahren. Das letzte halbe Jahr litt er unter Schwindelanfällen, die wenigstens einmal am Tage auftraten und einige Minuten anhielten, besonders wenn er sich plötzlich vom Stuhle erhob oder aus einem heißen Raum ins Freie ging. Wenn die Anfälle kommen, muß er sich hinsetzen, sonst würde er fallen. Er verliert dabei nicht sein Bewußtsein, aber seine Glieder sind, wie er sagt, krampfhaft angespannt. Der Urin geht nicht ab; nach wenigen Minuten ist er völlig wohl und lacht über sich selbst.

Seit einem halben Jahre merkt er nach Anstrengung Atemnot, Herzklopfen und Unterschenkelödeme. Seit drei Monaten besteht eine Verfärbung des unteren Teiles der Beine. Im Winter kann er stets nur sehr schwer warm werden; schwitzen kann er nur im Heißluftbade. Während der letzten sechs Monate hat sich seine Farbe verändert, so daß ihn seine Freunde mit dem Spitznamen „Jap" rufen. Seit 14 Tagen kann er wegen seiner Schwäche nicht arbeiten, und doch glaubt er sich wohler zu fühlen, wenn er sich bewegt. Appetit gut, Stuhlgang regelmäßig, Schlaf unruhig. Des Nachts macht er sich oft naß.

Die Untersuchung zeigt ausgesprochene Blässe der Haut und Schleimhäute. In der ganzen Herzgegend besteht ein systolisches Geräusch, sonst aber keine Veränderung des Herzens. Weiches Ödem der Unterschenkel mit ausgesprochenen Krampfadern beiderseits, sonst verläuft die Untersuchung negativ. Die Blutuntersuchung ergibt L. 3400, E. 2 428 000, Hb. 50 %. Im gefärbten Ausstrich ausgesprochene Achromie, sonst aber keine Veränderungen der Erythrocyten. Die Auszählung der Leukocyten zeigt normale Verhältnisse. Durchschnittsmenge des Urins in 24 Stunden 1800 ccm, sp. G. 1009—1012. Kein Eiweiß; im Sediment sehr spärliche hyaline Zylinder. Am 15. 3. wurde die Milz fühlbar, und es trat heftiges Nasenbluten auf. Die Untersuchung der Ohren gibt keine Erklärung für das Schwindelgefühl. Temperatur Abb. 58.

Stuhlgang während der ersten und letzten Woche des Krankenhausaufenthaltes durchfällig, sonst normal. An der Schleimhaut des Mundes und am Hodensack wurden einige dunklere Flecke gefunden. Am 26. 3. sah er etwas brauner aus, fühlte sich aber besser und kräftiger. Tuberkulinprobe negativ. E. 2 878 000, ausgesprochene Achromie und leichte Poikilocytose, sonst werden neue Veränderungen im Blut nicht nachgewiesen. Stuhlgang negativ. Unfreiwilliger Urinabgang kam nach der Krankenhausaufnahme nicht mehr vor; früher war wohl starkes Trinken die Ursache davon. Am 2. 4. erhielt der Patient noch einmal Tuberkulin, worauf die Temperatur rasch auf 40,1° aufstieg und ebenso schnell wieder abfiel. Am 12. April machte der Patient einen kräftigeren Eindruck. Er hatte 10 Pfund abgenommen, aber am 15. 4. zeigte die Auszählung des Blutes E. 1 675 000, sonst wie früher. Am 22. 4. verließ er das Krankenhaus.

Im folgenden die kurzen Auszüge von der weiteren klinischen Beobachtung. 27. 4. 1905. Es geht dem Patienten gut, bis auf Rückenschmerzen. Heftpflasterverband. 4. 5. Fühlt sich sehr wohl, lebhaft, geht täglich drei bis vier Kilometer. Vor der Aufnahme starke Dyspnoe, jetzt nicht. Schwindel nur noch, wenn er früh aufsteht. In dieser Beziehung wesentliche Besserung. Appetit, Stuhlgang und Schlaf gut; arbeitet noch nicht. Sieht noch blaß aus. Gewicht 184 Pfund. Hb. 55%, E. 3 456 000. L. 6800. Achromie. Anisocytose, leichte Poikilocytose. Vermehrung der Blutplättchen; weder kernhaltige, noch Tüpfelzellen. Auszählung der Leukocyten normal.

Besprechung: Diesen Fall habe ich deswegen herangezogen, weil er mir sehr interessant erscheint, wenn auch die Diagnose durchaus nicht klar ist. Die Hauptzüge der Krankheit sind folgende: Ausgesprochene sekundäre Anämie mit Vergrößerung der Milz. Zeichen von Herzschwäche, Schwindel, bräunliche Verfärbung der nicht bekleideten Körperteile und negative Tuberkulinprobe, alle diese Symptome bei einem Alkoholiker, der niemals Syphilis hatte.

Addisons Krankheit muß natürlich in Betracht gezogen werden:

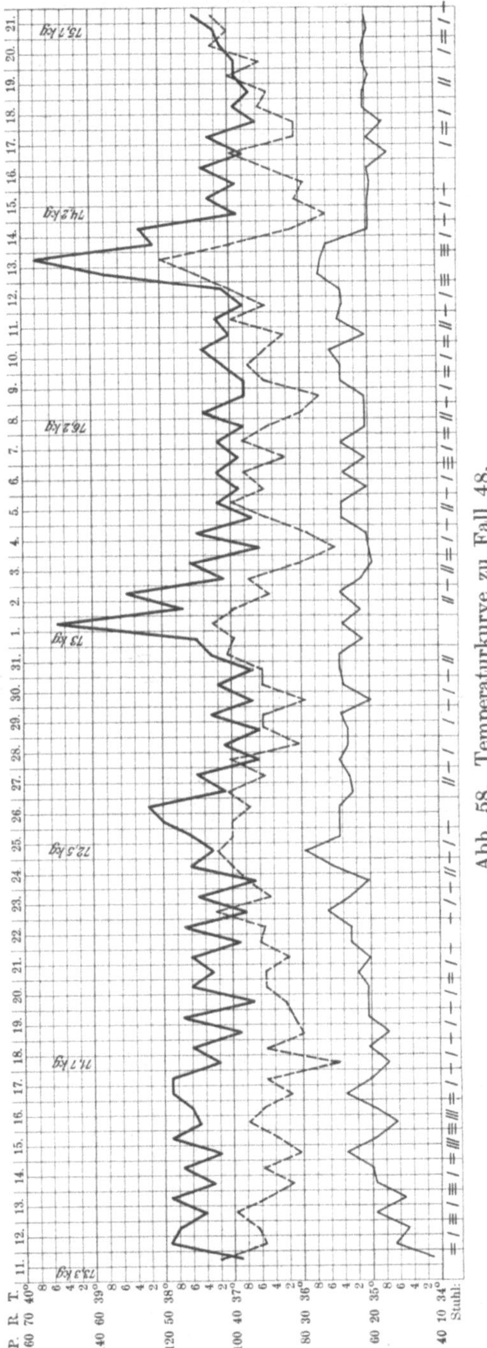

Abb. 58. Temperaturkurve zu Fall 48.

man kann nicht behaupten, daß die Bronzekrankheit niemals heilen könnte und kann auch die mögliche Richtigkeit dieser Diagnose in unserem Falle nicht deshalb verneinen, weil der Patient genas oder wesentlich besser wurde. Leider ist der Blutdruck nicht gemessen worden. Hätte man ausgesprochene Erniedrigung gefunden, 75 mm Hg, so würde das sehr für Addison sprechen. Weiterhin wird die Diagnose durch die Pigmentierung der Mundschleimhaut unterstützt. Gegen diese Annahme spricht aber die negative Tuberkulinreaktion und besonders die Tatsache, daß der Patient zwei subcutane, sehr große Dosen von Tuberkulin so gut vertrug. Solche Injektionen sind außerordentlich gefährlich und in wenigstens zwei Fällen, die mir bekannt sind, folgte unmittelbar darauf der Tod. Deswegen sollte man sie nie in irgendeinem Falle anwenden, in dem man auf Addison Verdacht hat.

Sicher muß man auch Syphilis in Betracht ziehen, und sie könnte auch alle hier vorliegenden Symptome erklären. Es ist oft genug darauf hingewiesen worden, daß Schwindel ein häufiges Frühsymptom der Gehirnsyphilis ist, und hier spricht viel für eine organische Gehirnerkrankung, besonders die klonischen Zuckungen der Glieder, der unwillkürliche Urinabgang des Nachts und die Blutleere, für die wir eine Ursache nicht finden. Die Wassermannsche Probe wurde leider nicht angestellt. Soviel ich weiß, wurde er nicht antisyphilitisch behandelt, aber die Tatsache, daß er trotzdem besser wurde, spricht nicht gegen die Diagnose einer Syphilis. Eine große Anzahl ähnlicher Fälle sind bekannt.

Da hier die Anämie mit einer Milzvergrößerung einherging, müssen wir auch den Symptomenkomplex betrachten, den man splenische Anämie zu nennen pflegt, aber bei dieser Annahme müßten wir die ganzen cerebralen Symptome vernachlässigen und auch die schnelle Besserung spricht dagegen.

Verlauf: 10. 11. 1905. Fühlt sich ausgezeichnet, die Kraft in den Beinen ist etwas geringer geworden. Appetit gut. Täglich Stuhlgang. Suchte das Krankenhaus wegen eines Ekzems an dem Unterschenkel auf.

Fall 49.

Ein 60jähriger Arbeiter kam am 12. 7. in das Krankenhaus. Vor drei Tagen war er bei sehr heißem Wetter aus und wurde so schwindlig im Kopf, daß er nicht mehr wußte, was er getan hatte, aber er gab seine Arbeit nicht auf und fühlte sich am nächsten Tage wieder wohl. Heute nachmittag, nachdem er den ganzen Vormittag in der Sonne gearbeitet hatte, kam der Schwindel wieder, und zum Schluß konnte er nicht sehen und verlor das Bewußtsein. Er wurde im Koma mit röchelndem Atem in das Krankenhaus gebracht.

Bei der **Untersuchung** fand sich die linke Pupille weiter als die rechte. Beide reagierten normal. Das Koma war vollständig. Die inneren Organe zeigten keine Veränderung. Temperatur 40,2°, Puls 112, Atmung 40. Die Plantar- und die übrigen Reflexe nicht auszulösen. Urin zeigte eine leichte Spur von Eiweiß, war aber sonst ohne Besonderheiten, wie auch das Blut.

Besprechung: Obwohl wir über die Pathogenese des Hitzschlages noch wenig unterrichtet sind, können wir doch mit Recht annehmen, daß die Temperatur außerordentlich erhöht ist, nicht nur an der Stelle, wo wir sie messen, sondern auch in den Bogengängen und überall sonst. Es ist experimentell

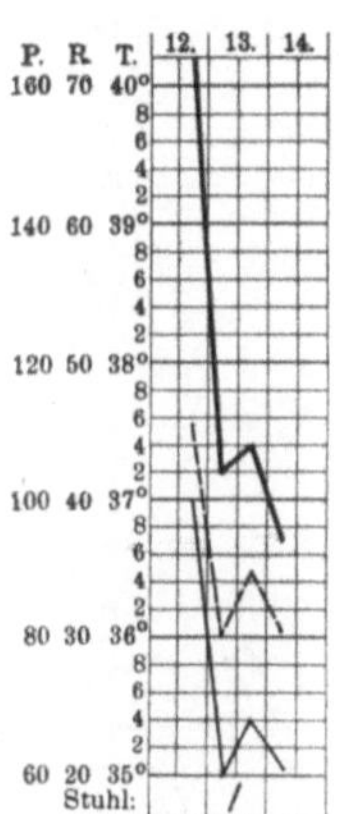

Abb. 59. Temperaturkurve zu Fall 49.

sichergestellt, daß Wärmereize, die auf das innere Ohr einwirken, wie man sie zum Beispiel beim Ausspritzen des Ohres mit heißem Wasser hervorbringen kann, geeignet sind, Schwindel hervorzurufen.

Die meisten Fälle von Hitzschlag zeigen, wenn wir so glücklich sind, eine gute Anamnese zu erlangen, im Anfange Schwindel, der von wenigen Minuten bis zu Stunden dauern kann und den Kranken warnt, daß er sich in Gefahr befindet. Solche pathognostischen Symptome, wie auch der Hitzschlag selbst, sind bei Alkoholikern viel häufiger als sonst. Man sieht selten einen Fall von Hitzschlag bei Leuten, die nicht vorher von Alkohol oder anderen schädlichen Einflüssen geschwächt sind.

Verlauf: Nach einem kalten Bade kehrte das Bewußtsein zurück, und die Temperatur fiel, wie es die beifolgende Fieberkurve, Abb. 59 zeigt. Der Patient erholte sich rasch und verließ am zweiten Tage das Krankenhaus.

Fall 50.

Ein 40jähriger Arbeiter wurde am 5. 6. 1907 in das Krankenhaus aufgenommen. Familien- und Eigenanamnese sind ohne Belang. Seit vielen Jahren war der Patient ein schwerer Trinker, die letzten zwei Jahre hat er täglich an die zwei Liter Schnaps getrunken. Vor fünf Jahren hatte er einen Anfall von Säuferwahnsinn. Seit zwei Jahren ließ sein Augenlicht nach, und vor neun Monaten mußte er deshalb die Arbeit aufgeben. Seither hat er des Morgens trockenes Aufstoßen und wurde schwächer.

Seit sieben Monaten hatte er häufig Schwindelanfälle, die auch jetzt seine Hauptklage sind; seit fünf Monaten sind Hände und Füße manchmal geschwollen, gelegentlich auch das Gesicht. Seit vier Wochen hat er nur unregelmäßig und wenig gegessen, aber tüchtig getrunken; er war sehr nervös.

Die **Untersuchung** zeigte guten Ernährungszustand, außerordentlich starke motorische Unruhe, die sich auch im Zittern der Hände und Lippen zeigt. Pupillen, Lymphknoten und Reflexe normal. Brustorgane negativ. Der Leib ist ausgedehnt und zeigt in den Flanken Dämpfung, die sich bei Lagewechsel verschiebt, sonst aber keine Veränderungen. Es besteht ein leichtes Ödem der Füße.

Urinmenge 700 in 24 Stunden, sp. G. 1016 mit sehr geringen Spuren von Eiweiß und ganz spärlichen hyalinen Zylindern. Blutdruck systolisch 128 mm Hg. Blut negativ. Die Untersuchung der Augen zeigt Opticusatrophie in der temporalen Hälfte beiderseits.

Besprechung: In der Krankengeschichte findet sich die Diagnose Alkoholismus, und es mag wohl sein, daß mit den bekannten Tatsachen eine andere Diagnose nicht gestellt werden kann; aber wir haben sehr viel Grund zu glauben, daß außerdem eine schwere Zirkulationsstörung im Pfortadersystem besteht, wahrscheinlich eine Cirrhose. Bitemporale Opticusatrophie läßt uns an irgendeine organische Hirnveränderung denken, möglicherweise Arteriosklerose oder Gumma. Auch eine Pachymeningitis interna wäre möglich, aber wir haben keinen Weg, darüber zur Sicherheit zu kommen.

Bei der oft behaupteten Verbindung zwischen Alkoholismus und Schwindel ist es wichtig zu bemerken, daß unser Kranker erst seit sieben Monaten Schwindel hatte, obwohl er viele Jahre schwer trank und die letzten zwei Jahre täglich an die zwei Liter Schnaps genossen hat. Diese Tatsachen sprechen stark für irgendeine organische Veränderung, daß irgend etwas anderes als die rein toxischen Alkoholwirkungen am Werke war, seit er schwindlig zu werden begann.

Verlauf: In wenigen Tagen hatte er seine Nervosität und das Zittern verloren. Er hielt das Krankenhaus für ein Hotel, brauchte aber sonst keine Pflege. Am 13. konnte er nach Hause.

Fall 51.

Ein 41jähriger Schuhmacher suchte das Krankenhaus am 29. 1. 1908 auf. Seit zwei Jahren begann der Kranke sich schwindlig zu fühlen, zeitweise war er schläfrig und klagte zu anderen Zeiten über krampfähnliche Muskelschmerzen. Er war bereits deshalb drei Monate lang im Krankenhause gewesen, ohne sich wesentlich besser zu fühlen. Immerhin konnte er seither hin und wieder etwas arbeiten, aber die letzten neun Monate hat er nichts mehr getan. Seit Jahren bestand eine Nycturie im Verhältnis von eins zu zwei, die sich in den letzten sieben Monaten auf vier bis fünf erhöht hat. Es bestehen weder Kopfschmerzen noch Erbrechen, weder Atemnot noch Ödeme, aber seit einem halben Jahr sieht er schlecht. Familienanamnese und eigene Vergangenheit sind völlig ohne Besonderheit.

Der Patient ist schlecht genährt und hat eine Trichterbrust. Der Herzmuskelstoß liegt 2 cm außerhalb der Brustwarzenlinie im 5. Intercostalraum. Nach rechts ist die Dämpfung nicht verbreitet, an der Basis hört man ein schwaches systolisches Geräusch, andere Veränderungen sind nicht vorhanden. Die Arterienwände scheinen verdickt. Blutdruck 205 mm Hg. Lungen- und Leiborgane o. B. Brust normal. Urin 890 in 24 Stunden, sp. G. 1013. eine Spur Albuminurie, wenig hyaline und granulierte Zylinder. Netzhautblutungen beiderseits. Während seines viertägigen Aufenthaltes im Krankenhause fühlte er sich durchweg fähig zu arbeiten und hatte außer dem schlechten Sehen keine anderen Erscheinungen.

Besprechung: Obwohl wir nicht genau angeben können, worin die Beziehungen zwischen Schwindel und hohem Blutdruck bestehen, können wir doch nicht bezweifeln, daß ein solcher Zusammenhang vorhanden ist. Nicht jeder Fall von Hypertension leidet an Schwindel, aber ein beträchtlicher Teil klagt darüber, und dieser Prozentsatz ist genau der gleiche, ob nun die Ursache des Schwindels und der Blutdruckerhöhung in den Nieren liegt oder nicht.

In dem vorliegenden Falle weist alles auf das Bestehen einer chronischen Glomerulonephritis hin. Das Alter des Kranken, die seit lange bestehende Nycturie, die Herzvergrößerung und der hohe Blutdruck, das Verhalten des Urins und die Netzhautblutungen, alles das weist nach der gleichen Richtung hin.

Fall 52.

Ein 27jähriger Arbeiter wurde am 9. 7. 1909 in das Krankenhaus aufgenommen. Er hat eine gute Familien- und Eigenanamnese, wurde aber seit zwei Monaten wegen Psoriasis poliklinisch behandelt.

Seit fünf Wochen leidet er dauernd Tag und Nacht an so heftigem Schwindel, daß er nicht gehen kann, ohne zu taumeln. Dazu kamen Kopfschmerzen, besonders in der rechten Seite und im rechten Auge. Sie treten gewöhnlich gegen 8 Uhr abends auf, dauerten etwa eine Woche, störten aber nicht den Schlaf. Darauf wanderten sie für eine weitere Woche auf die linke Seite des Kopfes und dann ins linke Auge. Die letzten 14 Tage sind die Kopfschmerzen verschwunden, und auch der Schwindel ist viel weniger heftig, so daß er ohne Beschwerde laufen kann. Er ist niemals hingefallen und hat keine Spasmen oder Krampfanfälle, nur gelegentlich zittert seine linke Hand ein wenig. Die letzten vier Wochen hat er etwas schlechter gesehen als früher, aber neuerdings geht es wieder etwas besser damit. Das Aufhören der Kopfschmerzen fiel mit Kaltwasseranwendung vor zwei Wochen zusammen. Es besteht weder Taubheit, noch sind andere Symptome außer den erwähnten vorhanden. Appetit und Verdauung sind gut, Stuhlgang regelmäßig.

Bis auf die Psoriasisflecken verlief die **Untersuchung** negativ. Temperatur, Blut und Urin waren durchaus normal, ebenso der Augenhintergrund. Unter gutem Zureden, hydrotherapeutischen Maßnahmen und statischer Elektrizität ging es ihm besser. Am 21. 7. war der Wassermann positiv, trotzdem wurde er am gleichen Tage entlassen.

Besprechung: Dieser Fall wurde im Krankenhaus als Hysterie geführt, aber im Hinblick auf den positiven Wassermann scheint mir die Diagnose unwahrscheinlich. Natürlich ist es durchaus möglich, daß ein 27jähriger Arbeiter an Hysterie leidet, aber ein solcher Fall ist doch sicher sehr selten. Da wir nun wissen, daß Schwindel die verschiedenen Stadien der Syphilis oft begleitet, so erscheint es viel vernünftiger, auch hier das Schwindelgefühl auf irgendwelche Gehirnerkrankung zurückzuführen, die auf der Anwesenheit der Spirochaete pallida beruht. Die Diagnose auf Hysterie wurde wahrscheinlich wegen der Besserung gestellt, die der Patient nach gutem Zureden, Hydrotherapie und Elektrizität zeigte; aber das kann wohl ein rein zufälliges Zusammentreffen sein.

Verlauf: Am 20. August konnte er wieder besser laufen, und es ging ihm augenscheinlich besser. Bald darauf verzog er, und wir verloren ihn aus den Augen.

Fall 53.

Ein 71jähriger Arbeiter kam am 29. 9. 1909 in das Krankenhaus. Vor einem halben Jahre begannen Schmerzen im Nacken und am Hinterkopf, die sich allmählich nach vorn ausdehnten, aber auch hinten weiterdauerten. Die Schmerzen sind andauernd und gelegentlich von Schwindelanfällen begleitet, wobei zugleich Klingen im linken Ohre auftritt. Drehen des Kopfes verursacht Schmerzen in der rechten Halsseite. Andere Symptome sind nicht vorhanden. Er war früher nie krank, bis auf einen Anfall von Rheumatismus vor zwei Jahren, der ihn acht Wochen ans Bett fesselte.

Die **Untersuchung** der Organe verläuft negativ bis auf das eine, daß tiefer Druck in der rechten Seite während der Einatmung etwas schmerzhaft ist. Patellarreflexe verstärkt. Der Hals war nicht steif, die Sensibilität erhalten, die rechte Pupille war rund und reagierte normal, links war ein Glasauge. Der Augenhintergrund zeigte eine Neuritis optica mit völliger Verwischung der Pupillenränder und leichter Vortreibung des Nerveneintrittes. Es bestand nur ein sehr geringes Exsudat, aber zahlreiche Blutungen, die sich von dem oberen inneren Viertel nach der benachbarten Netzhaut hin erstreckten. Die Kopfschmerzen dauerten ohne Erbrechen bis zum 6. 10., wo er ohne vorhergehende Übelkeit plötzlich brechen mußte. Lumbalpunktion ergab klare Flüssigkeit, Druck nicht erhöht, keine Vermehrung der Zellen. Wassermann negativ. Nach zweiwöchentlicher antisyphilitischer Behandlung ging es dem Patienten durchaus nicht besser.

Besprechung: Gehirntumor ist in dem Alter von 71 Jahren durchaus ungewöhnlich. Zeigt ein Kranker in dem Alter Gehirnsymptome, so müssen wir uns alle Mühe geben, sie als Folge einer Arteriosklerose oder Syphilis aufzudecken. Bei unserem Kranken aber macht es der Ausfall der Wassermannschen Probe, der Lumbalpunktion und der antisyphilitischen Behandlung unwahrscheinlich, daß er an Syphilis leidet.

Für Gehirntumor sprechen die Kopfschmerzen, der Schwindel, das cerebrale Erbrechen und die Neuritis optica.

Verlauf: Am 15. Oktober wurde der Schädel in der rechten Temporalgegend eröffnet. Nach Durchdringung der Tabula externa und noch vor Eröffnung des Schädels hörte der Pat ent auf zu atmen. Der Puls war gut; künstliche Atmung wurde eine halbe Stunde fortgesetzt, ohne die spontane Atmung wieder herzustellen. Die Wunde wurde schnell geschlossen und künstliche Atmung sechs Stunden lang fortgesetzt. Dabei blieb die Farbe gut, aber der Puls wurde langsam schwächer und schließlich stand das Herz still. Die Autopsie zeigte eine Cyste des Kleinhirns mit alten Hämorrhagien; Hydrocephalus internus; Arteriosklerose der Kranzgefäße und hämorrhagisches Lungenödem.

Fall 54.

Ein 34jähriger Kellner kam am 22. 1. 1910 in das Krankenhaus. Familienanamnese negativ. Vor zehn Jahren hatte er eine Krankheit, die Syphilis genannt wurde, und stand zwei oder drei Jahre in ärztlicher Behandlung. Vor drei Jahren hatte er zwei bis drei Wochen lang heftige Kopfschmerzen. Nachdem er eine Brille erhalten hatte, ließen die Kopfschmerzen nach und haben ihn seither bis zum letzten Herbst nur selten gequält. Dann begannen Schmerzen hinten im Nacken, die in der Nacht stets schlimmer waren, sich gewöhnlich auf den Hinterkopf beschränkten und nur gelegentlich die linke Seite des Vorderkopfes einnahmen.

Am 10. 12. 1909 wurden die Schmerzen so heftig, daß er zu arbeiten aufhörte. Die darauf folgenden Wochen war er sehr schwindlig, mußte oft brechen und hatte Krämpfe und Taubheitsgefühl im rechten Bein, Arm und in der rechten Gesichtshälfte. Während dieser Zeit war er drei Tage lang fast blind, darauf besserte sich das Sehen wieder. Die Kopfschmerzen dauerten an; vor fünf Tagen hatte er einen zweiten schlimmen Schwindelanfall. Er brach und war auf der rechten Seite wie gelähmt. Die nächsten drei Tage war er blind, aber alle diese Symptome sind jetzt wieder verschwunden, wenn er auch immer noch etwas Kopfschmerzen hat und nicht sieht. Seit sechs Wochen kann er nur schlecht schlafen und seit einer Woche hat er keinen Appetit.

Bei der Untersuchung findet sich der Patient gut genährt. Die linke Pupille ist weiter als die rechte, beide reagieren normal. Keine Drüsenvergrößerung. Die Zunge wird gerade herausgestreckt. Die Untersuchung der Organe normal. Leichte Parese im rechten Arm und Bein, aber keine Lähmung. Augenhintergrund vollkommen normal. Ein Nervenarzt, der den Kranken am 24. sah, hielt die Hemiplegie für funktionell. Er fand leichte Parästhesien am rechten Arm und Bein und in der rechten Gesichtsseite, sowie eine leichte Ataxie in beiden Armen, besonders stark rechts.

Besprechung: Die Hauptzüge in unserem Falle sind: Eine syphilitische Infektion vor zehn Jahren. Kopfschmerzen seit drei Jahren, zuerst durch eine Brille wesentlich gebessert, dann aber wiederkehrend. Endlich vor vier Wochen Schwindel, Erbrechen, Parästhesien und später rechtsseitige Hemiplegie mit einer dreitägigen Amaurose. Bei einem 34jährigen Mann erscheint es durchaus unwahrscheinlich, diese Symptome auf eine Arteriosklerose zurückzuführen, bis wir nicht sicher sind, sie nicht auf Syphilis beziehen zu dürfen. Wenn soviel in der Vorgeschichte des Kranken für Syphilis spricht, muß man die Behandlung darauf gründen.

Wir können annehmen, daß Gehirntumor oder Absceß die gleichen Störungen hervorrufen könnten, aber gegen beide Krankheiten spricht der negative Augenhintergrund. Was wir aus den vorhandenen Symptomen wirklich lernen, wäre in unserem Falle vermehrter Hirndruck und einige Herderscheinungen, die eine teilweise Hemiplegie hervorrufen können, darüber hinaus können wir nur dadurch zu einer exakten Diagnose gelangen, daß wir unsere statistischen Kenntnisse von der relativen Häufigkeit aller Krankheiten verwerten, die bei einem 34jährigen Kellner einen solchen Symptomenkomplex hervorrufen könnten.

Verlauf: Nach wenigen Tagen, unter antisyphilitischer Behandlung zeigte der Kranke eine wesentliche Besserung. Die Kopfschmerzen ließen nach, und er ging in der Abteilung umher. Puls, Temperatur, Atmung, Blutdruck, Blut und Urin waren stets normal. Pupillen normal. Während des zehntägigen Aufenthaltes im Krankenhause, das er am 2. 2. wieder verließ, nahm er fünf Pfund zu.

Zwei Jahre später berichtete er, er fühle sich völlig wohl und sehe gut aus. Im vergangenen Sommer hatte er zwei schwere Anfälle, mit Übelkeit und Erblindung, die zwei Stunden anhielt, und einen noch schlimmeren im August 1911, wobei er 36 Stunden lang bewußtlos war. Der Schwindel ist vorüber, aber es ist erwähnenswert, daß er jetzt hin und wieder in der Sprache stolpert. Vielleicht entwickelt sich hier eine Paralyse.

Fall 55.

Eine 26jährige Näherin kam am 14. 3. 1910 in das Krankenhaus. Sie kam aus der Poliklinik wegen Schwindels und schwankenden Ganges. Hirntumor, Syphilis und Ohrenerkrankung waren bei der Diagnose in Betracht gezogen worden. Familienanamnese und Eigenanamnese der Kranken sind gut.

Seit fünf Monaten hat sie Schwindelanfälle. Sie gibt an, sie hätte seit drei Monaten Tag und Nacht Kopfschmerzen, jetzt kann sie nicht mehr allein gehen. Erbrechen besteht nicht, Augen und Ohren sind in Ordnung.

Die Untersuchung zeigt guten Ernährungszustand, leichte Blässe; die Pupillen sind leicht unregelmäßig, reagieren aber normal. Die Untersuchung der Organe verläuft normal, die Patientin kann aber mit Augenschluß nicht stehen und zeigt einen sehr unsicheren Gang. Plantar- und Patellarreflexe normal. Augenhintergrund normal. Ohren o. B. **Wassermann** positiv. Der Nervenarzt stellt die Diagnose auf Geschwulst im Kleinhirn. Vom 12. 4. ab konnte sie

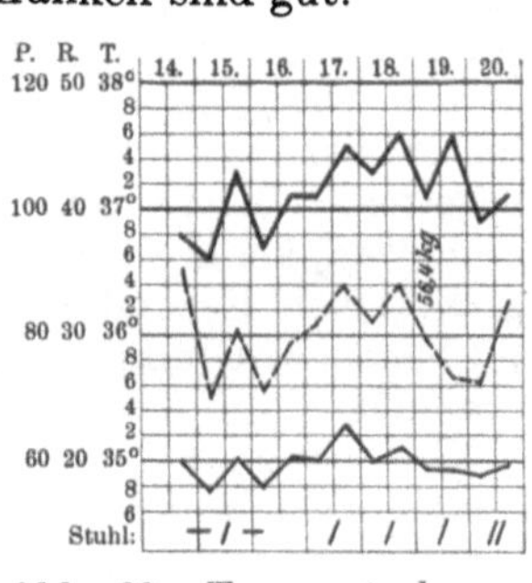

Abb. 60. Temperaturkurve zu Fall 55.

mit geringer Unterstützung umhergehen. Bis dahin hatte sie täglich Quecksilbereinreibungen erhalten und dreimal täglich 1,2 g Jodkali. Im Stuhle fanden sich viele Eier von Trichiurus trichiura. Das Blut zeigte leichte Achromie, geringe Leukocytose und Anisocytose, war aber sonst normal. Blutdruck systolisch 155. Temperatur Abb. 60. Nach einer Woche war sie normal, wie auch das Blut und Urin. Bei der Untersuchung in der neurologischen Abteilung stellte man fest, daß die Kranke stehen konnte, wenn man sie scharf ansprach, daß sie sonst aber schwankte und nach der linken Seite zu fallen drohte. Sie blieb drei Wochen im Krankenhause und wurde mit der Diagnose Schwäche entlassen. Zur Zeit der Entlassung war nichts Krankhaftes festzustellen.

Besprechung: Bei der Krankengeschichte findet man die Diagnose „S c h w ä c h e". Kein Mensch wird wohl diese Diagnose jetzt noch für gerechtfertigt finden. Offenbar beruht die Anschauung, die Patientin hätte keine organische Krankheit, darauf, daß sie ohne Schwanken stehen konnte, wenn man sie anschnauzte, während sie sonst hin und her schwankte. Das beweist aber nur, daß hier ein funktionelles und psychisches Element bei einer Kranken mit vorhanden war, die an einer schweren organischen Erkrankung leidet.

Meiner Meinung nach ist es ganz sicher, daß man bei einer Patientin von 26 Jahren mit einem Blutdruck von 155, mit leichter Anämie und positivem Wassermann, die seit fünf Monaten über Kopfschmerzen, Schwindel und Ataxie klagt, die Diagnose auf Syphilis stellen muß, die irgendeinen Teil des Gehirns, wahrscheinlich die Hirnhäute, möglicherweise die Arterien betroffen hat. Sicherlich mußte die Behandlung darauf begründet werden, wenn man auch einen Gehirntumor nicht ausschließen kann. Augenscheinlich hat man auch keine genauen Untersuchungen des Labyrinthes vorgenommen.

Ich möchte hier meiner Überzeugung Ausdruck geben, daß in der Behandlung unserer Kranken sehr viele schlimme Irrtümer deswegen vorkamen, weil wir zu sehr einer fest vorgenommenen Meinung folgten. Unsere Kranke, meinten wir, müsse entweder eine organische Krankheit oder eine funktionelle Erkrankung haben oder überhaupt nicht krank sein. Mir scheint es aber sehr wichtig, sich davon zu überzeugen, daß ein Kranker mit zweifellosen anatomischen Veränderungen in irgendeinem Organ außerdem darüber gelagert eine Reihe von Symptomen zeigen kann, die wirklich funktioneller Natur sind und deshalb durch Veränderung der Umgebung, durch Änderung in der Meinung des Kranken selbst, oder durch etwas gebessert werden können, was Hoffnung einflößt. Dabei denke ich an einen Fall von Tabes dorsalis, die sich nach einer sicher gestellten Syphilis entwickelte. Der Patient hatte starre Pupillen, die Patellarreflexe fehlten, Romberg war positiv, es bestanden lancinierende Schmerzen und Störungen in den Schließmuskeln, aber außerdem quälte ihn noch die Idee, er würde nie wieder gehen oder arbeiten können, er wäre ein nutzloser Mensch, dem es nie besser gehen könnte. Nachdem man ihm nun diese Meinung ausgetrieben hatte, und ein guter Posten sich ihm bot, verlor er auch seine Schmerzen, konnte wieder laufen so gut wie je, nahm 20 Pfund zu und ist heute ein Bild von Gesundheit und Glück, obwohl er seine Tabes noch immer hat und haben wird und obwohl seine Pupillen und Patellarreflexe sich wie früher verhalten.

Die Lehren, die wir aus diesem Falle ziehen können, soll man immer im Geiste haben, wenn man eine Behandlung beginnt und besonders, wenn man in Fällen unheilbarer organischer Erkrankung die Prognose stellt. Wenn wir auch wissen, daß wir die Krankheit selbst nicht heilen können, so müssen wir uns daran erinnern, daß es gar keine Grenze für die Mengen von funktionellen und heilbaren Störungen gibt, die darüber gelagert und damit vermischt auftreten können. Wenn wir auch durchaus erkennen, daß wir die Krankheit nicht heilen können, so können wir doch hoffen, die Patienten von den meisten Beschwerden zu befreien, die sie quälen. Das sind die Fälle, in denen Quacksalber und Kurpfuscher der verschiedensten Art bei Krankheiten Erfolge haben, die von den Schulmedizinern aufgegeben worden sind.

Verlauf: Am 28. 12. 1912 erfuhren wir brieflich, daß es dem Patienten im Sommer besser ginge, während er sich im Winter schlechter fühle.

Fall 56.

Ein 56jähriger Ziegelstreicher suchte am 28. Februar 1910 das Krankenhaus auf. Der Patient kam aus der Poliklinik mit der Diagnose: allgemeine Parese oder Gehirnsyphilis. Ein Onkel väterlicherseits starb im Irrenhause, sonst ist die Familienvorgeschichte des Kranken ausgezeichnet. Er hat 13 gesunde Kinder. Vor drei Wochen hatte er einen Abszeß in der Gegend des Afters; sonst fühlte er sich immer völlig wohl. Im letzten September starb seine Mutter, mit der er zusammen lebte, und hinterließ ihm nur ein Viertel ihrer Sachen. Darüber kam es zu Prozessen, die jetzt noch andauern. Seit dem letzten Oktober bemerkte er ein Gürtelgefühl um den Leib herum und wurde kurzatmig. Er fühlte sich aber noch wohl bis vor drei Wochen, dann begann er schwindlig zu werden und beim Gehen zu schwanken; das Symptom hat sich seither rasch verschlimmert. Jetzt läuft er auf seinen Füßen umher, als ob er blind wäre. Vor zwölf Tagen begann starkes Erbrechen und vor zehn Tagen begann er stammelnd zu sprechen, wobei er ganz unvernünftig von einem ins andere gerät. In den letzten zwei Tagen spricht er sinnloses Zeug, wie seine Freunde erzählen. Es bestehen aber weder Halluzinationen noch Illusionen. Im Kopfe fühlt er sich voll, hat aber keine Kopfschmerzen. Er scheint ruhelos und schläfrig, hat aber noch nicht zu Bett gelegen, obwohl er die Arbeit schon vor drei Wochen aufgegeben hat.

Die **Untersuchung** zeigt schlechte Ernährung, gute Farben und kleine Säcke unter den Augen. Die Pupillen sind oval, unregelmäßig, die linke größer als die rechte. Sie reagieren ziemlich gut auf Licht, aber besser auf Nahesehen, die Zunge zittert nicht und wird gerade herausgestreckt. Der Herzspitzenstoß liegt 1,5 cm außerhalb der linken Brustwarzenlinie, der rechte Rand 4 cm außerhalb der Mittellinie. Weder Geräusche, noch scharf betonte Töne. Rechts hinten an der Lungenbasis leichte Dämpfung und abgeschwächtes Atmen, sonst sind die Lungen normal, ebenso der Leib. Am rechten Hoden fand man eine kleine, knotige Geschwulst, vorn am Hodensack finden sich einige erweichte gelbe Flecke, die von einer infiltrierten, geröteten Zone umgeben sind. Patellarreflexe träge. Babinski beiderseits angedeutet. Kein Klonus. Kernig beiderseits positiv. Gang sehr unsicher. Nacken etwas steif. L. 12500, Hb 90 %. Urin: sp. G. 1018. Ganz minimale Spur von Eiweiß und nur hier und da einige hyaline und granulierte Zylinder. Blutdruck systolisch 145. Temperatur Abb. 61. Augenhintergrund normal.

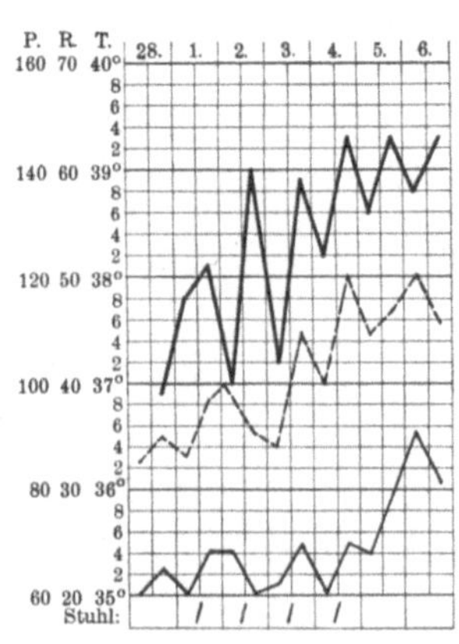

Abb. 61. Temperaturkurve zu Fall 56.

Die Handschrift des Kranken war sehr schlecht, und oft machte er sinnlose Zeichen. Am 1. März wurde die Lumbalpunktion vorgenommen und unter leicht erhöhtem Druck etwa 10 ccm klare, farblose Flüssigkeit abgelassen. Sie reduzierte Fehlingsche Lösung, gerann nicht, war steril und zeigte im Sediment nur wenig Lymphocyten. Wassermann positiv. Am 3. März zeigte sich eine Ptose des linken Augenlides. Am 4. wurde die linke Pupille größer als die rechte.

Besprechung: Der Hauptpunkt in unserem Falle scheint mir zu sein, daß ein Patient, der seit fünf Monaten an Schwindel, Ataxie, Dyspnoe und einem Gürtelgefühl leidet, seit zwölf Tagen erbricht und einen abnormen Geisteszustand zeigt, der sich durch Ruhelosigkeit, Stupor und stammelndes Sprechen kennzeichnet.

Die Untersuchungen weisen zum Teil auf einen tuberkulösen Prozeß, andererseits auf einen syphilitischen hin. Die Veränderungen an der rechten Lungenbasis, der Knoten am Hoden, die Nackensteifigkeit, das Fieber und das Kernigsche Symptom würden wir bei irgendeinem tuberkulösen Prozeß im Gehirn oder bei irgendeinem anderen Organ erwarten können. Dagegen spricht das Verhalten der Pupillen, die trägen Patellarreflexe, der positive Wassermann, die Sprache und die Handschrift für Syphilis.

Die Ptose konnte sowohl durch eine syphilitische, wie durch eine tuberkulöse Meningitis an der Hirnbasis erklärt werden. Das Verhalten der Lumbalflüssigkeit spricht weder für die eine, noch für die andere Annahme.

Ich neige zur Annahme einer Syphilis.

Verlauf: Der Patient wurde energisch antisyphilitisch behandelt. Es ging ihm aber dauernd schlechter und er starb am 7. In den letzten Stunden seines Lebens fand sich eine Infiltration in der rechten Lungenbasis. Die Autopsie ergab allgemeine Miliartuberkulose, tuberkulöse Meningitis und chronische adhäsive Perikarditis.

Fall 57.

Ein 46jähriger Arbeiter wurde am 27. 5. 1910 in das Krankenhaus aufgenommen. Die Hauptklage des Kranken war Schwindel. Er wurde vor fünf Wochen zuerst wahrgenommen. Damals befiel er ihn während der Arbeit,

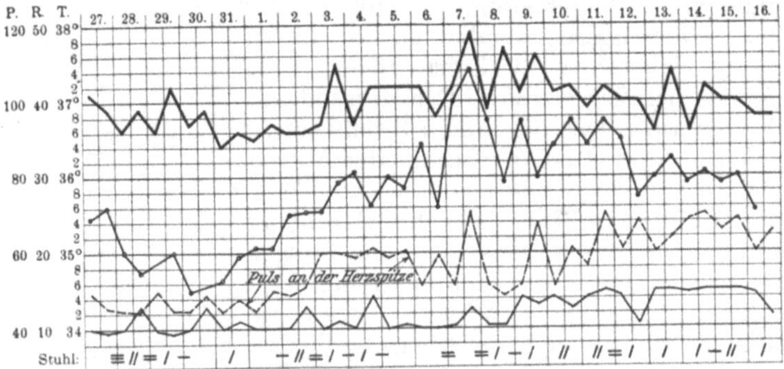

Abb. 62. Temperaturkurve zu Fall 57.

zusammen mit einem Schüttelfrost. Seither hat er viele solche Anfälle gehabt, ist aber nie hingefallen oder bewußtlos geworden. Während der ersten Woche mußte er viel brechen. Seit dem Beginn der Krankheit konnte er nicht mehr arbeiten. Er hat keine Ödeme. An Gewicht hat er nicht abgenommen.

Die **Untersuchung** zeigt einen gut genährten Arbeiter mit roter Gesichtsfarbe. Pupillen und Reflexe normal. Herzspitzenstoß $2^1/_2$ cm außerhalb der Brustwarzenlinie. Der rechte Herzrand reicht 3 cm nach rechts von der Mittellinie. Die Herztöne an der Spitze waren unregelmäßig in Stärke und Häufigkeit; der 2. Ton immer schwach, manchmal nicht zu hören. Die Herztöne kamen paarweise, der erste Ton des zweiten Paares war weniger kräftig als die anderen. Mit dem zweiten Paar erschien ein Venenpuls am Halse. Blutdruck systol. 130 mm Hg. Der Puls an der Herzspitze war bei der Aufnahme sehr niedrig (Abb. 62), viele Herzschläge wurden nicht bis zur Radialis fortgeleitet. Blut und Urin normal. Lungen und Leib o.B. Vom Arzte des Kranken wurde angegeben, daß am 18. 4. der Puls regelmäßig war. Das Schwindelgefühl dauerte selbst dann an, als der Patient ruhig zu Bett lag.

Besprechung: Schwindelgefühl von fünf Wochen Dauer bei einem Kranken mit vergrößertem und schwachem Herzen, aber ohne ausgesprochene Zeichen von Arteriosklerose, Nierenerkrankung oder Ohrenstörungen muß, wie ich glaube, auf schlechte Gehirnzirkulation, auf eine lokale Anämie zurückgeführt werden. Die einzige Schwierigkeit bei dieser Erklärung ist, daß der Schwindel des Patienten auch dann fortdauert, wenn er flach zu Bett liegt. Möglicherweise hat der sehr kleine Puls etwas damit zu tun. Die Beziehung zwischen Herzkrankheiten und Schwindel kann noch niemand genau angeben. Ein beträchtlicher Teil aller Fälle, vermutlich etwa ein Zehntel, wird mehr oder weniger von Schwmdel gestört. Aber es sind nicht immer die mit der schlechtesten Zirkulation, welche den stärksten Schwindel haben, auch können wir das Schwindelgefühl nicht mit irgendeiner besonderen Art von Herzkrankheit in Zusammenhang bringen. Meines Erachtens kommt er bei älteren Leuten durchaus nicht häufiger vor als bei den jungen Menschen, die an Herzkrankheit leiden. Wenn dieser Eindruck recht ist, so spricht er gegen die Annahme, daß die Gehirnarteriosklerose mit der ganzen Sache etwas zu tun hat.

Verlauf: Mit dem Steigen der Pulsfrequenz schien das Schwindelgefühl nicht abzunehmen. Aber von Mitte Juni an fühlte er sich bedeutend besser und am 16. durfte er nach Hause gehen. Während seines Aufenthaltes im Krankenhause klagte er viel über Kopfschmerzen. Die Pulskurven, die von den Halsvenen aus gemacht wurden, waren nicht befriedigend. Ich kann in diesem Falle eine Diagnose nicht stellen, aber ich möchte glauben, daß der Schwindel irgendwie mit unzureichender Gehirnzirkulation zusammenhängt.

Fall 58.

Ein 73jähriger Mann kam am 13. 6. 1910 in das Krankenhaus. Der Kranke hatte einen Bruder an Tuberkulose verloren, sonst ist seine Familienanamnese belanglos. Vor 30 Jahren hatte er einen Anfall von Gelenkrheumatismus, sonst war er bis jetzt gesund. Seine Lebensgewohnheiten sind gut. Vor einem Jahre mußte er wegen seines Schwindels die Arbeit aufgeben, den er zuerst vor fünf Jahren gemerkt hatte, wenn er schnell lief oder vom Stuhle aufstand. Seither haben die Anfälle an Schwere und Häufigkeit zugenommen, und er ist oft bewußtlos umgefallen. Während des letzten Jahres glaubt er etwa 200 solcher Anfälle gehabt zu haben, die drei Minuten bis eine Stunde dauerten. Gewöhnlich merkte er den Anfall etwa eine halbe Minute vorher, dann wird alles schwarz, er sieht Sterne vor den Augen, es wirbelt ihm im Kopfe und er fällt bewußtlos um. Nach dem Anfall hatte er oft schwere allgemeine Kopfschmerzen, die etwa dreiviertel Stunden anhielten. Durch Anstrengung kann er leicht einen Anfall hervorrufen und seit einem Jahre hat er bei jeder Anstrengung schwere Atemnot. Früher konnte er umherrennen oder sich sonst schwer anstrengen, ohne irgendwelche Störung. Seit zehn Jahren besteht eine Nykturie im Verhältnis zwei zu drei. Er war immer sehr leicht gerührt und bei der Erzählung seiner Vorgeschichte muß er oft weinen.

Die **Untersuchung** zeigt einen schlecht genährten, alten Mann, der aber für seine Jahre noch jung aussieht. Die Pupillen sind leicht unregelmäßig, die rechte größer als die linke. Beide reagieren langsam. Der Herzspitzenstoß liegt im 5. Intercostalraum in der Brustwarzenlinie. Töne regelmäßig und kräftig. An der Herzspitze ein lautes, musikalisches, systolisches Geräusch, das über die ganze Brust fortgeleitet wird. Zweiter Pulmonalton leicht verstärkt. Arterienwände verdickt, an der rechten Radialis rauh. Armarterie. geschlängelt. Blutdruck systolisch 137 mm Hg. Der zweite Ton ist sowohl an der Herzspitze wie im zweiten Intercostalraum schwach, es besteht aber kein diastolisches Geräusch. Wassermann negativ. Die Röntgenaufnahme in 2 m Abstand zeigt einen Aortenschatten von 9 cm Breite.

Besprechung: Vieles in unserem Falle läßt uns einfach an Altersver-
änderungen denken, ohne bestimmte organische Veränderungen. Nur der
9 cm breite Aortenschatten läßt sich nicht so erklären. Die Aorta muß entweder
gewunden oder erweitert sein; auch der Befund an dem Herzen und der Gefäße
läßt an Arteriosklerose denken. Im ganzen finden wir nichts in dem Falle,
das nicht auf Arteriosklerose zurückgeführt werden könnte Ein wenig überrascht uns dabei nur der niedrige Blutdruck.

Das Verhalten der Pupillen finden wir bei arteriosklerotischen alten Leuten
so dort wie hier. Ob Arteriosklerose etwas damit zu tun hat oder nicht, weiß
ich nicht. Unser Fall kann als typisch gelten für viele, in denen Schwindel
das hervorstechendste Symptom ist, und Arteriosklerose die beste Diagnose
bleibt, die wir stellen können.

Verlauf: Während des Aufenthaltes im Krankenhause fühlte sich der Patient
völlig wohl und zeigte keine Veränderung an den Ohren, dem Blut und im Gehirn.
Er hatte fast täglich Kopfschmerzen und ging am 20. nach Haus.

Fall 59.

Ein 34jähriger Monteur kam am 24. 6. 1910 in das Krankenhaus. Die
Familienanamnese ist ohne Belang. Er selbst war bis vor einem Jahre nie
krank. Im Februar 1910 hatte er die Grippe und war eine Woche zu Bett, seitdem glaubt er nicht mehr so kräftig zu sein wie früher. Er hat hin und wieder
leichten Husten, hatte aber sonst bis vor zwölf Tagen keine ausgesprochenen
Krankheitserscheinungen.

Vor zwölf Tagen wurde er, als er ein Dampfrohr reinigte, plötzlich von
Schwäche, Schwindelgefühl und Ohnmachtsanwandlungen mit kurzem Atem
ergriffen. Er mußte seine Arbeit aufgeben und hat ähnliche Störungen seither
dauernd gehabt. Sie treten mit einem ziemlich scharfen Schmerz in der Gegend
des Nabels auf, ein- bis zweimal am Tage, gewöhnlich etwa vier Stunden nach
den Mahlzeiten und halten dann vier bis fünf Minuten an. Der Schmerz verursacht gewöhnlich Erbrechen und wird dadurch besser. Im Erbrochenen
und im Stuhlgang hat er Blut nicht wahrgenommen. In den letzten vier
Monaten hat er 25 Pfund abgenommen, hat aber bis vor einer Woche noch
gearbeitet.

Die **Untersuchung** zeigt gutes Aussehen mit gebräuntem Gesicht. Kein
Bleisaum; Pupillen und Reflexe normal, ebenso die inneren Organe. Im Blut
und Urin kein besonderer Befund. Blutdruck systol. 90 mm Hg. Temperatur,
Puls und Atmung während der fünfwöchentlichen Beobachtung ohne Besonderheiten. Im Stuhlgang fiel die Untersuchung auf okkultes Blut zehnmal negativ,
einmal positiv aus. Der Kranke erbrach fast jeden Tag seit dem 3. 7., ohne daß
eine sichtliche Ursache dafür zu finden war. Der Blutdruck bewegte sich zwischen
80 und 90 und war während der ersten drei Wochen des Krankenhausaufenthaltes eher niedriger. Allmählich stieg er etwas an, so daß er Ende Juli um 100
sich bewegte. Die Pirquetsche Probe war positiv. Nach dem 3. 7. hörte das
Erbrechen auf und der Kranke kam allmählich wieder zu Kräften. Am 18.
ergab die Magenuntersuchung nüchtern keine Rückstände. Nach der Probemahlzeit enthielt der Magensaft keine freie HCl und eine mäßig starke Guajacreaktion auf okkultes Blut. Die Magenkapazität konnte nicht festgestellt
werden. Wassermann war negativ.

Während der ersten Woche im Krankenhause nahm der Patient fünf Pfund
ab, hielt aber dann sein Gewicht und verließ am 28. 7. wesentlich gebessert
das Hospital.

Am 11. 8. 1910 kam er wieder, nachdem er sich inzwischen in einem Erholungsheim befunden hatte. Damals erinnerte er sich, in dem vergangenen April und Mai so durstig gewesen zu sein, daß er bei der Arbeit bis 20 Liter am Tage trank. Trotzdem, sagte er, noch am 10. Juli wäre er der stärkste Mann in seiner Werkstatt gewesen. Da wurde zuerst bemerkt, daß die Haut an den Achselhöhlen und Leistenbeugen dunkel wurde und ebenso auch die Schleimhäute der Lippen. Am harten Gaumen fand man wenige, kleine, dunkle Flecken. Im übrigen verlief die Untersuchung im wesentlichen negativ wie das erste Mal. Er konnte nur Zwieback und Milch genießen und brach auch das gelegentlich aus. Am 12. hatte er einen schrecklichen Anfall von Kolik im Leibe, so daß er sich aufbäumte und Morphium bekommen mußte. Der Schmerz saß in der Mitte des Leibes und strahlte nach keiner Richtung aus. Er glaubt sich zu erinnern, vor fünf Jahren einen ganz ähnlichen Anfall gehabt zu haben, aber seither keinen so heftigen mehr. Damals hatte er bei seiner Arbeit mit Blei zu tun, und einer seiner Genossen litt an Bleivergiftung.

Besprechung: Bei einer Krankengeschichte, wie sie hier vorliegt, ist Duodenalgeschwür vielleicht der erste Gedanke, der bei uns auftaucht. Der plötzliche Schwächeanfall bei der Arbeit könnte auf einer Blutung in den Darm beruhen, aber das dauernde Erbrechen und der niedrige Blutdruck bei einem vollkommen ruhig lebenden Kranken, ohne daß weitere Blutungen nachzuweisen sind, wären für eine Geschwür durchaus nicht charakteristisch. Der übrige negative Ausfall spricht weder für noch gegen ein Verdauungsgeschwür, da ja die Mehrzahl der Ulcusfälle bei der Untersuchung keine wesentliche Abweichung von der Norm zeigt.

Bei der zweiten Aufnahme wird der Nachweis der Pigmentflecke, besonders im Munde wichtig. Wenn wir das mit dem niedrigen Blutdruck und den sonst nicht erklärlichen Herz- und Magensymptomen in Verbindung bringen, so erscheint uns das Vorliegen einer Addisonschen Krankheit wahrscheinlich.

Aber auch Bleivergiftung muß ernstlich in Betracht gezogen werden. Die Koliken, über die der Patient klagt, sind durchaus typisch für Bleikolik; seine Beschäftigung bringt ihn viel mit Blei in Verbindung. Wenn die Bleivergiftung einen Einfluß auf den Blutdruck ausübt, so pflegt sie ihn zu erhöhen. Außerdem pflegt ein Kranker, wenn er ruhig lebt und aller Möglichkeit weiterer Bleiaufnahme entzogen ist, fast stets sich schnell zu bessern. In diesem Falle war das nicht der Fall. Auch das Fehlen des Bleisaumes und das nicht Vorhandensein von Tüpfelzellen im Blut schließt Bleivergiftung nicht sicher aus. Diese Tatsache ist von einiger Bedeutung, da viele Frühfälle unerkannt durch unsere Hände gehen, weil die Untersuchung in den genannten zwei Punkten negativ verläuft.

Betrachten wir Addison als die rechte Diagnose, so muß der Schwindel natürlich als die Folge von Gehirnanämie infolge des niedrigen Blutdruckes betrachtet werden.

Verlauf: Um 4 Uhr früh am 13. wurde die Atmung sehr klein und oberflächlich, und bald darauf starb er. Die Autopsie ergab Tuberkulose der Nebennieren, sonst fand sich nirgendwo Tuberkulose im Körper. Leichte chronische Pleuritis und Pericarditis.

Es bleibt in unserem Falle merkwürdig, daß bei einem Kranken, der schon seit Beginn der Symptome an Bronzekrankheit leiden mußte, eine Zeit ausgesprochener Besserung eintrat. Man behauptet oft, daß die Addisonsche Krankheit stets zum Schlechteren verläuft. Unser Fall beweist das Gegenteil.

Fall 60.

Ein 59jähriger Arbeiter wurde am 8. 6. 1911 in die Klinik aufgenommen. Er war früher gesund, und auch seine Familienanamnese ist ohne Belang. Im Juni 1910 begannen zuerst Schwindelanfälle. Bei dem ersten fiel er zu Boden und blieb eine halbe Stunde bewußtlos; seither hat er keine Ohnmacht mehr gehabt, aber er hatte seither dauernd ein Gefühl von Spannung an der Stirn und an der linken Seite des Kopfes mit Steifheit der Nackenmuskulatur und etwas Taubheitsgefühl im Nacken und Rücken. Zeitweise ist er noch sehr schwindlig und leidet an Versagen des Gedächtnisses. Es ist ihm unmöglich, zu erzählen und anzugeben, was er tut, wegen eines eigenartigen, dunklen Gefühles im Kopfe. Während des letzten halben Jahres war der Appetit nicht glänzend. Sein Augenlicht hat etwas abgenommen. Im letzten Jahre ist er von Kräften gekommen und klagt zugleich über Schmerzen und Taubheit im rechten Arm. Trotzdem hat er bis zu seiner Aufnahme fast stets gearbeitet.

Die **Untersuchung** zeigt hinreichende Ernährung und ausgesprochen bräunliche Haut. Die Pupillen sind gleichmäßig rund und reagieren gut auf Licht, aber nur mäßig auf Konvergenz. Die Lymphknoten an der linken Ellbeuge sind zu fühlen, sonst bestehen keine Drüsenvergrößerungen. Der Herzspitzenstoß reicht 1 cm über die Brustwarzenlinie hinaus und liegt im 5. Intercostalraum. Die Töne sind regelmäßig, schwach. An der Mitralis findet sich daneben ein blasendes Geräusch, das über die ganze Herzgegend fortgeleitet wird. Der zweite Aortenton ist scharf und kräftig wie der zweite Pulmonalton. Die Pulsspannung scheint etwas verstärkt, die Gefäßwände sind etwas verdickt. Blutdruck systol. 135 mm Hg. Blut und Urin normal. Wassermann negativ. Grobe feuchte Rasselgeräusche exspiratorisch über beiden Lungen, besonders an der Basis der rechten. Das rechte Schultergelenk ist etwas versteift. Der Handdruck ist rechts etwas schwächer als links. Ellbogen und Handgelenkreflexe beiderseits gleich. Patellar- und Achillessehnenreflexe normal.

Besprechung: Die Hauptpunkte in unserem Falle sind Anfälle von Schwindel und ein dumpfer Geisteszustand bei einem alten Manne mit erhöhten Armreflexen, eigenartigen Pupillen und herabgesetzter Kraft im rechten Arm. Das ist die Art von Fällen, die wir gewöhnlich unter die Diagnose Arteriosklerose einreihen, obwohl wir es durchaus nur auf die Anamnese hin tun. Deshalb bleibt es bei der Unmöglichkeit, irgendeine andere Krankheit positiv nachzuweisen, das beste, Prognose und Behandlung auf der Annahme einer Arteriosklerose aufzubauen.

Was könnte es sonst noch sein? Es könnte sich um eine progressive Paralyse handeln, aber wir können die Krankheit nicht mit Sicherheit nachweisen, und wenn auch die Pupillen nicht normal sind, so sind sie doch nicht derart, wie wir sie bei der cerebrospinalen Syphilis zu finden erwarten. Wassermann ist negativ. Es bestehen keine charakteristischen Geistesstörungen. Die Sphincteren sind in Ordnung.

Handelt es sich um eine syphilitische Meningitis? Auch diese Krankheit können wir nicht bestimmt nachweisen. Sie ist viel seltener als Arteriosklerose.

Verlauf: Er blieb nur wenige Tage im Krankenhause und wir konnten nur wenig zu seiner Besserung tun. Am 13. Juni ging er nach Hause und starb dort Ende September.

Fall 61.

Ein 24jähriger Fuhrmann wurde am 12. August 1911 in das Krankenhaus aufgenommen. Vor drei Wochen fühlte er sich wunderlich im Kopfe, hatte

dauernd das Gefühl von Brummen und war unruhig. Bald darauf zeigten sich
Schwindelanfälle, so daß er beim Gehen kaum das Gleichgewicht halten konnte,
weil die Gegenstände um ihn herum sich bewegten und verschwammen. Er
schwankt und fällt immer nach der linken Seite. Vor 14 Tagen mußte er aufhören zu arbeiten und legte sich zu Bett. Seit zehn Tagen hat er oft heftige
Kopfschmerzen, die in der linken Stirngegend beginnen und etwa eine halbe
Stunde anhalten. Seit fünf Tagen muß er täglich einmal erbrechen ohne irgendwelchen Zusammenhang mit der Nahrungsaufnahme. Dem Erbrechen geht
etwa eine Stunde Übelkeit voraus, die nachher ebensolange anhält. Schwäche
hat er nicht wahrgenommen.

Die **Untersuchung** ergibt guten Ernährungszustand und normale Pupillen;
Nystagmus. Bei der oberflächlichen Untersuchung finden sich keine anderen
Veränderungen an den Augen. Opticusatrophie rechts. Blut- und Leiborgane
negativ. Der linke Plantarreflex fehlt, der linke Cremasterreflex ist träge.
Bauchdeckenreflexe fehlen, alle anderen Reflexe normal. Blut und Urin o. B.
Blutdruck systol. 130 mm Hg. In der zweiwöchentlichen Beobachtung keine
Temperatursteigerungen. Wassermann negativ. Ein Arzt diagnostizierte
Ohrenschwindel, ein anderer Kleinhirntumor. Am 13. fand sich der linke Patellar-
reflex lebhafter als der rechte. Am 16. bestand Fußklonus links und eine An-
deutung von Babinski. Achillessehnenreflexe gesteigert, ebenso die tiefen
Reflexe am linken Arm. Bauchdeckenreflexe rechts positiv, links negativ.
Die genaue Ohruntersuchung zeigt keine Veränderung.

Besprechung: Schwere Kopfschmerzen mit Schwindel bei einem 24 jährigen
Manne, ohne daß sich dafür eine Ursache darbietet, läßt uns an Gehirntumor
denken. Hier entspricht die Störung dem Ohren- oder Kleinhirnschwindel,
das heißt er geht einher mit Schwanken nach einer bestimmten Richtung und
immer nach der gleichen. Begleitende und verstärkende Symptome sind das
Erbrechen, der Nystagmus, der Verlust der tiefen Reflexe mit Abschwächung
der oberflächlichen und die Opticusatrophie. Wenn es sich nur um einen Labyrinthschwindel handeln würde, so wären viele dieser Erscheinungen nicht zu
erklären. Andererseits liegt kein Symptom vor, das sich nicht durch einen
Gehirntumor erklären ließe und dies bleibt daher im ganzen die wahrscheinlichste Diagnose. Da die Symptome auf die linke Seite lokalisiert sind, können
wir annehmen, daß der Sitz der Störung in der rechten Hälfte des Kleinhirns ist.

Verlauf: Am 12. September wurde der Kopf in der Gegend der Occipital-
region eröffnet, was wegen der Dicke des Schädeldaches schwierig war. Während
der Operation sank der Blutdruck allmählich auf 85 und der Puls wurde un-
fühlbar. Nach Lageveränderung wurde die Atmung des Kranken, die ausgesetzt
hatte, besser. Die freigelegte Dura war gespannt und vorgewölbt, wurde aber
nicht geöffnet. Nach der Operation ging es ziemlich schlecht. Auf der Station
wurde dann die Atmung plötzlich mühsam und unregelmäßig. Der Kranke
wurde cyanotisch und starb an Atmungslähmung. Die Autopsie ergab ein
Cholesteatom in der Mittellinie zwischen den beiden Kleinhirnlappen, aber
nicht im Kleinhirngewebe selbst. Die Geschwulst war in einer Kapsel und hatte
etwa die Größe einer Faust.

Fall 62.

Ein 47 jähriger Maschinenarbeiter kam am 9. 11. 1911 in das Krankenhaus.
Die Mutter starb mit 76 Jahren an Schwindsucht, sonst ist die Familienanamnese
ausgezeichnet. Er trinkt täglich einen Schnaps und raucht unaufhörlich. Geschlechtskrankheiten werden negiert. Vor 10 Tagen fühlte er sich so wohl
wie immer, als er aber von der Arbeit nach Hause gehen wollte, fühlte er sich

plötzlich schwach, schlecht im Kopfe, kurzatmig, dann wurde ihm übel und er erbrach, kam aber nach Hause, aß dort tüchtig und ging schlafen. Er wachte wie zerschlagen auf, und als er am nächsten Morgen zur Arbeit ging, fühlte er sich schwach und brach wieder. Während der Arbeit bekam er mehrere Schwindel-

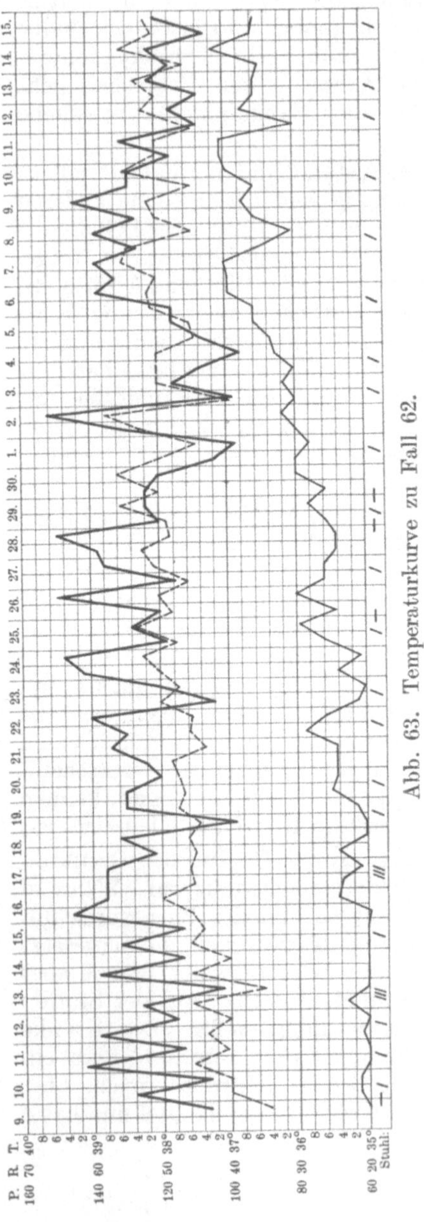

Abb. 63. Temperaturkurve zu Fall 62.

anfälle und mußte sich festhalten, um nicht hinzufallen. Seither hat er täglich die gleichen Erscheinungen und fühlt sich dauernd müde. Er bricht nur auf dem Wege zur Arbeit oder nach Hause und muß sehr langsam gehen. Er braucht jetzt zu dem Wege, den er früher in zehn Minuten zurücklegte, eine halbe Stunde.

Gestern abend fiel er zum ersten Male bei einem Schwindelanfall hin und wurde von dem Vorarbeiter, der das bemerkte, in das Krankenhaus geschickt. Er hatte sein Bewußtsein nicht verloren und hatte auch vorher keine Aura. Die Kontrolle über die Sphincteren hat er nicht verloren. Fieber bestand nicht, aber er erinnerte sich, daß er vor vier Tagen sehr schwitzen mußte. In den zehn Tagen seiner Krankheit glaubt er etwa 14 Pfund abgenommen zu haben.

Die **Untersuchung** zeigt einen mageren, blassen Mann, der ohne Atemnot flach im Bette liegt, mit leichter Cyanose der Schleimhäute. Die Pupillen sind rund, regelmäßig und reagieren normal. Keine Drüsenanschwellung, keinen Bleisaum. Innere Organe negativ. Patellarreflexe auch ohne Ablenkung nicht zu erhalten. Achillessehnenreflexe schwach, aber vorhanden. Temperatur Abb. 63. Urin in 24 Stunden um 1300 mit einem sp. G. von 1020. Sehr geringe Spuren von Eiweiß und wenige hyaline Zylinder. Die Leukocytenauszählung ergab: 9. 11. 6000. 13. 11. 7000. 21. 11. 8000. 2. 12. 11000. 14. 12. 8000. Wassermann negativ. Blutkultur bleibt steril. Widal bei der Aufnahme positiv, aber der Fall scheint durchaus nicht für Typhus charakteristisch, da die allgemeine Abgeschlagenheit, die Roseolen und die Milzvergrößerung fehlen, und das Fieber am Morgen häufig höher steht als am Abend. Wirklich war das während der ganzen ersten Woche im Krankenhause der Fall. Über die Widalsche Reaktion finden sich folgende Aufzeichnungen: Am 10. angedeutet; am 14. leicht positiv; am 17. positiv; am 29. angedeutet. An diesen Tagen hörte man an der Lungenbasis beiderseits wenige scharfklingenden Rasselgeräusche und von da an nahm die Hypostase zu. Die Atmung wurde schneller, es kam aber zu keiner ausgesprochenen Infiltration. Am 14. 12. besserte sich der Zustand, und die Aussichten für die Genesung schienen hoffnungsreich. Zeitweise fand man in dieser Woche vereinzelte Herde von knackenden Geräuschen vorn auf der Brust ohne Infiltration, die sehr lange an einer Stelle bestehen blieben.

Besprechung: Die Anamnese gibt uns über die Diagnose gar keinen Aufschluß. Erst bei der Untersuchung können wir daran denken, daß wir es mit irgendeiner Infektion zu tun haben, wahrscheinlich mit Typhus. Denn es besteht ein kontinuierliches Fieber mit niedriger Leukocytenzahl und positivem Widal. Gegen Typhus spricht hauptsächlich die Tatsache, daß das Fieber am Morgen höher ist als am Abend. Das kommt selten vor, aber schon Wunderlich hat vor vielen Jahren in Leipzig solche Fälle bei Bäckern beobachtet, die nachts arbeiteten und am Tage schliefen. Er hatte damals den Namen Bäckertyphus dafür gebraucht. Bei der Tuberkulose ist die Temperatur am Morgen oft höher als abends und auch bei Lepra scheint es der Fall zu sein. Die positiven Typhussymptome wie Milzvergrößerung, Roseolen und Bacillen im Blut fehlen hier. Aber wir wissen, daß das nicht selten bei sicherem Typhus der Fall ist.

Kann es sich bei unserem Kranken um irgendeine Sepsis handeln? Es spricht nichts dafür. Wir können weder den Herd einer Infektion nachweisen, noch die Quelle, woher sie stammen sollte. Trotzdem müssen wir zugeben, daß es auch bei einer Sepsis unmöglich sein kann, den Herd oder die Quelle der Infektion nachzuweisen.

Tuberkulose würde alle Symptome erklären, bis auf die positive Widalsche Reaktion. Die Cyanose, bald im Beginn der Krankheit, die dauernd bestehen blieb, und die steigende Beschleunigung der Atmung läßt an eine Miliartuberkulose denken.

Nach meiner Erinnerung hielten wir fast alle den Fall für Typhus, Schwindelgefühl ist ja gewöhnlich im Beginn einer Infektionskrankheit zu finden.

Verlauf: Am 16. starb der Kranke. Die Autopsie zeigt eine Miliartuberkulose der Lungen, Leber, Milz und Nieren. Solitäre Tuberkel des Dünndarmes, alte Tuberkulose der Bronchiallymphdrüsen und der rechten Lunge, sowie eine chronische Pleuritis rechts.

Fall 63.

Ein 43jähriger Schachtelmacher wurde am 14. 11. 1911 in das Krankenhaus aufgenommen. Der Vater des Kranken starb mit 84 Jahren an Magenkrebs, sonst ist die Familienanamnese gut. Alkohol- und Geschlechtskrankheiten werden negiert. Der Kranke hat, obwohl er stets schwindlig war, sich sein ganzes Leben lang wohl und kräftig gefühlt. Vor 16 Monaten begannen die Schwindelanfälle quälender zu werden und sind jetzt seine Hauptklage. Sie beginnen mit einem zischenden Geräusch im rechten Ohre, nach ein paar Minuten drehen sich die Dinge um ihn herum, und zwar horizontal von links nach rechts. Das dauert etwa zwei Minuten. Wenn er sich nicht hinsetzt, oder irgendwo festhält, so taumelt er unwillkürlich von links nach rechts und fällt nach der rechten Seite. Das Geräusch in dem Ohre hört unmittelbar vor dem Schwindelanfall auf. Nach dem Anfall schwitzt er, bricht und ist schwach. Innerhalb einer Viertelstunde ist alles wieder in Ordnung. Das Bewußtsein hat er nie verloren.

Die Anfälle kommen zu den verschiedensten Zeiten des Tages, niemals aber in der Nacht. Früher kamen die Anfälle etwa einmal in der Woche, aber im letzten Jahre hatte er sie alle paar Tage, manchmal auch zwei- bis dreimal an einem Tage.

Vor acht Monaten hatte er einen besonders schweren Anfall. Er war eine Stunde halb bewußtlos. Seit der Zeit fühlt er sich nicht mehr fähig zu arbeiten und hat eine allmählich zunehmende Taubheit im rechten Ohr wahrgenommen.

Vor einem Vierteljahr begannen dunkle und schwarze Flecken vor den Augen zu erscheinen, wenn er sich aus gebückter Stellung aufrichtete. Eine Brille besserte den Zustand nicht, wenn er auch wieder sah. Er hat aber wahrgenommen, daß er hin und wieder beim Stehen oder Sitzen einen Schwindelanfall bekommt, wenn er seine Brille abnimmt. Tatsächlich ist das die einzige Sache, durch die er einen Anfall auslösen kann. Er hat auch einige Anfälle von heftigen Stirnkopfschmerzen gehabt und im letzten Vierteljahre ein dauerndes Gefühl von Fülle und Druck in der rechten Kopfhälfte.

Etwa jede Woche einmal, manchmal auch mehrere Tage hintereinander, hatte er ein unangenehmes Gefühl, als ob ein heißer Stein vorn unter den rechten Rippen läge. Das kommt auch oft in der Nacht vor, hat aber zum Essen keine Beziehungen. Zur Zeit der Anfälle glaubt er an dem Orte der Beschwerden einen Knoten zu fühlen, der ihm aber sonst wenig Beschwerde macht. Der Stuhlgang ist stark verstopft, so daß er täglich Abführmittel einnehmen muß. Das beste Gewicht betrug vor 1¹/₂ Jahren 122 Pfund. Andere Klagen sind nicht vorhanden.

Die **Untersuchung** zeigt schlechten Ernährungszustand. Normale Pupillen und Reflexe. Kein Nystagmus. Keine Veränderungen der inneren Organe. Blut, Urin und Blutdruck normal. Kein Fieber. Die Diagnose bei der Aufnahme lautete auf Enteroptose. Man hatte auch an einen Krebs in der Gegend des Coecums gedacht. Am 18. wurde in der Ohrenklinik festgestellt, daß das Gehör beiderseits vollkommen in Ordnung war. Die Untersuchung des Labyrinths zeigte nach allen drei Richtungen verlangsamte Reaktion, aber keine ausgesprochen genug auf das eine Ohr hinweisend, daß man an eine Operation hätte denken können. Wassermann negativ. Augenhintergrund normal. Ein Neurologe hielt den Fall für eine MÉnièresche Krankheit, trotz des Ohrenbefundes. Auf seinen Rat wurden 25 ccm Lumbalflüssigkeit abgelassen. Sie war klar und stand unter mäßigem Druck. Der Patient fühlte sich unmittelbar nachher gebessert von dem Druckgefühl in der rechten Kopfseite und von dem scharfen, mit dem Herzschlage zusammenhängenden Geräusch im Ohre, aber am nächsten Tage erbrach er und hatte früh, als er aufstehen wollte, einen schweren Anfall. Diese Anfälle kamen nun täglich und nach der Punktion ging es ihm ausgesprochen schlechter. Es traten neue Erscheinungen auf, Schmerzen, die von der Punktionsstelle ausstrahlten. Hochgespannte Ströme und hydrotherapeutische Maßnahmen wurden in der letzten Woche des Krankenhausaufenthaltes angewandt. Am 31. 12. wurde er entlassen.

Besprechung: Unser Patient gibt an, er wäre immer schwindlig gewesen. Das ist auch unser erster Eindruck von dem Falle. Wenn wir aber einen typischen Ménièreschen Symptomenkomplex finden, so kann uns das an unserem ersten Eindruck irre machen. Man muß zugeben, daß die Ménièreschen Erscheinungen auch bei Patienten vorkommen können, die vollkommen frei von Ohrenerkrankung sind und zu der Gruppe von Neurasthenikern gehören. Das Ergebnis der Ohrenuntersuchung und der Lumbalpunktion sprechen für die Annahme, daß wir es hier mit Erscheinungen zu tun haben, die man Pseudo-Ménière genannt hat. Die Annahme wird noch durch die Tatsache bekräftigt, daß nach der Lumbalpunktion der Patient eine neue Gruppe von Symptomen aufwies, die von der Punktionsstelle aus ihren Ursprung nahmen. Sie waren sicherlich eine Folge von dem unerfreulichen Eindruck, den die Operation auf ihn gemacht hatte.

Die Magensymptome lassen sich am besten als Folge einer nervösen Hyperchlorhydrie erklären.

Verlauf: Am 17. 6. 14 teilte der Patient mit, es ginge ihm so wie früher. Er hat in den letzten vier Wochen wiederholt schwere Schwindelanfälle gehabt. Außerdem klagt er über heftiges Schwitzen auf der rechten Kopfseite. Der Appetit ist gut, das Gewicht unverändert und der allgemeine Gesundheitszustand ganz in Ordnung.

Fall 64.

Eine 29jährige Frau kam am 13. 5. 1912 in das Krankenhaus. Seit einem halben Jahre leidet sie schwer an Schwindelanfällen und unter heftigen Kopfschmerzen in der Schläfengegend. Sie hat immer schlecht gesehen. Die letzte Woche war sie meist zu Bett wegen Schwäche und Halsschmerzen. Ein- oder zweimal ist sie ohnmächtig geworden und muß etwa einmal in der Woche brechen. Sie hat vier gesunde Kinder und nach dem letzten noch vier Fehlgeburten. Im August 1909 hatte sie kleine Flecken an den Armen und Beinen und im November einen Ausschlag an Hals und Gesicht. Appetit, Stuhlgang und Schlaf gut. Hände und Füße sind oft wie eingeschlafen. Kein Husten, keine Atemnot, keine Ödeme. Seit zwei Monaten hat die Regel ausgesetzt.

Bei der **Untersuchung** zeigt sich die Kranke gut genährt, schläfrig und von geringer geistiger Regsamkeit. Sie klagt, schreit leicht, kann aber den Sitz des Schmerzes nirgends angeben. Leichte Ichthyosis der Haut. Pupillen unregelmäßig, die rechte breiter als die linke, beide reagieren kaum auf Lichteinfall. Das Zäpfchen fehlt. Die inneren Organe zeigen keine Veränderungen. Die Reflexe sind normal. An den Unterschenkeln tiefe, rings herumgehende Narben, 1 bis 1,5 cm breit, einige weiß, andere gerötet, noch andere mit kleinem Schorfe.

Im Krankenhaus klagte die Patientin stets dauernd über Schwindel und Kopfschmerzen wenn sie nicht schlief oder dahindämmerte. Wenn man zu ihr sprach, antwortete sie mit schwacher, hoher, weinender Stimme. Geistig war sie nicht sehr regsam. Wassermann schwach positiv.

Besprechung. Die Anamnese ist in keiner Weise charakteristisch. Die vier Fehlgeburten können sehr wohl selbst herbeigeführt sein; wir können sie nicht ohne weiteres als Beweis für Syphilis ansehen.

Aber wenn wir bei der Untersuchung die Pupillenveränderungen finden und die Zustände im Rachen, die deutlich an alte syphilitische Ulcerationen erinnern, wenn der Wassermann schwach positiv ist, dann kann man nicht mehr daran zweifeln, daß Syphilis die wahrscheinlichste Diagnose ist. Die Natur der Narben wird aus der hier gegebenen Beschreibung nicht klar, im ganzen passen sie durchaus zu der Diagnose Syphilis. Handelt es sich darum, so ist der Schwindel von der Art, wie er oft in den Frühstadien infektiöser Krankheiten auftritt. Gerade bei der Syphilis ist er besonders häufig, wahrscheinlich weil durch diese Krankheit das cerebrospinale System besonders früh angegriffen wird.

Verlauf: Am 22. und 28. erhielt die Kranke je 0,5 g Salvarsan intravenös. Am 30. zeigt sie wesentliche Besserung, war vergnügt, lachte, hatte keine Kopfschmerzen mehr und aß tüchtig. Die Stimme hatte ihren weinerlichen Ton verloren und sie konnte den ganzen Tag auf sein. Am 3. und 10. Juni erhielt sie wiederum Salvarsan. Am 11. war der weiche Gaumen ganz abgeheilt und die Wassermannsche Probe negativ.

Fall 65.

Ein 46jähriger Maschinist suchte am 7. August 1912 das Krankenhaus auf. Der Vater des Kranken starb mit 63 Jahren an Tuberkulose, sonst ist die Familienanamnese ohne Belang. Mit 18 Jahren hatte der Kranke rote Ruhr und klagt seit vielen Jahren über Magenbeschwerden mit Aufstoßen und Sodbrennen, wenn er nicht sehr vorsichtig in seiner Diät ist. Geschlechtskrankheiten werden negiert. Vor 27 Jahren begann das Gehör allmählich abzunehmen und die Störung ist weiter fortgeschritten. Jetzt ist er stocktaub. Er klagt auch über ein Gefühl von Druck im Kopfe, über Klingen in den Ohren, besonders in den letzten Wochen.

Seit zwei Jahren hat er gelegentlich Anfälle von Schwindel und Erbrechen, die auf eine Magenstörung zurückgeführt und dementsprechend behandelt wurden. Sie kamen nie in der Woche, sondern immer nur Sonntags und an den Feiertagen. Während der letzten Wochen fühlte er sich im Kopfe nicht ganz in Ordnung, brauchte aber nicht zu brechen. Beim Liegen fühlt er sich immer wohler und kann gelegentlich einen Anfall kupieren, wenn er sich hinlegt und schläft.

Heute wurde ihm plötzlich in der elektrischen Bahn so heftig schwindlig, daß er wie ein Betrunkener taumelte. Er lehnte sich gegen ein Fenster und brach. Später wurde er in das Krankenhaus gebracht.

Die **Untersuchung** verläuft völlig negativ bis auf die Taubheit. Urin und Blut normal. Der Ohrenarzt stellt eine Otosklerose fest und hielt eine Erkrankung des Labyrinths für möglich. Wassermann negativ.

Besprechung: Wegen der Taubheit des Kranken wird man den Schwindel natürlich zuerst auf Ohrenstörung zurückführen. Warum die Schwindelanfälle gerade immer an den Sonn- und Feiertagen auftreten, davon habe ich keine Ahnung. An diesen Tagen pflegen die Arbeiter mehr zu essen und zu trinken und das mag auch seinen Arzt dazu gebracht haben, ihn auf den Magen zu behandeln. Man kann leicht den Arzt, den allgemeinen Praktiker in einem solchen Falle tadeln, wenn er die Behandlung auf den Magen richtet, wo man guten Grund zur Annahme hat, daß am Ohre die Schuld liegt, aber man kann nicht sagen, daß daraus irgendwelcher Schaden erwachsen ist. Denn auch der Ohrenarzt kann nichts tun, um den Kranken zu helfen, und dieser findet die schlechte Prognose unerträglich. Der Kranke wird es immer vorziehen, den Schwindel auf den Magen zu beziehen. Darum ist es ganz natürlich, sich seiner Anschauung der Dinge anzupassen und ihn entsprechend zu behandeln. Wenn wir allerdings wahr sein wollen, dann haben wir kein Recht, den Patienten ohne die Hilfe eines erfahrenen Ohrenarztes zu lassen.

Verlauf: Zur genaueren Untersuchung wurde er in die Ohrenabteilung gebracht, wo eine Entzündung des Labyrinths sichergestellt wurde.

Relative Häufigkeit der gewöhnlichen Ursachen für Diarrhöe bei Erwachsenen.

Massachussets General Hospital, 1905—1912.

Akute Enteritis Ursache unbekannt 253, bekannt 33.	286
Chronische Enteritis Ursache unbekannt 147, bekannt 11.	158
Darmkrebs	52
Perniziöse Anämie	34
Schleimkolik	32
Basedowsche Krankheit	25
Nervöse Durchfälle	17
Darmtuberkulose	15
Amöbendysenterie	14
Intoleranz gegen Fett	7
Insgesamt	640

3. Kapitel.

Diarrhöe.

Ursache und Arten der Diarrhöe bei Erwachsenen.

Unlängst untersuchte ich dieses alte Problem zusammen mit Dr. Emerson aus New York an der Hand von Obduktionsberichten des Bellevue-Hospitals in New York und meines Krankenhauses in Boston. Ich arbeitete 3000 solcher Berichte durch, indem ich vor allen Dingen nach Veränderungen suchte, von denen man gewöhnlich annimmt, daß sie Diarrhöe zur Folge haben. Dann verglich ich die Fälle, in denen ich solche Veränderungen gefunden hatte, mit den Krankengeschichten und suchte klarzustellen: 1. ob die festgestellten Veränderungen wirklich Durchfall erzeugt hatten und, wenn dies der Fall war, in wieviel Prozent der Fälle; 2. ob irgendeine besondere Art von Krankheitserscheinungen oder besonders geartete Entleerungen mit irgendeiner bestimmten Krankheit des Darmes verbunden waren. Ich wollte auf diese Weise, soweit es eben möglich ist, klinische Typen herausarbeiten. Endlich untersuchte ich die Ergebnisse der Behandlung sowohl in den Fällen, die zur Autopsie gekommen waren, als auch noch in einer beträchtlichen Reihe von Fällen, wo dies nicht der Fall war, und gab mir Mühe, den Wert der verschiedenen Behandlungsmethoden daraus abzuschätzen.

Aus verschiedenen Gründen habe ich von dieser Untersuchung gewisse Krankheiten, die oft mit Diarrhöe einhergehen, ausgeschaltet. So habe ich die Fälle von Typhus nicht mit aufgenommen, einmal weil die Beziehungen dieser Krankheit zur Diarrhöe bereits in einer großen Reihe von Fällen ausgiebig untersucht worden sind, dann weil ich mich bemühte, auch einen Begriff von der relativen Häufigkeit der Krankheiten mit diesen Symptomen zu bekommen. Ich war mir darüber ganz klar, daß die Zahl der Typhuskranken, die in den beiden Krankenhäusern in Betracht kamen, mit der Zahl der Fälle dieser Krankheit im allgemeinen durchaus nicht übereinstimmen konnte, da sich aus beiden Bezirken Typhusfälle in den Hospitälern, in denen wir unsere Studien anstellten, zusammenfinden. Auch die Diarrhöefälle auf parasitischer Grundlage wurden nicht berücksichtigt, weil sie in zu kleiner Anzahl in Boston oder New York vorkommen. Ferner habe ich nicht in den Kreis meiner Untersuchungen die Fälle von Quecksilber- oder Arsenikvergiftung und die Fälle der Bacillenruhr der Shigagruppe einbezogen. Endlich habe ich noch alle Kranke unter 16 Jahren ausgelassen. Es blieben uns 640 Fälle übrig, die in Tabelle I zusammengestellt sind.

Tabelle I.

Relative Häufigkeit der Durchfall hervorrufenden Erkrankungen bei Erwachsenen.

Akute Enteritis und unbekannte (akute) Ursachen — klinische Fälle		244
Akute Enteritis — autoptische Fälle:		
„Primäre"		9
Sekundäre (mit oder ohne Darmveränderungen) mit		
Nephritischen Veränderungen	10	
Herzveränderungen	2	
Herznierenveränderungen	2	
Arteriosklerotischen Veränderungen	3	
Akuten infektiösen Veränderungen	5	
Verschiedenen akuten und chronischen Zuständen	10	
Intussusception	1	
Akute Enteritis — insgesamt —		42
		286
Chronische Enteritis und unbekannte (chronische) Ursachen — klinische Fälle		139
Chronische Enteritis — autoptische Fälle:		
„Primäre", d. h. unbekannte Ursache		8
Sekundäre mit		
Herzveränderungen	7	
Nierenveränderungen	1	
Herznierenveränderungen	1	
Verschiedenen chronischen Zuständen	2	19
Chronische Enteritis — insgesamt —		158
Darmkrebs		52
Perniziöse Anämie		34
Schleimkolik		32
Basedowsche Krankheit		25
Nervöse Durchfälle		17
Darmtuberkulose		15
Amöbendysenterie		14
Intoleranz gegen Fett		7
	Insgesamt	640

Schwierigkeiten in der Unterscheidung der akuten und chronischen Enteritis und Kolitis.

Natürlich wäre es sehr erwünscht, die akuten von den chronischen Fällen unterscheiden zu können. Aber ich fand das gegen meine Erwartungen sehr schwer. Der Darm zeigt darin Ähnlichkeit mit der Niere, daß eine langdauernde Krankheit nur hin und wieder klinische Symptome zeigt, die plötzlich unter dem Bilde einer akuten Krankheit auftreten. Genau so, wie akute Verschlechterung einer chronischen Nephritis sich wie eine akute Nephritis darstellt, so zeigen sich auch oft akute Exazerbationen der chronischen Kolitis mit allen Zeichen einer akuten Krankheit, dauern eine Zeitlang und verschwinden dann wieder, obwohl wir alle Ursache haben anzunehmen, daß der Darm wie die Niere auch später durch lange, symptomfreie Zeiten hindurch krank bleiben. Nur die langdauernde Verfolgung einzelner Fälle in größerer Zahl würde es ermöglichen, festzustellen, ob die Diarrhöe, die unter dem Bilde einer akuten Krankheit auftritt, wirklich eine solche ist, oder nur die Verschlimmerung eines chronischen Prozesses. Da mir dieses Vorgehen bei einer größeren Zahl von Fälle und durch eine lange Zeit hindurch nicht möglich war, war es mir unmöglich bei meinen Untersuchungen einen scharfen Unterschied zwischen akuten und chronischen Fällen zu machen.

Auch der Versuch die langdauernden Durchfälle auf organische Darmkrankheiten zurückzuführen und die akuten als funktionelle zu betrachten, läßt sich nicht durchführen; aus den eben angeführten Gründen, weil in einigen Fällen rein funktionelle Störungen, die zu einer Gewohnheit werden, lang anhaltende Diarrhöe zur Folge haben können, obwohl eine organische Krankheit nachweisbar nicht vorhanden ist.

Ursachen des Durchfalles.

Unvorsichtigkeiten in der Diät wurden lange Zeit bei einem großen Teil der Fälle für die Ursache sehr kurz dauernder Durchfälle bei Erwachsenen und bei Kindern angesehen. Es ist kein Zweifel, daß das auch in einer gewissen Zahl der Fälle richtig ist, aber eine sorgfältige Analyse der Krankengeschichten zeigt, daß viele Kranke, die genau die gleichen Symptome zeigen wie jene, die auf Diätfehler zurückgeführt werden, tatsächlich solche nicht begangen und nichts Ungewöhnliches gegessen haben. Solche Patienten werden oft bei der Aufnahme der Anamnese gequält, bis man glücklich einen Diätfehler aus ihnen herausgeholt hat, weil sich der Arzt verpflichtet fühlt in jedem Falle eine derartige Ursache festzustellen. Wenn man es darauf anlegt, kann man bei jedem Patienten dazu kommen, daß er endlich zugibt, irgend etwas Ungewöhnliches oder Schädliches in einer kürzeren oder längeren Zeit vor Beginn der Krankheitserscheinungen gegessen zu haben. Wenn wir aber ehrlich sind und nicht mit Vorurteilen an den Fall herangehen, so müssen wir zugeben, daß die Zahl der Fälle, in welchen Diätfehler sichtlich die Ursache akuter Durchfälle sind, viel kleiner ist, als man gewöhnlich annimmt.

Unter 89 Kranken, die an akuter, gutartiger Diarrhöe litten und in den Stuhlgängen keinen Hinweis auf Darmgeschwüre zeigten, die auch in zehn bis vierzehn Tagen wieder gesund wurden, schreiben 41 die Störungen einem Diätfehler oder der Aufnahme von Nahrung zu, die sie für schädlich hielten, während 48 andere, die genau die gleichen Symptome und den gleichen Krankheitsverlauf zeigten, sich auf eine solche Ursache für die Störungen, die ihre Krankheit veranlaßten, nicht zu erinnern vermochten und überhaupt nicht auf eine Ursache dafür.

Nur in wenigen Fällen dieser genannten Reihe schien ein überzeugender Beweis dafür vorzuliegen, daß der Kranke selbst und andere Personen eine bestimmte Speise genossen hatten, und alle gleichmäßig an Diarrhöe erkrankt waren, während andere unter den gleichen Umständen, abgesehen von der Enthaltung der besonderen Nahrungsmittel, gesund blieben. Das Studium der Krankengeschichten hat mich zu der Überzeugung geführt, daß selbst in den Fällen, die von Patienten oder bei dem Arzt auf einen Diätfehler zurückgeführt werden, diese Diagnose oft retrospektiv gestellt wurde und nur aus dem Grunde zustande gekommen ist, weil sich eine andere Ursache nicht finden ließ.

Ptomainvergiftung ist heutigen Tages eine der häufigsten, beliebtesten und vornehmsten Diagnosen bei einer Reihe von Ärzten. Und doch hält sie selten der Kritik stand. Viele der Fälle, die unter diesem Namen gehen, stellen sich heraus als Appendicitis, Gallensteine, Darmverschluß, Pankreatitis oder gastrische Krisen bei Tabes, Bleivergiftung und andere Erkrankungen, die nichts mit Ptomainen zu tun haben. In einer anderen Gruppe von Fällen handelt es sich augenscheinlich um eine akute Diarrhöe unbestimmter Ursache, welche wahrscheinlich nur deshalb Ptomainvergiftung genannt wird, weil dieser Name so nett klingt. Die Zahl der Fälle, in denen wirklich ein chemisch charakterisiertes Gift, das man ein Ptomain oder Leukomain nennen könnte, aus der Nahrung ausgesondert wurde, ist so gering, daß man sie vernachlässigen kann. In den von mir untersuchten Fällen war kein einziger. Ich habe auch nicht einen gefunden, der den Ausdruck Ptomainvergiftung rechtfertigte, wenn natürlich auch Fälle da waren, in denen die Diarrhöe mit ziemlicher Gewißheit auf irgendwelche verdorbene Nahrung zurückgeführt werden konnte. Hier erscheint mir der weitere, weniger bestimmt klingende Ausdruck ,,Nahrungsmittelvergiftung'' besser am Platze.

Ich habe in eine Gruppe eine große Anzahl von Fällen zusammengezogen, die in den Krankengeschichten unter verschiedenen Namen gingen, weil ich keinen hinreichenden Grund für die verschiedenen angewandten Ausdrücke wie Dysenterie, Gastro-Enteritis, Enterokolitis, Kolitis usw. fand. In derselben Art von Fällen wird bald der eine, bald der andere dieser Ausdrücke angewandt, ohne einen sichtbaren Grund, ganz nach dem Geschmack und der Phantasie des behandelnden Arztes.

Bei wenigen Fällen, in meinem Krankenhause nur 7, in einem Zeitlauf von 1895—1914 schien eine angeborene Intoleranz des Darmes für einen oder den anderen Nahrungsstoff, vor allen Dingen für das Fett, vorzuliegen. Intoleranz für Eiweiß oder Kohlenhydrate wurde sehr selten festgestellt, aber in einer kleinen Gruppe der Fälle, die ich schon vorher erwähnte, fand sich in dem Stuhl bei gewöhnlicher Diät ein Überschuß von Fett, und die Diarrhöe verschwand bei fettfreier Ernährung. In keinem der Fälle fand sich ein bestimmter Hinweis auf die Erkrankung des Pankreas oder auf eine andere organische Ursache für diese Anomalie. Überhaupt fand sich kein Fall von Diarrhöe, der mit Sicherheit auf eine Pankreaserkrankung zurückgeführt werden könnte.

Venöse Stauung im Darm ist keine Ursache für Durchfall. Diese Veränderungen finden sich in einer großen Anzahl von Fällen, in denen die Obduktion vorgenommen worden war, sie waren aber nur selten mit Diarrhöe verbunden. So hatten in 88 Fällen von schlecht kompensierten Herzfällen, die unter Wassersucht und allgemeiner Stauung zu Tode geführt hatten, nur 8 Kranke jemals Diarrhöe. In 7 anderen Fällen von allgemeiner Stauung bei Herzkrankheit zeigte die Autopsie die typischen Veränderungen einen Enteritis, drei seröser und vier diphtherischer Art, aber nur in einem dieser Fälle fand sich Diarrhöe verzeichnet. Unter 13 Kranken mit chronischer Nephritis, die an Herzschwäche mit Stauung in allen Organen starben, hatte nicht einer Durchfall.

Bei Herzkrankheiten und Nierenerkrankungen mit Beteiligung des Herzens und Stauung ist Verstopfung die Regel.

Tuberkulose des Darmes ist unter den Praktikern eine sehr beliebte Diagnose für chronische Fälle von Diarrhöe, die jeder Behandlung trotzen. Nach meiner Erfahrung ist diese Diagnose fast nie sicher, denn sie wird sehr gern auch bei Kranken gestellt, die keine tuberkulösen Lungenveränderungen zeigen, trotz der wohlbekannten Tatsache, daß Tuberkulose des Darmes fast ausnahmslos nur als eine Komplikation der Lungentuberkulose vorkommt. Ein wichtiges Ergebnis unserer Untersuchung ist folgendes: selbst bei nachgewiesener Tuberkulose des Darmes als Komplikation einer Lungenerkrankung kommt Diarrhöe nur in 1 von 3 Fällen vor. So fand sich nur in 10 von 31 Fällen, welche in meinem Krankenhause zur Autopsie kamen (32%) tuberkulöse Enterokolitis und nur in 29 von 100 ähnlichen Fällen aus New York (29%) Diarrhöe. Die beiden Untersuchungsreihen stimmen miteinander ganz auffallend überein (Tabelle II).

Tabelle II.

Relative Häufigkeit gewisser zum Tode führender und mit Durchfällen verbundener Krankheiten (6000 Autopsien).

Krankheit	Bellevue-Krankenhaus 3000 Autopsien		Allgemeines Krankenhaus Boston 3000 Autopsien		Prozentsatz der Fälle mit Durchfall	
	Gesamtzahl der Fälle	Zahl der Fälle mit Durchfall	Gesamtzahl der Fälle	Zahl der Fälle mit Durchfall	Bellevue-Krankenhaus New York	Allgemeines Krankenhaus Boston
Akute und chronische Enteritis (unbekannte Ursache)	111 [1])	45	71	32	40	45
Dickdarmkrebs	18	4	64	20	22	32
Darmtuberkulose . . .	100	29	31	10	29	32
Tuberkulose der Lungen ohne Beteiligung des Darmes	71	11	35	4	15	11

Selbst wenn wir Diarrhöe bei Kranken, die ausgesprochen an Lungentuberkulose leiden, finden, so ist es durchaus nicht sicher, daß sie auf Darmtuberkulose beruht; denn Durchfälle kommen in Fällen von Lungentuberkulose ohne Darmstörungen fast halb so häufig vor, als in solchen mit tuberkulösen Veränderungen des Darmes. So fanden sich in 106 Fällen von Lungentuberkulose, die in beiden Krankenhäusern nach den Autopsieberichten untersucht wurden, in 15 bzw. 14 Prozent Diarrhöe, obgleich der Darm nicht die geringsten Veränderungen aufwies. Alles das weist mit Nachdruck auf die Tatsache hin, daß selbst, wenn sich Ulcerationen im Darme bei einem Falle von Diarrhöe finden, wir durchaus nicht sicher sagen können, daß sie auch die Ursachen des Durchfalles sind.

Carcinom des Darmes wurde nach dem Tode oder nach der Operation in meinem Hospital bei 159 Kranken und in dem New Yorker Krankenhause in 18 Fällen untersucht. Der Prozentsatz von Durchfall ist dabei

---

[1]) 70 nach der Autopsie als akut bezeichnet; 25 davon hatten Diarrhöe. 41 nach der Autopsie als chronisch bezeichnet; 20 davon hatten Diarrhöe.

im ganzen der gleiche wie bei der tuberkulösen Enteritis. So zeigten 52 oder 32% in Boston Diarrhöe dauernd oder zeitweise, in New-York 22%. Entgegen der allgemeinen Ansicht darüber konnte ich nicht finden, daß Diarrhöe bei den Fällen im unteren Darmteil häufiger war als des oberen. So fand sich in 43 Fällen von Rectumcarcinom Diarrhöe in 37%, in 67 Fällen von Krebs der Flexura hepatica, des Colon ascendens oder des Coecums in 41%. In 32 Fällen, in denen der Sitz der Krankheit im Colon transversum, der Flexura lienalis und des Colon descendens (oberhalb des S-romanum) war, fand sich nur in 18% Durchfall.

Bei chronischen Nierenkrankheiten soll Diarrhöe, wie man annahm, als kompensatorische Erscheinung oft vorkommen. Meine Untersuchungen stützen diese Anschauung nicht; denn in 72 Fällen von chronischer Nephritis fand sich 11 mal Diarrhöe, und zwar sowohl in dem Krankheitsverlauf vor der Krankenhausaufnahme oder während der klinischen Behandlung.

Intussusception wird seit vielen Jahren in den Lehrbüchern zusammen mit blutigen Durchfällen beschrieben und soll sich gerade dadurch von anderen Arten des Darmverschlusses unterscheiden. Auch diese Annahme erwies sich bei unseren Untersuchungen nur in sehr begrenztem Maße richtig, denn nur drei von diesen Fällen zeigten überhaupt Durchfälle.

Meine Kenntnisse über die sogenannte Morgendiarrhöe, die in Verbindung mit der Achylia gastrica auftreten soll, konnte ich leider nicht vervollständigen. Die Fälle verliefen gewöhnlich so leicht, daß sie überhaupt einer klinischen Behandlung nicht bedurften. Meine Erfahrungen in der Privatpraxis stimmen mit der Anschauung anderer Autoren darin überein, daß auch ich häufig bei solchen Kranken keine freie Salzsäure im Mageninhalt gefunden habe. Über die besondere Behandlung dieser Art von Fällen werde ich mich später auslassen.

Im engen Zusammenhange mit diesen Fällen stehen nach meiner Meinung jene, die als nervöse Diarrhöe, oder einfache Hyperperistaltik beschrieben werden. Wahrscheinlich besteht hier irgendein Zusammenhang zwischen der Hyperperistaltik und dem niedrigen Blutdruck in den peripheren Blutgefäßen mit Gefäßerweiterungen im Splanchnicusgebiete. Das schwache, schnell arbeitende Herz und die Neigung zu Ohnmachtsanfällen, die in solchen Fällen besteht, sprechen für diese Annahme.

Eine wichtige, glücklicherweise nicht sehr zahlreiche Gruppe von Fällen, die der Behandlung widersteht und sich schlecht erklären läßt, hängt mit Darmgeschwüren unbekannter Ursache zusammen. Bei vielen dieser Fälle handelt es sich nicht um Amöben und überhaupt nicht um irgendeine Infektion mit irgendwelchen bekannten Mikroorganismen. Einige von ihnen zeigen die Erscheinungen einer Infektionskrankheit: Fieber, Leukocytose und Albuminurie. Bei anderen ist das nicht der Fall. Die Diagnose kann aus der Beschaffenheit des Stuhles oder durch Rectoskopie gestellt werden. 60 Fälle von Colitis ulcerosa dieser Art konnte ich in Boston in meinem Krankenhause von den Obduktionsbefunden zurück zur Krankengeschichte verfolgen. 111 ähnlicher Fälle fanden sich im New Yorker Hospital. Bei mir fehlten in 55% und in New-York in 60% Durchfälle. Die Diagnose auf Darmgeschwür oder ulceröse Kolitis war oft vor der Autopsie nicht einmal vermutet worden. Selbst wenn die Geschwüre im Dickdarm ganz ausgebreitet und so tief sind, daß die Schleimhaut in Fetzen herumhängt, kann der Stuhlgang während der ganzen Krankheit verstopft sein. Obwohl diese Feststellung durchaus nicht neu ist, möchte ich sie doch noch einmal in die Erinnerung zurückrufen, weil die Neigung zu groß ist, die Ausdrücke Diarrhöe und Enteritis als gleichbedeutend zu gebrauchen.

In den Fällen von Dickdarmentzündung ohne Diarrhöe ist nach meiner Erfahrung die Diagnose unmöglich, bis man aus irgendeinem Grunde rectoskopisch untersucht. Es braucht weder eine lokale Druckschmerzhaftigkeit im Leibe noch irgendein anderes Zeichen vorhanden zu sein, das auf die Krankheit hinweist; darin besteht auch die einzige Übereinstimmung zwischen typhösen und tuberkulösen Geschwüren, daß sie in der großen Mehrzahl der Fälle eher zur Verstopfung als zum Durchfall führen. So fand sich unter 1495 Typhusfällen, die Osler untersucht hat, nur in 17% der Fälle Diarrhöe, obwohl anzunehmen ist, daß in jedem Falle ausgedehnte Darmgeschwüre bestanden. Über das Verhalten bei der tuberkulösen Enteritis habe ich bereits gesprochen.

Zum Schluß möchte ich noch einmal ganz besonders auf die Tatsache hinweisen, die sich aus unseren Untersuchungen ergibt, daß in vielen, vielleicht in den allermeisten Fällen von Diarrhöe die Ursache unbekannt ist. Oft kann man weder den Hinweis auf eine Infektion, auf Geschwürsbildung, auf Nahrungsmittelvergiftung, auf Krebs noch auf irgendeine andere Krankheit finden. In einer Reihe von Fällen liegen Beweise dafür vor, daß der Kranke sich ungewöhnlich überanstrengt und dadurch seine Widerstandskräfte erschöpft oder den Vasomotorentonus des Splanchnicusgebietes in Unordnung gebracht hat. So ist oft Mangel an Schlaf und Überanstrengung die Ursache, aber die Zwischenglieder von dort bis zur Diarrhöe liegen nicht klar zutage.

Arten des Durchfalles und Diagnose.

Kann man erkennen, welcher Teil des Darmes erkrankt ist? Viele Lehrbücher beschreiben Symptomgruppen, die imstande sein sollen, die Diarrhöe zu charakterisieren, die ihren Ursprung im Dünndarm oder im Dickdarm haben. Mir ist es indes nie gelungen irgend einmal mit Sicherheit festzustellen, daß ein Durchfall vom Dünndarm ausging. Wenn dafür charakteristische Anzeichen vorhanden sind, so war es mir nicht möglich, sie zu finden. Über die Teile des Dickdarms, die von der Krankheit befallen sind, kann man nur eins aussagen: das Vorhandensein von ausgesprochenem Tenesmus weist fast mit Sicherheit auf eine Entzündung des Rectums hin. Darüber hinaus können wir mit irgendeiner Sicherheit nicht gehen.

Die Untersuchung des Stuhles ist besonders für die Prognose von großer Bedeutung. Die Fälle, in denen man häufig Blut und Eiter im Stuhle findet, sind fast sicher mit Geschwüren des Dickdarmes verbunden und verlaufen viel chronischer als andere, in denen Blut und Eiter nicht vorhanden ist. Das Vorhandensein oder Fehlen von Schleim in den Stühlen scheint mir dagegen von geringer Bedeutung, besonders wenn sich andere Störungen nicht finden. Schleim ist kein Beweisgrund dafür, daß wirklich eine Enteritis oder Geschwürsbildung vorliegt. Viele Personen scheiden von Zeit zu Zeit ohne irgendwelche Störung des Gesamtzustandes und ohne daß wir dafür die Ursache kennen, Schleim aus.

Überfluß von Fett, Stärke oder Eiweißkörpern im Stuhl ist viel seltener von Wert für die Diagnose und Prognose als der Nachweis von Ulcerationen, über den wir eben sprachen. Wenn man häufig bei Durchfällen den Stuhl untersucht, ist ein Übermaß von Nahrungsmittelresten ganz ausgesprochen selten, und nicht oft wird ein Fall dadurch für längere Zeit charakterisiert.

Die Rectoskopie ist für die Prognose von großer Bedeutung. Das Vorhandensein und Fehlen von Geschwüren im Rectum und im Sigmoideum kann durch diese Methode leicht festgestellt werden. Bei sonst gleichen Verhältnissen kann man ziemlich sicher eine längere Dauer der Krankheit voraussagen, wenn

Geschwüre vorhanden sind, als wenn sie fehlen. Auch Infiltration und Verdickung der Darmwände kann so festgestellt werden und spricht für einen langdauernden, verhältnismäßig wenig der Behandlung zugänglichen Prozeß. In verschiedenen Fällen meines Krankenhauses wurden Amöben in dem Stuhle nachgewiesen und so die Diagnose einer Amöbendysenterie gesichert. Bei uns sind solche Fälle selten, aber in Ländern, wo die Amoeba histolytica häufiger vorkommt, ist die Stuhluntersuchung von der größten Bedeutung, um die Durchfälle dieser Art sicherzustellen, weil dann die fast spezifisch wirkende Behandlung mit Emetin eingeleitet werden kann.

Diphtherische Kolitis oder Enterokolitis bringen kein charakteristisches Symptom und keine erkennbaren Veränderungen im Stuhlgang hervor. Das stellte sich bei der Durchsicht der Krankengeschichten von derartigen Fällen heraus, in denen die Autopsie stattgefunden hatte. Der Ausdruck diphtherisch hat natürlich nichts mit Diphtherie zu tun, sondern ist nur pathologisch, anatomisch zu verstehen.

Schleimkolik oder Colica mucosa ist nach meiner Ansicht überhaupt keine Kolitis, sondern lediglich eine Form von allgemeiner Neurasthenie, die mit Verstopfung und manchmal mit Abmagerung durch ungenügende Nahrungsaufnahme einhergeht. Von 22 Fällen dieser Krankheit, die in meinem Krankenhause untersucht wurden, war nur in 10 Fällen jemals Diarrhöe vorhanden und auch bei ihnen Verstopfung häufiger.

Als Ursache und Folge ihrer Neurose kommen solche Kranke manchmal zu der üblen Gewohnheit, ihren Stuhlgang selbst zu untersuchen; es ist fast pathognomonisch, daß der Patient in der Sprechstunde eine Flasche hervorzieht mit allerlei merkwürdigen Dingen, die er bei der sorgfältigen Untersuchung des Stuhles gefunden hat. In diesen Fällen sind Gewohnheit und die gesamte Geisteslage die Hauptfaktoren.

Prognose. Einen Überblick über die Wirksamkeit der Behandlung bei chronischer Diarrhöe aller Art geben folgende Zahlen, die aus dem Studium meiner Krankengeschichten in der Klinik gewonnen sind: von 90 Fällen von Diarrhöe, die vor der Krankenhausbehandlung schon über vier Wochen dauerten wurden 54 oder 60% wahrscheinlich geheilt; ungeheilt (einschließlich Todesfälle) 36 oder 40%. Ich bezeichne die günstig verlaufenden Fälle als wahrscheinlich geheilt, weil wir ihren weiteren Verlauf nach ihrer Entlassung aus dem Krankenhause nicht oft verfolgen konnten.

Die Analyse der Behandlungsresultate von 25 Fällen von chronischer, nicht zu Tode führender Diarrhöe, die etwa vier Jahre dauerten, zeigt, daß der chronische Verlauf nicht notwendig eine schlechte Prognose bedeutet. In 12 von diesen 25 Fällen konnte der Prozeß leicht zum Stillstand gebracht und selbst geheilt werden, wenn nicht Geschwüre und Infiltration der Darmwand durch Blut und Eiter im Stuhle oder Rectoskopie nachgewiesen waren. Chronischer Verlauf bedeutet also durchaus nicht die Unmöglichkeit, eine geeignete Behandlung zu finden. Unsere tödlichen Fälle verlaufen selten chronisch. Im Durchschnitt dauern sie weniger als vier Monate. Im Gegensatz dazu wurden zwei Fälle als nervöse Diarrhöe bezeichnet, die leicht durch Suggestion zu beeinflussen waren, obwohl sie zwei, bzw. fünf Jahre gedauert hatten.

Von 13 Patienten mit chronischer, ulceröser Kolitis wurden fünf wahrscheinlich geheilt, zwei gebessert und sechs nicht gebessert.

Akute Diarrhöe. Wenn man die Schwere der Krankheit an ihrer Dauer mißt, so wären die nicht geschwürigen akuten Fälle, die fünf Wochen oder wenig länger dauerten, nicht so schwer als die ulcerösen. Die Durchschnittsdauer von 17 geschwürigen Prozessen (mit Blut und Eiter im Stuhl) war 14 Tage vor Beginn der Behandlung und 38 Tage nach ihrer Einleitung. In 21 geschwürsfreien Fällen war die Durchschnittsdauer vor der Behandlung 13, nach der Behandlung 12 Tage.

Der Erfolg unserer therapeutischen Bemühungen zeigt, daß die ulcerösen Erkrankungen viel schwerer zu behandeln sind. In 17 von 21 akuten Fällen ohne Geschwüre hörten die Stuhlgänge prompt auf, nachdem Behandlung mit Diät und Abführmitteln eingeleitet war. Drei Patienten brauchten außerdem Salzeinläufe und einer Wismut. Opium und Argentum nitricum war in dieser Gruppe von Fällen nie nötig.

Andererseits heilten von 17 Fällen mit Geschwüren nur zwei allein bei Ruhe, Diät und Abführmitteln. Drei Fälle brauchten außerdem Opium, fünf bedurften Wismut, sieben Argentum nitricum und acht Kochsalzeinläufe. Drei von den sieben Kranken mit Argentumspülungen hatten außerdem Kochsalzeinläufe bekommen.

<h3 style="text-align:center">Fall 66.</h3>

Ein 4jähriger Knabe kam am 9. September 1908 in das Krankenhaus mit der Diagnose: subakute Appendicitis, die in der Poliklinik gestellt worden war.

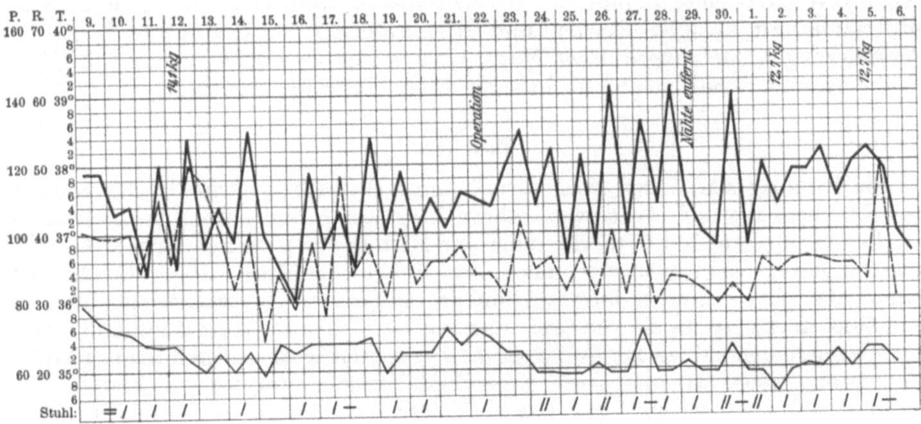

Abb. 64. Temperaturkurve zu Fall 66.

Seit neun Wochen hatte das Kind sechs bis sieben Stuhlgänge täglich. Jeden dritten oder vierten Tag hatte es einen Anfall von Schmerzen im Leibe mit Erbrechen gehabt. Bei den früheren Anfällen hatte das Kind auch gefiebert. Gewicht und Kräfte nahmen ab, obwohl der Appetit gut war.

Die Untersuchung zeigte schlechten Ernährungszustand bei guter Gesichtsfarbe und normalen Brustorganen. Die rechte Seite des Leibes war leicht gedämpft und zeigte geringe Muskelspannung. In der rechten Fossa iliaca konnte man eine weiche, unbestimmt begrenzte Masse von der Größe einer Citrone fühlen. Sie war nur wenig auf Druck schmerzhaft. Temperatur, Puls und Atmung s. Abb. 64.

Besprechung: Es handelt sich hier um eine subakute Diarrhöe von mittlerer Stärke bei einem schlecht genährten Kinde mit einem Tumor in der rechten Iliakalgegend und leichtem Fieber. Der langsame Verlauf der Krankheit, das Fehlen heftigerer Schmerzen und eines akuten Beginnes sprechen gegen Appendicitis.

Rachitis geht oft mit solchen Durchfällen einher, aber hier zeigen weder die Knochen, noch die Muskeln dementsprechende Veränderungen und der

Tumor in der rechten Iliakalgegend kann durch die Diagnose nicht erklärt werden.

Bösartige Erkrankungen betreffen bei einem Kinde in dem Alter selten die rechte Fossa iliaca, es sei denn, daß ein größerer Tumor der Niere ungewöhnlich tief herabreicht. Hier findet sich für einen solchen Tumor kein Anhalt.

Wenn Leber und Milz wie hier normal sind, haben wir keinen Grund an **Syphilis** zu denken.

Tuberkulose der Mesenterialdrüsen kann in dem Alter häufig eine Geschwulst in der Gegend des Blinddarms hervorrufen und geht oft mit Durchfall und Fieber einher. Man muß sorgfältig suchen, ob sich sonst wo im Körper tuberkulöse Herde finden, oder ob freie Flüssigkeit im Leibe nachzuweisen ist. Beides kann aber oft fehlen. Auch die Tuberkulinprobe könnte man anstellen.

Verlauf: Man wartete eine Woche, damit das Kind etwas herauf käme, dann wurde der Leib am 16. 9. geöffnet. Dabei entleerte sich eine große Menge klarer, seröser Flüssigkeit.

Appendix, Blinddarm und der ganze Dickdarm war mit kleinen Knötchen übersät, so daß der Chirurg an eine Miliartuberkulose dachte. Der Wurmfortsatz wurde entfernt. Bei der mikroskopischen Untersuchung stellte er sich als völlig normal heraus, an der Oberfläche fand sich aber Rundzelleninfiltration mit käsigen Herden und Riesenzellen. Der Pathologe hielt die Veränderungen für tuberkulöser Natur. Nach der Operation nahm das Kind weiter ab und wurde am 6. 10. in schlechtem Zustande entlassen.

Fall 67.

Ein 18 jähriges Mädchen, Arbeiterin in einer Hutfabrik, suchte am 25. 3. 1907 das Krankenhaus auf. Seit zwei Jahren klagt die Kranke über Schmerzen in der linken unteren Leibseite, die nach der Mittellinie, aber nie darüber hinaus, ausstrahlen, gelegentlich auch nach der linken Schulter. Diese Schmerzen waren das letzte halbe Jahr schlimmer, sie stören besonders am Morgen und sind stärker wenn sie verstopft und auf ist. Nahrungsaufnahme und Urinentleerung haben keinen Einfluß darauf. Der Schlaf wird dadurch nicht gestört. Es besteht weder Husten noch Erbrechen. Früher war sie nie krank. Die Familienanamnese ist gut, nur war ihr Vater, solange sie sich erinnern kann, stets krank. Was ihm fehlte, weiß sie nicht.

Die **Untersuchung** zeigt guten Ernährungszustand und verläuft völlig negativ, nur ist der Leib zwischen Nabel und Schambein etwas gespannt und auf Druck schmerzhaft. Temperatur, Blut und Urin normal. Die Magenuntersuchung zeigt keine Besonderheiten. Kein okkultes Blut im Stuhl. Nach einigen Tagen flüssiger und breiiger Kost, mit Karlsbader Salz und Abführmitteln fühlte sie sich viel besser. Die Untersuchung des Leibes in der Narkose, verbunden mit rectaler Prüfung ergab nichts und so wurde sie als geheilt am 1. April 1907 entlassen,

Sie blieb munter und arbeitete bis zum Sommer 1908, dann mußte sie wegen Schwäche die Arbeit aufgeben. Bei der Arbeit hatte sie seit der Entlassung aus dem Krankenhause stets Schmerzen in dem Leibe gehabt, die bei der Nahrungsaufnahme schlimmer wurden, aber nicht mit schlechtem Appetit einhergingen. Seit acht Wochen kann sie nur Milch genießen, seit einer Woche hat sie Durchfall und die Knöchel sind angeschwollen. Niemals bestand Erbrechen, aber sie hat stetig abgenommen.

Am 7. 11. 1908 kam sie zum zweiten Male ins Krankenhaus, abgemagert, aber sonst ohne nachweisbare Veränderungen, bis auf leichte Ödeme an den Füßen und Knöcheln. Blut und Urin negativ. Kein Fieber in den drei Wochen des Krankenhausaufenthaltes; der Puls geht aber oft über 110 hinaus (Abb. 65). Gewicht bei der Aufnahme nur 75 Pfund. Okkultes Blut im Stuhl positiv. Im Stuhle auch makroskopisch Blut und Schleim nachweisbar. In der ersten Woche nahm sie 5 Pfund zu; am 18. 11. Ascites nachweisbar; es fand sich ein leichtes Ödem der Bauchdecken und am Rücken. Die Guajacprobe im Stuhl bleibt stark positiv. Die Durchfälle lassen sich nicht bessern. Tuberkelbacillen sind im Stuhle nicht nachweisbar.

Besprechung: Während des ersten Aufenthaltes der Kranken im Hospital waren wir offenbar nicht imstande, den Fall richtig zu beurteilen. Sie blieb nur eine Woche und man fand bei der Untersuchung keine Veränderungen. Die langdauernden Schmerzen in der linken Iliakalgegend hätten bei einer älteren Person die Diagnose auf Krebs des Sigmoideums oder Divertikulitis nahegelegt. Bei dem Alter unserer Kranken ist das praktisch unmöglich.

Erkrankung der Beckenorgane, Pyosalpinx wurden in Betracht gezogen, konnten aber nach genauester Untersuchung in der Narkose ausgeschlossen werden. Als die Kranke am 1. April das Krankenhaus verließ, lautete unsere Diagnose: Magenneurose.

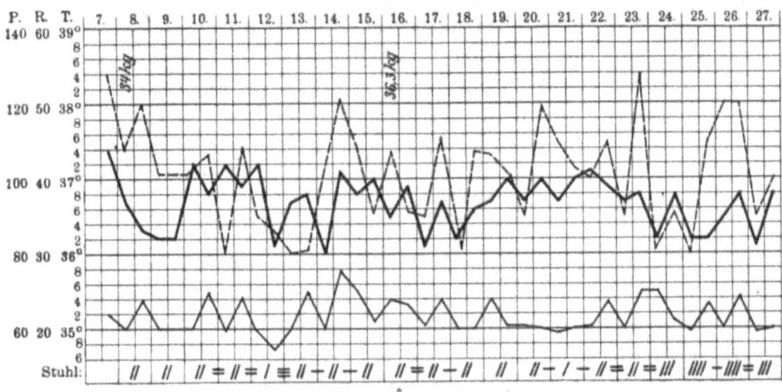

Abb. 65. Temperaturkurve zu Fall 67.

Als sie ein halbes Jahr später zurückkam, war es bei dem dauernden Gewichtsverlust, den Durchfällen, den Knöchelödemen und dem Vorhandensein von Abmagerung und Fieber klar, daß es sich um eine chronische Infektionskrankheit handeln müsse. Das wichtigste Zeichen, um den Sitz der Krankheit zu finden, war die Beschaffenheit der Stühle, welche mit Sicherheit auf Darmgeschwüre hinwiesen, da sie Blut und Eiter enthielten.

Gewöhnlich wird, wie ich glaube, nicht genug Aufmerksamkeit darauf gelegt, wie wichtig der Nachweis von Eiter im Stuhl ist. Viele Krankengeschichten erwähnen ihn nie und doch findet er sich in der größten Zahl aller Fälle von Darmgeschwüren und ist dafür oft von größerer Bedeutung als das Blut. Sind nun Darmgeschwüre nachgewiesen, so ist noch ihre Ursache zu ergründen. In der gemäßigten Zone kann man Amöbendysenterie ausschließen, es sei denn, daß der Kranke eben erst aus tropischem oder subtropischem Klima zurückgekehrt ist. Außer diesen Ursachen kennen wir keine andere für die Geschwürsbildung. Wir wissen nur, daß ein kleiner Teil von ihnen auf Tuberkulose beruht. In der Mehrzahl der Fälle findet man keine Ursache, weder im Leben, noch nach dem Tode. Es hat manchmal den Anschein, daß Krankheiten, welche die allgemeine Widerstandskraft eines Menschen herabsetzten, leichter zur Infektion im Darm als sonstwo führen. Vielleicht können Bakterien,

die in oder auf der Darmwand sich befinden, das Gewebe angreifen, wenn langdauernde Krankheiten wie Cirrhose, Nephritis, Diabetes oder Arteriosklerose
zu einer Schwächung geführt haben. Aber wenn das auch so ist, das eine bleibt
sicher, in der Überzahl aller Fälle von ulceröser Enteritis im gemäßigten Klima
bleibt uns die Ätiologie unbekannt.

Dies ist deshalb nicht unwichtig, weil die Diagnose auf tuberkulöse Enteritis
oft in Fällen von lang anhaltender Diarrhöe gestellt wird. Nach meiner Meinung
sollte man diese Diagnose nie stellen, wenn nicht sichere Beweise für Tuberkulose
in den Lungen oder im Peritoneum vorliegen. Bei diesen Erkrankungen kommt
Darmtuberkulose gewöhnlich sekundär vor. Das Auftreten des Ascites am 18.
machte es wahrscheinlich, daß auch die begleitende Enteritis tuberkulösen
Ursprunges sei.

Verlauf: Am 26. stellte ich die Diagnose auf tuberkulöse Peritonitis
mit tuberkulöser Enteritis. Am 29. starb die Kranke. Die Autopsie zeigte
tuberkulöse Geschwüre im Dünndarm und ein tuberkulöses Geschwür im Dickdarm, außerdem Tuberkulose der mesenterialen und peritonealen Lymphknoten, Amyloid der Milz und Nieren. Keine Tuberkulose des Peritoneums.
Kein Ascites.

Wenn auch die Diagnose in unserem Falle zur Hälfte richtig blieb, so war
doch selbst dieser teilweise Erfolg zum großen Teil zufällig, denn meine Diagnose
beruht hauptsächlich auf der Annahme von freier Flüssigkeit in der Peritoneal-
höhle. Dieser Irrtum ist bei Kranken mit Diarrhöe nicht selten, da sich wahrscheinlich auch die Därme mit ihrem flüssigen Inhalt so von einer zur anderen
Seite verschieben können, daß sie die Bewegung freier Flüssigkeit vortäuschen.

Fall 68.

Ein 28jähriger Bäcker kam am 9. 7. 1909 wegen Durchfalles in das Krankenhaus. Vor zehn Jahren hatte er Syphilis, vor einem Jahre Gonorrhöe, sonst
war er immer gesund. Vor zehn Wochen begannen, nachdem er einmal ein
halbes Dutzend überreifer Bananen gegessen hatte, Schmerzen im Leibe und
Durchfall. Seither hat er täglich fünf bis sechs wässerige Entleerungen. Bei der
Stuhlentleerung hat er keine Schmerzen, im Stuhl ist kein Blut, aber die Nahrungsaufnahme verursacht Unbehagen. Der Appetit ist schlecht, gebrochen
hat er nie. An Gewicht und Kräften hat er abgenommen und glaubt auch
teilweise Fieber gehabt zu haben. Vor einem Vierteljahr wog er mit Kleidern
150 Pfund, vor der Aufnahme 114 Pfund. Er hat bis vor drei Tagen gearbeitet.

Bei der **Untersuchung** zeigt sich der Patient gut genährt. Die Temperaturen waren während des Aufenthaltes im Krankenhause, der fast einen
Monat dauerte, beständig subnormal. Ebenso der Puls, der zwischen 50—60
schwankte, während sich die Körperwärme um $36{,}4^0$ bewegte. Im übrigen
verlief die Untersuchung völlig negativ. Blut und Urin waren normal. Der
Stuhl enthielt viel unverdaute Nahrung, Fleisch, Kartoffeln und Cerealien
konnten mit dem bloßen Auge erkannt werden. Die mikroskopische Untersuchung zeigt einen Überfluß von Fett, Seifen und Fettsäuren. Weder Schleim
noch Eiter, noch Parasiten. Reichlich okkultes Blut im Stuhl. Nach Schmidtscher Diät nahm die Menge der Muskelfasern ab. Der Stuhl enthielt aber noch
viel freie Stärke und Fett, besonders Neutralfett, Kalkseifen und ungefärbte
Seifen. Die Guajacprobe war noch stark positiv. Ein Arzt, der den Kranken
im vorigen Juli sah, glaubt, daß es sich entweder um eine Beteiligung des Pankreas oder um Störung hoch oben im Dünndarm handeln könne. Er verschrieb
eine Diät, die einmal am Tage Fleisch, einmal Milch, vier Scheiben geröstetes
Brot, geschlagenes Ei, Gelees, Makkaroni, Kartoffelpüree und Eiweiß enthielt.

Bei dieser Diät ließ die Diarrhöe nach und der Kranke begann zuzunehmen, sobald noch täglich 100 Gramm Glucose zugesetzt wurden, obwohl in den Stühlen noch immer ein Überfluß von Fett nachgewiesen wurde. Nach dem 24. begann die Gewichtszunahme und in der folgenden Woche nahm er acht Pfund zu, so daß er am 31. Juli das Krankenhaus mit 121 Pfund Gewicht verlassen konnte. Damals hielt man den Fall für eine funktionelle Diarrhöe, die auf irgendwelchen Störungen hoch oben im Darm beruhe, vielleicht auch auf einer interstitiellen Pankreatitis. Am 6. August suchte der Kranke das Krankenhaus wieder auf. Er gab an, seitdem er die Klinik verlassen, hätte er nicht mehr arbeiten können, denn sein Durchfall sei auf einmal wieder gekommen und er habe jetzt drei oder mehr Entleerungen am Tage. Vor drei Tagen begannen Leibschmerzen und die Zahl der Stühle stieg auf neun an. Er gab an, er hätte sich streng an die fettfreie Diät gehalten, die ihm bei seiner Entlassung gegeben wurde. Am 6. August betrug das Gewicht 118 Pfund. Er wurde sofort wieder auf die gleiche fettfreie Kost gesetzt und der Zustand besserte sich allmählich. Trotzdem fand man am 15. 8. im Stuhlgang noch eine große Menge von Fettsäuren, Krystallen und Seifen. Darauf erhielt er eine Zeit lang nur mageres Fleisch, Eiweißwasser und geröstetes Brot. Darauf stand die Diarrhöe. Aber die mikroskopische Untersuchung des jetzt geformten Stuhles zeigt am 27. 8. noch immer Überfluß von Fett. In dem fünfwöchentlichen Aufenthalt stieg das Gewicht auf 125 Pfund, während der letzten drei Wochen bestanden keine Durchfälle mehr.

Am 9. 9. ging er aus dem Krankenhause, um am 24. 12. wieder zurückzukehren. Die zwei Monate hatte er sich in einem Erholungsheim aufgehalten. Seit 14 Tagen hatte er Schmerzen im

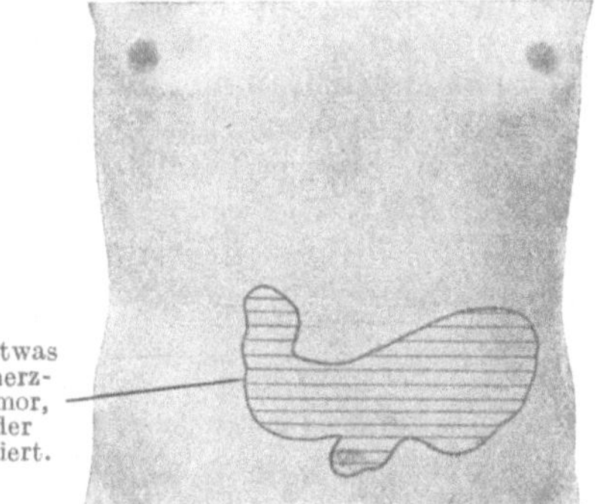

Abb. 66. Untersuchungsergebnis in Fall 68.

Leibe gehabt, besonders in der Nähe des Nabels und links davon. Der Durchfall war nach und nach wiedergekommen, und, wie er sagt, hat er 30 Pfund in dem letzten Vierteljahr abgenommen, obwohl er sich durchaus an die fettfreie Diät hält. Diesmal zeigte die Untersuchung eine knotige, auf Druck schmerzhafte Masse, wie sie sich in Abb. 66 darstellt. Während dieses seines dritten Aufenthaltes im Krankenhause bestand keine Diarrhöe, aber bei der Aufnahme betrug das Gewicht nur 105 Pfund, das in den nächsten zehn Tagen um ein paar Pfund in die Höhe ging. Am 2. 1. 1910 war der Tumor viel weniger deutlich zu fühlen, wenn man ihn überhaupt fühlen konnte. Er erhielt täglich 0,65 Pankreon nach dem Essen, aber ohne Erfolg.

Am 9. 1. entschloß man sich den Leib zu öffnen, in der Meinung, wenn möglich irgendeine Veränderung des Pankreas zu beheben, aber bei der Untersuchung fand sich Magen und Pankreas normal. An der Flexura lienalis des Kolons fand sich ein fester Tumor von der Größe eines Hühnereies, von dem sich Stränge nach abwärts zu dem Peritoneum hinzogen. An der Wurzel des Mesenteriums, dem Jejunum entsprechend, fanden sich weiche Drüsentumoren. Einer von ihnen wurde entfernt, zeigte aber bei der mikroskopischen Untersuchung normales, nur etwas hypertrophisches Lymphdrüsengewebe. Da man es für unmöglich hielt, den Tumor an der Milz zu entfernen, wurde der Leib

wieder geschlossen. Nach der Operation dauerten die Fettstühle fort. Der
Patient schien beträchtliche Schmerzen zu haben, und es bestand etwas Druckschmerzhaftigkeit rechts und oberhalb des Nabels.

Am 29. 1. waren beide Hände im Handgelenk krampfhaft gebeugt und ebenso
alle Finger. Man konnte sie zwar leicht öffnen, sie kehrten aber sofort wieder
in ihre alte Lage zurück, wenn man sie los ließ. Währenddessen konnte er nur
ganz leise flüstern. Der diensthabende Arzt hielt den Anfall für hysterisch.
Am 17. 2. ereignete sich ein zweiter ähnlicher Anfall, aber diesmal erschien der
Kranke sehr verwirrt und halb komatös. Die Patellarreflexe waren normal.
Später am Morgen klagte der Kranke über Taubheitsgefühl in den Händen.
Danach erbrach er von Zeit zu Zeit große Mengen der aufgenommenen Nahrung.
Er blieb bis zum 23. 2. im Krankenhause, kam aber nicht vorwärts und wurde
ungebessert entlassen.

Besprechung: Das dauernde Wiederkehren der Diarrhöe in unserem Falle
und die Besserung, wenn aus der Nahrung Fett ausgeschossen wurde, schien
für Fettintoleranz des Patienten zu sprechen. Wir haben keinen besonderen
Grund, das Pankreas dafür verantwortlich zu machen, da von Anfang an Eiweiß-
stoffe und Kohlenhydrate gut ertragen zu werden schienen. Wir blieben
aber im Dunkeln über die Ursache dieser Fettintoleranz, bis sich der Tumor
zeigte und selbst danach blieb die Diarrhöe unerklärt, da der Darm offenbar
nicht mit ihm zusammenhing.

Bei der Lage des Tumors und dem Alter des Kranken erschien ein malignes
Lymphom oder eine Tuberkulose der retroperitonealen Drüsen am wahrscheinlichsten. Die weiche Beschaffenheit der Drüsen an der Mesenterialwurzel
spricht für Tuberkulose, aber die histologische Untersuchung machte es
unwahrscheinlich, wenigstens soweit man sich auf die Untersuchung der Drüsen
verläßt.

Der Anfall am 29. 1. kann hysterisch gewesen sein, wahrscheinlich hat es
sich um eine Tetanie gehandelt.

Verlauf: Er kam in ein anderes Krankenhaus und starb am 21. Juli 1910.
Als Todesursache nahm man ein Carcinom der Flexura lienalis an. Mir erscheint
ein Lymphom wahrscheinlicher. Ein Sektionsbefund liegt nicht vor.

Fall 69.

Die Patientin, eine 29jährige Frau wurde das erste Mal am 3. 7. 1907 untersucht, als sie wegen Menstruationsbeschwerden, Nervosität und einer Geschwulst,
die sie im Leibe sich hin- und herbewegen fühlte, das Krankenhaus aufsuchte.
Beide Tuben und Ovarien waren, wie man annahm, wegen subakuter Salpingitis
entfernt worden Darauf fühlte sie sich wohl, sie kam aber am 8. 10. wiederum
in das Krankenhaus wegen Durchfällen, die im Juli des gleichen Jahres begonnen
hatten. Die Entleerungen waren zuerst bis 15 mal in einer Stunde und enthielten
frisches Blut. Bei der Entleerung und unmittelbar vorher bestanden Schmerzen.
Im Juli hatte sie Unbehagen in der Magengegend nach dem Essen und begann
bald darauf grüne, schleimhaltige Massen in kleinen Mengen zu erbrechen. Die
letzten 18 Tage ging es ihr besser, jetzt hat sie mit zunehmenden Blähungen zu
tun. Der Stuhlgang war angehalten, die Magenbeschwerden waren nur sehr
gering. Sie hat sich viel in der freien Luft aufgehalten und ihre von Natur
dunkle Hautfarbe ist noch gebräunter. Während der Krankheit hat sie etwa
25 Pfund abgenommen und wiegt jetzt 119 Pfund.

Die **Untersuchung** zeigt dunkle Hautfarbe, besonders an den Armen und im
Gesicht. Die Axillarfalten ausgesprochen pigmentiert; über den Darmbein-
kämmen war die Haut dunkelbraun. Der Ernährungszustand war gut. Im Mund

fanden sich keine Pigmentflecke. Die Untersuchung verlief im allgemeinen negativ, bis auf eine bei Lagewechsel verschiebbare Dämpfung in den Seiten des Leibes. Während einer 14tägigen Beobachtung bestand kein Fieber. Blutdruck systol. 125 bis 130. Blut und Urin normal. Die Magenkapazität betrug 1230 ccm. Vor dem Frühstück keine Rückstände. Am 16. 10. schien der Ascites zuzunehmen, obwohl es ihr sonst besser ging. Zeitweise machte es den Eindruck, als handele es sich um abgekapselte Flüssigkeit, die sich nicht frei bei Lagewechsel verschieben konnte. Andere Male war die Verschieblichkeit bei veränderter Lage deutlich nachzuweisen. Auf 5 mg Alttuberkulin erfolgte keine Reaktion.

Am 22. 10. 1908 verließ sie das Krankenhaus. Am 16. 8. 1909 kehrte sie wieder zurück. Sie hatte sich ziemlich wohl gefühlt und ihre Hausarbeit verrichtet, wenn sie auch manchmal Schreikrämpfe mit nervösem Schüttelfrost gehabt hatte. Im Juni 1909 begannen Leibschmerzen und Durchfälle mit Blut und Schleim im Stuhl. Diese Symptome haben seither dauernd angehalten, wenn sie auch von Zeit zu Zeit ein paar Tage frei davon war. Seit Juni hatte sie keinen geformten Stuhl mehr gehabt. Der Stuhlgang erfolgte sechs- bis zehnmal täglich und dann traten Schmerzen auf, die etwa zehn Minuten anhielten und alle Stunden wiederkehrten. Magenstörungen waren nicht da. Bei der Untersuchung am 16. 8. zeigte sie sich gut genährt ohne irgendwelche Krankheitszeichen.

Besprechung: Hier haben wir eine Kranke, die zwei aufeinander folgende Sommer hindurch an schwerer Diarrhöe litt. Einiges spricht für ein neurotisches Temperament. Für Addisonsche Krankheit spricht die dunkelbraune Verfärbung der Haut und ebenso die Gewichtsabnahme und das Erbrechen. Der Blutdruck war nicht vermindert und auch Symptome vom Herzen nicht vorhanden. Die für den Krankheitsfall charakteristischen Remissionen entsprechen durchaus nicht dem fortschreitenden Verlauf der Addisonschen Erkrankung, ebensowenig der gute Zustand der Patientin im August 1909.

Das Vorhandensein von freier Flüssigkeit im Leibe und die Pigmentierung sind ebenso wie die Durchfälle bei tuberkulöser Peritonitis häufig. Dagegen aber spricht der negative Ausfall der Tuberkulinprobe, das Fehlen von Fieber und von Schmerzen oder Muskelspannung in den Bauchmuskeln.

Die gestellte Diagnose, die man bis dahin nicht widerlegen konnte, lautete auf Diarrhöe nervösen Ursprunges. Hätte sich irgend jemand, dem sie vertraute, sehr um ihre häuslichen Verhältnisse, ihre Sorgen und Beschäftigungen kümmern können, so würde er wohl in ihrem Temperament oder ihrer Lebensweise eine bestimmtere Ursache gefunden haben.

Verlauf: Während der vierwöchentlichen Beobachtung nahm sie acht Pfund zu. Fieber bestand nicht. Bei der Entlassung wog sie 119 Pfund. Bei Schmidtscher Diät hatte sie keine Durchfälle und normale Stühle; nach kurzer Zeit konnte sie die gewöhnliche Kost ohne Durchfall vertragen. Sie blieb zwar sehr nervös, besserte sich aber deutlich und ging am 8. 9. nach Hause. Im Dezember 1910 kam sie uns wieder zu Gesicht nach einer Fehlgeburt. Ihr Stuhlgang war in Ordnung. Im Januar 1912 war es ihr weiter dauernd gut gegangen. In der Angabe, daß ihr beide Tuben und Eierstöcke 1907 entfernt worden seien, muß wohl irgend ein Irrtum unterlaufen sein.

Fall 70.

Ein 34jähriger Türhüter kam am 22. 11. 1909 in die Klinik. Familien- und Eigenanamnese waren ohne Besonderheiten; er war bis Ende Mai völlig munter. Nach angestrengter Arbeit, als es einmal sehr heiß war, trank er Eiswasser. Darauf bekam er Schmerzen im Leibe und im rechten Hypochondrium und bekam nach wenigen Stunden heftige Durchfälle mit etwas Blut im Stuhle. Zuerst hatte er vier bis fünf Stuhlgänge in der Stunde und konnte deshalb nicht mehr arbeiten: Außer diesen Störungen mußte er außerordentlich häufig Wasser lassen. Anfangs enthielt der Urin kein Blut. Heute morgen aber mußte er häufig kleine Mengen von Blut entleeren. In der letzten Zeit mußte er in der Nacht wenigstens 20 mal aufstehen. Seit ungefähr einem halben Monat hat er Schmerzen tief unten im Leibe.

Sein Appetit ist gut geblieben und er braucht nicht brechen, nur Fleisch verursacht ihm Beschwerden.

Die **Untersuchung** verlief negativ was den Leib angeht, nur fand sich eine harte, leicht unregelmäßig gestaltete Masse mit gedämpftem Klopfschall in der Lage der Abb. 67. Freie Flüssigkeit im Leibe konnte nicht nachgewiesen werden. Die Rectaluntersuchung ergab einen großen, harten Tumor in der Gegend der Vorsteherdrüse, auf Druck nicht schmerzhaft, aber offensichtlich mit dem schon beschriebenen Tumor an dem Schambein zusammenhängend.

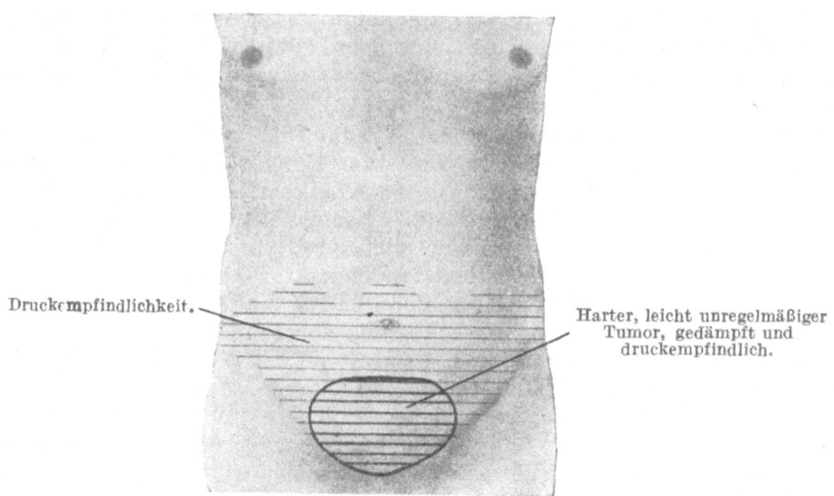

Abb. 67.   Lage des Tumors und der Druckempfindlichkeit im Fall 70.

Nach Katheterisierung verschwand letzter, wodurch sich die Geschwulst als die ausgedehnte Blase erwies. Bei der Aufnahme enthielt der Urin fast nur Blut mit einem spez. Gew. von 1030. L. 9700, Hb. 90%. Gewicht 133 Pfund. Temperatur Abb. 68. Eine Operation wurde von dem Kranken abgelehnt. Die Blase wurde von dem Blutgerinnsel frei gewaschen; nachher konnte er eine ziemliche Menge blutigen Urins entleeren. Am 1. 12. wurden Gonokokken in der Entleerung der Harnröhre nachgewiesen. Er klagte dauernd über Schmerzen beim Wasserlassen und wollte nur wenig Wasser trinken. Der Urin enthielt so viel Blut, daß man sonst nichts unterscheiden konnte. Die Menge betrug etwa 3500 am Tage. Im allgemeinen ging es ihm ziemlich gut, nur am Abend des 24. 12. klagte er über Schmerzen und konnte so schlecht schlafen, daß er 0,01 Morphium subcutan bekam.

Besprechung: Die Verbindung von Durchfall mit Hämaturie ist bei Darm-krebs, der auf die Blase übergreift, häufig; ebenso auch bei Neubildung der Blase und Prostata, die auf den Darm übergehen. In den tropischen Ländern ist auch Bilharziasis eine häufige Ursache der Prostatitis und hämorrhagischer

Cystitis. Unser Kranker hatte sich aber nie in solchen Ländern aufgehalten. Da die Rectaluntersuchung keinen Hinweis auf ein Carcinom ergeben hatte, erschien es vernünftig, den Ursprung der Störungen in die Blase oder Prostata zu verlegen.

Gonorrhöe kann Blase und Rectum affizieren, führt aber nie zu so reichlichen Blutentleerungen. Die nachgewiesenen Gonokokken haben mit seiner Hauptkrankheit nichts zu schaffen.

Die starke und dauernde Hämaturie läßt sich nicht mit irgendwelcher Nierenerkrankung in Zusammenhang bringen. Auch ist Hämaturie dieses Ursprunges nicht oft mit solch ausgesprochener Dysurie und Pollakisurie verbunden.

Eine bösartige Erkrankung der Blase ist mit 34 Jahren nicht häufig. Aber wenn man alles in Betracht zieht, läßt sich eine bessere Diagnose nicht stellen. Das Trinken des Eiswassers ist wahrscheinlich ohne jegliche Bedeutung.

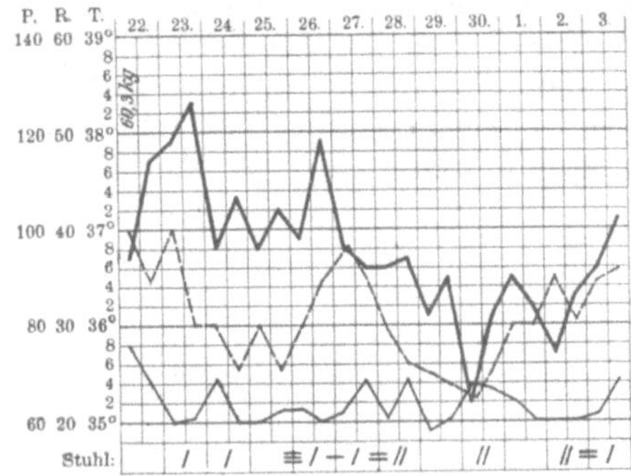

Abb. 68. Temperaturkurve zu Fall 70.

Verlauf: Zwei und eine halbe Stunde nach der Morphiuminjektion war der Patient pulslos und nach der Ankunft des Arztes bereits tot. Die Sektion ergab: schuppenzelliges Carcinom der Blase mit Knochenbildung in dem Gewebe. Verschluß der Ureteren in der Blasenwandung, eitrige Entzündung der rechten Niere. Atrophie der rechten Niere mit Erweiterung des Nierenbeckens. Kompensatorische Hypertrophie der linken Niere, Dilatation der Ureteren. Alte Tuberkulose der mesenterialen Lymphknoten. Chronische Pleuritis. Der Darm zeigte keine Veränderungen.

Fall 71.

Ein 24 jähriger Handelsmann kam am 27. 1. 1910 mit der Diagnose tuberkulöse Enteritis in das Krankenhaus. Familienanamnese o. B. Der Kranke hatte vor acht Jahren Typhus, sonst aber keinerlei Krankheit von Bedeutung. Er raucht täglich ein bis zwei Schachteln Zigaretten.

Am 3. Januar bekam er heftige Schmerzen in der rechten unteren Leibseite und Fieber von 39°. Auch in der linken unteren Seite bestanden leichte Schmerzen. Er lag fünf Tage zu Bett und hat, seitdem er vor 19 Tagen wieder aufgestanden ist, eine andauernde Diarrhöe mit manchmal 24 Entleerungen am Tage, die hauptsächlich aus farblosem Schleim bestehen. Jetzt hat er keine Schmerzen rechts unten im Leib, aber vor einer Woche war der Leib dort so empfindlich, daß er kaum das rechte Bein bewegen konnte. Deshalb ist er seither zu Bett geblieben. Seit dem 3. 1. bestand weder Übelkeit noch Erbrechen, aber er glaubt seit wenigstens zwei Tagen etwas Fieber zu haben. Der Appetit war die letzten zehn Tage schlecht, der Schlaf schon seit drei Wochen. Seit Beginn der Krankheit hat er 13 Pfund abgenommen.

Temperatur bei der Aufnahme 37,3°. Puls 102. Atmung 25. L. 27 000. Die Ausstriche zeigen eine polynukleäre Leukocytose. Urin negativ. Leib tympanitisch, wobei der Schall nach dem Schamberge zu immer gedämpfter wird. In der rechten unteren Bauchgegend fühlt man eine unbestimmte Geschwulst von der Größe eines Hühnereies. Dort war der Leib etwas gespannt und auf Druck schmerzhaft. Die Rectaluntersuchung zeigt eine harte Prostata, entweder vergrößert oder herabgedrückt. Der größere Tumor, den man fühlt, scheint die gefüllte Blase zu sein. Temperatur Abb. 69.

Besprechung: Das Alter des Kranken im Verein mit der Diarrhöe, den Schmerzen und dem Tumor in der Regio coecalis, alles stimmt mit einer Peritonealtuberkulose sehr gut überein. Auch die Dauer der Symptome spricht dafür. Dagegen spricht die hohe Leukocytenzahl und das Fehlen höheren Fiebers während des dreiwöchentlichen Aufenthaltes im Krankenhause.

Die einzige Art von Tumoren, die man häufiger bei so jungen Leuten findet, ist das maligne Lymphom und das tritt selten zusammen mit so einer ausgesprochenen Leukocytose und einer so hartnäckigen Diarrhöe auf. In der Mehrzahl der Fälle sind aber die malignen Lymphome multipel.

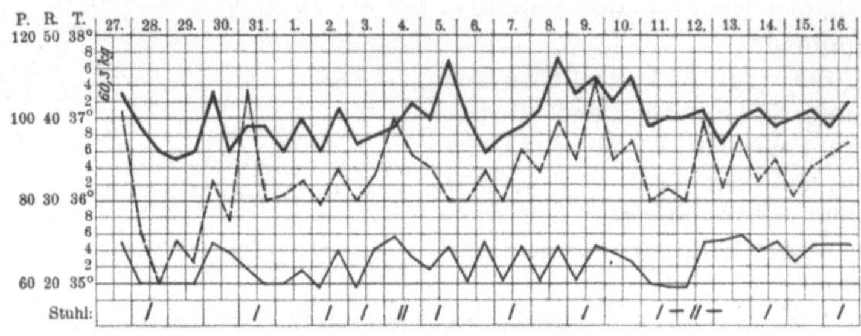

Abb. 69. Temperaturkurve zu Fall 71.

Eine Appendicitis könnte einen Tumor und die Leukocytose erklären. Dagegen spricht die anhaltende Diarrhöe und das Fehlen von Temperatur- und Pulsstörungen. Die klinische Diagnose lautete auf Peritonealtuberkulose.

Verlauf: Am 29. Januar wurde der Leib geöffnet, wobei sich der Dünndarm mit dem Coecum verbacken fand. Eine kleine Eiterhöhle mit etwa 10 cm Eiter fand sich an einer Seite des Blinddarmes. Die Appendix war mit dem Coecum verwachsen und an der Spitze perforiert. Sonst fand sich keine Darmperforation. Dem Patienten ging es nach der Operation gut und er wurde am 16. 2. entlassen. Bei der Untersuchung am 18. 2. 1911 schien er völlig wohl. Warum der Kranke kein Fieber, keinen erhöhten Puls und warum er so starke Durchfälle hatte, bleibt unaufgeklärt.

Fall 72.

Ein 18jähriger Schüler suchte am 19. 4. 1910 das Krankenhaus auf. Seit länger als einem Jahre leidet er an anhaltenden Diarrhöen, mit immer wiederkehrenden Anfällen und fast dauernden Leibschmerzen. Mehr ist aus ihm nicht herauszubringen.

Der Patient ist abgemagert und hat eine trockene, rauhe Haut. Die Augenwimpern sind auffallend lang. Finger an den Endgliedern leicht verdickt. Brustorgane negativ, Leib etwas aufgetrieben, im Epigastrium tympanitisch, in den Flanken gedämpft, Verschieblichkeit der Dämpfung bei Lagewechsel. Die ganze rechte Seite ist etwas gespannt, besonders in ihrem unteren Teil. Im übrigen verläuft die **Untersuchung** des Leibes negativ. Urin o. B. L. 6000—8000. Der Blutausstrich zeigt mäßige Achromie und leichte Poikilocytose. Ausgesprochene Vermehrung der Blutplättchen. Während des vierwöchentlichen Aufenthaltes im Krankenhause drei bis zehn Stuhlentleerungen täglich. Der Stuhlgang enthält viel Schleim und gelegentlich Leukocyten. Fett, Muskelfasern und Kohlenhydrate nicht vermehrt. Kein okkultes Blut, keine Tuberkelbacillen oder andere Organismen von Bedeutung. Temperatur Abb. 70. Gewicht 72,5 Pfund, während des Aufenthaltes im Krankenhause allmählich auf 68 Pfund herabgehend. Campher, Opium, Tannin, Wismut in großen Dosen, Milch mit Milchsäurebacillen, Catechutinktur, Schmidtsche Diät und manche andere Kostformen, alles blieb ohne Wirkung. Als der Knabe am 20. 5. das Krankenhaus verließ, ging es ihm schlechter als bei der Aufnahme.

Besprechung: In mancher Beziehung erinnert dieser Fall an den letzten, obwohl man hier in der rechten Iliakalgegend nur Muskelspannung, keinen Tumor feststellt. Diarrhöe, fast ein Jahr anhaltend, mit Fieber häufig bis 39° und freier Flüssigkeit im Leibe, spricht für Abdominaltuberkulose, besonders, wenn die Durchfälle unstillbar sind. Natürlich kann auch hier wie im letzten Falle eine Appendicitis vorgelegen haben, aber die niedrige Leukocytenzahl und die lange Dauer der Krankheit spricht dagegen. Wir haben leider nicht erfahren, was weiter aus dem Falle geworden ist.

Fall 73.

Ein 17 Monate altes Mädchen wurde am 13. 6. 1910 in das Krankenhaus gebracht. Eltern und übrige Familienmitglieder gesund. Das Kind war 11 Monate gestillt worden und war bis gestern stets gesund. Es bekam eine große Menge frischen Brotes, Kartoffeln und Makkaroni. Heute morgen gegen zwei Uhr wachte es auf, fieberte und erbrach. Auf Ricinusöl schlief es wieder, wachte wieder um 5 Uhr auf und hatte allgemeine Krämpfe mit Cyanose und Dyspnoe. Es bekam noch einmal Ricinusöl, aber um 8 Uhr traten wieder Krämpfe auf, die gegen drei

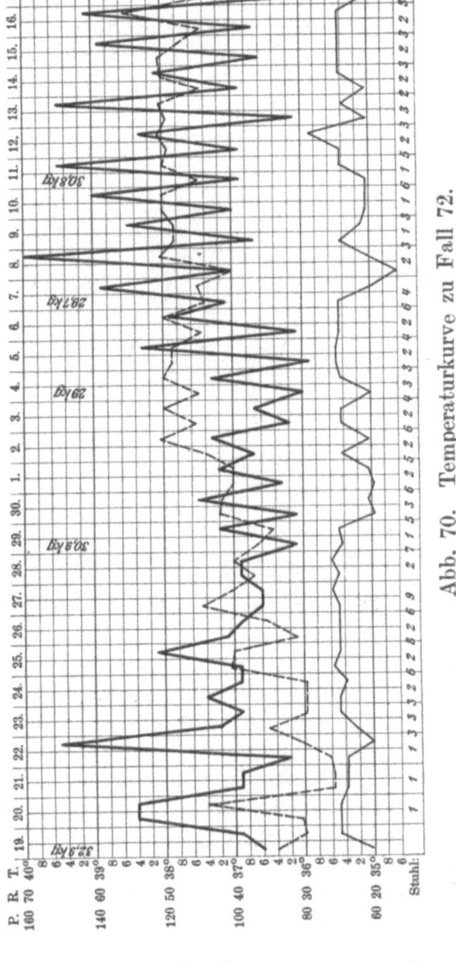

Minuten anhielten. Stuhlgang meist fünfmal, normal. Heute morgen einmal gegen zwei und dann noch einmal nach einem Einlauf.

Untersuchung. Das Kind ist fett und sieht gesund aus. Tonsillen stark vergrößert und gerötet. Vorn der Rachenbogen mit kleinen, roten Punkten besetzt. Sonst verläuft die Untersuchung negativ. Im Rachenausstrich werden vor allen Dingen Streptokokken gefunden. L. 15500 mit leichter polynukleärer Leukocytose. Urin normal. Während der ersten zehn Tage des Krankenhausaufenthaltes zahlreiche durchfällige Stühle mit Blut und Eiter. Über beide Lungen zerstreut zahlreiche Rasselgeräusche. Die Untersuchung der Ohren am 18. 6. ergab Rötung beider Trommelfelle. Die Parencentese ergibt beiderseits etwas Eiter. Vom 25. ab lassen die Stuhlentleerungen nach, die Lungen werden freier und die Ohren sondern weniger ab. Am 29. war der Stuhlgang im Aussehen und Häufigkeit normal. Der Puls langsam und etwas unregelmäßig. Temperatur abnorm niedrig. Sonst aber nichts von Wichtigkeit.

Besprechung: Ein so hohes Fieber muß uns bei dem kleinen Kinde nach allen Möglichkeiten einer Infektion suchen lassen. Vor allen Dingen muß man ausschließen Otitis durch Ohrenuntersuchung, Bronchopneumonie durch Untersuchung der Lungen und Pyelitis durch die des Urins.

Offenbar hatte das Kind eine Streptokokkeninfektion der Rachenorgane. Die kleinen roten Efflorescenzen im Rachen nötigen uns auch sorgfältig nach einem Exanthem zu suchen. Es kam aber keins zum Vorschein, und nachdem alle die erwähnten Infektionen ausgeschlossen waren, konnte man nicht mehr daran zweifeln, daß es sich um eine Infektion intestinalen Ursprungs handeln müsse. Daß es sich nicht allein um eine von der Ernährung abhängige Diarrhöe

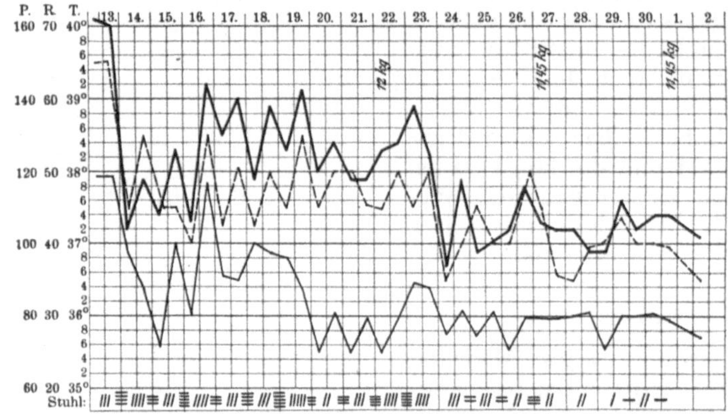

Abb. 71.   Temperaturkurve zu Fall 73.

handelte, beweist der Eiter im Stuhl und ebenso die lange Dauer und Hartnäckigkeit der Symptome. Eine Intussusception könnte eine ganz ähnliche Diarrhöe wie hier hervorrufen, aber sie würde nicht solange dauern und einen Tumor, Auftreibung des Leibes oder andere schwere Symptome hervorrufen.

Da keine Kulturen vom Stuhle angelegt wurden, können wir über die Art der in Frage kommenden Organismen nichts weiter sagen.

Verlauf: Vom 2. Juli an schien das Kindchen bis auf eine leichte Eiterung des rechten Ohres ganz gesund. Die Behandlung bestand in der Darreichung von Milch alle drei Stunden 90 ccm, Alkoholabwaschungen von 26° und Kochsalzeinläufen alle sechs Stunden. Die Ohren wurden alle vier Stunden mit warmer Borlösung ausgespritzt. Wasser bekam das Kind recht viel zu trinken.

Fall 74.

Eine 64jährige Witwe suchte am 21. 6. 1910 das Krankenhaus auf. Familien- und Eigenanamnese ohne Besonderheiten. Im August 1909 begannen Durchfälle mit fünf bis sechs Entleerungen täglich. Jedesmal gingen Krämpfe im linken unteren Teil des Leibes voraus, die von der Hüftengegend nach dem Schenkel zu ausstrahlten und nach dem Durchtritt der Faeces sich besserten.

Seit August 1909 hat sie keinen normalen Stuhlgang mehr gehabt. Im Februar 1910 bemerkte sie im Stuhle blutgestreifte, geleeartige Massen; seither mußte sie hin und wieder ihrer Schmerzen wegen zu Bett liegen. Vier Wochen lang war der Stuhl teilweise verstopft. Seit Februar 1910 war der Leib stark angeschwollen. Durch den täglichen Gebrauch von vier Löffeln Ricinusöl am Morgen wurde die Schwellung mehr oder minder gebessert. Der Appetit war bis etwa vor einem Monat gut. Damals mußte sie ihre Arbeit aufgeben. Ihr gewöhnliches Gewicht betrug 180 Pfund, jetzt beträgt es 151.

Bei der **Untersuchung** zeigt sich die Patientin noch fett, aber blaß und bleich. Kopf- und Brustorgane negativ. Der Leib zeigt in der linken Iliakalgegend eine unbestimmte, auf Druck sehr schmerzhafte Anschwellung von der Größe einer Orange, sonst ist er frei von Veränderungen.

Besprechung: Unser erster Gedanke ist sicherlich der einer bösartigen Erkrankung des Colon sigmoideum, aber dieser erste Eindruck wird weniger wahrscheinlich, wenn wir daran denken, daß die Kranke bis vor einem Monat gearbeitet hat und daß sie jetzt noch fett ist, wenn sie auch 30 Pfund abgenommen hat. Es ist aber wohl bekannt, daß Darmneubildungen oft eine auffällige Länge und Milde im Verlauf zeigen.

Divertikulitis muß stets als möglich in Betracht gezogen werden, wenn wir an einen Krebs des Sigmoideums denken; denn die in den letzten fünf Jahren veröffentlichten Fälle beweisen, daß diese beiden Krankheiten oft ganz ununterscheidbar sind ohne histologische Untersuchung der Tumormassen.

In unserem Falle spricht das Fehlen von Fieber und einer Leukocytose sowie der beträchtliche Blutabgang für Krebs.

Tuberkulose findet sich in dem Alter selten im Leibe und erscheint nicht oft in der Gegend des S Romanum. Das Coecum und die Gegend des Epigastrium sind gewöhnlich die Stelle, wo sie in Erscheinung tritt.

Verlauf: Am 27. Juni wurde der Leib geöffnet und man fand eine krebsige Geschwulst im Sigmoideum, welche den ganzen Darm in einer Länge von 12 cm einnahm, die Dicke einer Mannesfaust hatte und hart und knotig war. In der Nachbarschaft waren die Drüsen stark infiltriert. Es wurde eine Kolotomie in der rechten Inguinalgegend angelegt. Die Kranke erholte sich gut von der Operation und verließ in erfreulichem Zustande am 19. 7. das Krankenhaus.

Fall 75.

Eine 22 jährige unverheiratete Westennäherin kam am 16. 8. 1910 mit der Diagnose Typhus in das Krankenhaus. Vor 13 Tagen begannen Durchfälle, vier bis fünf Entleerungen am Tage, die bis vor drei Tagen anhielten. Seither war sie verstopft. Vor neun Tagen mußte sie die Arbeit aufgeben und sich, weil sie sich so schwach fühlte, zu Bett legen. Fieber oder Schüttelfröste hat sie nicht gehabt. Die letzten drei Tage klagt sie über heftige Kopfschmerzen.

Die **Untersuchung** zeigt guten Ernährungszustand, normale Brust- und Bauchorgane. Gliedmaßen o. B. L. 7000 mit 55% polynukleären Zellen. Die Widalsche Reaktion wurde zwei Wochen lang täglich und von da ab jeden vierten Tag bis zum 20. 9. angestellt. Sie war niemals positiv. Diarrhöen traten während des Krankenhausaufenthaltes nicht auf. Temperatur Abb. 71. Sie machte ganz den Eindruck einer Typhuskranken. Einmal hatte sie an einem Tage heftige Schmerzen beim Wasserlassen, die aber nachließen, als man das Urotropin aussetzte, das sie vorher in der Dosis von dreimal täglich 0,3 erhalten hatte. Auch die Agglutination mit Alpha- und Beta-Paratyphus verlief negativ. Mit dem Kolibacillus erhielt man in einer Verdünnung von 1 zu 40 einen positiven Ausfall.

Besprechung: Hier sehen wir eine kurze Fieberperiode, der eine Diarrhöe von zehn Tagen vorherging und die mit Genesung endete. Wenn man sich auf die Agglutinationsprobe mit dem Kolibacillus verläßt, ist man geneigt, den Fall als eine Koliinfektion zu betrachten. Man muß aber daran erinnern, daß die Zahl von nachgewiesenen Fällen von allgemeiner Koliinfektion sehr gering ist, und daß viele Stämme des Kolibacillus in beträchtlichen Verdünnungen vom normalen Blutserum agglutiniert werden.

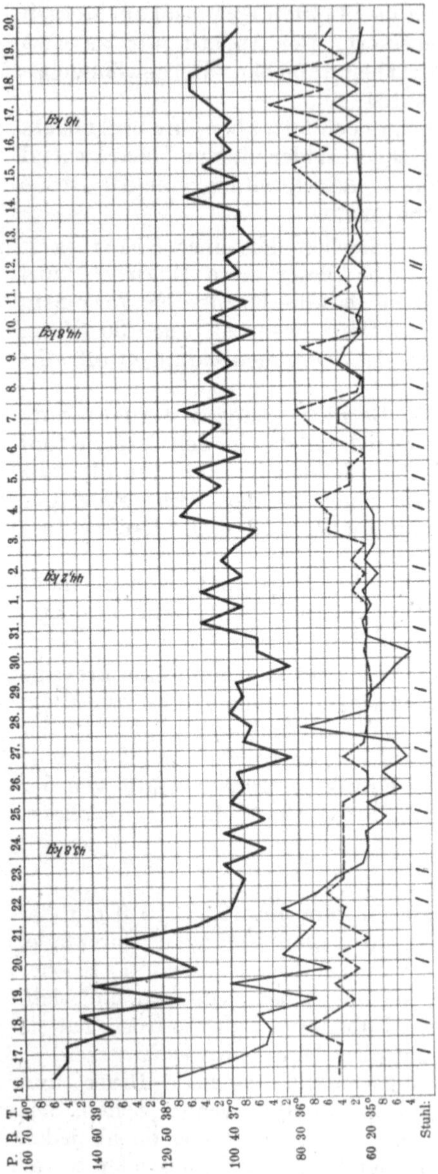

Wäre nicht der negative Ausfall der Widalschen Reaktion, so würde man den Fall unweigerlich als eine Abortivform des Typhus betrachten. Ich glaube nicht, daß diese Krankheit ausgeschlossen werden kann. Es geht nicht an, daß wir unsere klinische Diagnose lediglich auf eine einzige Laboratoriumsmethode, wie die Widalsche Reaktion, aufbauen, oder sie deshalb fallen lassen. Wenn die Diarrhöe überhaupt von Bedeutung ist, so spricht sie eher gegen Typhus, da sie dort nur in $20^0/_0$ aller Fälle vorkommt. An Typhus hatte man in unserem Falle nicht gedacht und doch mußte man ihn wegen der Dauer des Fiebers und der verhältnismäßig schnellen Lysis in Betracht ziehen. Gegen Typhus spricht die normale Zahl der weißen Blutkörperchen und das Fehlen jeglicher Hauterscheinungen. Trotzdem, glaube ich, kann man diese Diagnose nicht ausschließen.

Sich mit Phrasen wie „Grippe" oder „Febricula" abzugeben, dafür sehe ich keinen vernünftigen Grund; wenn diese Ausdrücke auch oft für kurzdauernde Fieber unbekannten Ursprunges angewandt werden, so bleiben sie doch unerwünscht, weil sie Kenntnisse vortäuschen, wo in Wirklichkeit keine sind.

Verlauf: Die Blutkultur blieb steril. Am 20. 9. hatte sie sieben Pfund zugenommen, konnte ohne Schwäche umhergehen und durfte nach Hause zurückkehren.

Abb. 72. Temperaturkurve zu Fall 75.

Fall 76.

Eine 20 jährige Näherin kam am 15. 9. 1910 in das Krankenhaus. Ihre Mutter starb mit 42 Jahren an Magengeschwür. Die ganze Familie ist nervös. Im April

1908 wurde sie wegen einer Schwellung im Halse, die vier Monate anhielt, operiert, sonst war sie bis zu ihrer jetzigen Krankheit gesund. Aber sie hatte während der letzten drei bis vier Monate die Gewohnheit angenommen, 19—20 Tassen ziemlich starken Tee zu trinken. Vorher trank sie etwa nur drei Tassen am Tage. Im März 1909 traten ganz plötzlich, ohne erkennbare Ursache und ohne daß andere Erscheinungen vorausgegangen waren, heftige Schmerzen in der epigastrischen Gegend auf, die nur durch Morphium gebessert werden konnten. Im Verlauf von drei Tagen gingen die Schmerzen vorüber und sie konnte wieder arbeiten, war aber seither nie ganz frei von Beschwerden und kaum ein Tag verlief, ohne daß sie brechen mußte. Vom Juli bis zum November 1909 war sie in einem anderen Krankenhause gewesen. Im November wurde sie operiert und nahm im Januar 1910 ihre Arbeit wieder auf. Im März begannen die Schmerzen in der rechten Fossa iliaca, die zu einer zweiten Operation in dem gleichen Krankenhause führten. Die letzten acht Wochen hatte sie alle paar Tage Schmerzanfälle in der linken Fossa iliaca, die 15—20 Minuten anhielten und manchmal vorn am Schenkel herunter ausstrahlten.

Unterdes haben auch die Magensymptome ohne weitere Veränderungen angehalten. Schneidende Schmerzen in der Magengegend treten unmittelbar nach dem Essen auf und halten 15—20 Minuten an, wenn sie nicht durch Brechen nachlassen. Natron, Essen oder Trinken macht die Schmerzen nicht besser; sie strahlen nicht aus und werden durch Erbrechen sehr erleichtert. Sie treten fast nach jeder Mahlzeit auf, immer nur wenig und enthalten niemals Blut oder Nahrung, die schon am Tage vorher genossen wurde.

Während der ganzen Krankheit waren Appetit und Schlaf gut. Der Stuhlgang war gewöhnlich regelmäßig. Während des letzten halben Jahres hat sie nicht mehr gearbeitet. Vor zwei Jahren wog sie 143 Pfund. Am 16. 12. betrug ihr Gewicht ohne Kleider 100,5 Pfund.

Untersuchung. Trotz der offenbaren Gewichtsabnahme war sie noch gut genährt und von guter Hautfarbe. Hände und Füße waren stets kalt und feucht. An der rechten Halsseite unterhalb und hinter dem Ohre fand sich eine Operationsnarbe von 1—2 cm Länge. Die Lymphknoten waren niemals vergrößert. Brustorgane negativ. Der Leib war im unteren Teil tympanitisch, weiter oben gedämpft. Im rechten oberen Teil des Leibes und in der Regio epigastrica bestand leichte Muskelspannung. Oberhalb des Nabels, links von der Mittellinie sah man eine 9 cm lange Operationsnarbe, eine andere 8 cm lange fand sich im rechten unteren Quadranten.

Blut negativ. Ebenso der Urin, wenn er mit dem Katheter entnommen war. Der normal gelassene zeigte, wenn er fünf Minuten zentrifugiert wurde, ein Eitersediment von etwa 5%. Die Gesamtmenge des Erbrochenen enthielt freie Salzsäure und reichlich okkultes Blut. Nahrungsrückstände oder sonst irgend etwas von Interesse war darin nicht enthalten.

Zunächst konnte die Patientin keine Nahrung behalten und erhielt nur alle sechs Stunden einen Kochsalzeinlauf von 200 ccm. Vom dritten Tage an konnte sie Zwieback und Butterbrot nehmen; die Kochsalzeinläufe wurden aber bis zum 27. fortgegeben. Zwieback und Brot behielt sie, Mehlbrei brach sie aus. Unterdes war festgestellt worden, daß bei der früheren Operation eine Gastroenterotomie gemacht worden war. Am 3. 10. war die Kranke im dritten Stadium der Magengeschwürsdiät angelangt (vgl. Bd. 1, S. 596) und es ging ihr ganz gut. Darauf nahm sie dauernd an Gewicht zu und hatte weniger Magenbeschwerden.

Am 23. 10. ging sie nach Hause mit einer Gewichtszunahme von 13 Pfund. Sie kehrte aber am 19. 11. wieder zurück mit der Angabe, es sei ihr seit der Entlassung sehr schlecht gegangen und sie hätte alles, was sie aß, ausbrechen müssen. Stuhlgang sehr verstopft. Der Gesamtzustand war so schlecht, daß sie nicht arbeiten konnte. In ihrem Gewicht ist sie wieder auf 102 Pfund zurückgegangen. Diesmal dauerte das gelegentliche Erbrechen fort, trotzdem man sie so behandelte wie das letzte Mal, aber sie nahm doch während der ersten Woche ihres Aufenthaltes im Krankenhause sechs Pfund zu.

Besprechung: Wenn man diesen Fall durchliest, so ist es klar, daß die Schmerzen zu verschieden sind, als daß man irgendeine bekannte lokalisierbare Krankheit annehmen könnte. Für Allgemeinkrankheiten wie Infektion oder Carcinomatose haben wir keinen Beweis, da Appetit und Schlaf gut sind, wir auch keine dauernde Verschlechterung im Ernährungszustand und Aussehen feststellen können. Trotz des Fehlens freier Salzsäure im Mageninhalt haben wir keinen hinreichenden klinischen Beweis für K r e b s oder irgendwelche andere Erkrankung des Magens. Tabes dorsalis könnte ihre Schmerzen erklären. Wenn diese Krankheit auch bei einem 20 jährigen Mädchen ungewöhnlich ist, so kann man sie doch nicht mit absoluter Sicherheit ausschließen, da man keine Lumbalpunktion vorgenommen hatte. Ich bin durchaus überzeugt, daß es Fälle von Tabes gibt, die als einziges Symptom Schmerzen im Leibe zeigen und die charakteristischen Veränderungen der Lumbalflüssigkeit, Fälle, in denen Pupillen und Reflexe normal sind. Im weiteren Verlauf der Krankheit traten die Schmerzen weniger hervor und damit wurde die Möglichkeit einer Tabes geringer.

Einmal neigten wir stark dazu, eine Tu b e r k u l o s e als Ursache der Beschwerden anzunehmen. Dazu führte uns die Narbe am Halse, die Gewichtsabnahme und die von uns angenommene Pyurie. Als sich diese als nicht vorhanden erwies, hatten wir keinen Grund, die Hypothese länger aufrecht zu erhalten.

Nun blieb nichts mehr übrig als den Fall als f u n k t i o n e l l e oder n e u r o t i s c h e M a g e n s t ö r u n g e n zu betrachten, die durch den langen Krankenhausaufenthalt und durch die unnötigen Operationen stark verschlimmert worden waren.

Verlauf: Am 8. 12. wurde sie operiert. Die alte Gastroenterotomie wurde geschlossen, um so bald wie möglich die alten natürlichen Verhältnisse im Magen wieder herzustellen. Es fand sich kein Beweis für irgendeine Erkrankung des Magens und des Duodenums. Die alte Gastroenterotomie war in vorzüglichem Zustande und arbeitete so gut, als man nur erwarten konnte. Leichte Verwachsungen zwischen Pylorus und der Gallenblase und der alten Narben in der Bauchwand und in der vorderen Magenwand wurden gelöst. Nach der Operation ging es der Patientin ziemlich gut, sie hatte aber viel unter Zahnschmerzen zu leiden. Von dem Brechen war sie völlig wieder hergestellt und konnte fast alles essen. Am 16. 1. verließ sie das Krankenhaus.

Fall 77.

Ein 56 jähriger Kaufmann ließ sich am 18. 9. 1910 in das Krankenhaus aufnehmen. Sechs Kusinen und eine Schwester starben an Tuberkulose, auch seine Frau litt vor sieben Jahren daran. Er hat drei gesunde Kinder. Im übrigen ist seine Familienanamnese gut. Mit 13 Jahren hatte er eine Pleuritis, wurde aber nicht punktiert. Bis vor vier und einem halben Jahre war er als Reisebegleiter tätig und führte Gesellschaften an die westafrikanischen Küsten, nach Westindien und nach verschiedenen Teilen Europas. Seit diesen Reisen litt er gelegentlich an Durchfällen, die zwei oder drei Tage anhielten und hatte im Winter oft leichte Anfälle von Luftröhrenkatarrhen. Vor drei und einem halben Jahre hatte er heftigen Husten, der 2—3 Monate anhielt.

Das Zäpfchen und ein Polyp waren ihm entfernt worden. Geschlechtskrankheiten werden negiert. Er trinkt täglich 2—3 Glas Wein und etwa fünf Glas Schnaps.

Vor sechs Wochen hatte er einen Unfall und ein phantasievoller Arzt diagnostizierte eine Ruptur des Plantaris. Während der folgenden Wochen, die er gezwungen ruhig verbringen mußte, verlor er seinen Appetit vollständig und aß nur Brot und Milch. Am siebenten Tage um $2^1/_2$ Uhr nachmittags schwoll der Leib an und schmerzte ihn. Darauf folgte Übelkeit, Erbrechen und Durchfall, wobei zwölf Tage lang täglich 40—50 Entleerungen nach seinen Angaben erfolgten. Darauf ging es ihm besser und er fing wieder an zu arbeiten, wenn er auch noch 8—10 Stuhlgänge am Tage hatte. Für die Wiederkehr des Erbrechens und der Krämpfe und der Durchfälle machte er eine überreife Pfirsich verantwortlich, die er gestern gegessen hatte. Gestern hatte er, wie er sagt, 50 Entleerungen. Vor 6 Wochen betrug sein Gewicht 170 Pfund, bei der Aufnahme ohne Kleider 150 Pfund.

Untersuchung. Guter Ernährungszustand. Herzspitzenstoß $2^1/_2$ cm unterhalb der linken Brustwarzenlinie. Zweiter Aortenton metallisch klingend. Blutdruck systol. 160 mm Hg. Herz zeigt keine Geräusche und ist auch sonst frei von Veränderungen. Die Untersuchung einschließlich Blut und Urin war im übrigen negativ. Temperatur Abb. 72.

Besprechung: In diesem Falle spricht manches für Tuberkulose, besonders wenn man an die Familienanamnese und die durchgemachte Pleuritis denkt. Der Husten, der zwei Monate anhielt, und die häufigen Anfälle von Bronchitis verstärkten noch den Eindruck, aber die Ergebnisse der Untersuchung lassen jetzt nichts von einer tuberkulösen Veränderung erkennen.

Er hat sich in Ländern aufgehalten, wo Bilharziasis vorkommt. Da aber im Stuhle weder Blut noch Eier gefunden wurden, brauchen wir diesem Verdacht nicht weiter nachzugehen.

Alkoholiker neigen ganz besonders zu Dysenterie. Unser Patient brauchte ziemlich viel Alkohol, und wenn sich keine andere Ursache findet, bliebe es ganz vernünftig, diese Gewohnheit für die Krankheitserscheinung verantwortlich zu machen.

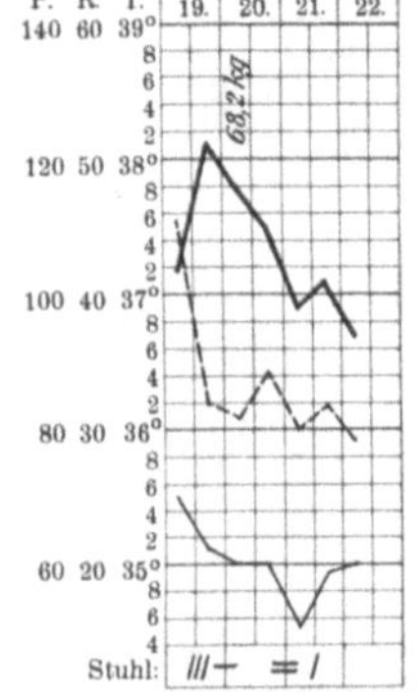

Abb. 73.
Temperaturkurve
zu Fall 77.

Kann der hohe Blutdruck die Störungen erklären? Manche Autoren haben zu beweisen versucht, daß bei der chronischen Nephritis, die auch die Erhöhung des Blutdruckes erklären würde, eine kompensatorische Diarrhöe als Bemühung der Natur auftritt, den Körper von den giftigen Bestandteilen zu reinigen, die sonst von der Niere ausgeschieden werden. Ich selbst konnte mich nie davon überzeugen, daß dem so ist. Außerdem zeigt auch der Urin nichts, was auf eine Nephritis hinweist. Die Herzvergrößerung und die Blutdruckerhöhung werden vernünftiger als Erscheinungen allgemeiner Arteriosklerose angesehen.

Warum folgen wir nicht der eigenen Meinung des Patienten selbst, der die Durchfälle mit seiner Ernährung in Zusammenhang bringt? Der letzte Anfall ließe sich so leichter erklären als die früheren, die auftraten, als er nur Brot und Milch genossen. Trotz alledem bleibt unsere Erklärung die beste und der Verlauf schien sie auch zu bestätigen.

Verlauf: Der Kranke erhielt nur Wasser und nach zwölf Stunden andere Flüssigkeiten und breiige Kost. Die Nahrung wurde ausgezeichnet vertragen.

Nach dem ersten Tage schon hatte er keine Durchfälle mehr. In den ersten
zwei Tagen fand sich in dem Stuhle kein okkultes Blut und auch später nicht.
Am 22. 9. ging er munter nach Haus.

Fall 78.

Ein 20jähriger Arbeiter kam am 21. 9. 1910 in das Krankenhaus. Familien-
und Eigenanamnese o. B. Er trinkt täglich drei bis vier Glas Bier und ein bis
zwei Schnäpse. Vor vier Wochen begannen mäßige Durchfälle, die von Auftreibung des Leibes begleitet wurden, und seit 14 Tagen mußte er wegen seiner
Schwäche die Arbeit aufgeben. Die letzten acht Tage hat er sechs bis acht
Stuhlgänge täglich gehabt. Gelegentlich hat er Schmerzen am unteren linken
Rand der Rippen in der Achsellinie, die jedesmal einige Tage anhielten. Seit
ein oder zwei Tagen hat er trockenen Husten. Vor fünf Wochen wog er mit
Kleidern 140 Pfund, bei der Aufnahme 122 ohne Kleider.

Die **Untersuchung** zeigt einen jungen Mann mit langen Augenwimpern
und glänzenden Skleren. Herz negativ. Zustand der Lungen zeigt Abb. 73, 74.

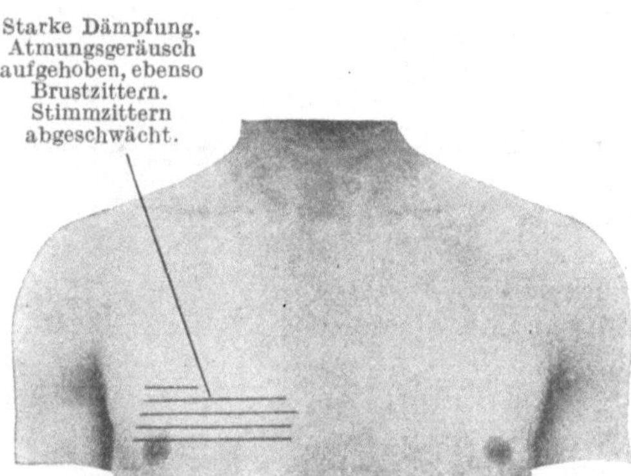

Abb. 74. Untersuchungsergebnis in Fall 78.

Der Leib war ausgedehnt und
zeigte bei der Perkussion an den
Seiten und über dem Schamberge Dämpfung. Deutliche Undulation. Der rechte Nebenhoden
war leicht verdickt. Stuhlgang
negativ. Am 22. 9. wurde der
Leib punktiert und 3350 ccm
gelber, leicht trüber Flüssigkeit
entleert. Spez. Gewicht 1019.
Eiweiß $3\frac{1}{4}\%$. Das Sediment
bestand lediglich aus Lymphocyten, 90% von ihnen kleine;
weder Tuberkelzellen, noch andere
Bakterien und Befunde. Kulturen
blieben steril. Ein Meerschweinchen wurde am 23. 12. damit
geimpft, bei der Autopsie des Tieres fanden sich keine Veränderungen.
Tempeiatur Abb. 75. Am 25. 9. klagte er über Schmerzen in der linken
Achselgegend und man hörte dort lautes Reiben.

Besprechung: Das Zusammentreffen von Durchfall mit Ascites, Brustschmerzen, Husten, Fieber und Nebenhodenentzündung spricht stark für Tuberkulose, auch wenn die Tierimpfung mit der Ascitesflüssigkeit negativ verlief.
Daß die Temperatur bei Bettruhe schnell absank spricht durchaus nicht gegen
diese Diagnose. Die Punktionsflüssigkeit verhält sich ganz wie bei einer tuberkulösen Peritonitis. Der Nachweis von Flüssigkeit und Reibegeräuschen in
der rechten Brusthöhle bestätigen diese Annahme.

Müssen wir nun annehmen, daß auch eine tuberkulöse Enteritis vorliegt?
Dazu besteht kein Grund, besonders da die Untersuchung des Stuhles negativ
verlief und der Stuhlgang nicht so häufig erfolgte.

Verlauf: Vom 5. 10. ab saugte sich die Flüssigkeit in der rechten Brusthöhle auf. Die Reibegeräusche waren nicht mehr zu hören, er war viel
kräftiger geworden und hatte zehn Pfund zugenommen. Er konnte aber
noch nicht arbeiten und wurde am 8. 10. in ein anderes Krankenhaus verlegt. Zwei Jahre später erfuhren wir, daß er dort vom 8. 10. 1910 bis 29. 4. 1911

geblieben und gebessert entlassen worden war. Am 11. 10. 1910 und 14. 3. 1911 war die rechte Brust punktiert worden. Man hatte ihr jedesmal 1300 ccm bernsteingelbe Flüssigkeit entfernt.

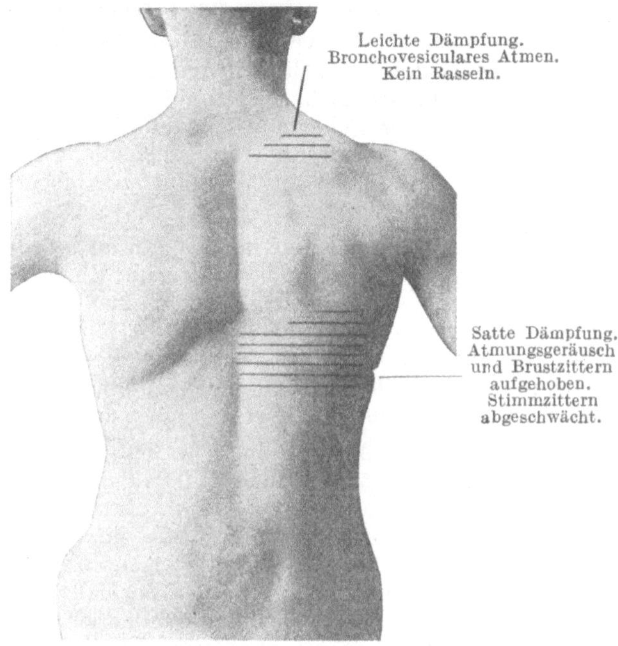

Abb. 75. Untersuchungsergebnis in Fall 78.

Am 24. 10. 1910 hatte eine Probelaparotomie die Diagnose einer tuberkulösen Peritonitis bestätigt. Damals ging es dem Patienten sehr schlecht und die spätere wesentliche Besserung kam ganz unerwartet.

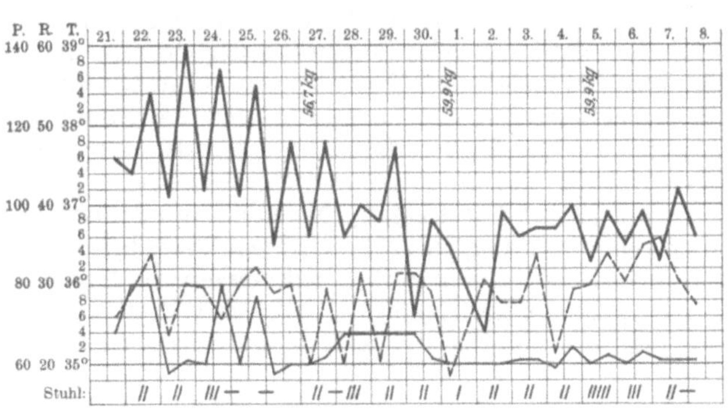
Abb. 76. Temperaturkurve zu Fall 78.

Fall 79.

Eine unverheiratete Frau von 44 Jahren sah ich im September 1910 in der Sprechstunde. Sie leidet seit 20 Jahren an Durchfall, der in kurzen Zeitläufen mit Verstopfung abwechselt. Vor 15 Jahren brachte sie hintereinander fünf Jahre zu Bett zu und mußte seither öfters monatelang das Bett hüten. Seit Jahren ist sie nicht aus dem Hause gekommen und auch zu Hause ist sie nur, wenn absolut notwendig, herumgegangen, da jede Bewegung unweigerlich eine Zunahme des Durchfalls zur Folge hat. Sie lebt jetzt ganz allein auf dem Lande, bereite sich ihre Mahlzeiten selbst, die ausschließlich aus dem Saft von $1^1/_2$ Pfund Rindfleisch, der Molke von vier Liter Milch und ein Zehntel Liter Sahne bestehen. Daraus ganz allein besteht die Ernährung seit einigen Jahren. Sie gibt an, daß jeder Versuch mehr zu essen von einer starken Zunahme des Durchfalles und sehr starker Schleimausscheidung im Stuhlgang gefolgt ist, wodurch sie so verstopft wird, daß ihre Ärzte wochenlang zu tun haben, bis sie wieder zu Stuhle gehen kann. Der Appetit ist gut. Sie möchte gern mehr essen, aber sie wagt es nicht zu tun.

Die Kranke gibt an, sie wäre während der ganzen langen Krankheit fähig gewesen, sich mit Lesen und Nähen zu beschäftigen. Eingehende Beschäftigung mit dieser Patientin brachte mich zu der Überzeugung, daß ihre Angaben ganz richtig sind und daß sie sich durchaus nicht zu viel mit sich selbst beschäftigt oder irgendwie krankhaft veranlagt ist. Abgesehen von der Diarrhöe und einer während der letzten sechs Jahre zunehmenden Taubheit klagt sie über nichts; ihre Familienanamnese ist ausgezeichnet.

Die **Untersuchung** zeigte Abmagerung, verlief aber sonst negativ. Blut und Urin o. B. Blutdruck systol. 140 mm Hg. Die Patientin blieb beinahe neun Monate im Krankenhause, in das sie mit 70 Pfund eintrat, um es mit $86^3/_4$ Pfund zu verlassen. Während der ersten drei Monate ihres Aufenthaltes bestand Verstopfung, und niemals während der drei Vierteljahre kam es zu Durchfall. Puls, Temperatur und Atmung waren immer normal, außer während einer entzündlichen Komplikation, über die ich noch berichten werde. Im Stuhl fand sich stets okkultes Blut, sonst aber trotz häufiger, sorgfältiger Untersuchung nichts von Bedeutung. Die Behandlung begann mit der gewöhnlichen Diät der Kranken. Wegen ihrer Leibschmerzen bekam sie heiße Umschläge und täglich einen Einlauf mit warmem Öl. Am 3. Oktober wurden Mehlbrei und kalte Sahne zugefügt. Darauf klagte sie über viel Schmerzen, aber es war ihr möglich, die Nahrung zu behalten, und sie schlief jede Nacht ziemlich gut. Vom 6. Oktober erhielt sie außerdem täglich ein rohes Ei. Am 12. Oktober gab man ihr heißen Reis mit Sahne und Brotsuppe mit Rindsbrühe und vom 15. ab nahm sie täglich Apfelsaft oder den Saft einer Orange. Auf der Abteilung ging es ihr nicht gut, aber sie nahm zu, als man sie in ihrem eigenen Zimmer pflegte. Ihre Schmerzen waren noch heftig, manchmal andauernd, manchmal anfallsweise; dabei war der Leib aufgebläht. Am 10. November fügte man ihrer Diät geröstetes Brot und Milch zu und trotzdem sie dagegen Verwahrung einlegte, mußte sie ein Ei auf Toast essen. Nachdem es sich herausgestellt hatte, daß sie es vertrug, ohne Schmerzen zu haben, war sie sehr aufgeräumt. Sitzen und der Versuch zu gehen vermehrte ihre Schmerzen; es folgten darauf Zeiten von allgemeiner Druckschmerzhaftigkeit im Leibe und Steifheit der Bauchdecken. Trotzdem zwang man sie auszuhalten, und es gelang ihr diese Beschwerden zu überwinden.

Vom 26. 12. an klagte sie über große Schmerzen im Rectum und im Perineum. Dabei war die Temperatur leicht erhöht und es bestand eine Leukocytose von 18000, die am 4. 1. auf 30000 anstieg. Es wurde ein Absceß an der Schamlippe eröffnet und 50—100 ccm faulen Eiters mit Kolibacillen entleert. Bis zum 19. 1. war die Sache überwunden. Die Öleinläufe wurden jeden Abend in einer Menge von einem halben Liter gegeben. Sie fühlte sich darauf sehr wohl und konnte schlafen. Nach dem 1. 2. ließ man sie allmählich mehr umher gehen bis sie etwa 120 Meter herumlaufen und mit Zanderschen Übungen beginnen konnte, ohne Schmerzen zu haben. Vom Mai an machte sie einen ganz munteren Eindruck, obgleich noch gelegentlich Anfälle von Schmerzen eintraten. Sie aß darauf alles, was sie schon seit langem nicht vertragen hatte.

Besprechung: Dieser Fall ist in mehr als einer Beziehung bemerkenswert. Einmal deswegen, weil eine Frau, die seit 20 Jahren das Leben einer schwer Leidenden führt, und seit zehn Jahren nicht mehr fähig gewesen ist, die Schwelle ihres Hauses zu überschreiten, völlig wiederhergestellt wurde ohne andere Behandlung als durch entsprechende Diät. Ihre Wiederherstellung wäre, glaube ich, unmöglich gewesen, wäre sie nicht ganz ungewöhnlich charakterfest gewesen, denn wiederholt im Verlauf der Behandlung hatte sie sehr große Schmerzen. Eine weniger resolute Person hätte die Anstrengungen aufgegeben, die ihr ungewohnte Nahrung zu nehmen und wäre zu ihrer alten Diät zurückgekehrt.

Zeitweise waren die Spannung des Leibes und die Schmerzen so heftig, daß man sie zweifellos operiert hätte, wäre nicht Puls und Temperatur normal geblieben.

Jetzt im Rückblick auf den Verlauf des Falles glaube ich, daß alle ihre Leiden nur auf der Verstopfung mit darauffolgender Reizung mit Geschwürsbildung im Darm beruhten. Zeitweise erinnerte der Fall an eine Colica mucosa, aber größtenteils lagen nur die Symptome einer einfachen Obstipation vor. Medizin per os erhielt die Patientin so gut wie gar nicht, aber die Öleinläufe brachten ihr große Hilfe in ihren Schmerzen.

Es wurde keine Kontrastaufnahme des Darmes mit Röntgenstrahlen vorgenommen, aber nach dem klinischen Verlauf erinnerte der Fall durchaus an andere, die unter der Annahme von Verwachsungen operiert werden. Dabei möchte ich meine Meinung über diesen Punkt darin ausdrücken, daß, wenn Patienten, die wegen Verwachsungen operiert werden, sich nach der Operation wohler fühlen, dieses nur in seltenen Fällen auf die Operation zurückzuführen ist. Gerade jetzt pflegt man großes Gewicht auf Verwachsungen zu legen, auf feine Schleier und Membranen am Blinddarm, um die Gallenblase und den Pylorus herum. Aber das Ergebnis der Untersuchung von vielen Fällen vor dem Tode und nachher bei der Obduktion hat mich davon überzeugt, daß solche Verwachsungen selten Symptome hervorrufen und daß die Erscheinungen, die man ihnen zuweist, ebenso häufig bei Kranken vorkommen, die keine Verwachsungen haben. Die Liebhaberei, die man jetzt für solche Operationen hat, erweist sich als ebenso unbefriedigend wie die, die man vor wenigen Jahren darauf verwandte, sogenannte Wandernieren zu operieren und Diagnosen auf Autointoxikation, Lithämie und Ptomainvergiftung zu stellen.

Man muß zugeben, daß viele Patienten nach der Operation sich wohler fühlen, aber ich glaube diese Besserung ist auf die diätetische, hygienische und psychische Behandlung zurückzuführen, der sie nach der Operation unterworfen werden. Mancher Kranke kann sich nicht zu einer bestimmten Lebensweise aufschwingen, bis er irgendeine Operation durchgemacht hat. Diese Art von Unvernunft entspricht der Torheit anderer, die nicht eher aufhören zu essen und zu trinken, bis man sie nach irgendeinem Badeorte schickte, wo sie täglich große Mengen schlecht schmeckenden Brunnens trinken müssen. Mir scheint es aber unnötig und unangebracht für uns Ärzte, Leidende in solchem törichten und lächerlichen Beginnen zu unterstützen. Letzthin werden uns die Patienten nicht dafür dankbar sein, wenn wir uns dazu hergeben, sie in ihrer Täuschung zu befestigen und ihnen helfen ihr Geld herauszuwerfen.

Verlauf: Am 5. Mai 1911 verließ sie das Krankenhaus. Später hörte ich, daß sie sich einer guten Gesundheit erfreut und wieder in die Welt zurückgekehrt sei,

die ihr seit langem unbekannt geworden war. Später entwickelte sich ein Ischio-
rectalabsceß, wegen dessen sie mit gutem Erfolge operiert wurde. Seither ist
sie bis jetzt gesund geblieben (1914).

Fall 80.

Eine 24jährige verheiratete Frau kam am 29. September 1910 unter der
Diagnose tuberkulöse Enteritis in das Krankenhaus. Ihre Familienanamnese
ist ohne Belang. Sie selbst hat sich immer bis auf gelegentliche Sommerdiarrhöen,
die nie länger als eine Woche anhielten, wohl gefühlt. Sie hat vier Kinder,
von denen das jüngste 14 Monate alt ist. Sie hat es bis vor zwei oder drei Monaten
selbst gestillt.

Seit neun Wochen hat sie beständig Durchfall, zuerst drei Entleerungen
am Tage, später an Zahl zunehmend, jetzt, wie sie sagt, alle zehn Minuten,
wobei sie das Gefühl hat, als käme heißes Wasser. Vor einer Woche enthielt
der Stuhl reichlich Blut, stets findet sie in ihm viel Schleim. Seit 14 Tagen
bricht sie fast nach jeder Mahlzeit; in der letzten Woche brachte sie dabei etwa
einen Teelöffel voll Blut heraus. Seit neun Wochen hat sie trockenen Husten,
hat aber nie Blut ausgeworfen. Bis vor einer Woche hat sie gearbeitet; aber
seither quälten sie häufig heftige Koliken so, daß sie im Bett bleiben mußte.
Vorher waren ihre Durchfälle fast schmerzlos.

Appetit und Schlaf waren sehr schlecht, ihr bestes Gewicht betrug vor zwei
Jahren 132 Pfund, vor sechs Wochen 97 Pfund, jetzt ohne Kleider 81 Pfund.

Untersuchung. Die Kranke war blaß und bleich mit geröteten Wangen. In der
rechten Spitze hörte man einige Geräusche, die Dämpfung schien dort etwas
stärker als normal. Sonst waren die Brustorgane o. B. Der Leib war im ganzen
eingezogen und überall ausgesprochen schmerzhaft. Die Darmschlingen konnte
man sehen und fühlen. Der Stuhl, der zwei bis drei Wochen täglich untersucht
wurde, zeigte nie okkultes Blut, noch andere Veränderungen. Tuberkelbacillen
wurden nie gefunden. Blut und Urin o. B. Blutdruck systol. 80 mm Hg. Temperatur und Puls normal.

Die Kranke, die auf Schmidtsche Diät gesetzt wurde, erhielt täglich 1,5 Wis-
mutnitrat und, wenn es die Schmerzen nötig machten, ein Opiumzäpfchen.
Während der ersten drei Tage hatte sie täglich fünf bis sechs Stuhlgänge, darauf
wurde in den weiteren Wochen keine weitere Diarrhöe mehr wahrgenommen.
Pillen mit Campher, Opium und Tannin bekam sie vier Tage lang viermal
täglich vom 1. 10. an. Darauf waren bis auf Öleinläufe keine anderen Maßnahmen mehr nötig.

Besprechung: Aller Wahrscheinlichkeit nach hatte unsere Kranke eine
leichte Tuberkulose der rechten Spitze und deshalb schlossen viele Ärzte,
daß auch die Diarrhöe auf einer tuberkulösen Enteritis beruhen müsse.
Daß diese Annahme oft irrtümlich ist, habe ich an einem anderen Orte gezeigt [1]).
Nicht jede Diarrhöe, die bei der Lungentuberkulose vorkommt, beruht auf
einer tuberkulösen Enteritis. In solchen Fällen findet man häufig eine durchaus heilbare, nicht tuberkulöse Darmentzündung und das ist für die Prognose
von großer Bedeutung. Der Erfolg der Behandlung macht es in unserem Falle
sehr unwahrscheinlich, daß sich irgend etwas von Tuberkulose im Darm befand.

Die große Schmerzhaftigkeit des Leibes und die sichtbare Peristaltik bereitete uns hier, wie so oft, unnötige Sorge. Man dachte an Peritonitis und
Ileus, aber wenn man die normale Temperatur, den guten Puls, den Blutbefund und die häufigen Stühle in Betracht zog, so war eigentlich nie ein

---

[1]) Vgl. Bd. II, S. 115.

hinreichender Grund dafür. Solch große Druckschmerzhaftigkeit und Peristaltik sieht man oft, wenn bei mageren Personen eine Enteritis vorliegt.

Das schnelle Verschwinden einer Diarrhöe, die vier Wochen angehalten hat, beruht in unserem Falle, wie ich glaube, hauptsächlich auf der Bettruhe. Es sei daran erinnert, daß die Kranke bis eine Woche vor der Krankenhausaufnahme gearbeitet hat. Ich kenne keine Krankheit, die ähnlich wie eine Enteritis so schnell durch Bettruhe und Veränderung in der Umgebung gebessert wird, selbst wenn sonst keinerlei diätetischen oder medikamentösen Hilfen geboten werden. Da der Stuhl weder Blut noch Eiter enthielt, haben wir keine Ursache Geschwüre irgendwo im Darm anzunehmen. Die wirkliche Ursache der Diarrhöe bleibt hier, wie in einer sehr großen Zahl der weiteren Fälle, dunkel.

Wir können nicht annehmen, daß eine Kolitis ohne irgendwelche anatomische Veränderung vorliegt. Die Störung kann auf Anomalien der Sekretion, der Motilität oder endlich auf Störungen in der Zirkulation beruhen. An das Letztere läßt uns besonders der niedrige Blutdruck denken. Vom 3. 10. ab sah die Kranke gut aus und machte den Eindruck, als wäre sie eine andere Person. Und so fühlte sie sich auch. Der Appetit nahm schnell zu und bis zum 9. 10. hatte sie neun Pfund zugenommen. Von da an bis zu ihrer Entlassung nahm sie dauernd an Gewicht und Kräften zu und wurde mit 94 Pfund, einer Gewichtszunahme von 13 Pfund, entlassen.

Fall 81.

Ein 30 jähriger Weber suchte am 14. Oktober 1910 das Krankenhaus auf. Vor 10 Jahren lag er eine Woche mit Durchfall zu Bett. Es wurde ein Bandwurm von sieben Meter Länge abgetrieben. Sonst war er stets gesund. Geschlechtskrankheiten stellt er in Abrede. Er gibt zu, daß er hin und wieder einmal einen halben Liter Alkohol trinkt, wenn zufällig seine Frau ihn im Hause hat.

Seit einem Jahre wird er von einer anhaltenden Diarrhöe gequält, wobei er täglich zehn- bis zwölfmal zu Stuhle gehen muß. Er hat während der Zeit sehr stark gegessen. Oft fühlte er sich nach dem Abendbrot so voll, daß er kaum laufen konnte und war doch noch hungrig. Im letzten Winter mußte er vier Monate lang nach jeder Mahlzeit brechen, aber gleich nachher wollte er noch mehr essen, um seinen kolossalen Hunger zu stillen. Seine Frau arbeitet jetzt und versorgt ihn so mit Nahrung.

Bei der **Untersuchung** zeigt sich der Kranke mäßig fett, sonst verläuft die äußere Untersuchung ganz ergebnislos, ebenso die von Blut und Urin. Blutdruck systol. 160—165 mm Hg.

Bei Schmidtscher Diät hörte der Durchfall auf und nach zwei Tagen konnte er die gewöhnliche Kost nehmen, ohne Durchfälle zu haben. Seine Frau sagt, er müsse sich sein Inneres verbrannt haben, denn er hätte, bis sie damit aufhörte Alkohol im Hause zu haben, diesen unverdünnt getrunken, bis er so betrunken war, daß er sich nicht mehr rühren konnte. Seitdem dies aufgehört habe, sei es ihm besser gegangen. Am 21. 10. verließ er das Krankenhaus völlig gesund.

Besprechung: Die Verbindung von Durchfall mit Alkohol ist sehr häufig, und bei dem negativen Ausfall der Untersuchung hat man keinen Grund daran zu zweifeln, daß der Alkohol die Ursache aller Störungen des Kranken war. Es ist sehr auffällig, daß ein Mann, der ein ganzes Jahr Durchfälle hat, in einer Woche oder richtiger in zwei Tagen frei davon wird, lediglich durch Enthalten von Alkohol und durch Bettruhe. Solche Fälle sind indes sehr häufig und sind auch schon oft berichtet worden. Ich will noch besonders darauf aufmerksam machen, daß in diesem Falle weder Medizin, noch irgendeine besondere Diät angewandt wurde.

Fall 82.

Ein 43jähriger Arbeiter kam am 21. 10. 1910 wegen anhaltender Durchfälle, die schon sechs Monate dauerten, in das Krankenhaus. Jeden Tag hatte er drei bis vier wässerige, manchmal auch blutige Entleerungen. Während dieser

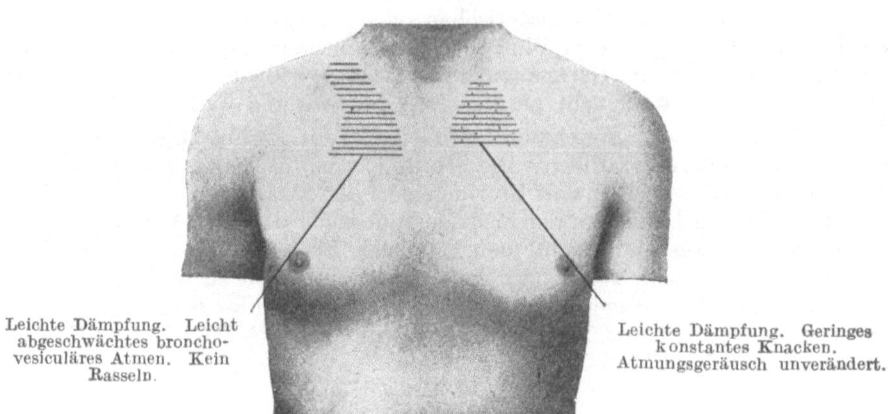

Abb. 77.   Untersuchungsergebnis in Fall 82.

Zeit hat er 50 Pfund abgenommen; sein gewöhnliches Gewicht war 160 Pfund. Er ist auch sehr schwach geworden. Arbeitsversuche waren stets vergeblich. In der linken Fossa iliaca klagte er über heftige, brennende Schmerzen. Vor den Stuhlentleerungen hatte er manchmal Koliken. Er aß weiter seine gewöhnliche Kost mit gutem Appetit und ohne Erbrechen. Aber oft, besonders des

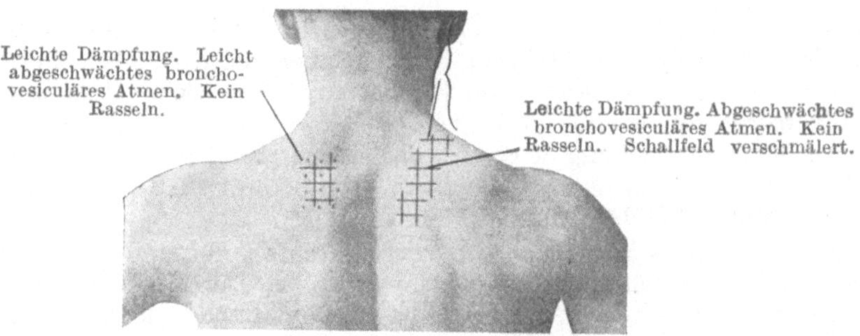

Abb. 78.   Untersuchungsergebnis in Fall 77.

Abends, fröstelte er. Die letzten vier bis fünf Monate klagte er über leichten, trockenen Husten. Seine Vorgeschichte war gut. In tropischen Ländern hat er nie gelebt.

Der Stuhlgang wurde während seines fünfwöchentlichen Aufenthaltes in der Klinik 33 mal untersucht. Achtmal war okkultes Blut vorhanden; im übrigen fand sich nichts Besonderes, bei der groben und mikroskopischen Untersuchung; angelegte Kulturen zeigten als einzigen Mikroorganismus Kolibacillen.

Untersuchung. Der Kranke war in ausreichendem Ernährungszustande. Entlang und hinter dem rechten Halsnicker fand sich eine Kette von sehr harten, beweglichen, auf Druck nicht schmerzhaften Drüsen, zum Teil in Haufen zusammenhängend und mit der Haut nicht verwachsen. Auch die Achsel- und Leistendrüsen waren etwas vergrößert, ebenso die Cubitaldrüsen beiderseits. Die Lungen zeigten die Veränderungen, wie sie in Abb. 76 und 77 dargestellt sind. Die Röntgendurchleuchtung ergab eine ausgedehnte Veränderung der rechten Lunge bis herab zur 5. Rippe. Augenscheinlich eine alte, in weitem Umfange ausgeheilte Infiltration. Die rechte Lunge war bis zur 3. Rippe herab verändert. Temperatur Abb. 79. Der Leib zeigte überall bis auf den linken oberen Quadranten Dämpfung. Dort bestand bei tiefen Eindrücken Druckschmerz. Sonst ergab die Untersuchung nichts von Bedeutung. Die Durchfälle hörten nach den ersten 14 Tagen des Krankenhausaufenthaltes auf. Während der letzten vier Wochen hatte er gar keinen Auswurf und fast keinen Husten.

Die Durchfälle waren ganz verschwunden, nachdem man ihn ins Bett gelegt hatte. Am 13. 11. und bei der Entlassung aus dem Krankenhause wog er 107 Pfund, ein Pfund weniger als bei der Aufnahme. Augenscheinlich tat ihm die Bettruhe am wohlsten. Fettfreie Diät und Wismuteinläufe dreimal täglich brachten keine besondere Besserung. Abb. 80 und 81 zeigen die Veränderungen am 24. 11.

Besprechung: Dieser Fall zeigt uns das Bild einer ein und ein halbes Jahr anhaltenden Diarrhöe bei einem Kranken mit ausgedehnten, aller Wahrscheinlichkeit nach tuberkulösen Veränderungen der Lungen. Wenn in dem Stuhle auch Eiter nicht gefunden wurde, so macht es doch die häufige positive Guajacreaktion wahrscheinlich, daß Darmgeschwüre vorliegen. Dagegen spricht auch nicht das Aufhören der Diarrhöen, nachdem der Patient das Bett hütete. Das ist bei ulcerativer Kolitis oft der Fall.

Der Hauptzweifelspunkt ist der, ob die Diarrhöe tuberkulösen Ursprunges ist oder nicht. Die Tatsache, daß sie zusammen mit einer Lungentuberkulose auftritt, beweist es in keiner Weise. (Weiteres darüber siehe Fall Nr. 80, S. 140.) Selbst der Nachweis von Tuberkelbacillen würde noch nicht dafür beweisend sein, da die Bacillen auch allein von dem heruntergeschluckten Auswurfe herrühren können. Der Hauptpunkt, auf den man bei unserem Falle achten muß, ist der: wenn

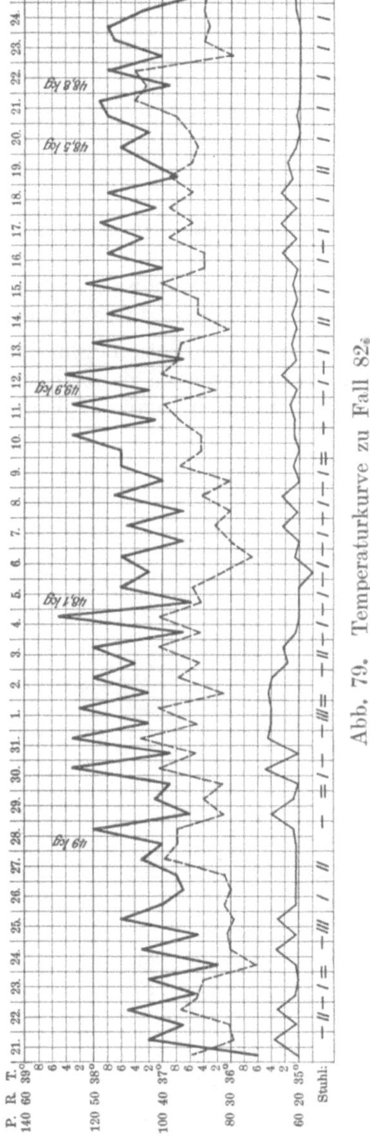

Abb. 79. Temperaturkurve zu Fall 82.

der Patient mit seiner Lungentuberkulose fertig wird, so braucht man auch nicht anzunehmen, daß eine unheilbare Komplikation im Darme die Aussichten verschlechtert.

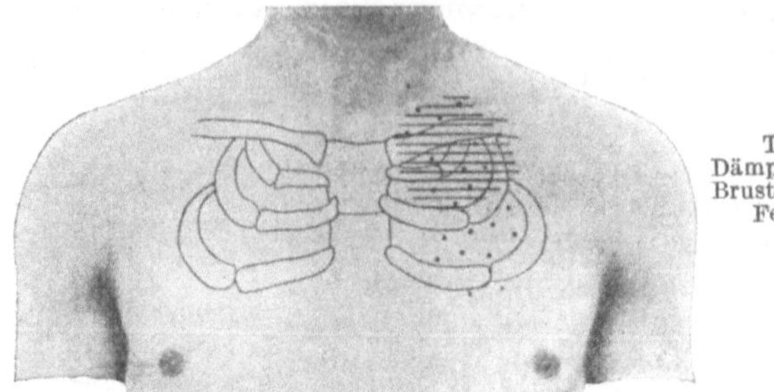

Abb. 80. Untersuchungsergebnis in Fall 82 (am 24. November).

Die Stuhluntersuchung macht es unwahrscheinlich, daß irgendeine besondere Infektion (Amoeba histolytica oder Dysenteriebacillus) vorliegt.

Verlauf: Der Patient ging am 25. 11. 1910 nach Hause und starb am 12. 2. 1911. Der Durchfall dauerte weiter. Krankheitserscheinungen von seiten der Lungen waren niemals beobachtet worden.

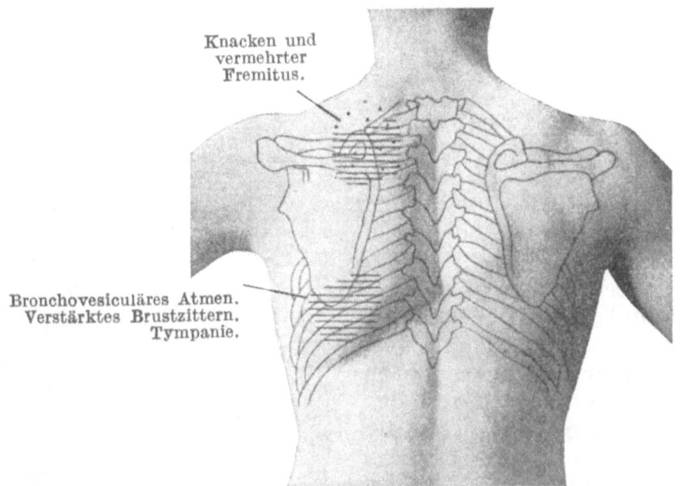

Abb. 81. Untersuchungsergebnis in Fall 82 (am 24. November).

Fall 83.

Ein 35 jähriger Koch suchte am 13. 9. 1910 das Krankenhaus auf. Der Patient trinkt, ist gelegentlich auch betrunken, auch raucht er im Übermaß. Er war früher nie krank bis auf Typhus, den er vor vielen Jahren durchmachte. Vor drei bis vier Wochen begannen Durchfälle, acht bis zehn wässerige Entleerungen am Tage ohne Blut und ohne Tenesmus. Zur gleichen Zeit hatte er heftige, fast dauernde Kopfschmerzen, gelegentliche Anfälle von Erbrechen und bei Anstrengung Schmerzen, die er in die Leber verlegt. Auch über Kurzatmigkeit, Herzklopfen und Schmerzen in der Herzgegend klagt er bei Anstrengung.

Die **Untersuchung** zeigt guten Ernährungszustand. Pupillen leicht unregelmäßig, aber sonst normal. Lymphknoten und Reflexe o. B. Der linke Rand der Herzdämpfung reicht bis 13 cm links von der Mittellinie und liegt außerhalb der Mamillarlinie. Rechter Rand 5 cm außerhalb der Medianlinie. Die substernale Dämpfung war etwas erweitert und es bestand Pulsation des Kehlkopfes. An der Herzspitze hörte man ein rauhes systolisches Geräusch, das nach innen und außen fortgeleitet wurde. In der Achselhöhle bestand ein diastolisches Geräusch. Im rechten zweiten Intercostalraum wurde ein blasendes systolisches Geräusch festgestellt, das an Höhe und Art von dem an der Spitze verschieden war. Der zweite Aortenton war scharf betont und klingend. Der Puls war nicht gespannt. Die Arterien waren verdickt und geschlängelt. Blutdruck bei der Aufnahme systol. 160 mm Hg., diastol. 105 mm Hg. Auf den Lungen fand man beiderseits an der Basis Dämpfung und wenige feine Geräusche. Die Leber erstreckte sich in der Mamillarlinie vom sechsten Intercostalraum bis vier Querfinger unter den linken Rippenbogen, wo man den Rand deutlich fühlen konnte. Druck in dieser Gegend verursacht Schmerzen und Erweiterung der

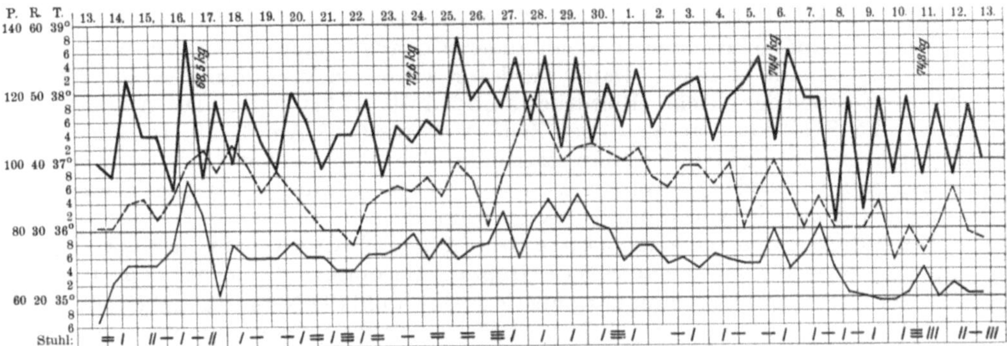

Abb. 82. Temperaturkurve zu Fall 83.

Halsvenen. Die Milz reichte zwei Querfinger über den Rippenbogen hinaus und war perkutorisch vergrößert. Blut o. B. Temperatur Abb. 82.

Die Urinmenge betrug in der ersten Woche des Krankenhausaufenthaltes etwa 750 ccm in der Stunde, danach stieg sie auf 1200—1500. Diese vermehrte Urinausscheidung fiel zusammen mit einer Senkung des Blutdruckes auf 135 und am 4. 10. auf 125. Der systolische Blutdruck veränderte sich darauf sehr wenig. Das spez. Gewicht schwankte von 1008—1012. Es fand sich eine leichte Spur Eiweiß und viele hyaline, granulierte und Zellenzylinder. Auch Blut war in geringer Menge vorhanden. Im späteren Verlauf der Krankheit konnte man Zylinder kaum mehr finden. Am 18. 9. E. 43000000, Hb. 60%. Die roten Zellen zeigen mäßige Achromie. Der Patient zeigte zu dieser Zeit keinerlei Krankheitserscheinungen und erschien wohl und munter. Er bekam Jodkali und Quecksilber bis zum Speichelfluß, ohne irgendwelchen Einfluß auf das Fieber und die anderen Erscheinungen. Die Blutkulturen blieben negativ.

Die Herzveränderungen blieben im ganzen die gleichen; in der Mitte des September traten leichte Ödeme an dem Kreuzbein und in den Unterschenkeln auf. Vom Ende des Monats an ging es sichtlich mit ihm zurück. Am 28. hatte er so heftiges Nasenbluten, daß er tamponiert werden mußte. Am nächsten Tage E. 3 000 000, L. 4 500, Hb. 54%. Auch die zweite Blutkultur verlief negativ. Der auf das Quecksilber zurückzuführende Speichelfluß hielt bis in den Oktober an. Zu dieser Zeit hörte man das diastolische Geräusch deutlich entlang dem linken Sternalrande. Der zweite Pulmonalton war verstärkt, sonst bestanden keine Geräusche. Augenhintergrund normal.

Besprechung: Kopfschmerzen und Dyspnoe sind für keine Form der Enteritis charakteristisch und lassen sofort daran denken, daß die Durchfälle unseres Kranken Symptome irgendeiner anderen, nicht den Darm betreffenden Erkrankung sind. Der Blutdruck und die Beschaffenheit des Urins weisen deutlich auf eine chronische Nephritis hin, wahrscheinlich eine Glomerulonephritis. Durch das Nasenbluten wird diese Annahme noch bestärkt.

Daneben lassen uns die frühzeitigen Veränderungen an den Gefäßen, die Milzvergrößerung, die Zeichen der Aorteninsuffizienz ohne daß Rheumatismus, Chorea oder Halsentzündung vorausgegangen waren, Syphilis als mögliche Ursache der Erscheinungen ansehen.

Ein Blick auf die Fieberkurve zeigt uns Fieber, das weder mit einer Glomerulonephritis noch mit einer Syphilis in Zusammenhang gebracht werden kann, um die es sich bei ihm handeln könnte, wenn er überhaupt Syphilis hatte. Keine der Krankheiten verursacht Fieber, wie es der Patient hatte. Diese Tatsache hätte uns daran denken lassen müssen, daß die Herzgeräusche auf einer akuten Endokarditis beruhten, trotzdem die Zahl der Leukocyten normal war.

Verlauf: Am 13. 10. kam er in ein anderes Krankenhaus, wo er ohne Besserung zwei Monate verblieb. Dann wurde er wiederum verlegt und auch hier blieb der Zustand der gleiche. Blutdruck am 22. 5. 1911 130 mm Hg. Die Wassermannsche Reaktion war zu dieser Zeit stark positiv. Am 14. 9. fand man Hämorrhagien im rechten Augenhintergrunde. Am 17. 6. 1911 starb der Kranke, der langsam schwächer geworden war, unter leichten unregelmäßigen Temperaturen, Ödemen, Hydrothorax, Ascites und Anasarka.

Die Autopsie ergab eine subakute infektiöse Endokarditis der Aortenklappen. Gewicht des Herzens 775 Gramm. Chronische Glomerulonephritis.

Es ist interessant, sich einmal zu überlegen, ob wohl die Nephritis die Ursache der Endokarditis ist oder umgekehrt. Libman ist bei seinen Untersuchungen über subakute, bakterielle Endokarditis (Endocarditis lenta) zu der Meinung gekommen, daß chronische Glomerulonephritis oft die Folge von embolischen Prozessen von den erkrankten Herzklappen aus ist. Bei der enormen Größe des Herzens in unserem Falle scheint es aber wahrscheinlicher, daß die Nierenentzündung schon lange bestanden hatte, und daß man die Endokarditis als Folge der verminderten Widerstandskraft gegen Infektionen von der Nephritis abhängig betrachten müsse.

Fall 84.

Ein 28 jähriger Metallarbeiter kam am 7. 5. 1910 in das Krankenhaus. Sechs Jahre lang war er, vor zehn Jahren beginnend, als Seemann in Australien, Indien, Ägypten, der Türkei und Chile gewesen. Seit fünf Jahren arbeitet er als Metallpolierer, besonders von Messing, und gebrauchte dazu ein Schmirgelrad. Er hat sich aber bis zur jetzigen Krankheit für gesund gehalten.

Durchfälle und Koliken begannen vor zwei Jahren und haben seither dauernd bestanden mit Ausnahme von kurzen Intervallen, die nie länger als eine Woche dauerten. Die Krämpfe waren nie sehr heftig oder genau lokalisiert und strahlten weder nach oben oder nach unten aus. Sie kommen vor dem Stuhlgang und werden auch durch Bewegung, durch Suppe, durch Früchte oder durch ausgiebige Mahlzeiten hervorgerufen. Der Stuhlgang ist braun und enthält niemals Blut. Stuhlgang des Nachts alle zwei Stunden, am Tage aber seltener. Der Patient ist immer hungrig und hat weder Übelkeit noch Erbrechen, fürchtet sich aber wegen der Folgen zu essen. In zwei Jahren hat er sieben Pfund abgenommen.

Untersuchung. Der Patient ist gut genährt, aber ausgesprochen blaß. Brust-und Bauchorgane sind ebenso wie die Gliedmaßen o. B. Urin normal. L. 135000 mit 6% Eosinophilen. Die roten Blutkörperchen zeigen geringe Achromie, leichte Poikilocytose. In den Stühlen fanden sich Flagellaten in großen Mengen, die nicht genau bestimmt werden konnten. Gelegentlich fand man auch ein Ei vom Trichocephalus. Die Blutprobe ist immer positiv, aber man sieht weder Eiter, noch Blut, weder Schleim noch ein Übermaß von Nahrungsresten. Am 8. 5. sah man zwei oder drei Amöben in aktiver Bewegung. Das Entoplasma ist von dem stark lichtbrechenden Ektoplasma deutlich zu unterscheiden, auch wenn die Amöben in Ruhe sind. Durchmesser schwankt von 30—50 Mikra. Der Kern ist nicht zu erkennen, es findet sich keine contractile Vakuole. Von Einschlüssen findet sich gelegentlich ein rotes Blutkörperchen. Zahlreiche Charcot - Leydensche Krystalle, manchmal bis 50 Mikra lang.

Besprechung: Bei unserem Kranken erhebt sich die Frage, wie wir die harmlose Amoeba coli von den pathogenen Amöben wie der Amoeba histolytica oder der Amöbe der tropischen Dysenterie unterscheiden können. Der Patient hat eine Reihe von Gegenden besucht, wo er sehr wohl Dysenterieamöben auf-nehmen konnte. Diese Krankheit wird noch wahrscheinlicher durch die lange Dauer der Durchfälle und die augenscheinliche Wirksamkeit der Ipecacuanha.

Die wichtigsten Unterschiede zwischen den harmlosen Amöben und der Amoeba dysenteriae sind folgende:

1. Die Amoeba histolytica zeigt stärkere Bewegungen und diese dauern oft in der Kälte stundenlang an, während die Amoeba coli sich immer langsamer bewegt und bei Zimmertemperatur die Beweglichkeit ganz verliert.

2. Die Dysenterieamöbe enthält viel häufiger rote Blutkörperchen und andere Zellen in ihrem Protoplasma, die Amoeba coli nimmt diese nur selten auf.

3. In gefärbten Präparaten zeigt die Amoeba histolytica einen unbestimmten Kern mit wenig Chromatin, während die Amoeba coli einen deutlicheren Kern mit reichlichem Chromatin aufweist.

In der Dauerform hat die Amoeba histolytica eine kleinere, weniger licht-brechende und dünnere Cyste und enthält gewöhnlich die sogenannten chrom-idialen Körperchen, die sich bei der Amoeba coli nicht finden. Im Cysten-stadium enthält die Dysenterieamöbe nie mehr als vier, die Amoeba coli acht und noch mehr Kerne.

Verlauf: Der Kranke erhielt flüssige und breiige Kost und der Darm wurde täglich mit zwei Litern einer Chininlösung 1 zu 2500 gespült. Darauf ließen die Diarrhöen nach und während der letzten zehn Tage während des Kranken-hausaufenthaltes konnten Amöben nicht mehr gefunden werden. Der Stuhl-gang wurde geformt und erfolgte nur einmal am Tage. Am 20. 5. verließ er stark gebessert das Krankenhaus, kam aber am 29. 11. wieder zurück mit der Angabe, nach der Behandlung im Krankenhause sei es ihm zwei Monate ganz gut gegangen, dann seien aber die Durchfälle allmählich wieder zurückgekehrt und hätten seither angehalten. Er hat aber trotzdem vier bis fünf Pfund zugenommen und hat bis vor drei Tagen gearbeitet. Diesmal fanden sich keine Amöben im Stuhl. Trotzdem bekam er Ipecacuanha, und zwar 0,65 in keratinierten Pillen, drei Tage lang, zweimal täglich, dann später neun Tage lang. Auch Chinin-spülung 1 zu 2000 bekam er alle Tage. Während des Krankenhausaufenthaltes hatte er täglich nur ein- bis zweimal Stuhl. Sein Gewicht war 10 Pfund mehr als bei der letzten Aufnahme und die Zahl der Eosinophilen betrug nur 1%. Am 19. 12. wurde er wesentlich gebessert entlassen.

Fall 85.

Ein 22 jähriger Fleischhacker kam am 23. 1. 1911 in das Krankenhaus. Es war stets völlig gesund, nur einmal vor einem halben Jahre war er drei Tage ähnlich wie jetzt krank. Die letzten drei Monate fühlte er sich ungewöhnlich müde. Stuhlgang drei- bis fünfmal am Tage. Die Dauer dieser Diarrhöen konnte nicht klargestellt werden. Der Patient hat an Gewicht nicht abgenommen und hat keine Störungen beim Wasserlassen. Appetit ausgezeichnet. Er hat bis vier Tage vor dieser Aufnahme gearbeitet.

Die **Untersuchung** verlief völlig negativ bis auf den Stuhlgang, der in jedem Präparat einige Eier, wie sie die Abbildungen zeigen, aufwies. Zweimal fand man einen frei schwimmenden, mit Geiseln versehenen Embryo. In gut geformten Stühlen fand sich ziemlich viel Eiter und Schleim, aber wenig Blut.

Nach einer Woche Bettruhe war er eine Woche frei von Durchfällen. Darauf hatte er wieder zwei bis drei Entleerungen am Tage. Die Untersuchung des Rectums zeigte zahlreiche 0,5 cm lange und ebenso dicke Polypen, aber keine Geschwüre. Einer von ihnen wurde entfernt und zeigte bei der mikroskopischen

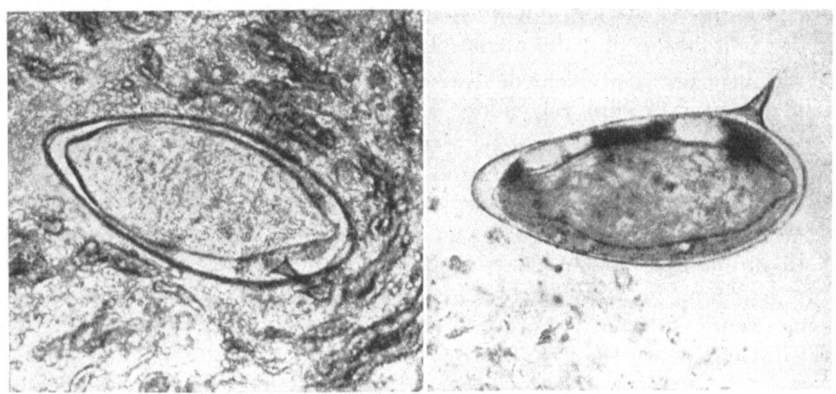

Abb. 83.   Uneröffnete Bilharziaeier.

Untersuchung des Paraffinschnittes ein reich mit Plasmazellen und Leukocyten infiltriertes Gewebe, in dessen Mitte man Eier und Embryonen von Schistosoma haematobium umgeben von Riesenzellen fand. Atypische Epithelgänge waren wie in der Rectalschleimhaut vorhanden.

Der Patient erhielt 0,6 Salvarsan intramuskulär ohne besonderen Erfolg.

Besprechung. Die Ergebnisse der Rectal- und der Stuhluntersuchung machen jede weitere Besprechung der Differentialdiagnose unnötig. Die Eier (Abb. 83 und 84) sind ganz charakteristisch für die Bilharziakrankheit. Dieser Parasit befällt gewöhnlich die Blase, das Rectum oder beide und ruft dabei eine der Behandlung wenig zugängliche Form von chronischer Entzündung hervor.

Der Patient wurde nur ins Krankenhaus aufgenommen um festzustellen, ob das Salvarsan auch auf die Bilharziosis Einfluß hätte. Der Verlauf zeigt, daß das nicht der Fall war.

Verlauf: Am 1. 6. 1911 kam der Patient wieder mit der Angabe, daß er seit seiner Entlassung aus dem Krankenhause am 17. 2. drei bis vier Stuhlgänge am Tage gehabt hätte, gewöhnlich mit etwas Blut. Er hätte aber dauernd arbeiten können. Der Zustand war genau derselbe wie früher. Er blieb einige Wochen im Krankenhause und nahm vier Pfund zu, dann durfte er wieder

nach Hause gehen. Das Blut zeigte diesmal 9% Eosinophile bei einer Leukocytenzahl von 12 000.

Am 14. 9. 1912 kam der Patient in die Poliklinik wegen Schmerzen in beiden
Waden und heftigen Kopfwehes, besonders auf der linken Seite. Außerdem
klagte er über geringe Schmerzen im Leibe. Der Stuhl zeigte Einschlüsse von
weichen, glänzend roten Massen. Bilharziaeier positiv. Keine Nahrungsreste.
Viele Fettseifen und Fettsäuren, Krystalle. Guajacprobe positiv. Eiter und Blut
positiv.

Fall 86.

Ein 32jähriger Telegraphenarbeiter kam am 21. 3. 1911 in die Klinik. Die
Familienanamnese ist ohne Belang. Er selbst war gesund und kräftig bis vor
sieben Jahren, wenn er auch mit 19 Jahren einige Zeit wegen Versteifung und
Schmerzen in den Knien zu Bett liegen mußte. Seine Arbeit brachte ihn, so viel
er wußte, nie in die Gefahr einer Bleivergiftung. Aber er hat 18 Jahre in einem
Hause gewohnt, wo das Trinkwasser durch ein Bleirohr kam. Geschlechtskrankheiten werden geleugnet. Täglich trinkt er vier Glas Schnaps.

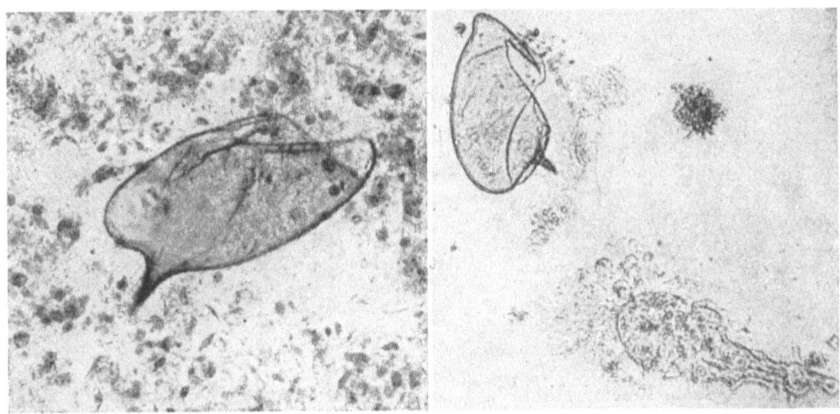

Abb. 84. Eröffnete Bilharziaeier. Neben dem einen ist ein freier Embryo sichtbar.

Vor sieben Jahren hatte er einen Anfall von krampfartigen Leibschmerzen
mit Diarrhöe und Erbrechen, die eine Woche anhielten. Während des folgenden
Jahres hatte er zwei bis drei ähnliche Anfälle und seither wurde er alljährlich
einige Male von ähnlichen Zuständen gequält. Jedesmal bestand Diarrhöe
mit krampfartigen Schmerzen. Die Nahrungsaufnahme hat auf diese Anfälle
keinen Einfluß. Das letzte halbe Jahr hat er nicht mehr gearbeitet, er hatte
so viel Schmerzen, daß er es nicht wagte, sich nach irgend etwas umzuschen.

In den letzten zwei Jahren ist er mehrmals auf der Straße wegen plötzlichen
Schwindels hingefallen. Er wurde aber niemals bewußtlos und konnte stets
aufstehen und ohne Hilfe nach Hause gehen. Seit Jahren hat er nur wenige
Sekunden dauernde Schmerzen, die ab und zu in den Muskeln der Waden und
den Schenkeln auftreten. Auf weiteres Befragen gibt er an, es seien weniger
Schmerzen, als ein Gefühl von Stechen und Taubheit. Blasenstörungen sind
nicht vorhanden. Das Augenlicht ist ausgezeichnet.

Wegen dieser Beschwerden wurde er vor vier Monaten operiert. Ein paar
Verwachsungen wurden gefunden und gelöst, aber die Beschwerden dauerten
an. Vor einem Jahre wurde eine Laminektomie vorgenommen, durch welche
das Rückenmark vom zweiten bis zum sechsten Brustwirbels freigelegt und die

Nervenwurzel des 3., 4., 5. und 6. Wirbel beiderseits durchschnitten wurde.
Die Dura war ödematös und beträchtlich verdickt. Auch nach dieser Operation
glaubt er keine Besserung gespürt zu haben. Die letzten vier Wochen hatte
er etwas Husten und Auswurf. Sein bestes Gewicht betrug vor vier Wochen
125 Pfund, jetzt 98 Pfund. Die letzten sieben Jahre hat er Morphium genommen in steigenden Mengen. Im letzten halben Jahre brauchte er täglich
0,1—0,12 g.

Untersuchung. Der Patient war schlecht genährt und blaß. Pupillen waren
rund, gleich groß und reagierten normal auf Nahesehen, träge auf Lichteinfall, besonders die rechte. Keine Vergrößerung der Lymphknoten. Zähne sehr schlecht.
Ausgesprochener Bleisaum. Bis auf ein leichtes, weiches systolisches Geräusch
an der Herzspitze waren die Brustorgane o. B. und ebenso der Leib. Der rechte
Patellarreflex lebhaft, der linke nur bei Ablenkung zu erhalten. Der rechte
Achillessehnenreflex vorhanden, der linke fehlt. Anästhetische Zone wie in
Abb. 85 und 86 angegeben. Urin frei. Blutdruck 130 mm Hg. Die roten Blut-
körperchen zeigen leichte Achromie und auf je ein paar Gesichtsfelder eine
Tüpfelzelle. L. 13000. Bei der Lumbalpunktion erhielt man trübe Flüssigkeit

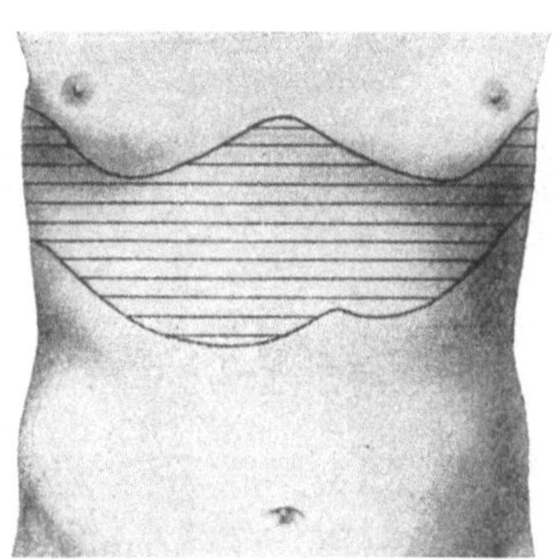

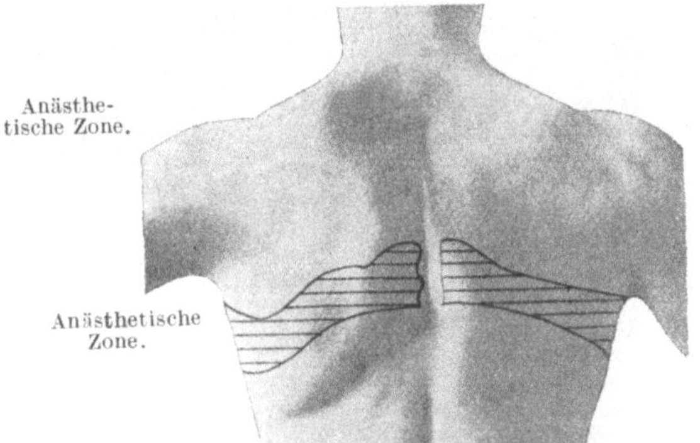

Abb. 85. Anästhetische Zone in Fall 86.　　　　Abb. 86. Anästhetische Zone in Fall 86.

mit 74 Zellen in einem Kubikmillimeter; 99 % Lymphocyten. Augenhintergrund normal. Blut Wassermann negativ. Zeitweise schied er im Urin 5—10 g
Zucker täglich aus; das kam auch noch bei der Entlassung aus dem Hospital vor.

Besprechung: Die Anamnese, die besonders die Bleivergiftung möglich
erscheinen läßt, läßt uns daran denken, daß die Leibschmerzen auf Bleikolik
beruhen. Diese Koliken sind aber nur ganz selten mit Durchfällen verbunden,
Verstopfung ist die Regel. Die Untersuchung schließt aber Blei in keiner Weise
aus, und es ist sehr wahrscheinlich, daß die Leiden des Kranken, wenigstens
zum Teil, darauf beruhen. da die Bleilinie und die Blutuntersuchung ausgesprochen
darauf hinweisen.

Trotzdem mußten die Anamnese und die kurzen Schmerzen in den
Schenkeln, sowie die langen Intervalle zwischen den Anfällen von Leibschmerzen
uns auch an andere Krankheiten denken lassen. Das Fehlen des linken Patellar-
reflexes und Achillessehnenreflexes und die schlechte Lichtreaktion der Pupillen
bereiteten uns auf den Befund bei der Lumbalpunktion vor, die keinen vernünftigen Zweifel darüber gestattet, daß die Anfälle von Leibschmerzen gastrische Krisen bei Tabes dorsalis darstellen. Vor der Lumbalpunktion
konnte die Diagnose aber nicht klar sein. Wie die Sache liegt, zählt unser
Fall mit zu der langen Liste von charakteristischen Irrtümern auf Grund der

Vernachlässigung einer Untersuchung des Nervensystems. In den letzten fünf Jahren habe ich fünf Kranke gesehen, die an gastrischen Krisen bei Tabes litten und von angesehenen Chirurgen in der Hoffnung operiert wurden, Gallensteine, Magengeschwüre oder akute Appendicitis zu finden. Selbst nach der Operation sahen die Chirurgen manchmal ihren Irrtum noch nicht ein. Eine geschrumpfte Appendix wurde entfernt und der Fall als chronische Appendicitis gebucht.

Unser Kranker beweist auch, wie sehr die Chirurgen geneigt sind, Adhäsionen als genügenden Grund für ausgesprochene klinische Erscheinungen gelten zu lassen. Eine ganz große Zahl von unnötigen und irrtümlich vorgenommenen Operationen kommen deshalb nicht zutage und werden erfolgreich genannt, weil ein paar Adhäsionen gefunden und getrennt wurden. Nach meiner Erfahrung sind Verwachsungen, ganz gleich wo sie sich in der Bauchhöhle finden, nur sehr selten an sich von irgendwelcher Bedeutung.

Hätte man hier nicht die Tabes ganz sicher nachweisen können, so hätte man der Möglichkeit nachgehen müssen, daß die Schmerzen mit dem Morphium im Zusammenhange stehen. Morphium ist eine sehr häufige Ursache von Schmerzen, eine Tatsache, die noch nicht genügend erklärt erscheint. Wie gerade dieses Mittel Schmerzen hervorruft, kann ich nicht sagen, aber jeder Morphinist gebraucht das Mittel zeitweise, um irgendwelche Schmerzen wegzuschaffen, die nur dann aufhören, wenn das Gift aus dem Körper herausgebracht, und die Gewohnheit gebrochen ist. Ich habe lancinierende Schmerzen bei einem Tabiker gesehen, die aufhörten, als der Morphinismus gebessert war, der gerade wegen der Schmerzen zustande gekommen war. In einem solchen Falle muß man annehmen, daß die auf der Tabes beruhenden Schmerzen schon längst vorbei waren und an ihre Stelle andere traten, die in irgendwelcher Weise mit dem Morphiumgebrauch zusammenhingen.

Verlauf: Da der Morphinismus der wichtigste Punkt in unserem Falle zu sein schien, wurde er am 16. April in ein entsprechendes Krankenhaus verlegt.

Fall 87.

Eine 40jährige Hausfrau suchte am 11. 4. 1911 das Krankenhaus auf. Die Patientin war ihr ganzes Leben lang nervös und litt an Magenbeschwerden, die in unbestimmten Schmerzen bestanden, die, niemals heftig, nach den Mahlzeiten auftraten. Auch litt sie häufig an Kopfschmerzen. Ihr ganzes Leben fühlte sie sich unter viel Menschen nicht wohl und nie geht sie ohne großes Mißbehagen ins Theater. In der Kirche setzt sie sich so weit als möglich nach hinten. Im letzten Jahre wurde sie manchmal ohnmächtig, wenn sie mit vielen Menschen zusammen war.

Vor neun Jahren machte sie eine Alexander - Adamsche Operation durch und vor sieben Jahren wurde sie zur Lösung von Verwachsungen am Uterus operiert.

Im vergangenen Jahre hatte sie Diarrhöe, die allmählich an Heftigkeit zunahm. Jetzt hat sie täglich zehn bis zwölf Stühle, die gelegentlich sehr dunkel gefärbt sind, obgleich sie keinerlei Medizin braucht. Ihre Ohnmachtsanfälle, die früher nur selten auftraten, sind jetzt viel häufiger. Im November 1910 suchte sie wegen dieser Beschwerden und auch wegen Schwäche und Verdauungsbeschwerden ihren Arzt auf. Zu dieser Zeit soll ihr Blut, wie sie angibt, eine ausgesprochene sekundäre Anämie gezeigt haben, mit $60\,^0/_0$ Hb. Unter Behandlung ging es ihr viel besser und das Hb. stieg auf $85\,^0/_0$. In den letzten wenigen Wochen sind aber die Erscheinungen wiedergekehrt und sie mußte noch häufiger brechen. Nach ihrer eigenen Angabe kann sie kaum irgendwelche Nahrung

behalten. Vor drei Jahren wog sie 138 Pfund, im November 1910 132, jetzt
125 Pfund.

Bei der **Untersuchung** zeigt sich eine gut genährte, nervöse, auf sich sehr
achtsame Patientin. Ihre Hände sind in beständiger Bewegung und zeigen einen
groben Tremor. Haut, Skleren und Schleimhäute von normaler Färbung.
Die Untersuchung der Eingeweide verläuft negativ. Reflexe und Pupillen o. B.
Sehr geringes weiches Ödem an den Knöcheln. Urin normal. E. 2600000.

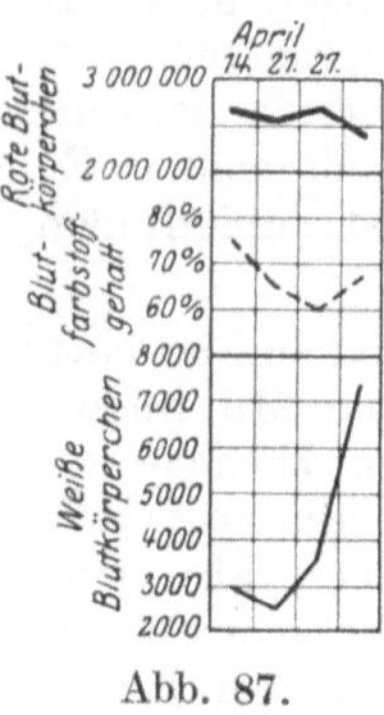

Abb. 87.

L. 3000. Hb. 70%. Die Bewegungen in der Zahl der
roten und weißen Blutkörperchen, sowie im Hämoglobin
während ihres vierwöchentlichen Aufenthaltes im Krankenhause zeigt Abb. 87. In den gefärbten Ausstrichen zeigt
sich eine mäßige Anisocytose und Leukocytose. Keine
Achromie. Gelegentlich leicht abnorme Färbung und
Tüpfelung, keine kernhaltigen Zellen. Unter den Leukocyten sind 82% Lymphocyten, der Rest Polynucleäre.
Dieses Verhältnis änderte sich während des Aufenthaltes
im Krankenhause nicht. Blutplättchen scheinen in normaler Zahl vorhanden zu sein.

Im Stuhlgang war okkultes Blut nachweisbar, sonst
nichts von Interesse. Die Zunge der Kranken war ungewöhnlich glatt; sie litt oft an einem Herpes der Zunge.
Temperaturverlauf Abb. 88.

Besprechung: Der nervöse Zug ist bei dieser Kranken so ins Auge fallend,
daß man eine nervöse Diarrhöe annehmen würde, wenn nicht das Vorhandensein von Blut im Stuhl das ausschlösse.

Der Tremor und die leichten Temperatursteigerungen lassen uns an eine
Hyperthyreosis (Basedow) denken. Aber das Fehlen jeglicher Tachykardie,
von Exophthalmus, sowie das Vorhandensein einer ausgesprochenen Anämie
machen es sehr unwahrscheinlich.

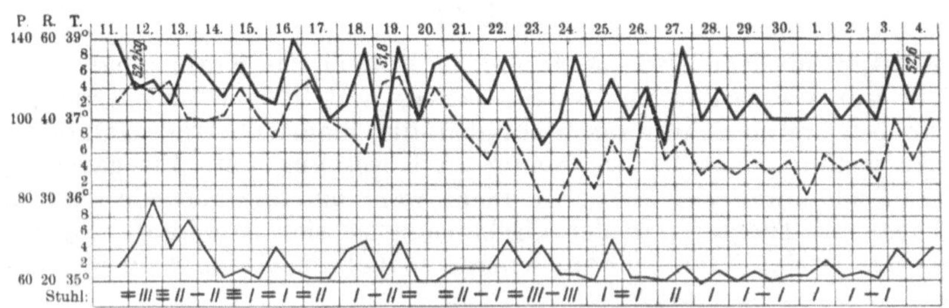

Abb. 88. Temperaturkurve zu Fall 87.

Darmkrebs könnte eine ähnliche Diarrhöe und Anämie hervorrufen,
bestände aber die Diagnose zu Recht, so müßte man zeitweise Schmerzen,
Verstopfung, sichtbare Peristaltik, Auftreibung des Leibes und Darmgeräusche
erwarten. Auch der gute Ernährungszustand spricht gegen die Annahme eines
Krebses.

Kolitis mit oder ohne Ulceration ist wegen des negativen Stuhlbefundes
sehr unwahrscheinlich.

Perniziöse Anämie wird durch die Beschaffenheit des Mundes, des Blutbildes und die Neigung zu periodischer Verschlechterung, welche die Anamnese
ergibt, nahegelegt.

Verlauf: Sie erhielt zwei Dosen Salvarsan, zuerst 0,3, dann eine Woche später 0,2 Gramm. Die Durchfälle hörten nach 14 Tagen auf, aber das leichte Fieber blieb bestehen und das Blut zeigte keine wesentliche Besserung. Sie fühlte sich aber im ganzen so wohl, daß sie sich entschloß nach Hause zu gehen.

Hier wie in vielen anderen Fällen von perniziöser Anämie trat zwar eine Besserung der Symptome auf, aber das Blutbild blieb unverändert. Die Wirkung von Salvarsan ist manchmal viel günstiger als hier. Danach und ebenso auch bei der Behandlung mit Atoxyl zeigen manche Patienten eine wesentliche Besserung, nicht nur in ihren Krankheitserscheinungen, sondern auch in ihrem Blutbilde. Arsen in der Form von Fowlerscher Lösung ist manchmal weniger wirksam als in der Form von Atoxyl. Das muß aber festgestellt werden, daß wir keine Behandlung kennen, ganz gleich ob mit Arsen oder mit dem neuerdings viel gepriesenen Torium oder durch Splenektomie, die mehr erreicht, als den tödlichen Ausgang um einige Zeit hinauszuschieben.

Unsere Kranke starb am 6. 6. 1911.

Fall 88.

Ein 36jähriger Bankbeamter wurde am 14. 7. 1911 in das Krankenhaus aufgenommen. Der Vater starb mit 66 Jahren an Anämie. Im übrigen ist die Familienanamnese ausgezeichnet, die Eigenanamnese ohne Belang; nur hat er seit seinem zwölften Jahre zahlreiche Anfälle von Leibschmerzen mit Durchfällen und hütete drei Wochen das Bett. Seither ist er nie wieder ganz zu Kräften gekommen. Den größten Teil des vergangenen Sommers lag er in einem Krankenhause und erholte sich etwas. Aber alle paar Wochen hatte er Schmerzanfälle mit Durchfällen; die Schmerzen waren zeitweise sehr heftig, aber niemals lokalisiert. Nur selten muß er brechen, aber einmal war er leicht gelbsüchtig. Es bestand Tenesmus, der ihn sehr störte. Seit Ende dieses Jahres hat er gemerkt, daß er blässer ist als gewöhnlich. Sein bestes Gewicht 145 Pfund hat er bis vor zwei Jahren gehalten, seither ist es allmählich auf 120 Pfund gesunken. Bis zum 28. 6. hat er gearbeitet.

Bei der **Untersuchung** zeigte er sich schmutzig blaß mit bleichen Schleimhäuten. Über der ganzen Herzgegend hört man an Stelle des ersten Tones ein weiches, systolisches Geräusch. Der zweite Aortenton ist schwach. Der Leib zeigt eine ausgesprochen lebhafte Pulsation im Epigastrium, sowie leichte Druckschmerzhaftigkeit mit Muskelspannung am ausgesprochensten in der Gegend der Gallenblase. Sonst verläuft die Untersuchung der Eingeweide und der Reflexe normal. Die Rectoskopie ergibt bis in 20 cm Höhe keine Veränderungen. Guajacprobe im Stuhl negativ. Auch sonst keine Veränderungen. Eine mit dem Katheter steril entnommene Urinprobe ergibt kulturell Streptokokken. Temperatur Abb. 89.

Blut: E. 1500000. L. 3000. Hb. 40%. In den Blutausstrichen zeigen die roten Zellen ausgesprochene Anisocytose und Leukocytose mit zahlreichen großen ovalen Formen. Bei der Zählung von 200 Leukocyten findet man einen Megaloblasten und einen Normoblasten; 65% Lymphocyten, der Rest Polynucleäre. Außerdem fanden sich wenige Tüpfelzellen und viele abnorm gefärbte Blutkörperchen. Urin negativ.

Besprechung: Die Anamnese unseres Falles gibt keinen deutlichen Hinweis auf seine Natur. Die Pulsation im Epigastrium läßt uns an Aneurysma denken. Das Fehlen von Schmerzen im Rücken und von einem ausgesprochenen Tremor und die zentrale Lage der Pulsation macht es aber sehr unwahrscheinlich, da ein Aneurysma gewöhnlich sich seitwärts von der Mittellinie findet. Außerdem ist bei einer so ausgesprochenen Anämie, wie sie hier vorliegt, ungewöhnliche

Pulsation der einen oder anderen Arterie sehr häufig. Sie wird auch häufig für ein Aneurysma gehalten.

Das Vorhandensein von Streptokokken im Urin weist auf eine leicht verlaufende Sepsis hin; bei dem Fehlen von Eiter ist der Befund wahrscheinlich aber nicht von großer Bedeutung. Keineswegs kann er für die ausgesprochene Anämie verantwortlich gemacht werden.

Die Druckschmerzhaftigkeit und Muskelspannung im Epigastrium läßt in Verbindung mit der nachgewiesenen schweren Anämie an ein Magencarcinom denken. Dagegen spricht aber die Anamnese von zweijähriger Dauer der Krankheit, das seltene Auftreten von Erbrechen und der allmähliche und nur geringe Gewichtsverlust.

Die Einzelheiten des Blutes, zusammen mit dem negativen Ergebnis der Untersuchung und der Röntgendurchleuchtung weisen stark auf eine perniziöse Anämie hin.

Verlauf: Am 17. konnte man den unteren Rand der Milz fühlen, nach dem 18. waren die Magensymptome nur noch sehr undeutlich. Der Appetit war im allgemeinen sehr gut. Durchleuchtung nach Kontrastmahlzeit zeigte, daß eine Stunde nach der Aufnahme noch beträchtliche Mengen von Wismut im Magen geblieben. Irgendwelche Veränderungen im Darm oder eine Verlegung des Pylorus konnte aber nicht nachgewiesen werden. Retentionen dieses Grades haben wir in mehreren Fällen von perniziöser Anämie gefunden, die bei der Autopsie als solche bestätigt wurden.

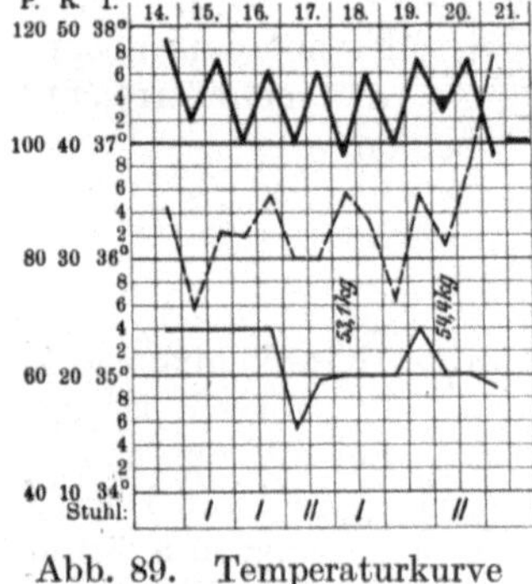

Abb. 89. Temperaturkurve zu Fall 88.

Der Patient ging ohne irgendwelche Besserung seines Zustandes noch am 21. 7. nach Hause. Darauf ging es ihm etwas besser und am 1. 1. 1912 fühlte er sich sehr wohl, aber im April kam eine neue Verschlimmerung und am 15. 5. starb er.

Fall 89.

Eine 47jährige Frau kam am 6. 10. 1911 in das Krankenhaus. Die Mutter starb mit 61 Jahren an einer Lebergeschwulst, ein Bruder mit 23 Jahren an Schwindsucht. Die Patientin war nie ernstlich krank, aber immer sehr nervös und von verminderter Widerstandskraft. Seit der Menopause vor zwei Jahren hat sie wiederholt an nervöser Niedergeschlagenheit und Neurasthenie gelitten. Vor einem Jahre machte sie eine akute Verdauungsstörung durch und leidet seither beständig an Magensäure. Die letzten Monate hat sie sehr oft saure Massen erbrochen. Sie sagt, ihre Schmerzen kämen von Salzsäure, die aus dem Magen herausträufele und in brennenden Wellen nach oben steige. Blut hat sie niemals erbrochen.

Vor einer Woche begannen heftige Durchfälle; der Leib, der früher klein und runzlich war, wurde aufgetrieben. Zugleich damit traten krampfähnliche Schmerzen und ein beständiges Übelbefinden im unteren Teile des Leibes auf.

Seit dem Beginn der Magenstörung vor einem Jahre sind die Beine angeschwollen und waren zeitweise schwer, besonders in den letzten 14 Tagen hat sie das gemerkt. Vor einem Jahre wog sie 135 Pfund in Kleidern, seither hat sie sehr viel abgenommen und konnte das vergangene Jahr nur leichte Hausarbeit verrichten; sie mußte viel zu Bett liegen, obwohl das Liegen oft ihre Leibschmerzen vermehrt.

Bei der **Untersuchung** zeigte sie sich stark abgemagert und so schwach, daß sie nur mit Mühe sprechen konnte. Pupillen und Reflexe normal. Zunge trocken und belegt. Der linke Rand der Herzdämpfung reicht 3 cm außerhalb der Brustwarzenlinie. Herzspitzenstoß konnte man sehen und undeutlich fühlen bis zur vorderen Axillaris. Die Töne waren kräftig, die Herzaktion regelmäßig. Der erste Ton an der Spitze laut von leichtem systolischem Geräusch begleitet. Zweiter Aortenton und zweiter Pulmonalton waren gleich stark. Puls gleichmäßig und normal in Pulsation und Spannung. Arterienwände nicht verhärtet. Stuhl negativ.

Leib leicht ausgedehnt mit bei Lagewechsel verschieblicher Dämpfung in den Flanken. Undulation vorhanden. Die Scheidenwände schienen von beträchtlich harten Massen, die augensichtlich von außen her drückten, zusammengepreßt. Die Cervix uteri war normal. Den Fundus konnte man nicht fühlen. Das Rectum verhielt sich wie die Scheide, die Untersuchung war aber hier wie dort wegen der Schmerzen nur unzureichend ausführbar.

Unterhalb der Knie fanden sich ausgesprochene weiche Ödeme. Die Kranke erbrach fast alles und konnte auch im Rectum Flüssigkeit nicht halten. Stuhlgang gering, besteht größtenteils aus Flüssigkeit und Schleim. Man zog eine Operation in Betracht, wagte sich aber nicht heran.

Besprechung: Wenn man auch unsere Kranke für nervös hielt, so machte schon die Tatsache, daß ihre Störungen nach dem 40. Lebensjahre begannen, diese Annahme unwahrscheinlich.

Magensymptome, die in ihrem Alter beginnen und von Anschwellung der Beine begleitet werden, selbst beim Liegen, stellen einen sehr unglücklichen Symptomenkomplex dar. Man muß dann an Magenkrebs mit Peritonealmetastasen denken. Die Wassersucht kann man durchaus nicht leicht auf irgendeine Herzkrankheit zurückführen, wenn man nicht auch am Herzen Zeichen von Schwäche und Dilatation findet, denn die Ödeme sind auf Leib und Beine beschränkt, während die Lungen unverändert sind. Der Nachweis von Tumormassen am Becken bestätigt die angenommene Diagnose.

Verlauf: Die Kranke starb am 15. 10. Die Autopsie zeigte einen Magenkrebs fibröser, infiltrierender Art, der sich nicht nur über den ganzen Magen, sondern noch in der Form von dichten weißlichen Membranen über den Dickdarm erstreckte. Er erinnerte an eine chronische Peritonitis und setzte sich auch vom Magen nach dem Peritoneum fort. Der Magen war nicht vergrößert, zeigte keinen Tumor, keine Geschwürsbildung und keine Pylorusstenose. Das Becken war frei von Veränderungen und zeigte keine Metastasen. Ein Ureter war von einer Membran abgeschnürt, so daß es auf einer Seite zur Bildung einer Hydronephrose gekommen war. Die andere Niere zeigte eine eitrige Nephritis. Das Carcinom hatte im Dickdarm zu zahlreichen Strikturen geführt. Auch in der rechten Niere und in einigen peritonealen Lymphknoten fanden sich einige Krebsherde.

Das Herz zeigte eine ganz ausgesprochene Mitralstenose, obwohl es nur 212 Gramm wog. Ascites war in mäßigem Grade vorhanden.

Fall 90.

Ein 44 jähriger Barbier kam am 26. 9. 1911 in das Krankenhaus. Seit Jahren, so gab er an, habe er drei bis vier Stühle am Tage, gewöhnlich am Morgen, manchmal aber auch später am Tage, wenn er kaltes Wasser trinkt. Die Entleerungen waren ohne Besonderheiten. Tenesmus bestand nicht. Er glaubt im vergangenen Jahre etwa 15 Pfund abgenommen zu haben. Flüssige Kost, besonders Milch, verschlimmert die Diarrhöe. Wenn er nur Fleisch ißt, so hat er nur ein bis zwei Stuhlgänge am Tage.

Vor drei Wochen fühlte er sich kalt im Kopfe, fröstelte und klagte über unbestimmte Schmerzen in Beinen und Rücken. Diese Symptome haben seither fortgedauert. Am Morgen hat er sehr starke Entleerungen aus der Nase, die manchmal leicht blutig gefärbt sind. Seit Beginn des Schnupfens klagt er über Stirnkopfschmerzen, die links ausgesprochener sind als rechts. Sie beginnen am Morgen, bevor er noch aufsteht und dauern bis zum Abend. Die Nase, die Jochbeine und die Warzenfortsätze sind schmerzhaft. Seit drei Wochen hustet er etwas und entleert dabei wenig dicken, gelblichen Auswurf. Der Appetit ist sehr schlecht. Jeden Morgen hat er seit Beginn des Schnupfens Brechanfälle.

Die **Untersuchung** ergibt schlechten Ernährungszustand und gleich große Pupillen, leicht unregelmäßig, mit verlangsamter Reaktion. Die Drüsen an der linken Halsseite sind etwas vergrößert und auf Druck schmerzhaft. Auch die beiden Ellenbogendrüsen sind zu fühlen. Sie haben die Größe von kleinen Bohnen. Es besteht eine trockene, chronische Pharyngitis. Der erste Ton am Herzen ist schwach, sonst zeigt das Herz keine Veränderungen.

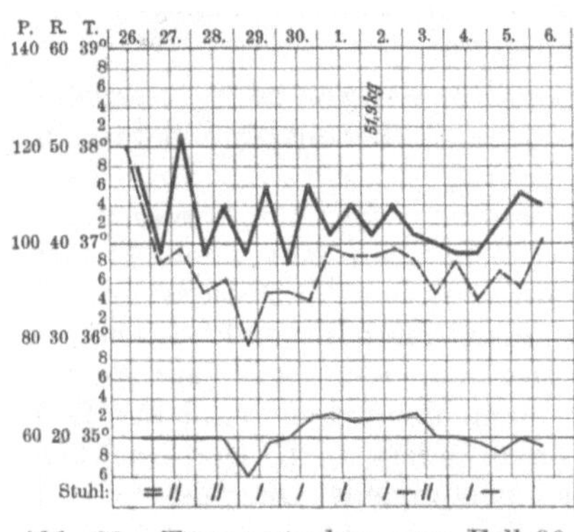

Abb. 90. Temperaturkurve zu Fall 90.

Die Speichenschlagadern sind leicht verdickt und geschlängelt. Blutdruck systol. 150 mm Hg. An der rechten Spitze leichte Schallverkürzung, die aber noch in physiologischen Grenzen liegen kann. Am Leibe sieht man erweiterte, geschlängelte Venen, sonst sind Veränderungen nicht vorhanden. Reflexe normal. Leichte Druckschmerzhaftigkeit über der linken Augenbraue, nicht aber rechts. Warzenfortsatz und Jochbeine auf Druck nicht schmerzhaft. L. 138000, Auszählung normal. Urin in 24 Stunden um 1300 mit wenigen hyalinen und granulierten Zylindern. Temperatur Abb. 90. Die Untersuchung durch den Ohrenarzt ergab eine akute Stirnhöhlenentzündung im Stadium der Besserung und einen chronischen atrophischen Nasenkatarrh. Bei der Rectaluntersuchung konnte nur die Spitze des Fingers eindringen.

Besprechung: Die lange Dauer der Darmsymptome führte uns in unserem Falle zu der Überlegung, ob wir es wohl mit einem der Menschen zu tun haben, die in völliger Gesundheit gewohnheitsgemäß mehrere Stuhlgänge am Tage haben. Diese Annahme wird durch den Gewichtsverlust von 15 Pfund innerhalb eines Jahres unwahrscheinlich.

Aus der Anamnese allein kann man hier eine Diagnose nicht stellen. Der wichtigste Punkt sind die Gewichtsabnahme und der Nachweis infektiöser Vorgänge in den oberen Luftwegen und Nebenhöhlen. Das Vorhandensein der Rectalstriktur bringt Licht in die ganze Sache und läßt uns auf einmal an die Möglichkeit einer Syphilis denken. Dafür spricht weiter die ungleichmäßige Form der Pupillen und die verlangsamte Reaktion, die allgemeine Drüsenvergrößerung, die vorzeitige Gefäßsklerose und die leichte Blutdruckerhöhung.

Verlauf: Alle Versuche weiter in das Rectum einzudringen wurden durch die Schmerzen unmöglich gemacht. Der Arzt hielt die Stenose für syphilitischen Ursprunges und empfahl allmählich Erweiterung mit Bougies. Wassermann negativ. Während des Aufenthaltes im Krankenhause wurde der Kranke mit einer Quecksilberschmierkur und mit Jodkali behandelt. Die Diarrhöe ließ bald nach und die Stirnhöhlenentzündung heilte ab.

Fall 91.

Ein 27 jähriger Lastwagenkutscher kam am 17. 10. 1911 in das Krankenhaus mit der Klage, er hätte seit acht Tagen Durchfälle. Die Mutter starb an

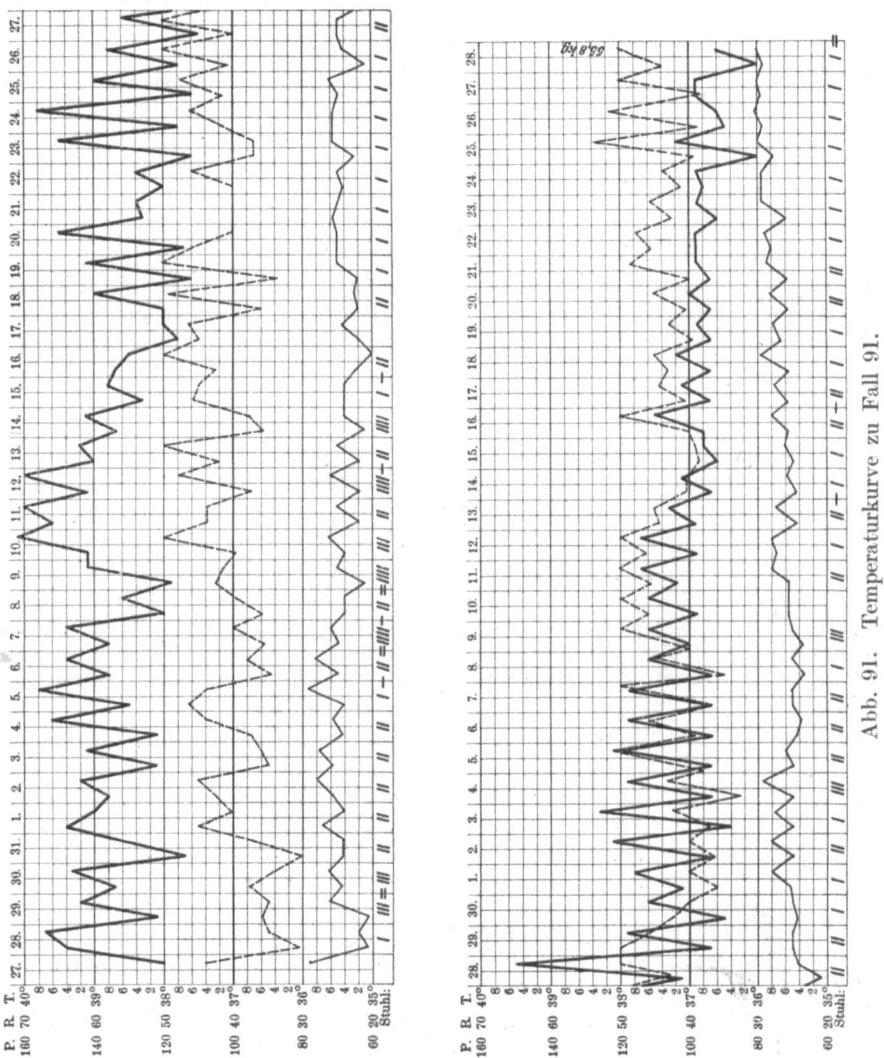

Abb. 91. Temperaturkurve zu Fall 91.

Darmentzündung, seine Frau war wegen Syphilis behandelt worden. Wassermann positiv. Ein Kind, drei und ein halbes Jahr alt, litt an Regenbogenhautentzündung und wurde gleichfalls behandelt. Ein anderes Kind starb mit zwei Jahren an Syphilis. Der Patient selbst hatte vor sechs Jahren harten Schanker, aber keinerlei andere Symptome und hielt sich selbst bis neuerdings für völlig gesund. Diesmal hat er, seit dem zweiten Tage des Anfalles, über Kopfschmerzen und Fieber geklagt, wurde dauernd schwächer, hatte aber bis vor zwei Tagen weiter gearbeitet. Seither war er zu Hause, aber nicht zu Bett.

Bei der **Untersuchung** zeigt sich guter Ernährungszustand. In den inneren Organen keine Veränderungen. Blutdruck 110 mm Hg. Temperatur Abb. 91. Urin normal. L. 8000. Widal negativ.

Besprechung: Hier haben wir eine in die Augen springende syphilitische Vorgeschichte bei dem Kranken und seiner Familie. Dabei kann Diarrhöe als Teil der allgemeinen Infektion vorkommen oder von einer Rectumstriktur herrühren, wenn der Darm durch die zurückgehaltenen Kotmassen gereizt wird, die sich oberhalb der Striktur anhäufen. Vor der Blutuntersuchung wäre es aber sicher unmöglich gewesen, am Tage der Aufnahme eine sichere Diagnose zu stellen. Wenn man sich die Fieberkurve ansieht und damit das Ergebnis der Untersuchung vergleicht, werden wir in den Stand gesetzt, Tuberkulose und Sepsis mit beträchtlicher Wahrscheinlichkeit auszuschließen; so bleibt Typhus wahrscheinlich auch bei negativem Widal.

Verlauf: Am 28. 10. ergaben Blutkulturen Typhusbacillen. Die Widalsche Reaktion wurde erst am 9. 11. positiv. Höchste Zahl L. 10000 am 23. 11. Fünf Tage vorher hatte der Kranke eine mäßig starke Darmblutung, die durch Nahrungsentziehung und Morphium behandelt wurde. Der Verlauf der Krankheit war ohne Besonderheiten; er verließ das Krankenhaus in gutem Zustande am 4. 1. 1912.

Fall 92.

Eine 28jährige unverheiratete Frau kam am 2. 12. 1911 in das Krankenhaus. Familien- und Eigenanamnese ohne Besonderheiten. Bis vor sechs Jahren, wo sie vier Wochen lang an Masern krank war, war sie stets gesund. Seither wollte es aber niemals mehr mit dem Magen recht gehen. Stuhlgang war zwei- bis fünfmal am Tage. Viermal hat sie dabei kleine Mengen Blutes bemerkt. Nach dem Essen fühlt sie sich nicht wohl und stößt viel Gas und saure Massen auf. Sie bricht nicht und hat weder heftige, noch lokalisierte Schmerzen. Heißes Wasser Trinken bringt manchmal Erleichterung. Vor vier Monaten wog sie 128 Pfund, vor drei Monaten 112 Pfund. Sie hat während der ganzen Krankheit gearbeitet und nur im Juli drei Wochen Ferien gehabt.

Bei der **Untersuchung** zeigt sich eine gut genährte Kranke. Brustorgane negativ. Der Leib ist im ganzen leicht druckschmerzhaft mit gespannten Bauchdecken. In beiden unteren Quadranten sieht man einen auf Druck etwas empfindlichen Tumor von der Gestalt einer Wurst. Keine Muskelspannung, aber zahlreiche Darmgeräusche. Rechte Niere leicht fühlbar. Blutdruck 110 mm Hg. Blut und Urin normal. Im Stuhlgang für das bloße Auge keine Nahrungsreste. Bei der mikroskopischen Untersuchung fand sich aber reichlich unverdaute Nahrung mit viel Schleim und positiver Guajacprobe. Die bakteriologische Untersuchung des Stuhles ergab nichts von Wichtigkeit. Die Kranke blieb drei Wochen im Krankenhause und nahm sechs Pfund zu. Die funktionelle Magenuntersuchung ergab keine Veränderung, nur fehlte freie Salzsäure. Nach dem 10. 12. war der Stuhlgang regelmäßig und der Appetit gut. Die Schmerzen im Epigastrium und die Druckempfindlichkeit blieben bestehen. Am 24. 12. verließ sie das Krankenhaus.

Besprechung: In unserem Falle weist nichts auf eine organische Krankheit hin. Der wurstförmige Tumor beruht wahrscheinlich auf Kotmassen. Der Durchfall ist die Folge des allgemeinen schlechten Zustandes. Das Vorhandensein von Nahrungsresten bei mikroskopischer Untersuchung des Stuhles hat keine besondere Bedeutung, wenn man das wiederholte Nachlassen der Diarrhöe unter keiner anderen Behandlung als Bettruhe betrachtet. In vielen Fällen dieser Art erweist es sich, daß die Diarrhöe auf eine Stuhlverstopfung und die dadurch hervorgerufene Reizung zurückzuführen ist. Viele Fälle der Art leiden Schmerzen und scheiden Schleim aus, so daß man sie als Schleimkoliken bezeichnet. Aber die Unterscheidung dieser Krankheit und einer gewöhnlichen Obstipation ist durchaus nicht scharf, besonders bei überanstrengten Frauen.

Verlauf: Als die Kranke das Hospital verließ, kam sie unter die Behandlung eines Arztes, der den Fall als funktionelle Diarrhöe ansah. Bei Ruhe hörte die Diarrhöe auf, bei Ermüdung kehrt sie wieder und dauert etwa einen Monat.

Am 12. 1. 1912 wurde sie operiert. Man entfernte den Blinddarm und löste einige Adhäsionen am aufsteigenden Dickdarm. Es bestanden auch Verwachsungen zwischen Duodenum und Gallenblase. Gallensteine waren nicht vorhanden. Auch Magen und Pankreas wurden bei der Operation untersucht und gesund gefunden.

Im August betrug der Hb-Gehalt 75%. In den Blutausstrichen fand sich eine mäßige Achromie. Die Allgemeinuntersuchung und die des Mageninhaltes und des Stuhles zeigte keine Veränderung. Am 13. 11. 1912 berichtete sie, sie fühle sich so wohl wie früher. Das Blut war normal.

Fall 93.

Ein 42 jähriger Zigarrenmacher suchte am 17. 3. 1912 das Krankenhaus auf. Familien- und Eigenanamnese ohne Belang mit der Ausnahme, daß eine Schwester an Krebs starb. Vor vier Wochen begann blutiger Durchfall. Einen Diätfehler hat er nicht begangen, und ähnliche Erscheinungen sind bei seinen Tischgenossen nicht vorgekommen. Am Tage nach dem Beginn der Krankheit legte er sich zu Bett, das er seither hüten mußte. Er litt unter leichtem Fieber mit Schmerzen in den Armen und Beinen und im Halse. Seit 14 Tagen hat er Kopfschmerzen und leidet unter zunehmender geistiger Verwirrung und Schwund des Gedächtnisses. Die Durchfälle haben jetzt nachgelassen; nur unter Nachhilfe hat er täglichen Stuhlgang.

Die im Vordergrund stehenden Symptome bei der Aufnahme weisen auf das Gehirn hin. Ausgesprochen besteht Schläfrigkeit, Langsamkeit in der Beantwortung von Fragen und Aphasie. Er scheint viele wichtige Ereignisse seines Lebens vergessen zu haben und hat keine klaren Begriffe von seiner gegenwärtigen Krankheit. Öfters hört er mitten in dem Satze auf, ohne sich dessen bewußt zu werden. Gelegentlich stottert er und läßt einige Worte aus.

Die **Untersuchung** zeigt Steigerung der Patellar-, Ellbogen- und Handgelenkreflexe. Weder Fußklonus, noch Babinski. Die Bewegungen des Kranken sind etwas ungeschickt, aber er kann schreiben und ohne Schwierigkeit Gegenstände aufheben. Im übrigen verläuft die Untersuchung ohne Erfolg. Urin negativ. Blutdruck 140 mm Hg. Wassermann negativ. Stuhl negativ. Blut: L. 19 000. Am 17. 3. Hb 90%. Unter den Leukocyten finden sich 43% Polynucleäre, 30% Lymphocyten, 27% Eosinophile. Am 21. 3.: L. 275 000, Polynucleäre 37%, Lymphocyten 23%, Eosinophile 39%. Mastzellen 1%.

Am Tage nach der Aufnahme fällt eine ausgesprochene Rötung der Bindehaut und ein leichtes Ödem unter den Augen auf. Das führte zusammen mit der Eosinophilie zu der Untersuchung eines kleinen Stückchens aus der Wadenmuskulatur, in der Trichinen gefunden wurden. Innerhalb einer Woche verschwanden die Gehirnsymptome völlig, und der Mann erschien völlig normal. Niemals bestand ausgesprochene Muskelschmerzhaftigkeit. Aber der Arzt, der ihn vor der Aufnahme ins Krankenhaus behandelt hatte, berichtete, er hätte vor Beginn der Krankheit schlecht gekochte Wurst gegessen.

Besprechung: Die psychischen Erscheinungen, die in dem klinischen Bilde der Krankheit unseres Patienten so im Vordergrunde standen, lassen natürlich an Arteriosklerose oder progressive Paralyse denken. Da die Diarrhöe bereits vor der Krankenhausaufnahme vorüber war, wären außer der eben besprochenen Psychose als Symptome nur noch Kopfschmerzen, leichtes Fieber und allgemeine Schmerzen zu buchen.

Mit diesen Tatsachen allein und ohne die Blutuntersuchung, die sich uns seit langem als der wichtigste Schutz gegen Irrtümer in der Diagnose bewährt hat, wäre hier der Fall unaufgeklärt geblieben. Die Eosinophilie ist einmal festgestellt, von ausschlaggebender Bedeutung in unserem Falle, da die meisten Ursachen dafür wie Darmparasiten, chronische Hautkrankheiten und anaphylaktische Zustände leicht ausgeschlossen wurden. Danach dachte man von ganz allein an Trichinose.

Fall 94.

Ein 31 jähriger Kleinhändler kam am 3. 6. 1912 in das Krankenhaus. Seit vier Wochen leidet er an Durchfällen mit merklicher Gewichtsabnahme und Kräfteverfall. In den letzten vier bis fünf Tagen waren sie sehr heftig, sie sind die Hauptklagen unseres Kranken. Jetzt hat er täglich zwölf und noch mehr Stuhlgänge, die aus Schleim, Blut und wässeriger Flüssigkeit bestehen. Vor jedem Stuhlgang hat er krampfähnliche Schmerzen im unteren Teile des Leibes, sonst ist er schmerzfrei. Der Appetit ist gut, aber oft hat er leichtes Unbehagen in der Magengegend, etwa eine Stunde nach dem Essen. Bei Anstrengung hat er leicht Atemnot und geringe Schwellung der Knöchelgegend bemerkt. Vor vier Monaten wog er 155 Pfund mit Kleidern, am 12. 8. 129 Pfund unbekleidet.

Die **Untersuchung** ergibt guten Ernährungszustand. Pupillen und Reflexe o. B. Brustorgane o. B. Der Leib zeigt nichts von Bedeutung, außer einer wurstähnlichen Masse im linken unteren Teile.

Mikroskopisch finden sich im Stuhle Schleim, Blut, Epithelzellen und Leukocyten, aber nur sehr wenig eigentlicher Kot. Die Rectoskopie zeigt die Schleimhaut des Rectums und des Colon ascendens gerötet und mit zahlreichen kleinen Geschwüren und Blutgerinnseln bedeckt. Später wurde noch festgestellt, daß sich der Kranke früher sechs Wochen in einem Tuberkuloseheim aufgehalten hatte. In einem Sanatorium ist er nicht gewesen. Das war vor sechs Jahren nach starkem Katarrh, der ein Vierteljahr anhielt.

Blut und Urin zeigen keine Besonderheiten, mit Ausnahme einer Eosinophilie mit 6%. Wassermann negativ. Kulturen des Blutes zeigten einen gasbildenden Bacillus. Einläufe mit einer 5%igen Höllensteinlösung am 5. und 9. 6., die aber nur eine Minute gehalten wurden, brachten keine Besserung.

Besprechung: Das Vorhandensein von 6% eosinophilen Zellen im Blute legt es nahe, die Diarrhöe auf irgendwelche Darmparasiten zurückzuführen. Die Stuhluntersuchung zeigte aber keine, und so bleibt die Eosinophilie unaufgeklärt. Die Angabe, daß der Patient wegen Tuberkulose nach einem langdauernden Husten in Behandlung war, muß uns auch Tuberkulose des Darmes in Betracht ziehen lassen, aber die Tatsache, daß seither sechs Jahre ohne irgendwelche Lungenerscheinungen vergangen sind und daß sie auch jetzt normal befunden wurde, macht es durchaus unwahrscheinlich, daß irgendwelche tuberkulöse Veränderungen im Darme vorliegen.

Die direkte Untersuchung des Dickdarmes zeigt das Vorhandensein einer geschwürigen Dickdarmentzündung, deren Ursache unbekannt ist. Den nachgewiesenen Gasbacillus mit der Diarrhöe in Zusammenhang zu bringen, geht wohl nicht an. Fälle dieser Art führen uns in eine noch wenig erforschte Gegend der Medizin. Wir wissen nichts über ihre Ursache und nur wenig über die Prognose und Behandlung.

Verlauf: Am 12. 6. verließ der Kranke ungebessert das Krankenhaus. Am 22. Juni wurde eine Coecalfistel angelegt und von dort aus zweimal täglich regelmäßig der Dickdarm mit Kochsalzlösung gespült. Das machte man bis zum 25. 8. Im Oktober begann er wieder zu arbeiten und hatte am 5. 12. 25 Pfund an Gewicht zugenommen. Er blieb frei von Durchfall, wenn auch im Stuhl gelegentlich etwas Blut gefunden wurde. Später ging es ihm wieder schlechter und am 22. 5. 1914 teilte er mit, er wäre jetzt wieder etwa in dem gleichen Zustande wie bei der ersten Krankenhausaufnahme.

Fall 95.

Ein 34jähriger Mechaniker suchte am 17. 5. 1912 die Klinik auf. Die Familienanamnese war negativ. Vor 14 Jahren hatte er Schanker und einen Bubo. Er wurde von einem Militärarzt behandelt. 1899 litt er bei einem Feldzuge auf den Philippinen an Bergfieber und war zehn Tage krank. Im übrigen hat er sich bis zur jetzigen Krankheit wohl gefühlt. Im Herbst 1909 begannen Diarrhöen; den Entleerungen gingen heftige Krampfanfälle voraus, sie bestanden aus Schleim und dunkel geronnenem Blut. Im folgenden Winter war er ein Vierteljahr im Krankenhaus. Im nächsten Frühjahr mußte er wieder schwer arbeiten und hat es bisher getan, obwohl er gelegentlich Krampfanfälle und täglich ein bis zwei lockere Stühle hat. Fleisch, Kartoffeln, Kraut, Erbsen hat er zu essen vermieden.

Dreiviertel Jahr vor der Aufnahme kehrten die Durchfälle zurück und vor einem Vierteljahre hörte er auf zu arbeiten. Seit sechs Wochen hat er 12 bis 18 Stuhlgänge am Tage; es bestehen brennende Schmerzen im Leibe. Der Appetit ist gut; aß er aber solange es ihm schmeckte, mußte er brechen. Übelkeit ging dem Erbrechen nicht voraus. Vor vier Jahren wog er 180 Pfund, vor einem halben Jahre 169 Pfund in Kleidern, jetzt 145 Pfund unbekleidet.

Die **Untersuchung** ergibt leichte Druckschmerzhaftigkeit entlang dem Dickdarm auf der rechten Seite des Leibes. Sonst sind die inneren Organe ohne Veränderungen. Blut L. 29000 mit einer Polynucleose. Vier Tage später L. 16500. Urin negativ. Der Stuhl zeigte zahlreiche, aktiv bewegliche Amöben, von denen einige zahlreiche rote Blutkörperchen als Einschlüsse zeigten.

Besprechung: Wiederholte und langdauernde Anfälle von Diarrhöe bei Patienten, die in tropischen Ländern gelebt haben, spricht stark für Amöbendysenterie. Eine genaue Untersuchung der im Stuhl gefundenen Amöben schloß alle Zweifel in der Diagnose aus. Ich teile den Fall hauptsächlich wegen der Behandlung hier ausführlich mit.

Verlauf: Der Patient bekam Chinineinläufe mit geringer Besserung. Vom 20. 5. an wurde folgende Behandlung begonnen: Der Patient erhielt außer Fleischbrühe des Mittags den ersten Tag nichts. Um sechs Uhr nachmittags bekam er 2,5 Ipecacuanha in Kapseln, jeden Abend bekam er nach halbtägigem Hunger Ipecacuanha, wobei täglich die Dosis um 0,25 verringert wurde bis auf 0,5 Gramm. Diese letzte Dosis bekam er jeden Abend weiter. Der Patient vertrug die Behandlung ausgezeichnet. In wenigen Tagen ließen die Schmerzen bei der Stuhlentleerung nach, wie er sagt, die erste Erleichterung seit Beginn seiner Krankheit. Zuerst wurde der Stuhlgang sehr dünn, mehrere starke

Entleerungen des Nachts und am Tage. Vom 30. 5. an hatte er nur noch ein bis
zwei Stuhlgänge am Tage. Der Kot war geformt, Amöben konnten nicht mehr
gefunden werden. Einige Male verursachen die großen Dosen der Ipecacuanha
Übelkeit und geringes wässeriges Erbrechen, drei Stunden nach der Einnahme,
aber nur einmal wurde das Medikament erbrochen. Am 31. verließ er das Krankenhaus, um zu Hause die Behandlung fortzusetzen.

Seit wir nun die Emetinbehandlung kennen, können wir auf die unbequeme
Verwendung der Ipecacuanha verzichten.

Fall 96.

Ein 30 jähriger Bahnschaffner, der seit zehn Jahren in Amerika lebt, kam
am 30. 3. 1912 in das Krankenhaus. Seit zwei Jahren hat er, ohne daß er die
Ursache wüßte, an Durchfall zu leiden mit nur geringen verhältnismäßig freien
Zwischenräumen. Familien- und Eigenanamnese o. B. Täglich drei bis zwölf
Entleerungen, denen krampfartige Schmerzen vorausgehen. Bis vor 14 Tagen
war der Appetit gut, Erbrechen oder andere Symptome lagen nicht vor. Vor drei
Jahren wog er angezogen 198 Pfund, jetzt nackt 149 Pfund. Des Nachts hat er
nie Stuhlgang.

Die **Untersuchung** zeigt einen nicht abgemagerten, kräftigen Mann von
bekümmertem Aussehen. Die Untersuchung der inneren Organe, des Blutes,
des Urins, von Temperatur, Puls und Atmung zeigten keine Veränderungen.
Die Rectoskopie verlief negativ. Die Stuhlgänge enthielten weder Eiter, noch
Nahrungsrückstände und gaben immer eine negative Guajacprobe. Während
des Aufenthaltes im Hospital hatte der Kranke täglich nur einen Stuhlgang
bei einer Diät, die aus Butter, Milch, Eiern, Fleisch und dreimal täglich einer
Scheibe gerösteten Brotes bestand. Gegen Ende seines Krankenhausaufenthaltes war er so verstopft, daß er Abführmittel erhalten mußte.

Besprechung: Von besonderer Bedeutung erscheint mir die Tatsache zu
sein, daß unser Patient niemals des Nachts Stuhlgang hatte. Ich habe noch
nie einen Fall von ulceröser Darmentzündung bei einem Kranken gesehen, der
nur am Tage Entleerungen hat. Ferner zeigte auch die Untersuchung der Stühle
nichts, was für Darmgeschwüre sprach. Das Gewicht des Kranken hat stetig,
wenn auch langsam, abgenommen. Der Fall bleibt etwas dunkel und es ist
schwer einzusehen, daß psychische Ursachen oder Gewohnheit für so lang andauernde Störungen verantwortlich gemacht werden sollen, noch dazu bei
einem Mann, der gar keinen nervösen Eindruck macht.

Verlauf: 14 Tage nach der Entlassung aus dem Krankenhause blieb der
Patient frei von Durchfällen, dann kamen sie wieder und vom 24. 4. ging es ihm
schlecht; er hielt die Diät strenge inne, aber ohne Erfolg. Schmerzen im
Munde bestanden nicht. Der Stuhlgang, der damals nachgesehen wurde, zeigte
viel Schleim, sehr reichlich Muskelfasern, kein Fett. Am 28. 4. 1914 wog er
170 Pfund mit Kleidern und arbeitete etwa vier Tage in der Woche. Er hat
des Nachts keine Durchfälle, aber er leidet noch unter Blähungen, Krampf-
anfällen und Durchfällen am Tage. Spinat, Pflaumen und Äpfel verträgt er
besonders schlecht. Blut hat er niemals im Stuhlgang gemerkt, er glaubt aber,
daß er reichlich Eiter enthält.

Fall 97.

Ein 45 jähriger Arbeiter kam am 24. 7. 1912 in das Krankenhaus. Der Patient
war immer wohl. Täglich trinkt er zwei bis drei Glas Bier und einen Schnaps.
Vor 14 Tagen erkrankte er an Durchfällen, schlechtem Appetit und Schlaf.
Er arbeitete in großer Hitze als Steinklopfer, wie er aber merkte, daß auch

nach Aufgeben der Arbeit sein Zustand nicht besser wurde, nahm er seine Beschäftigung wieder auf. Vor einer Woche hörte er wieder damit auf, obwohl er sich nicht mehr krank fühlte, er hat keine Kopfschmerzen und keine anderen Krankheitserscheinungen. Vor zehn Jahren wog er 175 Pfund, vor einem Jahre 150 Pfund, jetzt 139 Pfund.

Die **Untersuchung** zeigt einen gut genährten, lebhaften und aufgeräumten Patienten. Die rechte Pupille ist kleiner als die linke, beide reagieren normal. Zunge sauber. Herzspitzenstoß im fünften Intercostalraum innerhalb der Warzenlinie. Über dem ganzen Herzen hört man ein blasendes, systolisches Geräusch, das aber den Ton nicht verdeckt. Zweiter Pulmonalton nicht verstärkt. Blutdruck systol. 115 mm Hg. Lungen, Bauchorgane und Gliedmaßen o. B. Temperatur Abb. 92. Urin etwa 1200 in 24 Stunden mit einem spez. Gewicht von 1026—1032, gelegentlich findet man einige kleinere Zylinder. Im Blute werden Pneumokokken nachgewiesen. Widal positiv. L. am 24. 6. 5500,

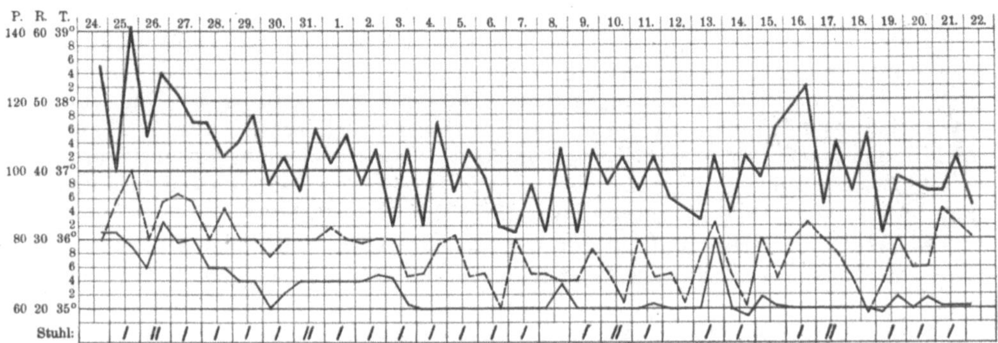

Abb. 92. Temperaturkurve zu Fall 97.

26. 7. 4500, 2. 8. 4000, 21. 8. 6000. Die Milz war nie zu fühlen. Roseolen wurden nie beobachtet.

Besprechung: Während der ersten Woche der Beobachtung konnte eine Diagnose nicht gestellt werden. Man dachte am ehesten an eine latente, akute Endocarditis, oder an einen tief gelegenen bronchopneumonischen Herd. Gegen beide Annahmen spricht aber die dauernd niedrige Zahl der Leukocyten. Ohne den Ausfall der Widalschen Probe wären wir noch weiter im Dunkel geblieben. Der Ausfall der Blutkulturen blieb dunkel. Vielleicht lag ein irrtümlicher Bericht vor. Meines Erachtens handelt es sich sicher um Typhus.

Verlauf: Am 22. 8. war der Kranke gesund und verließ das Krankenhaus.

Fall 98.

Ein 31 jähriger Kellner ließ sich am 27. 9. 1912 in das Krankenhaus aufnehmen. Der Vater starb mit 60 Jahren an Dysenterie. Im übrigen ist die Familienanamnese ohne Interesse. Mit 17 Jahren hatte der Kranke eine Pleuritis auf der linken Seite, dann war er gesund bis zu 24 Jahren, worauf er ein halbes Jahr an Durchfällen litt. Er lebte damals in Australien, danach war er bis vor einem halben Jahre munter, worauf der Stuhlgang dünner wurde und gelegentlich etwas Blut enthielt. Der Zustand störte ihn aber weiter nicht bis vor acht Wochen, dann begann Tenesmus; er bemerkte Schleim im Stuhl und litt unter krampfartigen Schmerzen vor den Stuhlentleerungen im unteren Teil des Leibes. Die Häufigkeit der Stuhlgänge hat sich nicht vermehrt bis auf die letzten vier Wochen, wo alle Symptome schlimmer wurden und er seinen Appetit verlor und an Kräften herunterkam. Die Rectoskopie verlief am 17. 9. 12 negativ.

Die **Untersuchung** zeigt einen gut genährten, anscheinend nicht sehr heruntergekommenen Mann. Die inneren Organe sind völlig frei von Veränderungen. Die Temperatur war während der siebenwöchentlichen Beobachtung nicht erhöht. Blutdruck systol. 130. Die Stühle waren flüssig, gaben immer eine positive Guajacprobe und zeigten mikroskopisch zahlreiche Eiterzellen und rote Blutkörperchen, aber weder Blut noch Eiter. Im Stuhl fanden sich reichlich Gasbacillen. Amöben oder Eier wurden nicht gefunden. Unter Schmidtscher Diät ließ die Häufigkeit der Stühle etwas nach, aber ihre Beschaffenheit blieb bis zum 6. 10. schlecht, dann wurden sie geformt und er hatte nur noch einmal am Tage Stuhl. Am 14. bekam der Patient eine besondere Diät; sie bestand aus 400 g Fleisch, 40 g geröstetes Brot, 4 Eier und genug Makaroni, Käse und Butter, um 2000 Calorien zu erreichen. Das brachte keine Besserung. Am 17. bekam er eine strenge Diabetikerdiät mit 50 g Kohlehydraten, 75 g Eiweiß und so viel Fett, um den Nahrungswert auf 3000 Calorien zu bringen. Dabei wurden die Stühle häufiger, deshalb bekam er am 20. eine fettfreie Diät, aber nur für wenige Tage, da keine Besserung eintrat. Darauf kehrte man zu der Diät vom 14. zurück und es ging dem Patienten darauf wesentlich besser. Am 7. 11. erhielt er dazu noch Butter und Kartoffeln, aber er vertrug es nicht gut und wurde am 10. wieder auf die alte Diät gesetzt. Die Besserung schritt darauf fort und am 13. 11. konnte er in gutem Zustande nach Hause gehen.

Besprechung: Dieser Fall ist typisch für eine richtig verlaufende ulceröse Kolitis. Er ist vor allen Dingen wegen unserer diätetischen Versuche bemerkenswert.

Verlauf: Am 13. 12. 1912 sahen wir den Patienten wieder. Er gab an, die erste Woche nach der Entlassung sei es ihm so schlecht wie immer gegangen, nachher ging es ihm viel besser, wenn er auch jetzt noch nicht arbeiten kann, so hofft er es doch die nächsten Wochen zu versuchen. Zuerst hatte er täglich in der Zeit vom 2. bis zum 9. vormittags Durchfälle, war aber den übrigen Teil des Tages ganz frei davon. Jetzt hat er täglich nur eine Entleerung, der leichte Kolikschmerzen vorangehen. Im Stuhl ist kein Blut. Er gibt an, kaltes Fleisch vertrüge er immer gut, bei warmem Fleisch bekäme er Durchfälle. Er hat jetzt keine Medizin mehr genommen, ißt und schläft gut und fühlt sich ganz wohl.

Magenbeschwerden.

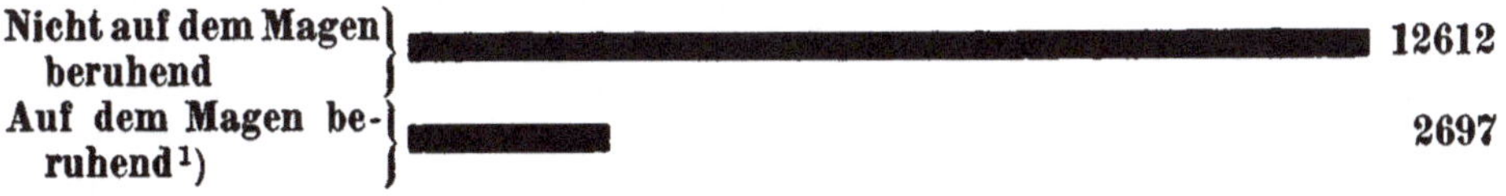

Nicht auf dem Magen beruhend	12612
Auf dem Magen beruhend[1]	2697

Magenbeschwerden.

Magenbeschwerden.

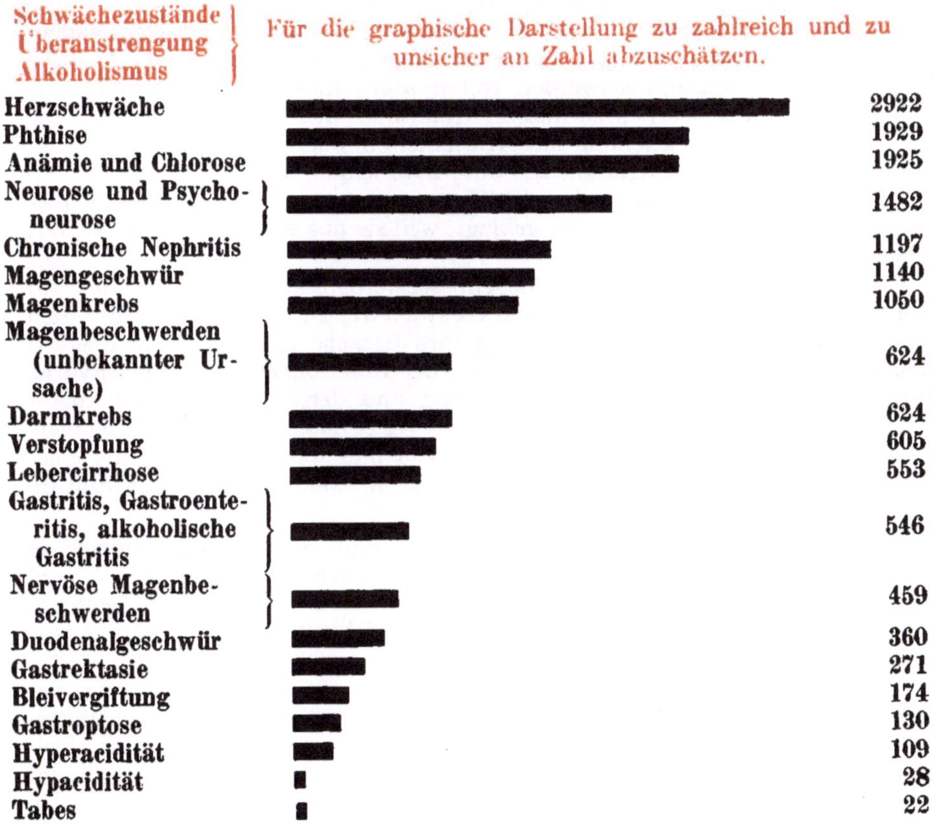

Schwächezustände Überanstrengung Alkoholismus	Für die graphische Darstellung zu zahlreich und zu unsicher an Zahl abzuschätzen.
Herzschwäche	2922
Phthise	1929
Anämie und Chlorose	1925
Neurose und Psychoneurose	1482
Chronische Nephritis	1197
Magengeschwür	1140
Magenkrebs	1050
Magenbeschwerden (unbekannter Ursache)	624
Darmkrebs	624
Verstopfung	605
Lebercirrhose	553
Gastritis, Gastroenteritis, alkoholische Gastritis	546
Nervöse Magenbeschwerden	459
Duodenalgeschwür	360
Gastrektasie	271
Bleivergiftung	174
Gastroptose	130
Hyperacidität	109
Hypacidität	28
Tabes	22

[1] Einschließlich Krebs, Geschwüre und die Anomalien in der Magensekretion, seiner Größe und Lage.

4. Kapitel.

Magenbeschwerden.

Die übergroße Mehrzahl der Ursachen, aus denen Magenbeschwerden sich ergeben, haben nichts mit dem Magen, oder besser gesagt, mit irgendeiner Erkrankung des Magens zu tun. Es gibt kein Organ im Körper, das nicht Magensymptome hervorrufen könnte. Das Erbrechen bei Gehirntumor und bei Urämie sind wohl bekannte Beispiele dafür. Wir müssen uns auch an die Tatsache gewöhnen, daß der Magen aus seiner normalen Arbeitsweise fast so leicht herausgebracht werden kann wie das Herz. Wir wissen, daß irgendwelche körperliche oder geistige Anstrengung oder irgendeine Erkrankung die Herztätigkeit vermehren kann. Deshalb vermuten wir doch noch nicht eine Erkrankung des Herzens an sich. Auch die Tatsache muß uns ebenso vertraut werden, daß, wenn Kranke über ihren Magen klagen, sie gewöhnlich keine Magenerkrankung haben. Das ist um so wichtiger, weil die gut gemeinten Äußerungen des Kranken dazu führen, uns irre zu leiten. Ein Kranker, der wegen irgendwelcher Störung in einem anderen Körperteile an vermehrter Herztätigkeit leidet, klagt nicht gleich über sein Herz. Hat aber ein Patient irgendwelche Magenbeschwerden, dann klagt er immer über den Magen, ganz gleich, wo die Ursache des Übels sitzt. Magenbeschwerden treten sehr stark in den Vordergrund; sie bringen sich unweigerlich zu unserer Kenntnis. Das ist die Ursache für die alte Medizinerregel „Patienten mit Krankheiten oberhalb des Gürtels sind vergnügt; solche, die an Krankheiten unterhalb leiden, verzagt“. Krankheiten unterhalb des Gürtels sind solche, die Magensymptome hervorrufen, und über diese wird, wie ich eben sagte, sehr geklagt, weil sie uns stark in Mitleidenschaft ziehen.

Die wirklichen Ursachen von Magenbeschwerden können fast restlos auf zwei zurückgeführt werden, Krebs und Geschwür. Die nervösen Beschwerden sind außerordentlich häufig, haben aber ihre Ursache nicht im Magen selbst. Ebenso geht es mit anderen Beschwerden, der funktionellen Hypochlorhydrie, Magenbeschwerden infolge von Verstopfung und den Arten, die wir später erwähnen werden. Man kann sie in keiner Weise Magenkrankheiten nennen.

Woran müssen wir dann besonders denken und was müssen wir als mögliche Ursache von Magensymptomen betrachten, wenn ein Kranker deshalb und nur deshalb zu uns kommt?

1. Bei einer Frau, die noch die Regel hat, muß man zunächst immer an eine Schwangerschaft als mögliche Ursache denken. Ich kenne eine Anzahl von Fälle, die wegen ihrer Magenbeschwerden ohne Erfolg behandelt wurden, ohne daß man bei der Untersuchung an die Möglichkeit einer Schwangerschaft dachte.

Und doch stellte es sich später heraus, daß sie ganz allein die Ursache der Magenstörungen war. Ich bin nicht der Meinung, daß es irgendeine charakteristische Eigenheit der Magensymptome in der Schwangerschaft gibt. Die Übelkeit am frühen Morgen und das Erbrechen, das so häufig vorhanden ist, findet sich ebenso bei der Dyspepsie, bei Bleivergiftung, bei Alkoholikern und bei Phthisikern.

2. Chronische Nephritis ist viel häufiger die Ursache von Magenbeschwerden, als die meisten von uns wissen. Natürlich sind es besonders die Arten der Nierenentzündung, die keine Ödeme oder in die Augen fallende Urinveränderungen hervorrufen, die uns am ehesten irre führen. Nach meiner eigenen

Erfahrung ist es besonders die Nephritis mit Gefäßveränderungen, mit Arterio-
sklerose des Herzens und Gehirns, die zu Irrtümern führt, weil das führende
Symptom eine Magenstörung ist. Seit es für alle gewissenhaften Ärzte die Regel
geworden ist, in jedem Falle den systolischen Blutdruck zu bestimmen, werden
Irrtümer der Art immer seltener, denn in der großen Mehrzahl der Fälle von
Nephritis, die mit Dyspepsie einhergehen, findet sich ein ausgesprochen hoher
Blutdruck. Ein anderer Unterscheidungspunkt zwischen Magenerkrankung
und den Verdauungsstörungen, die auf Urämie beruhen, ist die Tatsache, daß
die letztere nicht davon abhängt, ob Nahrung im Magen ist oder nicht. Die
Übelkeit und das Übelbefinden des Kranken kann zu jeder Tageszeit auftreten,
nach jeder Art von Nahrung, oder auch, wenn überhaupt keine Nahrung genossen
ist. Einen weiteren Beweis, daß die Magenstörungen urämischen Ursprunges
sind, kann man dadurch erhalten, daß man den Patienten auf Urämie behandelt.
Bettruhe, Einschränkung der Eiweißkost, Abführen, manchmal auch Ader-
lässe oder Heißluftbäder können zur Besserung führen, wenn der Patient sich
nicht in den letzten Stadien der Krankheit befindet.

3. Tuberkulose der Lungen ·wie anderswo wird sehr häufig übersehen,
weil die Klagen des Patienten lediglich auf den Magen hinzielen. Unerklärliche
Magenstörungen, die bei einem früher gesunden Menschen auftreten, der weder
seine Ernährungsweise, noch seine Tätigkeit geändert hat, der nicht anämisch,
noch nephritisch ist, nicht in Unordnung gebracht durch geistige Überanstrengung
oder Kummer, sollten unseren Verdacht auf Tuberkulose lenken. Echte Störungen des Magens müssen eine nachweisbare Ursache haben, entweder eine
lokale Ursache im Magen selbst (Krebs oder Geschwür) oder irgendeine äußere
Ursache in irgendeinem zutage tretenden Diätfehler. Tatsächlich kommen
sie viel seltener vor, als sie diagnostiziert werden. Wir quälen oft unsere Kranken
und locken aus ihnen die Zustimmung heraus, daß sie irgend etwas anderes
als gewöhnlich gegessen haben, während es in Wirklichkeit gar nicht der Fall
ist. Wir gehen so darauf hinaus, etwas'Derartiges zu finden, daß wir es auch
annehmen, wo es nicht da ist. Eine genauere Untersuchung müßte dazu führen,
die Temperatur des Kranken eine Woche lang am Abend und Morgen zu messen,
sorgfältig die Familienanamnese durchzugehen, die Lungen in einem ganz
ruhigen Raume mit äußerster Sorgfalt zu untersuchen, wenn möglich auch noch
mit Röntgenstrahlen. Es ist ganz überraschend, wie viele Fälle von scheinbar
unerklärlichen Verdauungsstörungen sich allein durch eine auf Tuberkulose
gerichtete Behandlung bessern.

4. Bei Frauen beruhen sehr viele Fälle von Magenstörungen auf Unterernährung. Dies kommt so zustande: irgend etwas, wir brauchen nicht darauf
einzugehen, was gerade in dem einzelnen Falle, verursacht Magenbeschwerden.
Die Kranke führt es auf eine bestimmte Nahrung zurück, gewöhnlich auf das,
was sie zuletzt aß, ehe der Anfall eintrat. Darauf läßt sie es in der Zukunft
weg. Die Störung kommt wieder und irgendein anderes Nahrungsmittel wird
dafür verantwortlich gemacht und noch etwas wird von der Diät ausgeschlossen,
weil man es für die Ursache hält. So wird eins nach dem andern weggestrichen,
bis die Kranke sich nur noch mit unzureichenden Getränken oder ähnlichem
ernährt. Nun haben wir einen typischen Circulus vitiosus. Die Kranke ist
schlecht genährt, weil sie Magenstörungen hat und sie leidet an Dyspepsie,
weil sie schlecht genährt ist. Wir können diesen Knoten nur lösen, wenn wir
sie zwingen zu essen, trotzdem sie darunter viel zu leiden hat. Ein schlecht
genährter Magen wird Schmerzen bereiten, aber er muß trotzdem ernährt
werden. Wenn wir die Kranke überreden können, solche Beschwerden auf sich
zu nehmen, so können wir ernstlich der Hoffnung sein, daß es uns doch am

Ende gelingen wird, ihre Ketten zu brechen, daß sie in der Ernährung heraufkommt und ihre Beschwerden verliert. Schade ist es nur, daß gewöhnlich der Arzt selbst nicht daran glaubt, er hat zu wenig Fälle gesehen, in denen Zwang zum Essen zu einem glücklichen Ergebnis führte. Wer aber über ausgedehnte Krankenhauserfahrung verfügt, weiß, was „diätetisch" leben heißt, nämlich aus der Ernährung fast alles wegnehmen, wovon die Leute gewöhnlich leben. Das ist fast immer ein gefährliches Vorgehen, das sehr oft zu langen und unnötigen Leiden führt. Die meisten Fälle der Art können nur durch erzwungene Ernährung geheilt werden.

Die größten Erfolge, die ich bei der Behandlung von Magenkrankheiten in den letzten 20 Jahren erlebt habe, beruhten auf der Erkennung ihrer Ursachen außerhalb des Magens und dem erfolgreichen Versuch auf diese einzuwirken. Demnächst verdanke ich die größten Besserungen dem, daß ich es aufgegeben habe, strikte Diätvorschriften zu machen, die mehr oder wenig zu einer chronischen Unterernährung führen. Wir können alles mit einem Magenpatienten anfangen, aber um keinen Preis dürfen wir ihn unterernähren. Wir müssen ihm so viel Nahrung geben, daß er die für seinen Körper nötigen Calorienmenge bekommt: der größte Irrtum in der Behandlung war in früheren Zeiten, daß wir diese Notwendigkeit verkannt haben.

5. Gallensteine sind eine sehr häufige Ursache von Anfällen, die auf den Magen geschoben werden. Wenn Krebs und Geschwür ausgeschlossen werden können, irrt man sich fast unweigerlich, wenn man irgendeine Krankheit, die heftige Schmerzen verursacht, auf den Magen zurückführt, oder anders ausgedrückt, die einzigen Magenerkrankungen, die zu heftigen Schmerzen führen, sind Krebs oder Geschwür. Alle anderen Arten von Dyspepsie verlaufen mit verschiedenen Graden und Kombinationen von Blähungen, brennenden Schmerzen in der Herzgegend, Übelkeit, Druckgefühl, Erbrechen, aber nicht mit heftigen Schmerzen.

Nun verursachen Gallensteine oft Schmerzen ausgerechnet in der Magengrube und nicht in der Gegend der Gallenblase. Übersieht man das, so wird man viele Irrtümer begehen. Wenn ein Kranker viele Anfälle hat, so werden einige von ihnen früher oder später im rechten Hypochondrium lokalisiert sein, oder nach dort ausstrahlen, aber in den Frühstadien der Krankheit braucht kein solches Symptom vorzuliegen. Echte Magenbeschwerden beginnen selten des Nachts. Gallensteinschmerzen treten besonders häufig des Nachts auf. Gallensteinschmerzen werden gewöhnlich schnell und dauernd durch Morphium beseitigt. Magenbeschwerden können selten, wenn je, auf diese Weise gebessert werden. Weitere Einzelheiten der Differentialdiagnose werden wir in diesem Kapitel geben.

Gallensteinerkrankungen und Gallenblasenkrankheiten stehen jetzt besonders bei Chirurgen in dem Rufe, eine Art von chronischer Dyspepsie hervorzurufen. In der großen Mehrzahl der Fälle ist das nachweisbar nicht der Fall. Es gibt aber eine kleine Minderheit von Gallenstein- oder Gallenblasenerkrankungen, die von einer chronischen Verdauungsstörung begleitet werden.

Auch chronische Appendicitis wird oft als Ursache dauernder dyspeptischer Beschwerden beschuldigt. Durch die Untersuchung meiner eigenen Fälle habe ich diese Ansicht nicht begründen können. Die Ausführungen von Dr. Codman über die chronische Appendicitis (vgl. Bd. 1, S. 147) haben mich darin noch bestärkt, daß wir bis jetzt noch keine klinische Einheit haben, die wir chronische Appendicitis nennen können.

6. Angina pectoris wird immer und immer wieder als Magenleiden behandelt. Die Schmerzen können im Epigastrium sitzen und sind oft von Blähungen und Aufstoßen begleitet. Außerdem treten sie nicht selten nach den

Mahlzeiten auf. Diese drei Tatsachen zusammen genommen führen zu vielen irrtümlichen Diagnosen auf Magenstörung, wo die Messung des Blutdruckes oder eine sorgfältige Aufnahme der Anamnese das Vorliegen einer Angina pectoris sicherstellen könnte. Ein ganz charakteristisches Zeichen für die Anginaschmerzen ist die Tatsache, daß sie fast stets durch körperliche Anstrengungen oder Erregung hervorgerufen werden und ebenso schnell bei körperlicher und geistiger Ruhe nachlassen. Magenbeschwerden zeigen dieses Verhalten nicht. In der Mehrzahl der Fälle führen sorgfältige Fragen noch zu der Tatsache, daß die Schmerzen im Epigastrium bei Angina pectoris früher oder später zusammen mit Schmerzen im linken Arm auftreten.

Warum Anfälle von Angina mit Aufstoßen auftreten, weiß ich nicht. Vielleicht ist es so wie meist beim Aufstoßen, daß es in Wirklichkeit auf Luftschlucken beruht, das der Kranke bei dem Versuch, frühere Magenschmerzen zu lindern gelernt hat und worauf dann die Entleerung der in den Magen gepumpten Luft folgt. Warum treten manchmal die Anginaanfälle nach dem Essen auf? Weil die Muskelarbeit bei der Verdauung wie jede andere Muskeltätigkeit auch die Herztätigkeit erhöht.

7. **Tabes dorsalis.** Unter 136 Magenfällen, über die Dr. Lord berichtet hat, waren zwölf Tabiker, von denen drei wegen angenommener lokaler Erkrankungen im Leibe operiert worden waren. Solche Irrtümer sind unentschuldbar, wenn vorherbeweisende Symptome der Tabes, wie Pupillenveränderung oder Fehlen der Patellarreflexe festgestellt werden können. Ich habe aber wenigstens zwei Fälle gesehen, in denen die syphilitische Natur der zugrunde liegenden Krankheit nur durch die Lumbalpunktion erkannt werden konnte, während die Pupillen und Patellarreflexe normal waren. Wir haben in den letzten Jahren, seitdem wir die Lumbalpunktion und die Wassermannsche Reaktion bei Blut und Liquor in zweifelhaften Magenfällen auszuführen pflegen, gelernt, daß jede Art von Magenbeschwerden akut oder chronisch, leicht oder schwer, mit heftigen Schmerzen, oder nur leicht störend, auf cerebrospinaler Syphilis beruhen kann. Bis vor wenigen Jahren achtete man nur auf die sogenannten Krisen bei Tabes, das heißt auf plötzliche paroxysmale Anfälle, bei Leibschmerzen und Erbrechen in Verbindung mit den Symptomen der Hinterstrangerkrankung. Folgendes haben wir dazu gelernt.

a) Wir müssen an die Möglichkeit einer Tabes denken, auch wenn Pupillen und Patellarreflexe normal sind, und müssen dieser Möglichkeit durch Lumbalpunktion nachgehen.

b) Jede Art von Magenschmerzen oder Beschwerden kann auf Tabes beruhen.

Syphilitische Erkrankung des Magens selbst, die zum Sanduhrmagen oder zu Narbenbildung führt, muß als Möglichkeit immer ins Auge gefaßt und soweit als möglich bei der Untersuchung berücksichtigt werden.

8. **Bleivergiftung.** Bleivergiftung ist unter gut situierten Leuten nicht oft Ursache von Magenbeschwerden, wohl aber unter Fabrikarbeitern, besonders Gummiarbeitern, Malern und Druckern, viel häufiger, als man gewöhnlich annimmt. Jede grundlose Magenstörung bei Leuten, die mit Blei zu tun haben, ja selbst jede Appetitlosigkeit, für die man keine Ursache findet, kann möglicherweise auf einer Bleivergiftung beruhen; wenn zu diesen Beschwerden Koliken hinzutreten und besonders wenn sich ein Bleisaum oder charakteristische Blutveränderungen finden, dann gibt es keine Entschuldigung für eine falsche Diagnose. In den erstgenannten Fällen können wir aber über eine Vermutung oft nicht hinauskommen. Dann müssen wir so vorgehen, daß wir den Patienten für eine Zeit in Verhältnisse bringen, die jede Bleiaufnahme ausschließen. Geht es ihm dann schnell besser, so muß er entweder seinen Beruf ändern, oder sich wirksamer gegen die Aufnahme von Blei schützen.

9. **Krebs des Dickdarmes** kann selbst den Kundigsten täuschen, wenn er mit unregelmäßigen Perioden von Übelkeit, Schmerzen und Erbrechen und ohne besondere, auf den Darm hinweisende Klagen auftritt. Ich kenne solche Fälle, in denen weder Blähungen, noch heftige Schmerzen vorhanden waren und auch nicht mehr Verstopfung, als sie bei jedem Falle von Magenstörung auftreten kann. Tritt dieser Verdacht auf, so muß man nach Kontrasteinlauf eine Röntgenaufnahme machen und wenn dann noch Zweifel bleiben, selbst zu einer Probelaparotomie raten.

10. **Organische Gehirnerkrankungen**, Arteriosklerose, Syphilis oder Tumor werden nicht selten irrtümlicherweise für eine Magenerkrankung gehalten; Kopfschmerzen und Schwindel lenken gewöhnlich die Aufmerksamkeit auf das Gehirn. Ich will aber auch daran erinnern, daß alle diese Gehirnerkrankungen manchmal wochen- und monatelang mit Kopfschmerzen einhergehen, die man gewöhnlich „biliös“ nennt und auf Magenstörungen zurückführt. Solche Anfälle treten auch oft einseitig auf und gehen dann unter dem Namen „Migräne“. Solchen Irrtum kann man durch frühzeitige und häufig wiederholte Untersuchung des Augenhintergrundes und durch die sorgfältige Aufnahme der Anamnese vermeiden, die nicht selten vorübergehende Parästhesien der einen oder der anderen Extremität, vorübergehende Paresen, Aphasie oder Bewußtseinsstörungen ans Licht bringt. Ursachen, die im Berufe liegen, geistiger und moralischer Art, sind bei Magenstörungen sehr häufig und werden oft von Ärzten übersehen, die nicht darauf eingestellt sind, den Patienten in allen seinen Lebensbeziehungen der Untersuchung zu unterwerfen. Ermüdung, Kummer, Angst oder Reue können, dem Patienten selbst unbewußt, die Ursache der Leiden sein.

Was verstehen wir unter einfacher Verdauungsstörung?

Wenn der Magen nicht in Ordnung ist, aber doch frei von organischer Erkrankung und, soweit wir feststellen können, auch durch Beeinflussung von außen her, wie wir sie in den vorhergehenden Seiten beschrieben haben, was liegt dann vor? Wir sagen dann gern, der Patient hätte irgend etwas schlecht Verdauliches gegessen und zweifellos mag das manchmal recht sein. Ich glaube aber, es ist nur selten eine ausreichende Erklärung. Oder wir sagen, es sei zur Gärung im Magen gekommen; aber das tritt stets nur sekundär auf. Es ist aus irgendeinem Grunde zur Verlangsamung der Verdauung und Stauung von Mageninhalt gekommen. Darauf müssen wir unsere Aufmerksamkeit richten. Schon bei gesunden Personen kommt es aus irgendwelchem Grunde hier und da einmal zu einer Verlangsamung der Verdauung. Der Mageninhalt wird nicht nach dem Duodenum entleert, er bleibt im Magen und es kommt zu abnormen Gärungen, die zu Blähungen und anderen Beschwerden führen. Warum bleibt nun der Speisebrei im Magen, und wodurch wird die Verdauung gehindert? Zwei Ursachen sind bekannt, andere werden vermutet.

1. Wir wissen, daß schwere körperliche Arbeit unmittelbar nach dem Essen die Verdauung verlangsamt oder sogar zum Aufhören bringen kann, wahrscheinlich in der Weise, daß dadurch dem Magen so viel Blut entzogen wird, daß seine Motilität darunter leidet.

2. Psychische Störungen, wie Angst, Kummer, Zorn, Sorge können häufig die Verdauung stören durch Verlangsamung oder Aufheben der Magenbewegungen, wahrscheinlich auch durch Beeinflussung der Sekretion. Gegen die Bedeutung der Magensekretion wird man etwas skeptisch, wenn man sieht, wie gut Patienten mit Tabes oder perniziöser Anämie ihre Nahrung lange Zeit

verdauen, ohne eine Spur von Salzsäure im Magen zu haben. Ich bin noch nicht
davon überzeugt, daß mangelnde Magensekretion an sich hinreicht, um zu
einer Dyspepsie zu führen. Viele überanstrengte, anämische oder tuberkulöse
Patienten haben Störungen der Magensekretion und auch Verdauungsstörungen,
aber in diesen Fällen ist auch gewöhnlich die Motilität gestört. Bleibt die Motilität gut und nur die Sekretion fehlt, wie bei Diabetes, so scheint die Verdauung
ungestört weiter zu gehen.

Außer diesen zwei bekannten Tatsachen für Störungen des Magens, körper-
liche Anstrengung und über das Maß gehende geistige Inanspruchnahme, gibt
es sicherlich noch viele andere, die vielleicht mit der Tätigkeit der inneren
Drüsen zusammenhängen, über die wir heute immer noch recht wenig wissen.
Mir erscheint es nur wichtig, daß wir nun erkannt haben: in der Mehrzahl der
Fälle sind die Magenstörungen nicht leicht zu erklären und die alte Idee von der
Wichtigkeit der Diätfehler ist ernstlich überholt. Wenn wir nur einsehen wollen,
wie wenig wir in diesen Sachen wissen, werden wir schneller vorwärts kommen.

Fall 99.

Ein 67 jähriger Schuhmacher kam am 16. 5. 1908 in das Hospital. Die
Mutter starb mit 68 Jahren an Krebs des Schlundes, sonst ist die Familienanamnese gut. Mit 20 Jahren litt er einen Monat lang an Fieber unbekannter
Ursache. Er gibt an, er hätte sein ganzes Leben lang mit dem Magen zu tun
gehabt, wobei Beschwerden nach dem Essen das Hauptsymptom waren. Erbrechen hatte er nicht. Vor vier Monaten wog er 175 Pfund mit Kleidern,
jetzt nackt 142 Pfund.

Vor vier Monaten wurden die Magenbeschwerden schlimmer; er litt unter
heftigen dauernden Schmerzen im Epigastrium, die nicht ausstrahlten und
durch die Nahrungsaufnahme nicht beeinflußt wurden. Zeitweise ist der Schmerz
so heftig, daß er sich umher wälzen muß. Seit drei Wochen hat er Übelkeit
und Erbrechen unmittelbar nach dem Essen, worauf der Schmerz besser wird.
Das Erbrochene zeigt kein Blut oder kaffeesatzähnliche Massen, auch keine des
Tages zuvor genossene Nahrung. Die letzten vier Wochen hat er fast nichts
gegessen. Er hatte nach seinen Angaben in der ganzen Zeit nur zweimal Stuhlgang. Täglich hat er seinen Magen durch Brechen oder mit Magenschlauch
entleert.

Die **Untersuchung** zeigt einen schlecht genährten Mann mit blassen Schleimhäuten und bleicher Haut, verläuft aber sonst negativ. Temperatur, Blut und
Urin negativ. Bei der Magenuntersuchung findet man nüchtern keine Rückstände. Die Kapazität des Magens beträgt 2520 cm. Aufgeblasen zeigt er die
Lage wie in Abb. 93. Nach Probemahlzeit freie HCl 0,18%. G. A. 0,26%. —
Guajacprobe negativ. Dem Patienten ging es wesentlich besser bei flüssiger
und breiiger Diät mit Strychnin und Abführmitteln.

Magenneurose war die erste Diagnose. Am 24. fand man im Stuhl positive
Guajacprobe. Am 26. wurde die Magenuntersuchung mit dem gleichen Resultat
wiederholt. Der Patient wurde im warmen Bade untersucht, auch die Hinzu-
ziehung von mehreren anderen Ärzten brachte nichts weiter zutage. Er aß
und schlief gut und fühlte sich subjektiv viel besser. Jeden dritten Tag wurde
der Magen ausgewaschen. Der Chirurg sah keinen Grund für einen Eingriff
und der Patient verließ am 6. 6. wesentlich gebessert das Krankenhaus.

Am 6. 7. 1908 kam er wieder. Er hatte seit der Entlassung nicht mehr gearbeitet und lediglich von Milch, Nüssen und Eiern gelebt. Einmal aß er etwas
Schweinefleisch und erbrach, aber nur das eine Mal. Schmerzen hat er nur bei
tiefem Atmen und bei gewissen Bewegungen, sonst fühlt er sich nur nach einer

größeren Mahlzeit unwohl. Das Aufstoßen ist nicht wiedergekehrt. Stuhlgang über den anderen Tag. Es bestehen dumpfe, dauernde Kopfschmerzen.

Die **Untersuchung** zeigt schlechte Ernährung, verläuft aber sonst negativ. Blut und Urin negativ. Die Magenuntersuchung zeigt nüchtern leichte Rückstände. Guajacprobe darin negativ. Nach Probemahlzeit HCl $0,18\%$. G. A. $0,20\%$ im Stuhle war die Guajacprobe am 9. 12. und 13. positiv. Gewicht 140 Pfund, zwei Pfund weniger als bei der letzten Aufnahme.

Besprechung: Alter, Familienanamnese und Gewichtsabnahme weisen auf Krebs hin. Wir müssen aber auch daran denken, daß unser Kranker sein ganzes Leben lang über den Magen geklagt hat, und daß seine Schmerzen durch die Nahrungsaufnahme nicht beeinflußt werden. Auch scheinen sie stärker zu sein, als sie gewöhnlich beim Magenkrebs vorkommen. Es kommt selten vor, daß ein Patient aussagt, er müsse sich wegen der Schmerzen herumwälzen, wenn er an Magenkrebs leidet.

Wie die Untersuchung zeigt, besteht ein großer, aber augenscheinlich gut funktionierender Magen. Es besteht praktisch keine Stase, das Wichtigste bei der Untersuchung des Magens. Das schließt Krebs nicht aus, aber es spricht doch mehr oder weniger gegen diese Diagnose, da wenigstens drei Viertel aller Fälle von Magencarcinom den Pylorus verlegen und Stauungen hervorrufen. Das Vorhandensein von Blut im Stuhl ohne Stauung und mit reichlicher HCl stimmt durchaus mit der Diagnose auf ein Magengeschwür überein; aber das Alter des Kranken läßt uns an der Wahrscheinlichkeit zweifeln.

Für eine Krankheit außerhalb des Magens Nephritis, Gallensteine oder Tuberkulose spricht nichts. Im ganzen bleibt Magenkrebs die wahrscheinlichste Diagnose.

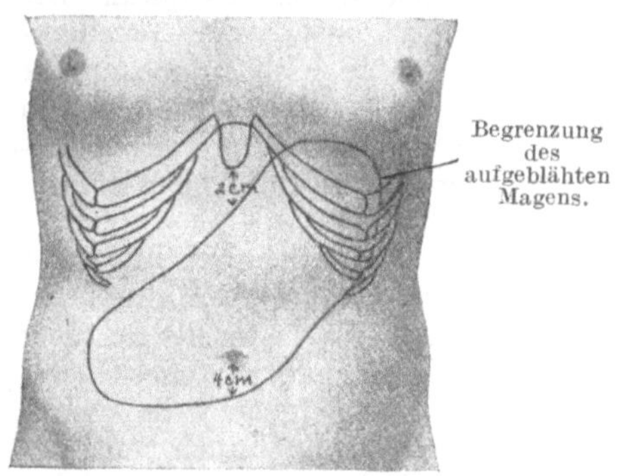

Abb. 93. Magengrenzen in Fall 99.

Verlauf: Bei der Operation am 17. 7. zeigte sich der Magen nicht vergrößert. Es fand sich eine Verdickung am Pylorus links und ein kleiner weißlicher Fleck an der Vorderwand des Pylorus. Die Pylorusöffnung war beträchtlich verengt. Auch am Duodenum fand sich ein kleiner, weißer Fleck von 3 cm Durchmesser, ähnlich dem am Pylorus, es bestand aber keine Verdickung der Darmwand. Am Kopf des Pankreas fand sich ein kleiner Tumor von der Größe des letzten Daumengliedes. Wie man so weit gekommen war, hörte der Patient zu atmen auf und kam erst wieder nach zehn Minuten künstlicher Atmung in Ordnung. Man legte deshalb eine hintere Gastroenterostomie an. Er erholte sich gut von der Operation, behielt aber schlechten Appetit und brach von Zeit zu Zeit eine große Menge grünlicher Flüssigkeit. Am 9. 8. 1908 verließ er das Krankenhaus. Am 19. 8. 1909 schrieb er, es ginge ihm wesentlich besser, aber doch nicht gut. Die letzten Monate hätte er nicht gebrochen und hätte etwas an Gewicht zugenommen. Er könne verhältnismäßig alles essen, der Stuhlgang wäre normal. Am 24. 3. 1910 teilte er mit, es ginge ihm besser wie vor der Operation, er hätte keine Schmerzen und wöge 145 Pfund. Abends fühle er sich wohl, bekäme aber nach Mitternacht etwas Hungerschmerzen, er arbeite nicht, liefe aber täglich zwei bis drei Kilometer und hätte das die letzten Jahre so getrieben.

Da es dem Patienten zwei Jahre nach der Operation so gut ging, können wir uns darauf verlassen, daß wir bei der Operation kein Carcinom übersehen haben. Wir können nicht angeben, daß wir einen positiven Beweis für ein Geschwür gefunden hätten, aber die Verlegung des Pylorus und die weißlichen Flecke im Duodenum machen es wahrscheinlich, daß es sich um Ulcus und Narben gehandelt hat. Für diese Annahme spricht auch die Besserung nach Anlegung der Gastroenterostomie.

Ein interessanter Punkt in dem Operationsbericht ist die Tatsache, daß der Magen nicht vergrößert gefunden wurde, obwohl er doch bei der Füllung mit Wasser beinahe drei Liter faßte. Das scheint dafür zu sprechen, daß diese Messung durch die Ausdehnung mit Wasser durchaus nicht entscheidend ist. Der beste Nachweis einer Magendilatation liegt in dem Vorhandensein oder Fehlen von Nahrungsresten im leeren Magen zehn Stunden oder mehr nach der letzten Mahlzeit.

Fall 100.

Ein 44jähriger Chauffeur kam am 12. 9. 1900 ins Krankenhaus. 14 Tage vor der Aufnahme fühlte sich der Patient sehr müde und verlor den Appetit. Vor einer Woche hörte er auf zu arbeiten und legte sich zu Bett. Seine einzigen lokalen Erscheinungen sind Schmerzen in der Magengegend bei der Nahrungsaufnahme und allgemeine Schmerzhaftigkeit im Leibe. Die letzte Woche hat er fast jeden Tag gebrochen und litt an Durchfällen. Die Schmerzen in der Magengrube waren sehr heftig und verlangten Breiumschläge und Pflaster. Die letzte Woche bestand auch Fieber. Husten hat er nie gehabt.

Bei der **Untersuchung** zeigt sich guter Ernährungszustand bei einem Manne mit finsterem und schwerem Gesichtsausdruck. Pupillen, Lymphknoten und Reflexe normal. Auf dem Leibe vereinzelte rote Flecke. Im Epigastrium leichte Druckschmerzhaftigkeit und Muskelspannung. Ebenso bestand Druckempfindlichkeit an den Schienbeinen und den Waden. Am 14. wurde die Milz fühlbar. L. 6000. Widal stark positiv. Hb 83%. Spezifisches Gewicht des Urins 1023 mit einer ganz leichten Spur von Eiweiß und Zucker. Im Sediment fanden sich wenige hyaline und granulierte Zylinder mit geringem Zellbelage, hier und da ein frisches rotes Blutkörperchen. Der Patient hatte dauernd Fieber, nicht unter 38°, gewöhnlich zwischen 38,4° und 39°, vom 12. 9. bis zum 10. 12., also fast drei Monate (Abb. 94).

Vom 12. bis zum 28. 10. schwankte der Puls zwischen 80 und 90. Dann entwickelte sich eine linksseitige Hodenentzündung, und die Zahl der Leukocyten stieg auf 18 600 und am nächsten Tage auf 26 000; zu dieser Zeit hörte man ein Reibegeräusch in der linken Achselgegend. Vom 2. 10. war die Druckschmerzhaftigkeit und die Schwellung des Hodens zurückgegangen und das Reibegeräusch war verschwunden. Trotzdem blieb der Puls vom 4. 10. bis zum 30. 12., fast drei Monate, erhöht, selten unter 120, oft über 130. Die täglichen Untersuchungen im Oktober zeigten keine lokalen Komplikationen, aber am 8. 10. betrug die Zahl der Leukocyten 35 600 und in den ersten Tagen des Oktobers hatte er heftige Nachtschweiße. Nach der Mitte des Monats erschien scharfes Atmen und Bronchophonie in der gedämpften Zone von der Größe eines Handtellers, rechts hinten oben in der Höhe des Schulterblattes.

Am 25. 10. betrug die Zahl der weißen Blutkörperchen 26 800 und es fanden sich deutliche Beweise für eine Infiltration der rechten Spitze in der Höhe der Spina über einem Gebiet von der Größe eines Talers. Diese Erscheinungen waren zeitweise stärker ausgesprochen bis zum 8. 11., an diesem Tage, verzeichnet die Krankengeschichte, sie seien heftiger als zu allen anderen Zeiten sonst.

Zahl der weißen Blutkörperchen damals 41 000. Am 14. 11. trat ein heftiger
Schmerz in der Milzgegend auf, worauf starker Schweißausbruch und allgemeine
starke Spannung des Leibes folgten. Blut zu dieser Zeit E. 3 880 000. L. 40 800.

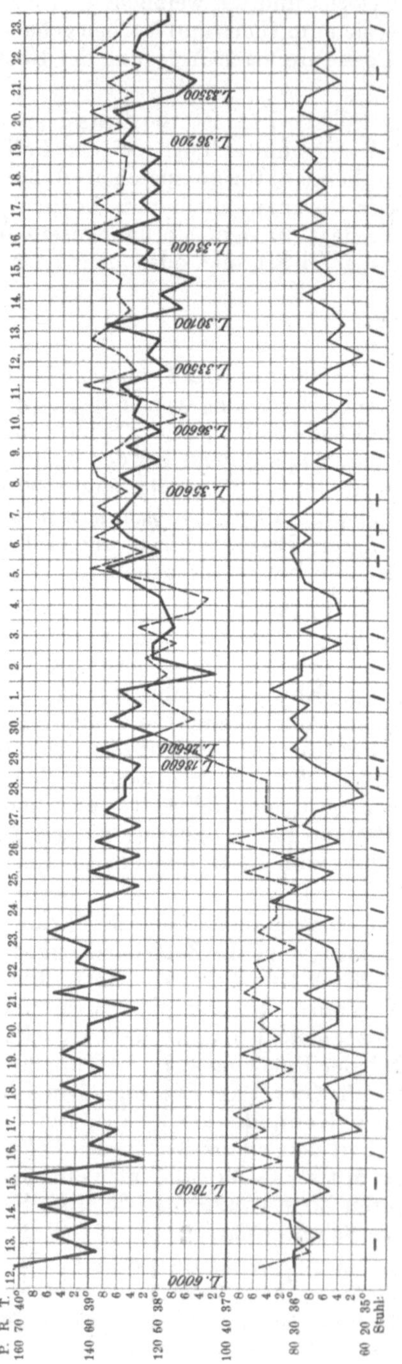
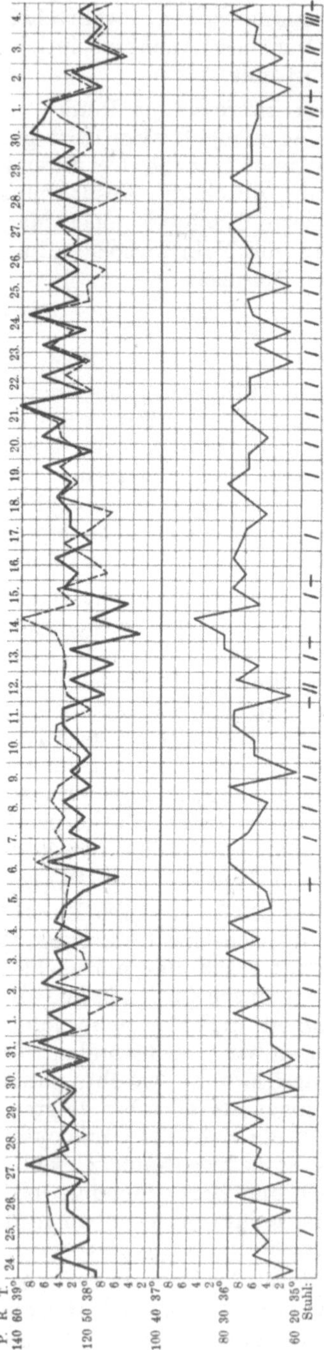

Hb 43%. Unter den Leukocyten waren 88% Polynucleäre, 11,8% Lymphocyten und 0,2 Eosinophile. Die roten Blutkörperchen zeigten starke Anisocytose und leichte Poikilocytose. Im Kubikmillimeter 160 Normoblasten. 20. 11. verzeichnete das Krankenblatt Lungenerscheinungen die gleichen, L. 28 400, 4. 12. rechte Lunge frei, L. 22 800. Er ißt sehr schlecht.

Um die Zeit durfte der Patient aufstehen, obwohl die Temperatur noch um 38° schwankte. Eine Woche später sank die Temperatur fast zur Norm, aber am 18. betrug die Zahl der L. noch 23 100. Am 29. war er auf, ging umher und erholte sich täglich. L. 12 400. Am 14. 1. konnte er ziemlich gut laufen, hatte in 14 Tagen 6 Pfund zugenommen, zeigte keine krankhaften Erscheinungen mehr und durfte nach Hause gehen, obwohl der Hämoglobingehalt noch 48% betrug.

Neun Jahre später suchte er das Hospital wieder auf mit der Angabe, er hätte sich das erste Jahr nach seiner Entlassung recht wohl gefühlt, dann seien die Schmerzen in der Magengegend wieder stärker aufgetreten, besonders auf der linken Seite. Sie wurden durch Essen nicht schlimmer und führten nicht zum Erbrechen. Gelegentlich würden sie durch heiße Getränke gemildert. Dieser Zustand blieb der gleiche und hinderte ihn nicht bei der Arbeit.

Vor einem Jahre nahmen die Schmerzen zu und erstrecken sich jetzt auch auf die linke Flanke nach dem Rücken zu. Sie wurden jetzt als ein dumpfes, krankheitsähnliches Gefühl beschrieben.

Seit einem Monat bemerkt er etwas Kopfschmerzen, seit drei Tagen haben die Schmerzen in der Magengegend zugenommen, während die in der Seite zeitweise nachlassen. Er hat in den Tagen täglich am Morgen gebrochen und bemerkte bei Anstrengung leichte Atemnot und etwas Herzklopfen. Sein Appetit war bis auf die letzte Woche ausgezeichnet. Vor einem Jahre wog er 200 Pfund (bei der Entlassung aus dem Krankenhause nach dem Typhus 136 Pfund), aber im vergangenen Jahre hat er etwas abgenommen und wiegt jetzt nackt 167 Pfund. Er hat bis vor drei Tagen gearbeitet.

Die **Untersuchung** zeigt guten Ernährungszustand. Die rechte Pupille ist größer als die linke und leicht unregelmäßig. Beide reagieren normal. Lymphknoten und Reflexe normal. Herzspitzenstoß zu sehen und fühlen im 5. Intercostalraum in der Brustwarzenlinie,

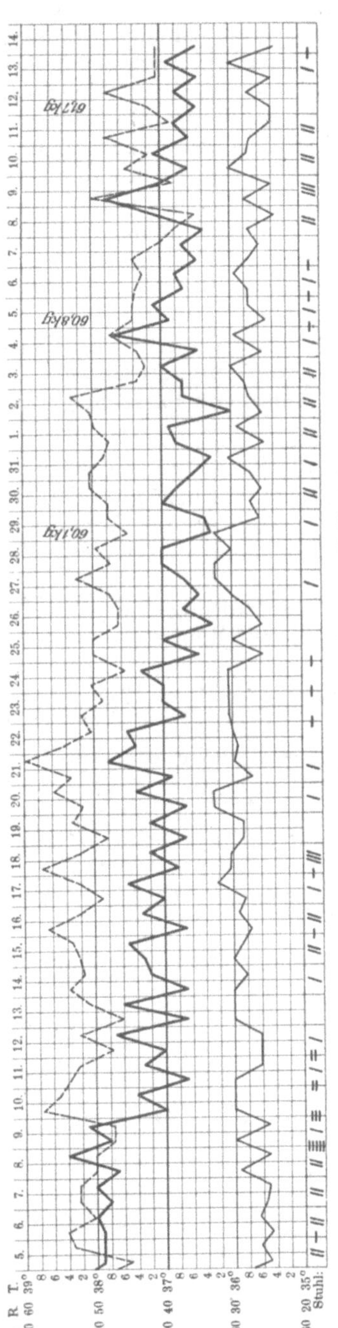

Abb. 94. Temperaturkurve zu Fall 100.

11 cm auswärts von der Mittellinie. Rechter Herzrand 6 cm außerhalb der
Medianlinie. An der Herzspitze ist der zweite Ton lauter als der erste,
der von einem rauhen, systolischen Geräusch begleitet ist, das an der Herzspitze am stärksten auftritt. Der zweite Aortenton war deutlich verstärkt,
Arterien verdickt und geschlängelt. Blutdruck 260 mm Hg Lungen o. B.,
bis auf eine leichte Dämpfung und Rasselgeräusche an der Basis beiderseits.
Im Leibe Flankendämpfung, die bei Lagewechsel sich verschiebt. Es bestand leichter Druckschmerz und Resistenz im Epigastrium und ein ganz
leichtes Ödem der Schienbeine. Urin schwankte um 750 cm in 24 Stunden,
spez. Gewicht 1001—1005. Albumenspuren, im Sediment wenig hyaline und
granulierte Zylinder. Während der ersten Woche seines Krankenhausaufenthaltes schwankte die Temperatur zwischen 37,3° und 37,8°. Dem Patienten
ging es in keiner Weise besser. Erbrechen und Kopfschmerzen mit schlechtem
Schlaf hielten trotz Abführen, Heißluftbädern und Herzmitteln an. Am 6.
wurden Blutegel in der Lebergegend angesetzt, worauf man weiter bluten ließ.
Am nächsten Tage war das Brechen und der Allgemeinzustand besser, aber die
Arme waren zeitweise stark angeschwollen und empfindlich. Nach dem 10. 3.
nahm die Schwellung der Füße und Beine zu, er aß nur wenig, ließ wenig Urin
und klagte über Atemnot und Herzdruck; Nitroglycerin und Amylnitrit brachten
keine Besserung. Am 10. hatte er einen sehr heftigen Anfall von Herzschmerzen
mit Dyspnoe und um 6 Uhr abends starb er.

Besprechung: Es ist nicht daran zu zweifeln, daß die Krankheit, an welcher
unser Patient 1900 litt, Typhus mit Embolie in der Lunge und in der Milz
war. Die Temperaturerhöhung, die er Ende November und Anfang Dezember
zeigte, gehörte wohl zu der Art, die wir als Bettfieber bezeichnen, da sie so schnell
nachließ, als er aufstehen durfte. Was Bettfieber eigentlich ist, wissen wir
nicht, man darf aber wohl annehmen, daß es sich um Störungen des Stoff-
wechsels und der Wärmeregulierung handelt, die in Verbindung mit dem abnormen Zustande des Patienten stehen, welcher der Reize der normalen
Bewegung und der normalen Temperaturschwankungen beraubt ist (vgl. Bd. I,
S. 321).

Neun Jahre später litt unser Kranker an einer Dyspepsie bei gutem Appetit.
Wäre nicht der Urin und das Blut untersucht worden, so hätte man über den
wirklichen Ursprung dieser Verdauungsstörung im Zweifel bleiben können,
bis der auftretende Ascites und das Lungenödem die Sache klärten. Dieses
ist wahrscheinlich verhältnismäßig frischen Ursprunges, da der Patient erst
seit ein paar Tagen über Atemnot klagt. Zweifellos werden die Erscheinungen
des Kranken von einer Urämie hervorgerufen.

Wir pflegen zu sagen: wenn ein Patient nach dem 40. Jahre über Magenbeschwerden zu klagen beginnt, die nicht klar sind, das heißt, ohne erkennbare
Ursache, oder ohne daß er schon früher daran litt, dann sei Krebs die wahrscheinlichste Diagnose; aber wir müssen auch daran denken, daß das Krebsalter
auch das der Arteriosklerose ist und deshalb die Zeit, in der Nephritis und Urämie
auftreten können. Außerdem ist dieses Krebsalter auch die Zeit, wo Gallensteine
und Angina pectoris vorkommen. Deshalb müssen alle diese Möglichkeiten
ins Auge gefaßt werden, ehe man selbst auch nur vorübergehend die Diagnose
auf Krebs stellt.

Verlauf: Die Autopsie zeigt eine chronische Glomerulonephritis; leichte
Arteriosklerose, Hypertrophie und Dilatation des Herzens; serofibrinöse Pericarditis; Cholelithiasis; leichte chronische Pleuritis rechts.

Fall 101.

Ein 40jähriger Schiffsbauer wurde am 15. März 1909 in das Krankenhaus aufgenommen. Der Kranke kam aus der Poliklinik mit der Diagnose „Splenische Anämie". Familienanamnese ausgezeichnet. Er gibt an, vor zehn Jahren hätte er Rheumatismus gehabt, der in den Füßen begann und die ersten Wochen mit Fieber verlief und ihn sechs Wochen ans Bett fesselte, er sei vom Gürtel nach abwärts gelähmt gewesen, hätte die Beine nicht bewegen können und hätte viel Schmerzen an ihrer Beugeseite gehabt. Die Heilung war eine vollkommene. Er trinkt täglich drei bis vier Glas Bier, gelegentlich auch einen Schnaps.

Vor zwei Jahren bemerkte er, daß es schlechter mit ihm ging. Er mußte bei der Arbeit in einer staubigen Mühle viel husten, aber der Husten ließ nach, wenn er im Freien arbeitete. Zu dieser Zeit wog er 155 Pfund. Ende Dezember litt er ein bis zwei Tage an Verdauungsstörungen, die durch Pulver gebessert wurden. Ende Januar mußte er die Arbeit niederlegen, nachdem er vorher schwer auf einem Schiffe gearbeitet hatte. Er klagte damals über ein Gefühl

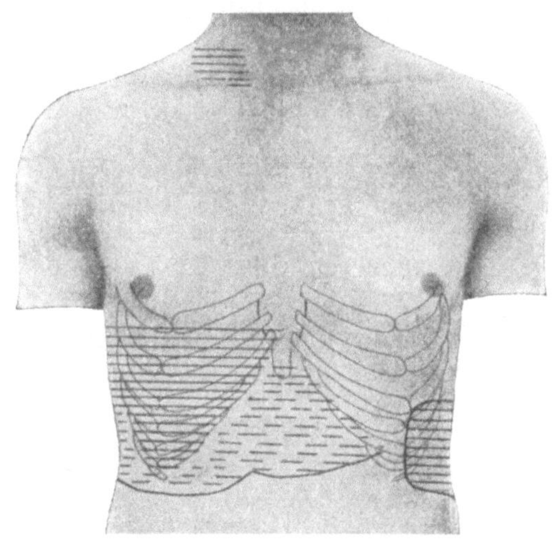

Abb. 95. Untersuchungsbefund in Fall 101.

von Fülle nach den Mahlzeiten im Leibe. Er nahm sehr viel Abführsalze und kam an Kräften und Gewicht herunter. Das ging auch weiter so trotz Medizin und passender Ernährung. Der Appetit ist besser geworden; er trinkt täglich zwei Liter Milch. Er hat weder Schmerzen noch Ödeme und ausgezeichneten Appetit, besser wie früher, und kann vorzüglich schlafen. Trotzdem mußte er am 20. 1. wegen Schwäche aufhören zu arbeiten. Das Gewicht beträgt jetzt nur 125 Pfund.

Die **Untersuchung** ergibt guten Ernährungszustand. Haut und Schleim. häute blaß. E. 3 912 000. L. 14 200. Hb 55%. Polynucleäre Leukocyten 78%, Lymphocyten 21%. Eosinophile 1%. Urin negativ. Pupillen gleich groß. reagieren normal. Sie sind leicht unregelmäßig. Reflexe normal. Am Nacken, in den Achselhöhlen und Leistenbeugen sind die Lymphknoten vergrößert. Arterien verdickt und leicht geschlängelt. Sichtbare Pulsation der Armarterien. Brustorgane negativ. Die Leber reicht von der sechsten Rippe bis 11 cm unterhalb des Schwertfortsatzes, wo man den Rand fühlt. Milzdämpfung 11:15 cm. Der untere Rand der Milz war zu fühlen (Abb. 95).

Ich stellte die Diagnose auf Syphilis der Leber, da ihre Oberfläche unregelmäßig, der Rand abgerundet war. Die Untersuchung im heißen Bade ließ die Milz nicht fühlen, bestätigte aber sonst das Ergebnis der Untersuchung. Die Magenuntersuchung ergab keine Rückstände am Morgen. Nach Probemahlzeit weder freie HCl, noch sonst Säure. Guajacprobe positiv. Am 23. fanden sich im nüchternen Magen leichte Rückstände. Auch jetzt war nach Probemahlzeit der Magensaft alkalisch. Durch Resorcin, dreimal täglich 0,3 g, wurden die Magenbeschwerden bedeutend gebessert. Der Versuch einer antisyphilitischen Behandlung hatte keinen Erfolg gehabt. Nachdem er in der ersten Woche sieben Pfund abgenommen hatte, nahm er dies wieder fast ganz zu. Die Temperatur war stets leicht erhöht (Abb. 96). Im Stuhl wurde okkultes Blut nicht nachgewiesen.

Besprechung: Offenbar litt der Kranke vor zehn Jahren an einer alkoholischen Neuritis, oder möglicherweise an einem Anfall von Rheumatismus und vor zwei Jahren an einem starken Husten, wahrscheinlich tuberkulösen Ursprunges, aber wir haben keinen Grund eine dieser Krankheiten mit den jetzt seit sechs Wochen bestehenden, ziemlich leichten Magenschmerzen in Ver

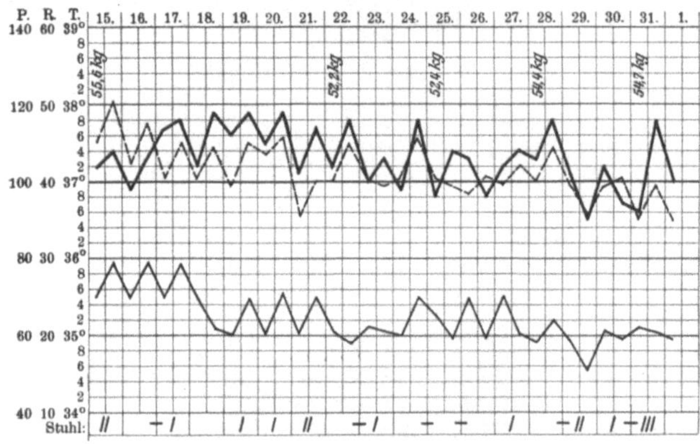

Abb. 96. Temperaturkurve zu Fall 101.

bindung zu bringen, bei denen er an Gewicht und Kräften trotz ausgezeichnetem Appetit abgenommen hat. (Diese Verbindung, worauf man achten muß, Gewichtsverlust bei gutem Appetit, ist ziemlich selten und kommt besonders bei Diabetes und Basedow vor.)

Das Vorhandensein einer unerklärten Anämie bei einem Manne dieses Alters, zusammen mit Drüsenschwellungen und Vergrößerung der Leber und Milz könnte auf Syphilis hindeuten. Die Beschaffenheit des Leberrandes stützt noch diese Annahme, aber wir müssen eingestehen, daß ein positiver Beweis für Syphilis in unserem Falle nicht vorliegt.

In bezug auf Alkohol ist seine Lebensweise weder die beste, noch die schlechteste. Natürlich kann er eine Lebercirrhose bekommen haben, und diese konnte alle Erscheinungen bis auf die Drüsenschwellungen und seine vorzeitige Arteriosklerose erklären. Das Fehlen der freien Salzsäure im Mageninhalt und die positive Guajacprobe findet man bei Lebercirrhose nicht selten.

Warum soll unser Kranker nicht an Magengeschwür leiden? Seine Anämie könnte von unbeobachteten Blutungen in dem Darm herrühren. Der gute Appetit paßt völlig zu dieser Anämie und wird so besser erklärt als durch jede der vorher betrachteten Diagnosen.

Bei Magengeschwüren findet man eher eine viel längere Dauer stärkerer Magenbeschwerden wie in diesem Falle; es kommt auch mit Fehlen freier Salzsäure im Magen nicht häufig vor. Unser Fall bietet auch einige Hinweise auf Tuberkulose, besonders die anscheinend grundlosen Magenbeschwerden und das leichte Fieber. Keine der bisher erwähnten Diagnosen, vielleicht mit Ausnahme der Syphilis, nimmt auf das Fieber Rücksicht, das in unserem Falle dunkel bleibt. Bisher haben wir keine Erklärung dafür bieten können. Auch Arteriosklerose könnte man als Ursache der Erscheinungen in Betracht ziehen, trotzdem der Urin negativ und der Blutdruck nicht gemessen worden ist. Arteriosklerotische Veränderungen der Nieren oder der Bauchgefäße können als mögliche Ursache der Krankheitserscheinungen nicht ausgeschlossen werden, aber wir können mit dieser Diagnose nicht die Anämie erklären. Ich habe keinen einzigen stichhaltigen Grund zu der Annahme, daß Arteriosklerose für sich zur Anämie führt.

Magenkrebs könnte die Anämie und die Achylie erklären, nicht aber die Milzvergrößerung und den guten Appetit. Ich war in diesem Falle nicht imstande eine Diagnose zu stellen und riet deshalb zu einer Probelaparotomie.

Verlauf. Am 5. 4. zeigte die vorgenommene Operation einen Tumor an der großen Kurvatur und eine noch größere Geschwulst unterhalb des Magens. Beide Geschwülste waren anscheinend carcinomatös und der Leib wurde wieder geschlossen. Der Patient verließ das Krankenhaus am 25. 4. 1909 und ein Brief, den wir später an ihn sandten, kam zurück mit dem Vermerk „verstorben".

Fall 102.

Eine 44jährige Frau kam am 22. 2. 1909 in das Krankenhaus. Familien- und Eigenanamnese ohne Belang. Seit drei Monaten muß sie am Morgen alles erbrechen, was sie gegessen oder getrunken hat. Zeitweise werden dabei die Finger steif, Daumen aber nicht eingeschlagen. Zugleich klagte sie über leichte Atemnot beim Treppensteigen und seit acht Wochen braucht sie des Nachts zwei Kopfkissen und muß einmal in der Nacht Wasser lassen.

Die **Untersuchung** zeigt guten Ernährungszustand. Gute Hautfarbe. Pupillen und Reflexe normal. Das Herz ist nicht vergrößert, aber es besteht ein rauhes systolisches Geräusch, das am lautesten an der Herzspitze zu hören ist und nach der Achselhöhle fortgeleitet wird. Der Puls zeigt erhöhte Spannung. Blutdruck nicht gemessen. Die Speichelschlagadern ein wenig verdickt. Die Arterien zeigten lebhafte Pulsation. Der zweite Aortenton war laut und klingend. Beide Hände zeigten bei der Beobachtung die Neigung zu spastischen Kontraktionen der Finger, gelegentlich auch mit Einschlagen des Daumens. Die Vaginaluntersuchung ergab keinen Befund.

Durchschnittliche Urinmenge in 24 Stunden 1050. Spez. Gewicht 1005. Leichte Spuren von Eiweiß; keine Zylinder. Blut normal. Augenhintergrund zeigt stellenweise enge Gefäße, aber keine Blutungen oder Netzhautentzündung. Die Magenuntersuchung ergab weder Rückstände in nüchternem Zustand, noch Vergrößerung des Magens. Nach Probemahlzeit fand sich im Magensaft keine Säure. Trotz aller Bemühungen hielt das Erbrechen bis zum 2. 3. an; darauf setzte man sie auf Mehlbrei, wobei sie sich wohl befand. Bei reichlicher Kost kehrte das Erbrechen zurück.

Besprechung: Morgendliches Erbrechen bei einer Frau läßt immer zuerst an Schwangerschaft denken, aber in unserem Falle liegt dafür keine Möglichkeit vor. Demnächst ist Nierenentzündung die häufigste Ursache für Erbrechen am Morgen. Die Verhältnisse am Herzen und der Urin spricht bei uns stark dafür. Es ist auch hervorzuheben, daß mit den Magenstörungen auch Schwindel auftrat.

Die Kranke befindet sich im Krebsalter und derartige Symptome sprechen bei einem Patienten in diesem Alter, der früher nie über Magenstörungen zu klagen hatte, stark für Krebs. Nur haben wir hier mehr Erbrechen und weniger objektive Symptome für eine Magenkrankheit, als man bei einem beginnenden Carcinom erwarten würde. Das Fehlen der freien Salzsäure ist durchaus nicht charakteristisch für Krebs und spricht in keiner Weise für die Diagnose einer chronischen Nephritis, die hier als die wahrscheinlichste erscheint.

Die Kontraktion der Finger müssen wir als Tetanie betrachten, ein Zustand, von dem wir wenig wissen, mit der einzigen Ausnahme, daß er in Verbindung mit Magendilatation und bei Exstirpation der Nebenschilddrüse vorkommt. Hier können wir keinen dieser Zustände annehmen. Trotzdem müssen wir wohl die Tetanie in den großen Begriff der Magentetanie einreihen. Es ist erwähnenswert, daß in unserem Falle das Erbrechen auf Mehlbrei nachließ. Ich habe ähnliche gute Erfolge in ziemlich vielen Fällen gesehen. Bei der Behandlung des Erbrechens ist es nicht die Nahrungsentziehung, die zum Ziele führt; wenn der Patient essen muß, ist es gewöhnlich falsch, Flüssigkeiten wie Milch oder Brühe zu geben. Feste Speisen werden gewöhnlich besser als Flüssigkeiten vertragen.

Verlauf: Der Puls wurde täglich schwächer und am 10. entschied sich die Familie dafür, die Kranke wieder nach Hause zu nehmen, wo sie am 11. 3. 1909 starb.

Fall 103.

Eine 36jährige Hausfrau kam am 17. 4. 1909 in das Krankenhaus. Der Vater der Kranken starb an „Herzrheumatismus", ihr Mann an Schwindsucht und ebenso auch ein Kind. Mit 15 Jahren hatte sie Typhus und ein Jahr später Gelbsucht, die fast ein Jahr anhielt.

Seit vielen Jahren klagt sie über Magenstörungen, besonders die letzten Jahre. In dieser Zeit mußte sie zweimal wöchentlich brechen und klagte über Schmerzen nach dem Essen. Auch bestand ein brennendes Gefühl in der Magengrube und ausgesprochenen Verstopfung. Am 31. 8. 1908 wurde sie mit der Diagnose „gastromesenterialer Ileus" in das Krankenhaus eingeliefert. Der Magen war stark erweitert; es wurde eine hintere Gastroenterostomie angelegt. Vier Tage nach der Operation begannen Übelkeit und Erbrechen. Am 23. 9. verließ sie gegen den Rat des Arztes das Hospital. Jetzt gibt sie an, es ginge ihr seit der Operation viel schlechter als vorher. Sie muß alles erbrechen, was sie ißt, und hat dauernd Schmerzen in der Magengegend. Dadurch wurde sie an das Bett gefesselt und hat schnell an Gewicht abgenommen. Blut hat sie nie erbrochen.

Die **Untersuchung** zeigt guten Ernährungszustand. Lymphknoten und Reflexe normal. Brustorgane o. B., ebenso der Leib, bis auf mäßige Druckschmerzhaftigkeit im Epigastrium. Urin negativ. Blut L. 20000 mit einer polynucleären Leukocytose. Hb 85%. Vier Tage später: L. 17600. Später wurde festgestellt, daß sie das letzte Vierteljahr zur Besserung der Schmerzen Morphium nahm, gewöhnlich 0,03—0,05 am Tage. Der Magen wurde ausgewaschen, er enthielt viel Galle. Sie brach weiter und brauchte ziemlich viel Morphium und Chloralhydrat. Am 23. riet man zu einer Probelaparotomie. Als dies die Patientin erfuhr, hörten Klagen und Erbrechen auf. Sie wurde munter und sagte, mit dem Magen sei es nicht so schlimm, ihre einzigen Beschwerden bestünden darin, daß sie zu viel Morphium bekommen hätte; sie wollte nicht operiert werden und wolle nach Hause gehen. Auch wolle sie etwas zu essen bekommen, worauf sie Ei mit Brot bekam, das sie aß; dann schlief sie die ganze Nacht gut. Am nächsten Tage begann aber wieder das Geheule und Gebreche. Am Abend fand man die Patientin, die allein lag, mit einem Handtuch, das sie sich zu einem Seil zusammengerollt hatte. Weil man fürchten mußte, daß sie sich selbst etwas antun wolle, sollte sie bewacht werden. Darüber wurde sie so wütend, daß sie mit Heulen und Erbrechen aufhörte und vernünftig wurde; sie aß nachher ganz gut und brach weniger.

Besprechung: Eine Kranke, die tuberkulöser Infektion ausgesetzt war, hat lange Zeit an Magenbeschwerden gelitten. Sie hat eine Magendilatation und hat sich an Morphium gewöhnt. Jetzt kommt sie mit einer Leukocytose unbekannten Ursprungs zur Beobachtung. Die Ursache dieser Leukocytose konnten wir nicht finden. Wenn wir die Krankengeschichte lesen, so sind wir geneigt sofort zu sagen: aha, Hysterie, aber die Frage ist, ob nicht dahinter noch etwas anderes steckt. Sind wir dessen sicher, daß sie trotz ihres Alters nicht etwa an Arteriosklerose oder cerebraler Syphilis leidet? Wir können nur sagen, daß für beides keine Beweise vorliegen. Ich selbst meine, wir müssen alle ihre Störungen auf ihren Geisteszustand zurückführen, wenn wir auch nicht hinreichend die Leukocytose erklären können.

Von Interesse ist die Tatsache in unserem Falle, daß die Kranke, obgleich sie nachgewiesenermaßen eine Magendilatation hatte, weshalb eine Gastroenterostomie, übrigens ohne Besserung, ausgeführt wurde, nachher mit ihrem Magen ganz zufrieden war, als sich ihr Gemütszustand geändert hatte. Ich bin gegen die Diagnose einer Magendilatation als klinische Einheit sehr skeptisch geworden. Ich zweifle, daß man eine solche Diagnose bei dem Fehlen von Stauungserscheinungen stellen könne. Wir wissen nicht, wie groß ein Magen sein und doch normal bleiben kann. Wir wissen auch nicht, wie das Organ sich zeitweise ausdehnen mag, ohne irgendwie krank, oder arbeitsunfähig zu werden. Die Diagnose auf Magenerweiterung ist sehr häufig. In gut geleiteten Kliniken wird sie jetzt seltener und sollte, wie ich glaube, ganz verschwinden. Eine Magenerweiterung mit Stauung ist wichtig, aber nur von der gleichen Wichtigkeit wie eine Stauung ohne Magenerweiterung. Mit anderen Worten: auf die Stauung kommt es an und sie kann man entweder durch Röntgendurchleuchtung, oder noch besser durch Magenaushebung vor dem Frühstück feststellen. Wir können nicht behaupten, daß eine Stauung nach einer Kontrastmahlzeit bei der Röntgenuntersuchung dasselbe ist, als wenn der Magen Nahrung verarbeitet. Wismut und die anderen gebrauchten Mittel sind Fremdkörper, ganz verschieden von denen, mit denen es der Magen sonst zu tun hat. Später stellte sich noch heraus, daß ihre Mutter im Irrenhause gestorben war. Am 29. verließ sie gegen den Rat des Arztes das Krankenhaus.

Fall 104.

Eine 64jährige Witwe suchte am 18. 12. 1911 das Krankenhaus auf. Sie gibt an, sie hätte seit 20 Jahren Magenbeschwerden und erwähnt als Ursachen „Autointoxikation und Magenerweiterung". Gelegentlich hat sie Koliken und akute Schmerzanfälle, sonst hat sie sich aber wohl gefühlt und trotz dauernder Obstipation und häufiger Kopfschmerzen ein tätiges Leben geführt. Hin und wieder wurde es durch Anfälle mit etwas Brechen und Durchfall unterbrochen, die sie als „Fleischvergiftung" bezeichnet. In der Nacht muß sie zweimal Urin lassen, aber Störungen beim Wasserlassen hat sie nicht. Gelbsucht hat sie nie gehabt.

Seit etwa einem Monat hat sie häufig Anfälle von Übelkeit und Schmerzen
im Epigastrium. Vor zehn Tagen bekam sie nach dem Essen einen schweren
Anfall der ihr gewohnten Art und seither fühlt sie sich dauernd unwohl und
klagt über Schmerzen. Seit einem Monat hat sie an Gewicht abgenommen
und fühlt sich auch sonst schlechter. Sie gibt an, seit zehn Tagen hätte sie
keinen Stuhl mehr gehabt. Abführmittel oder Einläufe hat sie nicht angewandt.
Sie hat einen tüchtigen Husten, aber weder Fieber, noch Frösteln.

Die **Untersuchung** zeigt eine schlecht genährte Frau. Pupillen negativ.
Zahnfleisch o. B., sehr schlechtes Gebiß, viele Zähne fehlen. Die Brustorgane
zeigten keine Veränderung bis auf verstreute grobe Rasselgeräusche hinten
über beiden Lungen. Der Leib war leicht aufgetrieben und zeigte mäßige Muskelspannung und beträchtliche Druckschmerzhaftigkeit im rechten oberen Quadranten, wo ein undeutlicher Tumor, der sich bei der Atmung bewegte, zu fühlen
war. Auch über dem Schamberg bestand Druckschmerzhaftigkeit. Reflexe
und Urin normal. Blut bei der Aufnahme: L. 19000. Hb 85 %.

Bald nach der Aufnahme erbrach sie 100 ccm gräuliche Flüssigkeit mit positiver Guajacreaktion und freier Salzsäure. Auch im Stuhlgang fand sich okkultes
Blut. Während der zehn Tage ihres Aufenthaltes in der medizinischen Abteilung
blieb der Leib mäßig aufgetrieben; trotz des guten Erfolges von Abführmitteln
und Einläufen bestanden öfters allgemeine Schmerzen im Leibe, gelegentlich
krampfartig. Sie mußte alle Tage mehr oder weniger brechen. Flüssigkeiten
konnte sie bis 400 ccm behalten, um dann auf einmal alles Genossene auszu-
brechen. Die Temperatur war während dieser Zeit normal, aber der Puls stieg
allmählich von 80—100.

Besprechung: Obwohl unsere Kranke seit langem an Verstopfung leidet,
können wir ihre jetzt vorhandenen Magenstörungen nicht darauf zurückführen,
denn sie sind akut, die Verstopfung chronisch.

Wir bemerken, daß die Kranke bedeutend mehr Schmerzen hat, als man
sie in den typischen Fällen von Dyspepsie findet. Auch daran denken wir, daß
sie im Krebsalter ist, obwohl wir darauf in bezug auf Magenkrebs weniger
Gewicht legen, wenn die Patientin wie hier chronisch über Magenbeschwerden
geklagt hat.

Für Magenkrebs spricht der Tumor im rechten Hypochondrium, der
Nachweis von Blut im Mageninhalt, das Fehlen von freier HCl und die Stauung.
Die Tatsache, daß sie zehn Tage lang keinen Stuhl hatte, muß uns auch an
Darmkrebs denken lassen. Man muß sich immer daran erinnern, daß Darm-
krebs genau dieselben Erscheinungen hervorrufen kann wie ein Magencarcinom.
Das Andauern der krampfhaften Leibschmerzen, nachdem die Patientin Ruhe
genoß und ihr Stuhlgang in Ordnung gebracht war, rückt eine Neubildung
im Darm in den Vordergrund. Der Zustand der Lungen deutet auf ein schwaches
Herz hin. Für die Leukocytose findet sich kein Grund. Wir konnten keine
sichere Diagnose stellen.

Verlauf: Am 18. 12. wurde der Leib geöffnet; man fand harte Tumoren
am ganzen unteren Leberrande, an der Gallenblase und am Pylorus. Auch im
Leibe fand sich eine Zahl anderer harter Knoten im Netz und Mesenterium,
aber kein Anzeichen eines Darmverschlusses. Nach der Operation brach sie
weniger und fühlte sich wohler, aber allmählich wurde sie schwächer und starb
am 31. 12. Die Autopsie zeigte Carcinom der Gallenblase mit ausgedehnten
Metastasen in den benachbarten Lymphknoten. Außerdem fand sich eine
Streptokokkensepticämie, ein kleiner Absceß in der rechten Lunge, alte Spitzentuberkulose beiderseits und eine mäßige Arteriosklerose. Betrachten wir den
Fall rückwärts blickend, so findet sich nur wenig, was uns auf die richtige Spur

hätte leiten können. Das Fehlen von Gelbsucht und eines Tumors, der als die Gallenblase zu erkennen war, läßt schwer erkennen, wie man zu der richtigen Diagnose hätte gelangen können. Auffällig ist, daß ein normaler Magen und Darm so ausgesprochene Magen- und Darmsymptome hervorrief. Wahrscheinlich haben die metastatischen Geschwülste damit etwas zu tun.

Fall 105.

Eine 48jährige Frau kam am 19. 12. 1911 in das Krankenhaus. Vater und Großmutter starben an Magenleiden, sonst ist die Familienanamnese gut. Vor sechs Jahren machte sie eine Magenoperation durch; etwas Näheres darüber ist nicht bekannt, aber seither hat die Menstruation aufgehört. Seit 20 Jahren quält sie sich mit Magenbeschwerden, die in der Form von Schmerzen im Epigastrium auftreten und in keiner Beziehung zum Essen stehen. Die Schmerzen kommen in unregelmäßigen Zwischenräumen und sind mit Übelkeit und Blähungen nicht aber mit Erbrechen verbunden. Außerdem hatte sie einige Male heftige Schmerzanfälle im Epigastrium, so stark, daß sie sich aufbäumte und Morphium bekommen mußte. Gelbsucht und Fieber hat sie nie gehabt, aber oft werden die Schmerzen im Epigastrium von einer Reihe von Frösten begleitet. Der letzte Schüttelfrost mit Schmerzen war in der vergangenen Nacht. Der Urin war dunkel, der Stuhl manchmal schwarz. Der letzte schwere Anfall war vor vier Wochen. Gewöhnlich halten die Schmerzen sechs Stunden an.

Die **Untersuchung** verläuft ohne Befund, bis auf eine Spannung des ganzen Leibes, der eine genauere Untersuchung unmöglich macht. Überall wird über sehr heftige Druckschmerzhaftigkeit geklagt. Am stärksten ist sie in der rechten Hälfte des Leibes, der ganz flach ist und tympanitischen Schall zeigt. Blut und Urin normal, ebenso Puls, Temperatur und Atmung.

Besprechung: Was können wir aus einer Familienanamnese, wie wir sie hier haben, entnehmen? Nichts Bestimmtes. Die sogenannten Magenleiden, an denen der Vater und die Großmutter starben, können Urämie, Angina pectoris, Lebercirrhose, perniciöse Anämie und noch anderes gewesen sein. Wir haben keinen Grund zu der Annahme, daß es sich wirklich um eine Erkrankung des Magens handelt.

Die Kranke litt 20 Jahre an Verdauungsstörungen, aber das Entscheidende ist, daß keine Beziehungen zwischen den Magenbeschwerden und der Nahrungsaufnahme bestand. Mit anderen Worten, wir haben keinen Grund die Schmerzen auf den Magen selbst zu beziehen. Das Vorkommen von heftigen Schmerzen, die durch Morphium gebessert wurden und mit Schüttelfrösten einher gingen, läßt uns an Gallensteine denken. Die Hauptschwierigkeit bleibt sogar, daß wir nicht ohne weiteres zu der Annahme kommen, es müsse sich um Gallensteine handeln, bevor wir mit gleicher Sorgfalt die anderen Möglichkeiten durchdacht haben. Die Anamnese ist typisch für Gallensteine und ebenso der Untersuchungsbefund. In vielen Fällen von Gallensteinen finden wir nichts mehr als hier. Worum könnte es sich sonst noch handeln? Zuerst um Zwölffingerdarmgeschwür. Es ist bekannt, daß Gallensteine und Duodenalgeschwür sich absolut gleichen können. Das Bestehen von Magenbeschwerden zwischen den heftigen Schmerzanfällen würden wir genau beim Geschwür erwarten. Dagegen spricht aber das Fehlen der typischen Hungerschmerzen, eine sichere Beziehung zur Nahrungsaufnahme und das Fehlen einer Besserung nach dem Essen. Positive Beweise für Magengeschwür, wie Blut, oder Ergebnisse der Röntgenuntersuchung fehlen. Es bleibt auch sicher ungewöhnlich, daß bei Geschwür so heftige Schmerzen auftreten, daß Morphium notwendig wird und daß sie dadurch schnell gebessert werden.

Es ist jetzt noch Mode, Symptome dieser Art auf chronische Appendicitis zurückzuführen und zu ihrer Besserung den Blinddarm zu entfernen. Aber mir scheint es immer schwieriger diesen Standpunkt noch zu verteidigen. Besonders die Arbeit Codmans[1]) über die chronische Appendicitis spricht jetzt, je genauer wir sie studieren, um so mehr dagegen. Persönlich bin ich der Meinung, daß auch nicht der geringste Beweis dafür besteht, daß Erscheinungen, wie sie unsere Patientin darbot, durch eine chronische Appendicitis hervorgerufen werden.

Nierenkoliken bei Steinen oder aus anderen Gründen können solche Schmerzen hervorrufen, aber niemals fand ich sie auf das Epigastrium beschränkt, außerdem gibt uns der Urin keinen Hinweis darauf.

Verlauf: Am 20. Dezember wurde operiert und man fand eine ausgedehnte Gallenblase, etwa zehn Gallensteine von verschiedener Größe wurden entfernt. In den Gallengängen wurden keine gefunden. Die Kranke erholte sich gut und wurde am 9. 1. entlassen. Am 16. 12. 1912 berichtete ihr Hausarzt, daß sie sich völlig wohl befände.

Verfolgen wir nun mit unserer Kenntnis des Operationsbefundes den Fall zurück, haben wir dann einen Grund zu der Annahme, daß die 20 Jahre anhaltenden Magenbeschwerden auf die Gallensteine zurückzuführen sind, die bei der Operation entfernt wurden, oder auf andere ähnliche Steine? Gewöhnlich beantwortete man diese Frage mit ja, aber ich kann dafür in meiner Erfahrung keinen Grund finden. Es gibt eine Unmenge von Kranken, die genau die gleichen Beschwerden haben und bei der Autopsie keine Spur von Gallensteinen aufweisen. Das Zusammentreffen kann auch auf Zufall beruhen.

Fall 106.

Eine 23jährige Frau wurde am 19. 8. 1909 in das Hospital aufgenommen. Vor acht Wochen begannen Übelkeit, Erbrechen und Kopfschmerzen, vorher war sie immer gesund. Sie hat eine gute Familienanamnese, nur ist eine Schwester, mit der sie zusammen lebte, vor neun Jahren an Tuberkulose gestorben. Im Beginn der Krankheit war das Erbrechen von Übelkeit begleitet und trat besonders am Morgen beim Aufstehen auf. Später kam es den ganzen Tag über vor. Nach drei Wochen begannen auch Kopfschmerzen, ein dumpfer Schmerz an der Stirn und im Hinterhaupt mit häufigen heftigen Anfällen, die sich seither wiederholt haben. Vor einer Woche begann sie auf ihr rechtes Auge schlecht zu sehen und kann jetzt damit Gegenstände nicht mehr unterscheiden. Zugleich bemerkte sie ein leichtes Taubheitsgefühl in der linken Gesichtsseite und gelegentlich leichten Schwindel. In der letzten Woche ist sie zweimal ohnmächtig geworden.

Die **Untersuchung** zeigt eine gut genährte Frau mit ausgesprochenem Auswärtsschielen des rechten Auges. Das linke Auge bewegt sich nach links nicht über die Mittellinie hinaus. Die anderen Bewegungen waren gut ausführbar. Pupillen normal. Stauungspapille beiderseits. Brust- und Leiborgane o. B. Leichte Störung der Empfindung besonders für Schmerzen an der linken Gesichtsseite, des Halses und Oberarmes. Mit dem rechten Auge werden Finger nicht gezählt. Die Reflexe an Kiefer, Biceps, Handgelenk und Knie gesteigert. Achillessehnenreflexe fehlen. Babinski beiderseits negativ. Gordon und Oppenheim rechts positiv. Blut 140 mm Hg. Temperatur und Urin negativ.

Besprechung: Das Alter der Kranken, die der Möglichkeit einer tuberkulösen Infektion ausgesetzt war, führen zur Annahme einer symptomatischen

---

[1]) Boston med. a. surg. journ. 1913.

Magenstörung bei dieser Krankheit, aber die Sehstörung des einen Auges, die Gefühlsstörung am Gesicht und die unerklärten Ohnmachtsanfälle machen es ganz klar, daß wir eine tiefere Ursache für den Schwindel der Kranken suchen müssen.

Die Untersuchung gibt hinreichende Klarheit über den Fall. Die Stauungspapillen, die gesteigerten Reflexe, die Parästhesie vom Herdtypus geben zusammen einen Symptomkomplex, der ohne Zweifel auf eine umschriebene intrakranielle Störung hinweist. Die häufigste Ursache dafür ist ein Gehirntumor.

Syphilis kann ähnliche Erscheinungen hervorrufen, aber wir haben keinen Beweis für das Vorliegen der Krankheit; auch ist doppelte Stauungspapille in dem Frühstadium der Gehirnsyphilis nicht häufig. Nach einer Arteriosklerose bei 23 Jahren zu suchen, wäre etwas zu weit hergeholt. Tuberkulöse Meningitis führt nicht zur doppelten Stauungspapille und zeigt selten so ausgesprochene Herdsymptome. Gehirntumor bleibt die einzige vernünftige Diagnose.

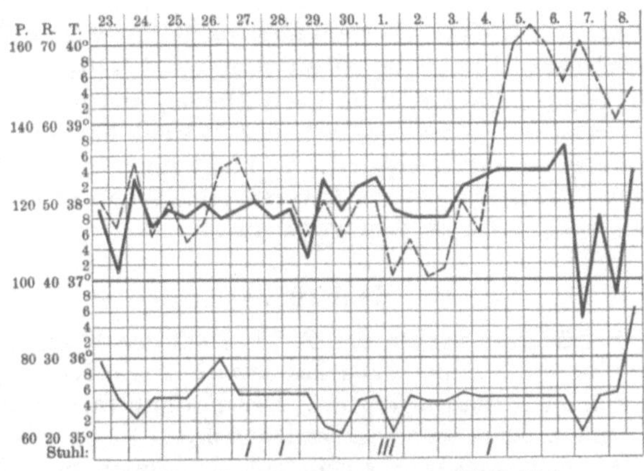

Abb. 97. Temperaturkurve zu Fall 106.

Verlauf: Am 21. 8. wurde zur Entlastung trepaniert. Es ist nicht gesagt, wo, aber wahrscheinlich in der Temporalgegend. Eine Besserung trat darauf nicht ein, und deshalb wurde am 11. 9. dieselbe Öffnung erweitert, aber auch ohne Erfolg. Nach dem 23. 9. bekam die Patientin ein kontinuierliches Fieber um 37,8° herum.

Am 9. 10. starb die Kranke. Die Autopsie zeigte Gliom beider Stirnlappen und der Basalganglien beiderseits. Das Fieber bleibt unerklärt (Abb. 97).

Fall 107.

Ein 38jähriger Fischer kam am 15. 11. 1909 in das Krankenhaus. Familien- und Eigenanamnese negativ. Seit drei Jahren quälte er sich mit Anfällen von Schmerzen und Auftreibung der Magengegend, die durch Aufstoßen etwas gebessert werden. In der Zeit zwischen den Anfällen fühlt er sich völlig wohl und muß nie brechen. Bei einem Anfall vor etwa drei Wochen glaubt er etwas gelb geworden zu sein und hatte dunklen Urin. Appetit glänzend. Er ißt, wenn er Hunger hat, und verschlingt seine Nahrung. Stuhlgang sehr angehalten. Die beiden letzten Anfälle waren schlimmer als gewöhnlich und die Schmerzen strahlten nach dem Rücken aus. In den letzten drei Wochen glaubt er etwa fünf Pfund abgenommen zu haben.

Die **Untersuchung** zeigt eine ausgesprochene Trichterbrust, verläuft aber sonst negativ. Der Magen zeigt nüchtern keine Rückstände. Der Magen faßt 1,1 Liter. Nach Probemahlzeit zeigt der Magen HCl 0,027%, G. A. 0,116%. Blut und Urin normal. Fieber besteht nicht.

Besprechung: Der Kranke leidet seit drei Jahren an typischen, anfallsweisen Magenstörungen mit gutem Appetit und ausgesprochener Verstopfung. Die Untersuchung ergibt keinen Befund. Genügt die Obstipation, die Beschwerden des Kranken zu erklären? Wenn wir sie im Zusammenhange mit seinen üblen Eßgewohnheiten betrachten, glaube ich ja. Es ist nicht ganz sicher, ob seine schlechten Gewohnheiten die Ursachen der Obstipation sind, oder umgekehrt, aber zusammen genügen sie, um seine Magentätigkeit zu stören. Jedenfalls sollte die Behandlung auf dieser Grundlage begonnen werden, bis es sich erweist, daß man damit nicht weiter kommt.

Das ist noch ein Fall, bei dem viele Chirurgen gleich operieren, weshalb der Internist sich fürchtet, ihren Rat einzuholen. Es ist sehr ungewöhnlich, daß in weiterem Verlauf, nachdem man alles untersucht hat, eine Probelaparotomie gerechtfertigt sein kann, sicherlich aber nicht, bis wir darüber ganz sicher sind, daß auf anderem Wege eine Besserung nicht möglich ist.

Verlauf: Am 18. 11. 1909 ging er nach Hause, anscheinend ganz gesund. Am 1. 11. 1912 teilte sein Hausarzt mit, der Patient hätte seit Verlassen des Krankenhauses immer arbeiten können. Er klagt noch immer über Schmerzen in der Magengegend links und ist stark verstopft. Wenn er aber seinen Stuhlgang in Ordnung hält, geht es ihm ganz gut.

Fall 108.

Ein 40jähriger Türhüter suchte am 2. 11. 1909 das Krankenhaus auf. Die Familienanamnese ist gut. Seine Frau hat zwei lebende Kinder, worauf sieben Fehlgeburten in frühen Monaten folgten. Der Patient war immer ganz gesund und lebt nach seinen Angaben sehr ordentlich.

Ende Juni begannen starker Speichelfluß, Aufstoßen mit Magenschmerzen und Erbrechen. Früher hatte er nie irgendwelche Magenbeschwerden gehabt. Die Schmerzen waren niemals heftig. Zuerst brach er etwa einmal in der Woche, jetzt fast nach jeder Mahlzeit. Er bricht teilweise das Genossene, manchmal aber auch mehr, als er darauf zurückführen kann. Das Erbrochene ist immer sauer, niemals blutig. Natron bringt etwas Erleichterung. In der letzten Zeit wurde er schwach, kurzatmig und leidet unter Nachtschweißen. Seit Juni hat er 30 Pfund abgenommen.

Die **Untersuchung** zeigt guten Ernährungszustand, aber doch beträchtliche Abnahme. Pupillen gleich, leicht unregelmäßig, reagieren normal. Zweiter Aortenton stark betont, laut und klingend. Blutdruck 260 mm Hg. Das Herz ist nicht vergrößert. Lungen und Leib o. B. Blut negativ. Urin etwas 1200 ccm in 24 Stunden. Spez. Gewicht 1005—1009. Spuren Albumen, keine Zylinder. Die Magenausheberung vor dem ersten Frühstück zeigte einige Speisereste vom vergangenen Tage. Magenkapazität 1000. Nach Probemahlzeit keine freie HCl. Am 4. 11. begann der Kranke über Kopfschmerzen des Nachts, über Schwindelgefühl, Muskelzucken und über Erbrechen ohne vorhergehende Übelkeit zu klagen. Er brach dauernd, ein- bis zweimal am Tage. Sonst schien es ihm aber besser zu gehen, seitdem er mit einer spezifischen Behandlung aufgehört und mit Abführmitteln begonnen hatte. Die Untersuchung des Augenhintergrundes zeigte Exsudate und Blutungen um die Papillen beiderseits.

Besprechung: ¦Die Hauptzüge in dieser Krankengeschichte sind das Auftreten von sieben Fehlgeburten bei der Frau des Kranken, Speichelfluß von halbjähriger Dauer, Schmerzen im Leibe und Brechen mit 30 Pfund Gewichtsabnahme und neuerdings Dyspnoe und Schwitzen. Das ist geradezu ein Fall, wo jeder, der Medizin treibt, ohne stets den Blutdruck zu messen, irre geführt wird. Ohne Blutdruckmessung wäre man der Herzvergrößerung nicht sicher gewesen und ohne das ist es unmöglich darauf zu kommen, daß er eine Nephritis hat. Das Zusammentreffen der Urinveränderung mit der Untersuchung des Herzens und des Blutdruckes erlaubt praktisch die Diagnose auf Nephritis, selbst wenn nicht die Retinitis bestünde, die uns nun doppelte Sicherheit bietet.

Es ist erwähnenswert, daß das Erbrechen deutlich cerebralen Charakters ist, wie wir es oft bei Hirntumor oder besser bei gesteigertem Hirndruck finden, ob dieser nun auf Hirntumor, auf erhöhtem Blutdruck oder auf anderem beruht.

Man hätte bei unserem Falle leicht in Schwierigkeiten kommen können, wenn man gewöhnt ist, auf die Stauung im Magen und die Achylie übertriebenen Wert zu legen. Dieser Befund ist oft von großer Bedeutung, wenn wir keine Ursache außerhalb des Magens dafür finden, aber nur dann dürfen wir ihn als direkten Beweis für eine Magenerkrankung anerkennen.

Verlauf: Nach dem 8. 11. wurden die Kopfschmerzen besser und er schlief gut. Das Erbrechen schien keine Beziehung zum Essen zu haben. Am 17. ging er nach Hause. Damals betrug der Blutdruck 200.

Fall 109.

Eine 52 jährige verheiratete Frau kam am 10. 1. 1910 in das Krankenhaus. Familien- und Eigenanamnese o. B. Sie hatte immer unter Kopfschmerzen zu leiden und glaubt vor 15 Jahren die gleichen Störungen gehabt zu haben wie jetzt. Sie hatte immer einen empfindlichen Magen, aber keine besonderen Beschwerden, bis zum 16. 9., wo Erbrechen und Schmerzen in der Magengegend begannen. Diese Erscheinungen dauerten einige Tage, worauf es ihr wieder gut ging. Ähnliche Anfälle wiederholten sich aber seit dem 15. 12. In der Zwischenzeit hatte sie ziemlich viel unter Blähungen zu leiden. Die Magenschmerzen begannen zu verschiedener Zeit nach dem Essen. Seit Mitte Dezember war der Appetit schlecht und dem Stuhlgang mußte nachgeholfen werden. Ihre Kräfte haben abgenommen und ebenso beträchtlich ließ das Gewicht nach. Ihr Essen bestand zum größten Teil aus Reis, Milch, Mehl und rohen Eiern. Die letzten fünf Tage hat sie nicht gebrochen, hatte aber viel unter Kopfschmerzen zu leiden. Seit vier bis fünf Jahren muß sie in der Nacht etwa zweimal Wasser lassen.

Die **Untersuchung** der Brustorgane verlief negativ. Allgemeiner Ernährungszustand gut. Ausgesprochener Herpes labialis. Der Herzspitzenstoß liegt im fünften Intercostalraum, $14^1/_2$ cm von der Mittellinie. Puls stark gespannt, der zweite Aortenton akzentuiert. Blutdruck wurde nicht gemessen. In der rechten Seite des Leibes fühlte man eine harte, elastische, auf Druck nicht schmerzhafte, leicht bewegliche Masse, etwas von der Größe einer Apfelsine. Man konnte sie leicht bimanuell fühlen, mit der Atmung war sie nicht beweglich. Sie zeigte keine Fluktuation. Mit der Leber schien sie nicht in Zusammenhang zu stehen. Das Kolon wurde aufgeblasen und überlagerte den Tumor. Urin und Blut völlig normal. Die am 14. 11. vorgenommene Cystoskopie zeigte eine normale Blase. Indigcarmin wurde vom linken Ureter innerhalb zehn Minuten entleert, vom rechten gar nicht. Der Ureterenkatheter, der rechts eingeführt wurde, stieß etwa 5 cm oberhalb der Blasenöffnung auf ein Hindernis. Man stellte die Diagnose auf rechtsseitige Hydronephrose, auf Stein oder einer Knickung im Ureter beruhend. Die oben erwähnte Verlegung war nur eine teilweise, denn wenn man auf den Tumor drückte, entleerte sich ein Strom von Urin. Der Urin, den man von der rechten Niere durch Katheterisierung bekam, enthielt $0,06\%$ Harnstoff, der Urin der linken $1,5\%$. Nach Einspritzung von Indigcarmin war der rechtsseitige Urin schwach grünlich, der links dunkelblau.

Besprechung: Die Anamnese läßt klar erkennen, daß die Kranke seit einem Vierteljahre an Magenschmerzen und Erbrechen litt. Augenscheinlich sind die Schmerzen nicht schlimm. Nichts spricht dafür, daß sie so heftig auftreten wie zum Beispiel eine Gallensteinkolik. Außerdem besteht seit einem Monat Appetitlosigkeit und Verstopfung. Sonst finden wir, was die Untersuchung angeht, nichts Besonderes.

An den inneren Organen ist der wichtigste Befund die Herzvergrößerung und der Tumor in der rechten Flanke. Auch die wohl vorhandene Erhöhung des Blutdruckes ist bedeutungsvoll. Betrachten wir den Tumor, so entspricht er der Lage der Niere und muß nach seinen Eigenschaften entweder ein Tumor oder eine Hydronephrose sein. Das Fehlen von Fieber und einer Leukocytose spricht gegen Pyonephrose. Die Ergebnisse der Cystoskopie lassen nicht daran zweifeln, daß wir es mit einer Hydronephrose zu tun haben. Die Verlegung des Ureters und der verdünnte Urin sind charakteristisch. An der Diagnose kann also kein Zweifel sein. Nun erhebt sich die Frage, wie führt eine Hydronephrose zu den Magensymptomen? Da sich die Krankheit aller Wahrscheinlichkeit allmählich entwickelt hat, mußte die andere Niere die verminderte Tätigkeit der erkrankten ersetzen. Wir möchten daher eine Niereninsuffizienz oder Urämie nicht erwarten, besonders da der Mischurin beider Seiten sich ganz normal verhält. Es ist kaum anzunehmen, daß eine Hydronephrose allein durch den Druck, den sie ausübt, die Magenerscheinungen unseres Falles hervorrufen kann. Ich bin nicht imstande, die eben gestellte Frage zu beantworten. Es kommt aber nicht selten vor, daß solche Symptome bei Hydronephrose auftreten, auch wenn die andere Niere gesund ist.

Dasselbe Problem berührt die Frage, warum eine Operation Nutzen schafft. Ich kann auch diese Frage nicht besser beantworten als andere, aber ich bin überzeugt, daß die Operation von Vorteil war.

Verlauf: Am 21. 1. wurde die Nierenoperation vorgenommen und eine Hydronephrose gefunden, Nierenbecken und Kelche waren stark erweitert, bestanden zum größten Teil aus Bindegewebe und verdünnten Blutgefäßen. Die Glomeruli waren sklerosiert und atrophisch. Eine Ursache für die Hydronephrose wurde nicht gefunden. Nach der Operation ging es der Patientin sehr gut und am 15. 2. konnte sie berichten, sie hätte keine Krankheitserscheinungen mehr und wäre nur noch etwas schwach.

Fall 110.

Ein 45jähriger Leinenweber wurde am 18. 1. 1910 in das Krankenhaus aufgenommen. Familienanamnese, eigene Vorgeschichte und Lebensgewohnheiten zeigen keine Besonderheiten. Er hielt sich selbst bis Oktober 1909 für völlig gesund, dann bemerkte er einen sauren Geschmack im Munde, etwa drei Stunden nach dem Essen. Darauf folgte bald zum Teil freiwillig hervorgerufenes Erbrechen der vorhergegangenen Mahlzeit. Das dauerte bis vor etwa fünf Wochen, worauf das Erbrechen nachließ. Seit Oktober hat der Appetit nachgelassen und jetzt kann er kaum etwas essen. Zur gleichen Zeit bemerkte er Gelbsucht und Schmerzen in der Nabelgegend, die bei körperlicher Anstrengung zunehmen. Anfangs November traten Durchfälle auf, die immer wiederkehrten,

wenn er sich müde fühlte. Er wird besonders des Nachts viel von Blähungen
gequält. Die alten Störungen, die zwei bis drei Stunden nach dem Essen auftreten und der saure Geschmack im Munde sind noch vorhanden, aber er verträgt jetzt Fleisch und Eier so gut wie jede andere Nahrung, und sein Appetit
ist in Ordnung. Stuhlgang erfolgt jetzt täglich. Seit Oktober hat er 20 Pfund
abgenommen.

Die **Untersuchung** zeigt schlechten Ernährungszustand, ausgesprochene
Gelbfärbung der Haut und Skleren, normale Brustorgane und allgemeine Spannung und Schmerzhaftigkeit des Leibes, besonders im oberen Teil. Keine abnorme Dämpfung, Geschwülste nicht zu fühlen. Leber und Milz nicht vergrößert. Reflexe normal. Die Magenuntersuchung ergibt morgens keine Rückstände. Der Magen faßt 1830 cm Wasser und reicht mit seinem unteren Rande
bis 2¹/₂ cm unterhalb des Nabels. Nach der Probemahlzeit werden Rückstände

nicht mehr gefunden. Der Stuhl
zeigt leichte Guajacprobe. Blut
und Urin normal. Kein Fieber.

Bei der Untersuchung im heißen
Bade fühlt man eine unbestimmte
Masse im linken Hypochondrium
(Abb. 98).

Am 26. 1. notierte ich, jetzt
keine Magenstörungen. Der oben
erwähnte Knoten scheint mit der
Niere im Zusammenhang zu stehen;
wahrscheinlich hängt er mit der
Gallenblase zusammen.

Besprechung: Die Anamnese
zeigt keine besonderen Züge. Wenn
man sie aber mit der beobachteten

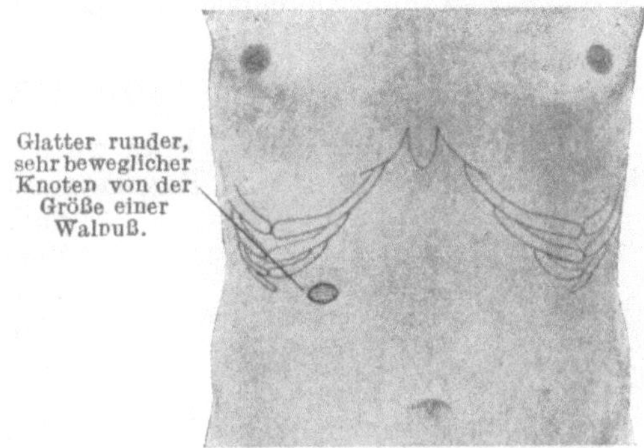

Abb. 98. Tumor in Fall 110.

Tatsache der Gelbsucht, eines großen, sich rasch entleerenden Magens und
dem kleinen Tumor in der Gallenblase zusammenbringt, scheinen mir doch
die erwähnten Befunde stark auf eine Erkrankung der Gallenblase hinzuweisen. Die Geschwulst könnte, wie sie die Abbildung zeigt, sehr wohl
mit Magen oder Niere in Zusammenhang stehen. Wir haben aber keine
Symptome seitens des Magens oder der Niere, während ein ausgesprochenes
Lebersymptom, Gelbsucht, vorliegt.

Wenn wir es also mit einer Gallenblasenstörung zu tun haben, welcher Art
ist sie? Der beschriebene Tumor macht nicht den Eindruck einer erweiterten
Gallenblase. Wenn er die Gallenblase nicht ist und doch mit den Gallengängen
in Zusammenhang steht, so muß es sich aller Wahrscheinlichkeit um Krebs
handeln. Der Hauptzweifelspunkt bleibt, ob wir mit der Annahme recht haben,
daß er überhaupt mit der Gallenblase im Zusammenhang steht. Vor allem
das Bestehen der Gelbsucht sichert diese Annahme. Könnten wir sie mit Sicherheit auf eine andere Ursache, wie eine katarrhalische Cholangitis, Gallensteine
oder Lebercirrhose zurückführen, so müßte der palpable Tumor mit irgendeinem anderen Organ in Verbindung gebracht werden. Er könnte seinen Ursprung von dem Magenausgang nehmen, obwohl jeder Beweis für eine Erkrankung dieses Organes fehlt. Im ganzen scheint aber der Befund gegen diese
Auffassung zu sprechen.

Verlauf: Am 28. 1. wurde der Leib geöffnet. Die Gallenblase war stark
erweitert und gespannt. Man entleerte eine beträchtliche Menge grünlicher
Flüssigkeit, fand aber keine Steine. Der hintere Teil des Duodenums schien

von einer harten Masse eingehüllt und bei der Eröffnung fand man ein blumenkohlartiges Gewächs von der Größe eines Taubeneies in der Gegend des Pankreasganges, das seinen Ursprung in der Vaterschen Papille hatte. Der Tumor wurde entfernt. Die mikroskopische Untersuchung zeigt ein Adenom. Nach der Operation ging es dem Patienten bis zum 1. 2. gut, dann brach er plötzlich $1\frac{1}{2}$ Liter verändertes Blut und hatte zur gleichen Zeit heftige, flüssige Entleerungen. Er kollabierte, wurde pulslos und die Gliedmassen wurden kalt. Am 3. 2. wurde das untere Ende der Wunde geöffnet und man fand eine reichliche Entleerung von Darminhalt, wahrscheinlich vom oberen Teil des Darmes herrührend. Alle Flüssigkeiten, die er trank, entleerten sich durch diese Öffnung. Rectal konnte er Nahrung nicht zurückhalten. Am 9. 2. starb er. Die Autopsie zeigte chronische interstitielle Leberentzündung und die durch die Operation geschaffenen Veränderungen mit einer Duodenalfistel. Die Lebercirrhose war wohl nur ein Nebenbefund. Wir haben keinen Grund zu der Annahme, daß sie in irgendeiner Verbindung mit dem entfernten Tumor stand.

Fall 111.

Eine verheiratete 38jährige Frau wurde am 8. 5. 1910 in das Krankenhaus aufgenommen. Familien- und Eigenanamnese o. B., nur hatte sie vor einem halben Jahre einen Anfall von drei Wochen Dauer, der dem jetzigen ähnelte. Regel war bis vor sieben Wochen normal, seither ist sie nicht mehr aufgetreten. Sie hat drei Kinder, das jüngste ist 13 Jahre alt. Keine Fehlgeburt. Seit sieben Wochen leidet sie an Schmerzen in der Magengegend und an Erbrechen. Jetzt kann sie gar keine Nahrung mehr zurückhalten und bricht unmittelbar nach dem Essen. Die Schmerzen sind heftig, strahlen aber nicht aus. Die Art der aufgenommenen Nahrung ist ohne Bedeutung. Blut hat sie nie gebrochen. Sie hat 15—20 Pfund abgenommen.

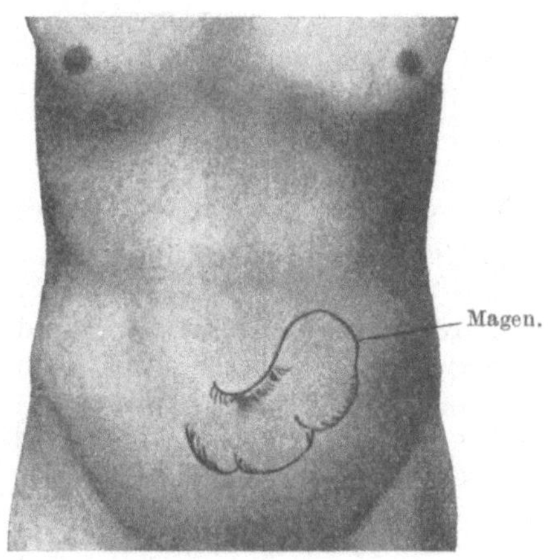

Abb. 99. Lage des Magens in Fall 111.

Die **Untersuchung** zeigt Abmagerung, mäßige Blässe, normale Pupillen und Rachenorgane. Herzspitzenstoß nicht zu sehen, aber im fünften Intercostalraum fühlbar, 18 cm von der Mittellinie in der Mamilla. Rechter Herzrand 4 cm nach außen von der Mittellinie. Die Töne sind regelmäßig und kräftig, keine Geräusche. Leib und Reflexe normal. Die Magenuntersuchung zeigt eine Kapazität von 900 ccm. Die Lage des Magens zeigt Abb. 99. Nüchtern keine Rückstände. Das Spülwasser enthält freie Salzsäure. Blut, Urin normal. Blutdruck 115. Kein Fieber. Die Untersuchung der Stuhlgänge zeigte in 14tägiger Beobachtung nichts von Bedeutung. Guajacprobe immer negativ, Wassermann ebenso. Die Vaginaluntersuchung zeigte die Gebärmutter vergrößert, etwa einer drei Monate alten Schwangerschaft entsprechend und ausgesprochen nach rechts verlagert. An der Oberfläche des Fundus fühlte man einige Knoten. Am 29. hörte sie auf zu brechen und ging am 3. 6. in gutem Zustande nach Hause. Sie hatte aber seit der Aufnahme $1\frac{1}{2}$ Pfund abgenommen.

Besprechung: Hier handelt es sich um einen Fall von hartnäckigem Erbrechen mit Fehlen der Regel und einer ausgesprochenen Ausdehnung des Herzspitzenstoßes nach links. Dieser letzte Befund läßt an Herzhypertrophie denken, und an eine Urämie als mögliche Ursache für die Magenbeschwerden, aber der niedrige Blutdruck und der normale Urinbefund macht diese Annahme unwahrscheinlich. Die Ergebnisse der Vaginaluntersuchung geben uns eine viel einleuchtendere Erklärung.

Bei dem negativen Ausfall der Magen- und Darmuntersuchung spricht alles für die Annahme, daß der Tumor im Becken die Ursache der Krankheitserscheinungen ist. Dieser Tumor kann ein Myom sein, eine Eierstockcyste oder der schwangere Uterus. Die anderen Möglichkeiten sind zu selten, als daß man sie in Betracht ziehen könnte. Ein Myom oder eine Cyste würde wohl kaum mit Erbrechen oder Amenorrhöe auftreten. Die vernünftigste Erklärung ist daher, daß wir es mit einem Schwangerschaftserbrechen zu tun haben.

Verlauf: Am 7. 1. erfuhren wir, daß die Kranke im Herbst 1910 einen Sohn geboren hatte. Seither hat sie noch ein Kind bekommen und ist völlig gesund, obwohl sie eher 60 als 40 Jahre alt zu sein scheint.

Fall 112.

Ein 59jähriger Arbeiter kam am 26. 4. 1910 in das Krankenhaus. Die Familienanamnese war gut. Er gibt an, Lungenfieber, Typhus, Wechselfieber und Pleuritis, eins nach dem andern, gehabt zu haben, als er noch sehr jung war. Sonst ging es ihm sehr gut, nur daß er die letzten acht Jahre etwas unter Magenbeschwerden zu leiden hatte, die bis zum 26. 2. 1910 so gering auftraten, daß er keine genaue Beschreibung geben kann. Dann begannen heftige Schmerzen in der Magengrube und im rechten Hypochondrium, die zu irgendeiner Tageszeit ohne irgendwelche Beziehung zum Essen und zur Art der aufgenommenen Nahrung auftraten, auch mußte er anfallsweise drei bis fünf Stunden nach dem Essen

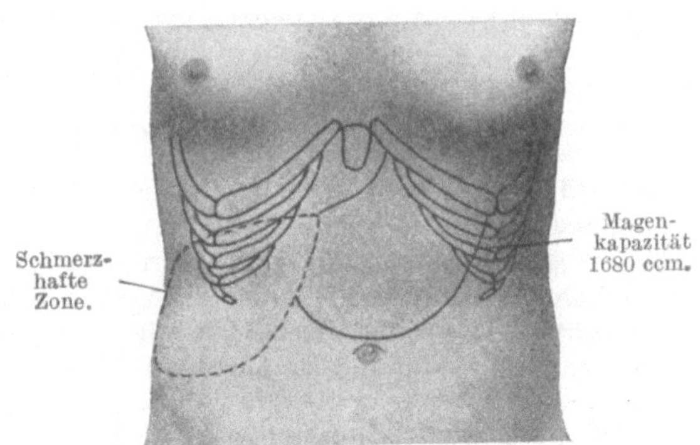

Abb. 100. Untersuchungsbefund in Fall 112.

brechen, worauf es ihm besser ging. Er brach niemals große Mengen und fand auch nie Blut oder am Tage vorher Genossenes darin. Die Schmerzen, die unmittelbar dem Erbrechen vorausgehen, sind sehr heftig. Jetzt bricht er drei- bis viermal in der Woche. Der Stuhlgang war immer sehr verstopft, einmal lief er zwölf Tage ohne Entleerung herum. Trotzdem blieb der Appetit gut. Seit Februar glaubt er etwas abgenommen zu haben und konnte nicht mehr arbeiten. Er trinkt keinen Alkohol und ist im allgemeinen ein Mann von ausgezeichneter Lebensführung.

Die **Untersuchung** verlief ohne Ergebnis, bis auf eine leichte Spannung des ganzen Leibes. Die Augenblicksdiagnose war: bösartige Erkrankung des Magens oder des Darmes. Die Magenuntersuchung zeigte eine Kapazität von 1680 ccm (Abb. 100), keine nüchternen Rückstände und eine so kräftige Motilität, daß man ein bis zwei Stunden nach der Probemahlzeit keine Rückstände mehr finden konnte. Das Waschwasser enthielt freie Salzsäure. Am 1. 5. fand sich leichter Spasmus und Druckschmerzhaftigkeit in der Coecalgegend und darüber. Im Stuhl wurde chemisch Blei nachgewiesen. Das Blut zeigte weder Tüpfelzellen, noch Achromie, es war nach jeder Richtung hin normal und ebenso der Urin. Puls, Temperatur und Atmung normal. Blutdruck systol. 130. Zehn Untersuchungen des Stuhles innerhalb drei Wochen ergaben nie okkultes Blut. Während seines Krankenhausaufenthaltes bis zum 21. 5. fühlte er sich sehr wohl und nahm $2^1/_2$ Pfund zu. Eine Quelle der Bleivergiftung war nicht zu finden.

Besprechung: 40 Pfund Gewichtsverlust in acht Wochen, zusammen mit Magenschmerzen und Erbrechen bei einem 59jährigen Arbeiter sprechen besonders für Magenkrebs, Gallensteine und Tabes dorsalis. Auch Urämie muß man in Betracht ziehen.

Die Ergebnisse der Untersuchung machen es möglich, alle diese Krankheiten mit hinreichender Sicherheit auszuschließen. Nur Tabes könnte noch vorliegen, da eine Lumbalpunktion nicht vorgenommen wurde. Der Nachweis von Blei im Stuhle scheint aber kein sicherer Beweis dafür, daß die Beschwerden des Kranken auf einer Bleivergiftung beruhten, da wir weder die Herkunft des Bleies noch irgendwelche anderen charakteristischen Symptome einer Bleivergiftung feststellen konnten. Ich kann keine bessere Diagnose angeben, aber ich fühle mich durchaus nicht sicher, ob wir damit wirklich den Grund der Beschwerden gefunden haben.

Verlauf: Drei und ein halbes Jahr später im Herbst 1913 fühlte sich der Kranke völlig wohl. Damit wird Tabes ausgeschlossen, aber die Diagnose wird in keiner Weise sicherer. Wenn es sich um eine Bleivergiftung handelte, warum ist er nun beschwerdefrei?

Fall 113.

Ein 59jähriger Kellner kam am 2. 6. 1910 in das Krankenhaus. Bis zum 1. 3. dieses Jahres war er völlig gesund, dann begannen Magenbeschwerden und starke Obstipation, worauf Diarrhöen und starke Gewichtsabnahme folgten. Feste Nahrung verursacht Übelkeit und Schmerzen, von Erbrechen gefolgt. Niemals hat er Blut oder anderes in großen Mengen erbrochen. Heftige Schmerzen waren nicht vorhanden. Er lebte von Kakao, Reis, Milch und Eiern und aß so viel er wollte, hat aber doch in dem letzten Vierteljahr 27 Pfund abgenommen. Der Stuhlgang war regelmäßig. Teerstühle hat er nie wahrgenommen. In den letzten Monaten konnte er wegen Schwäche nicht mehr arbeiten. Andere Erscheinungen sind nicht aufgetreten.

Die **Untersuchung** zeigt schlechten Ernährungszustand und deutliche Gewichtsabnahme. Über Brust, Schultern und Rücken fanden sich viele unregelmäßige, leicht erhabene, gelb bis braun gefärbte Efflorescenzen von 0,3—2,5 cm Durchmesser. Sie waren zum Teil papulös, zum Teil verrucös. Pupillen und Zahnfleisch o. B. Zahnlos. Auf der linken Tonsille fand sich eine Erhebung von der Größe einer Erbse. Keine Exsudation. Es fanden sich einige bohnengroße Inguinallymphknoten.

Herzgefäße und Blutdruck normal, sonst waren die Gefäße verdickt und knotig. An der linken Lungenbasis leicht abgeschwächtes Atmungsgeräusch und Dämpfung; sonst sind die Lungen o. B.

In der linken Lende fand sich ein Tumor, der seiner Lage nach der linken Niere entsprach. Er war auf Druck nicht schmerzhaft und bewegte sich nicht bei der Atmung. Sonst war der Leib negativ, ebenso verliefen die übrigen Untersuchungen, einschließlich Temperatur und Atmung. Urin etwa 750 ccm in 24 Stunden, spez. Gewicht 1015—1020. Er enthielt 0,1—0,3 % Eiweiß und einen

Satz von reinem Eiter. 1 ccm davon wurde am 5. 6. einem Meerschweinchen injiziert. Sechs Wochen später wurde das Tier getötet und normal gefunden. 0,5 ccm Urin wurde aseptisch entnommen und zeigte Reinkulturen von Staphylococcus aureus. Der Eiter trat nur zeitweise im Urin auf, einige Proben waren ganz klar.

Die Cystoskopie zeigte eine normale Blase mit einer leichten intravesiculären Zeichnung der Prostata. Aus dem linken Ureter, der normal aussah, entleerte sich in regelmäßigen Intervallen ein Strom von dickem Eiter. Aus der rechten Niere kam klarer Urin. Die Magenuntersuchung zeigte keine nüchternen Rückstände und kein okkultes Blut. Nach Probemahlzeit freie HCl $0,09\,^0/_0$, G. A. $0,2\,^0/_0$. Während der 14 Tage, die er auf der medizinischen Abteilung war, fühlte sich der Kranke ganz wohl, hatte keine Klagen, nahm aber fünf Pfund ab, die er später wieder gewann.

Besprechung: Unser Kranker hat keine Zähne, da er aber 58 Jahre damit ausgekommen ist, ist es nicht wahrscheinlich, daß der Zahnmangel jetzt plötzlich so heftige Beschwerden hervorrufen könnte.

Er befindet sich im Krebsalter und bis wir eine andere Krankheit positiv nachweisen können, müssen wir sicher an ein Magencarcinom denken.

Der Tumor in der Lende im Zusammenhang mit der Pyurie intermittierender Art, also vom Nierentypus, läßt nicht daran zweifeln, daß es sich um eine Pyonephrose handelt. Der negative Ausfall des Meerschweinchenversuches schließt Tuberkulose mit hinreichender Sicherheit aus. Die Cystoskopie bestätigt das Ergebnis, zu dem wir schon durch andere Untersuchungsmethoden gekommen waren. Der negative Ausfall der Magenprüfung kann uns über dieses Organ beruhigen. Etwas dunkel bleibt es, daß der Patient kein Fieber hat. Wäre nicht Eiter im Urin, so würde man denken, daß es sich um eine Hydronephrose handelt.

Die Beschaffenheit der Gefäße unseres Kranken läßt darauf schließen, daß er auch an Arteriosklerose leidet, aber es ist kein Grund zu der Annahme, daß sie mit seinen jetzigen Beschwerden im Zusammenhang steht.

Verlauf: Am 20. 6. legte man die Niere frei, die nur aus einem Eitersack mit großen Mengen dunkelrötlichen Blutes bestand. Darin fand man zwei bis drei große Steine. Die histologische Untersuchung zeigte eine Niere mit den Massen von 16 : 8 : 6 cm. Die Wand bestand aus Bindegewebe und zeigte nur gelegentlich Nierenkanälchen und Glomeruli. Einer der entfernten Steine maß 4 : $1^1/_2$ cm. Ein Hinweis auf Tuberkulose wurde nicht gefunden. Der Patient erholte sich schnell nach der Operation und da man ihn noch nicht als ganz geheilt ansah, wurde er am 6. 7. 1910 in ein Genesungsheim entlassen. Am 7. 11. 1912 berichtete er, daß er sich seit über zwei Jahre völlig wohl fühle.

Fall 114.

Ein 27 jähriger Schreiber kam am 13. 6. 1910 in das Krankenhaus. Familien- und Eigenanamnese und Lebensgewohnheiten o. B. Vor drei Jahren begann Übelkeit, die zeitweise ohne Beziehung zur Nahrungsaufnahme auftrat. Zeitweise ist er bis drei Wochen frei von den Beschwerden, aber in den letzten zwei Jahren wurden sie heftiger und gelegentlich traten Anfälle von Erbrechen und dumpfe Schmerzen im Leibe auf, die ihn sehr mitnahmen. Jetzt bricht er gewöhnlich zwei- oder dreimal täglich und hat keinen Appetit.

Früher aß er viel Zuckerzeug, hastig, ohne zu kauen und sehr unregelmäßig. Vor einem Jahre lebte er in den Ferien von einfacher Nahrung und hatte keine Beschwerden. Seit zwei Jahren braucht er Abführmittel. Bis zu der Aufnahme hat er gearbeitet. Sein bestes Gewicht betrug 135 Pfund, jetzt wiegt er 112 Pfund.

Die **Untersuchung** zeigt schlechten Ernährungszustand. Zahnloser Oberkiefer. Brust- und Leiborgane o. B. Normale Reflexe. Blutdruck 100. Urin und Blut normal. Vier Untersuchungen des Stuhles zeigten nur eine positive Guajacprobe, als frische Blutstreifen sichtbar waren. Der Magen zeigte nüchtern keine Rückstände und war nicht vergrößert. Nach Probemahlzeit fand sich freie HCl 0,09 %. Er blieb zwei Wochen im Krankenhause, bekam zuerst nur Wasser und wurde mit Magnesiumsulfat und Kalomel ordentlich abgeführt. 24 Stunden später erhielt er Milch und Weißbrot, tägliche Magenwaschungen vor dem Frühstück und doppelkohlensaures Natron, wenn er Magenbeschwerden hatte. Am 20. 6. konnte er alle flüssige und breiige Nahrung genießen und am 21. die gewöhnliche Kost.

Besprechung: Wir wissen nicht, ob unser Patient die 23 Pfund allmählich oder plötzlich abgenommen hat. Der schlechte Ernährungszustand des Kranken ist der wichtigste Punkt und läßt uns ein wenig zögern, seine Erscheinungen seiner Eßweise und dem schlechten Gebiß zuzuschreiben. Die physikalische Untersuchung, einschließlich des Magens, verläuft praktisch negativ, die einzige positive Guajacprobe ist ohne Bedeutung. Zweifellos werden seine anderen Beschwerden durch die Verstopfung noch verschlimmert. Wenn wir eine tiefer liegende Ursache nicht finden können, müssen wir uns in der Hoffnung zufrieden geben, daß eine Besserung seiner Eßgewohnheiten und seiner Lebensgewohnheiten ihn heilen wird.

Viele ähnliche Fälle zeigen aber in weiterem Verlauf, daß eine Tuberkulose, Bleivergiftung oder irgendeine außerhalb des Magens liegende Ursache für ihre Beschwerden vorliegt. Die endgültige Entscheidung beruht auf dem Ergebnis der Behandlung und dem weiteren Verlauf des Falles.

Verlauf: Am 25. 6. 1910 hatte er $2^1/_4$ Pfund zugenommen und fühlte sich praktisch wohl, als er an diesem Tage entlassen wurde. Am 2. 8. 1914 berichtete er, er hätte noch mit seinen Beschwerden zu kämpfen, könne aber arbeiten.

Fall 115.

Ein 61 jähriger Geistlicher kam am 13. 6. 1910 in das Hospital mit der Angabe, er hätte sich im März überarbeitet und unter Magenbeschwerden gelitten, die mit Blähungen und saurem Geschmack, gewöhnlich nach dem Essen, einhergehen. Für etwa eine Stunde würden sie dadurch gebessert, daß er noch mehr aß, oder einen halben Teelöffel Natron in einem Glase Wasser nahm. Es kam dadurch zum Aufstoßen von Luft. Seine Schmerzen haben nie ausgestrahlt und treten an verschiedenen Stellen des Körpers auf. Früher hatte er niemals akute Anfälle von Leibschmerzen gehabt und war bis jetzt völlig frei von Übelkeit und Erbrechen.

Außer unter den eben beschriebenen Beschwerden leidet er unter Schwäche. Die letzten zwei Monate mußte er von Flüssigkeiten und breiiger Nahrung leben.

Vor drei Wochen merkte er eine leichte Gelbfärbung der Augen und eine dunkle Färbung des Urins, während die Stühle bei täglicher Entleerung heller wurden. Vor 14 Tagen gab er seinen Dienst auf und hat seither sein Bett gehütet. Er glaubt zehn Pfund abgenommen zu haben.

Die **Untersuchung** zeigt ausgesprochene Gelbsucht und Abmagerung. Die Pupillen sind leicht unregelmäßig und reagieren weder auf Licht noch auf Nahesehen. Am linken Kieferwinkel findet man einen bohnengroßen Lymphknoten. Brustorgane negativ. Die Leberdämpfung reicht in der Warzenlinie von der fünften Rippe bis drei Finger unterhalb des Rippenbogens, wo man einen scharfen, unregelmäßig geformten, knotigen Rand fühlt (Abb. 101). Die Milz ist nicht zu fühlen. Plantarreflexe langsam. Patellarreflexe normal. Keine Ödeme. Bis auf Gallenfarbstoff ist der Urin normal, ebenso das Blut, dessen Gerinnungszeit ungewöhnlich kurz ist. Wassermann negativ. Die Untersuchung des Magens zeigt eine Kapazität von 625 ccm, aber keine Stauung. Nach Aufblähung überragt der untere Magenrand den Nabel um $2^1/_2$ Finger. Nach Probemahlzeit Gehalt an freier HCl 0,07% G. A. 0,16%.

Er blieb zwei Wochen in der medizinischen Abteilung, hatte keine Schmerzen und fühlte sich im allgemeinen wohl. Gelbsucht, Stuhl und Urin blieben gleich. Der Stuhlgang war immer tonfarben. Befund im Leibe zeigt Abb. 101.

Besprechung: Vor dem Auftreten der Gelbsucht und der Abmagerung, das ist also während der ersten zwei Monate der Krankheit findet sich in der Anamnese unseres Falles nichts, was uns eine Handhabe für die Diagnose geben könnte. Natürlich ist unser erster Gedanke Magenkrebs, weil die Magensymptome plötzlich bei einem 61 jährigen Manne aufgetreten sind. Wir hätten auch bis zum Auftreten der Gelbsucht keine bessere Vermutung haben können.

Außer Krebs muß man vor dem Gelbwerden noch an Tabes denken, da wahrscheinlich damals wie im Juni die Pupillen auf Licht nicht reagierten und die Plantarreflexe träge waren. Die Magenbeschwerden sind viel anhaltender und weniger paroxysmal, als sie gewöhnlich bei Tabes auftreten, aber die Anschauung, daß dies so sein müsse, ist, wie ich schon ausgeführt habe (Bd. 2, S. 169), durchaus nicht verläßlich. Im Gegenteil soll man jede Art von Magenstörung, die bei Tabes auftritt, darauf zurückführen, bis man das Gegenteil nachweisen kann.

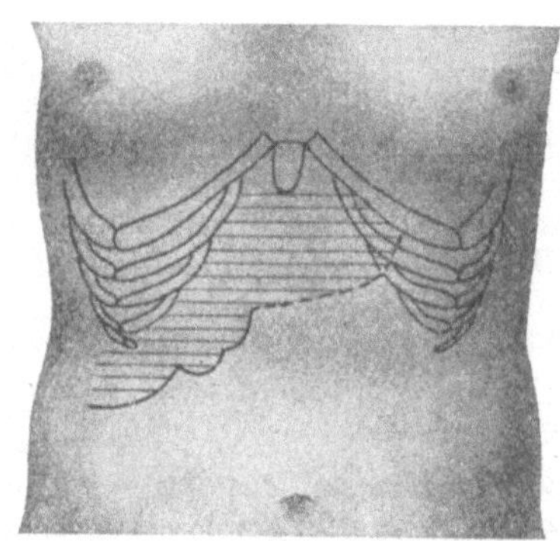

Abb. 101. Palpapler Tumor in Fall 115.

Nach dem Auftreten der Gelbsucht und bei fortschreitender Abmagerung wird unsere Aufmerksamkeit natürlich auf die Leber und die Gallenblase als wahrscheinliche Quellen der Beschwerden hingelenkt. Eine andere beunruhigende Erscheinung ist der knotige Tumor in der Gegend der Gallenblase. Aber dabei könnte man immer noch glauben, daß Gallensteine seine Leiden verursachten, denn Abmagerung wie Gelbsucht können bei Verstopfung der Gallengänge durch Steine ausgesprochen sein, während Schmerzen kein notwendiges Symptom sind. Aber das Fehlen von Fieber und das Gleichbleiben des Icterus spricht gegen einen Stein im Choledochus, und säße der Stein irgend wo anders, so wäre die Gelbsucht ungewöhnlich.

Ist die Beobachtung des knotigen Tumor richtig, dann kann man die andere Diagnose, Gallensteine, nicht festhalten. Die beste Hoffnung für den Patienten bleibt noch die Möglichkeit, daß es sich hier um einen Irrtum handelt, und daß das, was man für einen Tumor hält, nur die vergrößerte Gallenblase oder der Rand der vergrößerten Leber ist. Alle Wahrscheinlichkeiten deuten auf den Krebs in oder in der Nähe der Gallenblase hin. Das Carcinom kann sekundär nach einem Magenkrebse entstanden sein oder vielmehr von dem Gallengange seinen Ausgang nehmen.

Verlauf: Er nahm dauernd an Gewicht ab und kehrte am 25. nach Hause zurück. Die Diagnose lautete auf Verstopfung des Gallenganges durch bösartige

Neubildung. Am 6. 7. wurde er operiert. Man fand die Gallenblase mäßig erweitert, darin etwa 120 ccm dickgrünlichen Eiters, aber keine Galle. Ein Stein von der Größe eines Taubeneies lag tief unten in der Gallenblase eng am Gallengange. Er wurde entfernt. Der gemeinsame Gallengang war in seiner ganzen Ausdehnung infiltriert wie bei einer malignen. Neubildung. Nach der Operation besserte er sich langsam, aber der Stuhl blieb immer sehr hell und der Urin vom Gallenfarbstoff sehr dunkel. Am 25. 7. ging er nach Hause. Während des Sommers mußte er fünf Mal wegen Ascites punktiert werden. Die Anschwellung des Leibes durch den Ascites schien ihm die meisten Beschwerden zu verursachen. Abmagerung und Kachexie schritten vor, und am 7. 11. 1910 starb er. Es ist bemerkenswert, daß selbst bei der Operation der Chirurg nicht mit vollkommener Sicherheit sagen konnte, ob der Stein im Choledochus die Ursache der Krankheit war. Er vermutete eine Neubildung, war aber nicht sicher darüber. Die dauernde Abnahme des Patienten, trotz der Entfernung des Steines und besonders die Tatsache, daß sich der Ascites wiederholt neu bildete, beweist über jeden Zweifel hinaus, daß es sich um einen Krebs handelte, der sich später in den Abdominaldrüsen verbreitete und die Pfortaderzirkulation störte.

Mir scheint es von besonderem Interesse, wenn wir die Krankengeschichte retrospektiv betrachten, daß die einzigen Symptome in den ersten Monaten der Krankheit Magenstörungen waren, obwohl dieser selbst frei von jeder Krankheit war. Die Dyspepsie kann auf die Gelbsucht nicht zurückgeführt werden, und so weiß ich nicht, wie man sie erklären soll. Die Verbindung solcher Symptome mit Krebs der Gallenblase ist oft beobachtet, aber, so viel ich weiß, nie klar gestellt worden.

Fall 116.

Ein 23 jähriger Handlungsgehilfe suchte am 17. 6. 1910 das Krankenhaus mit der Angabe auf, er hätte vor zwei Tagen zum Abend etwas gehacktes Hammelfleisch mit Pfeffergurken gegessen und sei gegen Mitternacht mit heftigen, kolikartigen Schmerzen im Leibe erwacht. Der Schmerz strahlt nicht aus und wurde durch Druck und etwas Erbrechen gebessert. Seither mußte er dauernd brechen, meist gräuliche Massen. Seit gestern haben die Schmerzen nachgelassen. Der Stuhlgang war schleimig und von grünlicher Farbe. Heute Morgen wurde der Magen ausgewaschen, und seitdem fühlt er sich besser und ist hungrig.

Die Untersuchung verläuft bis auf die Spannung des Leibes negativ. Überall leichte Muskelspannung, Dämpfung in den Flanken, die sich bei Lagewechsel verschiebt. Er hatte bis zum 21. leichte Temperaturerhöhung zwischen 37,2° und 37,8°. Die nächsten Wochen waren fieberfrei. Bei der Aufnahme L. 24 000 mit polynukleärer Leukocytose. Am nächsten Tage L. 10 000. Im übrigen ist das Blut normal, ebenso auch der Stuhl. Blutdruck syst. 140. Am 28. schien er völlig wohl und zeigte keine Krankheitssymptome. Das Erbrochene war zur Zeit der Aufnahme bräunlich und gab eine ausgesprochene Guajacprobe. Die Behandlung bestand in Nahrungsentziehung von 24 Stunden, worauf er nur kleine Mengen reizloser Kost bekam. Während des zehntägigen Aufenthaltes im Krankenhause nahm er zwei Pfund zu.

Besprechung: Die Anamnese beginnt bei unserem Falle wie irgendeine akute Magenstörung infolge eines Diätfehlers. Da aber die Untersuchung Muskelspannung und Leukocytose, freien Erguß im Leibe und Fieber bis 37,8° zeigt, muß sicher irgend etwas Ernstlicheres vorliegen. Peritonitis wird oft aus weniger bedeutenden Gründen wie hier diagnostiziert, besonders wenn bräunliches Erbrechen mit okkultem Blut vorhanden ist.

Meiner Meinung nach werden alle diese Möglichkeiten irre geführt durch die prompte Besserung innerhalb 24 Stunden, ebenso durch die Tatsache, daß der Patient Appetit bekam und seine Leukocytose schnell fiel. Ich sehe nicht ein, wie man irgendeine ernstere Krankheit bei einem Patienten in Betracht ziehen kann, dessen Störungen sich so schnell bessern.

Was nun eigentlich die Natur dieser Anfälle war, weiß ich nicht. Irgend etwas störte seine Verdauung und verursachte das Erbrechen. Gastrische Krisen bei Tabes können genau so beginnen. Wir haben aber nicht den geringsten Hinweis auf diese Krankheit und der Verlauf der Krankheit macht sie sehr unwahrscheinlich. Der Fall ist deshalb sehr interessant, weil er zeigt, wie viele ernste Symptome eine akute Magenstörung auftreten läßt, die doch innerhalb eines Tages nachlassen. Ich nehme an, daß die Feststellung einer bei Lagewechsel verschieblichen Flankendämpfung nicht unbedingt falsch gewesen sein muß, wahrscheinlich beruhte sie aber auf der Verschiebung mit Flüssigkeit gefüllter Darmschlingen.

Verlauf: Im November 1912 erfuhren wir, daß unser Patient in völliger Gesundheit lebte.

Fall 117.

Eine 29jährige Köchin wurde am 15. 6. 1910 das dritte Mal in das Krankenhaus aufgenommen. Eine Schwester starb vor 19 Jahren an Schwindsucht, sonst ist die Familienanamnese ohne Bedeutung. Im November 1902 lag sie mit heftigen Magenschmerzen und Erbrechen drei Wochen zu Bett, bis sie im Dezember 1902 in das Krankenhaus kam. Dort brach sie einmal einen halben Liter Blut. Sie blieb bis Februar 1903 im Krankenhause, brach aber auch noch zur Zeit ihrer Entlassung täglich. Sie wurde damals drei Wochen lang rectal ernährt. Bei der Entlassung ging es ihr aber nicht besser.

Am 31. 3. 1903 kam sie in mein Krankenhaus, klagte dabei, sie hätte seit dem 5. 10. heftige Schmerzen in der Magengegend, die oft des Nachts über anhielten und von Druckschmerzhaftigkeit des Leibes begleitet waren. Solche Anfälle kamen oft vor, manchmal ein paar mal am Tage. Jeder dauerte etwa zehn Minuten. Nach etwa drei Wochen ließen die Schmerzen allmählich nach, aber wenige Tage, nachdem sie wieder aufgestanden war, bekam sie jeden Morgen Fröstein und erbrach alles, was sie aß. Die früheren Schmerzen kehrten aber nicht zurück. Die letzten zehn Tage vor dem 31. 3. 1903 erbrach sie selbst kleine Mengen von Milch und Kalkwasser und klagte nach den Anfällen über starke brennende Schmerzen in der Weiche. Vor der Aufnahme erbrach sie kaffeegrundähnliche Massen. Zugleich hatte sie damals leichten Husten mit häufigen Anfällen von Stimmritzenkrampf, die einige Augenblicke anhielten. Einige Male mußte sie in der Nacht leicht schwitzen und hatte die letzten acht Wochen hin und wieder Kopfschmerzen. Die Menstruation hat seit dem 14. 12. ausgesetzt.

Damals zeigte die **Untersuchung** beträchtliche Spannung in der Gegend des linken graden Bauchmuskels, nahe dem Rippenbogen mit Druckschmerzhaftigkeit, aber ohne andere Symptome, bis auf leichte Temperaturerhöhung, gewöhnlich $37,4^0-37,5^0$ den ganzen Tag über, und nur gelegentlich zur Norm zurückkehrend. Das hielt die zwölf Tage ihres Krankenhausaufenthaltes an. Die Schmerzen wurden durch Natron gebessert und nach dem 2. 4. brauchte sie nicht mehr zu brechen. Während der rectalen Ernährung hatte sie guten Appetit, der bis zum 11. 4. anhielt, dann ging sie auf Rat ihrer Freunde nach Hause. Fünf Jahre lang kam sie uns nicht unter die Augen, bis sie am 18. 7. 1908 in das Krankenhaus zurückkehrte mit der Angabe, das Erbrechen hätte

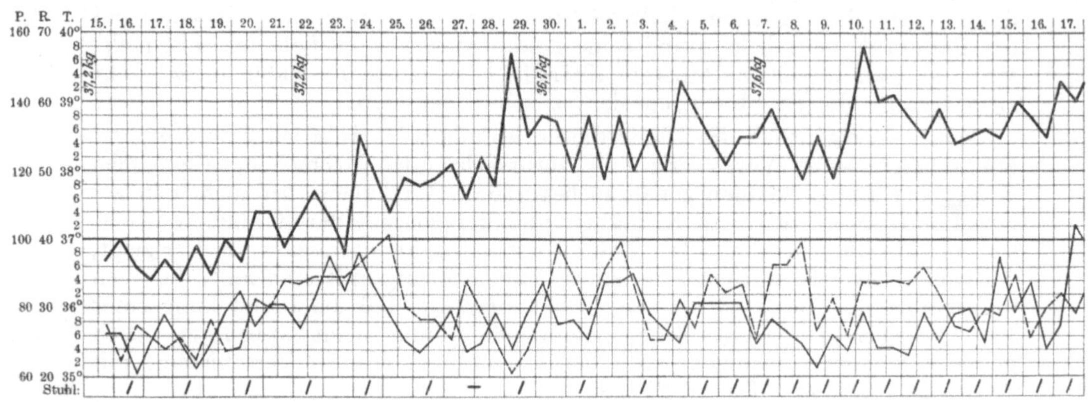

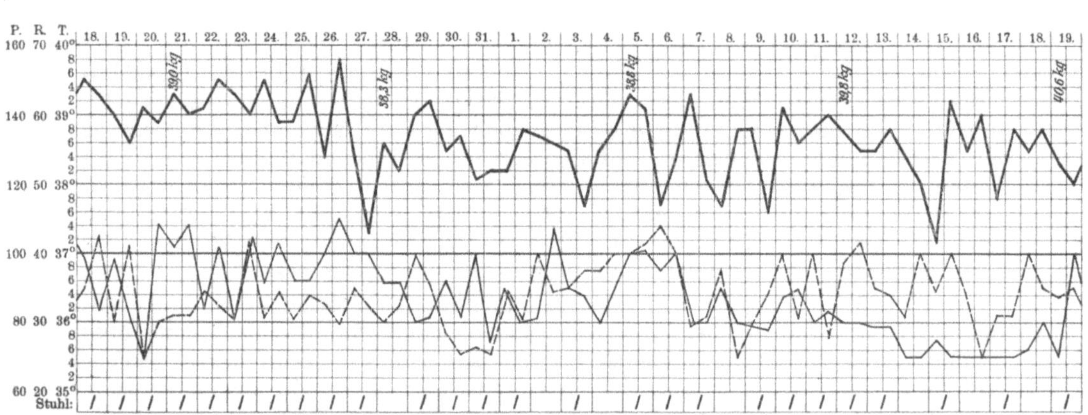

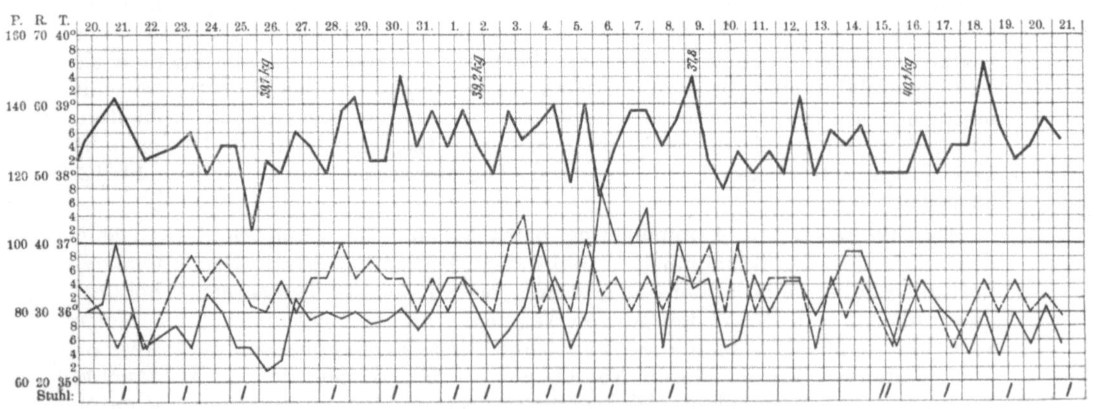

Abb. 102. Temperaturkurve zu Fall 117.

seit der letzten Krankenhausbehandlung angehalten, gewöhnlich einmal am
Tage. Ein Jahr nach ihrer Entlassung wurde in einem anderen Krankenhause
eine Gastroenterostomie angelegt. Vier Wochen später wurde sie noch einmal
operiert, sechs Wochen wiederum, und nach nochmals sechs Wochen wegen
Adhäsionen noch einmal. Dann wurde sie noch in einem anderen Krankenhause
ein fünftes Mal wegen der Verwachsungen operiert. Seither hat sie drei bis
sechs Mal am Tage saure, grünliche Flüssigkeit vermischt mit unveränderten
Speisen erbrochen. Sie hatte keine Schmerzen, aber ein Unbehagen, das durch
das Brechen gebessert wird. Stuhlgang hatte sie nur nach Einläufen. In der
rechten Flanke und im rechten unteren Quadranten hat sie dauernd dumpfe
Schmerzen; wenn sie umher geht, hat sie in der Nähe des Nabels ein zerrendes
Gefühl. Trotz aller dieser Beschwerden ist ihr Appetit gut. Ihr bestes Gewicht
war 135 Pfund vor sechs Jahren. Im letzten Winter wog sie 120 Pfund.

Zu der Zeit war ihre Hauptkrankheit noch das Erbrechen. Das Erbrochene
enthält Galle und oft Pankreassaft; 10 ccm des Erbrochenen mit 5 ccm 0,05 %iger
Sodalösung gemischt verdaut Eiweiß. Bei keiner der Operationen wurde ein

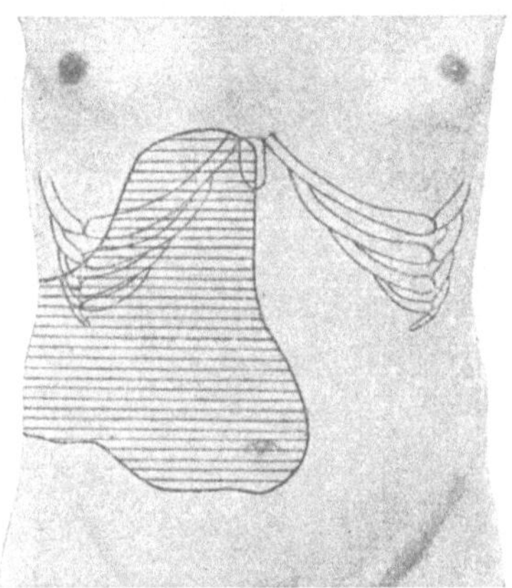

Abb. 103. Hyperästhetische Zone
in Fall 117.

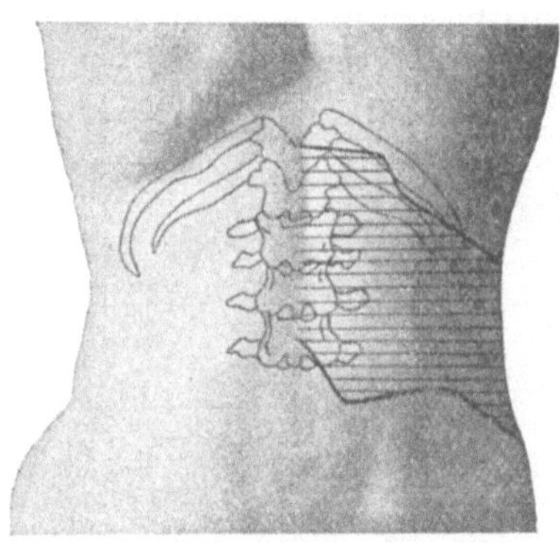

Abb. 104. Hyperästhetische Zone
in Fall 117.

Geschwür, eine Narbe oder irgendein Zeichen einer organischen Erkrankung
gefunden. Die Schwester der Kranken sagt, sie esse ganz gut und breche nur
wenig.

Bei der **Untersuchung** fand sich die Kranke gut genährt und zeigte abgesehen
von Druckschmerzhaftigkeit in der Gegend ihrer zahlreichen Operationsnarben
keine Veränderungen.

Am 20. 7. wurde der Leib zum sechsten Male mit beträchtlichen Schwierigkeiten geöffnet, da das Netz an vielen Stellen mit der vorderen Bauchwand
verwachsen war. Die Gastroenterostomie fand sich in gutem Zustande und
ließ zwei Finger frei eindringen. Auch eine Jejunumjejunostomie, etwa 20 cm
unterhalb des Magens, fand sich gut vor. Der Pylorus war frei. Die alte Gastroenterostomie wurde in der Magenwand geschlossen und der alte direkte Weg
durch den Darm wieder hergestellt.

Während der vier Wochen, die sie nach der Operation auf der chirurgischen
Abteilung war, hatte sie drei Fieberperioden mit Temperaturen um 37,8°, die
je etwa eine Woche dauerten mit vier- bis fünftägigen Intervallen. Sie brach
weiter, aber etwas weniger heftig und nahm an Kräften zu.

Ein Jahr später, am 27. 8. 1909 berichtete sie, sie fühle sich wohl, sähe aber mager aus. Damals aß sie noch kein Fleisch und bekam Anweisungen über ihre Diät.

Am 10. 6. 1910 kam sie wieder zur Untersuchung und gab an, seit ihrer Operation hätte sie nicht mehr zu brechen brauchen. Sie sei vor zwei oder drei Monaten von einem Betrunkenen in den Leib gestoßen worden und hätte seither allmählich an Kräften abgenommen; die Schmerzen seien aber nur gering. Vor einer Woche begannen mehr oder minder dauerndes Quetschen und leichte Schmerzen in der Magengegend; sie hatte viel Übelkeit und Druckempfindlichkeit, konnte vor Schwäche nicht stehen, und beim Umhergehen kam es zu Anschwellungen der Füße. Am 15. 7. kam sie in die medizinische Abteilung, wo sie bis zum 21. 9. blieb. Den wichtigsten Befund in dieser Zeit zeigt Abb. 102, nämlich kontinuierliches Fieber von einem Vierteljahr Dauer. Ausdrücklich ist zu erwähnen, daß während der ersten Woche ihres Aufenthaltes in der Abteilung kein erwähnenswertes Fieber bestand. Ein anderer bemerkenswerter Zug ist, daß sie während dieser dauernden Fieberperioden an Gewicht zunahm. Am 22. 6., als das Fieber begann, wog sie 82 Pfund und am 16. 9., drei Monate später, 88$^1/_2$. Während des dritten Aufenthaltes im Krankenhause klagte sie meist über Schmerzen im Magen, für die sich eine Ursache nicht ermitteln ließ. Eine Zone oberflächlicher Hauthyper-

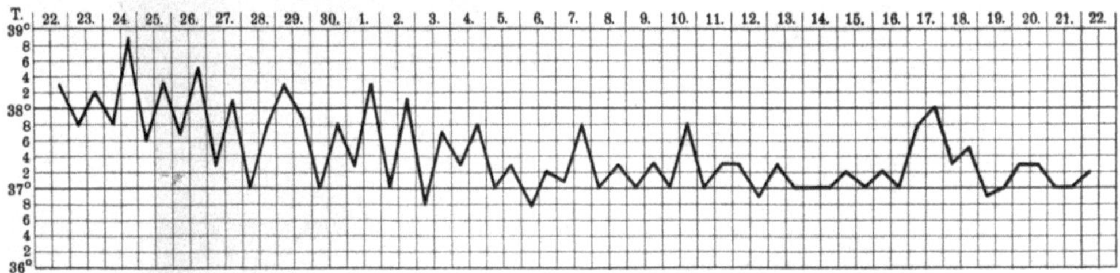

Abb. 105.   Zweite Temperaturkurve zu Fall 117.

ästhesie fand sich dauernd ausgesprochen (Abb. 103, 104). Die Leukocyten waren niemals vermehrt, niemals bestand Muskelspannung oder tiefere Druckschmerzhaftigkeit. Die Schmerzen waren aber doch heftig genug, manchmal Morphium notwendig zu machen.

Die Agglutinationsprobe mit Typhus, Alpha- oder Beta-Paratyphus war stets negativ. Wassermann negativ. „Bettfieber" wurde dadurch ausgeschlossen, daß man die Kranke ein paar Tage aus dem Bett herausnahm, ohne Erfolg. Man dachte an paranephritischen Abszeß, subakute Peritonealtuberkulose, Peritonitis und subphrenischen Absceß. Der Urin war immer normal. Auch die Untersuchung durch den Orthopäden ergab keine Veränderung. Der Augenhintergrund war normal. Blut und Urin erwiesen sich kulturell als steril. Das Gesichtsfeld (Abb. 106) war normal. Die zehnmalige Untersuchung des Stuhles zeigt kein okkultes Blut, und die wiederholte Röntgenuntersuchung hatte kein Ergebnis.

Die Schmerzen wurden im August zum Teil durch hohe Öleinläufe gebessert, aber die Kranke blieb sehr nervös, mager und aß nur wenig. Agar-Agar verbesserte den Stuhlgang, hatte aber auf die Temperatur keinen Einfluß. Die Tuberkulinprobe war leicht positiv. Das Sediment wurde einem Meerschweinchen am 22. 7. injiziert. Bei der Autopsie am 1. 9. fanden sich keine Veränderungen. Am 21. 9. wurde sie entlassen, ungebessert, ohne daß man wußte, was vorlag und noch fiebernd.

Am 24. 10. 1910 kam sie in das Krankenhaus berichten, seit sie zu Hause wäre, nähme sie zu und hätte weniger Schmerzen. Ihre Fieberkurve (Abb. 105) hatte sie mitgebracht.

Die Zone der Hautüberempfindlichkeit war wie vorher. Sie blieb nur einige Tage und ging am 27. mit 92 Pfund wieder nach Hause.

Besprechung: Auf die Möglichkeiten der Diagnosen bei dem ersten Aufenthalt der Patientin in unserem Krankenhause wollen wir hier nicht eingehen. Der dunkelste und interessanteste Teil ihrer Krankheit beginnt bei ihrer Rückkehr in das Krankenhaus nach fünf Jahren, wo sie über Erbrechen klagte und fünf Operationen angeblich wegen Adhäsionsbeschwerden durchgemacht hatte. Sie war gut genährt. Diese Tatsache gab hinreichende Sicherheit, daß ihr „Erbrechen" diesen Namen gar nicht verdiente, sondern daß es sich nur um ein Heraufbringen eines kleinen Teiles der vorher genossenen Nahrung handelte, ein Vorgang, den wir bei Kindern als Speien kennen. Damals machte man die etwas ungewöhnliche Operation, die Gastroenterostomie wieder zu schließen

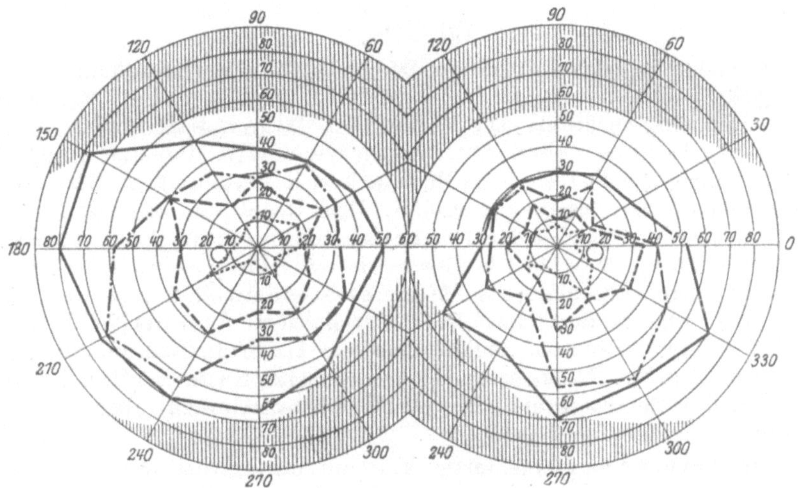

Abb. 106. Gesichtsfeld in Fall 117.

und den normalen Weg durch den Darm wieder herzustellen. Man dachte, die Beschwerden der Kranken rührten eher von der zu aktiven Chirurgie als von irgend etwas anderem her und meinte, die beste Hilfe, die man ihr geben könne, bestünde darin, so weit als möglich die natürlichen Verhältnisse wieder herzustellen.

Offenbar war der Versuch, die schlechten Wirkungen unnötiger Eingriffe wieder in Ordnung zu bringen, erfolgreich. Es ging ihr zwei Jahre lang gut, obgleich sie auch in der Rekonvaleszenz ein ganz dunkles und ganz unerklärliches Fieber hatte.

Nun kommen wir zu dem unerklärlichsten Kapitel in den Leiden der Kranken, nämlich das Vierteljahr dunklen Fiebers, während dessen sie an Gewicht zunahm. Ich bin bei dem Studium eines Falles nie mehr in Verlegenheit gekommen als hier. Wie unser Bericht zeigt, taten wir alles, was wir tun konnten, um die Ursache des Fiebers zu finden, aber am Ende aller unserer Bemühungen waren wir so klug wie vorher. Der wichtigste Punkt bleibt, daß nach ihrer Entlassung aus dem Hospital, ohne irgend welche Behandlung, das Fieber nachließ und es ihr gut ging. Meiner Meinung nach zeigt dieser Fall folgendes: 1. den Schaden von Operationen, die angeblich wegen Verwachsungen gemacht werden. Je mehr ich von solchen Operationen sehe, um so weniger halte ich davon. Ich muß erst noch davon überzeugt werden, daß Verwachsungen des Magens, der Gallenblase oder am Wurmfortsatz in irgendeiner beträchtlichen Zahl von Fällen, wo sie vorkommen, überhaupt Symptome hervorrufen. Die übergroße Mehrzahl der Operationen in solchen Fällen, die man nachher sorgfältig weiter beobachtet, erweist sich als nutzlos oder verschlimmern den Zustand. Der zweite interessante Punkt ist das Vorhandensein von etwas, was unsere Groß- väter ein einfaches Fieber, oder vielleicht gastrisches Fieber nannten, ganz un- erklärlich, völlig harmlos, und was am sonderbarsten bleibt, mit Gewichts- zunahme einhergehend. Unsere Vorfahren verdeckten ihre Unsicherheit durch schöne Namen. Wir wissen auch nicht mehr, aber wir gestehen es ein. Ich kann auch keine Erklärung für die Hauthyperästhesie geben, die sie mit am meisten quälte und nach ihrer völligen Wiederherstellung ebenso ausgesprochen war wie in den schwersten Zeiten der Krankheit.

Fall 118.

Eine 35 jährige Hausfrau wurde am 26. 6. 1910 in das Krankenhaus aufge- nommen. Mit 17 Jahren hatte sie es mit beiden Lungen zu tun und kam infolge von Bluthusten sehr herunter. Die letzten vier Jahre hat sie wieder gehustet, aber kein Blut. Vor vier Jahren hatte sie Nervenanfälle, die letzten $2^{1}/_{2}$ Jahre aber nicht mehr. Die letzten vier Monate hat sie wegen ihrer Beschwerden hin und wieder etwas Schnaps getrunken. Ihre Regel kam alle zwei Wochen. Sie hat keine Kinder, aber in den letzten acht Jahren zwei Fehlgeburten.

Seit vier Monaten liegt ihr das Essen wie ein Klumpen im Leibe. Sie hat Übelkeit, aber kein Brechen; die Magenbeschwerden sind nach dem Essen nicht schlimmer und werden durch Natron erleichtert. Vor drei Wochen brach sie einen Teelöffel voll Blut aus, nachdem sie vor dem Frühstück gelindes Magen- drücken gehabt hatte. Übelkeit am Morgen ist seither sehr häufig. Besonders Fleisch macht ihr Beschwerden. Sie glaubt nicht an Gewicht abgenommen zu haben, fühlt sich aber sehr schwach.

Die Untersuchung zeigt eine fette Frau mit unregelmäßigen Pupillen, die aber normal reagieren. Das Herz war o. B., ebenso auch die Lungen, bis auf wenige Geräusche hinten beiderseits und links vorn. Der Leib ist voll, tym- panitisch, auf Druck überall etwas schmerzhaft, besonders in der linken Seite und in der rechten Fossa iliaca. Links vorn, nahe der zweiten und dritten Rippe, ist die Atmung sakkadiert und verschärft. Blut und Urin normal. Blutdruck systol. 145 mm Hg.

Die Patientin bekam drei Tage nichts zu essen, dann erhielt sie Milch und Zwieback und erholte sich rasch. Vom 3. 7. an konnte sie gewöhnliche Kost nehmen; sie schien vom 5. an völlig gesund und konnte nach Hause gehen. Wir vermuteten, sie hätte etwas mehr als hin und wieder einen kleinen Schnaps getrunken.

Besprechung: Sicherlich hat unsere Kranke in jüngeren Jahren eine Lungen- tuberkulose durchgemacht und ohne besondere Behandlung überwunden. Es ist erwähnenswert, daß das oft vorkommt. Es kann das unser Zutrauen etwas herabmindern, daß die Heilungen, die nach Heilstättenbehandlung auftreten, immer darauf beruhen.

Was ihre Nervenanfälle waren, können wir nicht sagen. Kein geschulter Beobachter sah sie und während der Zeit der Krankheit, in der wir sie beobach- teten, traten sie nicht auf.

Die Magenbeschwerden der letzten vier Monate sind für keine Krankheit
charakteristisch. Offenbar haben sie die Magentätigkeit nicht gestört, denn
die Patientin ist doch fett. Daß sie einen Teelöffel von Blut erbrach, bringt
uns in der Diagnose nicht weiter, das kann vorkommen, ich habe es selbst auf
See als Folge von Seekrankheit gesehen.

Die Erscheinungen auf der Lunge sind die einer abgeheilten Tuberkulose,
sonst zeigt die Untersuchung nichts von Bedeutung. Schließlich sind wir über
die Diagnose nicht sicher, aber die Besserung von dem Moment, wo sie keinen
Schnaps mehr bekam, ist etwas verdächtig.

Fall 119.

Ein 58jähriger Arbeiter kam am 28. 8. 1910 in das Krankenhaus. Seit
etwa 20 Jahren hat er Anfälle von Magenbeschwerden in Zwischenräumen von
einigen Wochen bis zu zwei oder drei Jahren, die wenige Stunden bis zu mehreren
Tagen anhalten. Zwischen den Anfällen ist er ziemlich wohl, bis auf Verstopfung
und geringe unbestimmte Beschwerden im Leibe. Dagegen begann der Anfall,
den er als ein Beispiel auch für die anderen betrachtet, vor neun Tagen mit
leichtem Brennen in der Herzgegend. Am nächsten Tage klagte er über Magensäure und brach zweimal, arbeitete aber den ganzen Tag. Dies hielt den folgenden Tag und seither mehr oder weniger an. Die Schmerzen sind nach dem Essen
stärker, werden aber durch Erbrechen oder durch Natron gebessert. Vor sechs
Tagen hatte er heftige Krämpfe in verschiedenen Teilen des Leibes und hörte
gurgelnde Geräusche, hatte zugleich leichte Durchfälle, die aber noch am gleichen
Tage aufhörten. Er hat bis vor drei Wochen gearbeitet und gibt an, in den
letzten drei Wochen 20 Pfund abgenommen zu haben. Nach seiner Angabe hat
er in den letzten sechs Tagen nur einmal ohne Katheterisierung Urin gelassen,
obwohl dies vorher nie nötig war.

Die **Untersuchung** zeigt einen abgemagerten Mann, der 20 Jahre älter aussieht als er ist. Pupillen und Zahnfleisch normal. Blut, Urin negativ, Arterienwände verhärtet und geschlängelt. Leib bei tiefem Eindrücken im linken Hypochondrium schmerzhaft. Reflexe normal. Blut und Urin normal. Der Stuhlgang, der seit einer Woche täglich untersucht wurde, zeigt etwa in der Hälfte
der Fälle eine geringe positive Guajacprobe, sonst war er normal. Der Magen
zeigt nüchtern keine Rückstände. Nach der Probemahlzeit freie HCl 0,03%.
G. A. 0,07%. Kein okkultes Blut. Rectaluntersuchung negativ. Magenkapazität 1900 ccm. Der aufgeblähte Magen reicht in der Mittellinie bis 3 cm unterhalb des Nabels.

Der Kranke war außerordentlich schweigsam, schien aber nicht viel zu leiden.
Während der vier Wochen, die er im Krankenhause war, nahm er drei Pfund zu,
hatte kein Fieber, klagte aber oft über Gasbildung im Magen. Der Leib war
immer weich. Er hatte ein oder zwei Anfälle mit Erbrechen. Es ging ihm aber
im ganzen besser. Es fand sich kein besonderer Grund für einen chirurgischen
Eingriff.

Ein Jahr später, am 7. 7. 1911 kam er wieder mit der Angabe, daß es ihm
bis vor zwei Monaten gut gegangen sei. Er hätte fünf Pfund mehr gewogen
als bei seiner Entlassung aus dem Krankenhause. Seit dem 1. 5. 1911 begann er
etwa einmal in der Woche zu brechen, konnte es aber gewöhnlich durch vor-
sichtige Ernährung vermeiden. Das Erbrochene war nie blutig, aber manchmal
braun. Etwa eine Viertelstunde nach dem Essen hat er Schmerzen in der Magengegend. Die Beschwerden werden durch doppelkohlensaures Natron gebessert.
Da er aber das Mittel als unnatürlich und gefährlich ansieht, gebraucht er es
nur selten. Die Untersuchung hatte das gleiche Ergebnis wie früher. Die

Röntgenuntersuchung zeigte Veränderungen in der Wirbelsäule. Die Nackensteifigkeit verlor sich in zehn Tagen. Fieber bestand dabei nicht. Während
der letzten Woche seines Krankenhausaufenthaltes klagte er über nichts und
schien ganz wohl, obgleich er nach dem Tage nach der Aufnahme 480 ccm
bräunlicher Flüssigkeit mit einer starken positiven Guajacreaktion erbrach.
Der Chirurg sah ihn wieder und riet nicht zur Operation. Der Stuhl enthielt
nur am Tage nach dem Erbrechen okkultes Blut, sonst aber nie.

Besprechung: Unser Kranker hat seit 20 Jahren kurz dauernde Anfälle von
Magenbeschwerden mit Durchfall. Jetzt zeigt er etwa in der Hälfte der Untersuchungen okkultes Blut im Stuhl. Der Magen ist etwas erweitert, zeigt aber sonst
nichts von Bedeutung. Zu meiner Genugtuung stellten wir die Ursache seiner
Beschwerden nicht fest. Möglicherweise ist die Arteriosklerose daran schuld,
aber nach meinem Eindruck liegen hinter allen seinen Symptomen irgendwelche
Störungen gemütlicher oder sozialer Art. Wir konnten den Erfolg in unserem
Falle nicht weiter verfolgen und ich kann deshalb nur meinen eigenen Eindruck
wiedergeben. Ich habe eine Reihe ähnlicher Fälle gesehen, bei denen ein sorg-
sames Eingehen auf das persönliche und Familienleben des Kranken eine Menge
störender Ursachen enthüllte, die vollkommen genügten, den Magen in Unordnung zu bringen. In vielen Fällen werden solche Ursachen ganz übersehen oder
vergessen. Der alte Hausarzt, der leider nur noch in kleineren Städten und auf
dem Lande seine gesegnete Arbeit leistet, versteht und behandelt solche Fälle
viel besser, als der sogenannte wissenschaftliche Arzt, der in einem Krankenhaus
arbeitet, wo es ihm nicht möglich ist, sich um das persönliche und Gemütsleben
seiner Patienten zu kümmern.

Fall 120.

Ein 56 jähriger Arbeiter kam am 28. 8. 1910 in das Krankenhaus mit der
Klage, daß er seit einem Monat über Übelkeit, Leibschmerzen und Erbrechen
zu klagen hätte. Vor zwei Jahren hatte er einen hartnäckigen Husten und vor
einem Jahre einen leichten Bluthusten, der mit Unterbrechung etwa eine Woche
anhielt und seither drei- oder viermal wieder gekommen ist. Er hat nie krank
zu Bett gelegen. Geschlechtskrankheiten hat er nicht gehabt. Bis vor zwei
Jahren war er starker Trinker, seither hat er sich ein wenig gemäßigt. Die
Familienanamnese ist gut.

Zur Zeit hat der Husten nachgelassen und die Magenerscheinungen machen
die meisten Störungen. Er hat täglich zwei- bis sechsmal Stuhlgang, manchmal
enthielten die Entleerungen Blut. Der Appetit war gut, aber die Nahrungsaufnahme verursacht Magenschmerzen. Gestern abend brach er drei- bis viermal und konnte danach nichts zurückhalten. Das Erbrochene soll schwarz
gewesen sein.

Die **Untersuchung** zeigt einen etwas somnolenten, blassen, mageren Menschen.
Pupillen o. B. Kein Bleisaum. Herzspitzenstoß im fünften Intercostalraum
der Brustwarzenlinie, der rechte Rand 2,5 cm außerhalb der Mitte des Sternums.
Keine Geräusche. Der zweite Pulmonalton ist stärker als der zweite Aortenton.

Über den Lungen gesteigerte Resonanz mit abgeschwächter Atmung und
verlängerter Ausatmung. Zahlreiche giemende, knackende Geräusche. Besonders
an der rechten Basis hört man sehr zahlreiche feine knackende Geräusche. Der
Leib zeigt im rechten oberen Quadranten beträchtliche Druckschmerzhaftigkeit
und Muskelspannung. Leberdämpfung nicht vergrößert. Reflexe normal.
Das Rectum war aufgetrieben aber leer. Bald nach der Aufnahme wurde eine
kleine Menge reinen Eiters entleert. Am nächsten Morgen klagte er hauptsächlich über heftige Schmerzen in der oberen Bauch- und der unteren Brustgegend. In den ersten 24 Stunden ließ er 510 ccm Urin. Man führte die kleine

Menge auf starkes Abführen zurück. Spez. Gewicht 1012. Spuren Albumen, aber kein Sediment. L. 22 500 mit 89 % polynukleären Zellen. Hb. 75 %. Urinkulturen auf Blutserum blieben steril. Das eitrige Sputum ließ auf Blutagar keine Influenzabacillen wachsen, obwohl man in den Ausstrichen desselben Auswurfes solche Bacillen gefunden hatte. Tuberkelbacillen negativ. Die Untersuchung des Stuhlganges zeigte am 29. 8. große Mengen von Eiter, wenig Nahrungsreste und starke Guajacprobe. Blutdruck nicht aufgezeichnet.

Der Patient konnte nichts bei sich behalten, weder durch den Mund, noch rectal. Er bekam Subpektoralinjektionen von Traubenzuckerlösung, die aber auch nicht gut resorbiert wurden. Wegen der Spannung des Leibes und der eitrigen Darmentleerungen dachte man daran, der Patient hätte irgendwo eine lokalisierte Peritonitis, die in den Darm durchgebrochen sich in das Rectum entleerte. Als Ursache dieser Peritonitis dachte man an ein perforiertes Duodenalgeschwür oder an ein Emphysem der Gallenblase. Die Oligurie besserte sich bald. Entweder konnte man sie auf eine ernstliche Nierenstörung ·oder einfach auf die Tatsache zurückführen, daß der Patient so gut wie gar keine Flüssigkeit, weder durch den Magen, noch sonst wo aufnahm. Auffällig war in bakteriologischer Beziehung die Ähnlichkeit zwischen dem Auswurf und dem Eiter, der durch das Rectum abging. Der Chirurg, der den Kranken sah, fand keine Ursache zu einem Eingriff.

Besprechung: Sehr wahrscheinlich hatte unser Patient zur Zeit seines hartnäckigen Hustens vor zwei Jahren eine Phthise, aber, so weit wir es beurteilen können, war der Endeffekt der Krankheit ein guter, denn sie scheint dazu geführt zu haben, daß der Patient seinen Alkoholismus aufgab oder sich wenigstens darin besserte.

Gegenwärtig hat er eine Dyspepsie ohne besondere diagnostische Handhaben oder Eigentümlichkeiten. Allein aus der Anamnese kann man keinen Schluß ziehen.

Aus der Untersuchung könnte man schließen, daß seine Bronchiektase, eine ulceröse Kolitis oder irgendeine Art von Nephritis im Gefolge hat. Findet man in dem Auswurf als vorherrschenden Organismus Influenzabacillen bei einem Kranken, dessen Lungen in ihrer ganzen Ausdehnung und wahrscheinlich seit langer Zeit Veränderungen zeigen, so bleibt Bronchiektase wahrscheinlich die richtige Diagnose. Die Dyspepsie rührt wahrscheinlich von der oben erwähnten Infektion her.

Verlauf: Der Patient starb am 31. 8. Die Diagnose lautete auf chronische Bronchitis, Emphysem, Bronchiektase und irgendwelche eitrige Vorgänge im Leibe mit Durchbruch in das Kolon.

Die Autopsie ergab amyloide Nephritis, Hypertrophie und Dilatation des Herzens; lokalisierte Bronchitis; eitrige Bronchitis der linken Lunge; Bronchopneumonie rechts; chronische Pleuritis; Geschwüre der Gallenblase, sowie eine ulzeröse Enteritis und Kolitis.

Fall 121.

Ein 64jähriger Schuhmacher ließ sich am 10. 9. 1910 in das Krankenhaus aufnehmen mit der Klage, er hätte seit einem Jahre allmählich Appetit und Kräfte verloren, er sei jetzt mehr verstopft als gewöhnlich und hätte heftige Kopfschmerzen. Seit etwa zwei Monaten hat er beständige Schmerzen im Epigastrium und ein Gefühl, als ob eine Kugel heraufsteigen wollte. Der letzte Anfall beginnt gewöhnlich um neun Uhr abends und hält einige Stunden an. Heißes Trinken bringt etwas Erleichterung. Die letzten zehn Tage begann er zu erbrechen, immer nur kleine Mengen. Einmal enthielt das Erbrochene die Schalen von Pfirsichen, die er vor 24 Stunden zu sich genommen hatte. Blut oder kaffeesatzähnliche Massen enthielt es nicht. Gewöhnliches Gewicht bis zum letzten Winter 145 Pfund, jetzt 125 Pfund. Seit zwei Jahren hat er nicht mehr gearbeitet. In das Krankenhaus kam er mit der Diagnose Magenkrebs.

Die **Untersuchung** ergab ziemlich guten Ernährungszustand ohne Veränderung an Pupillen und Zahnfleisch; Herz, Leib, Patellar- und andere Reflexe negativ. Lungenveränderungen siehe Abb. 107 und 108. Das Sputum enthielt keine Tuberkelbacillen; es findet sich auch kein besonders vorherrschender Bacillus. Stuhl gab am 13. bis 15.9. positive Guajacprobe. Der Magenschlauch ergab nüchtern keine Rückstände. Probemahlzeit nach einer Stunde aus dem Magen verschwunden. Im Waschwasser keine freie Salzsäure. Kapazität des Magens 870 ccm.

Während seines einwöchigen Aufenthaltes im Krankenhause hatte er kein Fieber. Blut und Urin waren normal. Er hustete sehr wenig und hatte nach den ersten paar Tagen völliger Ruhe keine Magenbeschwerden.

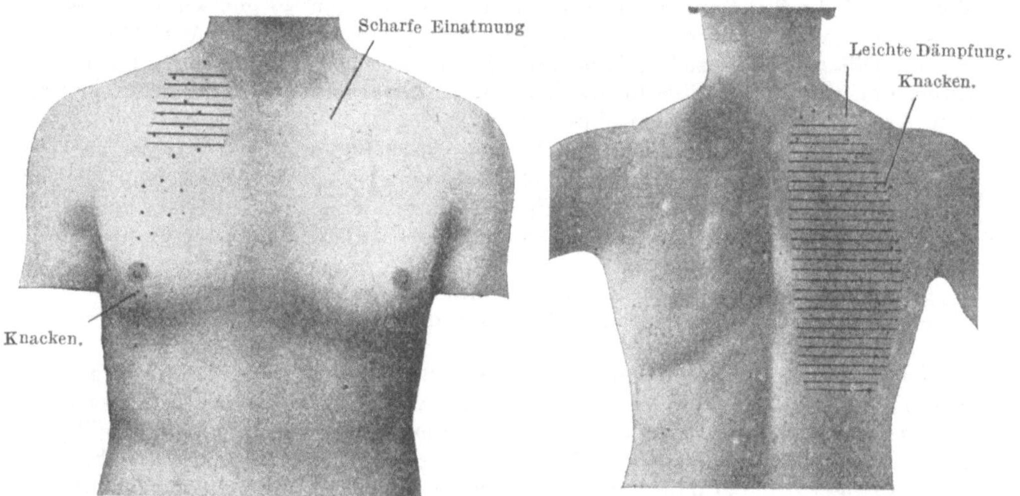

Abb. 107. Lungenbefund in Fall 121.   Abb. 108. Lungenbefund in Fall 121.

Besprechung: Abgesehen von dem negativen Ausfall der Magenuntersuchung konnte der Fall wohl als Magenkrebs gelten. Wie der Fall hier liegt, zweifle ich nicht daran, daß er vielen ähnlichen Fällen gleicht, die ich in dem letzten Jahre gesehen habe, bei denen im Vordergrunde des klinischen Bildes die Magenerscheinungen stehen, während der wirkliche Grund eine Phthise ist. Erwähnenswert bleibt, daß der Kranke nichts über Husten und andere Lungenerscheinungen aussagt, obwohl die Symptome an den Lungen ganz ausgesprochen waren. Wenn auch Bacillen nicht gefunden wurden, so ist doch kein Grund daran zu zweifeln, daß er eine Tuberkulose hat.

Verlauf: Später erfuhren wir, daß er vor 26 Jahren eine Rectalfistel hatte, die etwa ein Jahr anhielt und durch Operation geheilt wurde. Damals hatte er leichten Husten und eines schönen Tages kam plötzlich, als er stark lachen mußte, Blut in großen Mengen aus Nase und Mund. Danach war er sehr schwach und brauchte ein Jahr, um sich zu erholen. Nachher ging es ihm aber ganz gut. Die letzten 15 Jahre hat er im Winter viel gehustet, brauchte aber die Arbeit nicht auszusetzen.

Der Kranke starb einige Monate nach der Entlassung aus dem Krankenhaus.

Fall 122.

Ein 57jähriger Stubenmaler kam am 28. 9. 1910 mit der Diagnose „familiäre Gelbsucht oder Gallensteine" in das Krankenhaus. Die Mutter starb mit 63 Jahren an Wassersucht. Sie litt 20 Jahre vor ihrem Tode an Gelbsucht und hatte zu verschiedenen Zeiten Anfälle von Schmerzen und Erbrechen. Eins ihrer Kinder hatte gleichfalls jahrelang hin und wieder Gelbsucht und starb mit 59 Jahren. Ein anderes, das noch lebt, und jetzt 68 Jahre alt ist, hatte 30 Jahre lang hin und wieder Anfälle von Leibschmerzen mit Erbrechen und Gelbsucht. Fünf andere Kinder haben Icterus nie gehabt. Des Kranken Tante mütterlicherseits hatte ähnliche Schmerzanfälle mit Erbrechen und Gelbsucht seit einer Reihe von Jahren.

Die Eigenanamnese des Kranken ist ohne Belang. Er trinkt täglich drei Glas Sherry und gelegentlich einen Rum, manchmal nimmt er auch vor dem Frühstück einen Schnaps, sonst sind seine Lebensgewohnheiten gut. Seit 20 Jahren hat er ein- bis zweimal im Jahre Gelbsuchtsanfälle, die ein bis zwei Wochen anhalten. Neuerdings sind diese Anfälle etwas häufiger gewesen. Bei ihrem Beginne fühlt er sich ungewöhnlich schläfrig und muß manchmal leicht fiebern, bald darauf beginnt Erbrechen, gewöhnlich eine halbe bis eine Stunde nach dem Essen. Das Erbrochene war niemals sehr reichlich, enthielt aber einige Male Blut und am Tage vorher Genossenes. Vor 20 Jahren brach er einmal einen halben Liter Blut und vor zwölf Jahren enthielt das Erbrochene Blutstreifen. Er hat manchmal bemerkt, daß sein Stuhlgang schwarz wie Tinte war, auch wenn er keine Medizin nahm. Zu anderen Zeiten ist er tonfarben. Er klagt über drei Arten von Schmerzen: 1. Brennen in der Herzgegend, das eine bis zwei Stunden nach dem Essen auftritt und das durch große Mengen von Natron gebessert wird. 2. Koliken in der Mitte und im oberen Teile des Leibes, die nachlassen, wenn Winde abgehen. 3. Ein unbestimmbares, unbehagliches Gefühl in der rechten Seite, das ihn rechts nicht liegen läßt, aber keine Beziehung zur Nahrungsaufnahme hat.

Seit zehn Jahren muß er zehn- bis zwölfmal in der Nacht aufstehen und läßt dabei etwa zwei Liter Wasser. Vor 20 Jahren wog er 160 Pfund, vor einem Jahre 131, jetzt etwa 121. Seit 18 Jahren ist er Stubenmaler, er will aber die Anfälle schon gehabt haben, ehe er einen Pinsel nur gesehen hat.

Die **Untersuchung** ergibt schlechten Ernährungszustand und ausgesprochene Schwäche. Der Leib ist mit braunen, 2 bis 3 mm großen Flecken wie besät. Schleimhäute blaß und leicht cyanotisch. Die Lederhäute zeigen in den tieferen Teilen zitronengelbe Farbe, um die Iris herum sind sie weiß. Kein Bleisaum; die Zähne im Unterkiefer fehlen ganz, im Oberkiefer sind nur wenig übrig geblieben. Herz und Lunge o. B. Blutdruck systol. 150, diastol. 80 mm Hg, Urin 2100—1700 in 24 Stunden, Sp. G. 1011—1017. Sediment o. B. Blutuntersuchung: E. 3000000. L. 4000—8000. Hb. 55%. Die gefärbten Anstriche zeigten keine Achromie und auffallend große rote Blutkörperchen. Leichte Anisocytose und Leukocytose. Weder kernhaltige, noch Tüpfelzellen. Der Gesamteindruck des Blutes weist ausgesprochen auf eine perniciöse Anämie hin.

Der Leib war im ganzen tympanitisch und auf tiefen Eindruck überall druckschmerzhaft, besonders aber in der rechten Seite. Die Leberdämpfung reichte von der sechsten Rippe bis 5 cm unterhalb des Rippenbogens. Die Oberfläche und der Rand waren sehr glatt. Milz nicht fühlbar. Reflexe normal.

Besprechung: Unsere Aufmerksamkeit wird sofort auf eine ganze Anzahl von möglichen Diagnosen hingelenkt:

1. Der Patient ist Maler und fast jede Art von Verdauungsstörungen kann das Ergebnis einer Bleivergiftung sein.

2. Er ist Alkoholiker und das gleiche läßt sich von den Wirkungen des Alkohols sagen.

3. Er gibt in der Anamnese an, eine große Menge von Blut gebrochen und schwarze Stühle gehabt zu haben. Die häufigste Ursache dafür ist Lebercirrhose.

4. Er wie seine Mutter und zwei andere Mitglieder der Familie scheinen an Gelbsucht gelitten zu haben. Nach seinen eigenen Angaben hat er etwa 40 Anfälle gehabt, aber das scheint doch sehr unwahrscheinlich.

5. Die Nykturie weist auf Herzschwäche oder Prostatavergrößerung hin.

6. Abgesehen von diesen abgrenzbaren Möglichkeiten kommen wir in ein ganz unklares Gefilde, wenn wir an die Erzählung seiner drei Arten von Schmerzen denken. Keine davon ist charakteristisch oder enthält etwas Bestimmtes, woran man sich halten könnte. Wir müssen uns unsere Belehrung aus der Untersuchung holen.

Eine der ersten Tatsachen, die uns bei der Untersuchung auffielen, führt uns noch weiter in die Irre. Woher kommen die braunen Flecken auf dem Leibe? Ich kann diese Frage nicht beantworten. Wenn wir die Untersuchung weiter verfolgen, so finden wir, daß sein Urin sich so verhält, wie es oft bei Schrumpfniere der arteriosklerotischen oder glomerulonephritischen Art der Fall ist. Außerdem sehen wir, daß er eine schwere Anämie hat, die sehr wohl perniciös sein könnte, woran auch die Anamnese erinnert. Von den inneren Organen fällt am meisten die vergrößerte Leber auf.

Nehmen wir dies alles zusammen, so scheinen mir nur zwei Diagnosen möglich zu sein: Cirrhose oder Syphilis. Eine von ihnen muß alle seine Symptome erklären. Für die eine haben wir eine wirksame Behandlung, für die andere überhaupt keine, daher ist es das vernünftigste, man behandelt ihn auf Syphilis.

Verlauf: Später erfuhren wir noch, daß er vor 3 Jahren in einem Krankenhause ein und ein halbes Jahr mit ausgesprochener Schwellung der Beine und Ascites zugebracht hat. Damals wurde er dreimal punktiert und das erste Mal eine große Menge leicht blutiger Flüssigkeit entleert. Die letzten 18 Monate hatte er weder Ödeme noch Ascites. Er arbeitete bis vor zehn Tagen. Nach einem zehntägigen Aufenthalt im Krankenhause mit Abführmitteln und gelegentlich einem Schlafmittel zeigte er keine Symptome, schien ganz munter und wurde entlassen.

Fall 123.

Ein 19 jähriges Fabrikmädchen kam am 28. 9. 1910 in das Krankenhaus. Sie klagte über Magenschmerzen, die das letzte Jahr dauernd und an Stärke zunehmend, besonders heftig die letzten drei Monate angehalten hätten. Sie hat dauernd dumpfe, nicht ausstrahlende Schmerzen im Epigastrium, weniger heftig die erste Stunde nach dem Essen, die nächsten Stunden stärker. Die Art der aufgenommenen Nahrung spielt dabei keine Rolle. Die letzten zwei Monate hat sie fast immer, etwa eine Viertelstunde nach dem Essen, gebrochen. Das Erbrochene enthielt nie Blut und war nur gering an Menge, zeigte aber manchmal Spuren von Nahrung, die am Tage vorher genossen war. Die letzten zwei Monate war der Appetit schwach und sie hat an Gewicht etwas abgenommen. Gewöhnlich wog sie 158 Pfund, jetzt 145 Pfund. Sie hat bis vor vier Tagen etwa halbe Arbeit geleistet. Irgendwelche Gehirnerscheinungen sind, so viel sie weiß, nicht aufgetreten. Stuhlgang täglich. Kein Husten. Familienanamnese, eigene Vorgeschichte und Lebensgewohnheiten gut.

Bei der **Untersuchung** zeigt sie sich gut genährt, mit sehr blasser Haut und blassen Schleimhäuten. Der Herzspitzenstoß liegt 13 cm nach außen von der Mittellinie, 2 cm außerhalb der Medioclavicularis. Der rechte Herzrand liegt 2 cm außerhalb der Medianlinie. Über dem ganzen Herzen und in der Achselhöhle, am lautesten aber an der Herzspitze, hört man ein weiches systolisches Geräusch. Zweiter Pulmonalton betont. Puls ohne Besonderheiten. Blutdruck systol. 105 mm Hg. Urin etwa 900 in 24 Stunden, Sp. G. 1009; weder Eiweiß noch Zucker. Mäßige Druckschmerzhaftigkeit im Epigastrium; sonst verläuft die Untersuchung der Organe o. B. Die Blutuntersuchung am 28. 9. ergibt E. 2500000. L. 3000. Hb. 30%. Die Ausstriche zeigen ausgesprochene Achromie, mäßige Anisocytose und Leukocytose, Chromasie der roten Blutkörperchen, keine kernhaltigen Zellen. Viermalige Untersuchung des Stuhles mit Guajac stets negativ.

Besprechung: Verdauungsbeschwerden bei blutarmen Fabrikmädchen sind sehr häufig und hängen, wie ich glaube, von vielen Ursachen ab. In unserem Falle ist die Anämie so ausgesprochen, daß alle anderen Ursachen an zweite oder dritte Stelle rücken. Aber wenn sie in einem solchen Falle geringer ist, so finden wir oft eine ganze Menge von Fehlern in dem hygienischen Verhalten und drückende Sorgen, die in Ordnung gebracht werden müssen, ehe wir die Patientin in die Höhe bringen können.

Vor einigen Jahren hätte man sicher an ein Magengeschwür in dem Falle dieser Art gedacht. Heute wissen wir, daß diese Veränderungen bei jungen Mädchen viel seltener sind als bei Leuten in mittlerem Alter und daß die Mehrzahl der Erscheinungen, die man früher bei jungen Mädchen auf Magengeschwür zurückführte, auf Fehlern in dem hygienischen Verhalten, auf Überarbeitung, beginnender Tuberkulose, Hyperthyreoidose oder Bleivergiftung beruhen.

Natürlich ist es möglich, daß unsere Kranke aus einem Magen- oder Duodenalgeschwür Blut verloren hat und daß daher die Anämie herrühren könnte und wir finden auch in dem Falle nichts, was uns diese Diagnose mit Sicherheit ausschließen läßt. Aber die Anamnese ist sicher durchaus nicht typisch für Geschwür und erinnert viel eher an eine Chlorose, eine Krankheit, die früher häufig war, jetzt aber überall selten geworden ist. Ohne Zweifel hat ihre Arbeit mit ihren Störungen schon etwas zu tun, oder hat die Chlorose verschlimmert, aber es ist nicht wahrscheinlich, daß sie allein die Anämie verursacht hat. Eine Chlorose bleibt die wahrscheinlichste Erklärung.

Verlauf: Am 19. 10. betrug die Zahl der E. 3500000, Hb. 55% und die roten Blutkörperchen zeigten geringe Veränderungen. Sie konnte alles ohne Beschwerden essen. Die Behandlung während dieser Zeit bestand in Ulcusdiät und Blaudschen Pillen, gelegentlich auch etwas Natrium phosphoricum. Später stellte es sich heraus, daß das Mädchen lange Zeit sehr hastig, unzureichend oder gar nicht gefrühstückt hatte, daß sie ihr Mittagessen kalt in der Fabrik aß, wo sie täglich zehn Stunden arbeitete. Der Chirurg hielt den Fall für ein Geschwür der kleinen Kurvatur und riet von der Operation ab. Während des Krankenhausaufenthaltes nahm die Patientin vier Pfund zu und im November 1912 berichtete sie, sie sei wieder bei der Arbeit und fühle sich ganz wohl. Wir bekamen noch folgende Einzelheiten über ihre Arbeitsweise heraus. Seit ihrem 13. Jahre geht sie in Arbeit. Seit fünf Jahren hat sie Metallfäden in elektrische Birnen eingeschmolzen. Diese Arbeit geschieht in einer Gasflamme. Sie wurde für das Stück bezahlt und hat in zehnstündigem Arbeitstag etwa 3000 Drähte eingeschmolzen. Die Fenster konnten in ihrem Arbeitsraume nicht geöffnet werden; es war deshalb stets sehr heiß. Vor einem Monat ist sie in eine Papierfabrik gegangen; sie hat nun einen gut gelüfteten Arbeitsraum und arbeitet nur acht Stunden. Jetzt hat sie 85% Hb. und wiegt 145 Pfund.

Fall 124.

Eine 40jährige Hausfrau kam am 27. 10. 1910 in das Krankenhaus. Sie klagte, daß sie seit einem halben Jahre leichte Beschwerden in·der Magengegend und saures Aufstoßen nach dem Essen hat, besonders nach dem Genuß von Kohl oder sauren Früchten. Der Vater starb mit 72 Jahren an Pleuritis, die Mutter mit 60 Jahren an einer Bronchialerkrankung. Mit 15 Jahren hatte die Kranke Gelenkrheumatismus und lag drei Monate im Krankenhause. Im Jahre 1908 wurde ein nicht schmerzender Knoten von der Größe eines Taubeneies vom Zeigefinger der rechten Hand, nahe der Spitze entfernt. Er hatte sich dort im Laufe von vier Jahren entwickelt. Die Patientin hat ein gesundes Kind, zehn Jahre alt, und hatte eine Fehlgeburt.

Vor fünf Tagen, nachdem sie etwas Tee und Semmel genossen hatte, bemerkte sie ein ganz neues Gefühl, ein wunderbares Gefühl von Fülle im Leibe, worauf nach ein bis zwei Minuten Schwindelgefühl und Schwarzwerden vor den Augen folgte. Sie fröstelte und schwitzte stark. Sie mußte sich hinlegen, ließ die Fenster öffnen, blieb aber bei Bewußtsein. In wenigen Stunden fühlte sie sich beinahe so wohl wie früher, wusch und plättete die folgenden zwei Tage, ohne einen Unterschied gegen früher zu merken. Vor zwei Tagen, des Abends, fühlte sie sich ein wenig schwach, aber das ging bald vorüber. Gestern morgen

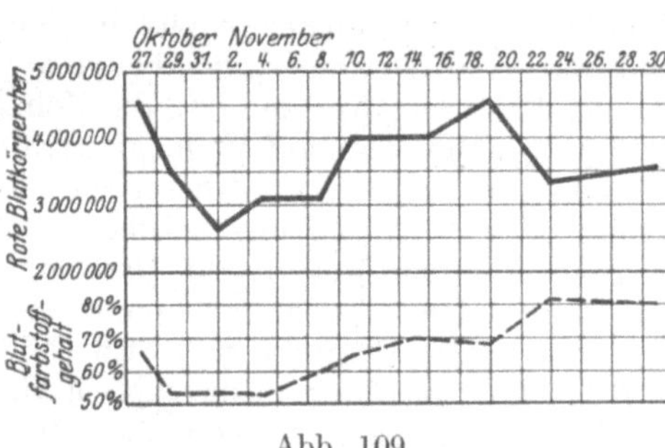

Abb. 109.

wurde sie beim Plätten ohnmächtig, kam aber bald wieder zu sich und erbrach über ein und einen halben Liter hellrotes Blut. Seither lag sie zu Bett, ohne etwas zu genießen, fühlte sich aber sonst ganz wohl.

Die **Untersuchung** verlief negativ bis auf Blut und Stuhlgang. Den Wechsel im Blutbefunde zeigt Abb. 109. Der Stuhl zeigte eine starke positive Guajacprobe von der Zeit der Aufnahme bis zum 16. 11., nachher war sie nur schwach, oder fehlte auch einige Tage, um am 26. 11. völlig zu verschwinden. Bei der Aufnahme erbrach sie wiederum etwas drei Viertel Liter hellrotes Blut. Der Puls war am Handgelenk kaum zu fühlen, als er später gezählt werden konnte, betrug er 150.

Sie erhielt 0,03 Morphium subcutan und einen heißen Umschlag um den Leib. Das Bett wurde am Fußende erhöht. Unter dieser Behandlung wurde der Puls schnell besser. Sie erhielt aber bis zum 31. nichts zu essen, von wo an sie alle zwei Stunden 60 ccm Milch bekam.

Während der ersten 24 Stunden ihres Krankenhausaufenthaltes erhielt sie 0,1 Morphium. Die Atmung schwankte von 12 bis 15 die Minute, Rectal erhielt sie Kochsalzlösung alle sechs Stunden 180 ccm, die gut zurückgehalten wurde. Jedem Einlauf wurden 15 ccm Branntwein zugesetzt. Die Blutungen wiederholten sich nicht. Allmählich stieg man in der Milchmenge auf 150 ccm zweistündlich und am 3. 11. konnte man Zwieback zufügen, am 4. 11. Milchzucker, am 13. Eier, Semmel und Kartoffeln. Sie hatte keine Beschwerden und nahm beständig zu. Am 8. 12. fühlte sie sich wohl und durfte nach Hause zurückkehren.

Besprechung: Der am meisten im Vordergrunde stehende Zug im Krankheitsbilde ist die Anämie. Sie beruht wahrscheinlich auf dem Blutverlust durch das Blutbrechen am Tage vor der Aufnahme. In der Blutprobe fällt ɩs auf, daß die Anämie erst einige Tage später ihren Höhepunkt erreicht; gerade das muß man erwarten. Die Blutmenge ist von Anfang an vermindert, aber die zur Untersuchung entnommene Probe zeigt zunächst keine Veränderung. Später wird dann Flüssigkeit aus den umgebenden Geweben in die Blutgefäße aufgenommen. Die Masse des Blutes wird so wieder hergestellt, zu gleicher Zeit aber die Zahl der Blutkörperchen vermindert. Das geschieht gewöhnlich in ein bis drei Tagen, manchmal dauert es auch länger.

Wo liegt nun die Quelle des Bluterbrechens? Lebercirrhose und Magengeschwür sind die wahrscheinlichsten Ursachen. In der Anamnese spricht nichts für eine Cirrhose, aber solche negativen Beweise genügen durchaus nicht, die Krankheit auszuschließen. Unsere Kranke befindet sich gerade in dem richtigen Alter für Magengeschwür, wenn auch ihre Vorgeschichte durchaus nicht für diese Krankheit typisch ist. Vielleicht würden wir klarer in dem Falle sehen, wüßten wir, welcher Natur der schmerzlose Knoten war, welcher vor zwei Jahren von dem Finger entfernt wurde. Aber es sieht so aus, als ob es sich um einen Gumma oder eine tuberkulöse Neubildung gehandelt hätte.

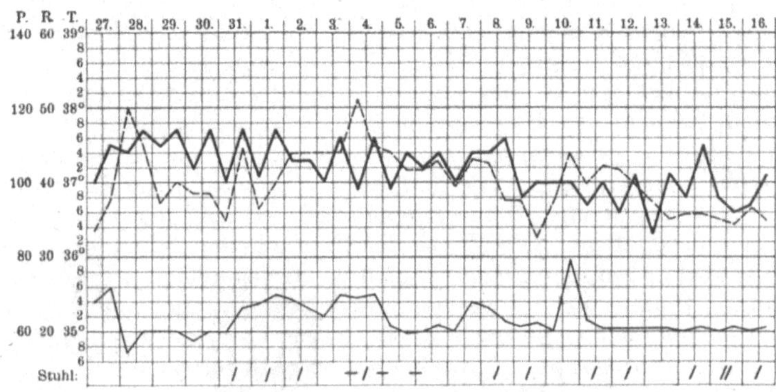

Abb. 110. Temperaturkurve zu Fall 124.

Das leichte Fieber, welches die ersten 14 Tage noch bestand, ist charakteristisch für das Frühstadium einer posthämorrhagischen Anämie und weist nicht auf irgendwelche Infektion hin. Dieser Punkt wird nicht immer genügend berücksichtigt, wenn wir uns in der Differentialdiagnose diagnostisch mit Fieber beschäftigen, das nach Blutungen auftritt. Im ganzen bleibt Magengeschwür die wahrscheinlichste Diagnose.

Verlauf: Am 8. 3. 1911 schrieb die Kranke, sie sei völlig wohl und hätte an Gewicht zugenommen. Temperatur Abb. 110.

Fall 125.

Eine 36jährige Schneiderin suchte am 30. 10. 1910 das Krankenhaus auf. Am 7. 10. hatte man in der Poliklinik die Diagnose auf subakute Appendicitis gestellt. Vom 22. bis zum 30. 10. hatte sie in der chirurgischen Abteilung gelegen. Während dieser Zeit war die Patientin fieberfrei und der Urin negativ. Aber sie klagte über Erbrechen, Schmerzen und Druckschmerzhaftigkeit in der Magengegend wie im rechten Hypochondrium und zeigte eine Leukocytose von 25000 mit 90 % polynukleärer Zellen. Nüchtern zeigte der Magen Rückstände mit freier Salzsäure und negativer Guajacprobe. Die Vaginaluntersuchung verlief negativ.

14*

Die in der medizinischen Abteilung sorgfältig aufgenommene Anamnese zeigte keine hereditären Züge. Ihr Mann starb vor zwei Jahren mit 46 Jahren in einem paralytischen Anfalle, seit vier Jahren war er gelähmt. Seine Mutter, Schwester und Bruder hatten im mittleren Lebensjahre ähnliche Lähmungen. Die Kranke glaubt nicht, daß ihr Mann einmal geschlechtskrank gewesen sei. Sie selbst hatte vom sechsten bis achten Lebensjahre Veitstanz. Ihre Lebensgewohnheiten waren gut. Sie hatte weder Kinder, noch Fehlgeburten.

Seit einem Vierteljahre hatte sie Anfälle der oben erwähnten Krankheit, zuerst in Intervallen von einer Woche, dann fast täglich bis zu ihrer Aufnahme in das Hospital. Zwischen den Anfällen klagt sie über leichte, unbestimmte Magenbeschwerden. Ein typischer Anfall beginnt mit dem Gefühl von Auftreibung, das von der Höhe der Brüste bis zu dem Schambein herab geht. Das Gefühl ist so ausgesprochen, daß sie zeitweise ihr Korsett lockern muß. Nach einer Zeit von wenigen Augenblicken bis zu einer Stunde zeigt sich im Epigastrium und im rechten Hypochondrium ein Knoten von der Größe einer Faust. Er wird hart, läßt nach, zieht sich wieder zusammen, rhythmisch etwa zwei Zusammenziehungen in der Minute. Von da an läßt das Gefühl der Aufblähung nach, ohne daß Gase entweichen. Dann kann sie einige Male brechen, was ihr beträchtliche Erleichterung bringt. An Stelle der rhythmischen Kontraktionen empfindet sie ein störendes Gefühl von Leere im Unterleib. Der ganze Anfall dauert eine Stunde oder noch länger und wird durch Essen oder Trinken nicht erleichtert. Es bestehen dabei nur wenig Schmerzen, die weder nach dem Rücken noch nach der Leiste ausstrahlen. Im Anfall kann sie nicht schlafen, wohl aber arbeiten. Die Anfälle kommen zu jeder beliebigen Stunde des Tages oder des Nachts, ohne irgendwelche Beziehung zum Essen, ob sie ruht oder sich beschäftigt. Die Menge des Erbrochenen ist nie groß und enthält nie am Tage vorher aufgenommene Nahrung. Gelegentlich zeigt es einen feinen dunkelbraunen Bodensatz, der auf genossene Nahrung nicht zurückzuführen ist. Es bestand weder Gelbsucht noch Kolik, keine Veränderung in der Farbe des Urins oder des Stuhlgangs. Appetit und Schlaf hinreichend. Sie hat stets gearbeitet. Das beste Gewicht betrug vor sieben Jahren 142, jetzt 136 Pfund.

Die **Untersuchung** ergab gute Ernährung. Die Pupillen sind gleich weit, rund und reagieren normal auf Licht und Nahesehen. Keine Vergrößerung der Lymphknoten. Brustorgane negativ, bis auf ein sehr weiches systolisches Geräusch, das man in der Herzgegend, am lautesten an der Herzspitze, hört. Auch der Leib zeigt keine Veränderungen. Patellarreflexe fehlen. Die Untersuchung im heißen Bade ergibt keine Veränderungen im Leibe.

Besprechung: Die Angaben über den Gatten der Kranken lassen uns annehmen, daß er an Syphilis gelitten hat, besonders auch, weil die Kranke keine Kinder hat.

Die Angaben über die Schmerzen im Leibe entsprechen denen, wie man sie oft bei Appendicitis findet. Es erinnert uns auch an Pyloruspasmus, wobei die Bewegungen der Magengegend der Peristaltik des Magens entsprechen. Im übrigen entsprechen aber die Magensymptome keiner einzigen bekannten Magenerkrankung und das führt uns dazu, irgendwo sonst im Körper nach der Ursache der Magensymptome zu suchen. Dabei denken wir natürlich an das Fehlen der Patellarreflexe als ein in dieser Beziehung höchst wichtiges Symptom. Wichtig ist, daß die Pupillen unseren Erwartungen nicht entsprechen. Die Pupillen verhalten sich nicht so wie sonst bei Tabes. Wenn sich aber die Krankheit auf die unteren Segmente des Rückenmarkes beschränkt, können wir auch keine Pupillenveränderung erwarten. Sicherlich muß man nach weiteren Beweisen für Tabes suchen; bis sie ausgeschlossen ist, verdient keine andere Diagnose Beachtung.

Verlauf: Später kam noch heraus, daß die Kranke seit fünf Monaten über
schießende Schmerzen geklagt hatte, als wenn eine Nadel durch die beiden
Waden gestochen und schnell von oben nach unten gestoßen würde. Gelegentlich hatte sie ähnliche Empfindungen in den Fersen und am Fußrücken. Die
Schließmuskeln waren in Ordnung, es bestand weder Ataxie noch Störung
der Empfindung. Bei einer Lumbalpunktion am 1. 11. erhielt man 5 ccm einer
farblosen Flüssigkeit mit drei Zellen im Kubikzentimeter. Die Auszählung
ergab 80% kleine Lymphocyten, 4% große Lymphocyten, 13% Endothelien
und 3 polynukleäre Zellen. Einen typischen Anfall hatte die Kranke am 6. 11.,
obwohl der Stuhlgang zu dieser Zeit bereits in Gang gekommen und in Ordnung
war. Der Anfall wurde durch eine Mischung gleicher Teile von Ta. Capsici,
Ta. Belladonnae, Ta. acteae racemosae sichtlich gebessert.

Fall 126.

Eine 51 jährige Frau wurde am 17. 11. 1910 in das Krankenhaus aufgenommen. Sie klagt seit drei Jahren über Schmerzen im Epigastrium, die zum
Essen keine Beziehung zu haben scheinen, aber des Nachts schlimmer sind.
Sie leidet viel an Übelkeit und bricht leicht. Im November 1909 suchte sie wegen
des Erbrechens von grünlich gelber Flüssigkeit einen Arzt auf. Später kam
sie in poliklinische Behandlung, wonach es ihr etwas besser ging. Gelegentlich
kam es aber wieder zum Erbrechen. Sie ist verstopft, gelegentlich enthält der
Stuhlgang Blut. Seit einigen Jahren muß sie in der Nacht zwei- bis dreimal
Wasser lassen. Seit einigen Monaten leichtes Hüsteln. Weder schwere, noch
anfallsweise auftretende Schmerzen. Ihr bestes Gewicht betrug vor drei Jahren
in Kleidern 163 Pfund, in den letzten vier Monaten glaubt sie etwa 20 Pfund
abgenommen zu haben. Ohne Kleider wog sie am 18. 11. 129 Pfund. Zeitweise
klagt sie über Schwindel und leichte Verwirrung.

Untersuchung: Die Patientin war noch gut genährt und von gutem Aussehen. Brustorgane negativ, tiefes Eindrücken in der rechten Bauchseite verursachte Schmerzen. Reflexe normal. Blut und Urin negativ. Blutdruck syst.
160. Bei der Untersuchung im heißen Bade konnte man nichts feststellen, bis
auf beträchtliche Druckschmerzhaftigkeit des rechten Rippenrandes. Ein am
20. 11. zugezogener Chirurg äußerte folgende Meinung: „Die Anamnese spricht
für Gallensteine oder dicke, dunkle, zähe Galle in der Gallenblase. Die Schmerzen
beruhen wahrscheinlich auf Reizung und Krampf der Gallenblase. Physikalische
Zeichen für eine Erkrankung finden sich nicht. Ich empfehle eine Röntgenuntersuchung der Niere. Verläuft diese negativ, so empfehle ich eine Probelaparotomie, bei der man wohl einen Gallenstein finden wird, der zu groß ist,
um durch den Gallengang zu wandern."

Besprechung: Sicherlich müssen wir in der Pathologie unseres Falles einen
ganzen Teil auf Arteriosklerose zurückführen. Die Nykturie, der leicht
erhöhte Blutdruck, der Schwindel und die Gehirnsymptome lassen sich dadurch
am besten erklären. Dabei erhebt sich dann die Frage, ob alle anderen Symptome,
auch die des Leibes, so zu erklären sind. Wir müssen zugeben, daß wir bis jetzt
noch kein klares Bild der Abdominalsklerose vom klinischen Gesichtspunkt
aus haben. Bei der Autopsie hat man oft den Eindruck, irgendwelche klinischen
Erscheinungen müßten der ausgesprochenen Bevorzugung der Bauchgefäße
in ihren arteriosklerotischen Veränderungen entsprechen. Aber als Krankheitseinheit beruht die Abdominalarteriosklerose nur auf einigen verstreuten
Beobachtungen französischer Autoren und harrt noch einer festen Begründung.
Die Annahme des Chirurgen, es handle sich um Gallensteine, beruhte wahrscheinlich auf dem Vorkommen unerklärter Schmerzen im Leibe bei einer starken

älteren Frau, aber es bestanden sicherlich keine typischen Gallensteinsanfälle und auch sonst nichts, um diese Diagnose zu sichern. Andererseits sind Gallensteine wahrscheinlich die häufigste Ursache bei unbestimmten Symptomen dieser Art. Bei einer Frau in dem Alter und beim Fehlen irgendeiner anderen sicher gestellten Ursache ist es vielleicht ganz gut, diese Annahme aufzunehmen und zu verfolgen, besonders da die Anfälle in keiner Beziehung zum Essen stehen und oft in der Nacht auftreten.

Der Gewichtsverlust kann entweder auf die schlechte Ernährung wegen ihrer Magenbeschwerden oder auf die Arteriosklerose zurückgeführt werden.

Ich sehe nichts in unserem Falle, was für Nierensteine spräche.

Verlauf: Da die Röntgenuntersuchung negativ verlief, wurde am 23. 11. die Operation vorgenommen. Die Gallenblase enthielt mehrere Steine und einen großen, der fest in dem Gallenblasengange fixiert war. Farblose Flüssigkeit wurde durch Aspiration aus der Gallenblase entfernt, die man nachher exzidierte.

Am 11. 12. 1910 verließ die Patientin in gutem Zustande das Krankenhaus. Am 15. 12. 1911 schrieb sie uns, sie hätte an Gewicht zugenommen, ihr Appetit wäre gut, aber die Schmerzen seien in der linken Seite zurückgekehrt und sie müsse noch häufig des Morgens brechen. Im Mai 1911 hatte sie über Rückenschmerzen zu klagen, wofür sie in der Poliklinik ein Korsett erhielt. Dieses hat sie seither getragen.

Im November 1912 hatte sie dauernd dumpfe Schmerzen in der Herzgegend und unter dem linken Schulterblatt. Erbrechen bestand nur, wenn sie vor dem Essen heißes Wasser trank, was sie zu tun pflegt, um den Magen zu reinigen. Das Wasser wurde bitter wieder ausgebrochen. Es bestand eine sehr starke Verstopfung, so daß Abführmittel beständig notwendig waren. Sie blutete zeitweise so stark aus dem After, daß sie eine Binde tragen mußte. Sie klagte über Schwindel und sonderbare Gefühle, als ob sie hinfallen würde, oder als ob sie auf einem Schwamm liefe. Dazu kamen Schmerzen in der Herzgegend, besonders wenn sie eilte. Zeitweise war sie unklar, fühlte sich aber im allgemeinen besser. Die Untersuchung ergab einen Blutdruck von 160 mm Hg. Der zweite Aortenton war verstärkt. Zu dieser Zeit war die Arteriosklerose mit Beteiligung des Gehirns ausgesprochen. Zeichen anderer Erkrankungen waren nicht vorhanden.

Fall 127.

Ein 47 jähriger Fleischer kam am 6. 11. 1910 in das Krankenhaus. Familien- und Eigenanamnese sind gut, ebenso auch seine Lebensgewohnheiten.

Vor einem Vierteljahre begann er über Magensäure und Erbrechen zu klagen, das etwa zehn Minuten nach dem Essen auftrat, daneben bestand eine störende Verstopfung. Der Appetit fehlte völlig, so daß er, obwohl er arbeitete, manchmal zwei bis drei Tage nichts aß und schnell abnahm. Nach zwei bis drei Wochen kam der Stuhlgang wieder in Ordnung, dann fühlte er sich viel besser und nahm an Gewicht während der folgenden drei Wochen zu, dann ging es wieder langsam abwärts bis jetzt.

Die **Untersuchung** ergab Abmagerung, verlief aber sonst negativ bis auf leichte Irregularität des Herzens in der Weise, daß nach vier bis sieben Schlägen ein Schlag ausfiel. Weder Bleisaum, noch Tüpfelzellen im Blute. Der Patient zeigte ausgesprochene Gehirnstörung mit Erinnerungsdefekten. Im heißen Bade fühlte man keine Veränderung im Leibe. Der Urin war negativ. Die Blutuntersuchung ergab E. 3800000, L. 15000, Hb. 65%. Die gefärbten Ausstriche zeigten geringe Achromie, sonst aber keine wesentlichen Veränderungen. Die Untersuchung des Stuhles ergab in der Hälfte der Fälle eine leichte positive

Guajacprobe. Bei der Rectoskopie konnte man bis 15 cm hoch hinauf keine Veränderung feststellen. Im Stuhl wurde Blei nachgewiesen und die Untersuchung des Trinkwassers, das unser Patient benutzte, ergab 0,0086 Blei auf 100000 Wasser.

Während seines siebenwöchigen Aufenthaltes im Krankenhause bestand kein Fieber, der Blutdruck war normal, der Patient nahm ein und ein halbes Pfund zu. Während der ersten zehn Tage klagte er vor allem über paroxysmale, krampfartige Schmerzen im Leibe, wobei weder Auftreibung noch Verstopfung bestanden. Er aß alles, was er bekam und wollte stets noch mehr. Jeden Morgen grüßte er den Arzt mit den Worten: „Ich habe mich in meinem ganzen Leben nicht wohler gefühlt als jetzt". Am 16. 11. am Abend schrie der Patient laut auf. Die rechte Hand zeigte krampfhafte Bewegungen, die vom Arm zum Gesicht sich fortsetzten, dann auf den anderen Arm und die Beine übergingen. Der ganze Körper wurde steif. Dann bestand leichte Cyanose bei tiefer Atmung und in einigen Minuten war er bewußtlos. Die Schließmuskeln blieben in Ordnung. Als er wieder zu sich kam, schien alles wieder gut zu sein.

Am 20. klagte er wieder über heftige Krämpfe, wobei der Leib leicht aufgetrieben war. In einem solchen Krampfanfalle war der Leib hart. Am 11. war deutliche Peristaltik sichtbar, und der Leib war trotz der Abmagerung des Kranken leicht aufgetrieben. Am Tage schlief er häufig mit offenen Augen. Am 22. 12. verließ er ohne irgendwelche sichtbare Besserung das Krankenhaus.

Besprechung: Seit einem Vierteljahre Magensäure und Erbrechen, Krämpfe im Leibe und sichtbare Peristaltik bei Blutarmut und Blut im Stuhl, eine solche Verbindung muß uns so sorgfältig wie möglich nach irgendeiner bösartigen Krankheit untersuchen lassen. Es fanden sich aber auch Züge, die nach einer anderen Richtung hinwiesen. Extrasystolen und Erinnerungsdefekte, zusammen mit solchen Krämpfen und Spasmen, wie er sie während des Aufenthaltes im Krankenhause zeigte, mußten uns sicher an Arteriosklerose des Gehirns und des Herzens denken lassen.

Der Nachweis des Bleies scheint aber keineswegs ein hinreichender Beweis dafür, daß der Kranke an Bleivergiftung litt. Eine solche Annahme ist durchaus begreiflich, aber es ist eine wohl bekannte Tatsache, daß bei vielen von uns Blei im Körper zirkuliert, ohne irgendwelchen Schaden zu verursachen. Dasselbe gilt von kleinen Mengen von Arsen. Die Anwesenheit dieser Metalle ist daher noch kein Beweis für ihre krankheitserregende Wirkung und bei dem Fehlen von Tüpfelzellen, von Bleisaum oder irgendeiner Beschäftigung, die die Aufnahme von Blei in beträchtlichen Mengen nahe legt, müssen wir, glaube ich, nach einer besseren Erklärung für die Krämpfe und die Verdauungsbeschwerden unseres Kranken suchen. Es ist sicherlich ganz ungewöhnlich, bei Bleivergiftung einen so ausgezeichneten Appetit zu finden.

Kaum ein Symptom unseres Falles hätte nicht durch progressive Paralyse oder Arteriosklerose der Gehirngefäße erklärt werden können. Die Anämie blieb in dieser Verbindung ungeklärt, auch ist unser Kranker für Arteriosklerose noch etwas zu jung. Das Fehlen einer syphilitischen Anamnese erscheint mir ganz bedeutungslos.

Am Ende unseres Krankheitsberichtes finden wir die Beobachtung sichtbarer Peristaltik im Leibe mit leichter Auftreibung und Steifheit. Das läßt sich durch keine der bisher besprochenen Hypothesen erklären, und ich finde auch keine dafür. Während des Aufenthaltes im Krankenhause dachten wir vor allem an einen Krebs des Dickdarmes, ohne ihn nachweisen zu können. Solch eine Neubildung würde zwar die Blutarmut und das okkulte Blut im Stuhl erklären, nicht aber die Gehirnsymptome, die Krämpfe und die Extrasystolen.

Auch ist es ungewöhnlich, dabei so kräftigen Appetit zu finden. Im ganzen halte ich Arteriosklerose des Herzens und des Gehirns der Bauch- und der peripheren Gefäße für die beste Annahme, die ich machen kann.

Verlauf: Am 25. 1. 1912, also mehr als ein Jahr, nachdem er unser Krankenhaus verließ, wurde er in ein anderes Hospital aufgenommen. Man dachte zuerst an einen Magenkrebs. Er war aber so sonderbar und unruhig, daß er von dem Nervenarzt untersucht wurde, der eine Psychose feststellte. Schon vorher am 17. 2. 1911 war er in einem Irrenhause gewesen. Im Jahre 1912 klagte er nicht mehr über die heftigen Leibschmerzen, obwohl er gelegentlich noch Anfälle von Durchfällen hatte. Dann wurde er kachektisch und mußte wegen allgemeiner Schwäche das Bett hüten.

Am 15. 1. 1913 starb er und man fand eine diffuse chronische Peritonitis am stärksten in der Gegend der Leber und des Magens ausgesprochen, die sich aber auch nach dem rechten unteren Teile des Leibes herabzog. Der Wurmfortsatz war normal; die rechte Lunge zeigte eine ausgesprochene tuberkulöse Verdichtung. Es fand sich praktisch kein normales Lungengewebe mehr in der Lunge. Im Oberlappen einige große Kavernen. Auch der Oberlappen der linken Lunge enthielt solche Kavernen, während sich im Unterlappen keine geschwürigen Prozesse fanden. Die Niere zeigte eine chronische Nephritis. Es bestanden zahlreiche Verwachsungen zwischen Herz und Perikard und einige feste Verdickungen an der Mitralklappe. Sonst fanden sich keine wichtigen Veränderungen in den Organen.

Bemerkung: Wahrscheinlich beruhten die Symptome von seiten des Leibes auf der eben beschriebenen chronischen Peritonitis. Da wir keine Gehirnsektion gemacht haben, kann man schwer eine bestimmte Behauptung darüber aufstellen, wie es aussah. Es hat sich aber herausgestellt, daß der Patient ein Alkoholiker war und deshalb ist es wahrscheinlich, daß auch seine Psychose auf dem Alkohol beruhte. Ich hoffe, daß die Tuberkulose, die bei seinem Tode so ausgesprochen vorlag, noch nicht bestand, als wir ihn sahen, jedenfalls hatten wir keine Ahnung davon gehabt.

Fall 128.

Ein 31 jähriger Schiffsingenieur suchte am 21. 11. 1910 das Krankenhaus auf. Früher, bis zum November 1909, war er Chefingenieur eines Schlachtschiffes und seit ein und einem halben Jahre in einer anderen Stellung, die große Anstrengungen und Verantwortlichkeit mit sich brachte. Im November 1909 merkte er, daß ihm das Rauchen keine Freude mehr machte. Er begann Diät zu halten, trank kein Bier mehr, aber nach 14 Tagen fühlte er sich übel und mußte gelegentlich erbrechen. Zu der Zeit hatte er das Gefühl eines Knotens irgendwo in der Brust und ein unbestimmtes Schmerzgefühl, wenn er sprach oder schluckte. Er bekam zwei Monate Urlaub und erlitt im Februar 1910, ohne daß er wußte warum, einen Anfall von Übelkeit und Erbrechen. Er hütete drei Wochen das Bett und wurde zeitweise rectal ernährt. Allmählich erholte er sich, blieb aber nachher noch schwach. Im Mai 1910 hatte er drei derartige Anfälle, nachdem er einen Monat vorher gearbeitet hatte, dann taten ihm subcutane Einspritzungen sehr gut, von denen er aber nichts Genaueres weiß. Zehn Tage später unternahm er die Probe und marschierte in drei Tagen 50 Kilometer. Im Juni, August und Oktober hatte er ähnliche Anfälle, fühlte sich aber in der Zwischenzeit ganz wohl.

Seit fünf oder sechs Jahren hat er gelegentlich etwas frisches Blut im Stuhl bemerkt und hatte manchmal Schwierigkeiten, Stuhl und Urin zurückzuhalten. Auch bestand am Morgen eine leichte Inkontinenz der Blase. In unregelmäßigen

Anfällen hatte er plötzlich heftige, schießende Schmerzen in den Schenkeln, Knien oder Fersen, seltener in der Brust oder in den Armen. Diese Schmerzen quälen ihn manchmal nur eine halbe Stunde, manchmal halten sie aber auch die ganze Nacht an. Sein bestes Gewicht betrug 1899 145 Pfund. Im Oktober 1910 wog er 125 Pfund, jetzt 133 Pfund.

Die **Untersuchung** ergibt einen mageren, nervösen Mann mit kalten, feuchten Händen. Pupillen leicht unregelmäßig und ungleich, die linke reagiert normal auf Licht und Nahesehen, die rechte nur auf Nahesehen. Die Lymphknoten sind überall leicht vergrößert. Herz und Lungen negativ, ebenso der Leib. Patellarreflexe lebhaft und beiderseits gleich. Plantarreflexe normal. Alle Hautreflexe, besonders die Bauchreflexe scheinen abnorm lebhaft. Romberg negativ. Leichte Hypotonie der Kniebeuger. Keine Lähmung an den Hirnnerven. Das Gehör auf dem linken Ohr scheint etwas vermindert, keine Störungen der Sensibilität oder des Muskelsinnes. Wassermann positiv. Sonst ist das Blut negativ, ebenso der Urin. Blutdruck systol. 140 mm Hg. Kein Fieber.

Besprechung: Es ist der Erwähnung wert, daß zuerst im November 1909, bevor noch irgendwelche anderen Symptome deutlich hervortraten, der Patient als erste Störung bemerkte, daß ihm das Rauchen nicht mehr mundete. Das habe ich von vielen Patienten erzählen hören, ganz früh im Beginn der Krankheit, bevor noch irgendwelche Symptome an die Erkrankung eines bestimmten Organes denken ließen. Ich glaube, daß die Abneigung gegen Rauchen und Trinken oft eins der feinsten Anzeichen beginnender Krankheit ist. Es liegt nicht so, daß der Patient seine Gewohnheiten aus Vorsicht aufgibt, sondern er verliert wirklich den Geschmack daran.

Zwischen Oktober 1909 und 1910 finden sich in der Anamnese sechs Anfälle mit gutem Befinden in der Zwischenzeit. Einige dieser Anfälle wurden durch Einspritzungen gebessert.

Noch weiter zurück in der Anamnese, einige Zeit, bevor er sich selbst irgendwie erkrankt fühlte, finden sich Störungen der Sphincteren und auch heftige Schmerzen, die uns an Tabes erinnern.

Die Untersuchung spricht für Tabes. Wir haben ausgesprochene Pupillenveränderungen rechts, allgemeine Drüsenschwellung, positiven Wassermann und abnorme Hypotonie der Beinmuskulatur. Wenn auch die Patellarreflexe normal sind, so haben wir doch schon überreich Beweise für Tabes dorsalis.

Gallensteine werden durch die heftigen Schmerzanfälle im Leibe, die durch Morphium gebessert wurden, nahegelegt, aber es sind sehr viele Züge in unserem Falle, die man so nicht erklären kann. Funktionelle Störungen oder Schädigungen durch schlechte Diät kann man bei solchen Hinweisen auf ein organisches Nervenleiden nicht annehmen.

Verlauf: Dieses Mal blieb der Kranke nur einen oder zwei Tage im Krankenhause, aber am 6. 1. 1911 kam er wieder mit der Angabe, er hätte sich seit dem Verlassen des Krankenhauses glänzend gefühlt, hätte aber zeitweise leichtes prickelndes Gefühl in den Schenkeln, Beinen und Fersen. Bei der Aufnahme findet man eine kleine Zone oberflächlicher Druckschmerzhaftigkeit vorn oben am rechten Schenkel, sonst ergab die Untersuchung das gleiche wie vorher. Am 9. 1. bekam er Salvarsan und verließ einige Tage später das Krankenhaus.

Fall 129.

Ein 20jähriges Mädchen suchte am 23. 11. 1910 das Krankenhaus auf. Es klagt über brennende Schmerzen in der Magengegend, die zwei bis drei Stunden nach dem Essen auftraten und oft durch Brechen erleichtert wurden. Seit einem

Jahre wird sie durch diese Schmerzen gequält und gestört. Essen oder Wassertrinken bringt niemals Erleichterung. Oft wacht sie deshalb in der Nacht auf. Natron hat sie nie genommen. Das Erbrochene ist grün und bitter, enthielt aber nie Nahrungsreste oder Blut. Vor drei Vierteljahren wurde sie deshalb auf Appendicitis operiert, ohne dadurch Besserung zu finden. Am besten geht es ihr, wenn sie nur Milch und Eier genießt. Stuhlgang verstopft. Ihr bestes Gewicht hat sie zur Zeit mit 122 Pfund, vor einem halben Jahre wog sie 114 Pfund. Mit zwei und dann noch einmal mit zehn Jahren hatte sie einige Wochen Schmerzen bei dem Wasserlassen. Unter heißen Umschlägen wurde es etwas besser; sonst ist ihre eigene Anamnese und die Familienvorgeschichte gut, und ebenso sind es ihre Lebensgewohnheiten. Die Regel begann mit 17 Jahren und hat seit einem Jahre ausgesetzt. Den größten Teil des vergangenen Jahres hat sie zu Bett gelegen und klagte viel über Schmerzen in dem Kopf, Rücken und in den Beinen.

Die **Untersuchung** zeigt eine gut genährte Patientin mit sehr trockener Haut. Die Hände sind kalt und feucht mit Ekzemen an den Knien und den Fingern. Brustorgane negativ. Der Leib zeigt bei tiefem Eindrücken in der linken Seite leichte Druckschmerzhaftigkeit. In der rechten Fossa iliaca ist eine alte Narbe. Der kleine Finger kann beiderseits nicht ganz ausgestreckt werden. Die Phalangen der Finger sind leicht atrophisch, die Mittelgelenke etwas geschwollen. Sie führt es darauf zurück, daß sie sich einmal bei der Ernte mit der Sichel geschnitten hätte. Es besteht leichtes Knöchelödem beiderseits und Schwellung an beiden Schienbeinen, was die Kranke seit 14 Tagen gemerkt hat. Die Patientin war fünf Wochen im Krankenhause, nahm aber nicht zu. Blut und Urin zeigten keine Veränderungen. Kein okkultes Blut im Stuhl bei fünf Untersuchungen.

Besprechung: Im Alter von 20 Jahren sind die meisten Zustände von Verdauungsbeschwerden funktionelle und vorübergehend, und wenn sie bei einem Mädchen vorkommen, sehr oft von psychischen Vorgängen oder schlechtem hygienischen Verhalten abhängig. Wie es heutigentags in solchen Fällen gewöhnlich ist, wurde der Wurmfortsatz herausgenommen, wie gewöhnlich natürlich ohne Erfolg. Dieser Fall ist typisch für den verbreiteten chirurgischen Mißbrauch, den unser Stand heute noch ausübt und duldet. Vor einigen Jahren hätte man aus den gleichen Ursachen vielleicht eine Operation der gesenkten rechten Niere vorgenommen, die zweifellos auch da war, ohne daß wir die Störungen darauf zurückgeführt hätten. Vor zehn Jahren hätte sie an eine Ovariotomie glauben müssen. Es wird wohl noch viele Jahre dauern, ehe es uns gelingt, diese unnötigen Operationen zu vermeiden.

Das Aussetzen der Regel für ein ganzes Jahr ist in diesem Alter nicht von der Bedeutung, wie es später der Fall sein würde. Hat die Menstruation erst einige Jahre bestanden, so genügt schon eine leichte Herabstimmung der allgemeinen Vitalität, um sie für eine Reihe von Monaten zu unterdrücken. Aber auch mit 20 Jahren kann Amenorrhöe das Zeichen einer ernsten Erkrankung, besonders einer Tuberkulose sein, so daß wir uns alle Mühe geben müssen, sie auszuschließen. Das war in unserem Falle auch geschehen, und wir haben keinen Grund mehr, an eine Tuberkulose zu denken.

Mir scheint, daß in der Anamnese ein sehr wichtiger Punkt die Angabe ist, daß die Patientin den größten Teil des vergangenen Jahres zu Bett zugebracht hat. Bei einer nicht wirklich ernstlich kranken Person kann das leicht viel Unordnung, wenn nicht wirkliche Krankheit hervorrufen. Alle unsere Empfindungen werden dabei sehr stark vergrößert; es gehört ein sehr vernünftiger Kopf und ein sehr fester Charakter dazu, uns von einer Psychoneurose

freizuhalten, wenn wir durch Bettruhe von den normalen Reizen des Lebens fern-
gehalten werden. Da wir zu einer positiven Diagnose auf Grund der vorliegenden
Tatsachen nicht kommen konnten, müssen wir uns damit beruhigen, daß unsere
aufrichtigen Bemühungen, eine ernstliche Erkrankung festzustellen, ganz
ergebnislos verlaufen sind. Das beweist noch nicht, daß wir nun das Nervensystem verantwortlich machen müssen. Nicht alle Kranken, bei denen die Untersuchung ergebnislos verläuft, leiden unter einer Psychoneurose. Viele leiden
unter chronischen Vergiftungen, noch mehr unter chronischer Unterernährung,
noch andere haben durch irgendwelches Unglück, durch geheime Sorgen,
Kummer oder Gewissensbisse ihr Gleichgewicht verloren und sind aus ihrem
normalen Verhältnis zur Welt herausgekommen. Mit anderen Worten, sie bedürfen der Hilfe eines guten, verständigen Freundes. Man muß sie sorgfältig
und mit gutem Willen beobachten und studieren und wird dann allmählich die
Hindernisse finden und wegräumen können, die sie gequält haben. Dabei muß
man die ganze Umgebung des Patienten, geistig und physisch, soweit man sie
erreichen kann, in den Bereich der Untersuchung ziehen. Das ist schwer, manchmal unmöglich, aber häufig kann eine Wiederherstellung auf keinem anderen
Wege erreicht werden.

Verlauf: Während des größten Teiles ihres Krankenhausaufenthaltes bestanden keine Magenbeschwerden. Sie brach in den fünf Wochen nur ein einziges
Mal. Die Behandlung bestand in milden elektrischen Lichtbädern und Zanderschen Übungen. Außerdem erhielt sie leichte Abführmittel und gelegentlich
etwas doppelkohlensaures Natron und Veronalnatrium.

Fall 130.

Eine 35 jährige Frau kam am 4. 12. 1910 in das Krankenhaus. Familienanamnese ohne Besonderheiten, sie selbst war immer munter und kräftig. Sie
hat drei Kinder, von denen das jüngste sechs Jahre alt ist. Sie hat, ohne Er-

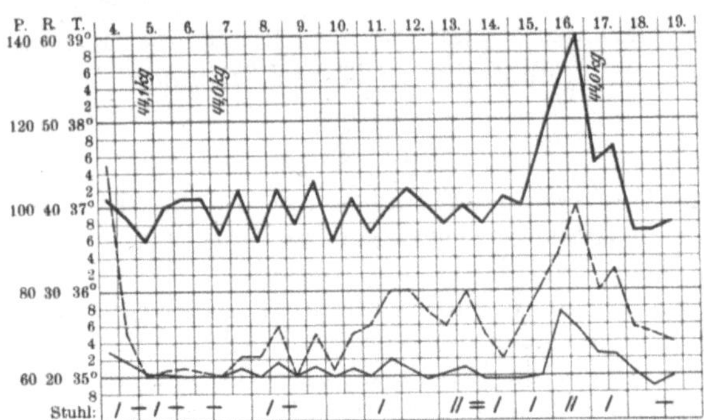

Abb. 111. Temperaturkurve zu Fall 130.

müdung zu spüren, alle Arbeiten ihres Haushaltes verrichtet, sie hat auch keine
besonderen Sorgen und kann schlafen. Vor sechs Tagen begann um 10 Uhr
Vormittag Übelkeit. Ein Arzt wurde gerufen, gab ihr Rizinusöl und riet ihr,
sich zu Bett zu legen, was sie seither gehütet hat, wobei sie mehr oder weniger
an Übelkeit und Erbrechen, besonders des Nachts, litt. Schon der Anblick
von Medizin verursacht ihr Übelkeit. Seit sechs Tagen hat sie nichts gegessen,
war aber völlig schmerzfrei. Das Erbrochene war grün und wässerig ohne Nahrungsreste und ohne Blut. Stuhlgang täglich.

Bei der **Untersuchung** fand man keine Veränderungen, bis auf leichte Dämpfung und bronchovesikuläres Atmen an der rechten Spitze oberhalb des Schlüsselbeines und herabreichend bis zur zweiten Rippe. Nach dem Husten hörte man wenige Geräusche. Blutdruck syst. 95. Die Untersuchung von der Scheide aus verlief negativ. Das Erbrechen hielt mit Pausen bis zum 14. 12. an. Die Röntgenaufnahme zeigte leichte, aber verdächtige Schatten in beiden Lungen, besonders links. Am 19. erhielt sie 0,005 g Tuberkulin subcutan und zeigte die Temperaturreaktion, wie sie Alb. 111 angiebt. Bei der Aufnahme zeigte der Urin eine ausgesprochene Gerhardtsche Probe, war aber sonst ohne Belang und ebenso das Blut. Im Stuhl war kein okkultes Blut.

Besprechung: Das ist die typische Anamnese eines Zustandes, den wir gewöhnlich akute Dyspepsie zu nennen pflegen. Der Zustand kommt wie aus heiterem Himmel ohne vorhergegangene Krankheit und ohne bekannte Ursache. Bei der Untersuchung findet sich allerdings genug in den Lungen, um an eine Lungentuberkulose zu denken. Der niedrige Blutdruck und das Ergebnis der Röntgenuntersuchung hat viel Beweiskraft. Merkwürdigerweise zeigt sich im Röntgenbilde die linke Lunge ausgedehnter erkrankt als die rechte. Die Tuberkulinprobe scheint mir keine besondere Bedeutung zu haben. Wohl jeder in dem Alter, der in einer großen Stadt lebt, wird eine positive Reaktion zeigen, wenn auch die Dosis, die die Reaktion hervorruft, einige Bedeutung hat.

Der Hauptpunkt in unserem Falle ist das Vorliegen von Magensymptomen, die begreiflicherweise in keiner direkten Beziehung zu dem Lungenprozeß stehen, die aber außerordentlich häufig in Verbindung damit auftreten.

Ich möchte dabei noch einen anderen ähnlichen Fall bei einem 44jährigen Manne erwähnen, der am 5. 2. 1910 mit Klagen über Magenschmerzen in das Krankenhaus kam, die so häufig waren, daß er nur flüssige Nahrung nehmen konnte. Er hatte weder an Gewicht abgenommen, noch hustete er, aber es fanden sich ausgesprochene Zeichen von Tuberkulose an beiden Lungenspitzen vorn bis herab zur zweiten Rippe. Außerdem fanden sich alte abgeheilte Prozesse am dritten Brust- und am zweiten ersten Lendenwirbel.

Verlauf: Unsere Kranke verließ am 19. 12. 1910 das Krankenhaus und am 10. 3. 1911 erfuhren wir, daß es ihr zu Hause gut ginge.

Fall 131.

Ein 56jähriger Messerschmied suchte am 4. 12. 1910 das Krankenhaus auf. Am Abend zuvor fühlte er sich, als er zu Bett ging, noch völlig wohl, nach einem, abgesehen von zwei Eisbeinen, einfachen Abendessen. Am Morgen gegen vier Uhr wachte er aus dem Schlafe mit einem Druckgefühl in den Seiten auf. Nach einer Stunde zog sich der Schmerz vorn bis zur Mittellinie und wurde so heftig und anhaltend, daß er sich hin und herwerfen mußte. Er strahlte aber nicht aus. Dabei bestand leichte Übelkeit, aber kein Erbrechen. Stuhlgang war am vorhergehenden Morgen gewesen. Vor einem Jahre hatte er ähnliche Anfälle nach einer schwerverdaulichen Mahlzeit, aber nach dem Stuhlgang war er wieder völlig hergestellt. Innerhalb drei Tagen konnte er wieder arbeiten. Gewohnheitsmäßig trinkt er nicht, aber einige Male im Jahre hört er mit der Arbeit auf und trinkt, bis er Hunde und Katzen sieht. Das letzte Mal tat er dies vor drei Wochen, sonst sind seine Vorgeschichte, seine Gewohnheiten und die Anamnese ohne Interesse.

Bei der **Untersuchung** litt er beträchtliche Schmerzen. Die Pupillen waren leicht unregelmäßig, reagierten aber normal. Es bestand kein Bleisaum. Brustorgane negativ. Die ganze rechte Seite des Leibes, besonders im oberen Teile, war gespannt und etwas druckempfindlich. Patellarreflexe normal und auch sonst keine Veränderungen. Im Verlauf des Nachmittags ließen die Schmerzen und die Muskelspannung nach und am nächsten Morgen war er so wohl, daß er entlassen werden konnte.

Besprechung: Auch hier haben wir einen Fall, den man, wenn auch mit einigem Zögern, eine akute Verdauungsstörung nennen könnte, wenn wir dabei das Aufhören oder die Verzögerung der Verdauung ohne bekannte Ursache meinen, die schnell und ohne Fieber verläuft und mit völliger Heilung einhergeht. Eine solche Diagnose darf man aber nur stellen, wenn die Anamnese des Kranken absolut nichts außer dieser Magenstörung enthüllt und wenn außerdem der Verlauf des Falles diese Annahme rechtfertigt. Keine Diagnose wird so oft durch den weiteren Verlauf des Falles umgeworfen als die akute Dyspepsie. Wir lesen oft in den Zeitungen, daß der oder jener bei einem Diner oder während einer Rede mit akuter Übelkeit erkrankt sei. Diese Angaben sind aber praktisch fast nie richtig. In der großen Mehrzahl der Fälle handelt es sich dabei um einen Anfall, der vom Herzen oder vom Gehirn aus geht.

Verlauf: Im November 1912 sahen wir den Kranken wieder und erfuhren, daß er seit der Entlassung aus dem Krankenhause dauernd gearbeitet hat. Vor einem Jahre hatte er einen ähnlichen Anfall wie den hier beschriebenen. Er dauerte aber nur wenige Stunden und ließ nach, als er Stuhlgang hatte. Diesen Anfall hat er sich, wie er behauptet, dadurch zugezogen, daß er zu viel aß. Am nächsten Morgen war er wieder bei der Arbeit und ist seither völlig wohl.

Fall 132.

Ein 70jähriger Patronenmacher wurde am 20. 3. 1911 in das Krankenhaus aufgenommen. Früher hat er tüchtig getrunken und klagte vor 20 Jahren über Schmerzen in den Schienbeinen und Knien. Später hatte er einen Schanker ohne sekundäre Symptome. Er wurde deshalb auch nicht behandelt. Seit dreißig Jahren trinkt er so gut wie gar keinen Alkohol, raucht aber sehr viel. Augenblicklich klagt er über Magenbeschwerden, die ihn mehr oder weniger seit 20 Jahren quälen. Zeitweise besteht ein unangenehmes leeres Gefühl unter dem linken Rippenbogen; er kann aber auch monatelang davon frei bleiben. Auch wenn es ganz schlimm ist, sind diese Schmerzen nie sehr heftig und haben ihn bis vor wenigen Monaten niemals an der Arbeit gehindert oder Behandlung erheischt. Während dieser 20 Jahre war der Stuhlgang regelmäßig, aber die täglichen Entleerungen durchfällig. Seit zwei Jahren leidet er an Verstopfung und braucht verschiedene Mittel dagegen. Während der letzten Monate hatte er nur auf Einläufe Stuhlgang.

Außer den oben erwähnten Beschwerden klagt er manchmal über dumpfe Schmerzen vorn im Leibe und im Rücken, besonders am Abend nach der Arbeit oder wenn er Kummer hat. Die Ernährung hat darauf keinen Einfluß. Niemals tritt der Schmerz des Nachts auf. Obwohl zeitweise Besserung eintritt, die manchmal lange anhält, wurde er doch im ganzen schwächer und elender. Bis vor einigen Wochen brauchte er nicht zu brechen, seither kommt ihm oft etwas saures Wasser nach dem Schmerzanfall herauf. Stuhlentleerung hilft mehr als alles andere. Seit letztem Sommer konnte er nicht mehr arbeiten. Vor 5 Jahren wog er 150 Pfund. Die letzten 2 Jahre hat er abgenommen und wiegt jetzt 119 Pfund. Eine im letzten September vorgenommene Magenspülung ergab nüchtern keine Rückstände und weder im Mageninhalt noch im Stuhlgang okkultes Blut. Nach der Probemahlzeit betrug die freie HCl 0,08 %. Familienanamnese negativ.

Die **Untersuchung** ergab ausgesprochene Abmagerung, gute Gesichtsfarbe. Pupillen normal. Keine Drüsenschwellungen. Am Ende des Brustbeines eine ausgesprochene Einsenkung. Herz und Lunge negativ. Der Leib zeigte nur bei tiefem Eindrücken in der Magengrube Schmerzhaftigkeit. Es bestand eine ausgesprochene rechte Leistenhernie und ein kleiner Leistenbruch links, sonst war der Leib normal. Das rechte Schienbein zeigte bräunliche Verfärbung. Reflexe normal. Am 21. fanden sich bei der nüchternen Ausheberung einige Reste von Apfelsinenschalen, sonst aber keine Nahrungsrückstände. Magenkapazität 1900 ccm. Bei der Aufblähung reichte der untere Rand gerade bis unterhalb des Nabels, der obere bis an den Schwertfortsatz. Nach Probemahlzeit zeigte der Mageninhalt schwache Guajacreaktion, freie Salzsäure 0,04 %. G. A. 0,07 %. Am 24. fand man vor dem Frühstück beträchtliche Nahrungsreste. Freie HCl 0,07 %, Guajacprobe negativ. Diesmal und bei späteren Untersuchungen gelang es nur schwer, den Magen rein zu waschen. Im Stuhl fand sich am 24. 3. okkultes Blut, zwei Tage vorher nicht.

Besprechung: Von Interesse sind in unserem Falle folgende Punkte: 1. Die Anamnese von Magenbeschwerden seit 20 Jahren, auf Alkoholismus, vielleicht auch auf Syphilis beruhend. 2. Die Tatsache, daß während der ganzen Krankheit die Schmerzen nur gering waren. 3. Der negative Verlauf der Magenuntersuchung vor sieben Monaten, während jetzt der Magen deutliche Stauung zeigt. 4. Das Vorhandensein von freier HCl im Mageninhalt. 5. Der negative Ausfall der Untersuchung bis auf die deutliche Abmagerung, die offensichtlich seit zwei Jahren besteht.

Bei einem 70jährigen Manne rechtfertigt sicherlich diese Anamnese die Annahme eines **Magencarcinoms**. Gleichzeitig müssen wir uns aber auch daran erinnern, daß Nireninsuffizienz, Gallensteine, Arteriosklerose oder Lebercirrhose die gleichen Störungen hervorrufen könnten.

Der Gesamtzustand ist bis auf die ausgesprochene Abmagerung ziemlich gut, aber in einem solchen Falle sind wir doch berechtigt, wegen der Möglichkeit eines Magencarcinoms zur Probelaparotomie zu raten.

Verlauf: Am 30. 3. zeigte die vorgenommene Operation einen Tumor, gerade unterhalb des Pylorus, der sich entlang der kleinen Kurvatur bis fast zur Kardia fortsetzte. Die Geschwulst am Magenpförtner hatte etwa die Größe eines Eies. Es wurde eine Gastroenterostomie angelegt. Der Patient erholte sich gut und verließ am 13. 4. das Krankenhaus mit gut geheilter Wunde und beträchtlicher Gewichtszunahme. Am 19. 5. 1912 wurde er wieder untersucht. Seinen Angaben nach ging es ihm seit der Entlassung gut. Er hat an Gewicht bis vor vier Wochen zugenommen. Gebrochen hat er überhaupt nicht mehr. Seit vier Wochen klagt er über heftige Schmerzen in der linken Lende und im Rücken. In der Magengrube fühlt man jetzt einen zweifaustgroßen Tumor. Der Patient nimmt an Gewicht ab.

Bemerkung: Es ist bemerkenswert, daß der Patient wenigstens ein Jahr nach der Operation sich guter Gesundheit und Gewichtszunahme erfreute. Wahrscheinlich hat innerhalb der letzten vier Wochen die Geschwulst zn wachsen begonnen, aber es erscheint ganz sicher, daß die Gastroenterostomie hier wohl gerechtfertigt war.

Fall 133.

Ein 43jähriger Bakteriologe wurde am 6. 4. 1911 in das Krankenhaus aufgenommen. Er gibt an, er hätte nie so viel gewogen, wie er bei seiner Größe hätte wiegen müssen, obwohl er sich dauernd Mühe gegeben hätte, zuzunehmen. Sein Appetit ist unsicher und wechselnd. Seit Jahren kann er Eier, Fischragout,

Austern und fette Suppen schlecht vertragen und bricht sie leicht wieder
aus. Die letzten vier Jahre hat er Schmerzen nach jeder sauren Speise. Fleisch

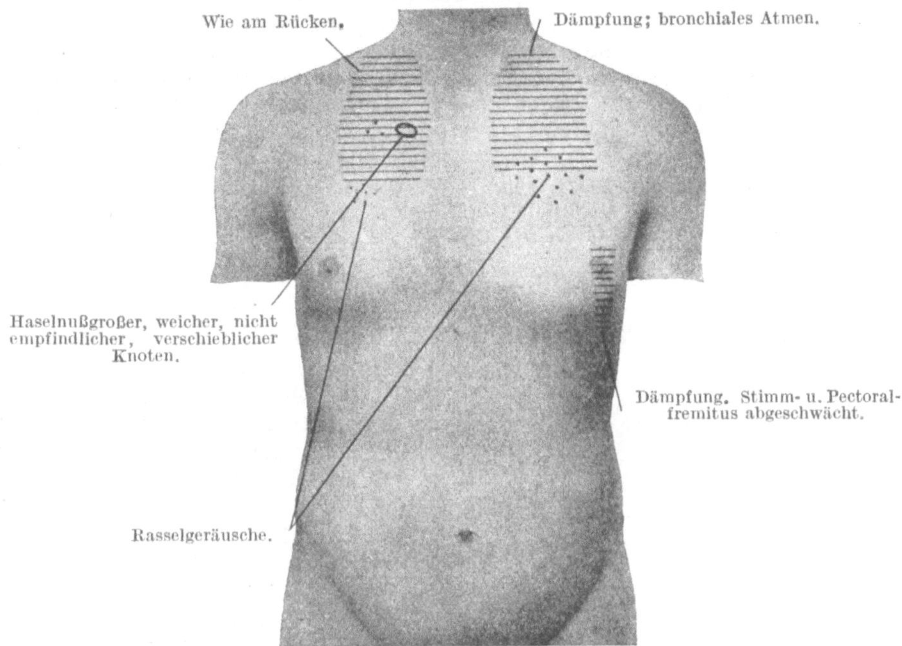

Abb. 112. Brustsymptome in Fall 133.

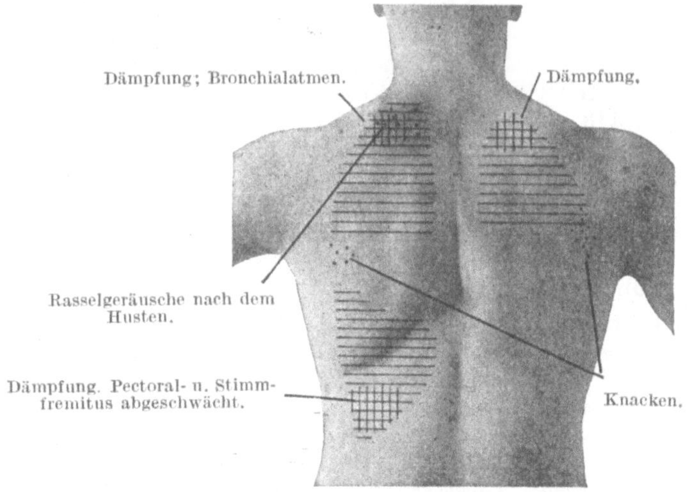

Abb. 113. Brustsymptome in Fall 133.

verträgt er gut. Wenn er schnell hintereinander ißt, so kann er mehr zu sich
nehmen, als wenn er dazwischen spricht, und hauptsächlich deshalb hat er es
unpraktisch gefunden, in Gesellschaft zu essen. Er gibt an, er hätte schon seit

Jahren keine ordentliche Mahlzeit mehr zu sich genommen, weil ihm der Appetit fehlt und weil er sich vor den folgenden Beschwerden fürchtet.

Gewöhnlich wacht er um $^1/_2$5 Uhr morgens sehr hungrig auf. Der Hunger geht in Schmerzen in der Magengegend über, wenn er nicht um 8 Uhr frühstückt. Den ganzen Morgen über hat er leichte Magenbeschwerden, die um $^3/_4$12 Uhr heftig werden. Wenn er dann gleich essen kann, lassen die Schmerzen nach. Ist dies nicht der Fall, so nehmen ihm Schmerzen in der Magengegend, so heftig wie Zahnweh, allen Appetit. Nach dem Essen hat er ein Gefühl von Vollsein, das allmählich in Schmerzen übergeht und ihn noch den Nachmittag über quält. Er ißt früh zu Abend, geht zu Bett und schläft. Er scheint ziemlich bekümmert darüber, daß er gleich einschläft und daß er so die Angabe seiner Beschwerden, die er den Tag über hat, schließen muß.

Im Dezember 1909 hatte er eine Lungenblutung nach der Einatmung der Dämpfe von heißem Eisessig. Während der nächsten 2 Wochen traten noch einige Blutungen auf, 60—90 ccm auf einmal. Zugleich bestand leichter Husten. Ein Arzt, der ihn damals untersuchte, fand Varicen am Zungengrunde.

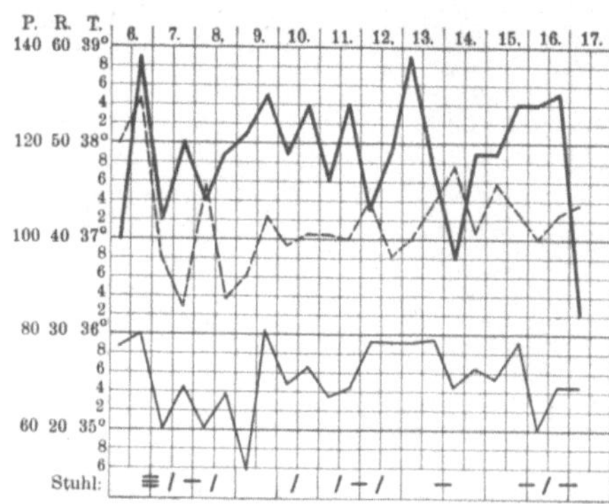

Abb. 114. Temperaturkurve zu Fall 113.

Zur gleichen Zeit hatte der Patient auch drei Anfälle von Blutbrechen, jedesmal etwa einen Viertelliter und Teerstühle. Er ist ganz sicher, daß er dieses Blut vorher nicht verschluckt hatte.

Seit Juni 1909 konnte er nicht mehr arbeiten. Damals hatte er einen Hitzschlag; er leidet seither an unregelmäßigem Fieber. Den größten Teil des letzten Winters war er zu Bett, hauptsächlich deshalb, weil es der einzige warme Platz war, den er finden konnte. Die Familienanamnese ist ausgezeichnet.

Die **Untersuchung** zeigt Abmagerung, gerötetes Gesicht, leichte Cyanose. Die Veränderungen an den Lungen zeigen die Abb. 112 und 113. Zweiter Pulmonalton scharf betont. Erster Ton an der Spitze verdoppelt, sonst ist das Herz o. B. und auch die Untersuchung der übrigen Organe verläuft negativ. Das Blut zeigt eine Leukocytose von 15000—19500. Temperatur Abb. 114. Die Magenuntersuchung zeigt nüchtern keine Rückstände. Zu einer Probemahlzeit kam es nicht, weil sich der Magen unter flüssiger und breiiger Diät schnell besserte, so daß man bald zur normalen Kost übergehen konnte.

Besprechung: Die Natur der in Frage kommenden Verdauungsstörungen, an denen unser Kranker seit 4 Jahren leidet, hätte schon längst klar sein müssen, wenn man gewußt hätte, daß er seit wenigstens 2 Jahren fieberte. Aus seiner Anamnese ergibt es sich klar, daß die Lungenblutung im Dezember 1909 nicht als das erkannt wurde, was sie sicherlich war, nämlich als Beweis für die Lungentuberkulose. Man hatte sie fälschlicherweise mit der Einatmung reizender Dämpfe in Zusammenhang gebracht. Diese Dämpfe müssen wohl den Patienten zum Husten gereizt haben, aber die Blutungen waren zweifellos tuberkulösen Ursprunges.

Dieselbe Beflissenheit, die klaren Tatsachen nicht sehen zu wollen und lieber irgendeine andere Erklärung aufzugreifen, zeigt auch die Bedeutung, welche man den erweiterten Venen am Zungengrunde beilegte. Ähnliches findet man nicht selten bei Leuten, die um jeden Preis nichts von dem Bestehen einer tuberkulösen Erkrankung wissen wollen.

Etwas zweifelhaft bleibt der Ursprung des Blutbrechens. Der Patient kann wohl mit seiner Annahme recht haben, daß er vorher kein Blut verschluckt hatte, aber mir ist es durchaus nicht so sicher wie ihm. Interessant bleibt die Tatsache, daß es dem Kranken schnell besser ging, als er viel mehr essen mußte, als er es je für möglich gehalten hätte. Hier wie in so vielen anderen Fällen beruhen die Magenbeschwerden auf der Unterernährung und die Unterernährung auf Magenbeschwerden. Zerschneidet man den Knoten, indem man den Kranken zum Essen zwingt, obwohl er Beschwerden hat, so kommt es bald zur normalen Verdauung.

Verlauf: Im Auswurf fanden sich Tuberkelbacillen in Masse. Der Stuhlgang zeigte nie okkultes Blut.

Fall 134.

Ein 49jähriger Nieter kam am 26. 5. 1911 in das Krankenhaus. Vor 12 Jahren litt er eine Woche lang an Magenbeschwerden, sonst war er sein Lebtag bis auf die heutige Krankheit gesund. Er kaut und raucht sehr viel Tabak. Die Familienanamnese ist negativ. Das letzte Jahr hatte er mehr oder minder an Magenbeschwerden zu leiden, die sich in Blähungen und Schmerzen in der Magengegend eine halbe bis eine Stunde nach dem Essen zeigten und durch Aufstoßen von Gas oder durch Erbrechen gemildert wurden. Er hat nie versucht, ob ihm Natron oder Essen Erleichterung bringt. Die Beschwerden begannen ziemlich plötzlich und wurden weder besser noch schlechter. Frei davon ist er immer nur zeitweise ein paar Tage. Niemals hat er Blut oder kaffeesatzähnliche Massen erbrochen, sondern immer nur die eben aufgenommene Nahrung. Seit der Zeit seiner Beschwerden ist der Stuhlgang verstopft. Früher war das nicht der Fall. Im Februar 1911 fühlte er sich nicht zur Arbeit aufgelegt, aber er tat sie bis vor einem Monat. Dann zwang ihn die zunehmenhe Schwäche, sie aufzugeben. Er kam zuerst in die Poliklinik wegen Steifheit und Schwellung der Füße. Andere Klagen hat er nicht.

Die **Untersuchung** zeigte schlechten Ernährungszustand, verläuft aber sonst negativ. Blutdruck systol. 120 mm Hg. Urin negativ. Der Stuhlgang zeigt bei sechs Untersuchungen kein okkultes Blut und ist frei von allen krankhaften Bestandteilen. E. 1600000. L. 6000. Hb. 50%. Blutplättchen 196000. Die Auszählung der Leukocyten verläuft normal. Der gefärbte Ausstrich zeigte viele große und gut gefärbte rote Blutkörperchen, geringe Achromie und ausgesprochene Anisocytose und Poikilocytose. Hin und wieder findet sich eine Tüpfelzelle. Bei der Auszählung von 200 Leukocyten findet man vier Normoblasten. Wassermann negativ. Der Patient blieb 14 Tage im Krankenhause und besserte sich in jeder Beziehung. Die Zahl der E. stieg auf 2500000, das Hb. auf 70%. Am 8. 6. verließ er das Krankenhaus.

Besprechung: In der Anamnese findet sich nichts Charakteristisches, nur lassen in dem Alter auftretende Magenbeschwerden an Krebs denken. Man muß annehmen, daß er seine Arbeit eher wegen der Schwäche als aus irgendeinem anderen Grunde aufgegeben hat. Das findet man ganz besonders bei Blutveränderungen, wie sie hier vorliegen, das heißt bei einer perniziösen Anämie, für die das Blutbild ganz typisch ist.

Man liest oft in Lehrbüchern und in Arbeiten, daß Krebs häufig mit einem Blutbilde einhergeht, das man von einer perniziösen Anämie nicht unterscheiden könnte. In seltenen Fällen muß das wohl auch der Fall sein, da ausgezeichnete

Beobachter es berichten. Aber in meiner eigenen zwanzigjährigen Erfahrung in der Beobachtung der Fälle von perniziöser Anämie und von Magenkrebs kenne ich auch nicht einen Fall, in dem ein Irrtum möglich gewesen wäre. Im Gegenteil im Vergleich mit der Häufigkeit irrtümlicher Diagnosen bei anderen Krankheiten scheint es mir ganz bemerkenswert, wie selten solche Fehler in der Differentialdiagnose zwischen perniziöser Anämie und Magenkrebs vorkommen. In solchen Fällen konnte ich oft vor der Autopsie genau angeben, was der Pathologe finden würde, was ich bei irgendwelcher anderen Krankheit zu tun kaum wagen würde.

Fall 135.

Eine 56jährige Frau suchte am 1. 7. 1911 das Krankenhaus auf. Bis zum Winter 1910 war sie immer wohlauf. Dann bemerkte sie, daß sie bei der Arbeit leicht ermüdete. Früher war sie nie krank. Ihre Familienanamnese ist ausgezeichnet. Seit einem Vierteljahre klagt sie über Schmerzen in der Magen-

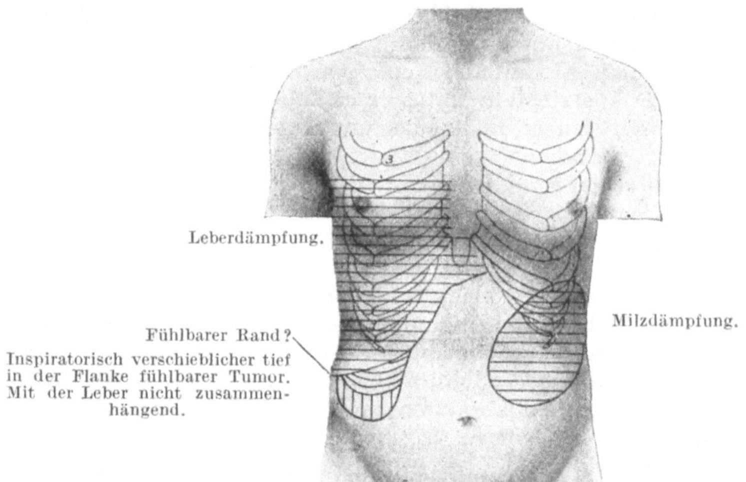

Abb. 115.　Untersuchungsergebnis in Fall 135.

grube, die eine bis zwei Stunden nach dem Essen auftreten und zwei bis vier Stunden anhalten. Sie kommen besonders nach dem Genuß von Kartoffeln und schweren Gemüsen. Gebrochen hat sie nie, hatte nie Gelbsucht und niemals Blut im Stuhl; aber die Magenbeschwerden haben dauernd zugenommen.

In der gleichen Zeit nahm sie dauernd an Gewicht ab, im ganzen etwa 20 Pfund. Sie mußte auch ziemlich viel schwitzen und klagte über ein dumpfes schweres Gefühl im Scheitel.

Die **Untersuchung** zeigte guten Ernährungszustand, normale Pupillen, Lymphknoten und Reflexe. Brustorgane negativ, bis auf ein weiches systolisches Geräusch nach dem ersten Tone, das nicht fortgeleitet wird. Die Leberdämpfung reichte vom 4. Zwischenrippenraum in der Mamillarlinie bis 3 cm unterhalb des Rippenbogens, wo der glatte runde, auf Druck schmerzhafte Rand gefühlt wird. Die Milzdämpfung ist nicht vergrößert, die Milz selbst fühlbar und ganz wenig empfindlich. Sie reicht nach hinten in den Flanken herunter und kann bimanuell gefühlt werden (Abb. 115). Urin negativ. Während vierzehntägiger Beobachtung kein Fieber. Blutdruck systol. 120 mm Hg. Augenhintergrund normal. Stuhlgang negativ. E. 5000000. L. 212000. Hb. 100%. Die Auszählung der Leukocyten zeigt 44% polynucleäre Zellen, Myelocyten 47%, Eosinophile 2%. Mastzellen und basophile Myelocyten 4%, Übergangsformen 2%. Bei der Zählung von 500 Zellen fand man zehn Normoblasten und einen Megaloblasten. Die roten Blutkörperchen zeigten keine Veränderung bis auf ganz feine Tüpfelung. Blutplättchen 572000.

Besprechung: Die Ursache der Magenbeschwerden, über die unsere Kranke seit drei Monaten klagt, kann nur bei einer eingehenden Untersuchung gefunden werden, bei der sich der Arzt auch die Zeit nimmt, die Kranke das Korsett und andere hindernden Kleidungsstücke ablegen zu lassen. Dieser Fall ist typisch für viele andere, in dem die Diagnose so leicht und fast nie zu verfehlen ist, wenn nur eine allgemeine Untersuchung vorgenommen wird, wo sie aber ganz unmöglich ist, wenn man das nicht tut. Sobald man die Milz gefühlt hatte, mußte natürlich ein unterrichteter Arzt auf die Blutuntersuchung hingelenkt werden und die mußte sofort zu der Diagnose einer myeloischen Leukämie führen.

Verlauf: Die Kranke wurde mit Röntgenstrahlen behandelt und es ging ihr während der 14 Tage ihres Aufenthaltes ziemlich besser. Am 15. 7. verließ sie das Krankenhaus.

Fall 136.

Ein 39jähriges Hausmädchen wurde am 10. 8. 1911 in das Krankenhaus geschickt, nachdem man sie schon in der Poliklinik eingehend untersucht hatte. Das vergangene Jahr litt sie fast dauernd an Blähungen und leichten Magenbeschwerden, die entweder andauernd nach dem Essen oder eine oder zwei Stunden später auftraten und durch Natron oder heißes Wasser gebessert wurden, weil danach Blähungen abgingen. Es bestand weder Erbrechen, noch Übelkeit, weder Gewichtsabnahme noch Schwäche. In dem Waschwasser bei nüchterner Magenspülung wurde etwas okkultes Blut nachgewiesen. Freie Salzsäure fand man bei der Probemahlzeit nicht.

Seit einem Vierteljahre sind die Erscheinungen schlimmer geworden und bestanden vor allen Dingen in Schmerzen und Erbrechen. Der Schmerz findet sich in der Magengrube und strahlt nach der linken Achselhöhle und dem Rücken zu aus. Er ist scharf und schneidend. Manchmal tritt er wenige Minuten nach dem Essen auf, ganz gleich, ob feste oder flüssige Nahrung genossen wird. Die Schmerzen sind nicht anhaltend, die heftigen Anfälle dauern nicht länger als fünf Minuten und werden durch Aufstoßen gebessert. In den Zwischenräumen während den Anfällen besteht eine schmerzliche Empfindung in der Magengegend.

Das Erbrechen, das vor einem Vierteljahre begann, hat allmählich an Häufigkeit zugenommen. Jetzt bricht sie fast nach jeder Mahlzeit. Es wird immer nur wenig erbrochen. Es sieht weiß oder grünlich, niemals dunkel oder blutfarben aus und enthält nie am Tage vorher genossene Nahrung. Den ganzen Tag über und des Nachts stößt sie große Mengen von Gas auf. Der Stuhlgang ist nicht mehr verstopft, als er es das ganze Leben hindurch war. Vor einem Jahre wog sie 135 Pfund und glaubt das letzte Vierteljahr nicht abgenommen zu haben. Seither hat sie 25 Pfund verloren, sieht schlechter aus und ist sehr schwach geworden. Seit drei Wochen kann sie nicht arbeiten. Der Appetit, der früher sehr gut war, ist seit zwei Monaten verschwunden und seit fünf Wochen hat sie kaum noch etwas gegessen. Gelbsucht bestand nicht.

Untersuchung: Die Kranke ist abgemagert, etwas blaß mit sehr trockener Haut. Pupillen und Reflexe o. B. Über dem linken Schlüsselbeine einige kleine,

auf Druck nicht schmerzhafte Lymphknoten. An den Zahnwurzeln deutliche
Eiterungen, Gebiß in schlechter Verfassung. Brustorgane negativ, Leib weich.
Gerade in der Mitte, oberhalb des Nabels, findet man eine kleine runde Ge-
schwulst, die sich mit der Atmung bewegt und etwas druckempfindlich ist
(Abb. 116). Die Umgrenzung des Magens, mit der auscultatorischen Perkussion
festgestellt, findet sich auf dem gleichen Bilde. Reflexe normal. Die Becken-
untersuchung zeigte keine Veränderungen bis auf hervortretende chronische
Verdickungen im vorderen und unteren Douglas. Blutdruck 110 mm Hg. Blut
und Urin normal. Kein Fieber während der vierzehntägigen Beobachtung.
Der Magenschlauch wird leicht 49 cm eingeführt, Versuche, ihn weiter zu bringen,
haben keinen Erfolg und verursachen Schmerzen. Nüchtern keine Rückstände.
Nach der Probemahlzeit, die ausgebrochen wurde, enthielt das Erbrochene
keine freie HCl. Ausgesprochene Peristaltik sichtbar. Die Patientin brach
weiter häufig während ihres Aufenthaltes im Krankenhause. Freie Salzsäure
wurde nie gefunden. Die Diagnosen, die man in Betracht zog, waren Gastroptose
und Magenstauung und Krebs des Pförtners und des Magenmundes.

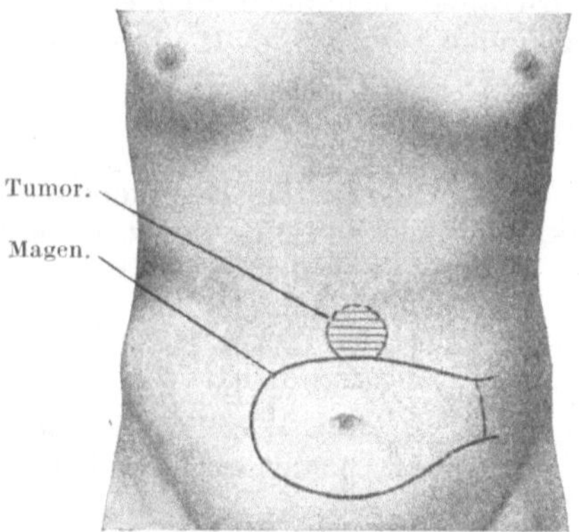

Abb. 116. Untersuchungsbefund in Fall 136.

Besprechung: Obwohl unsere Patientin erst 39 Jahre alt ist und obwohl
die Schmerzen, über die sie klagt, heftiger sind, als sie gewöhnlich bei Magenkrebs vorkommen, so muß doch die
Tatsache, daß sie jetzt einen palpablen
Tumor im Leibe zeigt und 25 Pfund
an Gewicht abgenommen hat, stark an
Krebs denken lassen, besonders da der
Mageninhalt Blut, aber keine freie Salzsäure bei wiederholten Untersuchungen
zeigt. Die Tatsache, daß der Magenschlauch nicht weiter als 49 cm von der
Zahnreihe aus eindringt, beweist, daß
die Geschwulst die Gegend der Kardia
einnehmen mußte. Wahrscheinlich ist
er aber nicht darauf allein beschränkt,
da deutliche Magenperistaltik wahrzunehmen war, denn dies weist gewöhnlich
auf eine Verlegung des Pylorus hin, wenn man es auch bei sehr mageren
Personen gelegentlich bei einem freien Magenpförtner beobachten kann. Ein
weiterer Hinweis für die Tatsache einer Pylorusverlegung ist die große Trockenheit der Haut. Bei dem Bestehen einer Pylorusstenose gelangt das Wasser
nicht in den Darm, und da es vom Magen nicht aufgesaugt wird, trocknen
die Gewebe abnorm aus. Daran soll man immer denken, wenn man bei einem
Kranken, der über irgendwelche Magenbeschwerden klagt, eine abnorm
trockene Haut findet.

Von besonderem Interesse bleibt in unserem Falle, vorausgesetzt, daß die
Diagnose auf Magenkrebs zu Recht besteht, die Tatsache, daß der Appetit bis
vor zwei Monaten ganz gut geblieben ist.

Verlauf: Die Röntgenuntersuchung des Magens mit Kontrastmahlzeit
zeigte am 14. 8. eine Erweiterung des unteren Endes der Speiseröhre und eine
Vergrößerung der Kardia. Am 16. fand man bei der Operation einen hart-
knotigen Tumor entlang der kleinen Kurvatur am ausgesprochensten an der
Kardia. Der Magenpförtner war frei und durchgängig. Keine Lebermetastasen.
$7^1/_2$ cm oberhalb des Pylorus wurde die Vorderwand des Magens inzidiert und
ein weicher Gummischlauch eingeführt. Der Patientin ging es nach der

Operation bis zum 1. November recht gut, dann ging es bergab, trotz aller Versuche sie durch den Magenschlauch zu ernähren. Sie wurde auf ihren Wunsch entlassen und starb drei Monate später zu Hause.

Fall 137.

Eine 32 jährige Lehrerin kam am 23. 9. 1911 in das Krankenhaus. Ihr Vater, der von der Kranken einige Monate lang vor seinem Tode gepflegt wurde, starb vor drei Jahren an Tuberkulose. Auch die Mutter starb an Schwindsucht im vergangenen Mai; auch sie war von der Kranken gepflegt worden. Ein Onkel mütterlicherseits starb an der gleichen Krankheit. Vier Brüder und vier Schwestern leben und sind gesund. Bis vor vier Jahren war die Kranke munter, dann begannen in einer Zeit, wo sie sehr viel zu arbeiten hatte, Anfälle von Magenstörungen, die vor allen Dingen in Schmerzen in der Magengegend bestanden, von mäßiger Heftigkeit, nicht ausstrahlend, die am heftigsten vor dem Frühstück auftraten und durch Nahrungsaufnahme etwas gebessert wurden. Bei den Anfällen bestanden Blähungen, aber kein Erbrechen.

Die Anfälle treten besonders dann auf, wenn sie übermüdet ist und dauern eine bis zwei Wochen. Die letzten zwei Jahre hat sie allmählich an Kräften abgenommen, hat aber bis auf ganz gelegentliches Aussetzen weiter gearbeitet. Während der letzten zwei Jahre hatte sie gelegentlich Anfälle von Atemnot, die eine Stunde bis einen ganzen Tag anhielten. Zu diesen Zeiten macht sie die geringste Anstrengung schwach und bringt sie außer Atem. In der letzten Zeit haben sie an Häufigkeit zugenommen. Ödeme bestanden nicht bis auf solche von Krampfadern herrührend, wenn sie den ganzen Tag stand. Sie hatte bohrende Schmerzen in der Kreuzgegend, die sie auch auf vieles Herumlaufen zurückführt. Im letzten Sommer bestanden gelegentlich Ohnmachtsanfälle, in denen sie vollständige Bewußtlosigkeit dadurch vermeidet, daß sie sich sofort hinlegt. Zu gleicher Zeit wurde sie von klingenden und singenden Ohrgeräuschen gequält. Der Stuhlgang war gewöhnlich verstopft. Sie hatte weder Husten, noch jemals Auswurf. Bis vor fünf Tagen war sie im Dienst. Dann begann sie, ohne zu wissen warum, zu brechen und kann seither keine Nahrung mehr bei sich behalten. Vor einem Jahre wog sie 132 Pfund, sie glaubt seither etwas abgenommen zu haben.

Die **Untersuchung** zeigt eine schlecht genährte und krank aussehende Patientin. Im Gesicht und Nacken ausgesprochene braune Pigmentierung. Auch die Haut des ganzen Körpers war im allgemeinen dunkel. Die Patientin gibt an, sie wäre immer beinahe so dunkel gewesen, im letzten Frühjahr noch viel mehr. Später glaubt sie sich zu erinnern, daß der untere Teil des Körpers deutlich, aber nur sehr langsam im vergangenen Jahre dunkler geworden ist. Der seitliche Teil des Brustkorbes, wo das Korsett drückte, war stärker pigmentiert als sonst der Körper mit Ausnahme der Achselhöhle und der Leistenbeugen. Pupillen leicht unregelmäßig, sonst normal. Die Schleimhaut des Mundes zeigte keine Pigmentflecke.

Herzspitzenstoß weder zu sehen, noch zu fühlen. Die Herztöne sind am deutlichsten im fünften Intercostalraum 9,5 cm von der Mittellinie zu hören. Keine Herzvergrößerung nach rechts. Der erste Ton an der Spitze war deutlich verdoppelt und von einem schwachen systolischen Geräusch begleitet, das nicht weiter geleitet wurde. Zweiter Pulmonalton verstärkt. Lungen und Leib o. B. Reflexe normal. Mäßige Krampfadern im linken Unterschenkel. Blutdruck systol. 85 mm Hg., diastol. 68 mm Hg. Während des Aufenthaltes im Krankenhause bewegte sich der Blutdruck um 80. Das Blut zeigt E. 4 960 000. L. 10 000.

Hb. 80%. Der gefärbte Ausstrich ergab leichte Achromie. Die Auszählung ergab: Polynucleäre 49%. Lymphocyten 49%, Eosinophile 2%. Urin etwa 750 ccm in 24 Stunden. Spez. Gewicht 1010—1012. Es bestanden stets Spuren von Eiweiß. Im Sediment fanden sich viele hyaline und fein granulierte Zylinder. Bei drei Untersuchungen war der Stuhl normal.

Das Erbrechen hörte auf, als sie nur flüssige Nahrung in sehr kleinen Mengen, häufig einen bis zwei Löffel auf einmal, erhielt. Alle sechs Stunden erhielt sie rectal 180 ccm Salzlösung mit 15% Traubenzucker. Auch kalter Champagner in kleinen Mengen tat ihr gut. Später bekam sie noch Eierwasser, Haferschleim, geröstetes Brot und gehacktes Huhn. Am Tage nach der Aufnahme brach sie nicht mehr und war etwas kräftiger. Vom 3. 10. ab aß sie Fleisch und Gemüse, konnte im Bett aufsitzen und etwas lesen. Bis zum 16. schien es ihr etwas besser zu gehen, sie war auf und fühlte sich ganz munter. Von da an begann wieder das Erbrechen, das man nicht mehr bessern konnte. In der Nacht des 18. wurde sie pulslos und war ganz erschöpft. Um zwei Uhr war sie bewußtlos und starb um sieben Uhr früh.

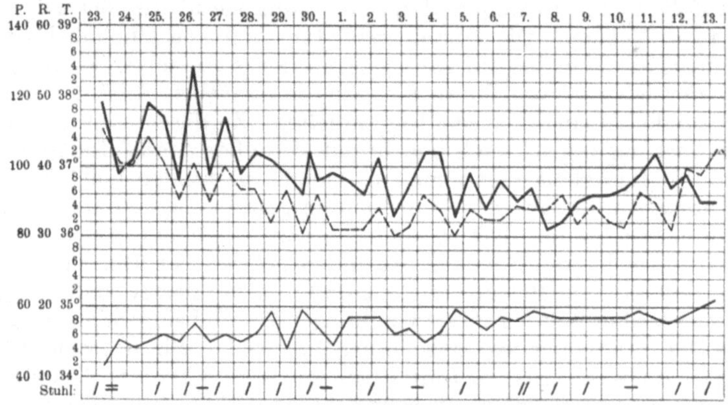

Abb. 117.　Temperaturkurve zu Fall 137.

Besprechung: Eine Familienanamnese von Tuberkulose, seit vier Jahren bestehende Magenbeschwerden, zwei Jahre dauerndes Leiden mit Herzanfällen, Ohnmachtsanfälle seit einem Vierteljahre, alle diese Angaben müssen uns sorgfältig nach Addisonscher Krankheit suchen lassen. Trotz ihrer Angabe, ihre Haut wäre immer so braun gewesen, trotz des Fehlens von Pigmentierung im Munde müssen wir die Hautverfärbung und den niedrigen Blutdruck als Beweis für das Vorliegen einer Bronzekrankheit ansehen.

Die einzige Frage, die noch einer weiteren Besprechung bedarf ist die: hat sie außer der Addisonschen Krankheit noch eine Nephritis? Der Urin hat ein ausgesprochen niedriges spezifisches Gewicht; das kann aber auch an ihrer Ernährung, vor allem an dem Fehlen von Eiweißkörpern liegen. Die Zahl der Zylinder ist etwas größer, als wir es gewöhnlich bei Addisonscher Krankheit sehen und man mußte glauben, es handle sich um eine amyloide Entartung der Nieren. Diese tritt gewöhnlich nur bei den Formen der Tuberkulose auf, die mit chronischen Eiterungen einhergehen. Solche Eiterungen können wir in unserem Falle nicht voraussetzen.

Halten wir an der Diagnose Addison fest, so spricht die Familienanamnese dafür, daß es sich um eine Tuberkulose der Nebennieren handelt.

Verlauf: Bei der Autopsie fand sich eine Addisonsche Krankheit, aber keine Nephritis. Die Nebennierenrinde war ganz atrophisch, es fand sich aber keine Tuberkulose.

Fall 138.

Eine 29jährige Hausfrau kam am 18. 10. 1911 zum dritten Male in das Krankenhaus. Das erste Mal war sie am 10. August 1906 dort gewesen. Damals klagte sie seit einem Jahre über anhaltende dumpfe Schmerzen in der Magengegend, die vom Essen nicht beeinflußt wurden; außerdem über ähnliche Schmerzen hinten unten am Rücken, auf die weder die Menstruation, noch die Körperhaltung irgendwie einwirkte. Seit einer Woche hatte sie sechs bis zehn wässerige Entleerungen am Tage ohne Blut oder Tenesmus. Gestern wurden die Schmerzen im Rücken außerordentlich heftig, so stark wie bei Kindeswehen. Sie erhielt subcutan Morphium. Seit gestern kein Stuhlgang.

Die **Untersuchung** zeigte Pupillen und Zahnfleisch normal, ebenso auch die Brust- und Bauchorgane und Reflexe. Entlang der Wirbelsäule und über den Sakroiliakalgelenken keine Druckschmerzhaftigkeit. Bewegungen in den Hüftgelenken frei und schmerzlos, ebenso auch das Rückwärtsbücken. Die Gebärmutter war leicht nach vorn geneigt, aber frei beweglich und von normaler Größe. In der Gegend des linken Ligamentum latum bestand eine schmerzhafte Verdickung. Blut und Urin negativ. Kein Fieber. Die Patientin schien damals so wenig krank, daß sie nach vier Tagen wieder nach Hause gehen durfte.

Bei der nächsten Aufnahme am 18. 4. 1911 gab sie an, sie hätte sich bis vor einem Jahre ganz wohl gefühlt, dann begann mit Unterbrechungen ein blutig gefärbter Ausfluß aus der Scheide, der vom Juni bis zum August 1910 anhielt und von Magenschmerzen begleitet war. Diese haben seither angehalten. Die Regel setzte am 17. 4. eine Woche vor der Zeit ein. Früher hatten darin keine Störungen bestanden.

Vor drei Monaten bemerkte sie ein Gefühl von Druck in der Magengegend, das zum Aufstoßen von Gas und dem Heraufkommen von Flüssigkeit nach dem Essen führte. Bald darauf traten Schmerzen im Kreuz auf, besonders beim Hinlegen und darauf häufige spärliche, wenn auch nicht schmerzhafte Urinentleerung in der Nacht zwei- bis dreimal, am Tage noch viel häufiger. Vor zwei Wochen bemerkte sie eine Geschwulst im Leibe, die ihr anders vorkam als bei der vorhergehenden Schwangerschaft.

Die **Untersuchung** zeigte eine runde, ziemlich große Geschwulst, die vom Becken bis zu einem Punkte 5 cm oberhalb des Nabels reichte, unten breiter als oben und sich nach der rechten Bauchseite weiter erstreckte als nach der linken. Sie ließ sich frei von einer Seite zur anderen bewegen und fühlte sich fest, nicht fluktuierend, aber auch nicht knotig an. Bei der bimanuellen Untersuchung fühlte man die Gebärmutter vorn und unten von dem Tumor, mit dem sie nur leicht verbunden zu sein schien. Druck auf den Tumor übertrug sich nicht auf die Cervix uteri, wohl aber Druck auf den Fundus uteri. Am 22. 4. wurde der Leib geöffnet und man fand ein einzelnes solides Fibrom des rechten Ovariums von der Größe einer Orange, das entfernt wurde. Es wog zwei Kilogramm. Mikroskopisch bestand es aus ödematösem Bindegewebe mit verstreuten kleinen Cysten darin. Der Wurmfortsatz war normal, wurde aber nicht entfernt. Der Uterus wurde an die Bauchwand angeheftet.

Nach der Operation ging es der Kranken sehr gut, so daß sie am 8. 5. entlassen werden konnte. Am 18. 10. des gleichen Jahres kam sie wieder zurück. Diesmal gab sie an, daß sie schon seit Oktober 1904 wegen Schmerzen im Rücken und wegen Verstopfung in der Poliklinik behandelt worden war. Damals stellte man die Diagnose auf chronische Bronchitis und auf Fettleibigkeit.

Nachdem sie im Juni 1911 das Krankenhaus verlassen hatte, ging es ihr drei Wochen gut. Sie wog damals 140 Pfund. Dann begann sie immer häufiger zu brechen und ging in eine andres Krankenhaus, wo eine große Cyste des linken Eierstockes entfernt wurde. Sie blieb bis zum 1. 8. im Hospital und brach während der ganzen Zeit hin und wieder einmal. Seit ihrer Entlassung hat sie täglich ein- bis zweimal erbrochen, gewöhnlich am Abend des Tages nach dem Essen. Sie ist aber auch manchmal des Nachts mit Brechen aufgewacht. Sie entleerte auf einmal große Mengen, wie sie sagt, vier Liter. Die Flüssigkeit war immer grün und schleimig, enthielt aber kein Blut. Das Erbrochene steht in keinem Zusammenhange mit der genossenen Nahrung. Sie hat weder heftige Schmerzen, noch bestand Gelbsucht, fühlt aber etwas unregelmäßige krampfartige Beschwerden im Unterleibe. Der Appetit ist sehr schlecht, sie glaubt 56 Pfund abgenommen zu haben. Ihr gegenwärtiges Gewicht beträgt ohne Kleider 102 Pfund. Bei ihrem letzten Krankenhausaufenthalt wog sie 134 Pfund.

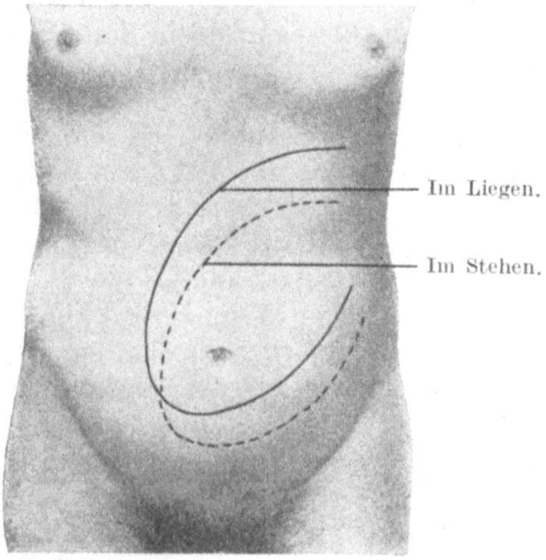

Die **Untersuchung** zeigte mäßige Abmagerung, ausgesprochene Tympanie in der Magengegend und ein Gefühl von Widerstand im rechten unteren Abschnitte des Leibes, außerdem einen wurstförmigen, wahrscheinlich von Kotballen gebildeten Tumor in dieser Gegend. Der feste scharfe Leberrand war am Rippenbogen zu fühlen und außerdem fühlte man einen unregelmäßigen, runden, festen, auf Druck nicht schmerzhaften Tumor, der quer über das Epigastrium und unter den Rippenbogen hinabreichte. Diese Masse bewegte sich mit der Atmung, aber bei der Untersuchung blieb man im Zweifel, ob sie mit der Leber zusammenhing und nahm auch hier an, daß es sich um Kotmassen handeln könnte. Sonst verlief die äußere Untersuchung negativ. Im nüchternen Magen fand man eine große Menge dunkelbrauner Flüssigkeit, etwa 200 ccm oder noch mehr. Mikroskopisch enthielt sie viel Sarcinen, Hefezellen und Epithelien. Freie Salzsäure war reichlich, okkultes Blut nicht vorhanden. Die Probemahlzeit wurde nach einer Viertelstunde erbrochen. Eine Menge, die man nach einer Stunde ausheberte, zeigte freie HCl 0,039%, G. A. 0,135%. Kein okkultes Blut. Magenkapazität 1560 ccm. Es gelang nicht, den Magen ganz rein zu waschen. Bei der Aufblähung zeigte der Magen die Lage, wie ihn Abb. 118 wiedergibt Die oben beschriebene Geschwulst im Epigastrium verschwand nach der ersten Untersuchung und wurde später nicht mehr festgestellt. Die Untersuchung von der Scheide aus verlief negativ, ebenso von Blut und Urin. Blutdruck systol. 105 mm Hg. Kein Fieber. Bei dreimaliger Untersuchung enthielt der Stuhl kein okkultes Blut. Am 22. 10. sah man Peristaltik in der Magengegend, besonders bei den Schmerzanfällen. Sie erbrach jeden Abend große Mengen teilweise verdauter Nahrung, eine Viertelstunde bis eine Stunde nach dem Abendbrot.

— Im Liegen.

— Im Stehen.

Abb. 118.   Magenbegrenzung in Fall 138.

Die Röntgenuntersuchung zeigte das typische Bild einer Magenerweiterung mit faktisch völligem Verschluß des Magenpförtners und dem Fehlen von Peristaltik. Wenn die Patientin stand, lag der Magen weit unten nach rechts. Die Ursache des Pylorusverschlusses war nicht klar, aber nach der Krankengeschichte machte man die Ptose und Adhäsionen dafür verantwortlich.

Besprechung: Wenn man diesen so langsam verlaufenden Fall zusammenfaßt, kann man sagen, daß eine 29 jährige Frau seit einem Jahre über Magenbeschwerden und neuerdings über Diarrhöe klagt. Zugleich hat sie sehr heftige Rückenschmerzen. Sie wird zuerst im Jahre 1906 behandelt und bessert sich dabei so schnell, daß eine endgültige Diagnose nicht gestellt werden kann.

Fünf Jahre später bemerkt sie Unregelmäßigkeiten in der Regel und zugleich die Wiederkehr der Verdauungsbeschwerden, die sich bisher gebessert hatten, wenn sie auch etwas über Verstopfung und Rückenschmerzen geklagt hat und wegen ihrer Fettleibigkeit behandelt worden war. 1911 wird sie wegen eines Fibroms des rechten Eierstockes und bald darauf noch einmal wegen einer Eierstockcyste links operiert. Nach dieser zweiten Operation magerte sie schnell ab, so daß sie in einem halben Jahre 56 Pfund abnimmt. Gegen Ende dieses Zeitabschnittes findet man im Epigastrium einen Tumor, der mit Magenstauung, sichtbarer Peristaltik einhergeht und bei der Röntgenuntersuchung das Bild einer Pylorusstenose zeigt. Alles dieses, bis auf die Tatsache, daß die Geschwulst im Epigastrium leicht verschwindet, könnte zu der Annahme verführen, daß unsere Kranke jetzt an einem Magenkrebs leidet. Ob diese Geschwulst in irgendeinem Zusammenhange mit den früheren Eierstocksgeschwülsten steht, weiß ich nicht.

Verlauf: Am 24. 10. wurde die Kranke operiert und man fand am Pylorus einen harten Tumor, der sich nach abwärts etwa $2^1/_2$ cm nach dem Duodenum zu erstreckte und ebenso auch in vereinzelten Zügen nach der vorderen Magenwand hinging. Entlang der kleinen Kurvatur und hinter dem Magen fand man harte Drüsen. Nach Anlegung einer Gastroenterostomie ging sie am 14. 11. nach guter Heilung wieder nach Hause.

Bemerkung: Dieser Fall ist auch deswegen merkwürdig, weil er beweist, daß Magenkrebs schon mit 29 Jahren auftreten kann.

Fall 139.

Eine 36 jährige Frau suchte am 16. 11. 1911 das Krankenhaus auf. Die letzten zwei Monate hatte sie Verdauungsbeschwerden, die vor allem in heftigen Schmerzen mit Druckgefühl im Epigastrium bestanden, eine bis drei Stunden nach dem Essen. Niemals traten heftige Schmerzen auf. Das Übelbefinden dauerte eine bis zwei Stunden und wird durch Hinlegen, nicht aber durch Medizin gebessert. Gelegentlich bricht sie bei dem Anfall, wobei das Erbrochene sauer ist und am gleichen Tage aufgenommene Nahrung enthält. Anfänglich brachte ihr das Brechen Erleichterung, jetzt aber nicht mehr. Der Stuhlgang war immer verstopft, besonders aber in der letzten Zeit. Sie hatte weder Gelbsucht, noch Ödeme. Allmählich hat sie immer mehr aus ihrer Nahrung weggelassen, so daß sie jetzt nur noch Milch und Kalkwasser genießt. Vor einem Jahr wog sie 125 Pfund, jetzt 100.

Die **Untersuchung** zeigt schlechten Ernährungszustand. Brustorgane negativ. Blutdruck systol. 110. Leib gespannt, tympanitisch, auf Druck nicht schmerzhaft. Reflexe normal. Nüchtern enthält der Magen etwa 20 ccm einer bräunlichen, trüben Flüssigkeit mit leicht positiver Guajacprobe, die 0,04 % freier Salzsäure, aber keine Nahrungsreste enthält. Nach einer Probemahlzeit beträgt die freie HCl 0,05 %. Blut und Urin waren normal.

Besprechung: Hier haben wir das typische Bild eines Menschen, der in den besten Absichten sich selbst zugrunde richtet, indem er allmählich eins nach dem andern aus der Nahrung ausschaltet, weil er annimmt, daß es ihm Beschwerden bereitet.

Dabei ist es von dem größten Interesse, daß lediglich durch die Unterernährung die Kranke ihre Dyspepsie so weit gebracht hat, daß sie jetzt mit einer Magenstauung einhergeht, die zweifellos auf einer Atonie beruht. Solch eine Stauung verdient keine weitere Beachtung und kann nie als Grund für einen operativen Eingriff gelten.

Eine große Anzahl solcher Fälle führt allmählich zur chronischen Invalidität, weil der Arzt nicht den Mut oder den persönlichen Einfluß besitzt, daß er den Patienten zum Essen zwingt, obwohl dieser sicher ist, daß er es nicht kann und trotz der sehr reellen Beschwerden, die der Nahrungsaufnahme folgen.

Verlauf: Bis zum 4. 12. blieb sie im Krankenhause und es wurde immer deutlicher, daß sie vollkommen herunter war. Unter Ruhe und mit gelegentlichen Gaben doppelkohlensaurem Natron erholte sie sich rasch. Außerdem bekam sie Cascara als Abführmittel und nahm leichte tonisierende Bäder. Der Stuhl enthielt nie Blut und in 17 Tagen nahm sie vier Pfund zu.

Bemerkung: Echte Ermüdung (die man deutlich unterscheiden muß von dem nervösen Müdigkeitsgefühl, das man oft bei Leuten findet, die sich weder körperlich noch geistig angestrengt haben) ist sehr häufig die Ursache von Magen- und Herzschwäche. Anhaltende Ruhe von Geist und Körper würde in solchen Fällen die günstigen Wirkungen haben, die wir in den Fällen von Neurosen, die einer Ruhekur unterworfen werden, vergeblich erhoffen.

Fall 140.

Ein 48jähriges Fräulein wurde am 25. 11. 1911 in das Krankenhaus aufgenommen. Familienanamnese negativ. Vor fünf Jahren bekam sie plötzlich heftige Schmerzen in der Magengrube, die unmittelbar nach dem Mittagessen auftraten und drei bis vier Stunden anhielten. Sie strahlten nicht aus und wurden endlich durch Pulver gebessert, die sie nicht näher zu bezeichnen weiß. Damals brach sie die gerade aufgenommene Kost, aber kein Blut.

Vor acht Monaten hatte sie eine Woche lang ganz ähnliche Anfälle. Diesmal bestand auch Gelbsucht. Gewöhnlich wurden die Schmerzen durch heißes Trinken und durch subcutane Injektionen gebessert. Von da an war sie frei von Beschwerden bis zu dem heutigen Anfall.

Die letzten vier Wochen hatte sie fast täglich Magenbeschwerden, die in Übelkeit und einem unangenehmen nagenden Gefühl unmittelbar nach dem Essen bestanden, eine halbe bis eine ganze Stunde anhielten und sich nicht bis zu wirklichen Schmerzen steigerten. Zweimal hat sie saure Massen erbrochen. Gelbsucht bestand nicht. Vor vier Tagen bekam sie unmittelbar nach dem Mittagessen heftige Schmerzen in der Magengrube. Die Schmerzen dauerten bis zum nächsten Morgen um fünf und waren sehr stark. Sie gebrauchte keine Medizin, mußte aber wiederholt brechen.

Die letzten zwei Tage ging es ihr gut, aber gestern hatte sie, gerade als sie ihre Suppe gegessen hatte, mäßig heftige Schmerzen, die sechs Stunden anhielten und durch Brunnen gebessert wurden. Diesmal kein Erbrechen. Die Patientin glaubte aber zu fiebern. Die letzten vier Tage hat sie nur Malz, Milch, Haferschleim und Kakao genossen. Während des ganzen letzten Anfalles war der Stuhlgang sehr verstopft und der Urin dunkel. Ihr bestes Gewicht betrug vor acht Wochen 162, jetzt 150 Pfund.

Seit vier Jahren hat sie einen Knoten im unteren Teile des Leibes bemerkt, der ihr weder Schmerzen, noch sonst irgendwelche Beschwerden verursachte. Er nahm an Größe nicht zu. Die Regel dauerte oft ein bis zwei Wochen.

Die **Untersuchung** zeigt eine leichte gelbliche Verfärbung der Haut, vielleicht auch der Skleren. Die Pupillen sind leicht unregelmäßig, sonst aber normal. Zahnfleisch o. B. Brustorgane ohne Veränderungen.

Im Leibe fühlt man einen unebenen, knotigen Tumor, dicht oberhalb des Schamberges, wie er in Abb. 119 dargestellt ist. Er ist auf Druck nicht schmerzhaft, reicht nach unten in das Becken hinab, wo er mit dem Uterus in Verbindung zu stehen scheint. Auch vom Rectum kann er gefühlt werden. Reflexe normal. Blutdruck systol. 115 mm Hg. Urin und Blut negativ, bis auf eine leichte polynucleäre Leukocytose. Während der zehntägigen Beobachtung kein Fieber.

Besprechung: Eine Geschwulst, die seit vier Jahren im Unterleibe gefühlt wird, ist gewöhnlich ein **Uterusmyom**, oder eine **Eierstockscyste**. Wir haben keinen Grund zu der Annahme, daß die Magenbeschwerden unserer Kranken, über die sie seit acht Monaten klagt, notwendig damit in Zusammenhang stehen müssen.

Die Natur dieser gegenwärtigen Beschwerden wird viel klarer, wenn man an die bei der Untersuchung gefundene Gelbsucht denkt. Diese Gelbsucht in Verbindung mit den Schmerzanfällen, die durch Morphium gebessert werden, läßt uns ganz sicher annehmen, daß es sich hier um eine **Verlegung der Gallengänge** handelt. Eine solche beruht oft auf Gallensteinen, und das muß man auch hier annehmen, wenn man auch Krebs oder andere Sachen ohne Operation nicht mit Sicherheit ausschließen kann. Eine solche Operation ist auch anzuraten.

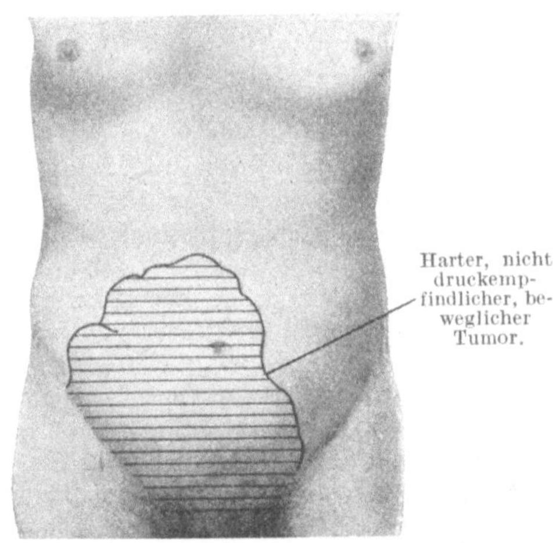

Abb. 119. Tastbefund in Fall 140.

Verlauf: Am 6. 12. wurde der Leib geöffnet. Weder in der Gallenblase, noch in den Gallengängen fand man Gallensteine. Es fanden sich feste Verwachsungen zwischen dem Grunde der Gallenblase entlang dem Ductus cysticus und Choledochus, die sich mit dem Querkolon verbanden. Als man sie gelöst hatte, zeigte sich, daß sie den Grund der Gallenblase abgeschnürt hatten. Ein großes Myom, mit dem Darme verwachsen, fand sich außerdem und wurde nicht angerührt. Die Patientin erholte sich gut und kehrte am 23. 12. nach Hause zurück. Am 3. 11. 1912 teilte sie uns mit, sie hätte dauernd zugenommen, und es ginge ihr recht gut.

Fall 141.

Eine 32jährige Frau kam am 14. 12. 1911 in das Hospital mit der Angabe, daß sie seit Oktober wegen nervöser Dyspepsie behandelt würde. Am 24. 10. aß sie Muscheln und erkrankte am nächsten Tage an Erbrechen und Durchfall. Innerhalb 24 Stunden hatte sie drei Krampfanfälle, die drei bis vier Minuten anhielten. Die Patientin wurde dabei cyanotisch, kam aber sofort wieder zum Bewußtsein.

Die Diarrhöe ließ bald nach und sie hatte auch keine Krampfanfälle mehr. Das Erbrechen hielt aber die nächsten Wochen so hartnäckig an, daß man sie rectal ernährte. Es kam zwei bis zwanzig Minuten nach dem Essen und bestand aus großen Mengen saurer Flüssigkeit. Nahrungsreste fand man nur wenig, Blut niemals.

Die Woche darauf behielt sie Nahrung zurück, dann begann das Brechen wieder und hat seither angehalten. Es bestanden dauernd Übelkeit und Magenbeschwerden, aber keine Schmerzen. Alle Arten von Medizin sind ohne Erfolg durchprobiert worden, wenn auch ihre Beschwerden zeitweise durch Kodein zäpfchen gebessert wurden. Sie hat an Gewicht 15 Pfund abgenommen. Der Appetit ist immer gut.

Wenn auch die Krampfanfälle ihr etwas ganz Neues waren, so erinnert sie sich doch, daß sie vor sieben Jahren einen Schwindelanfall gehabt hat, weshalb sie den ganzen Tag zu Bett liegen mußte. Dabei bestand auch Taubheitsgefühl in der Zunge, im Munde und im linken Arm. Der Schwindel ist noch zweimal wiedergekehrt. Seit ihr der Doktor aus den Armen Blut entnommen hat, hat das Taubheitsgefühl aufgehört.

Untersuchung: Die Pupillen sind unregelmäßig, die linke größer als die rechte. Beide reagieren gut auf Nahesehen, aber nicht auf Lichteinfall. Es besteht eine allgemeine leichte Drüsenschwellung. Brust- und Bauchorgane negativ. Leichte Skoliose der Wirbelsäule nach links. Der rechte Patellarreflex ist vorhanden, der linke fehlt. Romberg negativ. Die Magenaushebung ergab nüchtern weder Speisereste, noch Blut. Magenkapazität 1000 ccm. Der Inhalt des nüchternen Magens zeigte freie HCl 0,31 %. Nach Probemahlzeit freie HCl 0,35 %. G. A. 0,41 %. Keine Guajacreaktion. Blut und Urin normal. In vierzehntägiger Beobachtung kein Fieber. In dieser Zeit nahm sie vier Pfund zu. Wassermann im Blute negativ, in der Lumbalflüssigkeit positiv. Augenhintergrund normal.

Während der ersten vier Tage im Krankenhause klagte sie dauernd über Übelkeit, die keine Beziehung zur Nahrungsaufnahme hatte, aber durch Erbrechen gebessert wurde. Kleine Dosen von Atropin bewährten sich gegen das Erbrechen am besten. Vom 23. 12. an aß sie gut. Während sie Atropin nahm, hatte sie Nachtschweiße, nachher keine mehr.

Besprechung: Es handelt sich um einen typischen Fall von Magenbeschwerden bei Tabes dorsalis. Das Verhalten der Pupillen und Patellarreflexe und der Drüsen macht die Natur ihrer Störungen klar, besonders da sie vorher Krämpfe und andere Symptome hatte, die an einen Gehirnherd denken lassen. Durch den positiven Wassermann in der Lumbalflüssigkeit schwindet jeder Zweifel. Und doch kenne ich Patienten, die ebenso klare Symptome der Tabes darboten und einer Magenoperation unterzogen wurden, weil die Chirurgen keine genaue Untersuchung des Nervensystems vorgenommen hatten. Eine Tabes kann wohl einmal verkannt werden, wenn Pupillen und Patellarreflexe normal sind, niemals aber in einem Falle wie dem vorliegenden.

Verlauf: Später erfuhren wir noch, daß die Pupillen seit acht Jahren nicht mehr auf Licht reagierten. Vor einem Jahr hatte sie lanzinierende Schmerzen in den Knien, die einige Tage anhielten und mit einer ausgesprochenen Hyperästhesie einhergingen. Seit drei Jahren ist sie verheiratet und hatte weder Kinder, noch Fehlgeburten. Am 1. 1. 1912 verließ sie das Krankenhaus.

Blutbrechen.

5. Kapitel.

Blutbrechen.

Es gibt nur zwei häufige Ursachen des Blutbrechens, wobei ich das Erbrechen von reinem Blut in beträchtlicher Menge meine, 30 ccm oder mehr. Diese beiden Ursachen sind Magengeschwür und Lebercirrhose. Wenn ein Alkoholiker Blut bricht, so ist die Unterscheidung oft unmöglich, ob die Hämatemesis auf Lebercirrhose oder auf Stauung im Magen selbst beruht. Aber diese Unterscheidung hat keinen großen praktischen Wert.

Nach längerem heftigen Würgen aus irgendwelchen Ursachen kann eine kleine Menge Blut herausgebracht werden, ohne daß eine organische Erkrankung dafür verantwortlich ist. Eine dritte, aber viel seltenere Ursache des Blutbrechens ist die schlecht definierte Krankheitseinheit, die unter dem Namen splenische Anämie geht und die spätere Folge des gleichen Leidens, die man Bantische Krankheit nennt.

Magenkrebs tritt nur selten mit dem Erbrechen reinen Blutes in beträchtlicher Menge auf. Die ulcerierte Oberfläche des Krebses blutet dauernd, aber das dabei entleerte Blut wird verdaut und in eine Masse verwandelt, die an Kaffeegrund erinnert. Diese wird dann durch Erbrechen des Kranken herausgebracht. Man muß sich aber daran erinnern, daß nach Magenoperationen oft eine ganz ähnliche bräunliche Flüssigkeit entleert wird, die von der bei Magenkrebs kaum zu unterscheiden ist. Das hat keine besondere Bedeutung, und wenn es auch bei allgemeiner und circumscripter Peritonitis oft auftritt, so ist es doch nicht auf diese Zustände beschränkt.

Die Differentialdiagnose der Ursache einer Hämatemesis beruht hauptsächlich auf einer guten Anamnese des Falles. Magenblutung wie aus heiterem Himmel, ohne daß früher Magenbeschwerden bestanden, beruht gewöhnlich auf einer Lebercirrhose, nicht auf Magengeschwür. Die Verdauungsstörungen der für ein Geschwür charakteristischen Art lassen sich gewöhnlich ohne viele Mühe von den sekundären unterscheiden, die bei Lebercirrhose auftreten. Die

Untersuchung verläuft bei Magengeschwür gewöhnlich negativ. Bei Lebercirrhose finden wir Leberveränderungen und Erscheinungen von Pfortaderstauungen. Bei splenischer Anämie ist die Milz gewöhnlich so stark vergrößert, daß sie jeder leicht fühlt, der danach sucht.

Hysterische Patienten speien oft Blut aus, das sie aus dem Zahnfleisch gesaugt haben und dessen Quelle schwer zu finden ist. Gewöhnlich tritt dabei das Blut nur in kleinen Mengen auf und ist oft mit Speichel oder seröser Flüssigkeit vermischt.

Blutungen bei Lungentuberkulose werden oft verkannt, weil das Blut, das wirklich aus der Lunge stammt, nicht nur beim Husten, sondern auch ohne jegliche Anstrengung aus dem Munde kommt. Man hört oft folgende Angaben: „Ich spürte das Blut in meinem Munde und spuckte es aus. Husten brauchte ich dabei gar nicht." Unter solchen Verhältnissen kann man irrtümlich annehmen, daß das Blut aus dem Magen gekommen ist.

Fall 142.

Ein 52 jähriger Steinarbeiter kam am 27. 6. 1904 in das Krankenhaus. Nach den Angaben des Kranken war er bis auf die letzten vier Wochen nie krank, dann begannen dumpfe, dauernde Schmerzen in der Magengegend, die beim Essen nicht stärker wurden und durch Druck keine Besserung erfuhren. Gestern mußte er dann plötzlich auf der Straße eine Menge dunkelbrauner Flüssigkeit ausbrechen. Das wiederholte sich eine Stunde später und diesmal enthielt das Erbrochene Blut. Seither hat er nicht schlafen können. Während des vergangenen Monates hat er etwas abgenommen, aber er gibt an, vorher niemals Magenbeschwerden gehabt zu haben. Appetit und Schlaf gut, Stuhlgang regelmäßig. Der Patient ist kein Alkoholiker.

Die Untersuchung zeigt guten Ernährungszustand. Der Herzspitzenstoß stark hebend, ist im sechsten Intercostalraum 3,5 cm außerhalb der Brustwarzenlinie zu fühlen. Es besteht keine Vergrößerung des Herzens nach rechts. Herztätigkeit ausgesprochen unregelmäßig. An der Spitze fühlt man ein präsystolisches Schwirren und hört ein präsystolisches Geräusch, das nach der Achselhöhle und nach dem Rücken zu fortgeleitet wird. Am dritten Rippenknorpel links hört man ein blasendes systolisches Geräusch. Zweiter Pulmonalton ist stärker als der zweite Aortenton. Der Puls ist rechts kräftiger als links. Gefäßwände leicht zu fühlen. Der Leib ist etwas eingezogen und gespannt, zeigt aber weder Tumoren, noch Druckschmerzhaftigkeit. Sonst verläuft die Untersuchung der Eingeweide negativ und ebenso die des Urins. Das Blut zeigt: E. 1728000. L. 11600. Hb. 55%. Am 28. morgens erbrach er viel Blut, im ganzen etwa einen Liter. Um 10 Uhr vormittags erbrach er noch einmal 180 ccm. Die gefärbten Blutausstriche zeigten Achromie, beträchtliche Leukocytose, einige Tüpfelzellen, aber keine kernhaltigen. Die Auszählung der weißen Blutkörperchen ergab keine Veränderungen.

Besprechung: Wenn ein 52 jähriger Mann, ohne daß Magenbeschwerden vorausgegangen sind, Blut bricht, so ist Lebercirrhose die wahrscheinlichste Diagnose. In unserem Falle bestanden Magensymptome, wenn auch nur mäßigen Grades und auch erst seit vier Wochen. Weder spielte Alkohol in der Anamnese eine Rolle, noch bestand eine Milzvergrößerung oder Zeichen einer vorhergehenden Anämie. Die Menge des erbrochenen Blutes ist groß, und die Folge davon eine sehr schwere Anämie. Bei dieser Sachlage bleibt ein Geschwür des Magens oder Duodenums die beste Diagnose, so wenig auch die Untersuchung zeigt. Auch Magenkrebs kann ähnliche Blutungen hervorrufen, doch ist das sehr selten.

Es besteht auch eine Mitralstenose mit einem stark vergrößerten Herzen, was, wie viele Kliniker meinen, bei Mitralstenose nicht vorkommt. Ich sehe aber keinen Grund, an einer Verengerung der zweizipfligen Klappe zu zweifeln. Kann das mit dem Blutbrechen zusammenhängen? Ich glaube nicht. Blut, das als Folge eines Lungeninfarktes bei Mitralstenose aus den Lungen kommt, müßte erst verschluckt und dann erbrochen werden. Dabei kommt es aber nicht in solcher Menge wie hier und nicht, ohne daß Zeichen einer Lungenstauung vorher bestanden.

Unser Patient zeigt die außerordentlichen Verschiedenheiten in dem klinischen Bilde des Magengeschwürs, einer Krankheit, die 20 Jahre lang Beschwerden verursachen kann, oder auch überhaupt keine, so daß man es nur bei der Autopsie eines Kranken findet, der aus irgendeiner anderen Ursache stirbt. Perforation und Peritonitis können der erste Hinweis sein, daß eine solche Krankheit besteht, oder wie hier kann nach kurzen und leichten Magenbeschwerden eine schwere Magenblutung auftreten. Ich weiß nicht, warum hier der rechte Puls stärker ist als der linke. Eine solche Differenz ist nur dann von Bedeutung, wenn sie zusammen mit anderen Zeichen auf ein Aortenaneurysma hinweist. Als isoliertes Zeichen findet man es ziemlich häufig bei Gesunden und bei den verschiedensten Erkrankungen. So viel ich weiß, hat es weiter keine Bedeutung.

Um vier Uhr morgens am 28. wurde der Puls sehr schwach. Während der Nacht brach er noch einen Viertel Liter Blut aus und starb am 29. Die Autopsie zeigt ein Geschwür des Magens mit Erosion eines Astes der Arteria gastrica, Mitralstenose, Arteriosklerose, Hypertrophie und Dilatation des Herzens, alte Tuberkulose der linken Lunge und der Bronchiallymphknoten.

Fall 143.

Eine 35jährige Frau kam am 24. 3. 1908 in das Krankenhaus. Einer ihrer Brüder ist an Lungentuberkulose gestorben, sonst ist die Familienanamnese ausgezeichnet. Vor drei Jahren war sie wegen Magenstörungen zehn Wochen im Krankenhause. In dieser Zeit wurde der Uterus ausgekratzt. Vor fünf Jahren wog sie 144 Pfund, jetzt 110 Pfund.

In den folgenden fünf Jahren hatte sie Anfälle von Erbrechen in Zwischenräumen, die nicht über zwei Wochen hinausgingen. Zuerst kam das Erbrechen vor der Periode, später auch zu anderen Zeiten. Das Erbrochene bestand aus den vorher aufgenommenen Mahlzeiten und etwas Wasser. Oft finden sich bald nach dem Essen Schmerzen in der Magengegend, durch Erbrechen werden sie gebessert. Vor drei Jahren brach sie zwei Tassen voll dunklen Blutes aus. Das war damals, als sie sich im Krankenhause befand. Sie wurde auf Milchdiät gesetzt. Im November 1907, vor fünf Monaten, brach sie wiederum Blut. Diesmal hatte sie auch schwarze Stühle und lag eine Woche zu Bett. So viel sie weiß, hat sie später nicht wieder Blut gebrochen, aber die Schmerzen in der Magengegend und die Druckempfindlichkeit nach dem Essen haben fortbestanden. Der letzte Brechanfall war am 15. 3. Appetit schlecht, Stuhlgang verstopft, sonst bestanden keine Symptome.

Die **Untersuchung** zeigt ausreichenden Ernährungszustand, leichte Blässe, normale Pupillen, Lymphknoten und Reflexe. Die Brustorgane waren o. B., bis auf ein weiches systolisches Geräusch, das sich auf die Gegend der Herzspitze beschränkte. Der Leib zeigte keine Veränderungen. Die Magenuntersuchung ergab keinen Hinweis auf eine Vergrößerung, der Mageninhalt enthielt kein okkultes Blut. Freie HCl 0,14%. G. A. 0,25%. Der Stuhlgang zeigte bei der Aufnahme keine positive Guajacprobe. Bei einer Eier- und Milchdiät ging es der Patientin gut. Die Magenbeschwerden ließen deutlich nach, und weder durch den Mund, noch durch den Darm traten Blutungen auf. Am 2. 5. verließ sie das Krankenhaus, um sich zu Hause weiter behandeln zu lassen.

Am 3. 8. 1908 wurde sie ein zweites Mal aufgenommen mit der Angabe, sie hätte 14 Tage nach der Entlassung neue Anfälle von Erbrechen gehabt, dann wäre es ihr bis zum 17. 7. ganz gut gegangen. Darauf hatte sie zur Zeit der Regel wiederum einen Anfall, der drei Tage anhielt. Das Erbrochene ist von dunkelbrauner Farbe. Dabei bestanden Schmerzen in der Magengegend.

Diesmal war die Patientin gut genährt und zeigte keine Veränderungen bis auf die roten Blutkörperchen, die jetzt 3 050 000 betrugen. L. 13 400. Hb. 45 %. Die Auszählung ergab 82 % polynucleäre Zellen, in dem Blutausstrich fand man zwei Normoblasten, leichte Leukocytose und Achromie der Erythrocyten. Urin negativ. Bei der Aufnahme stellte man die Diagnose auf Magengeschwür, aber am nächsten Morgen fühlte man in dem Epigastrium, gerade neben der Mittellinie, einen kleinen, harten Tumor. Der nüchterne Magen enthielt keine Rückstände. Bei der Aufblähung zeigte er normale Begrenzung. Den Tumor konnte man nicht fühlen. Nach der Probemahlzeit fand sich okkultes Blut. HCl 0,84 %. Im Stuhl Guajacprobe negativ.

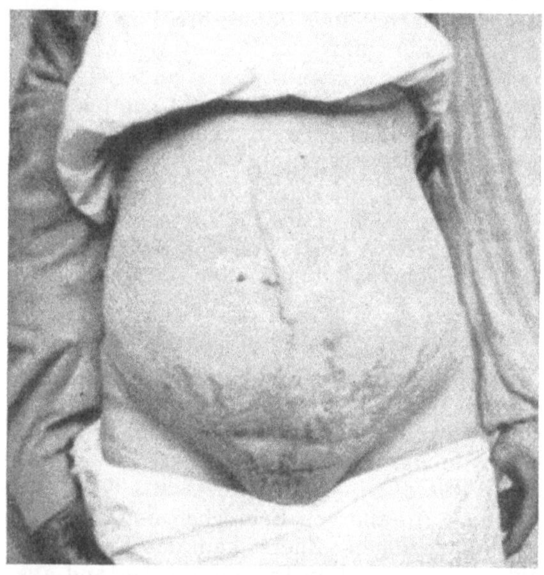

Abb. 120. Keloidähnliche Massen in alten Schwangerschaftsnarben.

Besprechung: Unsere Kranke hatte Anfälle von Erbrechen, die 14 Tage oder kürzer anhielten während der letzten fünf Jahre und hat in dieser Zeit 34 Pfund abgenommen. Das erste Blutbrechen war vor drei Jahren, das zweite vor fünf Monaten. Wahrscheinlich war das Zusammentreffen mit der Regel bei der ersten Hämatemesis ein Zufall. Im Gegensatz zu den meisten Kranken, die an Magengeschwür leiden, hatte sie schlechten Appetit. Trotzdem war der Gesamteindruck ihrer Krankheit während ihres ersten Aufenthaltes im Krankenhause der eines Magengeschwüres. Sie besserte sich, wie das bei solchen Fällen die Regel ist. Ihr Magenbefund war beinahe typisch für diese Krankheit, wenn auch die Guajacprobe negativ war.

Als sie das zweite Mal in das Krankenhaus kam, und zwar mit einer ausgesprochenen Anämie und einem fühlbaren Tumor im Epigastrium, erhob sich die Frage, handelt es sich bei dem Knoten um ein perigastrisches Exsudat im Sinne einer lokalen Peritonitis an der Stelle eines Geschwüres. Solch ein Exsudat kann sich so hart anfühlen wie irgendeine Krebsgeschwulst; gegen Geschwür spricht aber die Tatsache der Anämie, ohne daß Blutungen wiedergekehrt wären. Es blieb aber durchaus möglich, daß die Kranke doch ohne es zu wissen und ohne Erbrechen Blutungen gehabt hat. Im ganzen sprechen die Anfälle ebenso für Geschwür wie für Krebs und es ist schwer eine Wahl zu treffen. Die Seltenheit von perigastrischen Exsudaten, die einen Magentumor hervorrufen, spricht meines Erachtens im ganzen mehr für die Annahme eines Krebses.

Verlauf: Am 14. 8. war der Hämoglobingehalt auf 50⁰/₀ gestiegen. Der Leib wurde geöffnet. Die Hinterwand des Magens enthielt eine feste, harte Masse von der Größe einer Mandel mit verzweigten Verwachsungen, die sich über die ganze hintere Wand des Magens, besonders nach dem Pylorus zu erstreckten. Das Netz war mit kleinen harten Knoten ausgefüllt. Nach einer vorderen Gastroenterostomie ging es der Patientin gut, so daß sie am 17. 9. das Krankenhaus verließ. Am 18. 1. 1909 kam sie wieder zurück mit der Angabe, sie hätte seit dem 1. 10. 1908 ein Gefühl von Druck in der Blase und müßte oft Wasser lassen, dazu wäre der Leib angeschwollen bis jetzt. Dem Magen ginge es recht gut, bis auf gelegentliche Anfälle von Übelkeit und Erbrechen. Hämoglobin diesmal 65⁰/₀. Urin negativ. Die Schwangerschaftsnarben unterhalb des Nabels waren in astähnliche Schwielen verwandelt, die das Aussehen eines Keloides boten (Abb. 120).

Die untere Hälfte des Leibes ist von einem unregelmäßigen, harten, auf Druck nicht schmerzhaften Tumor ausgefüllt, der die Größe eines Fußballes hat, nach oben bis zum Nabel und seitlich in die Iliakalgrube reicht und in der Mittellinie eine leichte Verdickung zeigt. Bei der Auscultation hörte man darüber keine Geräusche. Die Vulva war nicht bläulich verfärbt. Die Untersuchung von der Scheide aus zeigte dicht hinter dem Schambein eine Masse, die man für den Fundus des Uterus ansah. Druck auf den Tumor im Leibe verursacht Bewegung an der Cervix. Am 25. wurde der Leib wieder geöffnet. Er enthielt einige Liter Flüssigkeit und zwei Tumoren, jeder von der Größe einer großen Orange, knotig, von grauweißer Farbe, offenbar von den Eierstöcken ausgehend. Sie wurden entfernt und zeigten bei den mikroskopischen Untersuchungen das Bild eines Fibroms mit kleinen cystenähnlichen Höhlen. Die Patientin verließ am 23. 2. das Krankenhaus in gutem Zustande, starb aber am 11. Juni 1909 in einem anderen Hospital. Nach dem 20. 5. mußte sie unter Morphium gehalten werden.

Bemerkungen: Der Tumor, den man im Unterleibe im Jahre 1909 fühlte, wurde zuerst für eine Metastase, vom Magen ausgehend, angesehen. Später erhob sich die Frage einer Schwangerschaft, da der Tumor offenbar mit der Cervix uteri in Zusammenhang stand. Endlich erklärte man den Fall für ein Uterusmyom. Niemand dachte an eine Eierstocksgeschwulst.

Das Aussehen des Leibes zeigt die Abb. 120 recht gut. Diese eigentümlichen Narben, die man gewöhnlich als Schwangerschaftsnarben bezeichnet, waren in unserem Falle hypertrophisch wie Keloide. Sie waren ödematös und zeitweise entzündet. Sie erhoben sich über das umgebende Gewebe bis $^1/_2$ cm und noch mehr und waren so dick wie Finger. Wenn auch diese Schwangerschaftsnarben bei Frauen, die Kinder hatten, bekannt und häufig sind, so sind wir doch über ihre eigentliche Natur nicht ganz unterrichtet. Man sieht sie nicht nur in dieser Lage, sondern auch im Deltoideus, entlang der unteren Rippen, in der Achsellinie und an vielen anderen Teilen des Körpers unter Umständen, die ihr Entstehen ganz dunkel lassen. Sie haben wohl etwas mit Gewichtsverlust zu tun, obwohl wir sie im Leibe gewöhnlich als die Folge von Dehnungen der Haut mit Auffaserung der oberen Schichten erklären. Diese Erklärung hält aber nicht stand, wenn wir sie an den Schultern und am Rücken und in der Rekonvaleszenz nach Scharlach oder einer anderen Infektionskrankheit finden.

Fall 144.

Ein arbeitsloser Mann von 36 Jahren kam am 29. 1. 1909 mit der Diagnose Magengeschwür in das Krankenhaus. Vor vier Wochen begann er unmittelbar nach dem Essen zu brechen. Geeiste Sahne und Austern waren die einzige

Nahrung, die er behalten konnte. Die letzten 14 Tage hatte er dunkles, geronnenes Blut erbrochen, jedesmal etwa eine Tasse voll, nach dem Essen und zwischen den Mahlzeiten. Manchmal ist das Blut rein, manchmal mit Nahrung vermischt.

Die **Untersuchung** zeigt Gewichtsabnahme, ausgesprochene Blässe, normale Pupillen, Lymphknoten und Reflexe. Brustorgane bis auf ein weiches systolisches Geräusch an der Herzspitze, das nicht fortgeleitet wird, negativ. Im Epigastrium und im rechten oberen Teile des Leibes fand sich Druckschmerzhaftigkeit und Muskelspannung, sonst verlief die Untersuchung negativ. E. 800 000. L. 21 000. Hämoglobin 20%, Auszählung normal. Der gefärbte Blutausstrich zeigte ausgesprochene Achromie und leichte Leukozytose, sonst keine Veränderungen. Urin normal. Bei der Aufnahme bekam er 20 ccm Pferdeserum subcutan. Am 5. 2. war die Zahl der roten Blutkörperchen auf 2 400 000, das Hb. auf 40% gestiegen. Bei Geschwürsdiät hatte er keine Blutungen.

Vom 10. 2. ab konnte er alles ohne Störungen genießen und man hätte zweifellos die Diagnose auf Magengeschwür gestellt, wären nicht noch folgende Tatsachen dazu gekommen, die erst jetzt aus der Anamnese sich ergaben. Er kam das erste Mal am 21. 9. 1899 in das Krankenhaus. Damals erfuhr man, daß von mütterlicher Seite her eine schwere geistige Belastung vorlag. Einige der Familienmitglieder waren sonderbar und unnormal. Als Junge hatte er fünf Tage nach der Geburt Krämpfe. Er ist mit Gelbsucht geboren worden, die zwei Wochen anhielt. Trotzdem war er ein gesundes Kind und hatte bis zu fünf Jahren nicht wieder Krämpfe. Von da an hatte er sie häufig, manchmal zweimal die Woche, manchmal blieben sie auch wochenlang aus. Typische Aura und Schreien geht ihnen voraus, der Kopf wendet sich jedesmal nach rechts. Er zerbeißt seine Zunge, wenn man die Kiefer nicht festhält. Nach zwei oder drei Minuten wacht er aus der Bewußtlosigkeit mit schweren Kopfschmerzen auf. Unter Behandlung blieben die Anfälle einmal zwei Jahre aus, aber wenn man die Medizin wegließ, kamen sie wieder. Oft hat er Anfälle, in denen seine Lippen blau werden und in denen er eine bis zwei Minuten nicht sprechen kann.

Er hat schon aus geringen Ursachen vom sechsten Lebensjahre viel geblutet. Einmal verletzte er sich im Gesicht und blutete fünf Wochen lang, bis man endlich die Wunde kauterisierte. 1895 wurden ihm zwei Zähne gezogen, damit er sich nicht so sehr in die Zunge biß. Damals blutete er vier Wochen. Ein anderes Mal blutete ein Stich ins Ohrläppchen zur Blutuntersuchung drei Tage.

Vor acht Jahren, am 30. Juli 1901 war er in die chirurgische Abteilung mit der Bitte um Untersuchung geschickt worden, ob es sich bei ihm um einen Nierenstein oder eine Tuberkulose handele, weil eine Woche lang der Urin viel Blut enthalten hatte. Er klagte auch über viele Schmerzen und ein brennendes Gefühl im Rücken und in den Geschlechtsteilen, ebenso auch am Damm, wenn er sitzt. Während des Aufenthaltes bekam er einen epileptischen Anfall und wurde bald auf die medizinische Abteilung verlegt. Der Urin enthielt damals eine große Menge von Blut, sonst aber nichts. Am 3. 8. bekam er 150 ccm einer zweiprozentigen Gelatinelösung injiziert, worauf am nächsten Tage die Temperatur in die Höhe ging (Abb. 121). Die Stelle der Einspritzung war druckempfindlich und verursachte ihm viel Schmerzen. Am 6. und 10. wurde die Injektion wiederholt. Am 5. 8. klagte er über beträchtliche Leibschmerzen und hatte Blutstühle.

Während seines Aufenthaltes im Krankenhause hatte er mehrere Krampfanfälle. Der Urin wurde aber blutfrei und blieb es von 12. 8. ab. Beim Fehlen irgendwelcher anderen Symptome wurde er am 21. entlassen und erst zehn Jahre später kam er uns wieder unter die Augen.

Am 11. 1. 1909 verließ er das Krankenhaus, kam aber am 25. 2. mit der
Angabe wieder, vor fünf Tagen sei das Blutbrechen wiedergekommen und hätte
sich seither häufig wiederholt. Vor zwei Tagen klagte er bei einem schweren
epileptischen Anfall über Schmerzen im Hinterkopf und ein Gefühl von Kälte
und Frost im linken Arm. Er hatte die letzten Wochen, wie er angibt, nur
wenig Schlaf und litt viel unter Brennen in der Herzgegend. Bei der Aufnahme
war er sehr ruhelos und verlangte nach den verschiedensten Dingen. Sein Kopf
wird als faunähnlich geschildert mit spitzen Ohren, schmaler Stirn und eng
beieinander stehenden Augen. Die Anamnese ergibt nichts von dem Vorkommen
von Blutungen bei seinen Vorfahren.

Die **Untersuchung** war wie früher praktisch negativ. E. 106 000. L. 9200.
Hb. 20 %, darunter 79 % polynucleäre Zellen. Ausgesprochene Leukocytose
und Anisocytose. Trotz Morphium und Pferdeserum hörte das Blutbrechen
nicht auf. Der Puls wurde dauernd schwächer und am 26. 2. starb der Patient,
ohne andere Störungen gezeigt zu haben.

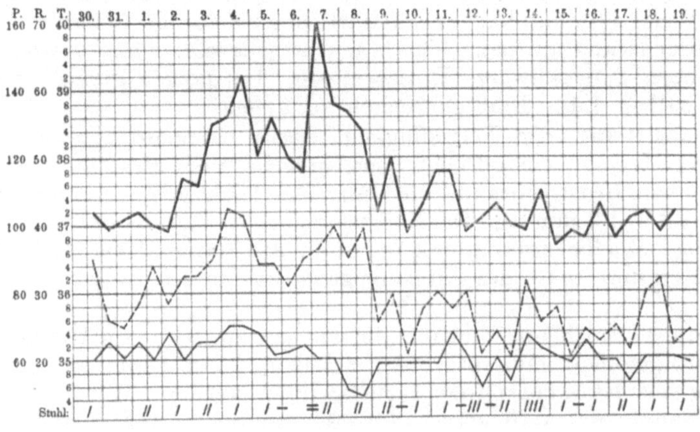

Abb. 121.

Besprechung: Wir zweifelten nicht an der Diagnose eines Magengeschwüres, als wir die Aufzeichnungen über diesen Fall anlegten. Später,
als wir erfuhren, daß es sich um einen Bluter handelte, änderten wir die Diagnose und betrachteten die Magenblutung als einen Teil der hämophilen
Diathese. Es stellte sich heraus, daß er auch Blutungen aus den Lungen,
aus dem Darme und aus den Nieren und subcutane Blutergüsse gehabt hatte.

Die Krämpfe führte man auf die Epilepsie zurück und nahm keinen Zusammenhang mit den anderen Symptomen an. Die hereditäre Belastung machte
eine Epilepsie sehr wahrscheinlich.

Die Autopsie zeigte chronische interstitielle Leberentzündung mit Herd-
nekrose; Hyperplasie der Milz; fettige Degeneration des Herzmuskels; chronische Perikarditis; Hypertrophie und Dilatation des Herzens, alte Tuberkulose
eines Bronchiallymphknotens, chronische Pleuritis, Hydrocephalus internus
links mit ausgesprochener Atrophie der Gehirnwindungen in der Umgebung.

Bemerkungen: Nach der Autopsie wurden wir wieder unsicher, ob unsere
Diagnose auf Hämophilie nicht ein Irrtum war. Bei einem Patienten mit inter-
stitieller Leberentzündung kann man Magenblutung natürlich auf diese Erkrankung zurückführen. Der Kranke hatte aber auch Blut im Urin und von
anderen Organen her, die man nicht mit einer Erkrankung der Leber in

16*

Zusammenhang bringen kann, da keine bestimmten Ausgangspunkte der Blutungen im Sektionsbericht zu finden sind. Es ist meines Erachtens nicht bewiesen, daß die Lebercirrhose die Ursache der Magenblutungen war.

Die Cirrhose kann sehr wohl syphilitischen Ursprunges gewesen sein, wenn auch die Wassermannsche Reaktion nicht angestellt worden ist.

Die Diagnose auf Epilepsie war zweifellos falsch, da man diese Bezeichnung nur dann anwenden kann, wenn sich keine organische Veränderung findet. Über den Ursprung des Hydrocephalus habe ich nichts zu sagen.

Fall 145.

Ein 54jähriger Drogist suchte am 20. 1. 1910 das Krankenhaus auf. Der Vater starb mit 61 Jahren an Gesichtskrebs, sonst ist die Familienanamnese gut. Er selbst war immer gesund. Jahrelang trank er 10 bis 15 Glas Bier oder Schnaps, jetzt täglich 4 bis 5 Schnäpse.

Gestern morgen um sieben Uhr begann er nach einem Hustenanfall Blut herauszubringen, zuerst in Mengen von etwas 60 ccm. Um zwei Uhr nachmittags noch einen Viertelliter und bald darauf hatte er zwei dunkle Teerstühle. Um drei Uhr des Morgens und um neun Uhr brach er jedesmal einen Viertelliter Blut und hatte noch zwei schwarze Entleerungen. Im ganzen glaubt er etwa ein und einen halben Liter Blut gebrochen zu haben.

Die **Untersuchung** zeigt Fettleibigkeit, Blässe, normale Lymphknoten und Reflexe. Der Herzspitzenstoß liegt 1 cm außerhalb der Brustwarzenlinie; entlang dem linken Brustbeinrande hört man ein leichtes systolisches Geräusch. Blutdruck systol. 125 mm Hg. Der Puls ist rechts stärker als links. Beide leicht unregelmäßig. Die Leberdämpfung reicht in der Mammillaris in der sechsten Rippe bis 6 cm unterhalb des Rippenbogens, wo der runde Leberrand gefühlt wird.

Besprechung: Solch eine Blutung, die wie hier aus heiterem Himmel kommt, bei einem Alkoholiker mit vergrößerter Leber, kann kaum auf eine andere Ursache als eine Lebercirrhose zurückgeführt werden. Wir brauchen nicht darüber erstaunt sein, daß keine Pfortaderstauung besteht, da dies oft der Fall ist. Ob die Blutung auf einer Stauung der Magenschleimhaut oder auf Erweiterung der Venen in der Speiseröhre zurückzuführen ist, können wir nicht entscheiden. Das letztere ist häufiger der Fall.

Verlauf: Am Abend des 22. begann er plötzlich zu delirieren und wollte aus dem Bett. Der Puls wurde bald langsam und schwach, die Atmung schwierig. Das Bild war bis auf den Puls das einer inneren Blutung. Zwei Stunden darauf starb er.

Bemerkung: Solche Blutungen sind selten tödlich. Gewöhnlich leben die Patienten noch monate- oder selbst jahrelang und können an irgendeiner anderen Krankheit zugrunde gehen.

Fall 146.

Eine 22jährige Köchin kam am 18. 6. 1910 in das Krankenhaus. Die Familienanamnese ist gut; auch ihr ging es immer zufriedenstellend, nur hatte sie viel Schmerzen bei der Regel, besonders im letzten Jahre, wo die Periode auch einige Tage von Übelkeit und Erbrechen begleitet wurde. Neuerdings bricht sie zuerst Blut, dann Galle und endlich Klumpen schwarz geronnenen Blutes, nach etwa einer Stunde dauerndem Würgens. Diese Anfälle nehmen sie sehr mit, so daß sie reichlich schwitzt. Zwischen der Periode hat sie keine Beschwerden und kann alles ohne Störung essen. Sie hat an Gewicht nicht abgenommen, konnte stets arbeiten und hat guten Appetit.

Die **Untersuchung** verläuft völlig ergebnislos, auch die vom Blut, Urin und Temperatur. Der Stuhlgang enthielt kein okkultes Blut. Der Magen war nüchtern leer. Die Probemahlzeit wurde nach 35 Minuten ausgebrochen. Das Erbrochene enthielt weder freie Salzsäure noch Blut. Der retrovertierte Uterus wurde in der Narkose richtig gelagert.

Besprechung: Es bleibt auffällig, daß die Kranke zwischen den Anfällen von Erbrechen keinerlei Beschwerden hat, das heißt, zwischen den einzelnen Perioden. Bestände im Magen eine organische Veränderung, so müßte sie sich fast sicher auch zwischendurch zeigen. Sie könnte wohl während der Regel stärker auftreten, aber nicht völlig auf diese Zeit beschränkt bleiben. Der negative Ausfall der Untersuchung verstärkt unsere Meinung, daß wir es mit einem normalen Magen zu tun haben.

Können wir das Erbrechen auf die Retroflexion des Uterus zurückführen? Ich glaube nicht. Wir haben keinen Beweis dafür, daß eine Retroflexion diese oder andere Beschwerden hervorrufen kann. Die Hauptlehre, die wir aus diesem Falle ziehen können, ist die, daß heftiges Würgen aus irgendeinem Grunde, zum Beispiel bei dieser Kranken, zu Blutbrechen führen kann.

Verlauf: Am 26. verließ die Patientin in gutem Zustande das Krankenhaus.

Fall 147.

Ein 33 jähriger Feuerwehrmann suchte am 25. 4. 1910 das Krankenhaus auf. Eine Schwester, eine Tante und ein Onkel des Kranken sind an Tuberkulose gestorben. Ein Bruder starb als Trinker, sonst ist die Familienanamnese gut. Bis auf zwei Erkrankungen an Gonorrhöe vor zwei und neun Jahren war er bis jetzt stets gesund.

Vor ein und einem halben Jahre hatte er ein Gefühl von Schwere und Beschwerden im Magen, als ob darin etwas herumrollte. Durch Erbrechen wurde das Gefühl für einige Zeit gebessert; jetzt bringt er sich selbst zum Erbrechen, wenn solche Störungen auftreten. Der erste Anfall dauerte etwa drei Wochen und ging mit schlechtem Appetit einher. Seither hatte er etwa ein Dutzend ähnlicher Anfälle gehabt, die drei Tage bis eine Woche anhielten. Zwischen den Anfällen fühlt er sich völlig wohl und ißt tüchtig alles, was er bekommt. Er glaubt, daß die Anfälle durch zu reichliches Essen hervorgerufen werden, oder dadurch, daß er etwas ißt, was ihm nicht bekommt, und daß er gewöhnlich vorher stärker verstopft ist als sonst. Heftige Schmerzen hat er bei den Anfällen niemals, sondern nur ein dumpfes Wehgefühl in der Magengrube und im linken Hypochondrium. Manchmal erbricht er unveränderte Nahrung, die er vor zwölf Stunden zu sich genommen hat. Vor einem Vierteljahre erbrach er zum ersten Male eine große Menge frischen Blutes. Der letzte Anfall vor sieben Wochen begann nach tüchtigem Trinken.

Er hat in ein und einem halben Jahre 40 Pfund abgenommen. Nach jedem Anfalle hat er reichliche kalte Nachtschweiße. Vor 14 Tagen litt er an einem hartnäckigen trockenen Husten mit geringem Auswurf der oft blutig war. Während der Anfälle ist er sehr nervös und muß des Nachts drei- bis viermal Wasser lassen.

Die **Untersuchung** zeigt einen guten Ernährungszustand, trotzdem er sichtlich an Gewicht verloren hat. Im Schlaf wurde die Haut cyanotisch. Die Pupillen waren klein, rund, gleichmäßig und reagierten rasch auf Licht. Lymphknoten und Reflexe normal. Herz o. B. Lungen normal bis auf wenige feine Geräusche und geringe Abschwächung des Atmungsgeräusches in der Gegend der rechten Achsel. Der Stuhl enthielt nur einmal am 27. 4. okkultes Blut.

die anderen Tage des Aufenthaltes im Krankenhause, der zwei und eine halbe
Woche währte, war er negativ. Während der Zeit hatte er kein Fieber. Blut
und Urin waren negativ. Das Sputum wurde zweimal mit negativem Erfolge
auf Tuberkelbacillen untersucht. Wassermann negativ. Bei Magengeschwürsdiät ging es ihm ohne Rückfälle besser, so daß er am 12. 5. das Krankenhaus
verließ.

Am 22. 9. kehrte er mit der Diagnose Magengeschwür in das Krankenhaus
zurück. Seit seiner Entlassung hat er nur drei Wochen gearbeitet, mußte viel
brechen und war mit Magenspülungen behandelt worden. Diesmal gab er zu,
er hätte leichte Schmerzen, die schnell nach den Waden zu und von dort wieder
zurückschießen. Im vergangenen Winter und die letzten zwei bis sechs Wochen
hätte er ziemliche Schmerzen unterhalb des linken Schulterblattes, am meisten
bei Bewegungen des Armes, gespürt. Im letzten Jahre hatte er etwas Un-
bequemlichkeiten beim Wasserlassen. Patellar- und Achillessehnenreflexe
normal, rechts stärker als links. Diesmal war die rechte Pupille größer als die
linke, sonst waren sie normal wie vorher. Stuhlgang, viermal untersucht,
enthielt kein okkultes Blut. Sputum bei dreimaliger Untersuchung keine
Tuberkelbacillen. Nach 7 mg Alttuberkulin keine Fieberreaktion.

Besprechung: Trotz der tuberkulösen Familienanamnese, des vierzehntägigen trockenen Hustens mit blutigem Auswurf, der Gewichtsabnahme und
der Nachtschweiße haben wir kein Recht, die Beschwerden des Patienten auf
eine Tuberkulose zurückzuführen. Nachtschweiße kommen bei jeder Krankheit vor, die mit Erschöpfung einhergeht, mit oder ohne Fieber. Die allgemeine
Anschauung, daß Nachtschweiße der Beweis für eine Phthise seien, besteht
nur so weit zu Recht, daß Tuberkulose wahrscheinlich ihre häufigste Ursache ist. Aber es gibt auch noch viele andere. Der springende Punkt unseres
Falles ist das Vorkommen von einem Dutzend oder noch mehr Anfälle, von
drei Tagen bis drei Wochen Dauer, die durch Magenbeschwerden und Erbrechen
charakterisiert sind. Obwohl der Patient selbst sie auf Diätfehler oder Verstopfung zurückführt, haben wir keine Ursache, ihm in diesem Punkte recht zu
geben. Obwohl einige zweifelhafte Veränderungen an den Lungen nachzuweisen
sind, bleibt es doch sehr unwahrscheinlich, sie für die Ursache seiner Beschwerden
zu betrachten oder anzunehmen, daß sie irgend etwas Besonderes damit zu tun
haben; denn die Magensymptome traten paroxysmal mit langen Zwischenräumen
von guter Gesundheit auf, und Erscheinungen dieser Art sind selten auf Lungenveränderungen zurückzuführen.

Das Verhalten der Pupillen sollte uns zu einer sorgsamen Untersuchung
auf Tabes führen, wenn auch die Patellarreflexe normal und die Wassermannsche Reaktion im Blute negativ ist. In einem solchen Falle soll man stets auch
die Lumbalflüssigkeit untersuchen und sorgfältig nach Flecken von Anästhesie
oder Hyperästhesie suchen.

Zur Zeit der Aufnahme waren die Hinweise auf Tabes viel deutlicher und es
bestand kein ernstlicher Zweifel mehr an der Diagnose.

Verlauf: Die Diagnose lautete auf Tabes. Während seines zweitägigen
Aufenthaltes hatte er meist starke Nachtschweiße. Blutdruck bei der Aufnahme 160 mm Hg. Während der ganzen Zeit aß er gut. Als uns der Kranke
am 1. 10. verließ, klärte man ihn über seinen Zustand auf.

Im Jahre 1913 sahen wir den Patienten wieder und derselbe gab an, das
Erbrechen hätte nach der Behandlung durch einen Kurpfuscher aufgehört.
Die Behandlung im Krankenhause half ihm nicht und nach Verlassen des
Krankenhauses hätte er kaum gehen können und mußte sechs Wochen die
Arbeit aussetzen. Seither konnte er aber wieder arbeiten. Appetit, Stuhlgang

und Schlaf sind jetzt normal. Hin und wieder muß er oft Wasser lassen und alle fünf bis sechs Wochen hat er Schmerzen in der Gegend der rechten Niere, wobei dann der Urin trübe wie Erbsensuppe ist. Diese Erscheinungen machen ihm keine Beschwerden.

Fall 148.

Eine 30 jährige Schneiderin wurde am 29. 9. 1910 in das Krankenhaus aufgenommen. Seit zehn Jahren klagt die Patientin, ein- bis zweimal im Jahre, jedesmal ein paar Tage anhaltend, über leichtes Brennen in der Herzgegend und Schmerzen in der Magengegend. Sie hat sich darüber keine Gedanken gemacht, fühlte sich immer recht wohl und kräftig bis vor einem Jahre. Dann verspürte sie täglich Druckempfindlichkeit und brennende Schmerzen im Epigastrium, die eine halbe bis eine Stunde nach dem Essen auftraten und durch Natron gebessert wurden. Zwei- bis dreimal in der Woche mußte sie brechen, bis einen halben Liter. Im Erbrochenen hat sie aber nie am Tage vorher Genossenes wahrgenommen. Vor zwei Tagen brach sie zum ersten Male Blut, häufig in kleinen Mengen und gestern eine halbe Waschschüssel voll. Heute morgen brach sie die gleiche Menge. Bis zu der Magenblutung hat sie dauernd gearbeitet und nicht an Gewicht abgenommen. Unmittelbar nach der Aufnahme ins Krankenhaus brach sie wieder 3—400 ccm Blut. Sie erhielt 0,01 Morphium subcutan alle vier Stunden, um das Erbrechen zu verhindern. Alle Nahrung wurde fortgelassen und sie erhielt nur vierstündlich 180 ccm Kochsalzlösung rectal.

Die **Untersuchung** verlief völlig negativ, bis auf ein weiches, systolisches Geräusch, das man am deutlichsten an der Herzspitze hörte. Bis zum 5. 10. enthielt der Stuhl reichlich okkultes Blut, nachher nicht mehr. Urin negativ. Bei der Aufnahme betrug die Zahl der E. 4 000 000 und sank in den nächsten 14 Tagen auf 3 000 000. Das Hämoglobin blieb die ganze Zeit über auf 70% stehen. L. 15 000 mit 80% polynucleären Zellen. Die roten Blutkörperchen zeigten bei der Aufnahme normales Aussehen, keine Achromie. Während der dreiwöchentlichen Beobachtung kein Fieber. Blutdruck 105 mm Hg.

Besprechung: Bei jedem Kranken, der seit zehn Jahren über Magenbeschwerden hin und wieder klagt und endlich eine große Menge Blut erbricht und dabei eine ausgesprochene Anämie zeigt, wird man mit Recht ein Magengeschwür annehmen, bis sich Beweise für das Gegenteil ergeben. Lebercirrhose bleibt stets die Quelle einer Irrtumsmöglichkeit in einem solchen Falle. Aber bei einer Frau von 30 Jahren, die niemals viel Alkohol genossen hat, ist die Wahrscheinlichkeit eines solchen Irrtumes sehr gering. Die seltenen und ernsten Ursachen von Hämatemesis sind namentlich bei einem Kranken, der bis zur Blutung gearbeitet und sonst bei der Untersuchung gesund erscheint, höchst unwahrscheinlich. Ich möchte hier unterstreichen, daß die Untersuchung des Leibes in Fällen von Magengeschwür fast immer negativ verläuft. Der einzige objektive Beweis, den wir besitzen, sind Blutungen und das Bild, das uns in einzelnen Fällen die Röntgendurchleuchtung nach Kontrastmahlzeit gibt. Wir sollen nie überrascht sein, wenn wir den Leib weich und frei von Druckschmerz fühlen wie bei vollkommen Gesunden.

Verlauf: Vom 3. 10. an bekam die Kranke Milch und Zwieback in kleinen Mengen und allmählich wurde die Menge der Nahrung dauernd erhöht. Sie hatte weder Beschwerden noch Klagen und verließ am 20. 10. ganz munter das Krankenhaus. Nach drei Jahren berichtete sie, sie hätte weiter keine Störungen mehr gehabt und fühle sich völlig wohl. Ihr Aussehen bestätigte diese Angaben.

Fall 149.

Eine 25jährige Frau kam am 16. 2. 1911 in das Hospital. Die Familienanamnese ist negativ. Ihre Gesundheit war nie hervorragend. Vor dem 21. Jahre
hatte sie viel an Durchfällen zu leiden.

Die letzten drei Wochen hatte sie reichlich Verdauungsbeschwerden und
Brennen in der Herzgegend, dabei beträchtliches Blutbrechen, worüber sie
aber keine genaueren Angaben macht. Vor einer Woche begann sie drei- bis
viermal am Tage zu brechen, um die Magenbeschwerden zu lindern. Gestern

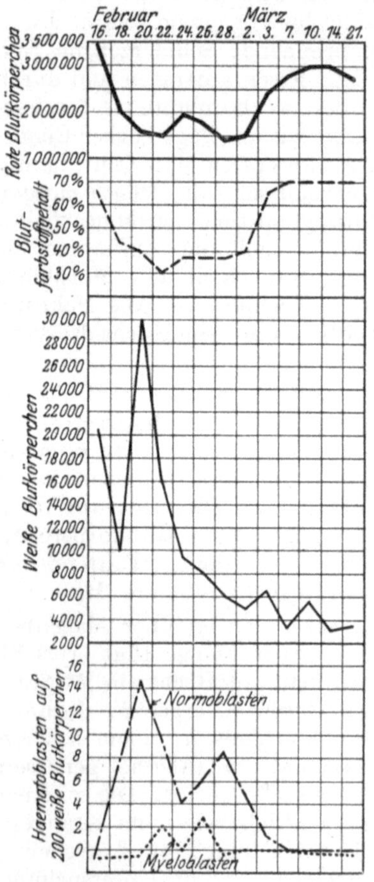

16. II. Ausstriche zeigen leichte Achromie,
Poikilocytose und Anisocytose; wenig Tüpfel- und
polychromatophile Zellen. Weder Makrocyten
noch Hämatoblasten. Polynucleäre Leukocytose.

20. II. Der gleiche Befund bis auf zahlreiche Normoblasten; einige von ihnen mit
Mitosen.

22. II. Ausgesprochene Aniso- und Poikilocytose. Viele polychromatophile und Tüpfelzellen. Die meisten E. zeigen starke Achromie.
Blutplättchen vermindert.

28. II. Geringere Poikilo- und Anisocytose.
Noch mäßige Achromie, Polychromie und Tüpfelung. 3 Myeloblasten, Plättchen normal oder
vermehrt.

2. III. Keine Veränderung des Befundes.

3. III. Transfusion. Ausstrich unmittelbar
darauf. Die Mehrzahl der Roten völlig normal.
Viele Körperchen achrom, polychromatophil und
mit Anisocytose. Plättchen deutlich vermehrt.
1 Normoblast.

14. III. Noch geringe Achromie und Polychromatophilie.

21. III. Leichte Achromie, Polychromatophilie, Aniso- und Poikilocytose. 1 Normoblast.

Abb. 122. Blutveränderungen in Fall 149.

brach sie plötzlich einen halben Liter reinen Blutes, woran sich in Zwischenräumen kleinere Blutungen anschlossen. Bis vor zwei Tagen hat sie gearbeitet.
Während der Aufnahme der Anamnese erbrach sie 30 ccm hellen Blutes. Am
16. nachmittags kam viel Blut aus dem Darm, der Puls stieg auf 156. Sie wurde
unter Morphium gesetzt und die Blutung stand bis zum 19. Darauf erbrach
sie wieder 160 ccm; einige Blutgerinnsel gingen durch den Darm ab. Am 20.
und 21. Teerstühle. Sie bekam subcutan Kochsalzlösung mit 15 % Traubenzucker,
täglich einen halben Liter. Vom 22. an bekam sie kleine Mengen von Milch
und Kalkwasser und fühlte sich dabei wohl. Eine Ursache für das dauernde

Fieber fand man nicht. Am 1. 3. bemerkte die Pflegerin plötzlich, daß die Kranke
ganz starr blickte und nicht zu atmen schien. Der Puls war sehr klein, aber
nicht schnell. Wenige Minuten später begannen Zuckungen im linken Arm und
Bein, die einige Minuten anhielten. Fünf Minuten später begann sie zu schreien
und schien halb von Besinnung. Die linke Pupille war beträchtlich weiter als
die rechte. Sie klagte über ein ganz wunderbares Gefühl in der linken Hand
knirschte eine bis zwei Minuten schrecklich mit den Zähnen. Nach einer Stunde
ging es ihr so gut wie vorher. Zu der Zeit, am 1. 3., wurde die erste genaue
Untersuchung vorgenommen und zeigte nichts als eine stark vergrößerte Milz,
die 7 cm unter den Rippenbogen herabreichte. Die Milzdämpfung war 18 cm
lang. Am 2. 3. fand sich Fußklonus beiderseits, besonders links, und die allgemeine Ruhelosigkeit hatte zugenommen. Den wechselnden Zustand des
Blutes zeigt Abb. 122. Der Ausstrich zeigte außer Achromie und Tüpfelzellen
nichts Besonderes. Die roten Blutkörperchen waren nicht vergrößert, teilweise
fanden sich zahlreiche Normoblasten, einige mit Mitosen. Augenhintergrund
o. B. Urin negativ. Temperatur Abb. 123. Blutdruck 95 mm Hg.

Am 3. 3. wurde eine Transfusion vorgenommen. Das Blut floß 25 Minuten,
bis der Spender blaß und unruhig wurde. Die Kranke war zu Beginn der Ope-

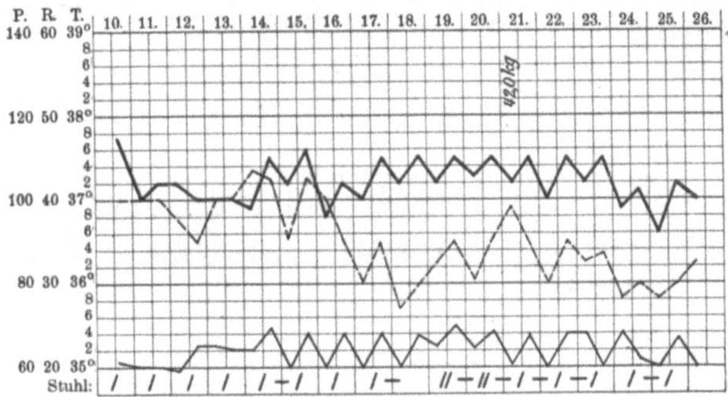

Abb. 123.   Temperaturkurve zu Fall 149.

ration sehr blaß, nachher kehrte die Farbe zurück und die Atmung war tief
und regelmäßig. Sie schlief die nächste Nacht gut und war sehr hungrig. Nachher ging die Besserung rasch vonstatten. Vor der Operation war sie moribund,
außerordentlich blaß und nach Atem ringend.

Besprechung: Die Verbindung von Milzvergrößerung mit Blutbrechen
weist, wie wir seit der klinischen Arbeit von Osler wissen, mit beträchtlicher
Sicherheit auf eine splenische Anämie hin. In den meisten Fällen beruht
die Hämatemesis auf mechanischen Ursachen, auf Milzvergrößerung und der
Verlegung des venösen Kreislaufes, sie kann aber auch auf alle die Ursachen
zurückzuführen sein, die gewöhnlich bei einer Lebercirrhose vorliegen. Weder
die Tatsache, daß die Kranke drei Wochen über Verdauungsbeschwerden geklagt hatte und in ihrer Jugend viel unter Diarrhöen zu leiden gehabt hatte,
noch die Krampfanfälle am 1. 3. sprechen gegen unsere Diagnose einer splenischen Anämie. Solche Krämpfe können sehr wohl bei schwerer Anämie auftreten.

Was man allenfalls gegen die Diagnose splenische Anämie sagen kann,
ist, daß diese Krankheit selbst nur eine sehr lose und unbestimmte Symptomen-
gruppe darstellt. Von der Pathogenese wissen wir wenig oder nichts, nicht einmal, ob es sich hier überhaupt um eine klinische Einheit handelt. Viele der

Fälle, die unter dem Namen gehen, beruhen zweifellos auf Malaria, Syphilis oder auch der gewöhnlichen Lebercirrhose; denn das gibt man allgemein zu, daß das Bild der splenischen Anämie das erste Stadium einer Krankheit sein kann, die in dem späteren Verlauf von einer Lebercirrhose nicht zu trennen ist. Für diese Folgeerscheinung, zuerst Lebervergrößerung mit Anämie und darauf folgende Entwickelung einer interstitiellen Leberentzündung gebrauchen wir jetzt den Namen Bantische Krankheit; aber unsere Kenntnisse dieser Erkrankung sind sehr unbefriedigend, ebenso wie die der splenischen Anämie.

Die lebensrettende Wirkung einer Transfusion, die neuerdings wieder in die Medizin eingeführt worden ist, wird von den Ärzten noch nicht genügend ausgewertet. Alle Wochen sterben, glaube ich, Menschen, die durch eine Bluttransfusion hätten gerettet werden können. Leider gibt es noch wenig Chirurgen, die sich mit dieser Operation abgeben. Ihre Technik ist neuerdings so vereinfacht worden, daß man keinen Kranken sterben lassen sollte, ohne den Versuch einer Transfusion gemacht zu haben. Die Operation ist in den Fällen von posthämorrhagischer Anämie angezeigt, wenn die Regeneration des Blutes nicht schnell und ausreichend genug stattfindet. Sie ist auch in anderen Formen sekundärer Anämie zu empfehlen, wenn ein operativer Eingriff an sich angezeigt wäre, aber wegen der Blutleere verschoben werden muß. In solchen Fällen können vorher schlechte Operationsaussichten durch eine Transfusion in gute umgewandelt werden.

Eine dritte, wenn auch weniger häufige Indikation für die Bluttransfusion sind die unkontrollierbaren Blutungen der Haut, der Schleimhäute und der serösen Häute.

Verlauf: Die Kranke kam in ausgezeichnetem Zustande auf die Abteilung zurück und konnte nach zwei und einer halben Woche ungestörter Genesung nach Hause gehen. Während der Rekonvaleszenz zeigte sie fast dauernd leichte Temperaturen von 37,3° bis 37,6°.

Lymphknoten[1].

Syphilis	5145
Adenitis (unbekannter Ursache)	3150
Tuberkulöse Adenitis .	725
Hodgkinsche Krankheit und Lymphom .	65
Lymphatische Leukämie	27

6. Kapitel.

Lymphknoten.

Lymphknotenvergrößerungen und ähnliche Bildungen.

Nicht alle fühlbaren Lymphknoten sind vergrößert. Unser normales, zivilisiertes Leben und Treiben führt so oft zu Infektionen, die zu Anschwellungen der Lymphknoten Anlaß geben, ohne daß wir sagen könnten, daß irgendeine Krankheit eine einzelne Person oder ihre Lymphknoten betroffen hätte. Es ist deshalb ein Irrtum anzunehmen oder zu behaupten, daß Lymphknoten allein deshalb vergrößert sind, weil wir sie fühlen, und die Tatsache fühlbarer Lymphknoten bedeutet in unseren Krankengeschichten nur dann etwas, wenn sie in sehr ungewöhnlichen Gegenden vorkommen. Am besten ist es, annähernd zu sagen, wie groß die Drüsen sind. Im allgemeinen kann man wohl behaupten, daß ein beträchtlicher Teil aller erwachsenen Städter in den Leistenbeugen eine oder mehrere Drüsen von doppelter Erbsengröße haben. In den Achselhöhlen sind Lymphknoten von dieser Größe seltener; eine beträchtliche Zahl gesunder Leute lassen dort überhaupt keine fühlen. Dasselbe gilt vom Nacken und von der Ellenbeugengegend. Es muß aber ausgesprochen werden, daß fühlbare Ellenbogendrüsen, wenn sie auch weniger häufig sind als Leistendrüsen, doch durchaus nicht selten bei vollkommen gesunden Menschen vorkommen. Es ist nicht gerechtfertigt, aus ihnen den Schluß auf eine syphilitische Infektion zu ziehen, wie man es in manchen Kliniken zu tun pflegt.

Ganz häufig bedeutet eine Vergrößerung der Leistendrüsen Infektion des Beines, des Schenkels oder der Geschlechtsteile. Vergrößerung der Achseldrüsen folgt auf Infektionen am Arm und gewisser Teile der Brustwand. Die

---

[1] Diese Tabelle stammt aus dem poliklinischen Materiale, nicht aus dem der Klinik.

Vergrößerung der Nackendrüsen finden wir in Verbindung mit Infektion im Munde, im Rachen, im Gesicht oder der Kopfhaut.

Darüber hinaus hat man oft versucht, bestimmte Gruppen der Halsdrüsen mit bestimmten Ursprungsgegenden in Verbindung zu bringen, aber in der Praxis findet sich selten eine solche Abgrenzung. Es muß zwischen diesen Quellgegenden ziemlich sicher Kreuzungen oder Anastomen geben. Trotzdem bleibt es wahr, daß die Anschwellung der Lymphknoten hinten am Halse, hinter dem Halsnicker, sehr oft bei Syphilis oder bei Masern vorkommt.

So weit sehen wir sicher klar. Weniger sicher ist die Verbindung mancher Becken- und Leibtumoren mit Vergrößerung der Leistendrüsen und gewisser Geschwülste im Thorax mit Vergrößerungen der Achsel- und Halslymphknoten. In vielen Fällen besteht ein solcher Zusammenhang nicht. Die Becken- und Bauchgeschwülste bilden ihre Drüsenmetastasen im Mesenterium und an anderen prävertebralen Lymphknoten, während Infektionen und Tumoren der Brusthöhle die Bronchial- und Tracheallymphgänge in Mitleidenschaft ziehen. Dies ist, sage ich, die Regel; deshalb entgeht uns ein großer Teil von Drüsenanschwellungen bei der Untersuchung. Die tiefliegenden Bauchlymphdrüsen können wir durch Palpation oder sonstwie nur selten erreichen und selbst bei der Röntgenuntersuchung kommen wir nicht zur Sicherheit in der Diagnose der Bronchial- und Tracheallymphknoten; und doch muß das so gelegene Lymphdrüsengewebe immer dem Geiste des Arztes gegenwärtig sein. Er muß niemals denken, daß die Lymphknoten am Halse, in den Achselhöhlen und in den Leistenbeugen der normale Platz möglicher Drüsenschwellungen sind, sondern nur die Orte, wo sie uns sichtbar und auffällig entgegentreten.

Die Spinalauscultation (d'Espines Zeichen), d. h. die deutliche Übertragung geflüsterter Worte auf die Wirbel unterhalb der Vertebra prominens ist ein sehr verläßlicher Beweis für die Vergrößerung der Mediastinallymphknoten, beweist aber in keiner Weise, daß diese Vergrößerung tuberkulösen Ursprunges ist. Sie kann ebenso auf anderen harmloseren Infektionen des oberen Respirationstractus beruhen. Autoptische Untersuchungen haben mich zu der Überzeugung geführt, daß die Ergebnisse der Röntgenuntersuchung zum Nachweise vergrößerter Bronchialdrüsen sehr unzuverlässig sind.

Magenkrebs, tuberkulöse Peritonitis, Infektionen der Gallenblase und Duodenalgeschwür und die meisten Erkrankungen im Leibe, die uns in der Diagnose die größten Schwierigkeiten bereiten, führt in der Regel überhaupt nicht zu Drüsenvergrößerungen, die wir bei der Untersuchung feststellen können. In einem sehr kleinen Teil der Fälle von Magenkrebs und anderen bösartigen Neubildungen im Leibe fühlen wir eine Drüsenmetastase oberhalb des linken Schlüsselbeines, die sog. Virchowsche Drüse. Nach ihr müssen wir immer fühlen, wenn wir über die Diagnose einer malignen Neubildung im Leibe im Zweifel sind. Ist sie vorhanden, so soll sie excidiert und mikroskopisch untersucht werden.

Metastasen in den Hals- und Achseldrüsen sehen wir recht häufig bei Carcinom der Lungen und der Pleura und beim Lymphoblastom der Mediastinaldrüsen. Aber diese Verbindung ist unklar, unsicher und unzuverlässig. Wir wissen nicht, warum sie oft vorkommt und noch häufiger nicht beobachtet wird.

Ein anderer Punkt, der bisher noch nicht klar liegt, ist die gelegentliche Ausdehnung einer Streptokokkensepsis, die von der Mandel ausgeht, nicht nur auf die Hals-, sondern auch auf die Achseldrüsen. Ich habe wiederholt Vereiterungen der Achseldrüsen mit einer Reinkultur von Streptokokken in Verbindung von ähnlichen Entzündungen an den Halsdrüsen gefunden, die offenbar von einer Streptokokkenhalsentzündung gewöhnlicher Art ihren

Ausgang nahmen. Solche Fälle von Adenitis können mit einer beträchtlichen Lymphocytose einhergehen. Das bringt mich zu einem anderen Problem in Verbindung mit den Drüsenschwellungen und Entzündungen des Rachenringes. Gewöhnlich nimmt man bei einer Mandelentzündung an, sie hätte ihren Ursprung von Nahrung, die über die Tonsillen hinabgleitet, oder von der eingeatmeten Luft, die mit ihnen in Berührung kommt. Mit anderen Worten, man nimmt an, daß die Tonsillen von ihrer Rachenoberfläche her infiziert werden. Diese Annahme ist zwar sehr natürlich, aber nicht notwendig. Natürlich ist sie, weil die Tonsillenkrypten sich nach dem Rachen zu öffnen und weil sie oft der Sitz von Eiter und Bakterienwachstum sind, wie man sie in diesen Krypten findet. Deshalb nimmt man natürlich an, die Infektion sei durch den Mund zu den Krypten vorgeschritten, aber das ist sicherlich eine oberflächliche Anschauung. Entzündung der Mandeln beschränkt sich keineswegs auf die Krypten und hat oft gar keine erkennbare Verbindung damit. Der Peritonsillarabsceß nimmt seinen Ursprung tief in dem Gewebe, weit von der Rachenoberfläche. Woher wissen wir, daß die Infektion nicht viel eher von innen nach außen fortschreitet als umgekehrt? Diese Frage habe ich mir oft vorgelegt, wenn ich sah, wie bei einem Kinde zuerst eine Endokarditis oder eine Polyarthritis und dann erst eine Mandelentzündung auftrat. Solche Fälle weisen darauf hin, daß eine im Körper weit verbreitete Infektion erst zum Herzen und den Gelenken und erst später zu dem Tonsillargewebe fortgeleitet wird. Haben wir irgendeinen Grund zu der Annahme, daß die Tonsillen nicht häufig auf diesem Wege infiziert werden, häufiger vielleicht von innen her als von außen? Ich sehe keinen. Niemand nimmt an, daß ähnliche Drüsenschwellungen des Darmes (Payersche Plaques- und Solitärfollikel) durch das Eindringen von Typhusbacillen vom Inneren des Darmes hervorgerufen werden. Im Gegenteil ist es die allgemeine Ansicht, daß die Typhusbacillen, die wir gewöhnlich aus dem zirkulierenden Blute züchten können, vom Blutstrom und von der Lymphe zu allen Teilen des Körpers verschleppt werden und in die Lymphdrüsen des Darmes eher auf diesem Wege als von außen her hineingelangen. Warum soll nicht dasselbe auch für die Infektionen der Tonsillen gelten? Außer den oben erwähnten Herden von lymphadenoiden Gewebes gibt es aller Wahrscheinlichkeit nach kleine Ansammlungen ähnlichen Gewebes, über alle Teile des Körpers, einschließlich der serösen Häute und des subcutanen Gewebes zerstreut. Klinisch treten diese kleinen Herde nur bei der lymphatischen Leukämie und beim multiplen Lymphoblastom in Erscheinung. In diesem Zustande werden die eben erwähnten kleinen Herde außerordentlich vergrößert und die subcutanen Ansammlungen erscheinen unter der Haut als Knoten wechselnder Größe, die sich über die ganze Oberfläche des Körpers hin finden. Ähnliche Knoten erscheinen im inneren Ohr, Taubheit hervorrufend, in der Augenhöhle, wo sie den Augapfel hervordrängen, und an vielen anderen, weniger leicht erkennbaren Orten. So scheint der ganze Körper von lymphadenoidem Gewebe durchsetzt, dessen wir jedoch gewöhnlich nicht bewußt werden.

Klinische Einteilung.

Die Vergrößerungen der Lymphknoten am Halse, in den Achsel- und Leistenbeugen sind gewöhnlich viererlei Art, sofern sie mit den gewöhnlichen klinischen Methoden untersucht werden, d. h. ohne eine Drüse zu excidieren.

1. Einfache Hypertrophie.
2. Hypertrophie der Lymphknoten mit Entzündung und mit oder ohne Eiterung.

3. Lymphknotenvergrößerung mit Verkäsung.

4. Lymphknotenvergrößerung der harten knotigen Form.

Die Vergrößerung der ersten Art finden wir bei Syphilis, bei Lymphoblastom mit oder ohne Leukämie und in vielen Fällen aus unbekannter Ursache.

Die septische Adenitis ist am häufigsten bei Mandelentzündung und anderen Veränderungen im Mund und Rachen. Ebenso findet man sie bei septischen Prozessen des Armes oder einer anderen Extremität und bei Gonorrhöe. Eine besondere Art, die zu dieser Gruppe gehört, bildet der idiopathische Achselabsceß (nicht tuberkulöser Art), eine Vereiterung, die aus unbekannter Ursache, tief im Gewebe der Achselhöhle entsteht und sie nach vorn drängt, so daß der dahinter verborgene Eiter oft nicht einmal geahnt wird.

Verkäste Drüsen findet man gewöhnlich bei Tuberkulose.

Die harten, knotigen Drüsen sind gewöhnlich neoplastischen Ursprunges und können manchmal Knorpel-, ja sogar Knochengewebe enthalten.

Wenn uns auch diese klinische Gruppierung in vielen Fällen zu einer hinreichend genauen und sicheren Diagnose führt, so bleiben doch noch viele andere übrig, bei denen wir ganz außerstande sind zu entscheiden, welche Art von Drüsenvergrößerung vorliegt, bis eine Drüse excidiert und histologisch untersucht worden ist. Das sollte öfter geschehen, als es bisher üblich ist. Gewöhnlich liegen einige Teile der vergrößerten Lymphknoten so oberflächlich, daß sie unter Lokalanästhesie ohne beträchtliche Beschwerden und ohne Blutungen entfernt werden können.

Die übrigen charakteristischen Vergrößerungen der Drüsen bringen uns in der Differentialdiagnose sehr wenig vorwärts. Wir haben gewöhnlich wenig davon, wenn wir wissen, ob die Drüsen vereinzelt oder in Paketen zusammenliegen; beinahe jede der genannten vier Arten kann hart oder weich sein, mit der Haut verwachsen oder unter ihr frei beweglich. Aber es ist doch richtig, daß die septischen Drüsenveränderungen am ehesten dazu geneigt sind, die Haut in Mitleidenschaft zu ziehen. Druckschmerzhaftigkeit und Rötung der darüber liegenden Haut sieht man außer bei der entzündlichen Adenitis nur selten. Gelegentlich kommt es aber auch beim Lymphoblastom zu einer entzündlichen Reaktion.

Nomenklatur der Drüsentumoren.

Mehr und mehr neigen die erfahrensten Pathologen dazu, die Ausdrücke, die man gewöhnlich für Neubildungen der Lymphknoten gebrauchte, zu vereinfachen und zu vereinheitlichen. Die Ausdrücke Lymphom, malignes Lymphom, Lymphosarkom, Rundzellensarkom, Pseudoleukämie, Lymphocytom, leukämisches Infiltrat, Leukosarkom und noch andere mehr scheinen nur verschiedene Varietäten des gleichen pathologischen Prozesses darzustellen. Die Tumoren der festeren und mehr chronisch verlaufenden Art nennt man gewöhnlich Hodgkinsche Krankheit, besonders wenn sie von den oberflächlich gelegenen Lymphknoten der Achselhöhle und den Leistenbeugen ihren Ursprung nehmen. Die gleichen Veränderungen werden, wenn sie in den mediastinalen oder den Lymphknoten des Leibes entstehen, als Lymphosarkom bezeichnet, während man bei gleichzeitig vorhandener beträchtlicher Milzvergrößerung, solange als das Blut normal bleibt, den Namen Pseudoleukämie vorzieht. Dieselbe Krankheit kann eine Woche später Leukämie getauft werden, wenn das Blut von Zellen, die denen des Tumors gleichen, überschwemmt worden ist. Wir werden in unserem Buche der Terminologie von Frank Mallory folgen. Er benennt alle solche Tumoren nach ihren Grundzellen, den Lymphoblasten, den Zellen, wie sie normal in den Keimzellen der Lymphknoten und dem lymphadenoiden Gewebe vorkommen. Die Tumoren dieser Art sind leicht zu unterscheiden von dem Myeloblastom in der histologischen Gruppe der myeloiden Leukämie und ihrer Unterabteilung, dem Chlorom und von dem Myelom, einer Geschwulstform, die ausschließlich im Knochenmark sich entwickelt und niemals mit leukämischen Blutveränderungen einhergeht.

Welche anderen Knoten können mit Lymphknoten verwechselt werden?

Ich habe Lipome, subakute Cysten, Abscesse und die Infiltrationen bei Aktinomykosis mit vergrößerten Lymphknoten verwechseln sehen. Solche Irrtümer sind aber nicht häufig. Gewöhnlich lassen sich Lipome durch ihre weiche läppchenförmige Oberfläche und ihre Lage, weit weg von dem gewöhnlichen Sitz der Drüsenvergrößerungen, leicht erkennen.

Cysten, besonders im Nacken, sind schwerer festzustellen, aber sie kommen nur selten vor und gewöhnlich macht uns ihre Lage und die fluktuierende Konsistenz den Ursprung dieser Tumoren klar.

Abscesse und subcutane Infiltrationen sind weniger umschrieben als Lymphknoten.

Drüsenpunktion.

Einige Jahre lang war es bei Fällen, die auf Trypanosomiasis verdächtig waren, eine wichtige diagnostische Methode, in die Substanz der vergrößerten Lymphknoten eine Hohlnadel einzuführen und mit der S$_i$itze Drüsensaft zu aspirieren; dieses Vorgehen ist aber für die Diagnose anderer Krankheiten nicht allgemein üblich geworden. Man sollte es aber doch häufiger anwenden, denn man könnte damit die Erreger der Syphilis, der Tuberkulose und der gewöhnlicheren Form der Septicämie, vielleicht kulturell oder bei Ausstrichen feststellen.

Fall 150.

Ein 29jähriger Schreiber kam am 7. 12. 1905 in das Krankenhaus. Seit neun Monaten bemerkt er einen Knoten an der Halsseite. Er erschien ziemlich plötzlich und war zuerst so groß wie eine Walnuß. Vor drei Wochen fiel Patient von einem Wagen herunter, und seither ist die Anschwellung größer geworden. Seit einigen Tagen ist das Schlucken etwas erschwert.

Die **Untersuchung** ist bis auf vereinzelte Geräusche auf beiden Lungen ergebnislos. An der linken Seite des Halses fühlt man eine unregelmäßig gestaltete elastische Geschwulst von der Größe einer Kinderfaust, die auf Druck empfindlich, zwar mit der Haut nicht verwachsen, aber auch nicht frei beweglich ist. Kein Fieber. Blut und Urin normal. Diagnose: tuberkulöse Drüsen am Nacken.

Besprechung: Es entspricht weder der Tuberkulose noch der Hodgkinschen Krankheit, daß wie in unserem Falle die Geschwulst seit drei Vierteljahren bemerkt worden ist, ohne daß sich an der anderen Halsseite etwas gefunden hätte. Ein anderer auffallender Punkt ist das anscheinend ganz plötzliche Auftreten der Anschwellung. Ich sage anscheinend, weil wir bei solchen Angaben der Patienten vorsichtig sein müssen, wir werden oft ungewollt dadurch irre geführt. Wiederholt ist es mir vorgekommen, daß mir Kranke ganz ernst und guten Glaubens mitteilten, irgendein Knoten sei plötzlich über Nacht entstanden und dann zeigte die Untersuchung, daß es sich dabei um einen Teil des Knochensystems handelte, der wahrscheinlich schon 40 Jahre oder noch länger da war.

Hat der Patient aber mit seiner Angabe recht, daß der Knoten plötzlich aufgetreten ist, so werden wir etwas unsicher, ob es sich überhaupt um einen Lymphknoten handelt, besonders da im Grunde keine Veränderungen vorliegen, die dafür sprechen konnten.

Verlauf: Bei der Operation am 8. 12. wurde die angenommene Drüse excidiert. Sie fand sich an ihrer Basis fest verwachsen und bei dem Versuche, sie loszulösen, riß sie ein und entleerte 60 ccm wässerigen Eiters. Die Wunde heilte normal. Am Ende der Operationsgeschichte findet sich der Vermerk: Entfernung tuberkulöser Drüse vom Nacken. Die histologische Untersuchung zeigte einen cystischen Tumor. Die Innenfläche war von niedrigen, flachen Epithelien begrenzt, die Außenseite bestand aus einem außerordentlich gefäßreichen Bindegewebe. Es handelte sich also um eine Branchialcyste.

Bemerkung: Es gibt drei Arten von Branchialcysten:

1. Solche, die mit dem Munde oder Rachen durch einen Gang in Verbindung stehen, so daß durch Druck auf die Cyste Flüssigkeit in den Mund des Kranken entleert wird.

2. Solche, die sich nach außen, nach dem Nacken zu öffnen und hin und wieder ihren Inhalt entleeren.

3. Solche, welche beiderseits blind enden und überhaupt keine Öffnung haben.

In unserem Falle war die Cyste sicherlich von der dritten Art. Vor nicht langer Zeit sah ich eine Patientin mit einer Branchialcyste der ersten Gruppe von der Größe eines Eies, die oberhalb des linken Schlüsselbeines lag. Drückte man darauf, so bemerkte die Patientin den Erguß einer unangenehm schmeckenden Flüssigkeit in den Mund.

Fall 151.

Ein 52jähriger Fabrikarbeiter suchte am 12. 7. 1904 das Krankenhaus auf. Der Patient war früher niemals krank und leugnet auch, geschlechtskrank gewesen zu sein. Er trinkt viel Bier und Schnaps und ist etwa einmal im Monat betrunken. Am 3. 7. bemerkte er einen Knoten in der linken Armbeuge. Er hat sich vorher weder am Arme noch an der Hand verletzt und hat auch keine Schmerzen verspürt. Am 6. 7. kam er deshalb in das Krankenhaus. In der linken Achselhöhle fühlte man eine Geschwulst von der Größe einer Pflaume, frei beweglich, weder fluktuierend noch auf Druck schmerzhaft. Die Oberfläche war nicht gerötet. Lungenbefund Abb. 124 und 125, Temperatur Abb. 126. Der Kranke bekam heiße Umschläge in der Achselhöhle und wurde ins Bett gelegt. Er klagte über Kopfschmerzen, die Milz war fühlbar. Später kam noch heraus, daß er Schmerzen und Schüttelfröste bei dem Beginne der Schwellung gehabt hatte. Zahl der weißen Blutkörperchen 9900. Widal negativ. Bis auf die erwähnte Veränderung verlief die Untersuchung, einschließlich des Urins, negativ. Der Blutausstrich zeigte $82^0/_0$ polynucleäre Zellen, keine Eosinophile. Widal blieb dauernd negativ. Auf 10 mg Alttuberkulin keine Reaktion.

Am 27. 7. verließ der Kranke das Hospital. Es ging ihm gut bis zum 11. 8., dann erschien der Tumor in der linken Achselhöhle wieder, rot, heiß und auf

Druck schmerzhaft. Zu gleicher Zeit begann er zu husten und entleerte gelblichen Auswurf, auch Fieber war vorhanden (Abb. 127). Vor fünf Wochen
wog er 160 Pfund, jetzt 149 Pfund. Die Lymphknoten am Halse, in den Leistenbeugen und in der rechten Achselhöhle waren fühlbar, aber nicht vergrößert.

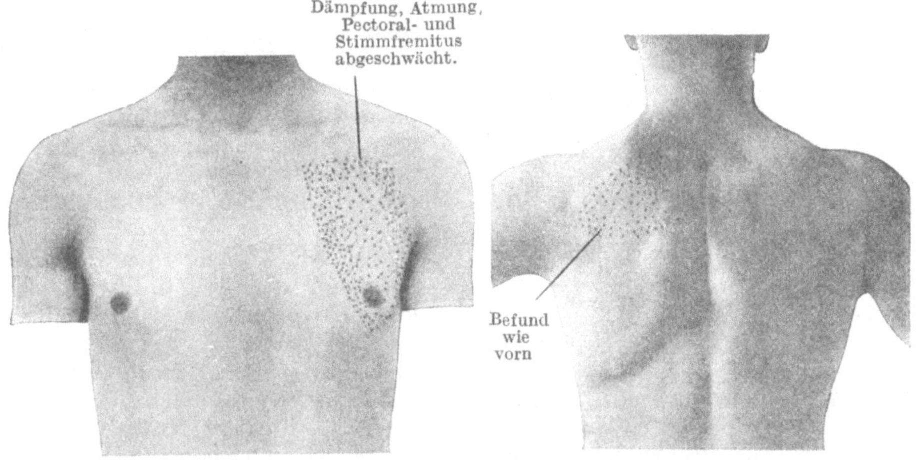

Abb. 124. Untersuchungsergebnis   Abb. 125. Untersuchungsergebnis
in Fall 151.   in Fall 151.

Die linke Achselhöhle war durch eine Masse verbackener Drüsen, die heiß und
auf Druck schmerzhaft waren, ausgefüllt. Diesmal war die Milz nicht zu
fühlen. Blut negativ. Am 17. war die Druckschmerzhaftigkeit vorüber, aber
der Tumor erschien größer.

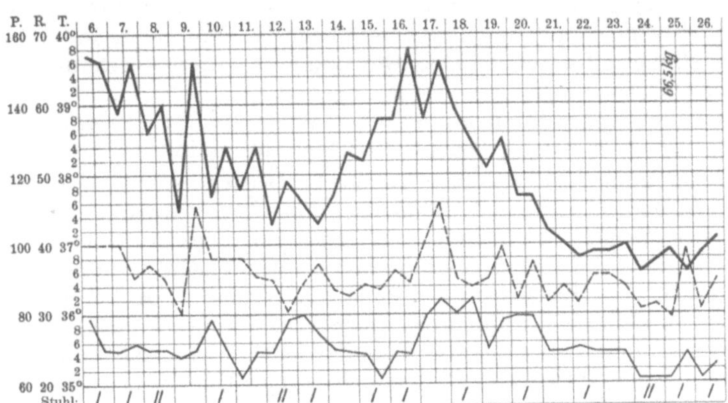

Abb. 126. Temperaturkurve I zu Fall 151.

Besprechung: Der Patient weiß, daß er seit drei Vierteljahren einen Knoten
in der Achselhöhle hat, aber bei der Untersuchung findet sich außerdem eine
Milzvergrößerung, Fieber ohne Leukocytose, negativer Widal, negative Tuberkulinprobe, aber nirgendswo ein erkennbarer Infektionsherd oder eine Stelle
von Tumormetastasen. Zur Zeit des Eintrittes des Kranken war die Milz

nicht fühlbar und der Knoten zeigte alle Erscheinungen einer akuten Entzündung. Jetzt finden sich außerdem Lymphknoten am Halse, in der anderen Achselhöhle und in den Leistenbeugen. Deshalb ist jetzt die Diagnose viel eher möglich als in der Zeit der ersten Aufnahme. Wenn wir die Verallgemeinerung der Lymphknotenschwellung betrachten und das Fehlen irgendeiner bekannten Infektion, bevor die Drüsen selbst infiziert wurden, wird es wahrscheinlich, daß wir es mit einem Falle von Lymphoblastom zu tun haben, und zwar ziemlich akuter Art, der mit einer sekundären Infektion der Drüsen einhergeht.

Verlauf: Am 19. wurde durch Operation ein weit infiltrierender Tumor freigelegt, der sich tief unter der Pectoralis und unter die großen Gefäße erstreckte. Ein excidiertes

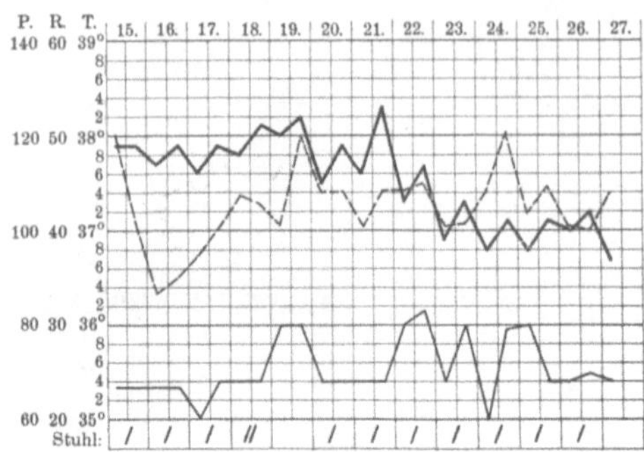

Abb. 127. Temperaturkurve II zu Fall 151.

Stückchen bestand aus hartem, grauen Gewebe mit vereinzelten nekrotischen Zonen. Die histologische Untersuchung zeigte das Bild der Hodgkinschen Krankheit. Ein zweiter Untersucher stellte bei der gleichen Beschreibung des Befundes die Diagnose auf Lymphosarkom. Die Wunde heilte gut, so daß der Patient am 29. das Krankenhaus verlassen konnte.

Bemerkung: Im letzten Abschnitt habe ich genau die Terminologie angewandt, wie ich sie in den Krankengeschichten vorfand. Heute würde man wohl den Ausdruck Lymphoblastom gebrauchen.

Fall 152.

Ein 25 jähriger Fuhrmann wurde am 7. 3. 1911 in das Krankenhaus aufgenommen. Familien- und Eigenanamnese negativ. Vor einem Jahre bemerkte er eine Schwellung unter dem rechten Ohr und eine andere oberhalb des Adamsapfels. Beide haben seither an Größe zugenommen. Die letzten zwei Jahre hat er sehr viele Beschwerden mit seinen Zähnen gehabt. In der Nacht muß er viel schwitzen und klagt gelegentlich über Ohrenklingen.

Die **Untersuchung** zeigt wenige erbsengroße Drüsen im hinteren Halsdreieck beiderseits. In der Gegend der Schilddrüse fand sich ein symmetrischer beiderseits gelegener Tumor, 4 : 5 cm groß, der sich beim Schlucken aufwärts bewegte. Man hörte dabei weder Schwirren noch Geräusche. Am rechten Kieferwinkel fand sich eine Masse von Lymphknoten von der Größe einer Walnuß bis zu der eines Hühnereies, mit dem umgebenden Gewebe etwas verwachsen, fest, auf Druck nicht schmerzhaft. Kein Exophthalmus. Keine Tachykardie. Weder Tremor noch Schwirren. Blut und Urin negativ. Kein Fieber. Puls 80.

Besprechung: Dieser Fall ist vom klinischen Gesichtspunkt aus ganz ungewöhnlich. Zwei Geschwülste liegen vor. Die eine an der gewöhnlichen Stelle der Schilddrüse, die andere am Kieferwinkel. Beide offenbar voneinander getrennt. Es finden sich keine Zeichen von Basedowscher Krankheit, obwohl der Patient augenscheinlich viel kränker ist als die meisten, die an gewöhnlichem Kropf leiden.

Der Patient ist für eine bösartige Erkrankung sehr jung und doch lassen die Drüsen im Kieferwinkel an Metastasen denken. Vielleicht hat er zwei voneinander abgegrenzte Krankheiten, eine Schwellung der Schilddrüse irgendwelcher Art und eine Adenitis syphilitischen, tuberkulösen oder septischen Ursprunges. Der Befund der Halsdrüsen ist aber nicht, wie wir ihn gewöhnlich bei diesen Formen der Adenitis finden.

Wie gewöhnlich in zweifelhaften Fällen ist es das beste, eine Drüse zu excidieren.

Verlauf: Einer der Lymphknoten wurde entfernt und die histologische Untersuchung ergab Carcinom. Der Tumor, der die Schilddrüse befallen hatte, wurde entfernt. Der Kropf war nach der einen Seite hin verdrängt. Auch der Schilddrüsentumor war, wie die spätere Untersuchung ergab, krebsiger Natur. Der Patient erholte sich gut und verließ am 20. 3. 1911 das Krankenhaus. Am 26. 12. 1911 kam er wieder auf die Abteilung, nachdem er vorher poliklinisch behandelt worden war. Er hatte ohne Erfolg verschiedene Krebsseren injiziert bekommen, aber seine Atembeschwerden waren immer schlimmer geworden. Man dachte daran, die tiefe Tracheotomie zu machen. Während der Narkose hörte der Patient zu atmen auf. Die unmittelbare Incision durch das Krebsgewühl hindurch führte zu einer mächtigen Blutung, die nicht zum Stillstand gebracht werden konnte. Durch die eröffnete Trachea wurde ein Teil des Blutes aspiriert. Nach Einlegung einer Tracheakanüle begann der Patient zu atmen. Vom 16. 1. an atmete er bequem durch die Kanüle, die aber alle zwei Tage in Ordnung gebracht werden mußte. Dann wurde er in ein anderes Krankenhaus entlassen.

Er blieb nur einige Monate und verließ dann gegen ärztlichen Rat auf seinen Wunsch das Krankenhaus. Neues konnten wir über ihn nicht erfahren. Ein Brief, der am 27. 3. 1913 an ihn gesandt wurde, kam mit dem Vermerk zurück: „gestorben".

Fall 153.

Ein 42jähriger Nachtwächter kam am 28. 10. 1910 in das Krankenhaus. Vor fünf Jahren bemerkte der Kranke eine kleine Schwellung von der Größe einer Haselnuß an der Rückseite des Halses. Sie war schmerzlos und sehr hart. Bald darauf erschienen ähnliche Knoten am Halse und wurden entfernt. Einen Monat später begann der Hals an der einen Seite anzuschwellen, wobei die Schwellung an Größe von Zeit zu Zeit zuweilen stark wechselte. Auch jetzt bestanden noch keine Schmerzen. Ein Jahr später wurde der andere Knoten entfernt. Er kehrte in einem Monat wieder und wurde vor vier Wochen wiederum entfernt. Seit der letzten Operation hatte er leichte Schmerzen im Halse, aber er hat auch jetzt noch keine anderen Klagen, als daß die Geschwulst immer wiederkehrt. Seit der letzten Operation hat er ziemlich an Gewicht abgenommen, wenn er auch nicht weiß, wie viel. Der Appetit ist gut, ebenso der Schlaf.

Die **Untersuchung** zeigt guten Ernährungszustand und gute Hautfarbe. Die rechte Pupille ist größer als die linke, beide reagieren normal. Reflexe normal. An der linken Halsseite, vom Ohr bis zum Schlüsselbein und hinten von der Mittellinie bis zum Kopfnicker findet sich eine feste, schmerzlose, unbewegliche Masse, in der Größe von zwei Fäusten, mit festen abgegrenzten Knoten am Rande von Erbsen- bis Bohnengröße. Ein zungenähnliches Gebilde erstreckt sich unter der Haut nach der anderen Seite, wo es sich mit einer ähnlichen Masse vereinigt, die etwa halb so groß ist wie die links. In der linken Achselbeuge fühlt man einen großen Tumor, die rechte Achselhöhle ist frei und ebenso die Leistenbeuge und die Ellenbogengegend. Brust- und Bauchorgane o. B., ebenso Blut und Urin. Während 14tägiger Beobachtung kein Fieber.

Besprechung: Der wichtigste Punkt in unserem Falle ist die Tatsache, daß Lymphknoten seit fünf Jahren in der Clavicularregion trotz wiederholter Behandlung wiederkehren und an Größe zunehmen. Es gibt nur zwei Arten von Drüsenschwellung, die sich so verhalten, das Lymphoblastom und Drüsentuberkulose. Keine andere verläuft so chronisch.

Gegen eine Tuberkulose spricht die Tatsache, daß die Lymphknoten weder erweicht noch vereitert sind, obwohl sie seit fünf Jahren an Größe zugenommen haben, ferner daß sie nicht die Haut in Mitleidenschaft ziehen. Unter diesen Umständen wird die Diagnose auf Lymphoblastom sehr wahrscheinlich. Merkwürdig ist, daß wir eine ähnliche Geschwulst nur in einer Achselhöhle haben und nicht in den Leistenbeugen. Die alte Ansicht, daß Drüsenschwellungen der chronischen Art (Hodgkinsche Krankheit) nicht lokalisiert, sondern über viele Körperteile verbreitet auftreten, wird nach den Ergebnissen der histologischen Forschungen allmählich verlassen. Diese haben ergeben, daß Lymphoblastom sowohl der langsam wachsenden, harten, cirrhösen Art oder der schnelleren und fortschreitenden Form doch auf vereinzelte Drüsengruppen beschränkt bleiben kann.

Verlauf: Eine Drüse wurde entfernt. Die Untersuchung ergab, daß sie aus lymphadenoidem Gewebe bestand. Dieses unterschied sich aber dadurch von dem normalen Lymphdrüsenbau, daß es weniger Sinus aufwies und nicht den normalen Bau der Lymphdrüsen zeigte. Der Patient verließ am 8. 11. das Krankenhaus.

Fall 154.

Ein 48jähriger Fleischhauer suchte am 16. 5. 1910 das Krankenhaus auf. Seit acht Wochen fühlt sich der Patient schwach. Vor fünf Wochen hat er sich erkältet. Vor zwei und einer halben Woche schmerzte ihn sein linker Vorderarm sehr heftig, ebenso klagt er über Schmerzen an der linken Kopfseite und tief hinter dem rechten Auge. Seit Beginn dieser Störungen kann er rechts nichts sehen. Auch in der linken Schulter klagt er über Schmerzen, die nach einer unteren Seite des Armes ausstrahlen und mit Schwäche des Armes einhergehen. Den kleinen und den Ringfinger kann er kaum gebrauchen. Die Kopfschmerzen gehen mit Schwindelgefühl einher, so daß er nicht arbeiten kann. Erbrechen und Fieber bestand, soviel er weiß, nicht. Seine Vorgeschichte ist ohne Belang, nur daß er täglich ein bis zwei Glas Schnaps und täglich ein Glas Wein trinkt. Seine Frau hat keine Fehlgeburten gehabt.

Die **Untersuchung** zeigt guten Ernährungszustand. Das rechte Auge ist blind. Die rechte Pupille weiter als die linke. Beide Pupillen sind unregelmäßig begrenzt und reagieren träge. Es besteht eine Abducenslähmung rechts. Reflexe normal. An der Ulnarseite des linken Vorderarmes finden sich zahlreiche runde, weiße Narben, andere der gleichen Art sieht man an der einen Seite der Knie, an der Daumenseite des linken Vorderarmes; zwischen dem unteren und mittleren Drittel besteht ein erhabener, verdickter, braunrötlicher Schorf von $1^1/_2$ cm Durchmesser, der von einer 5 cm breiten, roten, infiltrierten Zone umgeben ist.

An der Verbindung der ersten rechten Rippe mit dem Brustbein befindet sich ein 3 : 4 cm großer, $1^1/_2$ cm hoher, fester, ovaler Tumor, der sich knorpelig anfühlt und auf Druck leicht schmerzhaft ist; wenig ausgesprochener rachitischer Rosenkranz beiderseits. Unter dem rechten Kieferwinkel fühlt man einen großen, auf Druck schmerzhaften Lymphknoten, andere von Bohnengröße in den Achselhöhlen und Leistenbeugen. Die Ellenbogendrüsen sind fühlbar. Brust- und Bauchorgane negativ. Wassermann negativ. Urin normal. Leukocyten 24 000, Hämoglobin 70%. Die Auszählung von 200 weißen Zellen ergibt polynucleäre 7%, kleine Lymphocyten 4%, große mononucleäre Zellen 89%. Der Augenhintergrund zeigt zwei Blutungen, nahe dem Sehnerveintritt.

Der Augenhintergrund und die Hautveränderungen lassen an Syphilis denken. Die weitere Untersuchung des linken Armes zeigte unregelmäßige anästhetische Zonen und die Unfähigkeit, den Vorderarm auszustrecken.

Besprechung: Die Symptome sind sonderbar verstreut und mannigfaltig. Zuerst eine intrakranielle Gruppe mit Schmerzen im Arm und Lähmung. Die Lokalisation ist anders wie bei der peripheren Neuritis oder irgendeiner anderen peripherischen Erkrankung und läßt an Gehirnstörungen denken. Für die gleiche Ursache spricht das Verhalten der Pupillen und die Lähmung des einen Augenmuskels. Die Narben und die Infiltrationen am Arme führen in Verbindung mit den Augenstörungen zu der Annahme, daß auch die intrakraniellen Veränderungen sypnilitischer Natur sind.

Die Geschwulst an der Rippe und die Vergrößerung der Lymphknoten am Halse, in den Achselhöhlen und Leistenbeugen leitet unsere Aufmerksamkeit nach einer anderen Richtung. Der Rippentumor könnte sehr wohl ein Myelom, die Metastase eines Hypernephroms oder möglicherweise eine Knochen- oder Knorpelgeschwulst sein. Der nachgewiesene rachitische Rosenkranz führt auch noch zu einer anderen Möglichkeit, daß nämlich der Rippentumor rachitischen Ursprungs ist.

Alle diese Zweifel werden durch das Ergebnis der Blutuntersuchung beseitigt. Dieses ist charakteristisch für eine lymphoide Leukämie von der Art eines Lymphoblastoms mit Vermehrung der Tumorzellen im Blute, mit anderen Worten mit Lymphämie. Beachtenswert ist die sehr geringe Vermehrung in der Gesamtzahl der Leukocyten. Gerade das müssen wir in einem solchen Falle erwarten. Bei der myeloiden Leukämie finden wir 100 000 oder mehr Leukocyten im Kubikmillimeter. Die Mehrzahl der lymphatischen Fälle zeigt dagegen in ihrem ganzen Verlauf Leukocytenzahl von 40 000 oder darunter.

Bei dem zweiten Krankenhausaufenthalt des Patienten war das klinische Bild klarer. Jetzt bestand Fieber und es waren stark infiltrierende Knoten aufgetreten. Die Geschwulst hatte zweifellos auch das Knochenmark ergriffen, die erythroblastischen Zentren in Mitleidenschaft gezogen und hatte zu einer Blutarmut geführt, die als myeloische Art bekannt ist, diesem Zustande, wo die roten Zellen des Knochenmarkes verschwinden, indem sie erst an die Knochenwand der Markhöhle gepreßt werden und allmählich zugrunde gehen. Dieses ist die gewöhnliche Art der Anämie, wie wir sie im Verlaufe eines Lymphoblastoms oder Myeloblastoms leukämischer Art finden.

Ein Knoten wurde aus der Achselhöhle excidiert und histologisch untersucht. Es fand sich eine Lymphdrüse, sehr reich an großen Lymphocyten, eng zusammenhängend mit Binde- und Fettgewebe, das selbst mit mehr oder weniger großen Lymphocyten infiltriert war, zusammen mit einigen eosinophilen Zellen, Myelocyten und kleinen Lymphocyten. Diagnose: Malignes Lymphom oder leukämischer Tumor.

Der Patient verließ am 19. 5. das Krankenhaus, um am 27. 5. wieder zurückzukehren. Seit der Entlassung hatte er dauernd sehr heftige Kopfschmerzen, die auf die rechte Seite des Kopfes beschränkt sind. Die Schmerzen im linken Arm haben aufgehört, sind aber in der linken Schulter heftiger aufgetreten. Das rechte Auge ist noch blind, das linke normal. Er ist jetzt auf dem rechten Ohre taub, in dem es wie eine Lokomotive arbeitet. Vor Müdigkeit mußte er bisher das Bett hüten. Wenn er aufsteht, werden die Schmerzen in der Schulter heftiger, dabei besteht ein unbeherrschbarer Stuhldrang.

Diesmal zeigt die Untersuchung einen ganz frei beweglichen Lymphknoten über der Mitte des rechten Schlüsselbeines. Die Ellenbogendrüsen waren links größer. Die Milz maß perkutorisch 8 : 10 cm, der Rand konnte nicht gefühlt werden. Der ganze linke Arm war jetzt atrophisch, der Deltoideus weich und schmerzhaft. Der vorhin beschriebene Schorf und der Tumor am Brustbein bestanden weiter.

Die Zahl der roten Zellen betrug damals 1 780 000, der weißen 37 000. Die Auszählung ergab das gleiche Ergebnis wie früher. Während der 14 Tage seines Krankenhausaufenthaltes gingen die Erythrocyten immer weiter zurück und sanken auf 976 000 mit 30% Hämoglobin. Am 6. 6. begann die Zahl der Leukocyten zu fallen, von 37 000 auf 14 000 am 1. 6. und auf 13 000 und 16 000, am 6. 6. Die Auszählung ergab immer die gleichen Ergebnisse. Die Erythrocyten zeigten leichte Achromie und abnorme Färbung mit beträchtlicher Leukocytose und Anisocytose. Der Patient hatte dauerndes Fieber (Abb. 128). Urin negativ. Die Prüfung der Ohren ergab mäßige Verminderung der Hörfähigkeit beiderseits, auf Mittelohrkatarrh beruhend. Das Labyrinth war nicht in Mitleidenschaft gezogen.

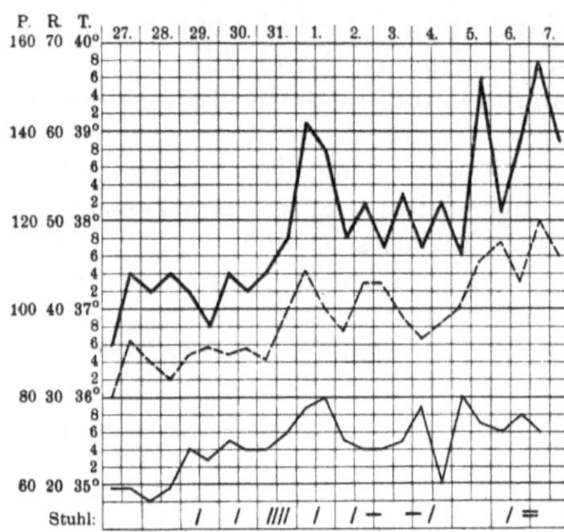

Abb. 128. Temperaturkurve zu Fall 154.

Am 5. 6. zeigte sich eine Beteiligung der Mastoidzellen und am 1. 6. begann ein eitriger Ausfluß aus dem Ohre. Zugleich damit zeigte sich eine Verminderung der Leukocyten, die wir schon erwähnt haben. Dem Patienten ging es dauernd schlechter und am 7. 6. starb er. Die Autopsie ergab lymphatische Leukämie.

Fall 155.

Ein 50jähriger Gärtner kam am 22. 8. 1910 in das Krankenhaus. Bis zu der jetzigen Krankheit war er gesund. Geschlechtskrankheiten hat er nie durchgemacht. Die Familienanamnese ist ohne Belang. Vor drei Wochen bemerkte er einen kleinen Knoten im Nacken und andere in den beiden Achselhöhlen und Leistenbeugen. Sie waren damals etwa halb so groß wie jetzt. Er fühlte sich völlig wohl, nur wird er schneller müde als früher. Abgenommen hat er nicht. Appetit und Schlaf sind gut.

Die Untersuchung zeigt guten Ernährungszustand. Pupillen sind etwas unregelmäßig, aber gleich groß und reagieren normal. Die Mandeln sind stark vergrößert. Sämtliche oberflächlich gelegenen Lymphknoten, einschließlich der am Ellenbogen, der Submaxillar- und Supraorbitaldrüsen sind vergrößert. Sie sind erbsen- bis walnußgroß, frei beweglich und auf Druck nicht schmerzhaft. Die Achseldrüsen erstrecken sich links des Pectoralmuskels bis zur Brustwarze. Brust- und Bauchorgane negativ, mit der Ausnahme, daß der scharfe, feste, nicht schmerzende Rand der Milz bei tiefer Inspiration fühlbar ist. Wassermann positiv. Blutdruck 140 mm Hg. Urin negativ. Die Blutuntersuchung ergibt Eosinophile 5 900 000, Hämoglobin 80—90%. In den gefärbten

Blutausstrichen zeigen sich die roten Zellen normal. Die wechselnde Zahl der Leukocyten zeigt Abb. 129. Der Prozentsatz der polynucleären Zellen wechselt von 5—25%. Die übrigen sind Lymphocyten. Die kleinen Lymphocyten sind in überwiegender Mehrheit und betragen 55—66% aller weißen Zellen. Augenhintergrund normal.

Besprechung: Der Patient fühlt sich so wohl, daß man kaum glauben möchte, er sei ernstlich erkrankt. Aber mit allen seinen vergrößerten Lymphknoten ist er sicher weit von Gesundheit entfernt. Der positive Wassermann in Verbindung mit der allgemeinen Drüsenschwellung könnte zu der Annahme führen, sie beruhte auf Syphilis. Es wird wohl aber kaum noch einen Arzt geben, der in einem solchen Falle die Diagnose zu stellen wagt, ohne

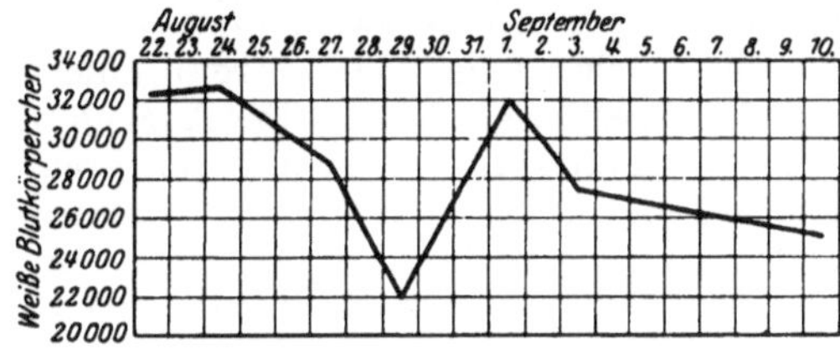

Abb. 129.

die weißen Blutkörperchen gezählt zu haben; ist dies geschehen, so bleibt kein Zweifel mehr über die Diagnose. Es handelt sich ganz sicher um eine Lymphämie bei Lymphoblastom.

Verlauf: Unter Röntgenbestrahlung nahmen die Lymphknoten an Größe ab. Der Patient schien völlig gesund zu sein und nach dem 10. 9. zog er es vor, die weitere Behandlung poliklinisch vornehmen zu lassen. Er wurde mit drei Pfund Gewichtszunahme entlassen.

Fall 156.

Ein 40jähriger Schmied suchte am 3. 10. 1910 das Krankenhaus auf. Sein Vater starb mit 65 Jahren aus unbekannter Ursache, seine Mutter an Brustkrebs, ein Vetter an Tuberkulose. Vier Brüder und eine Schwester leben und sind gesund. Die Frau des Kranken hatte zwei oder drei Fehlgeburten und man erfuhr, sie hätte eine Halsentzündung, möglicherweise syphilitischen Ursprunges gehabt. Das letztgeborene Kind scheint gesund zu sein. Der Kranke fühlte sich bis zum Juni 1909 immer wohl. Damals befand er sich in einem Krankenhause wegen einer Operation am linken Fuße. Die Diagnose lautete auf Ostitis, möglicherweise maligner Natur. Am 27..7. wurde in einem anderen Hospital die Geschwulst vom linken Fuße entfernt, die eine Mischgeschwulst, ein Sarkocarcinom gewesen sein soll. Ein histologischer Untersuchungsbefund war nicht vorhanden. Von da an fühlte er sich bis vor zwei oder drei Monaten ziemlich wohl. Dann wurde er sehr nervös und ruhelos, mußte sich oft an verschiedenen Teilen des Körpers kratzen, badete die Füße, um stechende Schmerzen zu bessern und klagte über allgemeine Schmerzen im Leibe und Aufstoßen. Vor zehn Tagen bemerkte er leichte Taubheit auf einem Ohr. Heute morgen schien er beiderseits völlig taub. Der Stuhlgang ist stark verstopft, sonst kann nichts Bestimmtes über die Vorgeschichte herausgebracht werden.

Die **Untersuchung** zeigt guten Ernährungszustand, trockene rauhe Haut. Die rechte Pupille war größer als die linke, beide reagierten normal. Die Zunge war mit einem dicken, braunen Belage bedeckt. Die oberflächlichen Lymphknoten sind nicht vergrößert. Brust- und Bauchorgane normal. Patellarreflexe nicht auslösbar, ebenso auch die Achillessehnenreflexe. In der linken Leistenbeuge finden sich einige zusammenfließende Lymphknoten,

die einen etwa zweiwalnußgroßen Tumor bilden. Das linke Knie ist etwas
dünner als das rechte. An der Außenseite des linken Fußes, nahe dem Fersen-
beine, findet sich eine Narbe und einige rote, subcutane, auf Druck nicht
schmerzhafte Knoten. Die Zahl der Leukocyten im Blute wechselt von 12000
bis 16 000 mit 79% polynucleären Zellen. Urin negativ.

Während seines vierwöchentlichen Aufenthaltes im Krankenhause schwankt
die Temperatur von 37,3°—37,8°, der Puls zwischen 110—130. Die Atmung
bewegte sich um 25. Stuhlgang war bei dreimaliger Untersuchung frei von
okkultem Blut. Im Auswurf fanden sich keine charakteristischen Bakterien.
Die Untersuchung der Ohren ergab eine akute doppelte Labyrinthitis, wahrscheinlich spezifischer Natur. Der Augenhintergrund war normal. Ein Neurologe
konnte den Fall nicht weiter aufklären, obwohl der Patient einen ausgesprochenen
Romberg und Ataxie in den Armen hatte und an den Beinen das Gefühl herabgesetzt war. Es bestand an den Armen reichliches Muskelzucken mit Jucken
und Ruhelosigkeit. Am 7. 10. reagierte die rechte Pupille schlecht.

Am 7. 10. wurde 5 ccm klarer Flüssigkeit bei der Lumbalpunktion gewonnen. Eine Zelle im Kubikzentimeter. Im gefärbten Ausstriche zeigten
sich polynucleäre Zellen 66%, Lymphocyten 32%, Eosinophile 2% und viele
rote Blutkörperchen, mit anderen Worten wahrscheinlich eine Verunreinigung
durch Blut.

Besprechung: Die syphilitische Anamnese, das Fehlen der Sehenreflexe
und die Taubheit könnten wohl Symptome einer Syphilis sein. Andererseits lassen die Knoten am Fuße und in der Leistenbeuge und die eigenartige
Ruhelosigkeit an die Möglichkeit einer Gehirnmetastase, von einem Tumor
aus, denken. Möglicherweise hat er mehr als eine Krankheit. Es ist ziemlich
schwer, unter einer Diagnose alle die vorliegenden Tatsachen zusammenzu-
bringen. Tatsächlich konnte auch vor der Untersuchung einer excidierten
Drüse keine befriedigende Diagnose gestellt werden, wenn wir auch darüber
klar waren, daß wenigstens ein Teil der vorhandenen Erscheinungen auf Syphilis
beruhte.

Verlauf: Am 8. 10. wurde die Drüsenmasse in der linken Leistenbeuge
herausgenommen. Die histologische Untersuchung ergab malignes Lymphom.
Eine Diagnose konnte nicht gestellt werden. Der Patient blieb auf der Station,
ohne daß sich etwas änderte, bis Ende Oktober; dann trat Inkontinenz auf
und er delirierte nachts. Am 23. traten Muskelkrämpfe an den Armen, den
Schenkeln und Beinen für einige Tage auf. Während dieser Zeit konnten Reflexe
nicht ausgelöst werden. Am 3. 11. starb der Kranke. Die klinische Diagnose
lautete: maligne Erkrankung des Fußes und der Inguinaldrüsen mit
Metastasen im Zentralnervensystem. Auch an Syphilis und Tabes und
an Myxödem hatte man gedacht. Die Autopsie klärte die Ursache des Todes
nicht gut auf. Es fand sich eine syphilitische Adenitis, ein kleines Hypernephrom
der Nieren und hämorrhagische Zonen in der Lunge.

Fall 157.

Eine 35jährige Lehrerin wurde am 28. 12. 1910 in das Krankenhaus auf-
genommen. Familienanamnese negativ. Sie hatte früher an Schnupfen und
Halsentzündungen zu leiden und klagte seit einem Jahre über leichten, trockenen
Husten. Alle ein bis zwei Jahre hatte sie eine Bronchitis.

Im Sommer 1909 hatte sie dauernd leichtes Fieber und ein Exanthem,
das an den Ohren und der Nase begann und allmählich den unteren Teil des
Gesichtes ergriff. Die Efflorescenzen sonderten Blut und Eiter ab. Vor einem

Vierteljahre begann es abzuheilen und ist jetzt ganz verschwunden. Die Menstruation ist regelmäßig, die Lebensgewohnheiten sind gut.

Im September 1909 bemerkte sie Lymphknoten beiderseits im Nacken. Am größten waren sie im Januar 1910. Seither sind sie kleiner geworden, aber andere sind hinter dem linken Ohre und in der Achselhöhle aufgetreten. Januar 1910 hütete sie sechs Wochen wegen schwerer Grippe und Schmerzen in der Magengegend das Bett. Einen ähnlichen Anfall hatte sie im März 1909 gehabt. Darauf war sie auf das linke Bein gelähmt. Der Fuß schmerzte und zeigte rote Flecke. Seit Januar ist sie nicht mehr umhergegangen. Im Juni 1910 erwachte sie eines Morgens und fand die linke Hand und das linke Bein gelähmt, die rechte Seite des Gesichtes hing herab und sie konnte nur schlecht sprechen. Seither ist es langsam allmählich besser geworden, nur die linke Hand ist noch schwach. Seit März 1909 hat sie nicht mehr gearbeitet. Es besteht weder Gewichtsabnahme noch klagt sie über Schmerzen. Der Appetit ist gut, der Stuhlgang angehalten, der Schlaf ungestört.

Die **Untersuchung** verläuft ergebnislos, bis auf harte, auf Druck nicht schmerzhafte, erbsengroße Drüsen über dem linken Schlüsselbein und noch größere an der rechten Halsseite und in der Achselhöhle.

Der linke Fuß und Schenkel ist angeschwollen, die Wade auf Druck leicht schmerzhaft. Fußklonus links. Der Druck der linken Hand ist schwächer als rechts. Blut und Urin negativ. Blutdruck 115 mm Hg. Wassermann negativ. Während der einwöchigen Beobachtung kein Fieber.

Besprechung: Trotz des negativen Wassermann läßt hier doch vieles an Syphilis als die Ursache der Drüsenschwellungen denken. Der Anfall im Juni 1910 konnte sehr wohl die Folge syphilitischer Gefäßveränderungen im Gehirn sein. Der Fußklonus und die linksseitige Muskelschwäche, sechs und ein halbes Jahr später, stärken die Annahme, daß es sich um eine organische Gehirnstörung handelte.

Mit guten Gründen könnte man auch die Drüsenschwellung der lymphatischen oder lymphoblastischen Art zuzählen. Für Tuberkulose spricht nichts.

Die Tatsache, daß die Lymphknotenschwellung unmittelbar nach der eitrigen Hautentzündung im Sommer 1909 auftrat, macht es auch möglich, daß die Quelle ihrer Störung in einer Septikämie liegt, die zu der Drüsenerkrankung geführt hatte. Solch eine Septikämie, die nicht nur zu lokalen, sondern zu allgemeinen Drüsenschwellungen führt, sieht man nicht selten bei Streptokokkeninfektion, die mit Mandelentzündung beginnt.

Verlauf: Am 11. 4. 1913 erhielten wir folgenden ärztlichen Bericht: Nach der Rückkehr aus dem Krankenhause wurden die Drüsen der Kranken, wie man uns empfohlen hatte, mit Röntgen bestrahlt. Es ging ihr dauernd schlechter, die Lymphknoten am Halse nahmen zu. Sie schien sich durchaus dem Ende zu nähern, wie man es auch bei der Entlassung aus dem Krankenhause angenommen hatte. Sie litt viel unter Acne im Gesicht und um das zu bessern, bekam sie eine Streptokokkenvaccine. Zu unserer großen Überraschung besserte sich nicht nur der Hautausschlag, sondern die Drüsen wurden kleiner; die Kranke wurde allmählich viel kräftiger. Seither ist diese Behandlung regelmäßig fortgesetzt worden. Sie hat ihr altes Gewicht und fast die alten Kräfte wieder gewonnen. Die Drüsen sind fast völlig verschwunden und sie scheint jetzt wieder ganz munter zu sein.

Beim Verlassen des Krankenhauses erschien Hodgkinsche Krankheit die allerwahrscheinlichste Diagnose, aber nach dem Verlauf ist sie jetzt ganz unwahrscheinlich. Viel wahrscheinlicher scheint die Annahme einer Adenitis septischen Ursprunges.

Fall 158.

Ein 41 jähriger Koch kam am 22. 11. 1910 wegen häufiger Anfälle von Mandelentzündung und Mandelvergrößerung ins Krankenhaus. Am 23. wurden die Mandeln und die anderen adenoiden Wucherungen entfernt und am gleichen Tage verließ er das Krankenhaus. Am 20. 12. 1910 kam er wieder und sagte, er hätte seit Juli an Steifheit und Schmerzen im Kreuz zu leiden, die bei schnellen Bewegungen und beim Aufstehen schlimmer würden. Seit acht Wochen hätte er außerdem Schmerzen und Steifheit im rechten Schultergelenk und Ellenbogen. Seit der Operation vor drei Wochen sei noch eine schmerzhafte Anschwellung der Lymphknoten am Halse hinzugekommen. Er hat keinen Husten, bringt aber ziemlich viel Schleim aus dem Halse herauf. Seit Jahren klagt er über etwas Kurzatmigkeit bei Bewegung und gelegentliche Schmerzanfälle in der linken Achselgegend. Er trinkt täglich einen Viertelliter Schnaps, hat aber auch nicht einen Tag die Arbeit versäumt. Familienanamnese negativ. Appetit gut, aber beträchtliche Gewichtsabnahme. Vor acht Jahren wog er 172 Pfund, vor einem Jahre 154 Pfund, jetzt 127 Pfund.

Die **Untersuchung** zeigt guten Ernährungszustand. Pupillen und Reflexe normal. Rachen leicht gerötet, aber ohne Belag. An der rechten Halsseite fand sich eine druckschmerzhafte, zusammenhängende Drüsenmasse, darunter finden sich viele ähnliche erbsengroße Drüschen. Die Achsel-, Leisten- und Ellenbogendrüsen waren fühlbar, aber nicht abnorm. Brust- und Leiborgane negativ. Schmerzen und leichte Druckschmerzhaftigkeit im linken Schulterblatt und im linken Sakroiliakalgelenk. Urin negativ. Das Blut zeigt eine geringe polynucleäre Leukocytose von 11 000—19 000. Die Veränderungen am Rücken wurden auf eine infektiöse Gelenkentzündung zurückgeführt. Am 14. 1. fand sich der Zustand, wie ihn die Abb. 130 zeigt.

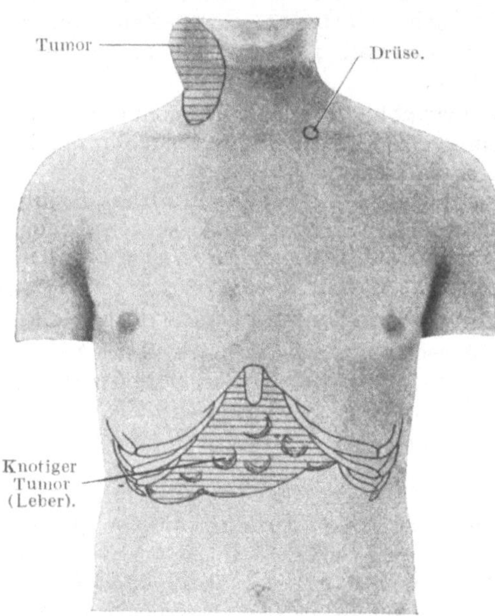

Abb. 130. Untersuchungsergebnis zu Fall 158.

Besprechung: Die Anamnese zeigt einen Alkoholiker mit vergrößerten Halsdrüsen als Folge einer Operation an den Mandeln mit ziemlich weit über den Rumpf und den rechten Arm verbreiteten Schmerzen und ausgesprochener Gewichtsabnahme, Atemnot und häufigen Anfällen von Halsentzündung. Die Untersuchung zeigt außer dem Tumor im Halse eine Lebervergrößerung, deren Oberfläche uneben ist, daß man nur drei Möglichkeiten in Betracht zu ziehen braucht: bösartige Erkrankung, Syphilis und Echinokokkus. Nichts in der Anamnese des Kranken noch bei der Blutuntersuchung stützt die Annahme eines Echinokokkus. Die ausgesprochene Gewichtsabnahme und die schweren Allgemeinerscheinungen sprechen durchaus dagegen. Gewöhnlich klagen solche Patienten sehr wenig; wir brauchen eine Erklärung für den Tumor unter dem Rippenbogen. Dem Patienten liegt weniger daran als an einer Besserung seines Zustandes.

Syphilis kann man nicht ausschließen, wenn man sie auch nicht positiv beweisen kann. Eine **maligne Erkrankung** ist möglich.

Verlauf: Eine der Drüsen wurde excidiert und histologisch untersucht, wobei sich die Metastase eines malignen Tumors herausstellte, dessen Natur zunächst nicht sichergestellt werden konnte. Am 15. 1. erschien auf der Wange ein roter Fleck, den ein Dermatologe als Erysipel ansah. Dem Patienten ging es schnell schlechter und am 30. 1. starb er. Die Autopsie ergab ein **Neuroblastom** am Halse, der Pleura, der Leber, der Retroperitoneal- und Bronchiallymphknoten, Tuberkulose einer Bronchiallymphdrüse, chronische Periphlebitis und Hydrothorax.

Fall 159.

Ein 36jähriger Landmann wurde am 2. 1. 1911 in das Krankenhaus aufgenommen. Im Herbst 1909 lag er vier Tage wegen eines Anfalles von Übelkeit und Erbrechen zu Bett, wofür sich keine Ursache fand. Vorher ist er stets wohl gewesen. Familienanamnese stets ausgezeichnet. Der nächste Anfall dauerte vom Frühjahr 1910 bis zum 3. 7. 1910. Seither hatte er fast alle drei Wochen einen Anfall, der zeitweise drei bis vier Tage anhält. Das Erbrochene ist braun und enthält niemals Blut. Der Magen wurde wiederholt ausgespült, ohne daß dadurch eine Besserung eintrat oder die Sache geklärt wurde. Der letzte Anfall war am 15. 12. Appetit, Stuhlgang und Schlaf gut. Er selbst fühlt sich völlig wohl. Bei jedem Anfall nimmt er etwa zehn Pfund ab, die er aber schnell wieder gewinnt. Niemals hat er lancinierende Schmerzen oder andere Symptome der Art.

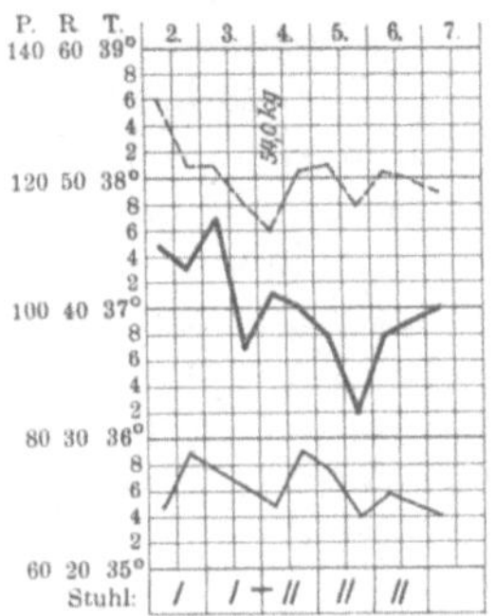

Abb. 131. Temperaturkurve zu Fall 159.

Bei der **Untersuchung** finden sich normale Pupillen, Lymphknoten und Reflexe, sonst findet sich keine Abweichung von der Norm, bis auf schnellen Puls und eine leichte Erhöhung des Blutdruckes. Temperatur Abb. 131. — Blut und Urin normal. Gewicht 119 Pfund. **Wassermann** negativ. Keine Veränderung im Zentralnervensystem. Die Untersuchung der Augen verläuft ebenso negativ wie die der Ohren. Die Schilddrüse ist leicht vergrößert. 5 cm unterhalb des Rippenbogens fühlte man am 3. 1. den festen, glatten, auf Druck nicht schmerzhaften Rand der Leber. Es fand sich ein sehr leichter, feiner Tremor der Finger. Die Augen sind nicht hervorgetrieben, keine Schweiße. Während seines einwöchentlichen Aufenthaltes im Krankenhause zeigte der Patient keine krankhaften Erscheinungen.

Am 28. 3. 1913 teilte uns der Kranke mit, die Brechanfälle seien während der letzten zwei Jahre etwas häufiger vorgekommen. Sie sind nicht von Schmerzen begleitet und er erholt sich sehr schnell von ihnen. Er glaubt, seine Magennerven sind kräftiger geworden, aber der Hals ist geschwollen, und er muß manchmal schlucken.

Besprechung: Diese periodischen Anfälle von Brechen gleichen ganz denen, wie man sie oft bei **Tabes** findet, aber nichts weist sonst in dem Falle darauf hin, und die wichtigsten Punkte, die sich bei der Untersuchung ergaben, sind die palpable Leber, die leichte Vergrößerung der Schilddrüse, der Tremor und der ziemlich hohe Blutdruck. Anfälle von Erbrechen wie hier habe ich niemals als Folge einer **Hyperthyreoidose** gesehen. Wohl kann Erbrechen dabei auch auftreten, aber nur bei Patienten, die auch die anderen toxischen Symptome viel stärker ausgesprochen zeigen. Mir scheint es deshalb sehr zweifelhaft, ob die Schilddrüse irgend etwas mit dem Erbrechen des Kranken zu tun hat.

Verlauf: Am 23. 4. 1913 wurde der Kranke wieder untersucht. Er gab an, das Erbrechen dauere jetzt nur einen Teil des Tages und nicht wie früher einen bis zwei Tage. Dieses Mal erwähnte er, er hätte im vergangenen Jahre vier Anfälle von Schmerzen in den Beinen gehabt, jedesmal eine ganze Nacht, und zwar waren die Schmerzen von juckendem, stechendem Charakter. Obwohl die Schmerzen nach seinen Angaben stechend sind, sind sie doch auf einen Fleck beschränkt und bei jedem Anfalle war dieser Fleck zwischen Knie und den Fersen. Während des letzten halben Jahres hatte er Anfälle jeden zweiten Tag, dieselben begannen gewöhnlich um sieben Uhr früh. Während der Anfälle hat er keine Übelkeit, aber er ist sehr nervös und ist am liebsten allein in einem dunklen Zimmer. Seit drei Jahren hat er nicht mehr gearbeitet. Gelegentlich bleibt ein Schluck Wasser irgendwo im Halse stecken und wird bald wieder ausgebrochen. Auch mit fester Nahrung geht es so und manchmal hat er nach solchen Anfällen nach einigen Minuten das Gefühl, als sei ihm die Gurgel zugeschnürt. Am 23. 4. 1913 kam der Kranke wieder in das Krankenhaus mit der Angabe, die Brechanfälle seien nun häufiger geworden und er hätte fünf Pfund abgenommen. Die Untersuchung zeigt normale Pupillen, lebhafte Patellar- und Achillessehnenreflexe, verläuft aber sonst negativ. Blutdruck 156 bis 110 mm Hg.

Die Lumbalpunktion zeigte im Kubikzentimeter 50 Zellen, alles Lymphocyten. Liquor, **Wassermann** positiv, Blut-**Wassermann** negativ. Ein Röntgenbild zeigt keine Veränderung in der Begrenzung des Herzens und der Aorta. Kein Hinweis auf Aortitis. Sicherlich handelt es sich um eine cerebrospinale Syphilis mit gastrischen Krisen, trotz der normalen Pupillen und Patellarreflexe. Die Vergrößerung der Schilddrüse ist wahrscheinlich für diese Erscheinungen ohne Bedeutung.

Fall 160.

Ein 65jähriger Landwirt suchte am 23. 1. 1911 das Krankenhaus auf. Er litt seit der Kindheit an Skrofulose, d. h. die Halsdrüsen waren angeschwollen und eiterten einige Zeit, haben ihn aber bis vor drei Monaten niemals wieder gestört. Damals merkte er, daß die Lymphknoten an der rechten Halsseite größer als gewöhnlich waren. Eine Woche lang schmerzten sie sehr und waren auf Druck empfindlich. Aus diagnostischen Gründen sind ihm heute morgen in der Poliklinik die Tonsillen entfernt worden. Appetit gut. Er hat bis auf die letzte Woche gut geschlafen, dann hielten ihn die Schmerzen wach. Bis zur Aufnahme hat er gearbeitet, klagt nicht über Husten, hat weder Fieber noch Gewichtsabnahme.

Die **Untersuchung** zeigt einen gut genährten, gesund aussehenden Mann. Pupillen und Reflexe normal. Unter dem rechten Kieferwinkel findet sich eine faustgroße, knotige Masse, sonst sind die Drüsen nicht vergrößert. Die rechte Tonsille ist pflaumengroß und abnorm gerötet. Im übrigen verläuft die Untersuchung völlig negativ. Blut und Urin sind normal. Während der zehntägigen Beobachtung besteht kein Fieber.

Besprechung: Offenbar hatte unser Kranker in seiner Kindheit eine Adenitis, vielleicht tuberkulöser Natur, aber wir haben keinen Grund, das mit seinen jetzigen Störungen in Zusammenhang zu bringen. Die wichtigsten Punkte seines jetzigen Zustandes sind drei Monate anhaltende Klagen über Drüsenschwellungen am Halse, seit einer Woche Druck und Druckschmerzhaftigkeit dort bei einem 65jährigen Manne, der sich völlig wohl fühlt. Die physikalische Untersuchung erweitert unsere Kenntnisse nur nach der negativen Seite. So ist kein Grund anzunehmen, daß die Lymphknoten metastatischer Natur sind, denn weder an den Brust- noch an den Leiborganen finden sich irgendwelche Veränderungen. Es ist auch keineswegs wahrscheinlich, daß sie tuberkulös oder syphilitisch sind, diese Art von Lymphknotenschwellungen pflegt nicht bei einem gesunden 65jährigen Manne aufzutreten. Auch für eine Sepsis spricht nichts. Die einzige Erklärung bleibt die Annahme eines primären Tumors selbst.

Verlauf: Stücke aus der Tonsille wurden histologisch untersucht. Es fand sich ein Lymphosarkom. Der hinzugezogene Chirurg empfahl nicht zu operieren. Wassermann negativ. Der Patient wurde mit Röntgen bestrahlt und es ging ihm wesentlich besser. Trotzdem ging er am 1. 2. nach Hause.

Bemerkung: Obwohl hier die Diagnose Lymphosarkom gebraucht wird, haben wir keinen Grund zu der Annahme, daß es sich um mehr dabei handelt als um eine Veränderung der Terminologie. Wir haben es mit der außerordentlich verschieden auftretenden Krankheit zu tun, die wir in diesem Kapitel schon wiederholt gefunden haben, mit einem Lymphoblastom. Es empfiehlt sich, hier auf einige der in ihrer klinischen Erscheinung außerordentlich verschiedenen Zustände hinzuweisen, die wir unter diesem Namen zusammenfassen.

1. Die Krankheit kann akut oder chronisch verlaufen. Sie kann plötzlich aufhören und kann bis 50 Jahre dauern. Sie kann innerhalb weniger Wochen verlaufen und in wenigen Wochen tödlich enden.

2. Sie kann auf eine einzelne Drüse oder auf Drüsengruppen beschränkt sein, kann sich in den Körperhöhlen oder an den gewöhnlichen Stellen der äußeren Drüsenschwellungen finden.

3. Sie kann mit Beteiligung der Milz verlaufen oder nicht, ebenso mit Beteiligung des Knochenmarkes und der kleinsten lymphadenoiden Herde, in der Haut, im Unterhautgewebe oder sonstwo sich finden.

4. Das Blut kann dabei normal oder lymphatisch sein.

5. Der Drüsen können wenige oder viele sein, große oder kleine, harte oder weiche.

Bei dem außerordentlich chronischen Verlauf mancher Fälle zögert man, die Krankheit unter die malignen Neubildungen einzureihen. Es gibt aber, wenn man andere Fälle sieht, keinen bekannten Tumor, der schneller zum Tode führt und unbarmherziger in die umgebenden Gewebe einbricht.

Fall 161.

Ein 48jähriger Kaufmann wurde am 21. 2. 1911 in das Krankenhaus aufgenommen. Vor einem Jahre wurde der Kranke schwach und konnte nicht mehr seine gewohnte Arbeit verrichten. Vor drei Monaten bemerkte er einen Knoten unter der Haut der rechten Schläfe. Zwei Wochen später einen anderen über der linken Augenbraue, 14 Tage später zwei weitere in der gleichen Gegend. Nach dem Aufschießen der rechten Gruppe begannen Kopfschmerzen und Schielen, weshalb er ohne Erfolg ein Vierteljahr einen Augenarzt in Anspruch nahm. Die letzten zwei Monate haben sich die Knoten nicht vergrößert, aber seine Kopfschmerzen lassen ihn oft nicht schlafen. Nach Nasenbluten vor einer Woche ging es ihm wesentlich besser. Vor vier Wochen gab er endgültig seine Arbeit auf, obwohl er schon einige Zeit vorher eigentlich nicht mehr gearbeitet hatte. Vor ein und einem halben Jahre wog er 148 Pfund mit Kleidern, vor sieben Monaten 135 Pfund mit Kleidern, jetzt wiegt er unbekleidet 118 Pfund.

Die **Untersuchung** zeigte schlechten Ernährungszustand, leichte Blässe und fünf Knoten am Gesicht, deren Lage Abb. 132 zeigt. Nr. 1 war weich, mit der Haut nicht verwachsen, nicht beweglich und auf Druck nicht schmerzhaft, zeigte keine Fluktuation und maß etwa $3^1/_2$ cm im Durchmesser. Nr. 2 fester, sonst ebenso. Die anderen verhielten sich wie der letztgenannte. Der linke Augapfel ist etwas hervortretend und zeigt Schielen nach außen. Die linke Pupille reagiert sehr wenig auf Lichteinfall und gar nicht auf Nahesehen. Lymphknoten ohne Besonderheiten. Das Herz zeigt keine Veränderungen bis auf ein blasendes, systolisches Geräusch, das nach der Achselhöhle und über die ganze Herzgegend fortgeleitet wird. Der Herzspitzenstoß liegt 4 cm außerhalb der Brustwarzenlinie im 5. Intercostalraum. Der Herzstoß ist verbreitert und hebend. An der Basis sind die ersten Töne kaum hörbar. Der zweite Pulmonalton ist verstärkt. Blutdruck systolisch 135 mm Hg, diastolisch 80 mm Hg. Lungen o. B.

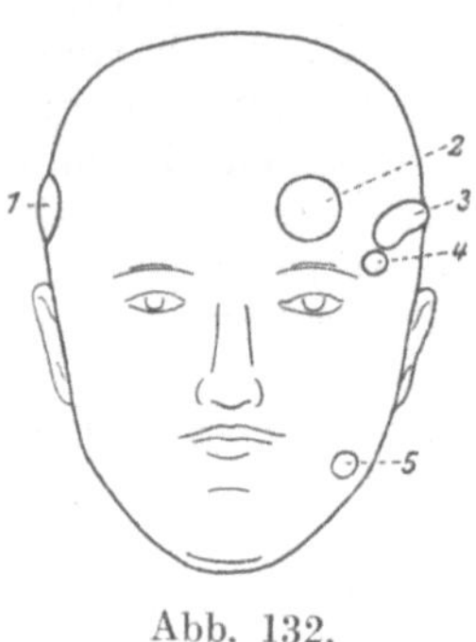

Abb. 132.

Die Untersuchung des Leibes verläuft negativ, bis auf einen in der linken Seite gefühlten, scharfen Rand, der wahrscheinlich der Milz entspricht und einen ähnlichen, wahrscheinlich der Leber zugehörig. Beide fühlt man etwa 5 cm unterhalb des Rippenbogens. Während zehntägiger Beobachtung kein Fieber. Der Urin enthielt den Bence-Jonesschen Eiweißkörper. Blut zeigt Eosinophile 2 100 000, Leukocyten 7500, Hämoglobin 75%. Die Auszählung ergibt keine Veränderungen. In den gefärbten Ausstrichen sieht man wenige abnorm gefärbte oder getüpfelte Blutkörper, mäßige Achromie und Leukocytose. Augenhintergrund o. B. Wassermann negativ. Am 26. untersuchte ich das Blut und fand hohen Färbeindex, viele abnorm gefärbte und getüpfelte Zellen, sonst aber weder an den roten noch an den weißen Blutkörperchen Veränderungen. Die Röntgenaufnahme zeigte zwei markstückgroße rarefizierte Zonen am ganzen Schädeldache; ein bis zwei ähnliche Stellen an jedem Oberarmknochen und ausgesprochene ähnliche Tumoren an einer oder zwei Rippen. Brustbein, Beckenknochen und Schulterblatt sind normal.

Besprechung: Unser Kranker ist seit einem Jahre schwach geworden und wiegt ein Pfund weniger als er soll, und doch sind die lokalen Symptome auf das letzte Vierteljahr beschränkt, wo Erscheinungen am Kopf auftraten, nämlich fühlbare Knoten und Kopfschmerzen, die durch Nasenbluten mehr oder weniger erleichtert wurden, und Schielen. Die Untersuchung zeigt außerdem eine Vergrößerung der Leber und Milz, eine sonderbare atypische Anämie und mit am wichtigsten den Bence-Jonesschen Eiweißkörper im Urin. Differentialdiagnostisch kann ein Chlorom durch die Blutuntersuchung ausgeschlossen werden. Ein Hypernephrom ist möglich, aber Bence-Jonesscher Eiweißkörper spricht auf das deutlichste dagegen. Außerdem ist ein Hypernephrom selten mit so großer Blutarmut verbunden. Syphilitische Gummen treten gleichfalls nicht mit Bence-Jonesschem Eiweißkörper im

Urin auf und müßten, wenn sie ein Vierteljahr lang bestehen, wohl schon die Haut in Mitleidenschaft gezogen haben. Außerdem finden wir keine anderen Erscheinungen der Syphilis. Die Röntgenuntersuchung läßt Syphilis ausschließen und zeigt Veränderungen ganz anderer Natur, wie wir sie bei Metastasen bei einem Hypernephrom kennen. Man könnte ganz allein durch die Röntgenuntersuchung die Diagnose auf ein Myelom stellen.

Verlauf: Ein Stückchen des Tumors Nr. 2 wurde excidiert und histologisch untersucht. Man fand ein Myelom vom blasigen Zellentypus. Der excidierte Tumor war in einen Knochenkrater mit scharfen Rändern eingebettet. Der Kranke starb in den ersten Tagen des Mai.

Fall 162.

Ein 18 jähriger Arbeiter kam am 12. 7. 1911 in das Krankenhaus. Vor neun Jahren litt der Kranke an Schüttelfrösten und Fieber. Man nannte es Malaria, obwohl eine Blutuntersuchung nicht stattgefunden hatte. Nur beim

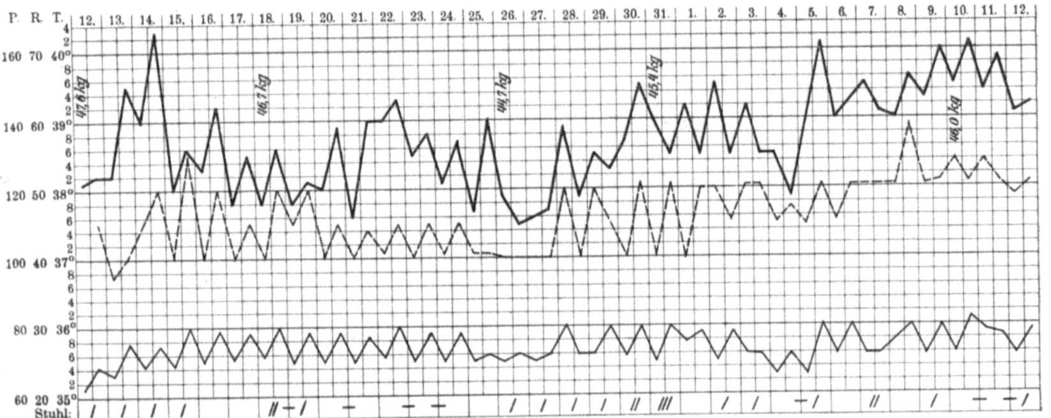

Abb. 133. Temperaturkurve zu Fall 162.

Schüttelfroste konnte er nicht arbeiten. In der Gegend, wo er wohnt, kommt sonst Malaria nicht vor. Im November 1910 klagte er über Schmerzen in den Fersen, die ihn den ganzen Winter über nicht arbeiten ließen und mit einer allmählich zunehmenden Schwäche einhergingen. Im Mai 1911 nahm er etwas zu und wurde kräftiger, aber im ganzen ging es doch zurück mit ihm. Im März 1911 erschienen Knoten an der rechten Seite des Halses, sie sind aber kleiner, als sie damals waren. Sein höchstes Gewicht betrug im November 1910 143 Pfund bekleidet, jetzt wiegt er unbekleidet 105 Pfund. Bis auf Schwäche fühlt er sich völlig wohl. Er hat seit November 1910 nicht mehr gearbeitet.

Die **Untersuchung** zeigt sehr schlechten Ernährungszustand. Pupillen und Reflexe waren normal. Vergrößerte Lymphknoten fühlte man am Halse, an dessen rechter Seite man einen festen, mit der Haut verwachsenen, auf Druck nicht schmerzhaften Tumor von 10 : 6 cm Durchmesser mit einigen kleineren Massen an seinen Rändern fühlte. Andere Drüsen von Erbsen- bis Bohnengröße fühlte man an beiden Seiten des Nackens. Die Lymphknoten in den Achselhöhlen waren fast so groß wie Taubeneier. Die Leistendrüsen waren nicht vergrößert. Brustorgane unverändert. Der untere Rand der Milz reichte fast bis zum Nabel, auch der Leberrand war leicht zu fühlen. Ödeme bestanden nicht. Temperatur Abb. 133. Eosinophile bei der Aufnahme 2 000 000. Sie sanken in 14 Tagen auf 1 000 000, später noch etwas darunter und hielten sich dann so bis zum 10. August. Die Verhältnisse der Leukocyten zeigt die Kurve (Abb. 134). Gefärbte Ausstriche zeigten fast keine Achromie, keine Makrocyten, aber beträchtliche Leukocytose und gelegentlich auch abnorme Färbung. Blutplättchen an Zahl vermindert. Vom 29. Juli an bestand eine

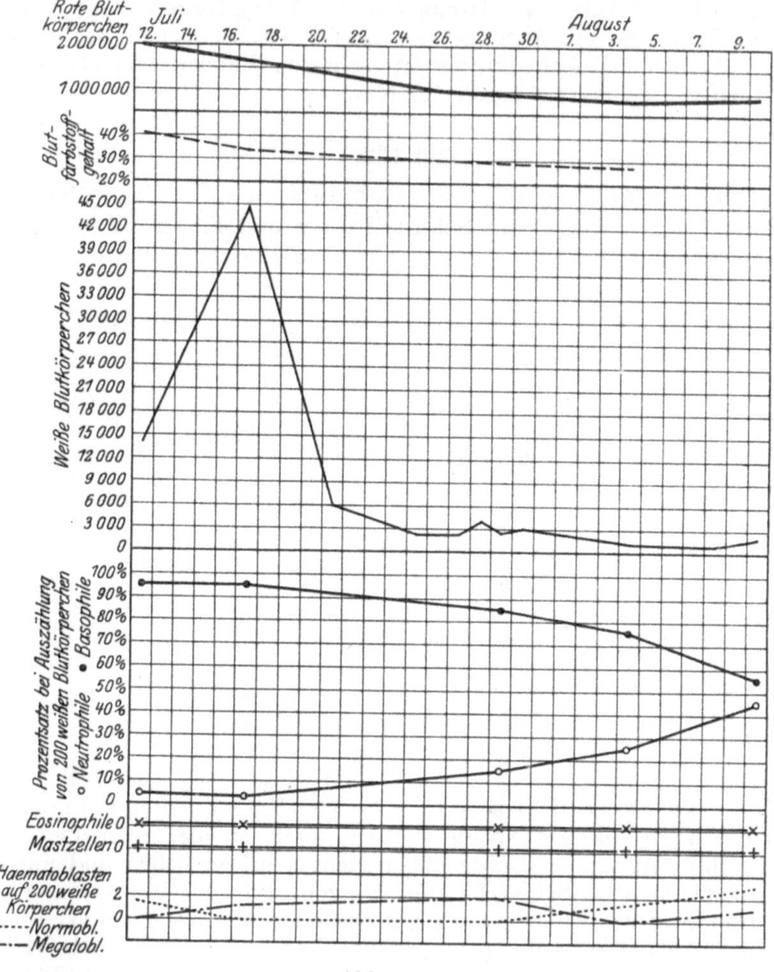

Abb. 134.

ausgesprochene Achromie und am 10. August fand man ziemlich reichlich getüpfelte Zellen. Die polynucleären Leukocyten waren kaum größer als die roten Blutkörperchen. Bald nach der Aufnahme hatte der Kranke heftiges Nasenbluten, dessen Quelle ein Spezialist nicht feststellen konnte. Adrenalin-spray, 1 : 10 000 in beide Nasenlöcher viermal täglich, brachte die Blutung zum Stehen.

Besprechung: Niemand kann über die Diagnose dieses Falles in Zweifel sein, wenn er das Blut überhaupt untersucht hat und bei einem solchen Falle von Drüsen- bis Milzveränderung wird wohl heutzutage kaum einer darauf vergessen. Betrachten wir die Ergebnisse der Blutuntersuchung und das Blutbild, so finden wir einen ziemlich typischen Fall der Krankheit, die man früher **akute lymphatische Leukämie** nannte. Heutzutage erklären wir den Zustand durch die plötzliche Anschwemmung lymphoblastomatöser Zellen in den Blutstrom.

Ich habe die Aufmerksamkeit auf die Tatsache gerichtet, daß unser Kranker viele Monate lang lediglich über etwas Schwäche klagte. Das Auftreten der Knoten am Halse fand sich beträchtlich später und schon während dieser Zeit der Schwäche hätte man wahrscheinlich durch eine Blutuntersuchung die Diagnose feststellen können. Zweimal ist mir dies bei Kranken gelungen, die lediglich über Schwäche klagten und noch keine Vergrößerung der Lymphknoten und der Milz zeigten.

Ein zweiter interessanter Punkt ist die auffällige Leukopenie während der letzten Lebenswochen des Kranken. Am 8. August betrug die Zahl der Leukocyten nur 600 im Kubikmillimeter. Ein solches Sinken der Leukocytenzahl ist bei Fällen dieser Art nicht selten. Manchmal ist die Leukopenie die Folge einer Infektion, einer Streptokokkensepticämie oder Pneumonie oder eines Erysipels und manchmal bleibt wie hier die Ursache völlig dunkel.

Verlauf: Eine Besserung trat nicht ein. Der Patient verließ das Krankenhaus am 12. 8.

Fall 163.

Ein 26 jähriger Buchdrucker suchte am 8. 11. 1911 das Krankenhaus auf. Seine Frau hat ein einen Monat altes Kind, das anscheinend gesund ist. Vor einem Jahre hatte sie eine Fehlgeburt und zwei Jahre früher eine Frühgeburt von acht Monaten. Bis vor drei Monaten war der Kranke immer gesund und leugnet Geschlechtskrankheiten. Vor drei Wochen bemerkte er nach Genesung von einer leichten Halsentzündung eine Schwellung an der linken Halsseite. Innerhalb 14 Tage erreichte sie die jetzige Größe und hat sich die letzten Wochen nicht mehr verändert. Vor einer Woche begann auf der anderen Seite des Halses eine Anschwellung, die etwas schmerzhaft war. Mehrmals mußte er in der Nacht schwitzen, besonders bei Beginn der Krankheit. Sein höchstes Gewicht betrug 142, das jetzige 125 Pfund. Er hat dauernd gearbeitet, obwohl er sich ungewöhnlich schwach fühlte. Die Familienanamnese ist ausgezeichnet. Er war dem Krankenhause von der Poliklinik mit der Diagnose einer akuten Adenitis unbekannten Ursprunges überwiesen worden.

Die **Untersuchung** ergab schlechten Ernährungszustand, Blässe, sowie leicht unregelmäßige, sehr träge reagierende Pupillen. An der linken Halsseite fanden sich Drüsen von Bohnengröße, hart, auf Druck nicht schmerzhaft und ohne Fluktuation. Oberhalb und unterhalb des Schlüsselbeines waren kleine, harte, von einander getrennte, unempfindliche Lymphknoten. Rechts am Halse fand man eine nußgroße, bewegliche Drüse, gleichfalls nicht empfindlich und nicht fluktuierend. Andere Drüsenschwellungen bestanden nicht. Zähne in sehr gutem Zustande. Der Rachen war ganz gerötet. Der harte und weiche Gaumen zeigte ein granuliertes Aussehen. Brust- und Bauchorgane o. B. Die Arterienwände waren leicht verdickt. Reflexe normal. Blutdruck systolisch 82 mm Hg., diastolisch 55 mm Hg. Bei der Aufnahme, vier Wochen später, systolisch 100 mm Hg, diastolisch 50 mm Hg. Temperatur Abb. 135. Urin negativ. Das Blut zeigte Erythrocyten 3 200 000, Leukocyten 10 000, Hämoglobin 72 %. Gefärbte Ausstriche ließen eine mäßige Achromie, sehr vereinzelte Tüpfelzellen sowie leichte Anisocytose und Poikilocytose erkennen. Die Auszählung der Leukocyten ergab eine geringe polynucleäre Leukocytose.

Während des Krankenhausaufenthaltes stieg die Zahl der Eosinophilen auf 3 500 000, die der Leukocyten auf 13 000. Sonst fanden sich keine Blutveränderungen. **Wassermann** negativ. Ein konsultierender Halsarzt suchte den Ursprung der Drüsen in den Tonsillen und empfahl Ausschälung der Mandeln, ein anderer widerriet dem. Am 14. 11. wurde zur Diagnose eine Drüse am Halse excidiert.

Besprechung: In diesem Falle spricht vieles für Syphilis, wenn auch der Patient Geschlechtskrankheiten in Abrede stellt. Seine Frau hatte eine Fehlgeburt und eine Frühgeburt. Die Pupillen erinnern in manchem an das Bild bei Tabes, und lange Zeit waren die Lymphknoten glatt, hart und auf Druck nicht schmerzhaft, wie man es bei Syphilis findet. Auch die Anämie, das Fieber, die Gewichtsabnahme und die Nachtschweiße stimmen durchaus zu dieser Diagnose. Andererseits sprechen der negative **Wassermann** und der auffallend niedrige Blutdruck bis zu einem gewissen Grade dagegen.

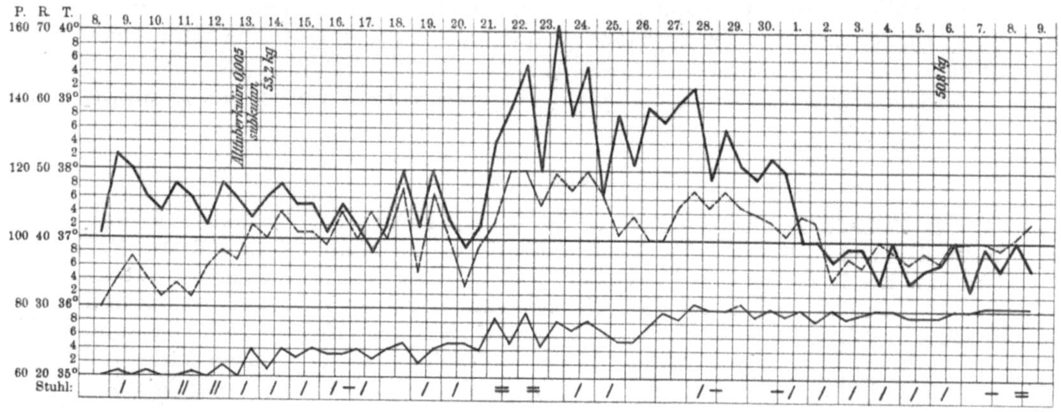

Abb. 135. Temperaturkurve zu Fall 163.

Interessant bleibt es, daß der Halsarzt annahm, die Drüsenschwellungen seien tonsillären Ursprunges und die Tonsillotomie empfahl, obgleich die Anämie, der niedrige Blutdruck und die Gewichtsabnahme schwerlich mit dieser Hypothese in Einklang zu bringen sind.

Es bleibt dann nur Tuberkulose und Lymphoblastom übrig. Zwischen diesen Krankheiten kann nur die histologische Untersuchung entscheiden. Der niedrige Blutdruck spricht eher für Tuberkulose.

Verlauf: Die histologische Untersuchung ergab, daß der Lymphknoten eine Vermehrung der Follikel mit einigen kleinen verkästen Herden, großen Riesenzellen und hin und wieder epitheloiden Zellen ergab. Diagnose: Tuberkulose. Am 20. 11. wurden die Mandeln entfernt. Eine von ihnen zeigte in Paraffinschnitten Tuberkulose. Eine Emulsion der Tonsille in Kochsalzlösung wurde am 20. 11. einem Meerschweinchen injiziert. Am 25. 12. wurde es getötet. Die Autopsie zeigte Tuberkulose der Lymphknoten und der Milz. Nach der Operation hatte der Patient höheres Fieber, schien sich aber sonst wohl zu fühlen. Lungenerscheinungen traten nicht auf, er machte deutlich einen besseren Eindruck. An den Lungen war kein Befund zu verzeichnen und doch wurden am 9. Bacillen in seinem Auswurfe gefunden. Er wurde der Tuberkulosefürsorge empfohlen und entlassen. Am 13. 11. 1912 starb er in einer Lungenheilanstalt.

Fall 164.

Ein 21 jähriger Bäcker wurde am 23. 4. 1912 in das Krankenhaus aufgenommen. Seit einem Vierteljahre hatte er Knoten zu beiden Seiten des Halses, die allmählich an Größe zunahmen, sonst fühlt er sich völlig wohl. Familien- und Eigenanamnese gut, keine Geschlechtskrankheiten.

Die **Untersuchung** zeigt guten Ernährungszustand, Vergrößerung der Lymphknoten zu beiden Seiten des Halses, vom Warzenfortsatz herab am hinteren Rande der Kopfnicker. Die Drüsen sind glatt, rund, ziemlich beweglich, mit der Haut nicht verwachsen, ihr Durchmesser beträgt $1/_2$ bis 5 cm. Zähne und Tonsillen normal. In den Achselhöhlen einige Drüsen mit einem Durchmesser von $1^1/_2$ cm. Leistendrüsen nicht vergrößert. Brustorgane normal. Bei tiefer Einatmung kann man den Rand von Leber und Milz fühlen. Während der einwöchentlichen Beobachtung kein Fieber. Blut und Urin normal. Blutdruck 135 mm Hg.

Besprechung: Differentialdiagnostisch zog man Tuberkulose, Syphilis und Lymphoblastom in Erwägung. Die letzte Diagnose schien die wahrscheinlichste. Leider wurde die Wassermannsche Probe nicht angestellt, nichts anderes konnte eine Syphilis ausschließen. Die Vergrößerung von Milz und Leber spricht etwas für diese Krankheiten.

Die Tatsache, daß die vergrößerten Lymphknoten seit einem Vierteljahre bestehen, ohne zu erweichen und die Haut in Mitleidenschaft zu ziehen, spricht etwas gegen die Annahme einer Tuberkulose, schließt sie aber durchaus nicht aus. Eine am Halse excidierte Drüse zeigte bei mikroskopischer Untersuchung konfluierende, epitheloide und kleinere Rundzellen mit käsiger Degeneration und verstreute Riesenzellen. Diagnose: Tuberkulose. Der Patient wurde am 29. entlassen, um poliklinisch weiter behandelt zu werden.

Am 1. 1. 1913 waren die Drüsen noch beträchtlich geschwollen. Bald darauf kam er uns aus den Augen.

Bemerkungen: Diesen Fall habe ich angeführt, um zu zeigen, daß häufig die Diagnose ohne histologische Untersuchung unmöglich bleibt.

Fall 165.

Ein 23 jähriger Landmann kam am 25. 5. 1912 in das Krankenhaus. Der Vater starb an cerebraler Ataxie, sonst sind Familien- und Eigenanamnese gut. Geschlechtskrankheiten werden in Abrede gestellt.

Vor vier Monaten bemerkte er einen Knoten in der linken Halsseite mit Schmerzen in der linken Schulter und in den Armen, die allmählich wieder verschwanden. Vor einem Vierteljahre zeigte sich eine ähnliche Masse in der linken Achselhöhle, vor zwei Monaten ein Knoten in der rechten Halsseite und vor einem ein anderer in der rechten Achselhöhle. Er hat an Gewicht und Kräften abgenommen und seit 14 Tagen nicht mehr gearbeitet. Beim Laufen bekommt er Schmerzen in den Waden. Appetit und Verdauung gut. Seines Wissens besteht kein Fieber. Vor vier Monaten wog er mit Kleidern 165 Pfund, jetzt unbekleidet 142 Pfund.

Die Untersuchung zeigt einen sehr muskelkräftigen, jungen Mann mit normalen Pupillen und Reflexen. Herz- und Leiborgane negativ. Zu beiden Seiten des Halses, zwischen Kopfnicker und Trapezius fanden sich Drüsenmassen, links ausgebreiteter als rechts, ähnliche Anschwellungen in den Achselhöhlen. Links beträgt der Durchmesser 5 cm, rechts ist er etwas kleiner. Die Leistenbeugen- und Ellenbogendrüsen sind nicht vergrößert. Die linke Lunge zeigt

LHO-Dämpfung und Bronchialatmen, aber normalen Pectoralfremitus, keine
Rasselgeräusche. An der Lungenbasis Dämpfung, abgeschwächtes Flüstern,
abgeschwächter Pectoralfremitus, aber normales Atmungsgeräusch. Die Supra-
sternaldämpfung ist erweitert (Abb. 136, 137, Temperatur Abb. 138). Urin
normal. Blutdruck normal. Das Blut ergibt Leukocyten 22 000 mit 89%
polynucleärer Zellen. Sonst besteht das
Bild einer geringen sekundären Anämie.

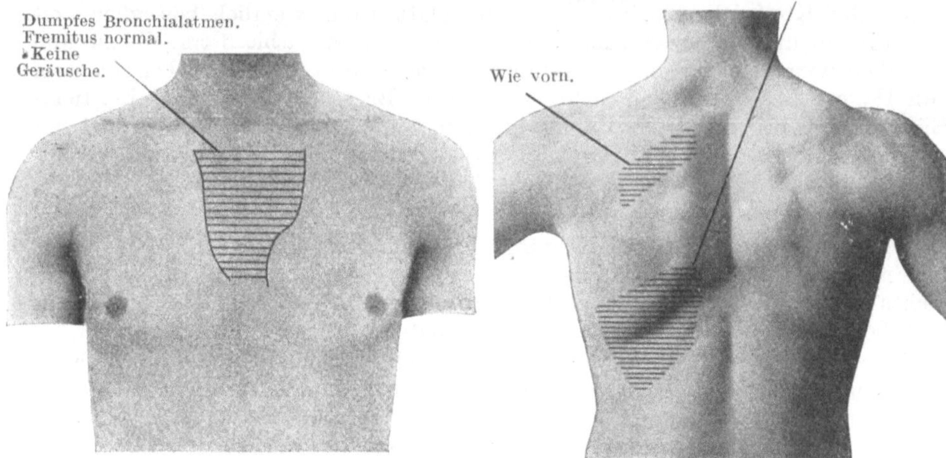

Abb. 136. Untersuchungsergebnis   Abb. 137. Untersuchungsergebnis
         in Fall 165.   in Fall 165.

Besprechung: Wir können mit einiger Wahrscheinlichkeit annehmen,
daß der Vater des Patienten Syphilitiker war. Für unseren Patienten haben
wir aber keine Beweise dafür. Allgemeine Drüsenschwellungen mit Gewichts-
und Kraftverlust, Fieber, Anämie und polynucleärer
Leukocytose können bei jeder der drei Ursachen allgemeiner Schwellung der Lymphknoten vorkommen,
die auch am häufigsten differentialdiagnostisch in Betracht kommen, nämlich Syphilis, Tuberkulose und
Lymphoblastom. Gegen Tuberkulose spricht das
Vorhandensein von mediastinalen Erscheinungen, die,
soweit mir bekannt ist, niemals bei Tuberkulose vorkommen. Ich habe die Lungenerscheinungen als Zeichen
von Mediastinaldruck erklärt wegen des Fehlens von
Rasselgeräuschen und Auswurf und wegen der Verbindung mit einer Vergrößerung der suprasternalen
Dämpfung. Man könnte aber diese Erscheinung auch

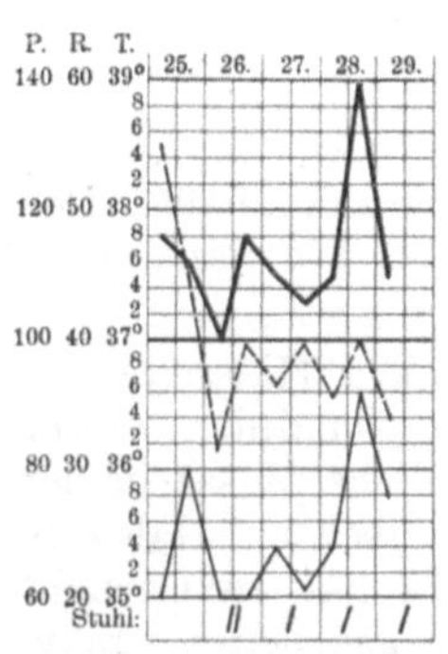

Abb. 138. Temperatur-
kurve zu Fall 165.

als Tuberkulose deuten.
Lassen wir Tuberkulose aus dem Spiele, so bleibt zu
betrachten, ob Syphilis derartige Drüsenschwellungen
ohne andere Erscheinungen verursachen könnte und besonders, ob man sie für
die Symptome seitens des Thorax verantwortlich machen kann. Die substernale
Dämpfung könnte man als einen Beweis für ein Aneurysma ansehen und
die Kompression der Lungen mit der gleichen Ursache erklären. Ein Aneurysma
bliebe aber doch ohne Recurrenslähmung und ohne Verdrängung der Luftröhre unwahrscheinlich. Man könnte eine Röntgenuntersuchung vornehmen.

Pulsiert der Tumor? Hat er die typische Lage? Auch die Wassermannsche Reaktion könnte angestellt werden. Werden alle diese Fragen verneint, dann müßte man die Diagnose auf Lymphoblastom stellen.

Ein Lymphknoten aus der Achselhöhle wurde am 28. 5. excidiert und zeigte bei der Untersuchung völliges Verschwinden der lymphoiden Struktur und deren Ersatz durch kleine Rundzellen mit starker Vermehrung des Bindegewebes. Die Zellen waren etwas größer und unregelmäßiger gestaltet als normale lymphoide Zellen. Diagnose: Lymphom. Das Röntgenbild zeigte einen Schatten an der linken Brustseite, an der Spitze deutlicher ausgesprochen als am Grunde, wo eine kleine Flüssigkeitsmenge wahrscheinlich schien. An den Lungenwurzeln fanden sich beiderseits Drüsenschwellungen. Herz und große Gefäße waren im allgemeinen erweitert. Der Patient war nur zu der Diagnose ins Krankenhaus gekommen und verließ es am 29. 5.

Blut im Stuhlgange.

(Makroskopisch, nicht mikroskopisch.)

Hämorrhoiden	2290
Kolitis, ulceröse Kolitis, Proktitis und „Dysenterie"	518
Rectumkrebs	475
Geschwüre des Dickdarmes	370
Typhus[1])	332
Magenkrebs	209
Krebs des Sigmoideums	117
Lebercirrhose	58
Bilharziakrankheit . .	4

7. Kapitel.

Blut im Stuhlgange (Melaena).

Unter Melaena versteht man die Anwesenheit von dunklem Blut im Stuhl, die sog. Teerstühle. Wenn dieses Symptom vorhanden ist, so zeigt es an, daß sich hoch oben im Darmkanal Blut entleert hat; praktisch heißt das im Halse, Magen oder Duodenum. Sehr selten ist es, daß man Teerstühle als Folge irgendeiner Hämorrhagie im Dünndarm findet.

Blutungen im Dickdarm oder im Rectum zeigen sich durch die Entleerung von verhältnismäßig frischem und unverändertem Blut. Diese letzten kommen häufig vor und sind gewöhnlich ohne Bedeutung. Die erstgenannten, die Teerstühle, sind verhältnismäßig selten und von größerer Wichtigkeit. Oft entgehen sie der Beobachtung, weil ihre Farbe weniger auffallend ist und deswegen auf den Kranken geringeren Eindruck macht.

Außer diesen groben Blutungen einer der beiden erwähnten Arten kommen noch kleine Hämorrhagien vor, die nur durch chemische Proben mit Guajac oder Benzidin nachgewiesen werden können. Sie sind von besonderer Wichtigkeit bei der Diagnose des Magenkrebses und Magengeschwüres.

---

[1]) Die Zahl ist wegen der Anhäufung von Typhusfällen im Krankenhause ungewöhnlich groß.

(Bei der Schwindsucht wird oft aus der Lunge stammendes Blut verschluckt und durch den Darm entleert. Wie oft aber, ist nicht genau zu bestimmen.)

Frisches Blut im Stuhl beruht in der überwiegenden Mehrzahl der Fälle auf Hämorrhoiden, wenn der Patient verstopft ist oder auf Enteritis, wenn er Durchfälle hat. Das sind die verhältnismäßig häufigsten und leichtesten Ursachen für Auftreten von Blut im Stuhl. Es soll aber daran erinnert werden, daß bei älteren Personen Krebs des Rectums nicht selten irrtümlich für Hämorrhoiden angesehen und entsprechend vernachlässigt wird. Jeder Fall von Rectalblutung bei älteren Leuten muß sorgfältig untersucht werden, um die Möglichkeit von Krebs auszuschließen. Die Diagnose der Hämorrhoiden, seien sie nun innen oder außen gelegen, ist durch Inspektion, besonders wenn man das Rectoskop benutzt, leicht zu stellen.

Der überlieferte Zusammenhang zwischen Hämorrhoiden und Lebercirrhose ist wahrscheinlich nur legendär. Es ist kein Grund für die Annahme, daß Hämorrhoiden bei Menschen mit Lebercirrhose irgendwie häufiger vorkommen als bei anderen Patienten gleichen Alters.

Nächst Hämorrhoiden und akuter Diarrhöe ist Krebs des Darmes die wichtigste Ursache der Entleerung von Blut im Stuhl. Die Menge des ausgeschiedenen Blutes ist gewöhnlich sehr klein und kann nur durch die oben genannten chemischen Proben erkannt werden. In Fällen von Krebs ist die Blutentleerung in der Regel ständig, aber nur gering. Bei Magengeschwür ist sie im Gegenteil intermittierend, aber die Blutmenge ist gewöhnlich größer als bei Krebs. Teerstühle, d. h. Entleerung großer Mengen von Blut, das durch den Aufenthalt im Darm chemisch umgewandelt ist, sieht man selten bei Magenkrebs oder irgendwelchen anderen Erkrankungen außer Magengeschwür und Lebercirrhose.

Geschwüre des Dickdarmes, ob sie nun akut oder chronisch verlaufen, scheiden meistens mit dem Blute auch Eiter im Stuhle aus und können dadurch von den oben erwähnten anderen Krankheiten unterschieden werden. Bei Typhus stammen die Blutungen gewöhnlich vom Dickdarm oder vom untersten Teile des Dünndarmes und das Blut ist deshalb verhältnismäßig frisch und nur wenig verändert.

Syphilis im unteren Teile des Kolon zeigt sich in der Mehrzahl der Fälle gleich zuerst durch Erscheinungen einer Darmstrictur. Gelegentlich wird aber in den Frühstadien der gleichen Krankheit auch Blut im Stuhle ausgeschieden, das dann oft auf Hämorrhoiden zurückgeführt wird. Intussusception führt nur in einer verhältnismäßig kleinen Zahl der Fälle zu blutigen Stühlen. Das gleiche gilt für Darminfarkte, die oft Symptome hervorrufen, die von denen eines Darmverschlusses nicht unterschieden werden können.

In den Tropen ist Bilharzia eine häufige Ursache blutiger Stühle.

Erwähnen will ich noch, daß auch verschlucktes Blut, mag es nun vom Nasenbluten oder von einer Lungenblutung herrühren, oder von irgend welchen geschwürigen Erkrankungen des Mundes, im Stuhl erscheinen und zu dem Irrtum Veranlassung geben kann, daß es sich um eine Erkrankung des Darmes oder des Magens handelt. Eine sorgfältige Anamnese des Falles wird gewöhnlich diesen Ursprung klar stellen.

Fall 166.

Ein 20jähriger Arbeiter kam am 17.11.1902 in das Krankenhaus. Vor sechs Wochen begannen Schwierigkeiten beim Stuhlgange; der Kranke hatte das Gefühl, oft zu Stuhle gehen zu müssen, konnte aber nur Blut, mit Schleim und Eiter gemischt, entleeren. Das hielt drei bis vier Wochen an, dann zeigten sich unter Wirkung der gegebenen Medizin braune wässerige Entleerungen. Die letzten fünf Tage hat er nur sehr wenig Blut und Eiter entleert. Niemals vorher hatte er einen ähnlichen Anfall wie diesen gehabt. Unmittelbar vor dem Stuhlgange klagte er über ziemlich heftige Leibschmerzen. An Gewicht hat der Patient nicht abgenommen. Er hat guten Appetit und leidet weder an Übelkeit noch an Erbrechen.

Die **Untersuchung** zeigt guten Ernährungszustand, verlief aber sonst bis auf den Leib negativ, wo sich an der rechten Seite eine Dämpfung zeigte, die sich bei Lagewechsel nicht änderte. Es bestand im ganzen Druckschmerzhaftigkeit, am ausgesprochensten an der linken Iliakalgegend. Temperatur 37,1, Puls 120, Atem 32. Widal negativ. L. 26700, Hb. 98 %. Urin, in normaler Menge entleert, spezifisches Gewicht 1028, enthielt eine ganz leichte Spur von Eiweiß und sehr spärliche hyaline und fein granulierte Zylinder.

Die Stuhlentleerung war fast unwillkürlich, der Stuhl von halbfester Beschaffenheit und von dunkelbrauner bis bläulicher Farbe. Die meisten Entleerungen enthielten etwas Blut. Die Rectaluntersuchung zeigte, so weit der Finger reichte, zahlreiche Drüsen von Bohnen- bis Kastaniengröße, die sich nach dem Innern zu bewegten und das Lumen verengten. Sie waren sehr hart. Der Chirurg konnte nicht entscheiden, ob es sich um Syphilis oder eine maligne Krankheit handele, neigte aber zu der ersten Annahme und empfahl antisyphilitische Behandlung, die nach der damals gebrauchten Methode, dreimal täglich 0,3 Jodkali, sofort begonnen wurde.

Besprechung: Die vorliegenden Symptome sind die einer Proktitis, die bei einem Manne von 20 Jahren mit Fieber und Leukocytose einhergingen. Solch ein Zustand wäre wohl von keiner Bedeutung, wenn er akut auftritt. Viele kurzdauernde und leichte Diarrhöen beginnen so, aber in unserem Falle haben die Erscheinungen sechs Wochen angehalten und während dieser Zeit war in den Entleerungen sehr wenig von wirklichem Kot zu sehen. Betrachtet man diese Tatsache, so mußte man annehmen, daß eine chronische ulcerative Proktitis oder Kolitis die Ursache der Störungen ist. Ohne die Vornahme einer Rectaluntersuchung hätte man sich wahrscheinlich mit dieser Diagnose begnügt. Das ganze Interesse und die Bedeutung des Falles beruht auf dem Ergebnis der Rectaluntersuchung.

Knoten, wie wir sie hier beschrieben haben, können auf Bilharzia, auf Syphilis, auf Krebs, möglicherweise auch auf Lymphoblastom beruhen, obwohl dabei sich wohl auch noch anderswo Veränderungen zeigen würden.

Verlauf: Als eine Woche später noch keine Besserung eingetreten war, wurde ein Stückchen der Geschwulst excidiert. Die histologische Untersuchung ergab das charakteristische Gewebe eines Gallertkrebses. Das Ergebnis wurde dem Kranken mitgeteilt, der darauf am 4. 12. das Hospital verließ.

Bemerkungen: Diese Krankengeschichte zeigt, daß man immer an Mastdarmkrebs denken muß, wie jung auch der Patient sein mag. Ich erinnere mich eines ähnlichen Falles, den ich vor vielen Jahren gesehen habe. Dort lag in einem Falle vieles vor, was für einen Krebs des Sigmoideums sprach, aber da der Kranke erst 21 Jahre alt war, schloß ich diese Krankheit fälschlicherweise, wie die Autopsie ergab, von der näheren Betrachtung aus. Die Hauptlehre, die wir aus dem Falle ziehen sollen, ist die Wichtigkeit einer Rectaluntersuchung in allen Fällen von Erkrankungen des Mastdarmes, die länger als wenige Tage dauern.

Fall 167.

Ein 29 jähriger Juwelier suchte am 9. 5. 1904 das Hospital auf. Vor 12 Tagen litt der Kranke an heftigen Kopfschmerzen und fühlte sich schwach. Er ging zu Bett, in dem er aber nicht lange blieb. Nachdem er wieder aufgestanden war, ging es ihm aber schnell schlechter. Vor sechs Tagen wachte er in der Nacht auf und hatte eine starke Darmblutung, auf die vor vier Tagen eine zweite folgte. Den Tag vor dieser letzten ging er wieder zu Bett, das er seither nicht mehr verlassen hat. Außer den Blutungen hatte er, so viel er weiß, keine Darmentleerungen gehabt. Familien- und Eigenanamnese sind ausgezeichnet.

Die **Untersuchung** verlief bis auf den Leib ohne Ergebnisse. Das Abdomen war deutlich ausgedehnt und an der rechten Seite etwas gespannt, überall zeigte sich tympanitischer Klopfschall, auf Druck ist es nicht schmerzhaft. Temperatur 39,2°, Puls 130, Atmung 24. E. 2 396 000, L. 8900, Hb. 55%. Urin im Durchschnitt 1200 ccm in 24 Stunden, spez. Gew. 1023, geringe Spuren von Eiweiß, vereinzelte hyaline und granulierte Zylinder. Widal zweifelhaft.

Wegen der Spannung des Leibes wurde der Kranke dem Chirurgen vorgestellt, der am 9. keine Zeichen einer Peritonitis feststellen konnte. Der Patient delirierte etwas. Blutungen traten aber nicht mehr auf, und die Spannung des Leibes ging allmählich zurück. Am 15. fand sich eine leichte Cystitis, weswegen dreimal täglich Blasenspülungen mit 2%iger Borsäurelösung vorgenommen wurden. Am 17. zeigte das Blut E. 4 800 000, L. 4400, Hb. 70%. Die Auszählung zeigte normale Verhältnisse.

Besprechung: Darmblutungen bei einem Patienten, der sich

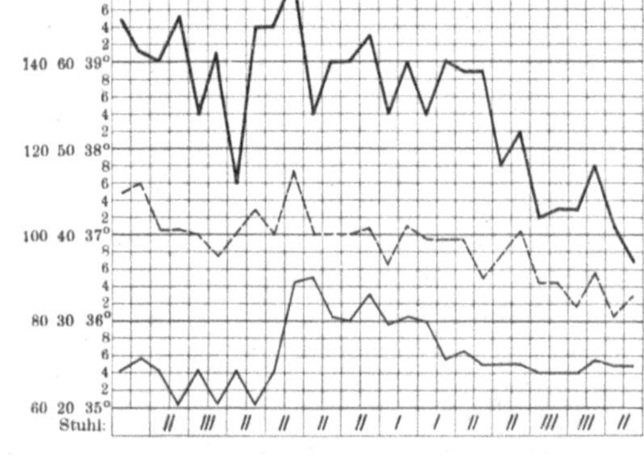

Abb. 139. Temperaturkurve zu Fall 167.

vorher gesund oder wenigstens verhältnismäßig wohl fühlte, kommen sehr wenig vor oder werden wenigstens sehr selten richtig erkannt. Intussusception oder Darminfarkte können gelegentlich solche Hämorrhagien verursachen, aber nur in Verbindung mit der Erscheinung eines Darmverschlusses, der hier fehlt. Die verschiedenen Arten von Darmgeschwüren, von denen Blutungen ausgehen können, zeigen sich nicht so plötzlich und ohne daß vorher irgendwelche Zeichen von Darmstörungen aufgetreten wären.

Ich glaube, man würde hier nicht zu einer Diagnose gekommen sein, wären nicht später die Blähung des Leibes, Fieber und Delirien aufgetreten. Diese Erscheinungen mußten jeden auch nur verhältnismäßig klugen Arzt dazu führen, sorgfältig nach Typhus zu suchen. Es gibt nur sehr wenige Ursachen für Darmblutungen, die mit Fieber einhergehen. Dysenterie kann beide Symptome hervorrufen, aber in unserem Falle besteht keine. Syphilis kann es auch tun, aber dann sind die Symptome gewöhnlich ausgesprochener im oder in der Nähe des Rectums lokalisiert und die Menge des entleerten Blutes ist geringer. Ich sehe hier nichts, was der Annahme eines Typhus widersprechen könnte. Die zweifelhafte Widalsche Reaktion spricht nicht dagegen.

Es ist nicht das Gewöhnliche, daß Darmblutungen so früh im Verlaufe des Typhus auftreten, gewöhnlich sieht man sie in den letzten Wochen der Krankheit. Aber der Fall ist durchaus nicht einzig dastehend, man muß ihn unter die Fälle von ambulatorischem Typhus mit Frühblutung einreihen.

Verlauf: Innerhalb weniger Tage fiel die Temperatur zur Norm ab, nachdem sie vorher dauernd erhöht gewesen war (Abb. 139). Die Rekonvaleszenz verlief ungestört. Am 14. 6. konnte er das Krankenhaus verlassen.

Fall 168.

Eine 38jährige Hausfrau wurde am 4. 6. 1906 in das Krankenhaus aufgenommen. Vor 20 Jahren bemerkte die Patientin zum ersten Male helles Blut und Schleim im Stuhlgange, der etwa sechsmal am Tage erfolgte, fast nur am Morgen, niemals am Abend oder in der Nacht. Unmittelbar vor dem Stuhlgange bestanden ganz leichte Schmerzen, die darauf nachließen. Einige der Entleerungen enthielten Kot, andere bestanden lediglich aus Blut und Schleim. Intussusception bestand nicht. Vor drei Vierteljahren begann die Behandlung mit täglichen Spülungen, es ging ihr darauf bis vor drei Wochen dauernd besser. Zehn Wochen lang war kein Blut mehr im Stuhle und die Entleerungen waren nur einmal am Tage und von normaler Beschaffenheit. Vor drei Wochen trat wiederum Blut auf und die Abgänge waren häufiger. Seit einem Jahre hat sie an Gewicht und Kräften abgenommen und ihre Hautfarbe wurde blässer. Bis auf schlechten Appetit und Blässe fühlt sie sich ganz wohl und konnte fast die ganze Zeit über die Arbeit für ihren Gatten und ihre drei Kinder verrichten.

Die **Untersuchung** zeigt guten Ernährungszustand, die Kranke sah nicht schlecht aus. Es bestand ein weiches systolisches Geräusch, am deutlichsten in der Pulmonalgegend, aber in der ganzen Herzgegend hörbar, abgeschwächt auch in der Achselhöhle. Der Leib zeigte in der Mitte tympanitischen Schall, an den Flanken Dämpfung, die sich bei Lagewechsel nicht verschob. Während der fünf Wochen ihres Aufenthaltes im Krankenhause stieg die Temperatur am Abend oft bis 37,5° oder 37,7°, am Morgen war sie gewöhnlich normal. Während der ersten 14 Tage bewegte sich der Puls zwischen 80 und 90, dann zwischen 90 und 100. Der Stuhl enthielt mäßig viel Schleim und zeigte positive Guajacprobe. Mikroskopisch fand sich weder Blut noch Wurmeier, aber viel unverdaute Muskelfasern. Die Kranke erhielt bei geeigneter Diät zweimal täglich Darmspülungen von 48° und dreimal täglich 0,3 Orphol nach den Mahlzeiten. Auf 7 mg Alttuberkulin erfolgte keine Reaktion. Die rectoskopische Untersuchung zeigte keine Ulcerationen im Darme. Trotzdem verschwanden Blut und Eiter nicht aus dem Stuhlgange.

Besprechung: Wenn der Stuhl nur Blut und Schleim enthält, so lautet die Diagnose gewöhnlich auf Dysenterie, worunter ich in dieser Verbindung eine chronische ulcerative Kolitis verstehe. Freilich scheint auf den ersten Blick diese Diagnose unmöglich, da die Patientin die ganze Hausarbeit geleistet hat und noch in gutem Ernährungszustande steht. Wer über eine große klinische Erfahrung verfügt, wird aber oft ähnliche Fälle gesehen haben. Es ist wirklich ganz ungewöhnlich, wie schlimm eine ulceröse Kolitis sein kann, ohne den Patienten zur Ruhe zu zwingen oder auch nur seinen Ernährungszustand irgendwie herabzusetzen. In anderen Fällen, die anatomisch und pathologisch anscheinend nicht schlimmer sind, ist der Patient auf das äußerste hinfällig, abgemagert und hilflos. Ich weiß keine Erklärung für diese Unterschiede.

In unserem Falle besteht Flankendämpfung ohne irgendwelche Veränderung bei Lagewechsel. Dieses Symptom finden wir häufig bei Dysenterie, sei sie akut oder chronisch. Das leichte Fieber führt uns zu keiner genaueren Diagnose, dagegen ist die negative Tuberkulinreaktion von wesentlicher Bedeutung. Eine positive Reaktion würde uns sehr wenig helfen, aber die negative ermöglicht uns eine Tuberkulose auszuschließen. Fassen wir die negativen Züge des Falles und die Beschaffenheit des Stuhles zusammen, so kommen wir zu keiner anderen Diagnose als zu der einer ulcerösen Kolitis.

Man sieht nicht selten ähnliche Fälle, nämlich chronische, amöbenfreie, gewöhnlich fieberlos verlaufende Kolitis, ohne daß wir eine Ursache für ihre Entstehung kennen, die entweder zur Genesung oder zum Tode führt und sich durch die Behandlung in keiner Weise beeinflussen läßt. Die Prognose ist, solange der Patient noch am Leben ist, nie hoffnungslos. Ich habe die schlimmsten und heftigsten Fälle noch genesen sehen, nachdem man schon alle Behandlung aufgegeben hatte. Andererseits können Fälle wie unsere, die nach vielen Richtungen hin wegen ihres geringen Einflusses auf den allgemeinen Ernährungszustand durch Monate und Jahre als leicht erscheinen, sich jederzeit in eine progressive und endlich zu Tode führende Krankheit verwandeln.

Differentialdiagnostisch müßte man noch Darmkrebs in Frage ziehen, aber die lange Dauer der Krankheit macht es sehr unwahrscheinlich, um so mehr, da sich kein Tumor entwickelt hat.

Verlauf: Pillen mit Campher, Opium und Tannin wurden vom 14. bis zum 29. 6. gegeben, dreimal täglich vor dem Essen, ebenso auch Tanninspülungen. Aber keine Art der Behandlung brachte sie vorwärts. Sie verließ am 7. 7. ungebessert das Krankenhaus.

Fall 169.

Ein 58jähriger Ziegelstreicher kam am 24. 1. 1910 in das Krankenhaus. Nachdem er bis vor einem halben Jahre ganz gesund gewesen war, bemerkte er im vergangenen Juli 14 Tage lang Teerstühle. Er fühlte sich aber bis zum 1. Oktober ganz wohl, dann begannen eine Viertelstunde nach dem Essen Schmerzen, oft mußte er nach schwerer Nahrung brechen. Seither hat er regelmäßig zweimal in der Woche gebrochen, jedesmal große Mengen, bald nach dem Essen. Immer innerhalb ein und einer halben Stunde hatte er Magenschmerzen und Aufstoßen. Blut hat er nie gebrochen. Besonders Fleisch und Eier verursachen ihm Beschwerden. Der Appetit geht an, Übelkeit besteht nicht, Stuhlgang regelmäßig, Schlaf gut. Seit dem vergangenen Frühjahre hat er 32 Pfund abgenommen. Ende August mußte er seiner Krankheit wegen die Arbeit aufgeben.

Die **Untersuchung** zeigt guten Ernährungszustand und leichte Blässe. Die rechte Pupille ist unregelmäßig und reagiert weder auf Licht noch auf Nahesehen. Die linke Pupille ist normal. Lymphknoten und Reflexe normal. Blut- und Leiborgane negativ. Kapazität des leeren Magens 840 ccm. Das Waschwasser zeigt Nahrungsreste und gibt eine positive Guajacprobe. Keine freie Salzsäure. Der untere Rand des Magens reicht bei Aufblähung bis zum Nabel. Nach der Probemahlzeit fehlt die freie Salzsäure, Blut ist vorhanden. Stuhlgang zeigt bei fünf Untersuchungen jedesmal reichlich okkultes Blut. Blut- und Urin normal. Kein Fieber. Blutdruck systolisch 105 mm Hg.

Besprechung: Der wichtigste Punkt in unserem Falle ist das Auftreten von Teerstühlen als das erste oder führende Symptom, und zwar zu einer Zeit, wo sich der Patient sonst völlig wohl fühlte. Tatsächlich sind die Magenerscheinungen, die typisch für Magenkrebs sind, erst vor drei Monaten aufgetreten. Das Vorhandensein einer Magenstauung mit positiver Guajacprobe und fehlender freier Salzsäure bei einem Manne, der in drei Vierteljahren 32 Pfund abgenommen hat und bis dahin stets gesund war, läßt uns nicht daran zweifeln, daß es sich um einen Magenkrebs handelt.

Warum hatte der Patient zuerst Darmblutungen? Ich weiß es nicht.

Verlauf: Die am 5. 2. vorgenommene Operation zeigte einen stark kontrahierten Magen, der von einem bis zum anderen Ende carcinomatös infiltriert war. Es fand sich nicht mehr genug normales Gewebe, um eine Gastroenterostomie anzulegen. Am 15. 2. wurde der Patient entlassen. Ein kleiner Lymphknoten, der bei der Operation excidiert wurde, zeigte kein Krebsgewebe. Trotzdem starb der Patient im Januar 1911.

Fall 170.

Ein 26 jähriger Arbeiter kam am 3. 3. 1911 in das Krankenhaus. Die Familienanamnese ist gut, er selbst war bis jetzt stets gesund. Seit 1896 war er vier Jahre Soldat in Südafrika und dann ein Jahr auf den Mauritiusinseln. Dann wurde er wegen der Krankheit, die gleich beschrieben werden soll, als Invalide nach Haus geschickt. 1900 bemerkte er in Südafrika Blut im Stuhl und im Urin, fühlte sich aber nach einigen Tagen Ruhe wieder wohl und ging nach einem halben Jahre nach Mauritius. Dort trat nach vier Monaten wieder Blut im Urin auf. Ein Vierteljahr lag er im Krankenhause, ohne Besserung zu finden. Seither war er stets unfähig zu arbeiten und hatte Blut im Urin und Schmerzen beim Wasserlassen und muß am Tage etwa 20 mal, in der Nacht drei- bis viermal Urin lassen. Trotzdem hat er hin und wieder gearbeitet, bis vor acht Wochen.

Die **Untersuchung** verlief negativ, aber der Urin enthielt beträchtliche Mengen von Blut und Eiter und eine große Zahl von Bilharziaeiern. Das Blut war negativ. Während der dreiwöchentlichen Beobachtung kein Fieber. Einmal enthielt der Stuhl ziemlich viel Blut, aber keine Eier.

Besprechung: Wenn Blut im Stuhl und im Urin bei einem Patienten sich zeigt, der in den Tropen gelebt hat, so müssen wir stets zuallererst an Bilharzia der Blase und des Rectums denken und Urin und Stuhl auf die charakteristischen Eier untersuchen. In einigen Teilen Ägyptens und in anderen tropischen Ländern ist Bilharzia die weitaus häufigste Ursache aller Blutstühle. Im gemäßigten Klima ist die Krankheit selten und man sieht sie nur bei Patienten, die sie sich in den Tropen erworben haben.

Krebs der Blase und des Rectums mit Infiltration der Wand zwischen den beiden Organen kann gleichzeitige Blutentleerung im Urin und im Stuhl hervorrufen. Solch eine Neubildung kann aber leicht durch Rectaluntersuchung oder durch Cystoskopie festgestellt werden. Bei einem Manne von 26 Jahren gibt es praktisch außer Tuberkulose und Krebs keine andere Krankheit, die gleichzeitig zu Blutentleerung im Urin und Stuhl führt, wenn auch bei Blutkrankheiten ähnliches beobachtet wird.

Verlauf: Später wurden Bilharziaeier gefunden. Der Patient erhielt 0,6 Salvarsan intravenös und verließ nach mäßiger Reaktion das Krankenhaus am 20. 3.

Fall 171.

Ein 41jähriger Arbeiter kam am 20. 3. 1911 in das Krankenhaus. Bis vor 15 Jahren lebte er in Süditalien, dann fünf Jahre in Rußland und einige Monate in Südamerika. Seit zehn Jahren lebt er in Nordamerika. Vor vier Jahren hatte er Syphilis. Bis vor drei Jahren war er ein starker Trinker und oft betrunken.

Seit drei bis vier Jahren bemerkt er bei jeder Stuhlentleerung Blut. Die Entleerungen sind weich, vier bis fünfmal am Tage und ohne Schmerzen. Appetit außerordentlich gut. Ißt er viel feste Nahrung, so wird der Stuhlgang häufiger, so daß er hauptsächlich von Eiern, Milch und Makkaroni lebt. Seit vier Monaten hat er, wie er sagt, seine Arbeit wegen kalter Füße aufgegeben. An Gewicht und Kräften hat er nicht abgenommen und fühlt sich sonst völlig wohl.

Die **Untersuchung** zeigt einen gut genährten Mann, der nicht krank aussieht. Der Stuhl zeigt zu dieser Zeit keine Amöben und auch sonst keine Abweichung von der Norm. Wassermann war negativ. Nach 14tägiger Beobachtung mit normaler Temperatur, Blut und Urin und einem systolischen Blutdruck von 135 mm Hg verließ er das Krankenhaus.

Besprechung: Bei dieser Anamnese treten drei Ursachen für die Blutstühle in den Vordergrund: Syphilis, Lebercirrhose und Amöbendysenterie. Für Cirrhose haben wir keine Beweise, Syphilis des Rectums oder des Sigmoideums könnte Erscheinungen einer Darmstenose hervorrufen. Nichts der Art liegt hier vor. Die weitere Klärung der Krankheit beruht auf der Untersuchung des Stuhles und der rectoskopischen Untersuchung. Findet sich in dem Stuhle nichts Besonderes, so bleibt die Diagnose auf ulceröse Kolitis aus unbekannter Ursache die beste Annahme hier wie in den anderen erwähnten Fällen. In diesem Falle wie in einem der früheren steht der gute Ernährungszustand im stärksten Gegensatz zu der langen Dauer und der offenbaren Schwere der Krankheit.

Verlauf: Später kam er in das Krankenhaus zurück, und es wurden Amöben der tropischen Dysenterie gefunden.

Bemerkung: Leider konnte unser Patient nicht mit Emetin behandelt werden, das damals noch nicht in Gebrauch war. Unter einer solchen Behandlung hätte man eine schnellere Genesung erzielen können.

Schwellung des Gesichtes.

8. Kapitel.

Schwellung des Gesichtes.

Zuvörderst muß man sich wohl merken, daß ein geringer Grad von Schwellung um die Augen und eine geringe Aufgedunsenheit des übrigen Gesichtes bei manchen Menschen früh am Morgen, wenn sie erwachen, normal ist.

Zweifellos gibt es individuelle Unterschiede des Gewebes, die erklären, warum einige Leute diese Erscheinungen zeigen, andere nicht. Nichts springt mehr in die Augen als die individuellen Unterschiede bei gesunden Menschen in Trockenheit oder Feuchtigkeit, Festigkeit oder Weichheit ihrer Gewebe. Fette Menschen neigen vielleicht ein wenig mehr zu diesen Symptomen des Gesichtsödems am frühen Morgen als andere.

Nach alkoholischen Exzessen zeigen Personen, die sonst nicht daran leiden, diese Symptome oft in ausgesprochener Weise. Warum, weiß ich nicht.

Während der Schwangerschaft zeigt sich dann nicht selten ein gewisser Grad von Ödemen sowohl im Gesicht als auch sonstwo, auch bei normalem Verhalten der Nieren und des Herzens. Ein solches Ödem soll man aber stets zur sorgfältigsten Untersuchung des Urins und des Herzens anhalten.

Lokale Hauterkrankungen, wie schwerer Sonnenbrand, Ekzem, Masern und Erysipel treten oft mit außerordentlich starkem Gesichtsödem auf. Besonders bei Rose sieht man oft beide Augen völlig verschwollen infolge der Anhäufung von Flüssigkeit in den losen Geweben, das um sie herum liegt.

Die ganz gewöhnliche Schwellung des Gesichtes bei Zahnschmerzen führt gewöhnlich nicht zu diagnostischen Schwierigkeiten, weil sie einseitig auftritt und weil der erkrankte Zahn in nicht mißzuverstehender Weise die Aufmerksamkeit auf sich lenkt. Gelegentlich kann aber eine Erkrankung des Antrums oder ein lokalisierter Absceß der Wange dieses Zahnschmerzödem begleiten oder vortäuschen. Sorgfältige Untersuchung wird uns zum Ziele führen.

Bei der Glomerulonephritis und bei einer der degenerativen tubulären Nierenveränderungen, wie bei Sublimatniere, geht oft ein ausgesprochenes Gesichtsödem den Schwellungen der anderen Körperteile voraus. Die vasculären Formen der Nierenentzündung und ihre mehr chronischen, langsam verlaufenden Arten führen seltener dazu. Kinder scheinen im allgemeinen mehr als Erwachsene schweren Ödemen bei Nephritis unterworfen zu sein; das gilt sowohl für das Gesicht als wie die anderen Teile des Körpers.

Vor einigen Jahren pflegte man zu sagen, daß ein Ödem kardialen Ursprunges niemals im Gesicht auftrete, während das Nierenödem gerade dort zu beginnen pflege. Man kann dies in strenger Form nicht länger aufrecht erhalten, obwohl es für die Mehrzahl der Fälle das Richtige ist. Reine Herzwassersucht ohne Nephritis kann zu Gesichtsschwellungen führen, wenn sie auch nur selten der Wassersucht der anderen Körperteile vorangeht oder sie übertrifft.

Von besonderer diagnostischer Bedeutung ist das Gesichtsödem bei Trichinose, einmal weil man oft darauf vergißt und dann weil es sich um eine Krankheit handelt, die viel komplizierter ist als die vom Herzen oder den Nieren ausgehenden Ursachen der Ödeme. Bei Trichinose ist das geschwollene Gesicht gewöhnlich von einer mehr oder weniger ausgesprochenen Conjunctivitis begleitet. Die geschwollenen Augenlider sind oft außerdem gerötet. Findet man diese Symptomgruppe in Verbindung mit unerklärlichem Fieber, so soll man immer an Trichinose denken, ob nun die typischen Schmerzen vorhanden sind oder nicht. Wird aus dem eben beschriebenen Grunde der Verdacht auf Trichinose wach, so muß der nächste Schritt, den wir tun, immer die Untersuchung des Blutes auf eine Eosinophilie sein. Findet sich diese, so ist Trichinose fast sicher die richtige Diagnose, vorausgesetzt natürlich, daß die Nieren- und Herz- sowie die lokalen dermatologischen Ursachen für Schwellungen ausgeschlossen werden können. Finden wir keine Eosinophilie, so können wir doch Trichinose nicht ausschließen, denn hin und wieder sehen wir Fälle, in denen dieses Symptom lange Zeit fehlt. Wenn es irgendwie möglich ist, soll man die Diagnose weiter dadurch stützen, daß man ein kleines Stückchen excidierten Muskels histologisch untersucht oder, wenn dies nicht angeht, durch die Untersuchung einer Sedimentsprobe von Venenblut, das man mit dreiprozentiger Essigsäure lackfarben gemacht hat. Man folgt dabei am besten den Methoden von Stäubli[1]) und Janeway[2]).

Bei perniziöser Anämie sind Gesichtsödeme viel seltener als Anschwellungen der unteren Extremitäten. Man findet sie aber doch hin und wieder, besonders bei Fällen, die mit großen Dosen von Arsen behandelt worden sind. Inwieweit Arsenvergiftung die Ursache davon ist, kann man oft schwer sagen, aber auch bei jeder Arsenbehandlung in angemessenen Mengen muß uns eine auftretende Gesichtsschwellung daran erinnern, daß wir im Begriffe sind, den Patienten zu vergiften.

Tumoren des Halses oder des Mediastinums können den venösen Rückfluß vom Kopfe so hindern, daß es zu einer erschreckenden Anschwellung des Kopfes und Halses kommt. Auch Aortenaneurysmen können gelegentlich dazu führen. In solchen Fällen beginnt die Schwellung gewöhnlich weniger plötzlich und findet sich zusammen mit anderen Druckerscheinungen, wie Schmerzen und Dyspnoe. Eine vernünftige, sorgfältige Untersuchung wird

---

[1]) Münch. med. Wochenschr. 1908 (55), S. 2601.
[2]) Arch. of internal med. (4), S. 263.

die Ursache solcher Ödeme leicht feststellen. Lymphoblastom (Hodgkinsche Krankheit) ist wahrscheinlich die häufigste Ursache dieser Art von Ödemen. Seltenere Krankheiten, die zu der gleichen Venenkompression führen, sind Thrombose der Vena cava superior oder einer ihrer Hauptäste oder chronische Mediastinitis und Angina Ludovici.

Bei Myxödem begleitet oft ein echtes Ödem die myxödematöse Vergrößerung sowohl im Gesicht wie auch an anderen Teilen des Körpers. Solche Fälle werden oft mit Nephritis verwechselt, besonders wenn der Urin Eiweiß und Zylinder enthält.

Entzündung des subcutanen Gewebes als Folge von Milzbrand, septischer Zellenentzündung nach Insektenstichen und Aktinomykose sind nur selten die Ursache von Ödem des Gesichtes.

Bei Fleckfieber findet man nicht selten Blutungen in die Bindehäute, zusammen mit leichtem Ödem der Augengegend. Medizinalexantheme, wie Jod- oder Bromausschläge, können mit ausgesprochenem Gesichtsödem einhergehen.

Endlich müssen wir immer an die Möglichkeit eines noch unerklärten Ödems denken, das wir manchmal angioneurotisch nennen, um unter einem schönen Namen unsere Unwissenheit zu verbergen. Alles, was wir von dieser Art der Schwellung sagen können, ist, daß sie sehr stark sein kann, daß sie plötzlich auftritt und gewöhnlich innerhalb weniger Tage verschwindet.

Die Differentialdiagnose der verschieden aufgeführten Arten ist gewöhnlich leicht, vorausgesetzt, daß wir wissen, wonach wir zu suchen haben und daß wir uns die Zeit nehmen, eine gute Anamnese zu erheben und den Kranken vom Kopf bis zum Fuß genau zu untersuchen.

Fall 172.

Ein 33 jähriger Elektrotechniker kam am 10. 9. 1907 in das Krankenhaus. Bis vor 14 Tagen war der Kranke völlig gesund, dann begann Schwellung und Rötung des Gesichtes und der Hände, am Morgen stets mehr ausgesprochen und von Kopfschmerzen in der Stirngegend begleitet. In den letzten Wochen hatte er manchmal leichte Fröste und mußte mehr als sonst schwitzen. Gestern hatte er einen schweren Anfall von Schwindel und war einen Augenblick völlig blind. Hingefallen ist er nicht. Er leidet unter Magenbeschwerden und Blähungen nach den Mahlzeiten und mußte gestern einmal brechen. Er ist sehr nervös und hat in den letzten zwei Wochen acht Pfund abgenommen.

Die Untersuchung zeigt guten Ernährungszustand. Das Gesicht ist ausgesprochen angeschwollen, viele Muskeln zeigen von Zeit zu Zeit unwillkürliche Zuckungen. Diese Zuckungen waren, wie gesagt, bis vor 14 Tagen niemals aufgetreten. Brustorgane negativ, bis auf ein systolisches Geräusch an der Herzspitze, das nicht fortgeleitet wird. Die Milz war nicht zu fühlen, der Leib negativ. L. 3400, Hämoglobin 100%. Blut normal. Blutdruck 100 mm Hg. Wegen der Schüttelfröste wurde das Blut auf Malaria-Plasmodien untersucht, die aber nicht gefunden wurden. Bei der Aufnahme schien alles auf eine Urämie hinzuweisen, aber der Urin und der niedrige Blutdruck sprachen anscheinend dagegen. Er bekam ein heißes Bad und kollabierte 20 Minuten später. Bei der Aufnahme betrug die Temperatur 39,2°, Puls 120. Am folgenden Morgen sanken beide zur Norm und bleiben so den ganzen Tag. Am 14. stieg die Temperatur wieder zu der Höhe, wie sie am 12. war.

Besprechung: Die Anamnese des Falles gibt uns keinen bestimmten Hinweis auf die Diagnose. Die morgendlichen Kopfschmerzen mit Gesichtsschwellung und Muskelzuckungen und vorübergehender Blindheit weisen sehr stark auf

eine Nephritis hin, aber der negative Urinbefund und der niedrige Blutdruck
nötigten uns, dies mit hinreichender Sicherheit auszuschließen.

Die Art des Fiebers entspricht gar nicht dem bei einer Trichinose und
auch Schmerzen und die für diese Krankheit charakteristischen Blutveränderungen fehlen.

Wenn wir erfahren, daß der Patient am 10., am 12. und 14. 9. Fieber hatte,
so denken wir natürlich an Malaria. Wir müssen uns aber auch daran erinnern,
daß Tuberkulose und Septicämie gelegentlich Fieber tertiärer Art hervorrufen.
Nur durch eine sorgfältige Blutuntersuchung kann die Möglichkeit einer Malaria
sichergestellt werden. Ich sah vor kurzem einen Fall von tuberkulöser Peritonitis, wobei sich das Fieber durchaus wie bei einer Tertiana verhielt.

Verlauf: Am 14. fand man eine große Zahl von Malariaparasiten im Blute.
Unter Chinin gingen die Erscheinungen prompt zurück und am 20. 9. war er
wieder munter.

Bemerkung: Wie können wir die Malaria für die Schwellung des Gesichtes
und der Hände verantwortlich machen? Ich selbst kann die Frage in keiner
Weise beantworten und habe auch in der Literatur keine Erklärung gefunden.

Fall 173.

Ein 33 jähriger Schuhmacher suchte am 29. 8. 1911 das Krankenhaus auf.
Vor 14 Wochen hatte er Zahnschmerzen und ein geschwollenes Gesicht. Ein
Dentist zog den Zahn heraus und incidierte zweimal den Kiefer. Die Schwellung
hielt aber an. Vor zwölf Wochen wurde der Kiefer wiederum incidiert und
mit Umschlägen behandelt. Vor zehn Wochen lag er im Krankenhause und
wurde wegen eines Abscesses im Kiefer operiert. Darauf ging die Schwellung
sehr zurück, fing aber vor vier Tagen an, wieder zuzunehmen. Bei der Aufnahme am 29. 8. war das ganze Gesicht, der Kiefer und der Hals geschwollen
und auf Druck schmerzhaft, besonders auf der rechten Seite. Es bestand keine
ausgesprochene Fluktuation, sondern nur um ein kleines Geschwür in der Mitte
der Schwellung, wo man eine kraterähnliche Einsenkung fühlte.

Die physikalische **Untersuchung** einschließlich Blut und Urin verlief völlig
negativ.

Besprechung: Der geschwollene Kiefer ist so, wie wir ihn bei Zahnschmerzen
finden und beruht auf Alveolarnekrose und Sepsis. Die Anamnese zeigt,
daß dies auch die erste Diagnose war, aber die Dauer der Anschwellung trotz
der besten Bemühungen des Zahnarztes lassen uns glauben, daß diese Diagnose
doch falsch gewesen sein mag.

Auch an eine Phosphornekrose des Kiefers müßte man als Möglichkeit
denken, aber er hatte nichts mit Phosphor zu tun und deshalb zog man sie
nicht ernstlich in Betracht. An Syphilis und Tuberkulose muß man bei
jeder Veränderung an diesem Körperteile denken.

Was die Syphilis angeht, so ist unser bestes Vorgehen das, eine sorgfältige
Anamnese aufzunehmen, die Wassermannsche Probe anzustellen und, wenn
dann noch nötig, den therapeutischen Versuch zu machen. Tuberkulose
kann mit einiger Sicherheit nur durch die histologische Untersuchung eines
excidierten Stückes diagnostiziert werden. Sie ist in dem Alter und an dieser
Stelle nicht gerade häufig. Die wirkliche Krankheit, die sich später herausstellte, wäre wahrscheinlich nur von sehr wenigen von uns auch nur vermutet
worden.

Verlauf: Die Operation zeigte eine honigähnliche, eingedickte Eitermasse
und darin fand man bei der mikroskopischen Untersuchung Aktinomykose.
Am 9. 9. verließ der Patient in gutem Zustande das Krankenhaus.

Fall 174.

Eine 24jährige Wäscherin wurde am 22.2.1909 in das Krankenhaus aufgenommen. Die Familienanamnese ist ausgezeichnet und auch die eigene Anamnese bis auf Scharlach vor sieben Jahren. Heute Morgen wachte sie auf und fand die linke Seite des Gesichtes und den Hals angeschwollen. Sie klagt über leichte Kopfschmerzen und über Verstopfung. Die Temperatur betrug 37,5°. Die Untersuchung verlief negativ bis auf eine Schwellung und Druckschmerzhaftigkeit in der Gegend der beiden Ohrspeicheldrüsen, besonders links.

Besprechung: Um was könnte es sich außer einer **Parotitis** noch handeln? Augenscheinlich handelt es sich hier um die Schwellung der entzündeten Ohrspeicheldrüsen (Mumps). Wir wollen nur besprechen, wodurch diese noch erkranken können. Bei **Typhus** findet man nicht selten eine septische Parotitis. Auch findet man sie manchmal als unerklärte Komplikation bei **Magen-** und **Duodenalgeschwür.** Auch bei akuter und chronischer **Endokarditis** sieht man septische Parotitis und ebenso bei **Cerebralmeningitis, Windpocken, Cholera** und **Gelbfieber,** selten auch bei **Lungenentzündung.** Die Parotitis bei Infektionen des Herzens muß man als einen Teil der allgemeinen Sepsis auffassen. Ähnliche Entzündungen der Ohrspeicheldrüse findet man auch bei anderen Arten von Sepsis, z. B. bei Leberabsceß.

Wenn keine dieser Ursachen aufzufinden ist, muß man die akute Parotitis für **Mumps** halten. Hat man auch andere Fälle der Krankheit entdeckt und Übertragung festgestellt, so wird die Diagnose sicherer, doch gelingt uns das nicht immer.

Verlauf: Am 3.3. war die Anschwellung vorüber und die Kranke durfte nach Hause gehen. Sie wurde aber noch zehn Tage isoliert.

Fall 175.

Ein 25jähriger Barbier kam am 6.4.1909 in das Krankenhaus. Vor fünf Tagen merkte er bei der Arbeit, daß seine Augen anschwollen. Später bekam er heftiges Kopfweh und Schmerzen im ganzen Körper. Er blieb am nächsten Tage zu Bett, hatte keinen Appetit, fühlte sich fiebrig, brach öfters und hatte keinen Stuhlgang.

Die **Untersuchung** zeigte guten Ernährungszustand. Die Augenlider waren rot und verschwollen, die Bindehäute stark injiziert und angeschwollen. An der Herzspitze hörte man ein sehr rauhes, blasendes, systolisches Geräusch, das nach der Achselhöhle fortgeleitet wurde. Keine Herzvergrößerung. Der zweite Pulmonalton ist nicht verstärkt. Es besteht eine geringe Druckschmerzhaftigkeit des Biceps, der Waden, sowie leichte Ödeme der Schenkel. Der Urin negativ. Temperatur Abb. 140. Leukocyten 12 300 mit 26% eosinophiler Zellen.

Besprechung: Die Initialsymptome sind einfach die, wie wir sie bei vielen Infektionskrankheiten finden und für keine von ihnen charakteristisch, aber Fieber und Leukocytose, in Verbindung mit Conjunctivitis und roten verschwollenen Augenlidern machen den Kranken sehr verdächtig auf **Trichinose.** Da auch eine Eosinophilie besteht, wird die Diagnose noch sicherer. Was sollen wir von dem Geräusch am Herzen sagen? Nach meiner Meinung wird es durch das Fieber erklärt und stellt einfach die Erscheinung der Allgemeininfektion dar. Es kann aber auch so sein, daß das Geräusch die Folge einer früheren Endokarditis ist. Diese Frage kann nur dadurch entschieden werden, daß man den Zustand des Herzens nach Ablauf des Fiebers feststellt.

Verlauf: Am 12. 4. war die Eosinophilie auf 13 °/₀ gefallen und so blieb sie bis zum 14. 30 Tropfen Blut aus dem Ohrläppchen wurden in 3 °/₀iger Essig-

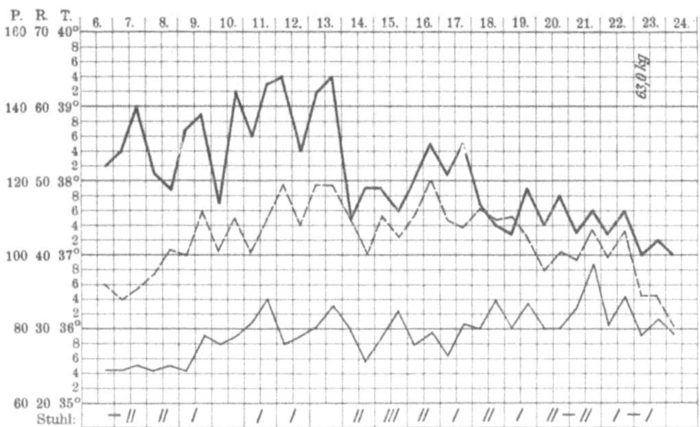

Abb. 140. Temperaturkurve zu Fall 175.

säure aufgefangen, zentrifugiert und das Sediment untersucht. Ohne viel Schwierigkeiten fand man zwei Trichinenembryonen in dem Sediment. Der Patient hatte keine Symptome oder Erscheinungen bis auf dumpfe Muskel-

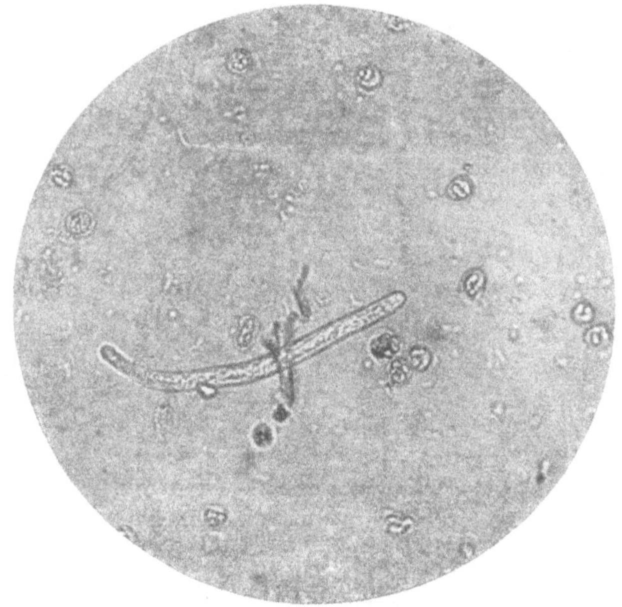

Abb. 141. Embryo von Trichinella spinalis im mit 3 °/₀ Essigsäure lackfarben gemachten Blute; auch Leukocyten und veränderte Erythrocyten sind zu sehen. (Vergrößerung 800).

schmerzen. Diese hielten bis zum 19. 4. an. Dann erholte sich der Patient rasch und konnte am 24. die Abteilung verlassen. Später wurde festgestellt, daß er 14 Tage vor Beginn der Krankheit rohe Würste gegessen hatte.

Bemerkungen: Die hier angewandte Methode, die Trichinenembryonen im Blute nachzuweisen, ist besonders dann von Wichtigkeit, wenn wir von dem Patienten nicht die Erlaubnis erlangen, ein Stückchen Muskel herauszunehmen oder wenn die Untersuchung einer solchen Probe negativ ausfällt. In manchen Fällen findet man die Embryonen in dem Muskel ohne große Mühe (Abb. 141).

Fall 176.

Am gleichen Tage, dem 6. 4. 1909, wurde eine 21jährige Schneiderin, ein Fall, der in jeder Hinsicht dem eben besprochenen ähnelt, in gleicher Weise auf Trichinen im Blute untersucht; man fand aber keine. Ein Stückchen Muskel aus der Wade wurde dann mikroskopiert, auch hier fand sich nichts. Erst bei der Untersuchung von Serienschnitten wurden endlich Trichinen gefunden.

Besprechung: Diesen Fall führe ich nur an, um zu zeigen, wie schwierig manchmal der Nachweis von Trichinen ist, denn den Nachweis durch Serienschnitte wird nicht so leicht jemand vornehmen.

Fall 177.

Ein 32jähriger Arbeiter suchte am 23. 12. 1911 das Krankenhaus auf. Vor fünf Wochen konsultierte der Kranke seinen Arzt wegen Schwellung der rechten Wange. Dieser machte einen kleinen Einschnitt und entleerte eine Tasse voll Eiter. Die Wange sah zuerst nach Erysipel aus und wurde nach der Incision mit Tampons und Umschlägen behandelt. Später schritt die Entzündung nach aufwärts bis zum Auge fort und die Abszeßhöhle wurde mit dem Finger untersucht. Darauf ging die Schwellung unter Umschlägen zurück und bis vor einer Woche fühlte sich der Patient wohl. Dann kehrte sein Ödem zurück. Der Zahnarzt erklärte, daß die Schwellung nicht von einem Zahne herrühre. Eine allgemeine Untersuchung wurde nicht vorgenommen, aber eine Röntgenplatte zeigte Eiter im Antrum und eine Knochennekrose.

Besprechung: Klar ist es, daß wir es mit einer Eiterung in der Gegend der Wange zu tun haben. Es kann sich um einen lokalen Prozeß handeln, der seinen Ursprung von einem Zahne oder vom Antrum nimmt. Nur eine genaue Lokaluntersuchung kann Sicherheit geben.

Als eine weniger naheliegende Möglichkeit müssen wir aber auch daran denken, daß Tuberkulose, Syphilis oder bösartige Neubildungen mit ziemlich starker Eiterung einhergehen können und manchmal für einen gewöhnlichen Abszeß gehalten werden. In unserem Falle macht aber der akute Beginn der Erscheinungen und das Fehlen jeder tiefer gelegenen Entzündung oder Verhärtung diese drei Krankheiten unmöglich. Besonders bei den mehr chronischen und mit Verhärtung einhergehenden Fällen muß man dieses Trio: Tuberkulose, Syphilis und Neoplasma besonders vor Augen haben.

Erysipel, woran man hier gedacht hatte, bleibt in seinen Wirkungen oberflächlicher und man müßte dabei auch eine stärkere Rötung erwarten.

Unser Fall zeigt die Notwendigkeit der Röntgenuntersuchung bei allen zweifelhaften Schwellungen an diesem Körperteil.

Verlauf: Am 2. 1. 1912 wurde die Wunde wieder geöffnet und bei der Untersuchung fand man rauhe Knochen in der Gegend des Antrums. Das Wangenbein zeigte am Oberkiefer Nekrose. Es wurde weggestemmt und das Antrum freigelegt. Am 6. 1. fühlte sich der Kranke viel besser, obwohl die Wunde noch eiterte. Als er nach zweiwöchentlicher Beobachtung kein Fieber mehr hatte, wurde er entlassen.

Der Kranke wurde in der Poliklinik weiter behandelt, aber noch am 22. 1. bestand ein leichtes Ödem des Wundlappens mit unregelmäßigen Schmerzanfällen, die 20 bis 30 Minuten anhielten. Am 29. war die Schwellung geringer und die genaue Untersuchung ergab keinen Grund, die Diagnose zu ändern.

Fall 178.

Ein 50jähriger Kutscher suchte am 30. 10. 1911 das Krankenhaus auf. Vor drei Tagen bemerkte er eine Schwellung und Druckschmerzhaftigkeit der linken Wange. Am nächsten Morgen war sie fast vorüber, aber heute Nacht trat sie wieder auf, und zwar mit Rötung. Gestern war das rechte Auge fast zugeschwollen. Er hat keine Schmerzen und kein brennendes Gefühl. Er selbst führt die Störung auf den schlechten zweiten rechten unteren Backenzahn zurück, der ihm seit ein bis zwei Jahren Beschwerden macht. Die Temperatur war bis auf gestern Nacht normal, wo sie auf 38,3° stieg.

Die **Untersuchung** verläuft negativ bis auf ein rauhes, blasendes Geräusch an der Herzspitze, das nach der Achsel zu fortgeleitet wird. Außerdem findet man eine Narbe an der Blinddarmgegend und eine ausgesprochene Schwellung in der ganzen rechten Gesichtshälfte, die das rechte Auge verschließt. Die Farbe war jetzt glänzend rot mit einem scharfen Rand entlang der rechten Nasenseite. In der Schläfengegend fand sich eine verhärtete und leicht heiße Zone. Temperatur Abb. 142. Am 31. hatte er einen Schüttelfrost und die Temperatur stieg auf 40,2. Auch das rechte Ohr war jetzt geschwollen und die linke Gesichtsseite wurde in Mitleidenschaft gezogen.

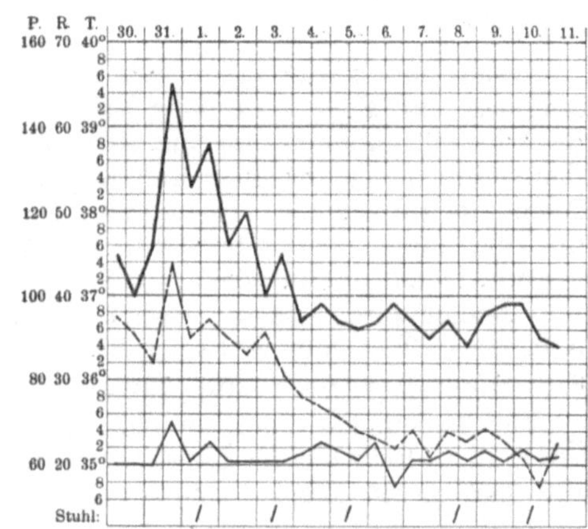

Abb. 142. Temperaturkurve
zu Fall 178.

Besprechung: In den Frühstadien der Krankheit, wobei die scharfe Demarkationslinie, die tiefrote Farbe und die leichte Erhebung des fortschreitenden Randes auftraten, konnte man die Symptome wohl auf einen schlechten Zahn zurückführen. Die richtige Diagnose, Erysipel, beruht auf dem Lokalbefunde, der eben erzählt wurde und auf dem Vorhandensein ausgesprochener Allgemeinerscheinungen, der Anamnese früherer ähnlicher Anfälle, der Lage in der Nähe von Nase, Augen und der Ohren und dem Fehlen einer tiefer gelegenen Ursache der Eiterung. Am 3. 11. war die Schwellung zurückgegangen und am 7. alle Rötung und Schwellung verschwunden. Am 11. verließ er das Krankenhaus.

Fall 179.

Ein 45jähriger Handelsmann kam am 6. 1. 1910 in das Krankenhaus. Familienanamnese negativ. Seit acht Jahren klagt er über Rheumatismus im rechten Bein. Im vergangenen August fiel er hin, brach den linken Vorderarm und verletzte sich am Kopf. Geschlechtskrankheiten werden in Abrede gestellt, ebenso Alkoholismus.

Vor fünf Wochen wurde der ganze Kopf und der obere Teil der Brust stark gerötet. Der Kopf schwoll so an, daß er nicht sehen konnte. Zugleich trat eine starke Schwellung des Hodensackes ein. Die linke Hand und die Finger waren seit dem Unfalle versteift; auch die rechte Hand, der rechte Arm und beide Schenkel, von den Knien an abwärts, sind seit fünf Wochen allmählich steifer geworden. Geschwollen waren sie nie. Seit drei Wochen kann er nicht mehr laufen. Sein Arzt weiß nichts von einer Verletzung der Wirbelsäule. Er hat weder Schmerzen noch Kopfweh noch Rückenschmerzen gehabt, aber seit seinem Unfalle, seit acht Monaten, hat er 28 Pfund abgenommen. Die letzten vier Wochen hat er schlechten Schlaf und war sehr nervös.

Bei der Aufnahme bestanden weder Fieber noch Ödeme, und die **Untersuchung** verlief auch sonst negativ. Nachdem man ihm sehr gut zugeredet hatte, konnte er laufen. Vom 12. 1. ab spazierte er in der Abteilung herum und wurde mit Zanderschen Übungen behandelt. Er klagte begeistert über verschiedene mystische Symptome, wie Fieber in den Zähnen, Blut im Magen usw. und ging unzufrieden am 25. 1. wieder heim, obwohl sich sein Zustand bedeutend gebessert hatte.

Besprechung: Hier haben wir einen der merkwürdigen Fälle, in denen die Diagnose auf Hysterie oder angineurotisches Ödem die beste bleibt, die wir stellen können, die uns aber niemals befriedigt und bei der wir niemals das Gefühl haben, wirklich auf den Grund der Störungen gekommen zu sein. Zuerst dachte man an irgendeinen Druck vom Mediastinum aus, wegen der ausgesprochenen Schwellung des ganzen Kopfes und der oberen Brustgegend. Lokale entzündliche Erscheinungen waren durch das Fehlen von Fieber und Leukocytose ausgeschlossen. Die Anschwellung des Hodensackes macht es sicher, daß ein lokaler Druck im Mediastinum nicht eine Ursache des Ödems sein kann, es sei denn, daß wir zwei getrennte Ursachen annehmen.

Viel in dem Falle läßt an eine traumatische Neurose denken, aber das Intervall zwischen dem Unfall und dem Beginne der Symptome ist so groß, daß man davon absehen muß.

Bei dem Fehlen irgendwelcher positiven Hinweise von einem der bestimmteren und genauer bestimmten Ursachen für Ödeme kommen wir zu der Annahme, daß es sich um eine vasomotorische Störung handelt.

Verlauf: Ein angesehener Nervenarzt hielt den Fall für Hysterie.

Fall 180.

Ein 25jähriger Hausierer suchte am 21. 3. 1910 das Krankenhaus auf. Vor vier Jahren hatte er Rose, sonst war er immer gesund gewesen. Seine Lebensgewohnheiten sind ausgezeichnet, Geschlechtskrankheiten hat er nicht gehabt. Vor drei Wochen erkältete er sich. Vor acht Tagen begann das Gesicht zu schwellen und am nächsten Tage auch die Hände. Zu Beginn der Krankheit hatte er Schüttelfrost und schien zu fiebern, außerdem klagte er über leichte Kopfschmerzen und Schmerzen in den Beinen und Fußsohlen. Seit vier Tagen ist der Stuhlgang angehalten. Wiederholt hatte er Nasenbluten; auch aus dem Ohre hat er geblutet.

Die **Untersuchung** zeigte Anschwellung des Gesichtes, der Schenkel und der Füße. Der Herzspitzenstoß war im 5. Zwischenrippenraum $2^1/_2$ cm außerhalb der Warzenlinie. Der rechte Herzrand 5 cm von der Mittellinie entfernt. Herztöne klappend, zweiter Aortenton akzentuiert, keine Geräusche. Puls offenbar von vermehrter Spannung und auffallend langsam, 50—60. Blutdruck systolisch 150 mm Hg. Sonst verlief die Untersuchung negativ. Der Urin betrug durchschnittlich täglich 1200 ccm und war etwas trübe. Sp. G. 1025, Eiweiß 1,4%, reichlich hyaline Zylinder mit wechselndem Fett- und Epithelbelage. Das Blut zeigte eine leichte Achromie. Hämoglobin 78%. Unter Milchdiät, täglichen Heißluftbädern und jeden Morgen 30 g Magnesiumsulfat verschwanden die Ödeme in vier Tagen. Am Ende seines Aufenthaltes waren nur noch an den Lungen und an dem Kopfe Ödeme zurückgeblieben.

Besprechung: Worum konnte es sich hier noch handeln als um eine **akute Nephritis**? Wir haben das plötzliche Auftreten der Schwellung mit Zeichen einer Infektion, wie Bluten aus Nase und Ohr, Anämie, leichte Blutdruckerhöhung und den klassischen Urinbefund der akuten Nierenentzündung.

Ich habe noch viel typischere Bilder bei **Cerebrospinalmeningitis** gesehen, aber in dem Falle traten die Hirnsymptome bald stärker hervor. Trotzdem stellte man die Diagnose wirklich auf **Urämie** und der Verlauf scheint uns recht zu geben.

Trichinose würde die Ödeme, die Schmerzen in den Beinen und die Zeichen der Infektion erklären. Ausgeschlossen wird sie hauptsächlich durch den negativen Ausfall der Blutuntersuchung, die bezeichnenden Urinveränderungen und den Verlauf des Falles.

Verlauf: Am 10. 5. 1913 und am 11. 3. 1914 berichtete der Kranke auf meine Bitte, er fühle sich völlig wohl, aber es dauerte doch etwa ein Jahr, bis er seine alten Kräfte wieder erlangte. Ein Vierteljahr nach der Entlassung aus dem Krankenhause begann er wieder zu arbeiten und hat seither nicht pausiert. Jetzt beträgt der Blutdruck 125 mm Hg. Der Urin ist normal.

Fall 181.

Eine 33 jährige Wäscherin suchte am 9. 2. 1910 das Krankenhaus auf. Die Familienanamnese war ohne Belang. Vor fünf Jahren bekam sie einen roten Ausschlag über den ganzen Körper, verbunden mit heftigem Kopfweh und Haarausfall. Seither hat sie verschiedene Hautausschläge im Gesicht gehabt. Oktober 1909 erkältete sie sich und bekam eine schwere Halsentzündung und Husten. Wegen der Halsentzündung konnte sie nur Milch und Eier schlucken. Vier Wochen lag sie zu Bett. Die folgenden 14 Tage war sie heiser und hatte zehn Tage lang Atembeschwerden mit Erstickungsanfällen, die 10 bis 15 Minuten anhielten. Im Oktober wog sie 130 Pfund, im Dezember 106, jetzt 116.

Die **Untersuchung** verlief negativ bis auf Zeichen einer Larynxstenose. Der linke Arytenoidknorpel und die linke Seite des Kehlkopfes waren deutlich infiltriert. Man hielt den Zustand für syphilitisch. **Wassermann** war positiv. Unter täglichen Quecksilbereinreibungen und mäßigen Dosen von Jodkali besserte sich der Kehlkopf schnell, so daß am 17. 2. nur noch eine leichte Dyspnoe bestand. Am 21. war sie außer Gefahr und ging nach Hause.

Am 18. 5. 1910 kam sie zurück. In der Zwischenzeit war sie mit mehr oder weniger ausgesprochenen Störungen dauernd in Behandlung der Poliklinik gewesen. Vor einer Woche erwachte sie in der Nacht mit Schmerzen in den Ohren, Zähnen und im Halse. Am nächsten Morgen war der ganze Schlund verschwollen, wie er es auch jetzt noch ist.

Die **Untersuchung** zeigte den Herzspitzenstoß $11\frac{1}{2}$ cm von der Mittellinie, 2 cm außerhalb der Brustwarzenlinie. Der zweite Pulmonalton verstärkt.

Keine Geräusche. An der Außenseite des rechten Beines bestand eine unregelmäßige Zone von Verfärbung, die von der Hüfte bis zum Fußrücken herabreichte. Das ganze Gesicht war etwas geschwollen. Von der rechten Seite des Unterkiefers bis zum Halse fand sich eine verhärtete Zone, 10 : 7 cm im Durchmesser, die auf Druck sehr schmerzhaft war. Vor dem Kopfnicker fand sich eine kleine fluktuierende Stelle. Temperatur Abb. 143. Blutdruck 112 mm Hg. Blut und Urin normal. Die Kehlkopfstenose machte jetzt viel weniger Störungen und sie litt mehr unter der Erschwerung des Schluckens als unter Atemnot. Sie hatte Speichelfluß. Das Zahnfleisch war geschwollen und empfindlich.

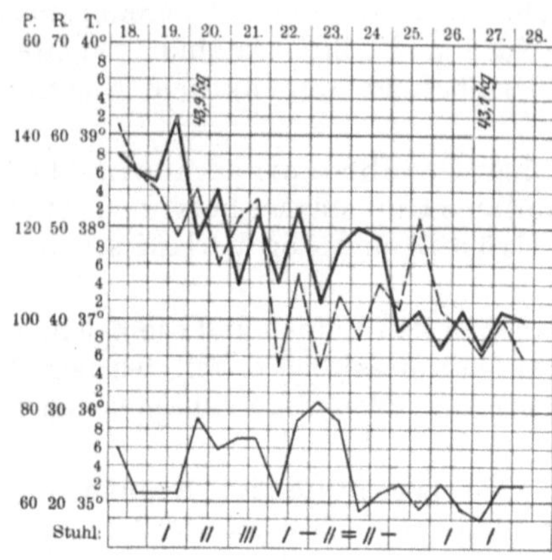

Abb. 143.   Temperaturkurve
zu Fall 181.

Besprechung: Die Heiserkeit und die Erstickungsanfälle, die nach einer syphilitischen Infektion auftraten, lassen vernünftigerweise nicht daran zweifeln, daß es sich zur Zeit des ersten Krankenhausaufenthaltes um eine Syphilis des Kehlkopfes handelte. Jetzt bei dem zweiten Aufenthalt handelt es sich offenbar um eine allgemeine Zellengewebsentzündung, die eines der Übergangsstadien von der mehr oberflächlichen Art der Sepsis (Erysipel) zu der tiefer und mehr lokalisierten, eitrigen Infiltration darstellt. Das Gesichtsödem in unserem Falle gleicht dem beim Erysipel. Offenbar ist ein Eiterherd tief in dem Gewebe des Nackens und Gesichtes. Es handelt sich also um die Art eines tiefgelegenen Halsabscesses, den wir auch Angina Ludovici nennen.

Ob ein Zusammenhang zwischen der Sepsis und der früheren Syphilis besteht, weiß ich nicht. Möglicherweise hat die Syphilis die Krankheit zu der septischen Infektion prädisponiert.

Verlauf: In der Nacht vom 20. 5. brach ein Absceß in den Rachen durch und entleerte Eiter. Am 28. konnte sie, als es ihr besser ging, in poliklinische Behandlung entlassen werden.

Fall 182.

Ein 46jähriger Briefträger kam am 2. 12. 1911 in das Krankenhaus. Als Kind hatte er Scharlach, sonst war er immer gesund, und auch seine Familienanamnese ist vortrefflich. Geschlechtskrankheiten werden negiert. Der Kranke ist Abstinent.

Vor acht Tagen bekam er feuchte Füße. Am nächsten Morgen waren die Beine geschwollen, die Augen gedunsen, und er klagte über etwas Kurzatmigkeit mit leichtem, trockenem Husten. Appetit, Stuhlgang und Schlaf blieben normal. Seit einem halben Jahre hat er eine leichte Verdunkelung des Sehfeldes bemerkt.

Die **Untersuchung** zeigt den Herzspitzenstoß an der sechsten Rippe, 2 cm außerhalb der Warzenlinie, 14 cm von der Mittellinie entfernt. Zweiter Aortenton akzentuiert. Blutdruck systolisch 180 mm Hg. Keine Herzgeräusche. Lungen- und Leiborgane ohne Veränderungen. Leichte Ödeme der Unterschenkel und Knöchelgegenden. Wassermann positiv. Urin 1200 in 24 Stunden. Spez. Gew. 1020 mit einer geringen Spur von Eiweiß. Hin und wieder ein hyaliner und granulierter Zylinder mit spärlichen roten Blutkörperchen. Während seines ganzen Aufenthaltes im Krankenhause bis zum 13. 12. fühlte er sich völlig wohl.

Besprechung: Diese Krankengeschichte ist ein gutes Beispiel für die unausrottbare Annahme vieler Kranker, daß nasse Füße etwas mit Nierenkrankheiten zu tun hätten. Je mehr Krankheitsgeschichten dieser Art man durchsieht, um so weniger wird man mehr glauben, daß Kälte und Nässe irgendeine bedeutende Rolle für ihre Entstehung spielen.

Obwohl der Beginn hier ein akuter ist, so sprechen doch die Beschaffenheit des Urins und des Blutdruckes dafür, daß wir es mit einer chronischen Nephritis zu tun haben, die wahrscheinlich ihren Ursprung von dem Scharlach in der Kindheit des Kranken herleitet. Akute Nephritis ist eine seltene Krankheit und wird in unseren Krankengeschichten immer seltener. Das soll natürlich nur heißen, daß wir in der Regel die Patienten nicht während des akuten Beginnes ihrer Krankheit zu Gesicht bekommen, sondern nur bei akuten Verschlechterungen eines chronischen Prozesses oder in dem chronischen Stadium der Krankheit. Seitdem wir in jedem Falle den Blutdruck messen, werden die meisten Fälle, die wir früher akute Nephritis nannten, als chronische bezeichnet.

Interessant ist es, daß der Patient sich während der ganzen Krankheit durchaus wohl fühlte und niemals den Rat eines Arztes gewünscht hätte, wären nicht Gesicht und Beine angeschwollen, was ihn natürlich beunruhigte. Wären die Ödeme nicht aufgetreten, wie das in vielen Fällen von Nephritis der Fall ist, so würde der Patient überhaupt keine Kenntnis von seiner Krankheit bekommen und auch keinen Arzt zu Rate gezogen haben. Wahrscheinlich ist das in der Mehrzahl der Fälle von akuter Nephritis der Fall.

Verlauf: Am 6. 7. 1914 berichtete der Kranke, daß er sich völlig wohl fühle und daß bei der letzten Untersuchung der Urin normal befunden wurde.

Ursachen des Blutsturzes in der Preuß. Armee.

Tuberkulose	848
Trauma	11
Lungenentzündung	7
Herzkrankheit	5
Bronchiektasen	4
Influenza	3
Syphilis	3
Lungenabsceß und -gangrän	2
EchinokokkusderLunge	1
Einatmung reizender Gase	1

(F. Stricker, Festschrift zur hundertjährigen Stiftungsfeier des medizinisch-chirurgischen Friedrich-Wilhelm-Institutes, S. 183.)

Massachussets General Hospital.

Phthise	1723
Mitralfehler	1177
Ursache nicht festgestellt	183
Lungenthrombose oder -Embolie	141
Lungenabsceß oder -Gangrän	77
Bronchiektasen	58
Lungenentzündung	52
Aneurysma	22
Trauma	17
Neubildung	6

9. Kapitel.

Blutsturz.

Das Aushusten reinen Blutes in irgendwie beträchtlicher Menge bedeutet in der überaus großen Mehrzahl der Fälle Tuberkulose, ganz gleich, ob andere Symptome vorhanden sind oder nicht. Wir sollten in jedem Falle annehmen, daß dieses Symptom auf Tuberkulose beruht, bis das Gegenteil bewiesen ist.

Wir müssen aber zwischen dem Aushusten reinen Blutes in beträchtlicher Menge (ein Teelöffel voll oder mehr) und dem Auswurf von Blutstreifen, gemischt mit schleimig-eitrigem Auswurfe, unterscheiden. Blutgestreifter Auswurf beruht oft auf anderen Ursachen als auf Tuberkulose, wenn er auch bei dieser Krankheit vorkommen kann.

Der häufigste Fehler, den man bei der rechten Hämoptyse, wie wir sie oben definiert haben, macht, ist die Annahme, sie sei deshalb nicht tuberkulösen Ursprunges, weil die Lungen keine abnormen Verhältnisse zeigen und der Kranke selbst sich völlig wohl fühlt. Gerade das müssen wir ja in den Frühstadien der Tuberkulose erwarten. Die Mehrzahl aller Fälle von Blutsturz zeigt, wenn man sie wenige Tage nach dem Anfall untersucht, überhaupt keine Lungensymptome. Die Patienten fühlen sich völlig wohl; wenn sie aber weiter leben und arbeiten wie vor dem Anfalle, so wird sich die Tuberkulose innerhalb weniger Monate höchstwahrscheinlich in unverkennbarer Weise zeigen. Dieses Fortschreiten der Krankheit soll man dadurch verhindern, daß man den Patienten unmittelbar nach dem Bluthusten wegen einer beginnenden Tuberkulose in Behandlung nimmt, ohne einen sicheren Beweis dafür abzuwarten, daß der Bluthusten wirklich tuberkulösen Ursprunges war.

Abgesehen von der eben erwähnten Gruppe von Fällen, bei denen Bluthusten das erste Zeichen einer Tuberkulose ist und wie aus heiterem Himmel kommt, haben wir noch die viel weniger wichtigen Fälle, in denen bei fortgeschrittener und augenscheinlicher Phthise Blut ausgeworfen wird. Dabei ist nur zu sagen, daß Blutstürze der Art nicht notwendig und nicht immer ein schlechtes Symptom sind. Der Patient braucht sich danach durchaus nicht schlechter zu fühlen als vorher. Gelegentlich führt ein heftiger Blutsturz zu einer tuberkulösen Pneumonie, die schnell zum Tode führt; aber in der Mehrzahl der Fälle ist der Kranke in zehn Tagen nach dem Blutsturz so munter, wie er vorher war.

Nächst der Lungentuberkulose, aber im Vergleich damit nur in viel geringerem Grade, kommt als Ursache von Bluthusten Lungeninfarkt in Frage. Gewöhnlich ist der Lungeninfarkt das Ergebnis einer Mitralerkrankung. Er kann aber bei jeder Art von Herzerkrankung mit nachlassender Kompensation eintreten. Gewöhnlich ist er ohne Schwierigkeiten zu erkennen aus dem Vorhandensein einer ausgesprochenen Herzkrankheit und den vorhergehenden oder zu gleicher Zeit auftretenden Erscheinungen einer Lungenstauung (Husten, Dyspnoe, Orthopnoe, verstreute Rasselgeräusche, Hydrothorax). Gelegentlich können alle beiden Ursachen, Phthise und Mitralfehler, zu gleicher Zeit vorkommen. Dann kann es sehr schwer sein, zu entscheiden, wo die Ursache der Blutung liegt.

Im gemäßigten Klima gibt es keine anderen häufiger vorkommenden Ursachen für Lungenblutungen. Alle chronischen Erkrankungen der Lungen, wie Bronchiektase, Absceß, Gangrän, Tumor, Syphilis können ausnahmsweise eine Lungenblutung hervorrufen, aber die Gesamtzahl dieser Fälle ist sehr gering. Das zeigt die Tabelle auf S. 298. In Japan bildet der parasitische Lungenegel eine nicht seltene Ursache von Blutsturz.

Aneurysma der Aorta thoracica geht nicht selten mit Lungenblutungen einher. Gewöhnlich sind sie die Folge einer Blutüberfüllung der Luftröhrenwand, infolge des direkten Druckes von außen. Seltener beruhen sie auf einer wirklichen Blutung des Aneurysmas selbst, durch eine Perforation der Luftröhrenwand. Glücklicherweise für alle, die in Betracht kommen, sieht man nur selten den Tod durch plötzliches Bersten eines Aneurysma in den Atmungstrakt hinein eintreten.

Kleine Mengen von Blut, in Streifen auftretend, oder eng vermischt mit dem schleimartigen Auswurfe, sieht man häufig bei Patienten, die stark rauchen und die Gewohnheit angenommen haben, Rachenschleim durch Räuspern herauszubringen. Dadurch wird der Rachen hin und wieder so stark gereizt, daß kleine Blutungen auftreten. Natürlich kann jede andere Ursache, die den Patienten zum Husten oder starkem Räuspern bringt, in der gleichen Weise zu blutig gefärbtem Auswurfe führen.

Gelegentlich führt ein ungesunder Zustand des Zahnfleisches mit oder ohne Stomatitis zu dem gleichen Ergebnis und ebenso können alle hämorrhagischen Erkrankungen, wie Purpura, Skorbut, Leukämie, im Sputum, wie sonstwo Blut zeigen.

Fall 183.

Ein 17jähriger Glöckner kam 13. 7. 1908 in das Krankenhaus. Der Vater des Kranken starb vor vier und einem halben Jahre an Rose. Alle anderen Familienmitglieder sind gesund. Tuberkulose ist in der Familie nicht vorgekommen. Mit drei Jahren hatte der Kranke Masern, mit vier Scharlach, unmittelbar darauf Keuchhusten. Im vergangenen Sommer war er drei Wochen krank und klagte dabei über Schmerzen in der linken Brustseite, Fieber, Husten und blutigem Auswurfe. Im letzten Winter war er drei Wochen wegen ähnlicher Störungen zu Bett. Vor zwei Jahren wog er 93 Pfund, jetzt 85.

Vier Wochen hatte er mit Schmerzen vorn an der linken Brustseite, die bei Tiefatmen schlimmer wurden, zu Bett gelegen. Dreimal hat er in den letzten vier Wochen etwa eine halbe Tasse voll Blut ausgeworfen. Zwischendurch entleerte er mäßig dicken, grünlich gelblichen Auswurf. Er hatte Fieber ohne Schüttelfröste. So lange er sich erinnern kann, hatte er Atemnot und Herzklopfen, sonst war er aber gesund.

Die **Untersuchung** zeigt schlechten Ernährungszustand, Blässe, normale Pupillen, Lymphknoten und Reflexe. Den Herzspitzenstoß sieht und fühlt man im fünften Zwischenrippenraum, in der Brustwarzenlinie, 7,5 cm von der Mitte des Brustbeines entfernt. Der rechte Herzspitzenstoß liegt 1,8 cm von der Mitte des Brustbeines. An der Herzspitze besteht ein präsystolisches Schwirren und man hört ein langes, rauhes, präsystolisches Geräusch, das mit einem ersten scharfen Tone endet. Ein zweiter Ton ist an der Spitze nicht zu hören. Sein Platz ist eingenommen von einem kurzen diastolischen Geräusch. Dicht nach innen, neben der Herzspitze, sind beide Geräusche deutlicher zu hören. Der zweite Pulmonalton war verstärkt; sonst verlief die Untersuchung negativ. Während der einwöchigen Beobachtung bestand keine Temperatur. Urin negativ. Hämoglobin 70%. Die gefärbten Ausstriche zeigten eine mäßige Achromie. Im Sputum keine Tuberkelbacillen. Subcutane Injektion von Tuberkulin am 16., $^1/_2$ mg, am 18. 5 mg, am 20. 10 mg verlief ohne Reaktion.

Es ging dem Patienten auf der Abteilung gut, und er verließ sie nach einer Woche am 21. mit 4 Pfund Gewichtszunahme. Am 15. 2. 1909 kam er in das Krankenhaus zurück. Vor acht Wochen begann er, nachdem er einen Tag schwer gearbeitet hatte, zu husten und entleerte dabei ein Weinglas voll Blut. In der Nacht hatte er ausgesprochene Orthopnoe. Nach 14tägiger Ruhe begann er wieder zu arbeiten, obgleich er noch kurzatmig war, mußte aber wegen Atemnot und Brustschmerzen damit aufhören. Seither haben diese Symptome angehalten und es fanden sich noch unbestimmte Schmerzen im rechten Knie. Seit vier Wochen keine Blutungen mehr. Der Husten hat aber angehalten.

Das Gewicht beträgt jetzt 93 Pfund. Appetit und Stuhlgang in Ordnung. Der Schlaf wird durch Kopfschmerzen gestört.

Damals reichte der Herzspitzenstoß $1^1/_2$ cm außerhalb der Brustwarzenlinie und die Dämpfung reichte 3 cm über den rechten Brustbeinrand. Das Ergebnis der Auscultation zeigt die Abb. 144. Herz regelmäßig. Zweiter Pulmonalton verstärkt und verdoppelt. Über den Lungen hörte man bei der Aufnahme scharfes Giemen, über beide Lungen verstreut, sonst verlief die Untersuchung normal, auch die von Blut und Urin. Während der Beobachtung von 14 Tagen kein Fieber. Der Junge nahm fünf Pfund an Gewicht zu. Unter Ruhe, täglich 15 g Magnesiumsulfat, Digitalis und gelegentlich etwas Aspirin erholte er sich sehr schnell und konnte am 26. 2. nach Hause gehen. Der Lungenbefund war völlig negativ.

Am 3. 3. 1909 kam er zum dritten Male ins Krankenhaus, nur fünf Tage nach seiner Entlassung. Am Tage zuvor begann er beim Ankleiden Blut zu husten. Diesmal kam es heraus, daß die Mutter des Patienten Trinkerin ist, daß es zu Hause recht unruhig zugeht, und daß auch der Junge hin und wieder

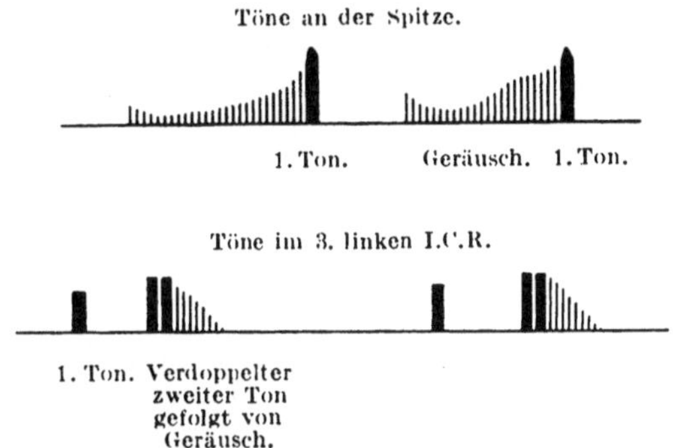

Abb. 144. Graphische Darstellung der Herztöne in Fall 183.

Schnaps bekommt. Die Herzaktion war diesmal unregelmäßig, und es bestand eine leichte Entzündung an den Fußgelenken. Er blieb fünf Wochen im Hospital und nahm zwölf Pfund zu. Am 6. hustete er eine Tasse voll frischen Blutes aus. Unmittelbar danach war über der ganzen linken Lunge die Atmung rauh und scharf, über der ganzen rechten Lunge schwach, von Knacken begleitet. In der rechten Achselhöhle hörte man die Herztöne sehr laut. Der Bluthusten hielt bis zum 11. an. Damals stellte man Capillarpuls fest. Der Kranke klagte über ziemlich heftige Schmerzen in der Herzgegend, die bei Bewegung zunahmen. Die abgeschwächte Atmung rechts bestand auch noch am 30. 3. Andere Veränderungen wurden nicht gefunden.

Am 4. 11. 1909 kam er zum vierten Male wieder, nachdem er Juli und August als Glöckner gearbeitet hatte. Vor drei Wochen begannen die Blutungen wie früher. Er hatte viermal Blutsturz, jedesmal etwa eine Tasse voll. Die letzten zwei Tage hat er stark gefiebert, klagt über Schmerzen überall und über quälende Atemnot. Der Herzspitzenstoß liegt nun 4 cm außerhalb der Brustwarzenlinie. Der rechte Herzspitzenstoß 5 cm von der Mitte des Brustbeines entfernt. Sonst ist sein Zustand praktisch der gleiche wie früher, bis auf Anzeichen von Krätze. Temperatur Abb. 145. Blut und Urin normal.

Besprechung: Der Herzbefund ist typisch für eine Mitralstenose. Während der Beobachtung hatte der Patient mehr als einen Anfall von Rheumatismus, wahrscheinlich auf Streptokokken beruhend. An den Lungen fanden sich nur Symptome, die man als Stauung, als Folge des Mitralfehlers deuten konnte. Das Überraschende ist das Auftreten so zahlreicher Lungenblutungen ohne andere Zeichen nachlassender Herzkraft. Auch das fällt auf, daß er bei jeder der Etappen über Schmerzen in der Brust und Fieber klagen muß. Doch konnte man dies immer noch als ein Reaktionsfieber auffassen.

Während seines Aufenthaltes im Krankenhause gaben wir uns alle Mühe, eine Tuberkulose nachzuweisen. Niemals konnten wir Bacillen im Auswurf finden, und auch auf große Dosen von Tuberkulin folgte keine Reaktion. Die schnelle Zunahme an Gewicht und Kräften unter Verhältnissen, die für einen Lungenkranken nicht gerade besonders günstig waren, sprechen auch gegen das Bestehen einer Phthise, obwohl der Husten recht unerklärlicherweise fortbestand. Meine Diagnose lautete auf Mitralstenose ohne Lungenerkrankung. Darüber herrschte gar kein Zweifel, als er meine Abteilung verließ.

Verlauf: Am 1. 2. 1911 kam er in ein Tuberkulosekrankenhaus und dort nahm man eine ganz andere Familienanamnese auf. Er gab an, sein Pflegevater sei vor einem Jahre an Lungentuberkulose gestorben, d. h. ein Jahr seit seiner Entlassung aus unserem Krankenhause und eine Schwester aus gleicher Ursache vor zwei Jahren, in dem Jahre, in dem er von uns wegging. Die Untersuchung zeigte ausgedehnte Veränderungen in beiden Lungen, nämlich Dämpfung, bronchovesiculäres Atmen, verstärkten Fremitus und wenige Rasselgeräusche, die von

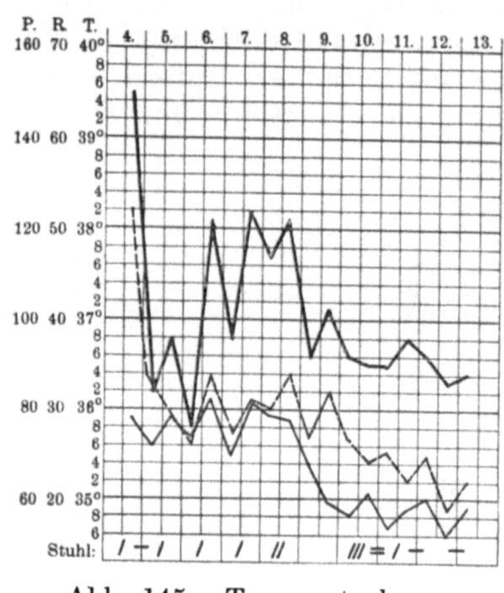

Abb. 145. Temperaturkurve zu Fall 183.

der Spitze vorn bis zur dritten Rippe, bis zur Mitte der Scapula reichten. Im Sputum wurden Bacillen nachgewiesen. Vom 16. 2. bis zum 7. 4. 1911 war er in einem anderen Krankenhause und wurde als Mitralstenose, wahrscheinlich aber nicht Tuberkulose, geführt. Damals bestanden auf der Lunge diffuse Erscheinungen, die rechte Seite war frei. Der Sputum wurde dreimal vergeblich auf Bacillen untersucht. Am 12. 7. 1912 kam er in das gleiche Krankenhaus zurück und blieb diesmal vier Wochen. Nach 2 mg Alttuberkulin stieg die Temperatur auf 38.2°, auch die lokale und Allgemeinreaktion war typisch. Abgesehen von dieser Temperaturerhöhung hatte er kein Fieber. Die Untersuchung zeigte an der linken Spitze ausgesprochenere Erscheinungen.

Am 7. 8. 1912 ergab die Röntgendurchleuchtung ausgesprochene Veränderungen in dem oberen zweiten Drittel beider Lungen, die man als tuberkulöse ansah. Daher lautete die Entlassungsdiagnose am 15. 8. 1912 Tuberkulose mit Mitralstenose. Im ganzen blieb die Diagnose unklar, aber ich glaube jetzt, daß er eine Tuberkulose und eine Mitralstenose hatte.

Fall 184.

Ein 21jähriger Drucker kam am 18. 12. 1909 in das Krankenhaus. Der Vater starb mit 56 Jahren an Krebs, sonst sind die Familienanamnese und seine eigene Vergangenheit gut.

Vor drei Jahren begann er zu husten. Vor acht Tagen begann er nach einer Anstrengung Blut zu husten, und das hat sich die letzten Wochen täglich wiederholt. Vor drei Tagen betrug die Menge eine halbe Tasse voll und die gleiche Menge hat er heute früh entleert. An Gewicht hat er nicht abgenommen. Er

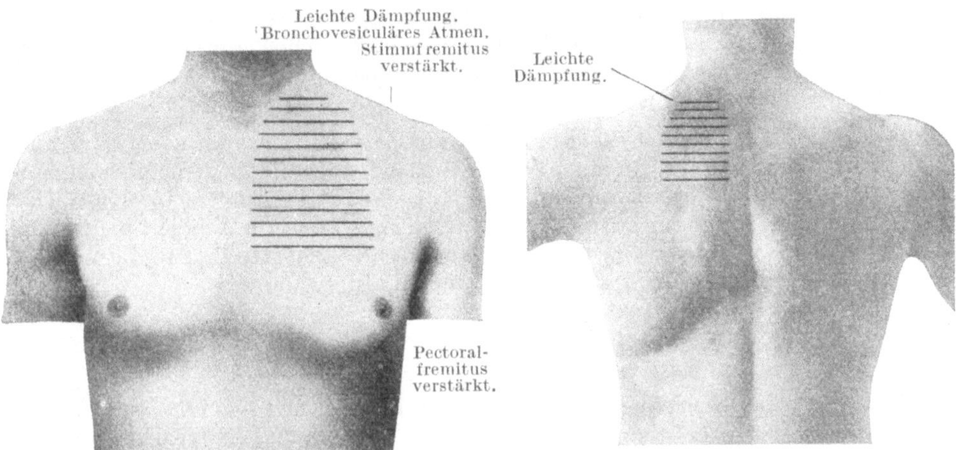

Abb. 146. Lungensymptome in Fall 184.   Abb. 147. Lungensymptome in Fall 184.

hat früher nie Blut gehustet. Der Appetit ist ausgezeichnet. Er klagt über keine Schmerzen und fühlt sich im ganzen wohl.

Die **Untersuchung** zeigt guten Ernährungszustand und verläuft negativ, bis auf die linke Lunge, an deren Spitze leichte Dämpfung, bronchovesiculäres Atmen und verstärkter Stimm- und Pectoralfremitus sich findet, bis herab zur zweiten Rippe (Abb. 146—147). Temperatur Abb. 148. Blut und Urin normal. Der Auswurf wurde achtmal ohne Erfolg auf Tuberkelbacillen untersucht. Nur am 23. 12. fand man in einer kleinen Menge Auswurf sehr wenig Bacillen. Fünf weitere Untersuchungen danach verliefen negativ.

Besprechung: Plötzlich eintretender Blutsturz bei guter Gesundheit im Alter von 21 Jahren bedeutet gewöhnlich Schwindsucht. Diese Annahme wird durch die physikalischen Erscheinungen über der linken Lunge bekräftigt.

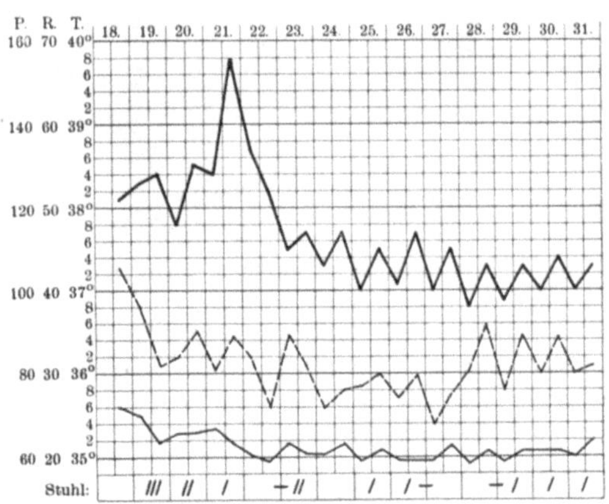

Abb. 148. Temperaturkurve zu Fall 184.

Solche Zeichen hätten keine besondere Bedeutung, wenn man sie auf der rechten Lungenspitze fände. Das Zusammentreffen mit leichtem Fieber ist ein Beweis für die Diagnose einer Lungentuberkulose.

Durch die Untersuchung des Auswurfes wäre die Sache eigentlich geklärt, aber ich fühle mich in diesem Punkte nicht ganz sicher. Statt Tuberkelbacillen

könnte man eigentlich sagen „säurefeste Bacillen von der Gestalt, die im allgemeinen den Tuberkelbacillen gleicht". In den letzten Jahren hat sich aber
gezeigt, daß nicht selten auch andere säurefeste Organismen der Streptothrix-
gruppe vorkommen.

In zweifelhaften Fällen sollte man doch öfter Tierversuche mit dem Sputum
anstellen. Trotzdem blieb es wohl das Wahrscheinlichste, daß unser Kranker
eine Tuberkulose hat. Andere der bekannten Ursachen für Lungenblutung
liegen nicht vor. Wir haben keine andere, auch noch im entferntesten so häufige
Krankheit, die die Erscheinungen erklären könnte.

Verlauf: Am 29. hörten die Blutungen auf. Am 10. 1. traten sie wieder auf
und hielten bis zum 16. an und traten auch da noch in kleinen Mengen hin
und wieder auf. Während seines vierteljährlichen Aufenthaltes im Krankenhause nahm er 25 Pfund zu. Am 22. 1., am 5. 2., am 19. 2. hörte man über
der befallenen Gegend ein paar Rasselgeräusche. Am 20. 4. 1913 berichtete
unser Kranker, daß er sich wohl fühle und arbeiten könne.

Fall 185.

Ein 21 jähriger Schreiber suchte am 16. 3. 1910 das Krankenhaus auf. Vor
einer Woche fühlte er sich matt, fiebrig und kurzatmig. Am nächsten Tage
begann er zu brechen, und das hielt drei Tage an. Tags darauf trat blutiger
Auswurf auf. Er klagte über Schmer-
zen in der rechten Brustseite und
hatte einen herpesähnlichen Ausschlag
an den Augenlidern und um die Nasenlöcher.

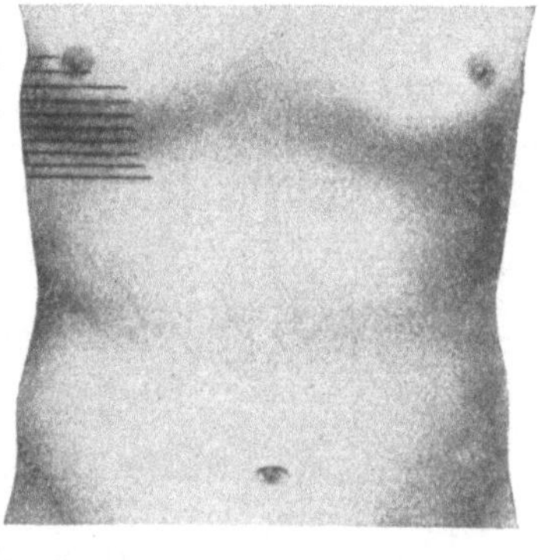

Die **Untersuchung** zeigt guten
Ernährungszustand. Herzspitzenstoß
ragt im fünften Intercostalraum 1 cm
über die Brustwarzenlinie hinaus. Im
übrigen ist das Herz negativ. Lungenbefund Abb. 149 und 150. Bauchorgane negativ, nur reicht die Leberdämpfung 8 cm über den Rippenbogen, wo der auf Druck schmerzhafte Rand undeutlich gefühlt werden
kann. Temperatur Abb. 151. Bei

Abb. 149. Lungensymptome in Fall 185.

der Aufnahme L. 18000, am 26. 20500. Urin leichte Spur Eiweiß und vereinzelte hyaline Zylinder, sonst negativ. Am 26. machte der Patient einen
ganz gesunden Eindruck und wurde trotz der hohen Leukocytenzahl in ein
Genesungsheim entlassen.

Besprechung: Die Lungenblutung begann in unserem Falle mit allen Zeichen
einer akuten Infektion, besonders mit Erbrechen und Herpes. Das Herz zeigte
eine Erweiterung, vielleicht infolge infektiöser Muskelschwäche. Die Lungensymptome sind auf die rechte Seite beschränkt und mögen ganz oder zum
Teil die Ursache dafür sein, daß die Leber den Rippenbogen um 8 cm überschreitet. Die übrigen Ergebnisse der Untersuchung sprechen für eine Verdichtung und es bliebe nur die Frage, ob es sich hier um eine tuberkulöse
Pneumonie oder um eine gewöhnliche Pneumokokkeninfektion der
Lungen handelt. Diese beiden Krankheiten sind anerkanntermaßen schwer
zu unterscheiden. Manchmal ist die Unterscheidung tatsächlich unmöglich,

wenn wir den Fall nicht ein paar Tage oder selbst Wochen beobachten können.
Da die Erscheinungen der Pneumonie in beiden Krankheiten ganz identisch
auftreten, beruht die Diagnose darauf, ob später Tuberkelbacillen gefunden
werden und ob sich die Lungenerscheinungen wieder zurückbilden, wie das

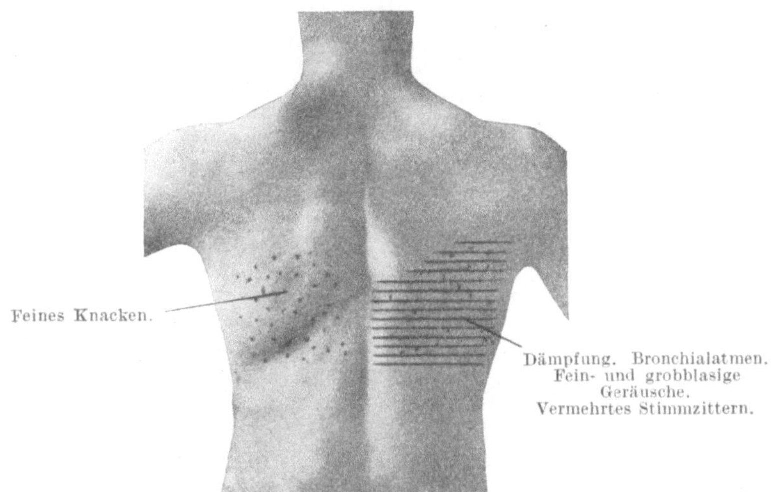

Abb. 150. Lungensymptome in Fall 185.

gewöhnlich bei Pneumonie der Fall ist, oder ob sie anhalten wie bei einer Phthise.
Die dauernde Leukocytose spricht entweder für eine Tuberkulose, für ein be-
ginnendes Empyem oder für eine ungelöste Pneumonie. Aber da zur Zeit der
Entlassung die physikalischen Erschei-
nungen ganz geschwunden waren, ließen
wir alle die Möglichkeiten außer Betracht
und hielten ihn trotz der Leukocytose
für ganz gesund.

Verlauf: Am 16. 4. 1913 teilte uns der
Kranke mit, er fühle sich völlig wohl,
und so wäre es seit seiner Entlassung aus
dem Krankenhause gewesen. Mit Rücksicht darauf können wir annehmen, daß
eine Leukocytose an und für sich noch
kein Grund dafür ist, einen Patienten
länger im Krankenhause zurückzubehalten
aus Furcht, ein Empyem könnte sich noch
entwickeln.

Bemerkung: Warum beginnen manche
Fälle von Pneumonie mit Lungenblutungen

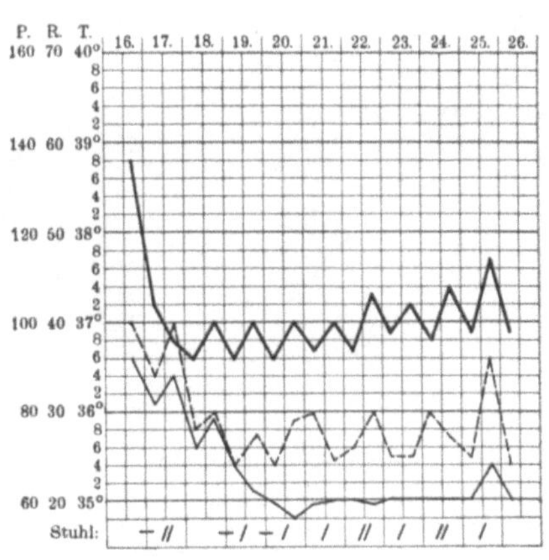

Abb. 151. Temperaturkurve zu Fall 185.

und nicht wie gewöhnlich mit rostbraunem Auswurf? So viel ich weiß, ist
diese Frage bisher noch nicht beantwortet worden.

Fall 186.

Eine 23jährige Frau mit guter Familienanamnese kam am 2. 3. 1912
in das Krankenhaus. Vor drei Wochen begann sie appetitlos zu werden. Vor

14 Tagen fühlte sie sich etwas schwach, arbeitete aber weiter. Vor acht Tagen hustete sie bei der Arbeit mehrere Mundvoll hellen Blutes aus. Seither muß sie am Morgen leicht husten, hat beständig Auswurf, Kopfschmerzen und Fieber zwischen 38,2° und 39,4°. Sie hat weder Schmerzen, Atemnot noch Nachtschweiß; auch an Gewicht hat sie nicht abgenommen.

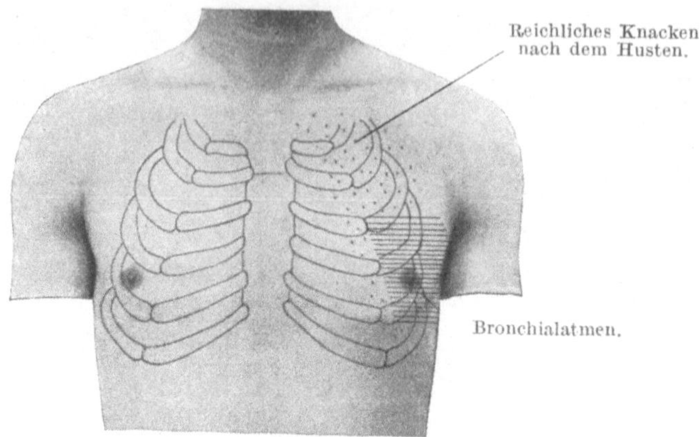

Abb. 152.   Lungensymptome in Fall 186.

Die **Untersuchung** zeigt guten Ernährungszustand, leichte Cyanose, schnelle, oberflächliche Atmung und Lungenerscheinungen, wie sie die Abb. 152 und 153 zeigen. Sonst verlief die Untersuchung negativ. Am 2. 3. waren die Rasselgeräusche sehr ausgedehnt und stark. Links vorn fanden sich außerdem Zeichen

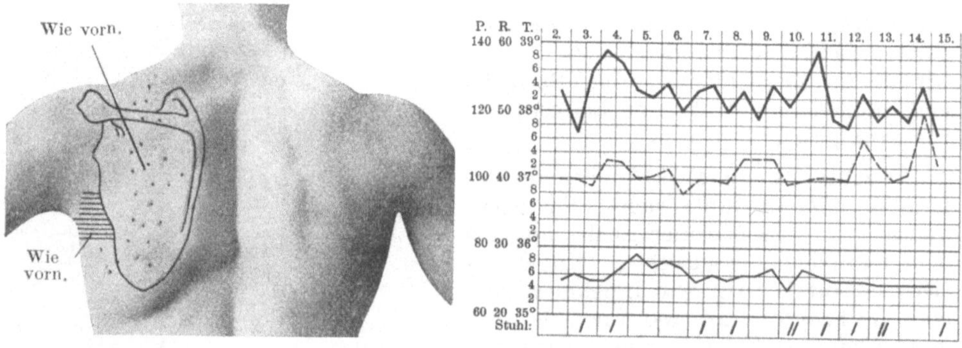

Abb. 153. Lungensymptome in Fall 186.   Abb. 154. Temperaturkurve zu Fall 186.

einer Verdichtung, kaum aber in der gleichen Lage hinten. Die Zahl der Leukocyten war sehr erhöht, am 2. 3. 9000, am 7. 3. 8000, am 14. 3. 10 000. Hämoglobin 90%. Urin normal. Blutdruck systolisch 110. Temperatur Abb. 154. Am 2. 3. hielt ich den Fall mit größerer Wahrscheinlichkeit für eine Pneumonie als für eine Tuberkulose, aber am 11. wurden reichlich Tuberkelbacillen im Auswurf gefunden.

Besprechung: Dieser Fall bildet ein gutes Gegenstück zu dem letzt erwähnten. Der Beginn und die pneumonischen Symptome sind nicht sehr verschieden. Die niedrige Zahl der Leukocyten macht aber bei einem Kranken, dem es nicht ganz schlecht geht, Tuberkulose wahrscheinlicher als in dem letzten Falle. Trotzdem konnte die Diagnose nur auf eine Pneumonie gestellt werden, bis die Untersuchung des Auswurfes endlich eine Tuberkulose sicherte.

Von besonderem Interesse ist die Tatsache, daß die Kranke bis vor acht Tagen dauernd arbeitete und daß sie sich bis vor drei Wochen nicht krank fühlte.

Fall 187.

Ein 37jähriger Schildermaler kam am 15. 4. 1910 in das Krankenhaus. Eine Schwester leidet augenblicklich an Tuberkulose, sonst ist die Familienanamnese gut. Mit 16 Jahren hatte er eine Bronchitis, mit 22 Jahren Lungenentzündung, mit 29 Jahren Syphilis, mit 32 Jahren „Rheumatismus". Er

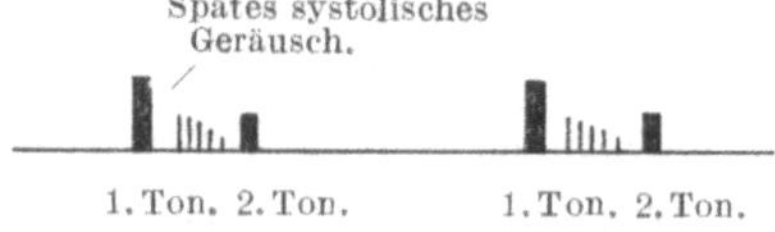

Abb. 155. Herztöne an der Spitze.

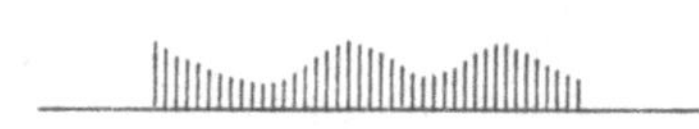

Abb. 156. Herztöne im 3. l. Interkostalraum. Die Bezeichnung 1. Ton bedeutet, daß an dieser Stelle der erste Ton erscheinen sollte. Er ist aber nicht zu hören. Das Geräusch ist durchgehend mit systolischer Verstärkung.

war immer sehr nervös. Zehn Jahre hat er stark getrunken, im Durchschnitt täglich sechs Schnäpse und drei Glas Bier. Täglich raucht er 20 Zigarretten. Vor sechs Wochen erkältete er sich und fühlte sich darauf schwach und müde. Vor 14 Tagen begann er zu husten und klagte über Schmerzen in den beiden Brustseiten. Vor fünf Tagen hustete er bei der Arbeit einen Mundvoll hellroten Blutes aus und hat seither täglich 30—60 g Blut und grünlichen Auswurf entleert. Zu der gleichen Zeit mit dem Husten wurde er kurzatmig, besonders nachts, so daß er zwei Kopfkissen brauchte. Seit 17 Tagen konnte er nicht mehr arbeiten. Im letzten Jahre hat er acht Pfund abgenommen.

Die **Untersuchung** zeigt einen gut genährten Patienten mit unregelmäßigen Pupillen, die träge auf Lichteinfall reagieren. Die Zunge wird zitternd herausgestreckt und ist braun belegt. Die Lymphknoten sind sämtlich angeschwollen. Der Herzspitzenstoß ist nicht zu sehen, kann aber im fünften Zwischenrippenraum, $3^1/_2$ cm außerhalb der Brustwarzenlinie gefühlt werden, $13^1/_2$ cm von der Mittellinie entfernt.

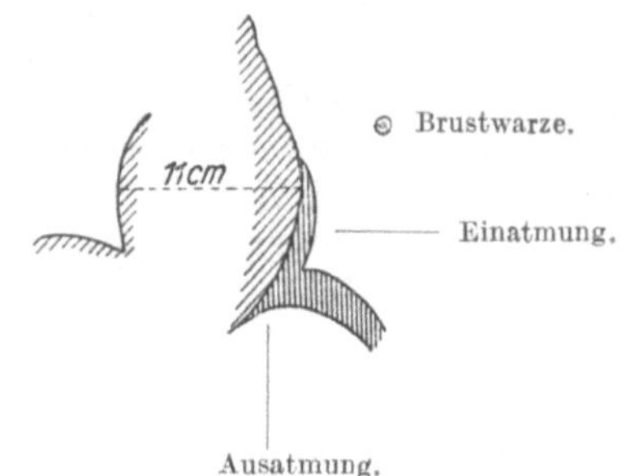

Abb. 157. Durchleuchtungsskizze. Röhrenabstand 2 m.

An der Spitze hört man ein postsystolisches Geräusch (Abb. 155). Im linken dritten Zwischenrippenraum, nahe dem Brustbein, besteht ein diastolisches Geräusch und Schwirren mit systolischer Akzentuation (Abb. 156). Dort sind Herztöne nicht zu hören. An der rechten Seite des Brustbeines, im fünften Intercostalraum, hört man einen klingenden zweiten Ton, der nach der Basis des Herzens zu schwächer wird. Es besteht kein perikardiales Reiben, aber vieles Giemen, über beide Vorderseiten der Brust verstreute Rasselgeräusche. Perkutorisch schien das Herz beträchtlich nach rechts erweitert. Blutdruck systolisch 115 mm Hg. Der systolische Teil des oben beschriebenen Geräusches war auf dem größten Teile des Rückens, besonders auf der rechten Seite, hörbar. An der Rückseite der Lungen hörte man verstreutes Giemen und Rasseln, ähnlich wie vorn. Es bestand aber kein Hinweis auf Flüssigkeit und Verdichtung. Während dreiwöchentlicher Beobachtung bestand kein Fieber. Blut und Urin normal. Vier Untersuchungen des blutig gefärbten Auswurfes ergaben weder Tuberkelbacillen noch sonst Bemerkenswertes.

Vom 27. ab waren die Rasselgeräusche auf den Lungen verschwunden und der Kranke fühlte sich ganz wohl. Zu dieser Zeit zeigte die Röntgendurchleuchtung (Abb. 157), daß das Herz nicht vergrößert war.

Besprechung: Aus der Anamnese ergeben sich die Möglichkeiten von Syphilis, Rheumatismus, Alkoholismus und Bleivergiftung. Für Tuberkulose als Ursache des Bluthustens sprechen Husten und Atemnot, die Tuberkulose in der Familienanamnese und der akute Beginn der Störung. Für Syphilis kann man das Verhalten der Pupillen und die Drüsenschwellungen anführen. Die Untersuchungsergebnisse sind nicht charakteristisch, wenn sie auch mehr für eine Lungenerkrankung als für irgendeine andere Erkrankung sprechen.

Bei einem so kleinen Herzen ist es durchaus nicht wahrscheinlich, daß es sich um eine syphilitische Aortitis handelt, die häufigste Form von Syphilis am Herzen.

Pulmonalstenose oder Mitralfehler, Diagnosen, an die man auch in diesem Falle gedacht hatte, würden einen ganz anderen Herzschatten im Röntgenbilde geben, als wir ihn Abb. 157 sehen.

Außerdem könnte keine dieser Krankheiten ein dauerndes Geräusch, das die ganze Herzrevolution anhält, veranlassen. Vielleicht ist es interessant, die verschiedenen Diagnosen, die gestellt wurden, anzuführen.

Verlauf: Folgende Meinungen wurden über die Krankheit von verschiedenen Ärzten geäußert: Syphilitische Aortitis mit Ulceration nach der Pulmonalarterie zu. Syphilitische Aortitis mit Beteiligung der Aortenklappen. Aortenstenose und Insufficienz. Aorten- und Mitralinsufficienz mit Stenose der Pulmonalarterie. Pulmonalstenose und Insufficienz. Kongenitaler Herzfehler, wahrscheinlich offener Ductus Botalli oder Septumdefekt. Vom 2. 5. ab machte der Patient einen guten Eindruck, hatte keine Beschwerden mehr und durfte nach Hause gehen.

Fall 188.

Eine 31jährige Frau suchte am 31. 8. 1910 das Krankenhaus auf. Vor zehn Tagen hatte sie eine Fehlgeburt. Seither hat sie gefiebert und hatte einen oder mehrere Schüttelfröste am Tage. Vor vier Tagen klagte sie über Schmerzen in der rechten Brustseite und bekam blutigen Auswurf. Vorgeschichte und Familienanamnese negativ, nur hatte sie drei Fehlgeburten einschließlich der eben erwähnten. Vordem hatte sie drei gesunde Kinder.

Die **Untersuchung** zeigte Fettleibigkeit, Blässe mit Cyanose und Zucken in den Händen und Armen. Die Zunge war sehr trocken und rissig mit dickem braunen Belage. Pupillen, Lymphknoten und Reflexe negativ. Herz o. B. bis auf ein systolisches Geräusch, das am lautesten im dritten linken Intercostalraum zu hören war. Lungen normal. Rechts fand sich an der Rückseite Dämpfung mit vermehrtem Stimmfremitus. Die Atmung war in der Zone einer Hand, und zwar in der Gegend des Schulterblattwinkels bronchial, sonst abgeschwächt. Vorn hörte man zwischen der rechten Brustwarze und der

Achselhöhle Reiben, das Atmungsgeräusch unterhalb des rechten Schlüsselbeines war abgeschwächt (Abb. 158, 159). Leiborgane negativ.

Es bestand übelriechender Ausfluß. Die Patientin delirierte stark. Temperatur Abb. 160. Urin im Durchschnitt 1050 ccm in 24 Stunden, spez. Gew. zwischen 1013—1018. Bis zum 1. 10. Spuren von Albumen, dann gewöhnlich nicht mehr. Im Sediment fand man zuerst granulierte Zylinder mit Zellbelag, später nichts von Bedeutung. Bei der Aufnahme Eosinophile 3 000 000, eine Woche später 2 300 000, worauf die Zahl langsam anstieg, um am 27. 4 000 000 zu erreichen. Hämoglobin bei der Aufnahme 40%. Die Leukocyten schwankten in der ersten Woche zwischen 16 000 bis 20 000, dann blieben sie um 12 000 herum stehen. Die letzte Blutuntersuchung am 12. 10. E. 4 800 000, L. 8000, Hämoglobin 80%. In den ersten Tagen der Krankheit zeigten die Blutausstriche eine mäßige Achromie, beträchtliche Anisocytose und reichlich abnorme Färbungen. Am 14. fand man bei der Auszählung von 200 Leukocyten vier Normoblasten und drei Megaloblasten. Alle diese Abweichungen

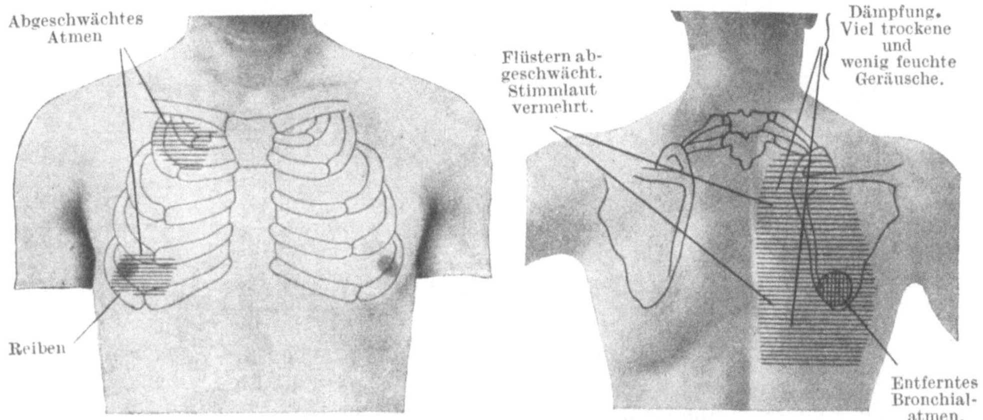

Abb. 158. Lungensymptome in Fall 188.   Abb. 159. Lungensymptome zu Fall 188.

von der Norm verschwanden noch vor der Entlassung. Eine am 31. 8. angelegte Blutkultur blieb steril.

Der Auswurf war sehr reichlich, eitrig und übelriechend; er enthielt die verschiedensten Organismen. Tuberkelbacillen wurden nicht gefunden. Auch sonst herrschten keinerlei bestimmte Bakterien vor. Der Ausfluß hörte bald auf, übel zu riechen. Die Untersuchung der Beckenorgane zeigte keine Veränderungen. Des Morgens fühlte sie sich stets wohl und munter, gegen Abend trat gewöhnlich ein Schüttelfrost ein. Sie wurde unruhig, delirierte, hatte dabei hohen Puls, hohes Fieber und beschleunigte Atmung. Während der ersten Woche wurde eine Lungenverdichtung deutlich, aber nach dem 6. 9. waren die Lungen freier, wenn auch Schüttelfröste und Schweiße anhielten.

Zu gleicher Zeit hatte der Ausfluß aus der Scheide fast ganz aufgehört. Am 8. 9. reichte der Herzspitzenstoß bis zur vorderen Axillarlinie. Man hörte dort ein weiches systolisches Geräusch. Am 22. 9. sprachen die Symptome am ehesten für einen Lungenabsceß oder Gangrän, wenn auch keine deutliche Lokalisation möglich war. Am 9. 10. fand sich in der rechten Axillaris tympanitischer Schall, amphorisches Atmen und Bruit du pot fêlé. Trotzdem schien es der Patientin viel besser zu gehen. Der Auswurf war noch etwas reichlich und enthielt etwas Blut. Am 11. 10. konnte sie im Stuhle sitzen. Die Menge des täglich entleerten Auswurfes vom 13. 10. ab zeigt Abb. 161.

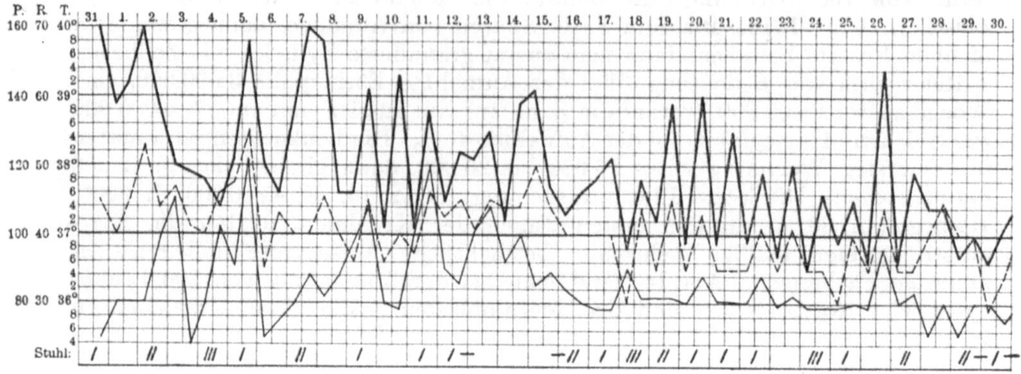

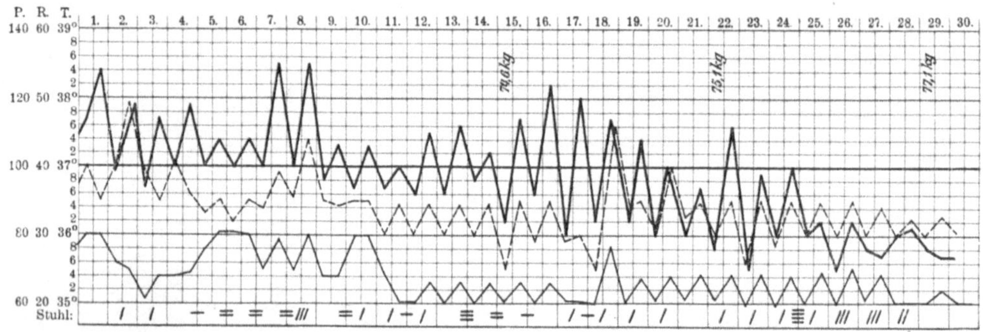

Abb. 160. Temperaturkurve zu Fall 188.

Bei Lagewechsel trat leichter Husten auf. Die Endglieder der Finger waren aufgetrieben.

Die Durchleuchtung am 21. 10. zeigte verstreute Schatten über der rechten Lunge, aber keine Kaverne.

Besprechung: Von besonderem Interesse schien mir die Tatsache zu sein, daß die Beschwerden der Kranken unmittelbar im Anschluß an eine Fehlgeburt auftraten. Lungensymptome, die unter solchen Umständen auftreten, müssen immer an eine Thrombose der Venae uterinae mit blanden oder septischen Lungenembolien denken lassen. Das Vorhandensein von Schüttelfrösten zur Zeit des Blutsturzes und die Schmerzen in der Brust lassen uns eher an eine septische Embolie denken.

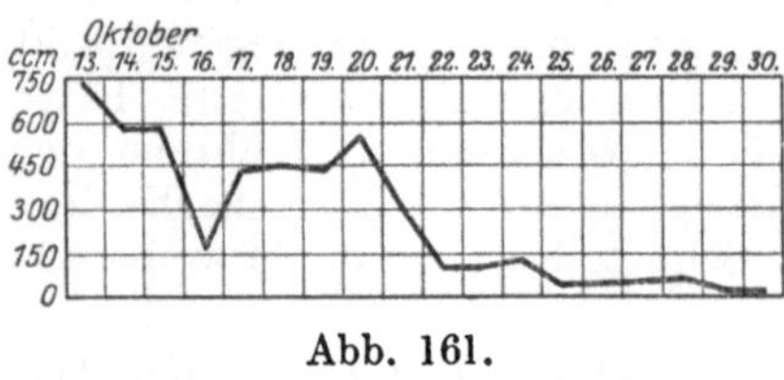

Abb. 161.

In einem Falle wie dem vorliegenden kommen wir durch diese Überlegungen eher zu einer richtigen Diagnose als durch die Betrachtungen der physikalischen Erscheinungen. Die Lungensymptome würden so ziemlich auf jede Lungenerkrankung passen, wie Phthise, Pneumonie, Absceß, Pleuritis usw.

Viel häufiger, als wir zugeben wollen, gilt dies für Lungenkrankheiten, und die richtige Diagnose beruht häufig mehr auf unseren allgemeinen pathologischen Kenntnissen, auf der Untersuchung des Auswurfes und der sorgfältigen Aufnahme der Anamnese als auf den Ergebnissen der Auscultation und Perkussion.

Die Anämie, das Fieber und die Leukocytose können bei jeder der eben erwähnten Lungenerkrankung vorkommen. Von entscheidender Bedeutung ist die Beschaffenheit des Sputums, der für Absceß charakteristisch ist und sich ausgesprochen von dem bei Bronchiektase, Phthise, Pneumonie oder Empyem unterscheidet. Von großem Interesse ist auch die Abnahme der Sputummenge (Abb. 161).

Aller Wahrscheinlichkeit nach handelt es sich um eine septische Lungenembolie, die aus dem Plexus uterinus als Folge des septischen Abortus herkam. Lungenblutungen sind dabei nicht die Regel, aber auch nicht selten.

Verlauf: Vom 21. 10. ab ging die Sputummenge rasch zurück, die Temperatur wurde niedriger und ließ ganz nach, während die Patientin an Gewicht und Kräften zunahm. Vom 17. 9. ab bekam die Patientin dreimal täglich Eukalyptusöl. Bei der Entlassung am 30. 10. wog sie 170 Pfund.

Fall 189.

Eine 62jährige Frau wurde am 19. 8. 1910 in das Krankenhaus aufgenommen. Sie gab an, sie hätte vor 18 Jahren etwa eine halbe Tasse voll Blut ausgeworfen, sie weiß aber nicht zu sagen, ob beim Husten oder sonstwie. Sonst war sie immer gesund. Sie hat zwölf Kinder und keine Fehlgeburt gehabt. Die Menopause ist vor 20 Jahren eingetreten.

Die **Untersuchung** zeigt schlechten Ernährungszustand. Starbildung rechts. Linke Pupille entrundet und excentrisch ausgezogen, reagiert aber normal. Lymphknoten und Reflexe o. B. Lungen frei von Veränderungen. Herzspitzenstoß im sechsten Zwischenrippenraum, 14 cm von der Mittellinie entfernt. Zweiter Aortenton metallisch klingend. Blutdruck systolisch 165 mm Hg. Keine Geräusche. Arterien geschlängelt und verdickt. Leib sehr weich. Rechte Niere fühlbar. Der Leberrand wird drei Finger unterhalb des Rippenbogens gefühlt. An Nase, Kehlkopf und Luftröhre konnte keine Ursache für eine Blutung festgestellt werden. Am Tage nach der Aufnahme brachte sie 180—200 ccm hellrotes, alkalisch reagierendes Blut herauf. Sie erhielt subcutan 1 mg Tuberkulin, worauf die Temperatur auf 38,4° anstieg. Der Auswurf wurde dreimal mit negativem Erfolg auf Tuberkelbacillen untersucht. Am 3. 11. ging es ihr ganz gut und sie wurde nach Hause entlassen.

Besprechung: Tatsächlich scheint die erste Lungenblutung vor 18 Jahren die Gesundheit der Kranken nicht ernstlich beeinträchtigt zu haben. Sie wurde weder behandelt, noch hatte sie weiterhin davon Beschwerden. Das ist um so interessanter und wichtiger, weil es nach Meinung vieler Ärzte beweist, daß es sich dabei um keine Blutung tuberkulösen Ursprunges handelte. Das Herz ist zwar nicht normal, aber es ist auch nicht ernstlich krank, noch sind sonst irgendwo im Körper Veränderungen, die auf Herzschwäche oder eine solche Lungenstauung hinweisen, daß man sie für eine Blutung verantwortlich machen könnte. Sicherlich hat sie eine Arteriosklerose und eine tiefstgehende Leber, doch beruht letzteres wahrscheinlich auf den schlaffen Bauchdecken nach den zwölf Geburten.

Die Reaktion auf das Tuberkulin beweist Tuberkulose, alte inaktive oder aktive, früher vorhanden oder jetzt noch bestehend, hat aber nichts notwendig mit ihren jetzigen Symptomen zu tun. Wäre sie jünger, so würden wir an der Diagnose Tuberkulose nicht zweifeln. Wie die Verhältnisse liegen, bin ich meiner Sache nicht sicher und kann den Zweifel nicht aufklären, doch scheint mir Tuberkulose die richtigste Annahme.

Verlauf: Wir sahen sie im Dezember 1910 und im Dezember 1911 wieder. Die Beschwerden waren nicht mehr aufgetreten. Im Februar 1913 berichtete sie, sie sähe gut aus und fühle sich völlig wohl. Die Untersuchung der Lungen zeigte dasselbe Ergebnis. Das Herz war unverändert.

Fall 190.

Eine 24 jährige Frau kam am 1. 11. 1910 in das Krankenhaus. Die Familienanamnese ist negativ. Sie war bis voriges Jahr munter, obwohl sie öfter Anfälle von Mandelentzündung hatte. Seit einem Jahre fühlte sie sich schlecht und

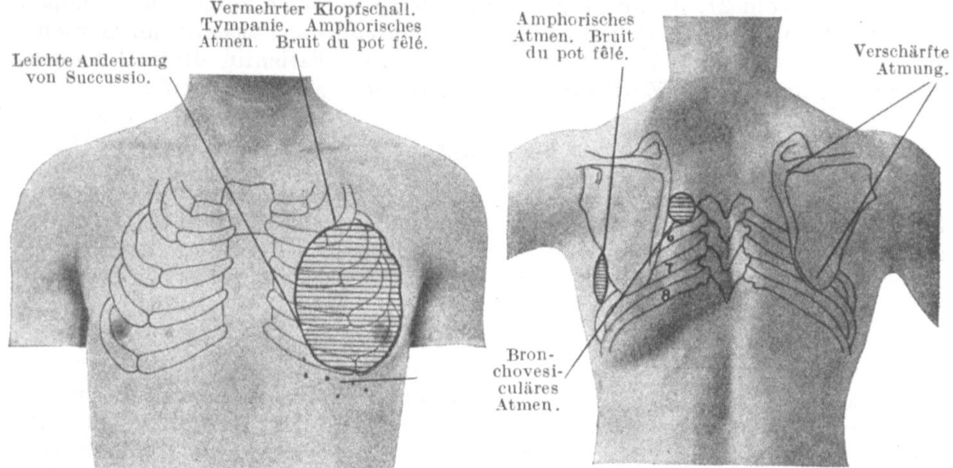

Abb. 162. Lungensymptome in Fall 190.　　　Abb. 163. Lungensymptome in Fall 163.

war unter ihrem normalen Gewicht. Vor einigen Monaten wurde sie wegen Krampfadern operiert.

Seit einem Monat klagt sie über Schmerzen in der rechten Schulter und seit einigen Wochen über Schmerzen und Schwellung in der Gegend der rechten Mandel. Nach einer Untersuchung der Lungen, um zu sehen, ob die Entfernung der Mandeln indiciert sei, wurden vor sechs Wochen die Tonsillen ausgeschält. Fünf Tage fühlte sie sich nach der Operation wohl und hatte kein Fieber. Dann klagte sie über plötzliches Einsetzen von Schmerzen in der Lendengegend, ohne daß die Untersuchung etwas ergab. Nach Hause zurückgekommen, mußte sie weiter husten. Die ausgeatmete Luft war sehr übelriechend. Einen Monat lang hatte sie Fieber, wobei die Temperatur am Morgen 37,8°, am Abend 39,6° erreichte. Sie blieb zu Bett. Damals fand man zwischen der linken Brustwarze und dem Schlüsselbein einen bronchopneumonischen Herd von der Größe eines Talers. Links hinten am Rücken hörte man einige wenige, feine Rasselgeräusche, die später verschwanden. Vor fünf Tagen war der Auswurf blutig gefärbt. Vor drei Tagen fand man rechts hinten eine leichte Dämpfung mit feinen feuchten Rasselgeräuschen. Gestern abend wurden Kavernensymptome auf der linken Seite festgestellt. Die Menge des Auswurfes schwankte von 30—60 ccm.

Die **Untersuchung** zeigte eine abgemagerte Frau, die beständig sehr übelriechenden Auswurf hatte. Die Lymphknoten an der linken Halsseite waren vergrößert. Pupillen und Reflexe normal. Vorn fand sich eine Zone tympanitischen Schalles (Abb. 162—163). Darüber hörte man amphorisches Atmen, Bruit du pot fêlé, Münzenklang und vermehrten Stimmfremitus. Vereinzelte feine Rasselgeräusche am unteren Rande dieser Zone. Diese Symptome reichten noch bis zur linken Axillaris, waren aber am Rücken weniger ausgesprochen. Herz- und Leiborgane negativ. Im Urin fand sich eine Spur Eiweiß und 0,5% Zucker. Spez. Gew. 1023. Temperatur Abb. 164. Leukocyten 20 000 mit polynukleärer Leukocytose. Hämoglobin 70%. Am Abend der Aufnahme hustete die Kranke nach anstrengender Untersuchung fast einen Viertelliter reinen Blutes aus.

Besprechung: Die Patientin hat zwei Operationen durchgemacht, von denen jede zu einer Lungenkomplikation führen konnte. Lungenabscesse nach Operationen an den Mandeln, die auf der Inhalation septischen Materials während der Operation beruhen, kommen sehr selten vor, man muß sie aber doch unter das mögliche Risiko einrechnen, das selbst bei einer so leichten Operation, wie es eine Tonsillektomie ist, besteht. Die Excision der Krampfadern kann zur Thrombose in höher gelegenen Venen und endlich durch Lungenembolie zum Absceß oder zu einer Infektion führen. Die physikalischen Erscheinungen sind in solchem Falle nicht ausgesprochen, aber der Geruch der Atmung läßt uns nicht darüber im Zweifel, daß wir es mit einem Absceß zu tun haben.

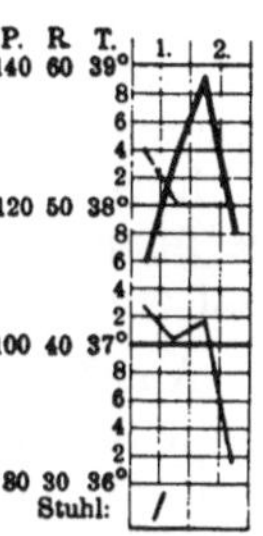

Abb. 164.
Temperaturkurve zu
Fall 190.

Kann der Absceß tuberkulösen Ursprunges sein? Die Beschaffenheit des Auswurfes spricht völlig dagegen. Ein Patient, der solche Mengen von Auswurf produziert, müßte sicherlich irgendwelche in die Augen springenden Symptome über den Lungen haben.

Bronchiektasen mit so übelriechendem Auswurfe entwickeln sich kaum in so kurzer Zeit und sind dann fast ausnahmslos doppelseitig.

Verlauf: Am nächsten Morgen um 4 Uhr hatte sie einen Anfall von Cyanose mit oberflächlicher schwerer Atmung und starb. Die Autopsie ergab Absceß und Gangrän des linken oberen Lungenlappens mit ausgedehnten Blutungen, fötide Bronchitis sowie alte Tuberkulose eines Bronchiallymphknotens.

Fall 191.

Am 1. 11. 1902 wurde ein Stubenmädchen aus dem Krankenhause, 19 Jahre alt, auf die Station aufgenommen. Im vergangenen Januar hatte sie Diphtherie und war sechs Wochen krank, sonst war sie immer gesund. Die Familienanamnese ist ohne Belang, ihre Lebensgewohnheiten sind gut. Bis auf ziemlich heftige Schmerzen war die Regel normal. Gestern bekam sie Halsschmerzen, Schüttelfröste, Kopfweh, Rückenschmerzen, Schnupfen und tränende Augen. Am vergangenen Abend brach sie viermal.

Die **Untersuchung** zeigte große, gerötete Mandeln mit weißlichem Belage und Lymphknotenschwellungen im rechten Kieferwinkel. Kulturen vom Rachenabstrich blieben negativ. Nach einer Woche schien die Patientin praktisch gesund und ging zu ihrer Arbeit zurück. Am 16. 3. 1903 hatte sie einen ähnlichen Anfall, war aber nach drei Tagen Krankenhausaufenthalt wieder gesund. Am 6. 1. 1905 wurde sie zum dritten Male aufgenommen und gab diesmal an, sie hätte vor fünf und vor drei Jahren ähnliche Anfälle gehabt und hätte dabei

reichlich Blut erbrochen Darüber findet sich aber in den früheren Krankengeschichten nichts erwähnt Diesmal gibt sie auch an, eine ihrer Schwestern
sei an Schwindsucht gestorben.

Vor 13 Tagen begannen heftige Schmerzen in der Magengegend, die nach
dem Rücken zu ausstrahlten. Sie waren anhaltend, nahmen auf Druck zu,
wurden aber von der Nahrungsaufnahme nicht beeinflußt. Zwei Tage hielt
der Schmerz an, dann ließ er zwei Tage nach, begann wieder und dauerte
12 Stunden, worauf er bis heute morgen verschwand. Vor zwölf und vor elf
Tagen brachte sie durch Brechen oder Husten 90—120 ccm dunkles Blut heraus,
seither nicht mehr. Außerdem gibt sie an, daß sie seit zwölf Jahren beim Wasserlassen Schmerzen hätte.

Die **Untersuchung** zeigte guten Ernährungszustand, normale Rachenorgane,
keine Veränderungen an den Brust- und Leiborganen. Die Kranke blieb ein
Vierteljahr auf der Abteilung und war meist fieberfrei. Nur wenige Male, worauf
ich später noch zurückkomme, bestand eine kurze Fieberperiode. Bei der
Aufnahme zeigte das Blut L. 15 400, Hb. 90%. Urin bis auf eine minimale
Spur von Eiweiß o. B. Die Kranke bekam sechs Tage lang Nährklistiere und
fühlte sich dann nachher bei normaler Ernährung wohl. Von Zeit zu Zeit klagte
sie über Beschwerden im Leibe und Erbrechen. Das Erbrochene enthielt einmal einige Blutstreifen.

Am 8. 2. erbrach sie 60 ccm hellroten Blutes. Das gleiche wiederholte sich
am 3. 3. In der Zwischenzeit war sie schmerzfrei und aß gut. Am 7. fand man
in ihrem Speiglase Blut. Es schien mit Schleim oder Auswurf gemischt zu
sein. Die Untersuchung der Lungen zeigte eine fragliche Dämpfung und Vermehrung des Stimmfremitus an der linken Spitze. Der Auswurf wurde wiederholt ohne Erfolg auf Tuberkelbacillen untersucht. Im Stuhl war die Guajakprobe negativ. Auf 10 mg Alttuberkulin stieg die Temperatur auf 39,3°. Dies
war die einzige Zeit beträchtlicher Temperaturerhöhung während ihres ganzen
dreimonatlichen Krankenhausaufenthaltes.

Am 22. 3. entstand wieder die Frage, woher das Blut in ihrem Speiglase
käme. Es war mit Schleim gemischt und gab eine schwache saure Reaktion.
Damals kam es heraus, daß sie ebenso unzuverlässig wie unverschämt war.
Sie weigerte sich, das Krankenhaus zu verlassen, als es dazu Zeit war, wurde
aber trotzdem am 30. 3. entlassen. Magengeschwür oder Lungentuberkulose
waren die fraglichen Diagnosen, ohne daß man sicher eine der beiden Krankheiten annehmen konnte.

Im Juni 1905 war sie wieder im Krankenhause. In der Zwischenzeit war
sie in einer Lungenheilstätte gewesen, dort klagte sie viel über Magenschmerzen,
die nach dem Essen schlimmer, niemals aber dadurch erleichtert wurden und
brach zeitweise einmal täglich, manchmal auch weniger. Sie gibt an, sie hätte
niemals Blut erbrochen. 14 Pfund hat sie an Gewicht zugenommen und die
ganze Zeit über niemals gehustet, obwohl sie ziemlich reichlich Auswurf hatte,
einmal auch mit einem kleinen Blutklumpen.

Die **Untersuchung** ergibt, daß das Zahnfleisch blutet. Die hintere Rachen-
wand ist mit Schleim bedeckt. Über der ganzen Herzgegend, am lautesten
an der Herzspitze und nach der Axillaris fortgeleitet, hörte man ein systolisches
Geräusch. Sonst waren Brust- und Bauchorgane ohne Veränderungen. Blut
und Urin waren normal. Magenkapazität 1300 ccm. Nüchtern keine Rückstände. Nach Probemahlzeit freie HCl 0,08%. G. A. 0,27%. Kein okkultes
Blut. Ihre Hauptklagen waren Schmerzen in der Blase während und nach

dem Wasserlassen und Kreuzschmerzen, die ein Orthopäde auf schlechte Körperhaltung zurückführte. Temperatur Abb. 165. Am 21. wurde sie wieder unverschämt und ungehorsam und verlangte, am nächsten Tage entlassen zu werden;
aber am nächsten Morgen klagte sie über Schmerzen im Ohre, über Magenkrämpfe, Rückenschmerzen und viele andere Beschwerden. Die Ohruntersuchung verlief negativ. Man behielt sie im Krankenhause, und sie schien damit
vollkommen zufrieden. Eine Ursache für das Fieber fand sich nicht. Am 2. 7.
durfte sie aufstehen, was ihr gut bekam. Am 3. 7. zeigte das Thermometer 40⁰.
Dabei war der Puls nicht frequent, die Haut kühl und auch andere Fieber-
zeichen waren nicht vorhanden. Die Kranke bekam ein anderes Thermometer
und wurde bei der Messung im Geheimen beobachtet. So kam man dahinter,
daß sie das Thermometer verkehrt herabschlug, damit es hoch zeigte. Darauf
maß man das Fieber rectal und fand 36,6⁰. Am nächsten Tage ließ sie sich
nicht messen. Oft brachte sie 30—60 ccm übelriechender blutiger Flüssigkeit
heraus, die offenbar von dem Zahnfleisch herstammte.

Am 4. 7. wurde sie entlassen, um am 22. 9. wieder zu kommen mit der Angabe,
sie hätte sich seither wohl gefühlt und regelmäßig ihre Arbeit verrichtet. Fünf

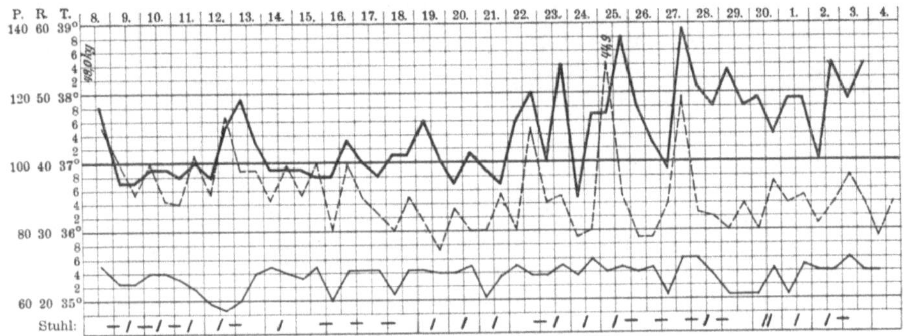

Abb. 165. Temperaturkurve zu Fall 191.

bis sechsmal hätte sie brechen müssen, niemals aber etwas Auffallendes, bis
heute morgen, wo sie um 3 Uhr, nach einer schlaflosen Nacht, eine halbe Tasse
hellroten Blutes erbrach. Sie hat leichten Husten, besonders des Nachts. Die
Untersuchung zeigte keine Veränderung, auch die Untersuchung der Beckenorgane verlief normal.

Am 25. wurde sie entlassen und am 23. 12. 1905 wieder aufgenommen. Es
war ihr inzwischen gut gegangen. Gestern um 9 Uhr vormittags erbrach sie
einen halben Liter dunkelbrauner Flüssigkeit, die sie für altes Blut hielt und
unmittelbar darauf einen Mundvoll hellroten Blutes. Seither hat sie zweimal
Blut erbrochen. Vor zwei Tagen hatte sie sehr dunkel gefärbten Stuhl, sonst
hat sie im Stuhl nichts Besonderes bemerkt. Diesmal blieb sie fünf Wochen
auf der Abteilung. Wie früher fand man wieder Blut in ihrem Speiglase, ohne
daß man die Ursache dafür klarstellen konnte. Am Zahnfleisch fand man
einzelne blutende Punkte. Als man ihr sagte, ihr Blut käme vom Zahnfleisch,
hörte das Bluten auf, bis sie am 6. 1. nach heftigem Würgen 60—90 ccm Nahrungsreste und hellrotes Blut vermischt ausbrach. Am 23. ging es ihr ganz gut und
sie wurde entlassen. Unten an der Treppe machte sie eine große Szene, schrie,
schlug auf die Angestellten ein und wurde endlich ohnmächtig. Sie wurde
auf die Abteilung zurückgebracht und war nur schwer zu bändigen. Sie be-
schimpfte die Pflegerin, steckte die Finger in den Mund und drohte, sich mit

Sublimat zu vergiften. Man klärte ihre Schwester über den Zustand auf und schickte sie am 27. nach Hause. Im Februar 1906 suchte sie ein anderes Krankenhaus auf und kam unter die Behandlung eines sehr enthusiastischen Chirurgen, der sie wegen Magengeschwüres operierte (Probelaparotomie, nichts gefunden). Darauf ließen die Magensymptome bis September 1910 nach, aber im Juni 1906 klagte sie noch über Schmerzen, worauf ihr auch noch der Blinddarm entfernt wurde. Hier erzählte sie dem Arzte, ihre Mutter sei an Tuberkulose gestorben. Im Dezember 1906 lag sie in einem vierten Krankenhause unter der Diagnose Adhäsionsbeschwerden. Zuerst wurde sie innerlich behandelt, dann auf die chirurgische Abteilung gebracht, wo sie unter der Diagnose einer

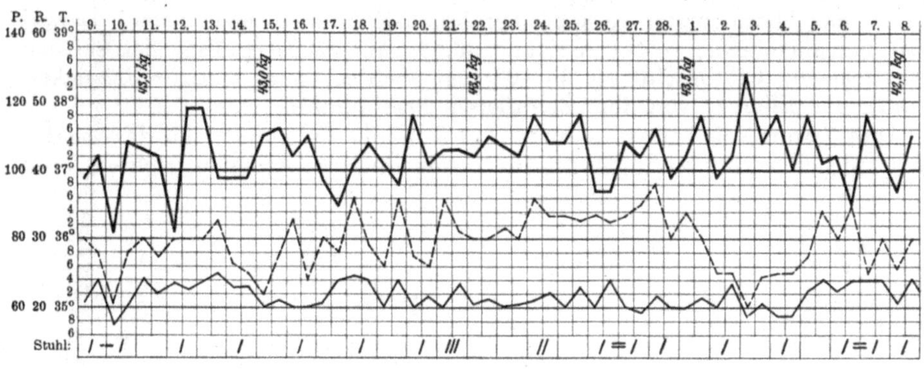

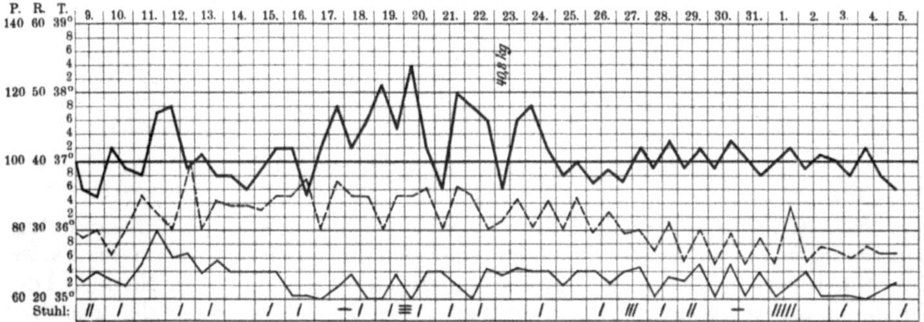

Abb. 166. Temperaturkurve zu Fall 191. Die letzten zwei Wochen hatte Patient ein Extrazimmer!

Eierstockscyste am 14. 2. 1907 in der üblichen Weise operiert wurde. Am 9. 2. 1911 kam sie zu uns zurück. Seit der Operation ging es ihr viel weniger gut. Sie klagte über viele heftige Schmerzen im Unterleibe und gelegentlich auch über solche im Mastdarm, ebenso auch über häufiges, mit Schmerzen verbundenes Wasserlassen. Die Untersuchung ergab nichts Neues, bis auf die drei Operationsnarben im Leibe. Am 9. 2. entleerte sie etwa 80 ccm hellroten Blutes im Bett. Dies wiederholte sich noch zweimal. Die Rectoskopie verlief völlig negativ. Die Aussicht auf eine Operation war der Patientin sichtbar erfreulich. Vom 1. bis zum 6. 3. entleerte sie ziemlich viel Blut aus dem Munde und aus dem Mastdarm. Am 24. wurde sie in ein einzelnes Zimmer gebracht und sorgfältig überwacht. Seither fand sich kein Blut mehr, bis zum 29., wo sie tüchtig am Zahnfleisch und an den

Zähnen saugte und einen Mund voll wässerigen Blutes herausbrachte. Am 5. 4. wurde sie als Schwindlerin entlassen. Später schrieb sie uns einen hochtrabenden Brief, der uns stellenweise wie ein Gedicht anmutete. Nach der Isolierung war auch das Fieber, das vorher bestanden hatte, verschwunden (Abb. 166 b). Am 9. 2. fand man E. 3 300 000, Hb. 70%. Leichte Achromie und mäßige Anisocytose und Poikilocytose. Am 11. 3. E. 4 100 000, Hb. 80%.

Besprechung: Dies ist einer der interessantesten und merkwürdigsten Fälle, die ich je gesehen habe. Daran ist natürlich nicht zu zweifeln, daß die Patientin schwindelte und uns Fieber und Hämoptyse vormachte, wo nichts davon bestand. Andererseits war aber ihr Zahnfleisch geschwollen und blutete. Das konnte sie nicht selbst hervorrufen. Wenn wir auch davon überzeugt sind, daß sie keine der am meisten in Betracht gezogenen Krankheiten, Magengeschwür oder Phthise hatte, wenn wir auch glauben, daß ihre Heilstättenkur wegen Tuberkulose ein Unsinn war, so bleibt doch noch ihre Neigung zu Blutungen zu erklären.

. **Verlauf:** Weitere Briefe der Kranken zeigten uns am 1. 1. 1914, daß sie noch im Krankenhause lag. Sie stellte einen neuen Rekord auf, indem sie zwölf Jahre lang von Hospital zu Hospital zog. Während der Zeit wurde sie siebenmal operiert und lag in sechs verschiedenen Krankenhäusern. Ein bemerkenswertes Beispiel dafür, welcher Schaden daraus erwächst, wenn die Chirurgen ihre Fälle nicht sorgfältig untersuchen, und sich die Krankenhäuser nicht gegenseitig unterstützen.

Im Frühjahr 1912 sank das Hämoglobin auf 20%. Sie mußte eine ganze Menge Blut verloren haben. Die Ursache dafür und ob dabei ihre eigenen Bemühungen eine Rolle spielten, weiß ich nicht.

Fall 192.

Ein 33 jähriger Weber kam am 26. 6. 1911 in das Krankenhaus. Die Familienanamnese ist ausgezeichnet. Der Patient war bis vor drei Jahren nicht krank,

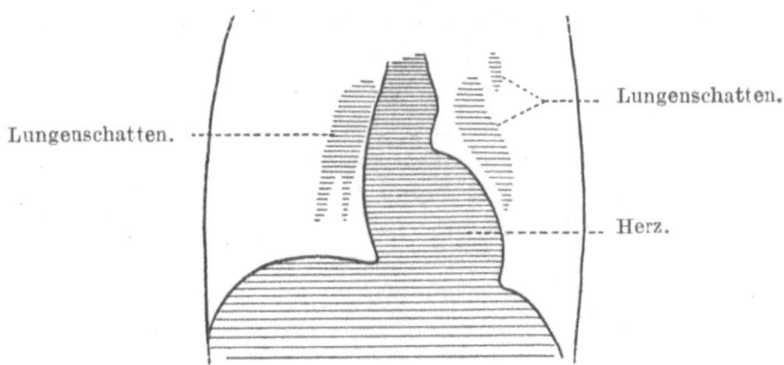

Abb. 167. Durchleuchtungsskizze in Fall 192. Die Schatten an der Lungenwurzel erscheinen dichter als in der Norm.

damals hatte er einen Anfall gleich dem jetzigen. Ein- bis zweimal in der Woche trank er einen halben Liter Schnaps.

Vor drei und vor einem Jahre hatte er ähnliche Anfälle wie jetzt. Während des vergangenen Jahres sind die Anfälle noch dreimal aufgetreten. Am 10. 6. brachte er etwas hellrotes Blut herauf. Heute abend entleerte er in gleicher

Weise 300 ccm. Er hat weder Husten noch Schmerzen und fühlt sich nach
jeder Richtung hin völlig wohl. Vor sieben Jahren wog er 150 Pfund, jetzt 145.
Die laryngologische Untersuchung zeigte die Gefäße am Zungengrunde etwas
erweitert, den Kehlkopf ein wenig injiziert und etwas Blut an der Trachea
zwischen den Stimmbändern. Das Sputum wurde fünfmal ohne Erfolg auf
Tuberkelbacillen untersucht.

Der Kranke war kräftig gebaut und sah gut aus. Bei der Aufnahme verlief die **Untersuchung** der Lungen und der anderen Organe völlig negativ. Er
warf dauernd eitrigen Sputum mit dunklem Blut vermischt aus. Während
der ersten Woche seines Aufenthaltes ging die Temperatur nicht über 37,3°.
In der zweiten Woche erreichte sie manchmal 37,8° und stieg nicht unter 37,1°.
Blutdruck systolisch 115 mm Hg. Blut und Urin normal. Die Röntgenuntersuchung ergab fleckige Trübung an der Basis beider Lungen, besonders
rechts, ebenso an der rechten Spitze (Abb. 167). Ein wenig von dem am 1. 7.
ausgehusteten Blut wurde einem Meerschweinchen injiziert. Am 5. 8. tötete
man es. Die Autopsie ergab Tuberkulose.

Besprechung: Wir haben hier vier Anfälle von Hämoptyse während drei
Jahren. Die laryngologische Untersuchung ist in dem Falle von großer Bedeutung, weil sie beweist, daß das Blut von unterhalb der Stimmbänder herkommt, also aller Wahrscheinlichkeit nach aus den Lungen. Dagegen aber
spricht die fünfmalige negative Untersuchung des Auswurfes und das Fehlen
aller Symptome, die auf Lungenabsceß, Bronchiektase oder irgendeine andere
lokale Lungenaffektion hinweisen, die gewöhnlich mit Blutungen einhergehen.

Von besonderer Bedeutung ist die Tatsache, daß wir in unserem Falle durch
Tierimpfung die Tuberkulose sicherstellen konnten, wo es durch alle anderen
Methoden nicht möglich gewesen wäre. Die Untersuchung auf Tuberkelbacillen
ist in bluthaltigem Auswurfe besonders schwierig; man kann ihn aber sehr
gut zur Tierimpfung verwenden.

Verlauf: Am 8. verließ der Kranke das Krankenhaus und kam uns aus
den Augen.

Fall 193.

Ein 30 jähriger Gärtner suchte am 10. 1. 1912 das Krankenhaus auf. Bis
vor einem Jahre war er immer gesund und kräftig, dann schwoll das rechte
Auge plötzlich an, schmerzte und war entzündet. Es bildete sich ein Geschwür,
das einen Monat anhielt. Vor sieben Monaten warf er, ohne daß irgend etwas
darauf hingedeutet hätte, kurz vor dem Essen einen Mund voll hellroten Blutes
aus. Es kitzelte ihm im Halse; er hustete etwas und schon kam das Blut heraus.
Der zu Rate gezogene Arzt konnte keine Ursache dafür finden. Am nächsten
Tage schien der Kranke wieder ganz munter. Vor fünf Monaten wiederholte
sich der Anfall. Einen dritten Anfall hatte er vor drei und einem halben Monat.
Vor zehn Tagen wurde ihm nach einer körperlichen Anstrengung plötzlich übel
und er entleerte zwei bis drei Mund voll dunklen Blutes. Seither hat er wenigstens
einen Mundvoll Blut täglich ausgeworfen und wenigstens zweimal acht bis
zwölf Mundvoll, das letzte Mal zwei Nächte zuvor.

Er fühlt sich völlig wohl, arbeitet dauernd und hustet nur, wenn das Blut
kommt. Er hat weder Fieber noch Schweiße und hat nie gebrochen. Appetit,
Stuhlgang und Schlaf gut. Keine Dyspnoe, keine Ödeme, weder Kopfschmerzen
oder ähnliche Störungen. Keine Gewichtsabnahme.

Bei der **Untersuchung** des Kehlkopfes fand man an der Wand der Luftröhre
unterhalb des Kehlkopfes Blut. Bei der Untersuchung fand man guten Ernährungszustand. Das rechte Auge zeigte ein vorderes Staphylom, das linke

war normal. Drüsen und Reflexe normal, ebenso Brust- und Bauchorgane.
Wassermann negativ. Die augenärztliche Untersuchung zeigte eine Verwachsung der Iris mit einer Hornhautnarbe. Der oculare Druck schien vermehrt. Auch das linke Auge zeigte Hornhautnarben. Fünfmalige Untersuchung
des Sputums zeigte keine Bacillen. Blut und Urin negativ. Blutdruck systolisch
125 mm Hg. Die Durchleuchtung ergab peribronchiale Verdichtung rechts
vom Brustbein, verkalkte Herde an beiden Spitzen und vorspringenden Aortenbogen. Auf 1 mg Alttuberkulin reagierte der Patient nicht, aber auf 5 und
7 mg stieg die Temperatur auf 38,6°. An den Lungen fand sich keine lokale
Reaktion und es bestand auch kein, allgemeines Übelbefinden. An der Stelle
der Injektion fand sich eine leichte lokale Rötung und die Pirquetsche Reaktion,
die vorher nur mäßig positiv war, trat nachher stärker auf. Sonst konnte nichts
herausgebracht werden und am 21. wurde der Patient entlassen.

Besprechung: Über das Augenleiden des Patienten kann ich nichts weiter
sagen, aber es besteht wohl kein Grund dafür, es mit den jetzigen Beschwerden
in Zusammenhang zu bringen. Was die Blutung angeht, so möchte ich darauf
hinweisen, daß das Blut in der charakteristischen Weise heraufkommt, wie
es bei Lungentuberkulose der Fall ist. Hin und wieder wird das Blut unter
schwerem Husten entleert, aber gewöhnlich ist der Patient erstaunt, Blut im
Munde zu finden, und ist sich gar nicht darüber klar, woher es kommt. Oft
hat er keine Ahnung, was er dazu getan hat. Er ist ganz sicher, nicht gehustet
zu haben.

Diese Art von Hämoptyse ist, wie ich schon sagte, für Tuberkulose ganz
charakteristisch. Die Kehlkopfuntersuchung beweist, daß das Blut von unterhalb des Larynx herkommt. Der Husten deutet nach der gleichen Richtung
hin. Die fünfmalige negative Auswurfsuntersuchung schließt Tuberkulose
durchaus nicht aus, andererseits sind das Ergebnis der Röntgendurchleuchtung
und der Tuberkulinprobe durchaus keine sicheren Beweise dafür. Beides können
wir bei einem vollkommen alten und ausgeheilten Prozeß finden, der gegenwärtig keine Bedeutung hat. Gerade in solchen Fällen ist die Anstellung von
Tierversuchen mit dem ausgeworfenen Blut oder Sputum von der größten
Bedeutung. Obwohl er hier nicht ausgeführt wurde, bin ich doch überzeugt,
daß es sich wahrscheinlich um eine Tuberkulose handelt.

Fall 194.

Ein 46jähriger Ingenieur wurde am 26. 2. 1912 in das Krankenhaus aufgenommen. Der Vater starb an Herzerkrankung, die Mutter an Wassersucht.
Zweimal hatte er als Kind Rheumatismus. Jedesmal dauerte die Krankheit den
ganzen Winter über; er mußte an Krücken laufen. Sein Leben lang brauchte er
wenigstens zwei Kopfkissen. Die letzten vier Jahre mußte er in der Nacht viermal
Wasser lassen. Vor einem Jahre hatte er eine doppelseitige Lungenentzündung
und war vier Monate krank. Seine Lebensgewohnheiten sind ausgezeichnet.

Seit der Lungenentzündung ist er bei Anstrengung kurzatmig, kann aber
seinen Dienst ohne Störungen versehen. Vor sieben Wochen begann er nach
einer körperlichen Anstrengung Blut auszuwerfen, im Verlauf einer Nacht
fast einen halben Liter. Darauf wurde der Atem so kurz, daß er nicht mehr
arbeiten und nicht mehr tief liegen konnte. Bald nach der Blutung begannen
die Unterschenkel anzuschwellen. Er lag nicht zu Bett, hat guten Appetit,
weder Kopfschmerzen noch Schwindelgefühl.

Die **Untersuchung** zeigt guten Ernährungszustand, ausgesprochene Blässe,
normale Pupillen, Lymphknoten und Reflexe. Der Herzspitzenstoß liegt 3 cm

außerhalb der Brustwarzenlinie. Die beiden Töne an der Herzbasis sind beide
stark, der zweite Pulmonalton verdoppelt. Es besteht kein Fieber. An der
Lungenbasis beiderseits finden sich Rasselgeräusche, an der rechten Spitze
Dämpfung, bronchovesiculäres Atmen und Knacken bis herab zur Mitte des
Schulterblattes und vorn bis zur rechten Rippe. Die Gefäße sind sehr hart
und geschlängelt. Leiborgane negativ, bis auf Druckschmerzhaftigkeit unter
dem rechten Rippenbogen. Wassermann negativ. Urin in 24 Stunden 2100.
Spez. Gew. 1008 mit einer geringen Spur Eiweiß, aber ohne Zylinder. E. 3 500 000,
L. 15 000, Hb. 60%. Die Ausstriche zeigten Leukocytose und Anisocytose
sowie eine polynucleäre Leukocytose von 82%. Blutdruck bei der Aufnahme
systolisch 220 mm Hg., diastolisch 130 mm Hg, am 27. 290 mm Hg bzw. 150 mm
Hg. Temperatur nicht erhöht. Am 24. waren die Zeichen einer Infiltration
verschwunden, wenn auch immer noch zahlreiche feine knackende Geräusche
vorn und hinten an den Spitzen zu hören waren. Die Ödeme ließen bald nach
der Aufnahme nach. Die Lungen kamen allmählich in Ordnung, aber der Patient
nahm nicht zu. Er schlief viel und schien an den Grenzen eines Deliriums.
Ein Heißluftbad machte ihn unruhig und erregt. Am 30. starb er.

Besprechung: Die Anamnese mit seinem Rheumatismus und der manchmal
vorhandenen nächtlichen Orthopnoe, zusammen mit der aufgenommenen
Pneumonie im vergangenen Jahre sprechen für ein Herzleiden und Lungenstauung. Auch die Nycturie läßt das gleiche vermuten. Die Lungenblutung,
auf die sich unmittelbar Anschwellung der Füße anschloß, ist ein ausgezeichneter
Beweis dafür, daß man die Ursache der Störung im Herzen zu suchen hat.

Die Lungensymptome sind nicht entscheidend. Sie können bei Lungentuberkulose, bei Lungenstauung und bei Infarkt vorhanden sein. Die bestehende
Anämie entspricht dem Typ einer posthämorrhagischen.

Herz und Gefäße liefern den Beweis einer Arteriosklerose und sehr wahrscheinlich auch einer Schrumpfniere. Nach meiner Erfahrung spricht ein
Blutdruck von 290 mm Hg gewöhnlich für eine Kombination von Arteriosklerose
mit chronischer Glomerulonephritis, wobei beide Ursachen zur Erhöhung des
Blutdruckes zusammenwirken. Wir können einen solchen Fall Lungenschlag
nennen, wobei wir aber hervorheben, daß das keinen Unterschied ausmacht
gegen Infarkte, die man bei jungen Leuten auch ohne Arteriosklerose findet.
Wahrscheinlich führt hier die Stauung in den Lungen oder die langsame Zirkulation in den Lungengefäßen, nicht aber die Schwäche der Gefäße zu Infarkt
und Blutung.

Ödeme der Unterschenkel.

Herzerkrankung . . .	████████████████████	8236
Nephritis	████████	2856
Anämie	███	923
Krampfadern	██	487
Venenentzündung [1]) .	██	390
Lebercirrhose	██	309
Alkoholische Neuritis .	█	16
Verstopfung der Vena cava		4
Beriberi		2

10. Kapitel.

Unterschenkelödeme.

Die Ödeme der Unterschenkel haben, wie alle anderen, drei Ursachen: das Herz, die Niere und das Blut.

1. Kardiale Ödeme beruhen nicht nur auf den bekannten Veränderungen an den Herzklappen oder an der Herzwand, sondern es gehört noch dazu das Anschwellen der Füße, das man so oft bei fetten Leuten sieht.

2. Das Ödem bei Nierenkrankheiten beginnt, wie man traditionell annimmt, am Gesicht und tritt erst später an den Füßen auf. Das ist aber nicht immer so.

3. Bei Anämie sind die Ödeme möglicherweise doch kardialen Ursprunges, d. h. die Blutleere führt zu Herzschwäche und so zu Ödem, das mehr indirekt als direkt auf den Zustand des Blutes zurückzuführen ist.

Außer diesen Ursachen, die wahrscheinlich alle mit dem Herzen zusammenhängen, ist die einzige häufig gesehene Art die leichte Schwellung der Hände und Füße, die nicht selten bei heißem Wetter beobachtet wird.

Lokale Ursachen des Ödemes.

Krampfadern sind bei weitem die häufigste Ursache bei Anschwellung der Unterschenkel. Ihr Vorhandensein springt gewöhnlich in die Augen und bedarf keiner weiteren Besprechung. Lokale Hauterkrankungen an den Schenkeln können die gleiche Wirkung hervorrufen. Gewöhnlich beiderseits machen sie

---

[1]) Befällt fast ausnahmslos nur ein Bein. Die anderen hier aufgeführten Erkrankungen ziehen beide Beine in Mitleidenschaft.

ihren Ursprung durch die gewöhnlichen Entzündungserscheinungen klar. Venenentzündung, fast immer einseitig, kann von Schmerz und Druckempfindlichkeit begleitet sein, aber regelmäßig besteht Empfindlichkeit im Verlauf der Vene an der einen Seite des Beines. Manchmal kann man die Diagnose lediglich durch die Betrachtung der begleitenden Krankheit stellen, z. B. bei Typhus oder im Puerperium. Eine Verdickung oder das Ödem eines Beines, das bei beiden Krankheiten auftritt, soll man immer auf eine Phlebitis zurückführen, bis das Gegenteil bewiesen ist, ob dabei lokale Schmerzen oder Druckschmerzhaftigkeit vorhanden sind oder nicht. Schüttelfrost, Fieber und Leukocytose können den Beginn einer solchen Venenentzündung begleiten.

Alkoholische Neuritis ist eine oft vergessene Ursache des Ödemes und es steht wahrscheinlich auf der gleichen Stufe wie die Ödeme bei peripherer Neuritis, die wir bei Vitaminmangel finden (Beriberi, Skorbut). Das dabei beobachtete Fehlen der Patellarreflexe und die Sensibilitätsstörungen klären gewöhnlich die Diagnose.

Bei Lebercirrhose sind Ödeme der Beine, die gewöhnlich erst nach dem Auftreten von Ascites auftreten, die Regel; aber wieweit Herz- oder Nierenveränderungen bei der Entstehung dieser Anschwellung mitspielen, ist oft während des Lebens zu entscheiden unmöglich.

Das hereditäre Trophödem, eine dunkle, wahrscheinlich der Elephantiasis entsprechende Krankheit, bereitet der Diagnose keine Schwierigkeiten, da es von Geburt an besteht. Sehr selten befällt es beide Beine, gewöhnlich geht es mit einer Verdickung des subcutanen Gewebes Hand in Hand. Myxödem ist gewöhnlich mit Anschwellung der Schenkel verbunden, wobei beide Krankheiten zu einer sehr zähen, sulzigen Anschwellung führen, die auf den ersten Blick sehr sonderbar aussieht. Die gleichzeitig auftretende Veränderung im Gesicht, Haut, Haaren sollte die Diagnose klären.

Arten und Lage des Ödemes.

Schwellungen der Beine beginnen gewöhnlich zuerst vorn am Schienbein und hinten an den Waden. Das hängt zweifellos mit der Verteilung der Blutgefäße zusammen. Ganz im Beginne eines Ödems sind oft die Schienbeine ausgesprochen druckschmerzhaft, und es ist ein Zeichen gereifter Erfahrung, wenn man immer bei der Untersuchung tüchtig auf das Schienbein drückt, um seine Druckschmerzhaftigkeit zu suchen. Sulzige Ödeme, teigig und schwer einzudrücken, weisen gewöhnlich auf einen ziemlich langdauernden Grad von Wassersucht hin, hängen aber auch immer mehr oder weniger von dem Grade ab, in dem sie sich entwickeln.

Ödeme in der Rekonvaleszenz.

Bei langdauernden Krankheiten, wie z. B. Typhus, zeigt der Patient manchmal Unterschenkelödem, wenn er zuerst aus dem Bett kommt. Es kann einige Tage anhalten, verschwindet aber zuletzt und sollte keine Beunruhigung hervorrufen. Zweifellos beruht es auf der Tatsache, daß der Zirkulationsapparat sich nicht gleich an die größere Belastung gewöhnen kann, die ihm aus der senkrechten Lage im Gegensatz zu der vorher inne gehaltenen liegenden Stellung des Körpers erwächst.

Fall 195.

Ein 53jähriger Bremser kam am 24. 10. 1903 in das Krankenhaus. Seit einem halben Jahre hatte er eine Anschwellung der Beine bemerkt, seit etwa vier Wochen auch eine Vergrößerung des Leibes mit Dyspnoe und neuerdings Orthopnoe. Nycturie 2 : 3. Appetit schlecht, Stuhlgang normal, Schlaf gut. Der Kranke genoß täglich drei bis vier Glas Schnaps und drei bis vier Glas Bier. Mit 18 Jahren hatte er Typhus, im Jahre 1876 einen Schädelbruch. Zweimal hatte er Tripper. Syphilis hat er nicht gehabt.

Die **Untersuchung** zeigt guten Ernährungszustand. Pupillen, Lymphknoten und Reflexe normal. Herz und Lungen ohne krankhaften Befund, nur ist links hinten unten die Atmung abgeschwächt. Man hört dort zahlreiche Rasselgeräusche. Im Leibe findet sich eine mit Lagewechsel verschiebliche Dämpfung in den Flanken. Die oberflächlichen Venen sind etwas hervorragend. Der Umfang des Leibes, 5 cm oberhalb des Nabels gemessen, beträgt 110 cm. Ausgesprochene Ödeme der Unterschenkel. Urin etwa 1050 in 24 Stunden, trübe, von saurer Reaktion. Spez. Gew. 1020. Eiweiß $\frac{1}{2}$ $^0/_0$. Im Sediment findet man viel Blut, zahlreiche hyaline und kleine granulierte Zylinder mit Blutbelag. Blut negativ.

Am 28. wurde der Leib punktiert und dabei 9 Liter einer strohfarbenen Flüssigkeit mit einem spezifischen Gewicht von 1009 entleert. Der Urin blieb dauernd bluthaltig. Am 7. 11. wurde der Leib wiederum punktiert und die gleiche Menge Flüssigkeit, die sich ähnlich verhielt wie das letztemal, abgelassen. Nach dieser Punktion konnte man den Leberrand im Epigastrium fühlen. Wenige Tage vordem, nach dem 8. 11., bestand eine leichte Temperaturerhöhung, die mit Übelkeit und gelegentlichem Erbrechen einherging.

Besprechung: Der Patient ist Alkoholiker und deshalb möglicherweise auch syphilitisch. Kein vernünftiger Arzt legt irgendwelches Gewicht darauf, wenn ein Alkoholiker angibt, er hätte sich nie infiziert. Seine Angaben mögen in gutem Glauben gemacht sein, aber sie sind doch nicht ernst zu nehmen.

Die Wassersucht zeigte sich nach einem halben Jahre in den Füßen und erst seit einem halben Monat in dem Leibe. Trotzdem muß man zuerst die Leber als Ursache der Ödeme ins Auge fassen wegen der sichtbar vergrößerten Venen der Bauchwand, der palpablen Leber und der alkoholischen Vorgeschichte.

Die Beschaffenheit des Urins macht es wahrscheinlich, daß irgendeine Art von Nephritis vorliegt, entweder eine akute oder eine akute Verschlimmerung eines chronischen Prozesses. Das niedrige spezifische Gewicht des Ascites läßt eine Tuberkulose oder krebsige Peritonitis ausschließen, und da auch das Herz keine wesentlichen Veränderungen zeigt, können wir annehmen, daß das Ödem von der Leber seinen Ursprung nimmt oder von der Niere oder auch von beiden Organen zugleich. Leider wurde der Blutdruck nicht gemessen, so daß wir unsere Diagnose auf Nephritis nicht sicherstellen können. Im Jahre 1903 waren solche Untersuchungen noch nicht allgemein üblich.

Verlauf: Nach dem 8. 11. kam der Ascites langsamer als vorher und er brauchte erst wieder am 21. punktiert zu werden. Damals zeigte der Urin sehr wenig Zylinder und im Sediment ziemlich viel normales Blut.

Fall 196.

Ein 77jähriger Landmann suchte am 4. 5. 1904 das Krankenhaus auf. Die Anamnese ist ohne Belang, er war immer gesund bis auf einen Anfall von Ischias im Jahre 1885 und einen zweiten ein halbes Jahr später, der fünf Wochen dauerte.

Danach blieb in der linken großen Zehe und an der entsprechenden Seite des Fußes bis jetzt ein Taubheitsgefühl zurück.

Vor einer Woche bemerkte er beim Ankleiden, daß der linke Fuß angeschwollen war. Allmählich hat sich das Ödem nach oben zu über den Schenkel ausgebreitet und hier und da ist Druckschmerzhaftigkeit aufgetreten. Sonst fühlt er sich völlig wohl. Appetit, Stuhlgang und Schlaf normal.

Die **Untersuchung** zeigt keine Veränderungen, nur sind der linke Unterschenkel und die Wade angeschwollen, leicht gerötet und entlang dem Verlauf der Vena saphena interna auf Druck empfindlich. Blut und Urin normal. Die Temperatur stieg in der ersten Woche bis 37,5° immer am Abend und sank am nächsten Morgen zur Norm.

Besprechung: Ödem eines Beines schränkt das Gebiet unserer Überlegung sofort ein. Es muß sich dabei um lokale Ursachen handeln. Die jetzige Angabe bei einem Manne hohen Alters führt uns zu der Annahme, daß Arteriosklerose irgend etwas mit den Störungen zu tun haben muß. Die zurückbleibende Taubheit des Fußes beruht möglicherweise auf dieser Ursache.

Allerdings müssen wir auch mit der Möglichkeit einer akuten Störung außer der lang bestehenden Krankheit rechnen. Irgend etwas hat sich in der letzten Woche ereignet und alles spricht für Venenentzündung. Die lokale Rötung und Druckschmerzhaftigkeit, wie sie hier beschrieben wurde, wird, so viel ich weiß, nur durch eine Phlebitis mit der begleitenden Thrombose hervorgerufen. Würde die Druckschmerzhaftigkeit weniger genau begrenzt, so müßte man noch an eine Lymphangitis, an Erysipel und an eine diffuse Unterhautzellentzündung denken, Erscheinungen, die am Bein so ineinander übergehen können, daß es unmöglich wird, genaue diagnostische Unterschiede zu machen.

Zweifellos hat die zugrunde liegende Arteriosklerose und die sich daraus ergebende Ernährungsstörung der Gewebe etwas mit der akuten Venenentzündung zu tun. Wir können aber den Zusammenhang nicht genau verfolgen.

Verlauf: Unter Umschlägen und Natrium salicylicum waren vom 15. 5. an Schwellung und Druckschmerzhaftigkeit zurückgegangen. Vom 20. 5. an schien er völlig wohl und durfte nach Hause gehen.

Fall 197.

Ein 58jähriger Mann, der in einer Papiermühle arbeitete, kam am 11. 8. 1904 in das Krankenhaus. Seit vier Monaten klagte der Kranke über Schmerzen und Anschwellung beider Füße, die beim Stehen schlimmer wurde. Sonst fühlt er sich wohl, obwohl er bis vor vier Monaten ein starker Alkoholiker war. Familien- und Eigenanamnese ohne Belang. Patellarreflexe fehlen. Beide Knöchel waren etwas gerötet und geschwollen, das Fußgewölbe eingesunken. An den Knöcheln fand man einige Krampfadern.

Sonst verlief die Untersuchung einschließlich Blut und Urin negativ.

Besprechung: Für das Fehlen der Patellarreflexe liegt die Ursache wahrscheinlich in einer alkoholischen Neuritis. Wären die Ödeme weiter hinauf über die Unterschenkel ausgedehnt, so müßte man die Neuritis wahrscheinlich auch dafür verantwortlich machen. Es ist aber bemerkenswert, daß sich die Rötung und Schwellung, über die er klagt, auf die Knöchel beschränkt und daß sie in Verbindung mit Plattfüßen auftritt.

Diese Verbindung entzündlicher und mechanischer Veränderungen am Tarsus ist eine oft gesehene Erscheinung, die wir aber noch nicht ordentlich verstehen. Ist der **Plattfuß** die Ursache der Entzündung oder die Entzündung die Ursache des Plattfußes? Das letztere erscheint wahrscheinlicher, wenn auch in einigen Fällen der Plattfuß der Entzündung vorauszugehen scheint. Andererseits ist oft Behandlung des Plattfußes das schnellste Mittel, die Entzündung zu beheben. Ruhe und Salicyl helfen etwas, genügen aber nicht allein. Lokale Maßnahmen bleiben die Hauptsache.

In unserem Falle können wir annehmen, daß Ursachen von seiten des Herzens, der Nieren und des Blutes für die Anschwellung durch die Untersuchung ausgeschlossen werden können, ebenso auch die mehr ins Auge springenden und mehr oberflächlichen Ursachen des Ödems, wie z. B. Krampfadern.

Warum bekommen die Leute Plattfüße? Die gewöhnliche mechanische Erklärung genügt nicht. Gerade die Leute, die am meisten laufen, sind nicht immer die, welche Plattfüße bekommen. Physiologische Faktoren der Ernährung und allgemeinen Vitalität, was man auch sonst dabei verstehen mag, spielen dabei eine wichtige Rolle. Menschen, die schlecht schlafen, unregelmäßig essen, körperlich oder geistig überanstrengt sind, sind offenbar für diese rein lokale Störung besonders prädisponiert.

Verlauf: Der Patient bekam Plattfußeinlagen und verließ das Krankenhaus am 24. 8. 1904.

Fall 198.

Ein 51jähriger Koch suchte am 16. 3. 1908 das Krankenhaus auf. Das zweitemal kam er am 6. 2. 1909, nachdem er seit seiner Entlassung am 8. 4. 1908 gearbeitet hatte. Den letzten Monat fühlte er sich kräftig und gesund, obwohl er bemerkte, daß die Unterschenkel anzuschwellen begannen und sein Gesicht blässer wurde. Die letzten zwei bis drei Wochen ist ihm auch aufgefallen, daß er schwächer war. Vor drei Wochen war der Stuhlgang stärker angehalten als gewöhnlich. Eine Woche später merkte er, daß seine Entleerungen die Haut sehr reizten. Diesen Zustand hat er schon früher oft festgestellt. Vor zehn Tagen ließ auch der Appetit nach, aber er arbeitete weiter bis vor vier Tagen. Neuerdings klagt er über etwas Schmerzen im Kreuz, möglicherweise von einer Überanstrengung herrührend, die er sich zuzog, als er ein Rindsviertel, das 260 Pfund wog, trug. Abgenommen hat er nicht. Zur Zeit ist der Stuhlgang regelmäßig.

Die **Untersuchung** zeigt schlechten Ernährungszustand und ausgesprochene Blässe. Der erste Ton am Herzen war scharf, darauf folgte ein systolisches Geräusch, das nach der Achselhöhle fortgeleitet wurde. Ein rauhes systolisches Geräusch hörte man über der Pulmonalgegend, sonst verlief die Untersuchung der inneren Organe negativ. Es bestand ein mäßiges Ödem der Unterschenkel und der Waden. Während der ersten 14 Tage im Krankenhause schwankte die Temperatur, wie es die Abb. 168 zeigt. Der Urin hatte ein niedriges spezifisches Gewicht, war aber sonst negativ. Bei der Aufnahme E. 900 000, L. 2000, Hb. 40%. Es bestand mäßige Leukocytose mit Tüpfelung und Polychromasie. Gelegentlich traten auch kernhaltige rote Blutkörperchen auf, der Normoblastentyp herrschte immer vor. Während der vier Wochen, die er im Krankenhause war, stieg die Zahl der roten Blutkörperchen auf 2 250 000, der Leukocyten auf 6000, der Hämoglobingehalt auf 70%. Die Zahl übernormal großer Erythrocyten wurde mehr und mehr ausgesprochen, aber zur Zeit der Entlassung bestand keine Tüpfelung mehr, keine abnorme Färbung und auch praktisch keine Leukocytose. Während der letzten zehn Tage seines Aufenthaltes ließ er sehr viel Urin und die Ödeme der Unterschenkel verschwanden. Am 10. 2. 1909 ging er nach Hause.

Besprechung: Obwohl der Blutbefund in unserem Falle die Diagnose einer perniziösen Anämie sicher erscheinen läßt, zögert man doch einen Moment damit, wenn man daran denkt, daß der Kranke bis vor vier Tagen gearbeitet hat. Eine kurze Überlegung erinnert uns aber daran, daß das gerade eine der Eigentümlichkeiten der perniziösen Anämie ist, daß der Patient sich gesund genug fühlt, weiter tätig zu sein, trotz eines Grades von Blutarmut, der es ganz unbegreiflich erscheinen läßt, daß der Patient überhaupt außer Bett ist.

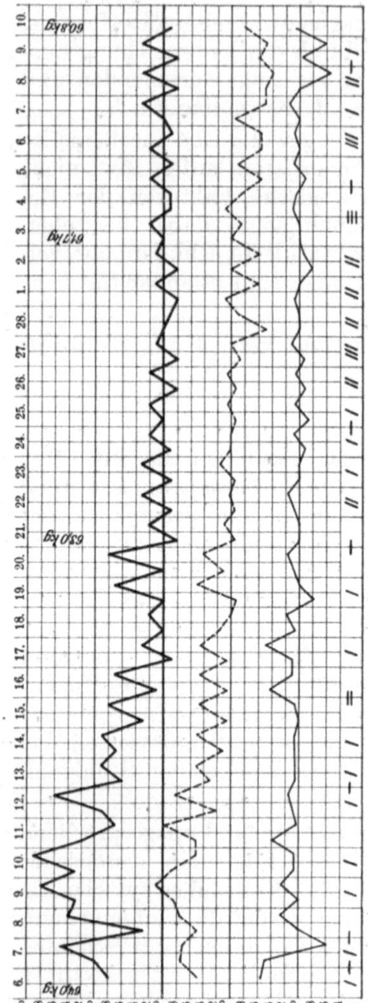

In dem folgenden Falle konnte kein Zweifel über die Diagnose herrschen, denn eine so ausgesprochene Blässe mußte sofort die Aufmerksamkeit auf sich lenken und aller Wahrscheinlichkeit nach zu einer Blutuntersuchung führen. Hätte aber unser Kranker gerade zu dem Prozent der Fälle von perniziöser Anämie gehört, die nicht blaß sind, sondern normal erscheinen, so würde der Arzt die Diagnose sicherlich nicht gestellt haben, der sich nicht daran gewöhnt hat, in jedem Falle eine Blutuntersuchung zu machen. Selbst die Untersuchung des Hämoglobingehaltes allein führt nicht immer auf den richtigen Weg, denn wegen des hohen Färbeindex scheint der Hämoglobingehalt oft nur wenig herabgesetzt.

Es ist gut, wenn wir einmal in dieser Verbindung daran erinnern, daß Kranke mit perniziöser Anämie unter den verschiedensten Bildern zu uns kommen. Manche zeigen sich ohne irgendwelche Symptome, die auf eine Anämie hinweisen und klagen nur über Lähmung der Beine vom spastischen Typ. Eine andere Gruppe zeigt Fieber als das führende Symptom, so daß man häufig zuerst die Diagnose auf Typhus stellt. Andere beginnen mit Diarrhöe und hat man dann die Anämie festgestellt, so ist man leicht geneigt, sie fälschlich als eine Folge der Durchfälle aufzufassen, während wirklich die Verhältnisse gerade umgekehrt liegen. Die Mehrzahl der Fälle aber sind durch die Tatsache charakterisiert, daß sie nur über ein Symptom klagen, nämlich über Schwäche, eine Schwäche, wie bei keiner anderen Krankheit, weil sie weder mit Schmerzen noch mit Gewichtsabnahme oder funktionellen Störungen einhergeht, wie sie unweigerlich alle anderen Krankheiten begleiten, die zu einem ähnlichen Grade von Hinfälligkeit führen.

Verlauf: Bei der ersten Krankenhausaufnahme im März 1908 hatte der Kranke praktisch die gleichen Symptome gezeigt, die ebenso verliefen. Damals stiegen die roten Blutkörperchen innerhalb 14 Tagen von ein bis drei Millionen.

Abb. 168. Temperaturkurve zu Fall 198.

Dies war offenbar der erste Anfall, aber bald kam ein Rezidiv und am 14. 8. 1909 starb er.

Fall 199.

Ein 11 jähriger Schuljunge wurde am 4. 7. 1909 in das Krankenhaus aufgenommen. Seit einer Woche fühlt sich das Kind nicht wohl und klagt über Kopfweh und Leibweh. Diese Beschwerden sind nun vorbei. Der Appetit ist gut, der Stuhlgang locker. Zeitweise hat er über Kältegefühl geklagt, sonst ist in der Anamnese nichts von Wichtigkeit.

Bei der **Untersuchung** machte der Knabe keinen kranken Eindruck. Brust- und Bauchorgane waren negativ, ebenso der Urin. L. 12 400. Widal negativ. Keine Eosinophilie. Man hielt den Fall für einen Typhus, obwohl der Junge außerordentlich munter und frisch aussah. Blutdruck normal. Die Pirquetsche Probe verlief negativ. Am 6. fand man leichte Steifigkeit des Nackens und Kernig war beiderseits positiv. Am nächsten Tage ließ Druckschmerzhaftigkeit der Muskulatur und Schwellung um die Augen an Trichinose denken, es bestand aber keine Eosinophilie. Am 11. ergab die Lumbalpunktion 10 cm einer klaren Flüssigkeit, die weder Zellen noch Bakterien enthielt. Am 12. reichte der Herzspitzenstoß 1 cm über die Warzenlinie hinaus, und man hörte ein leichtes systolisches Geräusch, was uns an eine akute Endocarditis denken ließ. Widal mit zwei verschiedenen Paratyphusstämmen negativ. Augenhintergrund und Mittelohr normal.

Besprechung: Fieber unbekannter Ursache bei einem elfjährigen Knaben beruht oft auf Tuberkulose. Wenn ich sage „unbekannter Ursache", so meine ich ohne lokale Veränderung, wie ein Exanthem, eine Halsentzündung, Typhus oder einen septischen Herd.

In unserem Falle scheint Typhus zuerst die wahrscheinlichste Diagnose, wenn auch der Widal negativ und die Zahl der Leukocyten etwas zu hoch war. Als dann die Nackensteifigkeit eintrat, dachten wir an eine Meningitis und suchten die Diagnose durch eine Lumbalpunktion zu stützen. Da sie negativ ausfiel, suchten wir nach einem Beweise für Trichinose, aber das dauernde Fehlen einer Eosinophilie machte es schwer, diese Annahme zu bestätigen. Ich bin sicher, wir hätten in diesem Falle überhaupt keine Eosinophilie festgestellt, hätte der behandelnde Assistent nicht so hartnäckig danach gesucht. Warum die Blutveränderung so spät eintrat, weiß ich nicht. Wären wir nicht in der Lage gewesen, ein Stückchen der Wadenmuskulatur zu excidieren, so hätten wir wohl nicht die richtige Diagnose gestellt oder hätten den Fall als ein Beispiel dieser mysteriösen Fälle von Nephritis ohne Albuminurie betrachtet, wie sie hin und wieder in der Literatur auftreten.

Für die ausgesprochenen allgemeinen Ödeme, wie sie hier vorlagen, finde ich keine Erklärung. Sie waren so auffällig wie bei einer typischen akuten Nephritis, aber die Untersuchung des Urins sprach nicht für diese Annahme. Natürlich ist Ödem die Regel bei Trichinose, gewöhnlich ist es aber auf die Augengegend beschränkt.

Verlauf: Am 17. excidierte man ein Stückchen aus der Wadenmuskulatur und fand Trichinen in Menge. Um die Parasiten fand sich keine Infiltration mit eosinophilen Zellen, auch in dem Blute hatte bis dahin keine Eosinophilie bestanden. Am 22. 6. wurde sie zum ersten Male festgestellt. Am 4. 7. entwickelten sich allgemeine Ödeme, die selbst die Hände, die Unterschenkel, den Rücken und die Bauchwand betrafen. Den Verlauf der Eosinophilie zeigt

Abb. 169, Temperatur Abb. 170. Vom 20. 7. an konnte er das Bett verlassen und wurde noch mit einer hohen Eosinophilie am 31. 7. entlassen.

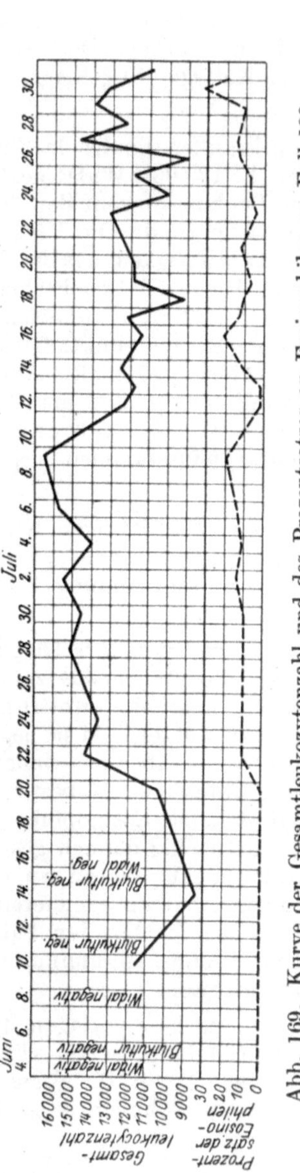

Abb. 169. Kurve der Gesamtleukozytenzahl und des Prozentsatzes an Eosinophilen zu Fall 199.

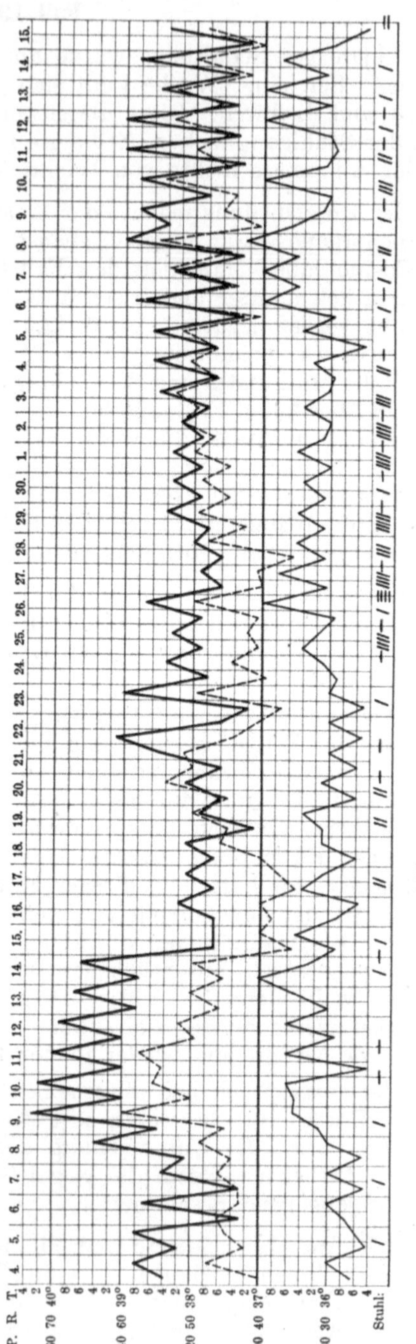

Abb. 170. Temperaturkurve zu Fall 199.

Fall 200.

Ein 4jähriges Kind wurde am 14. 2. 1910 in das Krankenhaus gebracht. Vor vier Tagen begann das Kind über Schmerzen und Anschwellung der Beine zu klagen, litt unter Müdigkeit und wurde später ohnmächtig. Jetzt klagt es über Schmerzen in der Magengrube, in den Waden und Fersen. Heute morgen schwoll das Gesicht an. Seit einem halben Jahre ist der Appetit schlecht; seit drei Wochen hat es fast nichts gegessen. Der Vater des Mädchens starb an Tuberkulose, die Mutter bei der Geburt des Kindes. Als ganz junges Kind soll es Nierentuberkulose gehabt haben; mit zwei Jahren hatte es Ausschläge an den Händen.

Die **Untersuchung** zeigt schlechten Ernährungszustand. Der Herzspitzenstoß liegt im fünften Intercostalraum, $2^1/_2$ cm außerhalb der Warzenlinie. Der rechte Herzrand überschreitet die Mitte des Brustbeins um 2 cm. An der Herzspitze hörte man ein spät eintretendes diastolisches Geräusch und

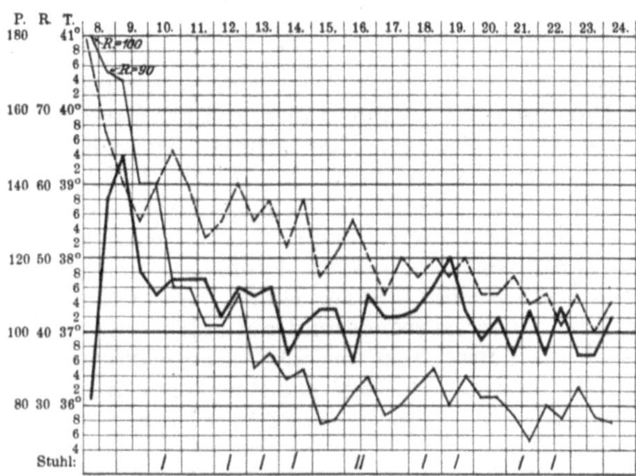

Abb. 171.   Temperaturkurve zu Fall 200.

später auch ein systolisches. Der zweite Pulmonalton war verstärkt. Links hinten fand sich in der Mitte ein leicht gedämpfter Herd mit bronchovesiculärer Atmung. Die Leberdämpfung reichte von der sechsten Rippe bis $2^1/_2$ cm unterhalb des Rippenbogens, der untere Leberrand war aber nicht zu fühlen. Bei der Aufnahme L. 38 000, darauf sanken die Leukocyten allmählich bis zum 14. 3. auf 17 000. Urin und Stuhl negativ. Vom 13. 3. an war das Herz völlig regelmäßig und arbeitete fast langsamer als bei der Aufnahme. Obwohl das Kind noch etwas anämisch war, konnte es am 24. nach Hause entlassen werden.

Am 8. 3. 1911 kam es wieder zurück. Während des vergangenen Jahres schien es völlig gesund und lief so munter umher wie nur je. Jetzt klagt es seit sechs Wochen über Müdigkeit und hat seit vier Tagen das Bett gehütet, unruhig daliegend und ohne Lust zum Essen. Man hörte jetzt ein systolisches Geräusch an der Spitze und ein diastolisches am linken Sternalrande. Der Puls war hebend. Der Zustand besserte sich schnell. Puls und Atmung gingen herab, wie die Abb. 171 zeigt. Am 24. wurde es entlassen.

Besprechung: Leider wurde die Wassermannsche Probe nicht angestellt, daher können wir Syphilis nicht mit Sicherheit ausschließen. Da aber kein positiver Beweis dafür vorliegt, können wir wohl annehmen, daß die andere gewöhnliche Ursache für Herzstörungen bei jungen Kindern vorliegt, nämlich eine rheumatische oder Streptokokkenendokarditis.

Bemerkenswert ist die außerordentlich erhöhte Respiration bei der Aufnahme, 100 in der Minute, die langsam im Verlauf einer Woche zur Norm abfiel (Abb. 171).

Verlauf: Am 8. 3. 1911 wurde das Mädchen wiederum aufgenommen. Diesmal handelte es sich um einen klaren Fall von Endokarditis an der Aortenund Mitralklappe. Am 6. 4. 1913 erfuhren wir, sie ginge nun regelmäßig zur Schule und hätte keinerlei Herzbeschwerden. Der Herzspitzenstoß liegt im fünften Intercostalraum 7 cm von der Mittellinie entfernt. Das Herz zeigt keine Veränderungen bis auf ein weiches diastolisches Geräusch, das man am deutlichsten über dem dritten Rippenknorpel hört.

Fall 201.

Ein 31 jähriger Sägenschleifer wurde am 26. 1. 1910 in das Krankenhaus aufgenommen. Am 30. 11. erbrach er, nachdem er eine halbe Stunde nach dem Frühstück gearbeitet hatte, plötzlich $1\frac{1}{2}$ Liter Nahrung mit dunklem, geronnenem Blute. Danach fühlte er sich schwindlig und schwach, arbeitete aber noch bis 3 Uhr, ging dann nach Hause und erbrach wiederum Essen und hellrotes Blut. Die folgenden vier Tage erbrach er noch sechsmal Blut, das letztemal verlor er dabei das Bewußtsein. Während dieses Anfalles hatte er Teerstühle. Seit dem 5. 12. hat er nicht mehr geblutet, aber bald darauf bekam er krampfähnliche Schmerzen im linken Fuße. Im inneren Knöchel stellte sich Druckschmerzhaftigkeit ein, die im Laufe der nächsten sieben Wochen an der einen Seite des Beines bis zur Hälfte herauf kroch. Augenblicklich sind die Schmerzen in der Leistengegend am stärksten. Zusammen mit den Schmerzen schwoll das ganze Bein an. Die letzten Wochen mußte er in der Nacht schwitzen, die letzten 14 Tage klagt er über Husten und schlechten Appetit. Der Schlaf ist gut. Seit dem vergangenen Sommer hat er 40 Pfund abgenommen.

Der Beginn dieser Erscheinungen war praktisch ein akuter, wenn er auch schon seit fünf Jahren hin und wieder leichte Magenbeschwerden vor und nach dem Essen gespürt hatte. Sonst sind Familien- und Eigenanamnese gut. Seine Lebensgewohnheiten sind ausgezeichnet. Temperatur Abb. 172.

Untersuchung: Bei der Aufnahme ergab die Blutuntersuchung E. 3 100 000. Der Hämoglobingehalt stieg von 60% bei der Aufnahme auf 70% bei der Entlassung. Die Zahl der Leukocyten war normal. Es bestand stets eine leichte Achromie. Urin normal. Niemals Blut im Stuhlgang. Der Herzspitzenstoß reichte 2 cm über die Brustwarzenlinie, der rechte Herzrand 3 cm jenseits der Mitte des Sternums. In der Pulmonalgegend hörte man ein weiches systolisches Geräusch, sonst war das Organ normal.

Der linke Fuß war gerötet und geschwollen und an der einen Seite des Schenkels fühlte man, vom Knie zur Hälfte heraufgehend, eine unregelmäßige schnurenähnliche Verdickung. Die linke Leistengegend war gerötet und ödematös. In der Mitte fühlte man einen großen Tumor, ebenso auch an einem Punkte 5 cm oberhalb des Schambeines. In der Mitte zwischen Mittellinie und dem Poupartschen Bande konnte man eine kleine, auf Druck schmerzhafte Masse undeutlich fühlen. Am 31. erwachte der Patient in der Nacht plötzlich wegen scharfer Schmerzen links hinten in der Rückengegend. Er mußte Morphium bekommen. Am nächsten Morgen fand man in einer kleinen Zone links hinten abgeschwächte Atmung und wenige feuchte Rasselgeräusche.

Danach ließ das Ödem des Fußes dauernd nach und war vom 13. 2. ab verschwunden. Am 15. plötzlicher Temperaturanstieg mit Kopfweh, Übelkeit und Schmerzen im rechten Bein. Damals war das linke Bein ganz in Ordnung und am rechten fand man lediglich Druckschmerzhaftigkeit in der Kniehöhle. Das dauerte bis zum 1. 3., dann schien er völlig wohl zu sein und ging mit gewickeltem Beine nach Hause.

Besprechung: Wo liegt hier das Bindeglied zwischen der Magen- und Darmblutung, mit der die Krankheit des Patienten begann und dem darauf eintretenden Ödem und den Schmerzen im linken Bein?

Mir ist es wahrscheinlich, daß die Verlangsamung der Zirkulation und die Herabstimmung der Vitalität, die sich als Folge der Blutung einstellten, das Entstehen einer Venenentzündung begünstigten. In unserem Falle zeigt der Prozeß deutlicher als gewöhnlich seinen infektiösen Ursprung, aber vieles spricht doch dafür, daß die meisten, wenn nicht alle Fälle von Phlebitis in ihrer Ursache einen infektiösen Faktor haben. Nur sehr wenige Kulturen, die man

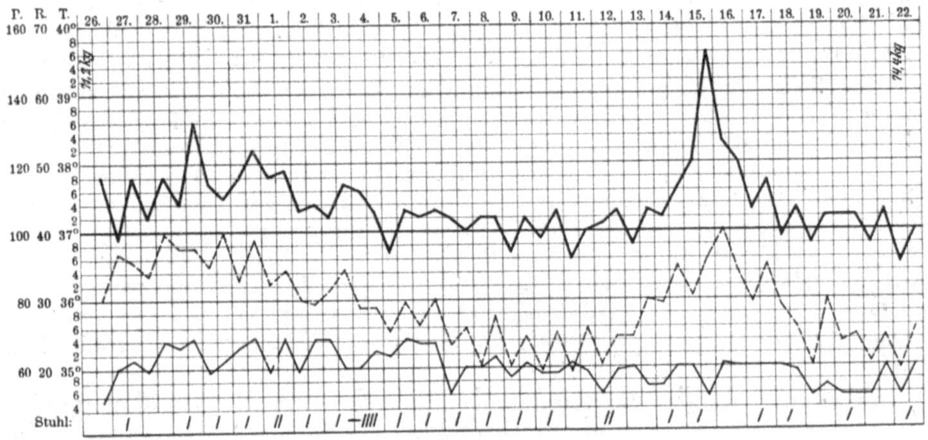

Abb. 172. Temperaturkurve zu Fall 201.

von Thrombosen angelegt hat, sind steril geblieben. Die Appetitlosigkeit, die Schweiße und die Hinfälligkeit beruhen zweifellos auf diesem infektiösen Element in Verbindung mit der großen Schwäche nach dem Blutverlust.

Aber alles dieses erklärt uns noch nicht, warum er 40 Pfund in dem letzten halben Jahre abgenommen hat. Wäre irgend etwas, was für eine Lebercirrhose spräche, vorhanden, so könnten wir leicht auf diesem Wege den Gewichtsverlust, die Blutung und die nachfolgende Venenentzündung erklären. Tatsächlich haben wir aber auch nicht den Schatten eines Beweises für eine Erkrankung der Leber.

Die letzten Kapitel in der Krankengeschichte unseres Patienten erklären sich durch Wanderung oder Wiederkehr der Thrombose in andere Venen, zuerst in der Lunge, dann im rechten Beine. Solche rezidivierende Venenentzündungen sind manchmal außerordentlich unangenehm und entmutigend. Sie können bei vollkommen gesunden Menschen, gewöhnlich Männern, auftreten und von Vene zu Vene ohne Ursache und ohne Aufhören wandern, ein Jahr lang und noch länger. Endlich kommt der Prozeß gewöhnlich zum Stillstand und führt zu völliger Gesundung, aber was die Therapie angeht, sind wir vollkommen hilflos.

Verlauf: Am 4. 6. 1913 schrieb er mir: „Ich bin gerade nicht, was man einen gesunden Mann nennt, aber ich finde mich mit dem Reste ab. Im Januar 1913 hat mir ein Chirurg die Venen aus beiden Beinen herausgenommen, sie sind aber nicht sehr gut herausgekommen."

Fall 202.

Ein 26 jähriger Kellner kam am 1. 6. 1910 in das Krankenhaus. Fünf Wochen vorher waren seine Knöchel einige Tage geschwollen. Vor drei Wochen kehrte die Schwellung zurück und dehnte sich über die Schenkel und Waden, über den Leib, die Hände, das Gesicht bis auf die behaarte Kopfhaut aus. Abgesehen davon hat er keine anderen Beschwerden und fühlt sich völlig wohl, obwohl er die letzten Tage etwas Kurzatmigkeit bei Bewegungen verspürt hat. Gewöhnlich wog er 155 Pfund, jetzt 172. Bis auf ein weiches Geräusch an der Herzspitze sind die Brustorgane negativ. Es bestehen ausgesprochene Schwellungen, wie sie oben beschrieben sind. Der systolische Blutdruck schwankte während des größten Teiles der vier Wochen, wo er auf der Abteilung lag, zwischen 140 bis 150, der höchste war 170 mm Hg., der niedrigste 120. Während der ganzen Beobachtungszeit war er fieberfrei. Die Wassermannsche Probe war negativ.

Die 24 stündige Urinmenge betrug im Durchschnitt 1050. Er war von normaler Farbe, leicht getrübt. Spezifisches Gewicht 1018—1023. Eiweiß 1,0 bis 1,8 %. Im Sediment fand man viele hyaline und granulierte Zylinder mit etwas Fett und wenigen Zellen belegt. Das Blut zeigte bei der Aufnahme L. 23 000 mit polynucleärer Leukocytose. Innerhalb weniger Tage verschwanden sie. Im Stuhl fand man Eier und lebende Embryonen von Strongyloides intestinalis und einige Eier von Trichiuris trichiura. Während seines Aufenthaltes im Krankenhause besserte sich sein Zustand nur wenig, wenn auch die Ödeme schnell zurückgingen, wenn er das Bett hütete. Konzentrierte Lösungen von Magnesiumsulfat, Heißluftbäder, Pilocarpin, salzfreie Diät hatten keine sichtbare Wirkung.

Am 27. 6. verließ er das Krankenhaus und kam am 13. 7. in dem gleichen Zustande zurück. Jetzt mußte der Leib punktiert werden; es wurde ein halber Liter milchige Flüssigkeit mit einem spezifischen Gewicht von 1006 entleert. Die Untersuchung der Flüssigkeit ergab, daß die Trübung auf Pseudomucin beruhte. Fett war nicht vorhanden. Das Sediment bestand größtenteils aus Lymphocyten und Endothelien.

Besprechung: Doppelseitige Ödeme in Verbindung mit Dyspnoe, ausgesprochener Urinveränderung und einer leichten Steigerung des Blutdruckes gehen wahrscheinlich von den Nieren aus, besonders wenn sich zugleich eine so schnelle Gewichtszunahme feststellen läßt. Wenn irgendwie die Möglichkeit einer Nieren- oder Herzerkrankung besteht, so muß man die sonst gern gesehene Gewichtszunahme mit Unruhe betrachten. Das einzige, was unsere Diagnose sehr erschwert, ist das Vorhandensein der verschiedenen Darmparasiten und die etwas atypische Flüssigkeit, die bei der Funktion des Abdomens entleert wurde. Aber keine dieser Tatsachen ist von Bedeutung. Die Darmparasiten können nichts mit der Entstehung der Ödeme zu tun haben. Nur ein Blutparasit, die Filaria, kann Ödeme hervorrufen, wenn durch ihn die Lymphgefäße verstopft werden.

Das Vorhandensein von Pseudomucin, wodurch die Ascitesflüssigkeit ein milchiges Aussehen bekommt, ist ein in die Augen springendes Ereignis und erfüllt uns in der Klinik oft mit großer Genugtuung als Demonstrationsobjekt, aber es besitzt keine praktische Bedeutung, so viel wir bis jetzt wissen.

Ein Punkt von Interesse ist in unserem Falle das Verhalten des Blutdruckes. Die Mehrzahl der Ablesungen zeigt den Blutdruck beträchtlich erhöht. Grenzwerte wie 150 mm Hg sind selten. Das bedeutet, daß gewöhnlich keine funktionelle Störungen eintreten, keine Symptome vorhanden sind, die den Patienten zum Arzt führen, bis die Hypertension einen beträchtlichen Grad erreicht hat. Ob es nun Monate oder Jahre dauert, bis der normale Blutdruck in Fällen von chronischer Nephritis oder Arteriosklerose in einen hohen umschlägt, wissen wir nicht, aber gewisse Tatsachen aus den Lebensstatistiken scheinen dafür zu sprechen, daß der Umschlag verhältnismäßig plötzlich eintritt.

Wenn das wahr ist, so hilft es uns die Tatsache erklären, warum wir so selten Kranke sehen, deren Blutdruck leicht oder nur zweifelhaft erhöht ist.

Verlauf: Der Blutdruck wechselte drei Wochen lang zwischen 140 und 150 mm Hg. Der Urin zeigte praktisch die gleichen Veränderungen wie bei dem ersten Aufenthalt. Die Krankenhausdiagnose Glomerulonephritis. Am 29. 7. verließ er das Krankenhaus.

Fall 203.

Ein 53jähriger Handlungsgehilfe suchte am 3. 6. 1910 das Krankenhaus auf. Der Kranke verneint geschlechtliche Ansteckungen und war bisher nie in Behandlung eines Arztes. 35 Jahre lang hat er täglich 5—6 Glas Schnaps und 5—6 Glas Bier getrunken. Seit sechs Wochen hat er leichte Schmerzen in den Beinen, die anschwollen, und seit der gleichen Zeit bemerkt er etwas Kurzatmigkeit. Gestern hatte er einen Schwindelanfall und seither noch mehrere andere.

Bei der **Untersuchung** zeigte es sich, daß die Pupillen auf Lichteinfall nicht reagierten. Über das Gesicht und die Stirn zerstreut fanden sich pustulöse Stellen. Der Herzspitzenstoß reichte 1,2 cm über die Brustwarzenlinie hinaus. Die Herztöne waren unregelmäßig, auch der Stärke nach und im allgemeinen schwach. Puls gleichmäßig unregelmäßig, schlecht gefüllt und gespannt. Der zweite Pulmonalton war verstärkt, gelegentlich hörte man ein leichtes systolisches Geräusch über der Spitze. Größter Umfang des Leibes 97 cm, deutliche Dämpfung in den Flanken, die sich bei Lagewechsel verschiebt. Patellarreflexe fehlen. Es bestand ausgesprochene Schwellung der Unter- und Oberschenkel. Blutdruck 130. Blut und Urin normal. Die Untersuchung des Kehlkopfes zeigte eine beiderseitige Rekurrensparalyse.

Besprechung: Bei einem Alkoholiker muß man bei Ödemen der unteren Extremitäten zuallererst daran denken, daß sie auf einer Neuritis beruhen können. Aber in unserem Falle haben wir außerdem Ascites, der an eine Cirrhose denken läßt, besonders bei einem Manne von solcher Lebensgewohnheit. Außerdem haben wir Beweise für ein schwaches Herz. Syphilis ist mehr als möglich bei einem Patienten mit solcher Anamnese. Leider wurde die Wassermannsche Probe nicht angestellt, aber es könnte wohl sein, daß Herz und Leber von dieser Krankheit ergriffen sind. Da die Patellarreflexe fehlen und auch die Pupillen auf Licht nicht reagieren, haben wir weitere Beweise für den Verdacht auf Syphilis und Tabes als Grundursache aller Störungen. Ob Herz oder Leber mehr ergriffen sind, können wir aus den uns bekannten Tatsachen nicht feststellen. Die Stimmbandlähmung ist zweifellos syphilitischen Ursprunges.

Verlauf: Eine Intubation wurde in Betracht gezogen, aber nicht ausgeführt. Später am Tage erwies sich eine Tracheotomie als unumgänglich notwendig. Sie wurde vorgenommen. Bald darauf starb der Kranke.

Fall 204.

Eine Wärterin des Krankenhauses, 37 Jahre alt, wurde am 31. 7. 1910 auf die Abteilung aufgenommen. Sie bemerkte vor einer Woche, daß die Beine leicht geschwollen waren, auf Druck etwas weh taten und auch beim Gehen etwas schmerzten. Zuerst war das rechte Bein stärker geschwollen als das linke, jetzt ist es umgekehrt. Sonst hatte sie gar keine Krankheitserscheinungen, wenn sie auch in der letzten Zeit ihre Arbeit nicht mehr tun konnte.

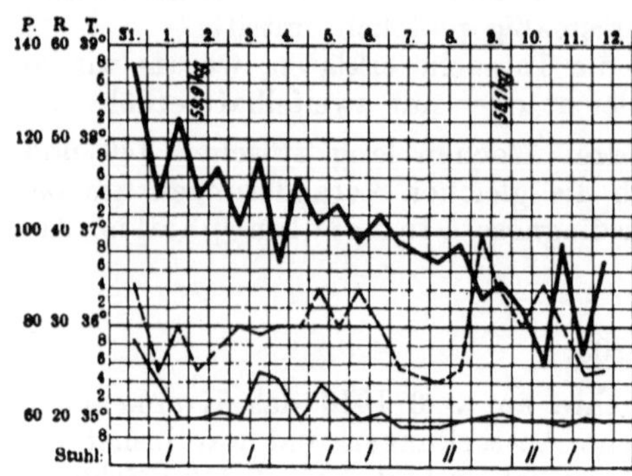

Abb. 173. Temperaturkurve zu Fall 204.

Die **Untersuchung** verläuft völlig negativ, nur daß die Unterschenkel und Knöchelgegenden leicht geschwollen und die Haut darüber rot, glänzend und ausgesprochen druckschmerzhaft ist. Blut und Urin sind normal.

Besprechung: Die gewöhnlichen Ursachen der Ödeme sind hier offenbar nicht vorhanden. Was gerade die lokale Ursache dafür ist, kann man nicht so leicht sagen. Sicherlich handelt es sich aber um eine Erkrankung der Haut oder des Unterhautzellgewebes. Das Fehlen einer Leukocytose macht es unwahrscheinlich, daß ein Erysipel oder eine Unterhautgewebsentzündung vorlag. Weiter können wir ohne besondere dermatologische Kenntnisse nicht kommen.

Verlauf: Der zu Rate gezogene Dermatologe erklärte die Störung als ein in Heilung begriffenes Erythema multiforme. Am 12. 8. war die ganze Krankheit vorüber. Temperatur Abb. 173.

Fall 205.

Ein 29jähriger Heizer wurde am 12. 7. 1910 in das Krankenhaus aufgenommen. Vor sechs Wochen schwoll dem Patienten die rechte Knöchelgegend und die Waden an. Sonst fühlte er sich völlig wohl und die Schwellung verschwand wieder in vier Tagen. Vor zwei Wochen schwollen beide Beine an. Dabei ist es seither geblieben, wenn er auch sonst über gar keine anderen Symptome klagt und sich völlig wohl fühlt. Er ist weder hereditär belastet noch war er früher krank. Lange Zeit hat er in den Tropen gelebt, das letztemal vor einem Jahre. Die letzten zwei Monate hat er tüchtig getrunken und an Gewicht abgenommen.

Die **Untersuchung** zeigt, daß der Herzspitzenstoß 1 cm die Brustwarzenlinie überschreitet, der rechte Herzrand 4 cm von der Mitte des Sternums entfernt liegt. An der Herzspitze hört man ein weiches, systolisches Geräusch, das sich nach der Basis zu verstärkt und am stärksten an der Aorta zu hören ist. Der zweite Pulmonalton ist nicht verstärkt. Patellarreflexe nicht auszulösen. Unterhalb der Knie besteht ein teigiges Ödem. Sonst verläuft die Untersuchung einschließlich Blut und Urin negativ. Blutdruck 125 mm Hg. Während der zehntägigen Beobachtung kein Fieber. Er nahm während der Zeit fünf Pfund ab und verlor seine Ödeme.

Besprechung: Der Patient hat in den Tropen gelebt und deshalb taucht sofort die Idee an eine Filariasis auf, wenn von dem Schenkelödem die Rede ist. Bei der Filariasiserkrankung wird aber ohne Ausnahme immer nur ein

Bein betroffen, durch Verlegung der Lymphwege in der Leistengegend. Ich kenne auch nicht ein einzelnes Beispiel dafür, daß in dieser Krankheit beide Beine betroffen gewesen wären.

Eine andere tropische Krankheit, die Ödeme hervorruft und nicht einseitig auftritt, ist Beriberi. Diese Krankheit ist aber niemals auf die Schenkel beschränkt, wenn sie sich dort auch am ausgesprochensten zeigen kann. Das Fehlen der Patellarreflexe paßt zu Beriberi, aber auch zu der Diagnose, die wir jetzt besprechen wollen.

Man muß hervorheben, daß sein übermäßiges Trinken kurz vor dem Auftreten der jetzigen Störungen begann. Der einzige Zweifelsgrund für die Diagnose einer alkoholischen Neuritis in unserem Falle ist der Zustand des Herzens, das etwas vergrößert, wenn auch sonst ziemlich normal ist. Die Wirkungen des Alkohols auf das Herz sind nach meiner Meinung noch nicht gänzlich klargestellt. In manchen Fällen scheint es zu einer akuten Gefahr drohender Herzschwäche während oder nach dem Alkoholexzeß zu kommen, wenn auch ohne dauernde Veränderungen im Organ. Wenigstens muß man das ungezwungen daraus schließen, wie schnell solche Patienten wieder in die Höhe kommen und in guter Gesundheit bleiben, wenn sie zu trinken aufhören. Nach unseren heutigen Kenntnissen können wir, wenn wir einen Fall von schwerer Herzwassersucht bei einem Alkoholiker feststellen, unmöglich sagen, ob sich daraus eine dauernde Herzschwäche entwickeln wird oder ob er wieder ganz in Ordnung kommt. Wir müssen warten, bis die Wirkungen des Alkohols vorüber sind, danach treten manchmal ganz wunderbare Besserungen auf.

Verlauf: Am 21. 7. schien er wieder gesund und verließ das Krankenhaus.

Fall 206.

Ein 7 jähriges Kind kam am 7. 7. 1910 in das Krankenhaus. Vor vier Jahren war bei dem Knaben ein Knoten unter dem rechten Kieferaste aufgetreten. Vor vier Wochen wurde er geöffnet, eiterte stark und zwei Wochen später war das Kind wieder gesund. Sonst war er dauernd munter bis vor fünf Tagen, wo kleine, auf Druck schmerzhafte Tumoren an beiden Seiten des Halses auftraten. Vor zwei Tagen war er den Tag über etwas schläfrig, spielte aber sonst wie gewöhnlich. Gestern klagte er, seine Schühchen wären zu klein und man fand, daß die Knöchelgegend geschwollen war. Er lag zu Hause und wollte nicht essen. Gestern Abend fieberte er und atmete sehr schwer. Heute war zum ersten Male der Urin rot. Bei der Untersuchung fand sich, daß der Herzspitzenstoß 1 cm über die Brustwarzenlinie herausragte, während der zweite rechte Herzrand 2 cm von der Mitte des Sternums entfernt lag. Das Herz war sonst negativ, nur war der erste Ton etwas kräftig und die Schläge waren an Kraft sehr verschieden. Lungen negativ. Der Leib zeigte verschiebliche Dämpfung in den Flanken, außerdem bestand ein mäßiges Ödem der Beine. Blutdruck systolisch 125. Die Temperatur schwankte von $37,3-38,1^{0}$ während der ersten Wochen, dann war sie normal. Die Urinmenge betrug in 24 Stunden 750 ccm. Er war stets dunkel mit einem spezifischen Gewicht von 1016. Im Sediment fand sich viel frisches Blut und eine mäßige Anzahl von Blutcylindern, außerdem feine und grob granulierte. Bei 14 Untersuchungen fand man kein Fett auf den Zylindern. Bei der Aufnahme betrug die Zahl der weißen Blutkörperchen 25 500 mit einer polynucleären Leukocytose. Sie nahm jedoch alle Tage ab und wurde am 2. 8. normal.

Besprechung: Wahrscheinlich hat eine Mandelentzündung oder eine andere Infektion im Munde die Drüseneiterung hervorgerufen, mit der die

Krankheit begann. Wenn auf eine solche Infektion Ödem der Füße folgt, so müssten wir uns sofort die Tatsache vorstellen, daß selbst auf eine sehr unbedeutende Infektion der Mandeln eine schwere Nephritis folgen kann. In allen neueren Epidemien von Streptokokken-Angina nach Milchinfektionen sind solche Formen von Nephritis beobachtet worden. Der Ascites, das Fieber, die Dyspnoe, die Appetitlosigkeit und die für ein Kind leichte Steigerung des Blutdruckes lassen uns die Urinveränderungen sehr ernst auffassen. Die Menge von Blut hätte wahrscheinlich in jedem Falle die Diagnose einer Nephritis sicher erscheinen lassen.

Was hat man über das Herz zu sagen? Es erscheint mir fast wahrscheinlich, daß die gleiche Infektion, welche die Nieren ergriffen hat, das Herz nicht verschont hat. Wie groß der angerichtete Schaden ist, kann nur der Verlauf zeigen. Es ist aber nicht anzunehmen, daß das Ödem von dem Herzen ausgeht. Dazu ist die Herztätigkeit zu wenig gestört.

Verlauf: Vom 12. 8. an war kein Eiweiß mehr im Urin und das Sediment war zu dieser Zeit negativ. Ödem und Ascites war verschwunden; das Kind fühlte sich wohl. Am 13. ging es nach Hause.

Fall 207.

Ein 39jähriger Eisenbahnbeamter suchte am 8. 12. 1910 das Krankenhaus auf. Vor vier Tagen bemerkte der Patient, daß seine Waden anschwollen. Diese Schwellung erstreckte sich allmählich über die Knöchel und Füße und dann über die Oberschenkel und war von dauernden Schmerzen begleitet. Auf weitere Fragen kam heraus, daß er am 29. 11. einen Marsch von drei Meilen gemacht hatte, eine für ihn sehr ungewöhnliche Leistung. Danach zitterten seine Füße und er fühlte sich sehr schwach. Seit etwa drei Wochen bemerkt er bei Anstrengung Atemnot. Die letzten vier Tage hatte er einen ungewöhnlich guten Appetit. Er arbeitete bis gestern Abend. Beständig hat er an Gewicht zugenommen. In der Familienanamnese ist nichts von Interesse. Auch in der eigenen Anamnese nichts mit der Ausnahme, daß er seit einigen Jahren bei Anstrengung und Aufregung Herzklopfen bemerkt hat. Seit 16 Jahren ist er ein ziemlich starker Trinker, gelegentlich nimmt er schon einen Schnaps vor dem Frühstück. Er raucht beständig.

Die **Untersuchung** zeigt gute Ernährung. Die Pupillen sind leicht unregelmäßig, reagieren aber normal. Das Herz ist negativ, bis auf ein sehr weiches, systolisches Geräusch an der Spitze. Leib und Urin negativ. Reflexe normal. Reichliches weiches Ödem der Beine und Schenkel.

Besprechung: Bei dem Fehlen jeglicher Hypertrophie, bei einem Blutdruck von 135 mm Hg, wie er in unserem Falle vorlag, bei dem normalen Befunde von Blut und Urin ist es schwer, eine Erklärung für die Symptome der Herzmuskelschwäche zu finden. Es besteht weder ein Hinweis auf irgend welche Infektion noch Zeichen von Nierenentzündung. Mir scheint es, daß wir die Herzschwäche auch, wie in einem früheren Falle, auf den Alkoholismus zurückführen können. Warum die Störungen gerade jetzt in die Erscheinung traten und nicht schon früher, kann ich nicht sagen. Nur der Verlauf des Falles, wenn man ihn sorgfältig Monate lang beobachtet, kann uns darüber Klarheit verschaffen, ob das Herz dauernd geschädigt oder nur vorübergehend vergiftet ist. Es ist eine der auffallendsten Erscheinungen, die wir in unserer medizinischen Praxis erleben, was für Störungen vom Herzen, von den Nieren, vom Gehirn und was von anderen Erscheinungen außerdem ein Alkoholiker überwinden kann, vorausgesetzt, daß er sich entschließt, den Alkohol zu meiden.

Verlauf: Bei der Untersuchung am 11. 12. war das Ödem der Waden verschwunden, aber sie waren noch immer außerordentlich druckschmerzhaft. An der Basis beider Lungen fand man Rasselgeräusche. Wassermann negativ. Am 28. 12. schien er praktisch gesund und verließ das Krankenhaus, wo er 11 Pfund infolge des Verschwindens der Wassersucht abgenommen hatte.

Fall 208.

Ein 59jähriger Zigarrenmacher wurde am 14. 3. 1912 in das Krankenhaus aufgenommen. Die einzige Klage des Patienten ist zur Zeit die Schwellung der Beine, die vor zehn Tagen auftrat. Auf weitere Fragen gibt er aber zu, daß er vor einem Jahre wegen sechs Wochen anhaltender dumpfer Schmerzen im oberen Teile des Leibes in poliklinischer Behandlung war. Damals hatte er Gelbsucht und litt des Morgens unter Übelkeit, aber er genas bald von allen diesen Erscheinungen und stand seitdem nicht mehr in ärztlicher Behandlung. Die letzten 15 Jahre mußte er zwei- bis dreimal in der Nacht Wasser lassen. Jetzt fühlt er sich kräftig und arbeitet wie gewöhnlich, hat guten Appetit und schläft gut; weder Kopfschmerzen noch Übelkeit oder Atemnot sind vorhanden. Täglich trinkt er zwei bis drei Schnäpse und drei bis vier Glas Bier. Geschlechtliche Ansteckung stellt er in Abrede.

Die **Untersuchung** zeigt einen gut entwickelten, fetten Patienten mit ungeschickten, schlecht koordinierten Bewegungen, der bei der Atmung einen starken Alkoholduft um sich verbreitet. Pupillen und Reflexe normal. Der Herzspitzenstoß liegt $1^1/_2$ cm außerhalb der Brustwarzenlinie. Herztöne normal, von guter Qualität, keine Geräusche. Zweiter Aortenton akzentuiert. Die Arterienwände sind nicht zu fühlen. Lungen negativ. Der Leib zeigt dumpfe Tympanie in den Flanken, die sich bei Lagewechsel verschiebt. Der Leberrand kann nicht gefühlt werden. Es bestand ein ausgesprochenes Ödem der Unter- und Oberschenkel. Ein Arzt hielt den Fall für eine vorübergehende Herzinsuffizienz bei einem Trinker. Ich selbst stellte die Diagnose auf Arteriosklerose, Hypertrophie und Dilatation des Herzens, Lebercirrhose und möglicherweise chronische Glomerulonephritis. Die Magenuntersuchung ergab nüchtern keine Rückstände, keine Vergrößerung oder Verlagerung des Organs und das Fehlen freier Salzsäure nach Probemahlzeit. Die Wassermannsche Probe verlief am 15. 3. zweifelhaft, am 19. 3. negativ. Blutdruck systolisch bei der Aufnahme 190 mm Hg, diastolisch 90 mm Hg, am nächsten Tage 175 mm Hg.

Blut ohne Veränderungen. Der Urin schwankte in 24 Stunden um 900 ccm, spezifisches Gewicht um 1014. Gelegentlich fand man einen granulierten Zylinder und etwas freies Blut im Sediment. Während der 14 Tage des Aufenthaltes im Krankenhause nahmen die Ödeme langsam zu, und es bestand dauernd eine leichte Verwirrung. Nach dem 26. war sein Verstand fast ganz getrübt, und er nahm fast gar keine Nahrung mehr zu sich. Am 30. starb er.

Besprechung: Das erste Symptom war offenbar die Nycturie. Das findet man, wie wohl bekannt ist, bei Herz- und bei Nierenerkrankungen und, wie man weniger allgemein weiß, bei Lebercirrhose. Die Angaben über die Gelbsucht, das morgendliche Übelsein und die ständigen Schmerzen im Epigastrium weisen bei einem Alkoholiker deutlich auf Lebercirrhose hin. Die Hauptfrage bleibt, wie mir scheint, die, was hat er sonst noch? Bei einem so hohen Blutdruck ist das Herz sicherlich in Mitleidenschaft gezogen, die Nieren sehr

wahrscheinlich. Das Vorhandensein von Blut im Urin macht diese letztere
Annahme noch naheliegender. Wir haben keinen Grund zu der Annahme,
daß die Herzklappen verändert sind, Vergrößerung, Dilatation sind mögliche
Erscheinungen. Bei seinem Alter kann dieser Zustand sowohl auf Arterio-
sklerose als auch auf einer Nierenstörung beruhen, trotz des ausgesprochenen
Befundes im Urin.

Bei der Aufnahme des Kranken glaubten wir, er würde sich wie die anderen
Alkoholiker, über die wir eben gesprochen haben, in einiger Zeit erholen. Wir
waren nicht auf den schnellen Verfall gefaßt.

Verlauf: Die Autopsie ergab Lebercirrhose, Arteriosklerose, Hypertrophie
und Dilatation des Herzens, subakute Glomerulonephritis mit arteriosklerotischer Degeneration sowie eine alte Tuberkulose der linken Spitze.

Fall 209.

Ein 80 jähriger Maschinist kam am 30. 3. 1912 in das Krankenhaus. Der
Vater starb, wie er sagt, an Tabakherz, die Mutter an Schlaganfall, ein
Bruder an Diabetes. Seine Frau starb am Schlage. Sie hatte ein Kind,
das gesund ist und lebt, keine Fehlgeburten. Der Kranke lebte allein und
verbrachte seine Zeit mit der Ausarbeitung einer Erfindung, um Kraft zu
vermehren und zu übertragen, d. h. es dahin zu bringen, daß er mit fünf
Pfund sechs Pfund in die Höhe hebt. Er hofft bald seine Maschine für
15000 Dollar zu verkaufen. Zur Zeit kann er täglich für seine Nahrung
60 Pfennig ausgeben.

Seit drei Wochen bemerkt er eine Schwellung der Füße und Beine und
sagt, er hätte allen Antrieb zur Arbeit verloren. Atemnot besteht nicht,
im Gegenteil er kann vier Stockwerke täglich heraufsteigen, ohne auszu-
ruhen und ohne den Atem zu verlieren. Er hat keine Kopfschmerzen, guten
Appetit, gute Verdauung und gibt an, er hätte bisher nicht an Kräften abgenommen.

Die **Untersuchung** zeigt schlechten Ernährungszustand, Blässe und trockene
Haut. Pupillen und Reflexe normal. Herz und Urin negativ. Arterien leicht
geschlängelt und verhärtet. Blutdruck systolisch 155 mm Hg, diastolisch
90 mm Hg. Blut und Urin normal. Während der zehntägigen Beobachtung
kein Fieber. Innerhalb einer Woche verschwanden die Ödeme. Die meiste
Zeit hat er gegessen oder geschlafen. Darauf hatte er es eilig, wieder zur Arbeit
zu kommen, und durfte nach Hause gehen. Die Behandlung bestand in 30 g
Magnesiumsulfat vor dem Frühstück in konzentrierter Lösung, zwei Tage
hindurch. Das war alles, was er bekam, außer gelegentlichen Schlaf- und Abführmitteln.

Besprechung: Bei dem Alter des Kranken und bei solchen Arterien muß
man die Ödeme zweifellos auf die Arteriosklerose zurückführen, selbst wenn
er keine Dyspnoe oder ausgesprochene Herzsymptome zeigt.

In dem Alter sind Ödem der Beine viel ernster zu bewerten als bei
jungen Leuten. Bei dem Fehlen von Kopfschmerzen, einer ausgesprochenen
Blutdrucksteigerung und einer Anämie ist es nicht möglich, die Nieren
dafür verantwortlich zu machen. Daher ist Herzschwäche unsere beste
Annahme.

Verlauf: Am 28. 10. 1912 starb er in einem anderen Krankenhause. Diagnose: Arteriosklerose und akute Bacillendysenterie. Zwei Monate früher war es ihm ganz gut ergangen.

Fall 210.

Ein 23jähriger Mann, der in einer Baumwollspinnerei tätig war, wurde am 13. 4. 1912 in das Krankenhaus aufgenommen. Die Familienanamnese ist negativ. Seine Mutter erzählte ihm, im Alter von einem Jahre sei sein Gesicht

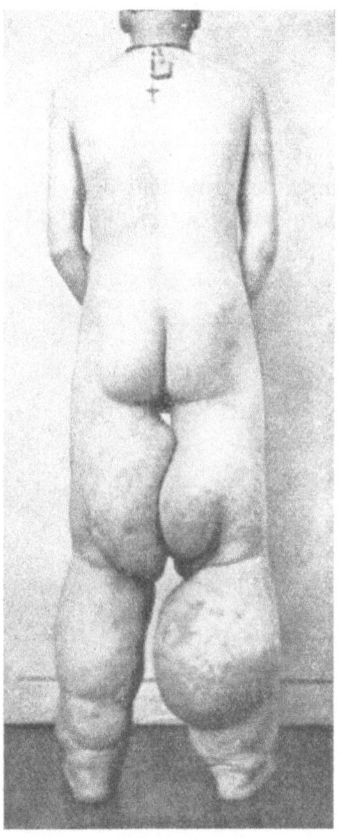

Abb. 175. Beine im Fall 210 bei der Aufnahme.

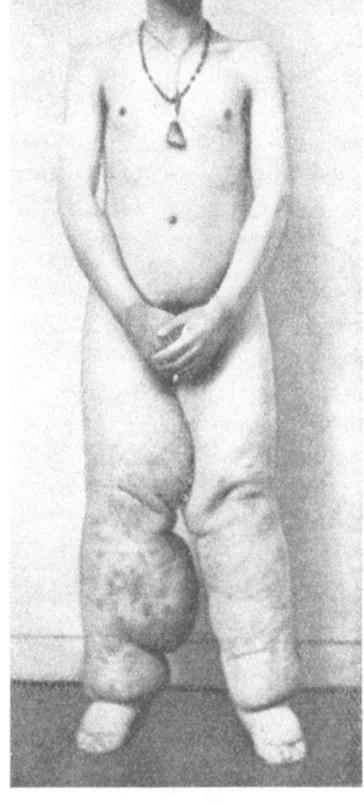

Abb. 176. Beine im Fall 210 bei der Aufnahme.

zwei Monate lang so geschwollen gewesen, daß er die Augen nicht öffnen konnte. Sonst sind seine eigene Anamnese und seine Gewohnheiten gut. Mit fünf Jahren begann das rechte Bein unterhalb des Knies zu schwellen und ein Jahr später auch das linke. Die Schwellung hat langsam zugenommen und hat sich auf die Oberschenkel und den Hodensack weiter verbreitet, ist aber sonst nirgends aufgetreten. Sie wird immer geringer, wenn er liegt und kann durch einen Gummistrumpf verringert werden. Es bestehen weder Schmerzen noch andere Störungen. In Zwischenräumen von zwei bis fünf Monaten mit Ausnahme der letzten zwei Jahre hatte er Anfälle folgender Art: In beiden Leistenbeugen traten heftige Schmerzen und Druckempfindlichkeit auf. Darauf

22*

folgte bald ein Schüttelfrost und Brechen reichlicher Flüssigkeit, dann Fieber
und Schläfrigkeit. Soviel er weiß, war er nie in Malariagegenden. Der Urin
hatte nie ein milchiges Aussehen, er muß ihn aber zwei bis dreimal des Nachts

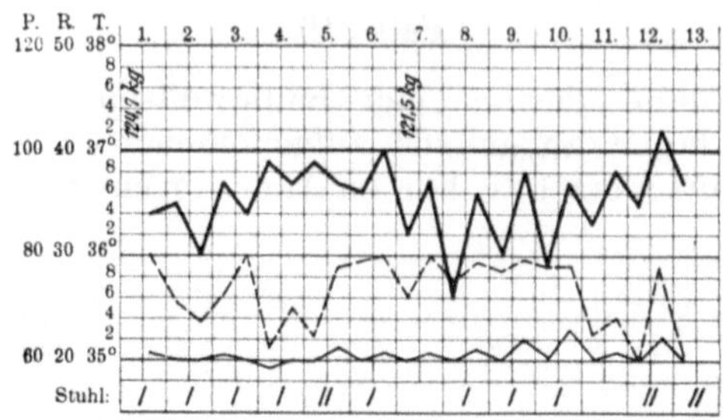

Abb. 177. Temperaturkurve zu Fall 210.

entleeren. Die Schwellung der Beine hat ihn nie ernstlich bei der Arbeit
gestört, hat ihm im Gegenteil durch Auftreten im Zirkus Geld eingebracht.

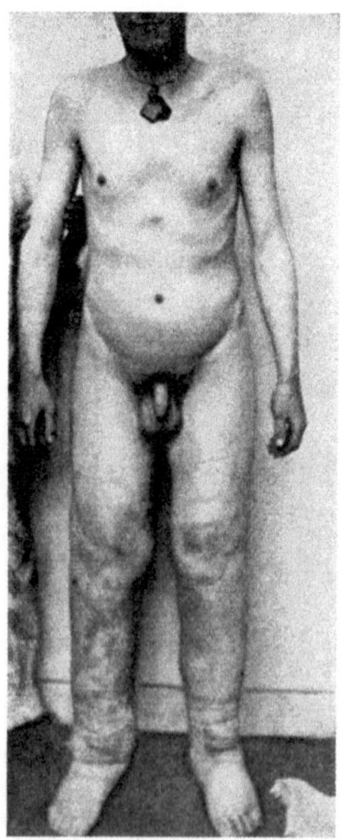

Abb. 178. Beine des Kranken nach der
Operation (Fall 210).

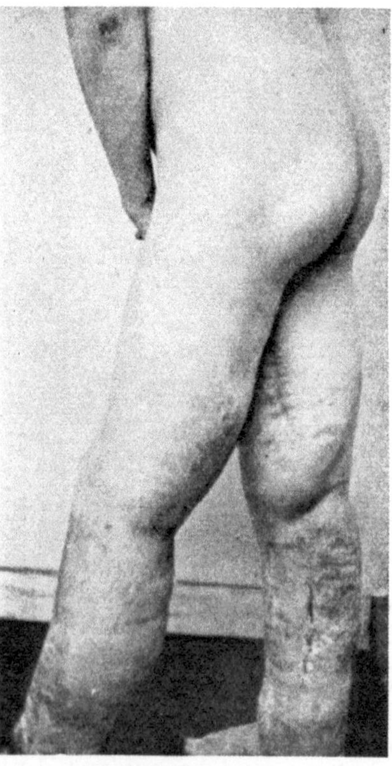

Abb. 179. Beine des Kranken nach der
Operation (Fall 210).

Bei der Untersuchung zeigt sich die rechte Pupille weiter als die linke, sonst
sind beide normal. Blut- und Bauchorgane o. B. Den Zustand der Beine zeigen
die Abb. 175 u. 176. Die Haut der Schenkel und Waden war leicht verdickt und

stellenweise mit kraterähnlichen Erhöhungen bedeckt, von denen einige alt von weißer Farbe, andere frisch und rot gefärbt waren. Die rechte Wade hatte einen Umfang von 88, die linke von 68 cm. Der rechte Oberschenkel maß 83, der linke 82 cm im Umfange. Blut und Urin waren normal. Während der 14 tägigen Beobachtung kein Fieber (Abb. 177).

Nach dem Gebrauch von Silbersalbe wurde die Haut weich und sauber. Er blieb zu Bett mit erhöhtem Beine, erhielt aber keine Medizin. Während der letzten drei Tage seines Aufenthaltes im Krankenhause entleerte er 12 900 ccm Urin, worauf die Schenkel merklich dünner wurden.

Besprechung: Eine Vergrößerung bei dem Alter, seit fünf Jahren bestehend, die einige Jahre auf ein Bein beschränkt war, weist mit Sicherheit auf eine lokale, nicht auf eine allgemeine Ursache hin. Seine Angabe, daß der Urin niemals wie Milch aussah und daß er auch nicht in den Tropen gelebt hat, läßt Filariakrankheit ausschließen. Auch die Blutuntersuchung ist völlig negativ.

Wir können diesen Zustand auch nicht hereditär erworben nennen, denn die ersten vier Jahre war er frei davon. Was kann wohl die Ursache des geschwollenen Gesichtes im Alter von einem Jahre gewesen sein? Wir können nur Vermutungen äußern. Nach Ausschließen von hereditärer Erkrankung, von Trophödem und Filariasis bleibt nur Elephantiasis übrig und die lokalen Erscheinungen sprechen für diese Annahme.

Von Interesse ist die überreichliche Diurese, die bei Bettruhe eintrat. Offenbar entleerte sich die Flüssigkeit aus seinen Beinen. Das Ödem spielte also in seinem Zustande eine Rolle. Weiterhin ist von Interesse das Ergebnis der Operation (Abb. 178 u. 179).

Verlauf: Er kam in die chirurgische Abteilung, wo eine beträchtliche Menge des hypertrophischen Gewebes excidiert wurde. Nach der Operation betrug der Umfang der Oberschenkel 55 cm, der Wade 42 cm. Die Untersuchung des entfernten Gewebes zeigt Bindegewebe, weich, durchsetzt von Lymphräumen, die Narben enthielten. Die einzelnen Stellen waren mehr oder minder durch seröse Flüssigkeit voneinander getrennt. Am 25. 5. 1912 verließ er das Krankenhaus. Im Februar 1913 teilte uns der Kranke mit, es ginge ihm recht gut. Der Gebrauch elastischer Strümpfe, die er nun dauernd trägt, verhindert die Rückkehr seiner Ödeme.

Fall 211.

Ein 65 jähriger Zeichner kam am 11. 5. 1912 in das Krankenhaus. Vor 30 Jahren starb seine Frau an Tuberkulose. Die Familienanamnese ist gut. Zwei Kinder leben und sind gesund. Er kann sich nicht erinnern, jemals krank gewesen zu sein und war vielmehr immer munter und kräftig. Er hat weder geraucht noch getrunken und niemals an Geschlechtskrankheiten gelitten. Er war in der Lage, 12 bis 18 Stunden am Tage zu arbeiten und unternahm noch Sonntags lange Touren auf dem Fahrrade. Sein Hausarzt hatte ihn mit der Diagnose chronische Nephritis und chronische Bronchitis zu uns geschickt.

Seit drei Monaten ging es mit ihm bergab. Er nahm ab, wurde schwächer und hatte keine Arbeitslust. Seit acht Wochen bestand mäßige Schwellung der Füße und ein dauernder Croup-Husten. Der Appetit ist schlecht, die Verdauung gut. Er hat weder Kopfschmerzen noch Übelkeit, weder Atemnot noch Nycturie. Er schläft gut. Seit drei oder vier Jahren sind ihm Krämpfe in den Händen und Füßen aufgefallen. Heute morgen ist seine Verpflichtung als Zeichner abgelaufen und unmittelbar darauf kam er ins Krankenhaus. Vor acht Wochen wog er 136 Pfund mit Kleidern, bei der Aufnahme 108 Pfund unbekleidet.

Die **Untersuchung** zeigt augenfällige Abmagerung, sonst fand man aber nichts Krankhaftes an den Brust- und Bauchorganen, bis auf Muskelspannung und Dämpfung im rechten Hypochondrium. Die Urinmenge schwankte um 1510 in 24 Stunden. Spezifisches Gewicht 1020, ganz leichte Spuren von Eiweiß und wenige granulierte Zylinder. Blut normal. Blutdruck systolisch 125 mm Hg, diastolisch 175 mm, Hg. Meine Diagnose lautete auf Arteriosklerose, Herzmuskelschwäche und Gefäßkrisen in den peripheren Gefäßen. Temperatur Abb. 180. Wassermann negativ. Er entleerte beim Husten ziemlich viel schleimig-eitrigen Auswurf, der keine Tuberkelbacillen enthielt. Die Ödeme ließen schnell nach, das Herz schien gut kompensiert und die Hauptstörung blieb die Unterernährung. Er schlief den größten Teil der Zeit und nahm nur wenig Nahrung zu sich. Am 17. stellte man über beiden Lungen Rasselgeräusche fest, besonders links hinten in der Mitte, wo sie grob und laut waren. Zu gleicher Zeit konnte er Urin und Stuhl nicht mehr halten. Man glaubte, es handelte sich um eine terminale Bronchopneumonie.

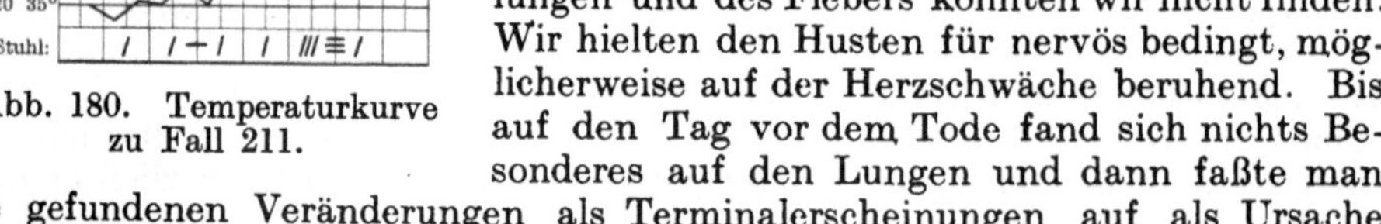

Abb. 180. Temperaturkurve zu Fall 211.

Besprechung: Mir scheint es ganz auffallend, daß ein Mann in dem Alter mit einer augenscheinlich ernsten Erkrankung bis auf den Tag der Aufnahme ins Krankenhaus gearbeitet haben sollte. Die Anamnese enthält seit einem Vierteljahre Schwächegefühl, seit zwei Monaten Husten und Ödem der Füße und dann einen Gewichtsverlust von 20 Pfund. Die Ursache der Schwellungen und des Fiebers konnten wir nicht finden. Wir hielten den Husten für nervös bedingt, möglicherweise auf der Herzschwäche beruhend. Bis auf den Tag vor dem Tode fand sich nichts Besonderes auf den Lungen und dann faßte man die gefundenen Veränderungen als Terminalerscheinungen auf als Ursache der Krankheit.

Dieser Fall zeigt betrüblich das völlige Versagen unserer diagnostischen Kräfte.

Verlauf: Er starb am 18. Die Autopsie ergab chronische Tuberkulose beider Lungen, allgemeine Miliartuberkulose, tuberkulöse Peritonitis, Tuberkulose des Dünndarmes und leichte arteriosklerotische Veränderungen der Nieren.

Bemerkungen: Wenn ich nach der Autopsie mir den Fall wieder überlege, so finde ich doch nichts, was wir hätten besser machen können. Das Ödem beruhte zweifellos auf einer infektiösen Myokarditis mit Schwäche der Herztätigkeit.

Fall 212.

Ein 18jähriger Schuhmacher suchte am 22. 6. 1912 das Krankenhaus auf. Er verließ vor zwei Wochen die Arbeit wegen Schwellung der Füße, Kopfschmerzen und Nasenbluten. Früher war er nie krank und erfreut sich ausgezeichneter Lebensgewohnheiten. Während der vergangenen 14 Tage sind die Schwellungen über die Unter- und Oberschenkel herauf gestiegen, sind aber nie im Gesicht aufgetreten. Appetit und Verdauung ausgezeichnet. Gutes Aussehen. Weder Dyspnoe noch Nycturie.

Bei der **Untersuchung** fand sich eine Atmung, die an Cheyne - Stokes erinnerte. Der Herzspitzenstoß ist im vierten Intercostalraum $1^1/_2$ cm außerhalb der Brustwarzenlinie sichtbar zu fühlen. Keine Vergrößerung des Herzens nach rechts. Der zweite Pulmonalton ist stärker als der zweite Aortenton. Zweiter Ton an der Spitze klingend. Die Speichen- und die Armarterien sind leicht verhärtet. Temperatur Abb. 181. Die Urinmenge schwankte um 750 in 24 Stunden während der ersten Woche. Er enthielt damals eine ganz leichte Spur von Eiweiß und eine mäßige Spur von hyalinen Zylindern mit geringem Zellenbelage und vielen roten Blutkörperchen. Blut o. B. Wassermann negativ. Nach zwei Tagen waren im Krankenhause unter Nephritisdiät und täglich morgens 30 g einer konzentrierten Lösung von Magnesiumsulfat die Ödeme verschwunden. Eine Woche nach der Aufnahme stieg die Urinmenge auf 2100 und der Patient fühlte sich völlig wohl. Gelegentlich schien ein präsystolisches Schwirren und Rollen an der Herzspitze angedeutet.

Besprechung: Wenn Ödeme der Füße bei einem 18jährigen Manne vorliegen und zugleich Kopfschmerzen und Nasenbluten, später auch Cheyne-Stokessches Atmen und Blutdruckerhöhung vorhanden sind, so zwingt uns das zu der Diagnose einer Nephritis, wenn auch die Untersuchung des Urins negativ ist. Tatsächlich hätte uns

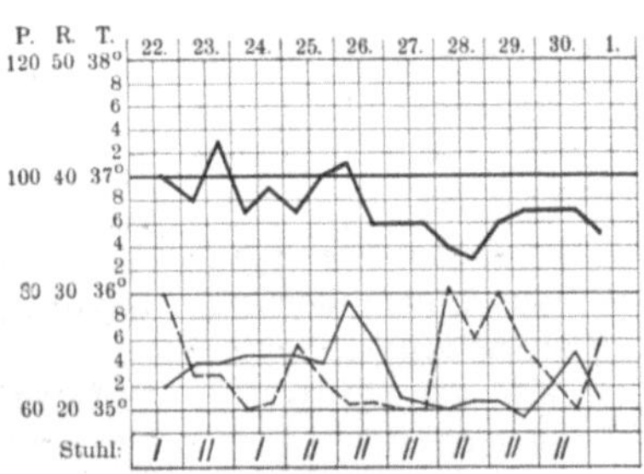

Abb. 181. Temperaturkurve
zu Fall 212.

auch die Urinuntersuchung stark in dieser Diagnose bestärkt, selbst wenn die anderen Symptome weniger deutlich ausgesprochen gewesen wären.

Von Interesse bleibt nur die Feststellung, ob es sich hier um eine akute Nephritis handelt, wie die Anamnese vermuten läßt, oder um die Verschlimmerung eines chronischen Prozesses. Bei der Aufnahme fühlte ich mich bei einem Blutdruck von 215 mm Hg ganz sicher, daß wir es mit einem chronischen Fälle zu tun hätten und auch nachdem der Blutdruck so prächtig auf 130 mm Hg zurückgegangen war, hatte ich immer noch das Gefühl, eine chronische Nephritis müsse vorliegen.

Verlauf: Der Patient verließ das Krankenhaus am 1. 7. Am 19. 3. 1913 teilte uns der Arzt des Kranken mit, er fühle sich völlig wohl und sei täglich an der Arbeit. Der Arzt hat neuerdings den Urin untersucht und fand ihn völlig normal.

Bemerkungen: Bei diesem Verlauf war es sicher falsch, den Fall für eine chronische und nicht für eine akute Nephritis zu halten. Ist es so, dann ist es doch bedeutungsvoll, daß selbst eine vorübergehende und heilbare Erkrankung eine so ausgesprochene Blutdruckerhöhung hervorrufen kann.

Häufiges Wasserlassen.

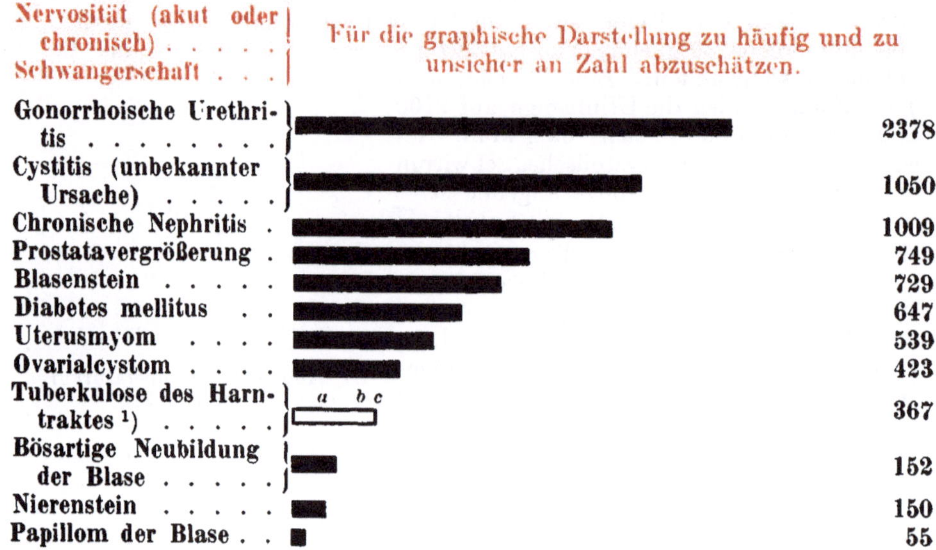

11. Kapitel.

Pollakisurie und Polyurie.

Polyurie oder tägliche Entleerung einer abnorm großen Urinmenge ist natürlich etwas ganz anderes als häufiges Wasserlassen. Aber diese beiden Erscheinungen treten bei Krankheiten so oft miteinander auf, daß es praktisch ist, sie auch in einem Kapitel zu behandeln.

Auch ganz gesunde Menschen pflegen in 24 Stunden sehr verschieden oft Wasser zu lassen. Die große Mehrzahl aller Gesunden braucht während der Nacht nicht aufzustehen, aber bei einer kleinen Minderzahl kommt das gewohnheitsmäßig vor und scheint von einer ungewöhnlichen Menge von Wasser herzurühren, das während des Abends getrunken wurde. Das ist ganz klar und auch gewöhnlich, daß jemand, der des Abends viel Flüssigkeit, besonders Bier, zu sich nimmt, auch in der Nacht viel Wasser lassen muß.

---

[1]) Tuberkulose des Harntraktes, nämlich
1. Tuberkulose der Niere 248
2. Tuberkulose der Blase 94
3. Tuberkulose der Niere und Blase 25

Aber außerdem und abgesehen von den seltenen Fällen gewohnheitsmäßiger Nycturie gibt es noch sehr viele Leute, die daran leiden, wenn sie „nervös" sind. Manchmal macht es den Eindruck, als ob beides, die Nervosität und die vermehrte Häufigkeit im Wasserlassen ihre gemeinsame Ursache in einer Schwäche der Nerven und der Gefäße hätten. Wenn die Verhältnisse so liegen, dann ist es nicht ganz recht, wenn man sagt, die Nervosität ist die Ursache der Störungen beim Wasserlassen, sie ist vielmehr die begleitende Wirkung einer tiefer liegenden Ursache, die vielleicht in einer Senkung des peripheren Blutdruckes oder in einer Überfüllung des Splanchnicusgebietes liegt.

Abgesehen von diesen vorübergehenden Ursachen, die natürlich auch den Tag über sich auswirken können, ist die häufigste Art der Vermehrung im Urinlassen die, welche wir bei Prostatavergrößerung der gewöhnlichen oder carcinomatösen Art finden. Bei älteren Männern ist dies ganz überwiegend die Grundlage dazu.

Bei Frauen verbindet sich der Druck von Geschwülsten der Gebärmutter oder der Eierstöcke oder der Reizung von Beckenexsudaten so eng mit psychischen Einflüssen, daß es schwer ist, sie auseinander zu halten. Eine von beiden oder auch beide Ursachen können Frauen um so auffälliger beeinflussen, weil die weibliche Harnröhre sehr kurz ist.

Reizungen der Blase, sei es nun, daß sie von einer ausgesprochenen Blasenentzündung oder von Urinbeschwerden oder von einer tuberkulösen Niere herkommt, ist demnach wohl die häufigste Ursache für Häufigkeit im Wasserlassen. Natürlich findet man eine Cystitis auch oft in Begleitung von Prostatavergrößerung bei Männern.

Bei Kindern genügt die Reizung eines stark sauren Urins, eine Entzündung der Eichel oder eine Phimose, um Pollakisurie oder selbst Inkontinenz hervorzurufen.

Seltenere Ursachen für häufiges Wasserlassen sind Blasensteine, Blasenkrebs, Bilharziasis und Blinddarmentzündung. Sie wirken natürlich alle durch lokale Reizungen, welche die Krankheit hervorruft. Bei Diabetes und Schrumpfniere ist das häufige Wasserlassen das Ergebnis der großen Menge von Urin, die abgesondert wird. Sie wird in der Nacht besonders bemerkt.

Eine häufige Ursache für Pollakisurie ist auch die Schwangerschaft.

Warum auch lokale Erkrankungen der Nieren und des Nierenbeckens (Nierenstein, Pyelitis, Pyelonephritis, Nierentumor) häufiges Wasserlassen verursachen, kann ich nicht ganz klar einsehen. Diese Häufigkeit, einen Reflex zu nennen, hat nur den Zweck, unsere Unkenntnis klar zu stellen. Vielleicht reizt der Urin selbst die Blase in einem besonderen Grade, aber warum?

Fall 213.

Ein 43jähriger Türhüter kam am 21. 12. 1911 in das Krankenhaus. Die Familienanamnese ist nicht von Wichtigkeit mit der Ausnahme, daß eine Schwester an Schwindsucht leidet. Er war früher nie ernstlich krank, leidet aber unter Verstopfung, schlechtem Appetit und Schlaflosigkeit. Bis vor einem halben Jahre hat er viel getrunken, seither aber nicht mehr. Er stellt zwar Geschlechtskrankheiten in Abrede, hat aber zwei bis drei Jahre lang Jodkali und Quecksilber gebraucht. Seit fünf Jahren bestehen Schmerzen im Leibe und oberhalb der Symphyse, etwa jeden Monat, die mit Verstopfung einhergehen. Bisher hat man Verstopfung, dann Bleivergiftung und später chronische Appendicitis diagnostiziert. Vor etwa $1^1/_2$ Jahre zeigte sich an dem behaarten Kopfe ein Knoten, der nicht schmerzte, aufbrach und gelbliches Serum (?) entleerte. Einige Monate später erschien ein anderer, mit dem es ebenso ging. Beide heilten nur sehr schlecht, nachdem sie eine Reihe von Monaten geeitert hatten.

Vor acht Wochen mußte er nach dem Stuhlgang Wasser lassen und bemerkte, daß sich nach der Entleerung Luft aus dem Gliede entleerte. Seither hat er beim Wasserlassen brennende Schmerzen. Der oft gelassene Urin ist getrübt, zeitweise sehr übelriechend und von eigentümlicher lehmiger Farbe. Während der letzten acht Wochen hat er viel, angeblich 20 Pfund, an Gewicht abgenommen. Neuerdings ist die Häufigkeit im Wasserlassen nicht so auffallend, aber die Entleerung von Gas dauert an; es geht ihr ein eigentümlicher Schmerz voraus. Es hat weder Husten, Atemnot, noch Nachtschweiß bestanden, aber gelegentlich hat er Schüttelfrost. Einige Male, aber nicht neuerdings, mußte er Morphium bekommen. Blut hat er niemals im Urin wahrgenommen, aber stets bestand ein dicker Niederschlag. Gelegentlich hat er Schmerzen im linken Sakroiliacalgelenk.

Bei der **Untersuchung** zeigte er sich ziemlich mager und blaß. Die Ohren wachsfarben. Die rechte Pupille ist größer als die linke. Beide reagieren normal. An der behaarten Kopfhaut finden sich zwei Narben von den alten Abscessen. Der Rachen ist gerötet, der Geruch der Atmung ist schlecht. Keine Drüsenvergrößerungen. Das Herz ist negativ. An den Lungen zeigt sich die rechte Spitze gedämpfter als links mit verstärkter Atmung, vermehrtem Fremitus und gelegentlichem klingenden Rasseln. Der Leib ist bis auf eine Verbrennungsnarbe normal. Geschlechtsorgane normal. Patellarreflexe nicht vorhanden.

Der Patient entleerte 120 ccm dunklen, trüben Urins. Der letzte Teil war dick, weißlich und verursachte etwas Brennen. Weder ,,Blut noch Gas" wurde beobachtet. Temperatur 37,6°, Puls 108, Atmung 32. L. 8600. Der Urin war normal, sauer. Spezifisches Gewicht 1012. Er enthielt eine ganz geringe Spur von Eiweiß und keinen Zucker. Das Sediment bestand aus Leukocyten, Bakterien, wenigen roten Blutkörperchen und vielen Eiterklumpen. Die Wassermannsche Probe war leicht positiv. Die Blase wurde rein gewaschen und darauf cystoskopiert. Im oberen linken Quadranten sah man die Öffnung einer Falte, aus der ein Eiterpfropf hervorging. Die Entleerung von Eiter wurde nicht wahrgenommen.

Der Patient erhielt 0,6 g Salvarsan. Darauf beträchtliche Übelkeit und Erbrechen. Während der nächsten drei Wochen zeigte der Patient wenig Besserung und enthielt noch einmal die gleiche Dosis, worauf etwas Übelkeit sich einstellte. Eine zweite Cystoskopie zeigte das gleiche Geschwür, das man das erste Mal gesehen hatte. Ein Eiterpfropf konnte durch Druck auf die linke untere Bauchseite herausgedrückt werden. Das spezifische Gewicht des Urins beträgt diesmal 1012 mit einer geringen Spur von Eiweiß und viel Eiter und roten Blutkörperchen. Kot konnte im Urin nicht gefunden werden.

Besprechung: Pneumaturie oder die Entleerung von Gas mit dem Urin kann auf einer Infektion des Harntraktes mit gasbildenden Bacillen beruhen oder auf einer Verbindung zwischen Blase und Darm. Unter den Mikroorganismen, die im Darme Gas bilden, sind am häufigsten die Hefen, die bei Diabetes oft den Urin mit Gasblasen füllen und auch der Kolibacillus kann Zucker im Urin spalten und so zur Pneumaturie führen. In unserem Falle spricht der außergewöhnlich üble Geruch des Urins und seine eigentümliche lehmige Farbe eher für eine Verbindung zwischen Blase und Rectum.

Einige Züge in unserem Falle sprechen für Syphilis, so die Knoten auf der behaarten Kopfhaut, die Anamnese einer antisyphilitischen Behandlung und der Ausfall der Wassermannschen Reaktion. Handelt es sich bei unserem Falle um Syphilis, so kann es wohl sein, daß ein gummöser Prozeß im unteren

Teile des Dickdarmes durch die Blase durchgebrochen ist, so daß der Darminhalt mit dem Urin entleert wird. Eine andere Möglichkeit ist das Bestehen einer Diverticulitis mit Durchbruch in die Blase. Das Ergebnis der Cystoskopie läßt wenig Zweifel übrig, daß es sich darum handelt.

Verlauf: Am 18. 1. wurde der Leib geöffnet, und man fand einen Tumor von der Größe einer Faust, der die Flexura sigmoidea und ihre Anhänge in Mitleidenschaft zog. In der Nähe des Rectums fand sich ein Absceß. Nachdem dieser drainiert wurde, besserte sich der Zustand des Kranken. Er hatte normale Stuhlentleerungen, während die Wunde einen außerordentlich schlecht riechenden Eiter entleerte. Die Rectaluntersuchung am 8. 2. zeigte eine beträchtliche Verdickung und mäßige Schmerzhaftigkeit, aber keine Fluktuation hoch oben links. Die Temperatur blieb etwas über die Norm erhöht.

Der Urin war nun hell, trübe mit einem spezifischen Gewicht von 1008, frei von Eiweiß und Zucker, frei von Gas und zeigte nichts Auffallendes im Sediment. Am 20. 6. morgens klagte der Kranke über Atemnot und schien etwas hysterisch. Temperatur war 37,3°, Puls 110, Atmung 20. Während des Nachmittags wurde der Puls klein, die Herztöne regelmäßig, aber schwach und es zeigte sich Auftreibung und Schmerzhaftigkeit des Leibes. Am folgenden Tage starb er ziemlich plötzlich. Die Autopsie zeigte einen retroperitonealen Beckenprozeß, wahscheinlich von einer Diverticulitis des Darmes ausgehend. Die Veränderungen an dem behaarten Kopfe wurden mit Wahrscheinlichkeit als Gummen angesehen.

Fall 214.

Eine 38jährige Schneiderin kam am 24. 6. 1908 in das Krankenhaus. Die Mutter der Kranken starb an Magenkrebs mit 63 Jahren, sonst ist ihre Familienanamnese gut. Vor 15 Jahren hatte sie Typhus. Vor vier Jahren war sie ein halbes Jahr unter ähnlichen Erscheinungen krank wie jetzt.

Drei Monate lang war ihr Urin dick und rot, seit acht Tagen blutig. Sie muß, wie sie sagt, etwa 40mal am Tage Wasser lassen, jedesmal unter großen Schmerzen. Andere Symptome liegen nicht vor.

Die **Untersuchung** verlief negativ bis auf ein weiches systolisches Geräusch an der Herzspitze und Druckschmerzhaftigkeit über dem Schamberge. Der Urin zeigte ein beträchtliches Sediment von Eiter und Blut, sonst aber nichts Anormales. Das Blut war negativ. Während der 14tägigen Beobachtung kein Fieber. Eine mit dem Katheter aseptisch entnommene Urinprobe ergab bei der bakteriologischen Untersuchung atypische Streptokokken; am 1. 7. wurden sie einem Meerschweinchen injiziert. Die am 29. 8. vorgenommene Autopsie des Tieres zeigte nichts.

Am 25. 6. fand sich bei der Cystoskopie weder ein Stein noch sonst irgend etwas Auffallendes in der Gegend der Ureteren. Der Blasengrund war im ganzen injiziert. Auf 10 mg Alttuberkulin erfolgte keine Reaktion. Aus den Streptokokken, die man aus dem Urin isoliert hatte, wurde eine Vaccine hergestellt und angewandt.

Besprechung: Die Tatsache, daß sich in der Anamnese ein Typhus 15 Jahre früher findet, erinnert an die Möglichkeit einer Typhuscystitis, denn wir wissen, daß der Typhus sich in der Blase festsetzen kann, auch wenn der Patient wieder gesund ist.

Aber hier handelt es sich offenbar um eine akute Blasenentzündung, die erst drei Monate besteht und plötzlich begonnen hat. Es ist schwer, eine so beginnende Krankheit mit dem Typhus vor 15 Jahren in Zusammenhang zu bringen. Die Frage dreht sich nur um die Natur der Cystitis. Wir haben hier keinen Grund anzunehmen, daß sie auf irgendeiner anderen Krankheit oberhalb oder unterhalb der Blase beruht, wenn das auch in der übergroßen Mehrzahl der Fälle bei Cystitis der Fall ist, wobei sie dann keine unabhängige Krankheitseinheit ist. Die Tatsache, daß nur Streptokokken aus dem Urin gezüchtet werden konnten, beweist in keiner Weise, daß die Krankheit nicht tuberkulöser Natur ist, denn Tuberkelbacillen können leicht von anderen schnell wachsenden Organismen überwuchert werden. Viel wichtiger ist der negative Ausfall des Tierversuches, womit praktisch eine Tuberkulose ausgeschlossen erscheint.

Die Ursache der Blasenentzündung bleibt ganz dunkel. Die Zeit des Beginnes der Krankheit ist die, wo Streptokokkeninfektionen, besonders solche des Halses, besonders oft vorkommen. Es ist möglich, daß sie diesen Ursprung hatten und in der Blase Wurzel faßten.

Verlauf: Vom 5. 7. an ging es ihr viel besser, so daß sie poliklinisch weiter behandelt werden konnte. Am 18. 7. 1908 berichtete sie, sie müsse noch alle halben Stunden Wasser lassen. Der Urin war normal.

Am 26. 12. 1908 klagte unsere Kranke vor allem über Herzbeschwerden und gelegentlich auftretende Atemnot. Herz und Leib zeigten keine Veränderungen. Offenbar trug sie einen schweren Kummer.

Als der Urin am 11. 5. 1909 immer noch Streptokokken enthielt, wurde eine Cystoskopie angeraten, aber abgelehnt. Ein erneuter Tierversuch mit dem Sediment des Urins zeigte keine Tuberkulose.

Am 24. 6. 1910 teilte sie mit, sie müsse alle Viertelstunden Wasser lassen. Zeitweise enthielt der Urin ziemlich viel Eiter. Sie erhielt eine Injektion mit 10% Argyrol, worauf der Urin eine Woche später bedeutend besser aussah.

Am 21. 2. war der Urin nach jeder Richtung hin normal, nur betrug das spezifische Gewicht 1006. Am 12. 7. 1911 teilte sie mit, sie hätte keine Störungen mehr mit dem Urin. Sie kam damals wegen Schmerzen in dem Rücken, die aber von einem Falle herrührten.

Am 16. 12. 1913 kam sie wegen Schnupfen und Schmerzen im vierten und fünften Finger der Hand in das Krankenhaus und wurde mit gutem Erfolge hydrotherapeutisch behandelt.

Fall 215.

Eine 34jährige Haushälterin suchte am 5. 8. 1908 das Krankenhaus auf. Die Mutter starb an Krebs, ein Bruder an Bleivergiftung, der Vater an Rheumatismus, ein anderer Bruder als Kind, noch ein anderer wurde ermordet. Die Kranke hatte vor 12 Jahren Gelenkrheumatismus und vor 10 Jahren Typhus. Sie hat ziemlich viel Wein, Bier und Schnaps getrunken.

Solange sie sich erinnern kann, muß sie sich mit häufigem und etwas schmerzhaftem Wasserlassen quälen. Zur Zeit der Menstruation sind diese Beschwerden stärker und gehen mit Kopf- und Rückenschmerzen einher. Die letzten zwölf Jahre waren die Symptome häufig schlimmer; fast immer hat sie den Drang, Wasser zu lassen, obwohl sie bisher nur etwa siebenmal am Tage Wasser lassen mußte und in der Nacht gar nicht. Sie hat ihre Beschwerden ohne Besserung ein halbes Jahr getragen. Der Urin war von normalem Aussehen. Die letzten zwei Jahre konnte sie wegen der Rückenschmerzen nicht arbeiten.

Bei der **Untersuchung** zeigt sich die Kranke gut genährt und sonst frei von Veränderungen, bis auf ein blasendes systolisches Geräusch an der Basis des Herzens und eines anteflektierten Uterus. Der Urin war normal. Blut: Hb. 65%, E. 4 860 000, L. 5700. Der Blutausstrich zeigte Achromie, sonst aber keine Veränderungen. Wenn sie zu Bett liegt, wird sie vom häufigen Urindrange nicht gequält.

Besprechung: In unserem Falle sind der Rheumatismus vor zwölf Jahren, der Typhus vor zehn Jahren und die alkoholischen Gewohnheiten wahrscheinlich ohne besondere Bedeutung. Von größerer Bedeutung ist es, daß der häufige Urindrang nur am Tage auftrat und zur Zeit der Periode schlimmer ist. Dies bringt das Symptom mit dem Beckenorgan in Verbindung und die Tatsache, daß der Urin normal aussieht, macht diese Erscheinung noch wahrscheinlicher. Wohl gibt es Arten von Cystitis, die den Urin nicht in der Weise verändern, daß der Patient selbst es merken könnte, aber die Beschwerden sind zur Nacht die gleichen wie am Tage.

Die Ärzte, die die Patientin im Krankenhause sahen, glaubten, die Reizung von dem anteflektierten und deformierten Uterus wären die Ursache der Beschwerden, aber ich glaube, dieser Schluß blieb nicht ohne Zweifel. Man sieht eine so große Menge von Frauen, die genau die gleichen Beckenveränderungen zeigen, ohne oft Wasser lassen zu müssen, daß ich eher zu der Ansicht neige, eine andere Tatsache ist die wichtige, nämlich die individuelle Überempfindlichkeit, die sich wahrscheinlich auch dann im Wasserlassen gezeigt hätte, wenn die Gebärmutter ganz normal gewesen wäre. Die allgemeine Meinung, die häufiges Wasserlassen mit einer Anteflexion des Uterus in Zusammenhang bringt, glaube ich aus dem eben angeführten Grunde nicht gut begründet.

Ich glaube, die Blutarmut und die allgemeine Schwäche der Kranken, wie sie sich in ihrem Kopfweh und Rückenschmerzen zeigt, haben sie auch physisch überempfindlich gemacht und sind die Hauptursache für die häufige Urinentleerung.

Verlauf: Eine Untersuchung in der Narkose am 14. 8. zeigt den Uterus durch eine Geschwulstmasse in der Gegend der Tuben und des Ovariums nach rechts gezogen. Die Operation zeigte ein Myom von der Größe eines Hühnereies in der rechten Seite des Uterus, nahe dem Fundus und ein anderes nach hinten gelagert. Beide wurden ausgeschält und entfernt und außerdem die Gebärmutter ventrofixiert. Die Patientin genas normal und verließ am 2. 9. 1908 das Krankenhaus. Am 17. 9. 1909 teilte sie uns mit, sie hätte immer noch beim Wasserlassen über Schmerzen zu klagen. Eine Ursache dafür wurde nicht gefunden. Ich glaube, sie beruht auf einer nervösen Hypersensibilität.

Fall 216.

Eine 34 jährige Hausfrau wurde am 12. 4. 1909 in das Krankenhaus aufgenommen. Die letzten vier Monate mußte sie sehr oft Wasser lassen, manchmal alle halben Stunden mit Schmerzen und Brennen danach. Manchmal sieht der Urin normal aus, manchmal wie Kaffee. Vor drei Wochen hat sie ein Kind geboren und eine Woche danach waren ihre Beschwerden gebessert. Dann kamen sie wieder und waren so heftig wie vorher. Vor zwei Jahren wog sie in Kleidern 120 Pfund, jetzt unbekleidet $78^{1}/_{4}$. Sie hat keinen Appetit und muß gelegentlich brechen. An besondere Krankheiten weiß sie sich nicht zu erinnern. Sie hat fünf lebende Kinder. Ihre Mutter starb an Erkältung, sonst ist die Familienanamnese gut.

Untersuchung: Die Patientin war schlecht genährt und blaß. Brustorgane negativ. Im linken oberen Quadranten des Leibes fühlt man eine rundliche Masse von der Größe einer Orange, die deutlich bimanuell zu fühlen war, eine wenig mit der Atmung herabstieg und auf Druck etwas empfindlich erschien (Abb. 182). Nach Aufblähung des Kolon erschien darüber Tympanie. Es bestand Druckschmerzhaftigkeit im linken Costovertebraldreieck, nicht aber rechts, außerdem fand sich ein leichtes Knöchelödem. Sonst verlief die Untersuchung negativ. Das Blut war normal. Die Urinmenge betrug in 24 Stunden 600. Spezifisches Gewicht 1026. Es fand sich eine Spur von Albumen, im Sediment viel Eiter, einige rote Blutkörperchen, aber keine Zylinder. Am Abend stieg die Temperatur nicht über 37,5° während der Woche ihres Aufenthaltes auf der medizinischen Abteilung; am Morgen fiel sie zur Norm ab. Die Cystoskopie zeigte einen Strom von dickem Eiter, der sich langsam aus dem linken Ureter entleerte. Indigcarmin vom rechten Ureter normal, vom linken überhaupt nicht abgesondert. Die Blase war etwas entzündet und empfindlich, zeigte aber keine Geschwüre.

Besprechung: Wenn man hört, der Urin sähe wie Kaffee aus, so müssen wir uns erinnern, daß das Vorhandensein von ausgefällten Uraten oder Phosphaten die häufigste Ursache eines solchen Aussehens ist und in der großen Mehrzahl der Fälle keine Bedeutung hat. Zeigt sich aber, daß die Trübung des Urins auf Eiter und Mikroorganismen beruht, so spricht Nachlassen und Anwachsen der Trübung für den Ursprung der Störung in den N i e r e n. Wenn der Eiter aus der Niere kommt, nicht aus der Blase, so wird er intermittierend in den Urin abgesondert, so daß einige Proben klar erscheinen, die anderen trübe. Bei C y s t i t i s ist dagegen jede Probe getrübt.

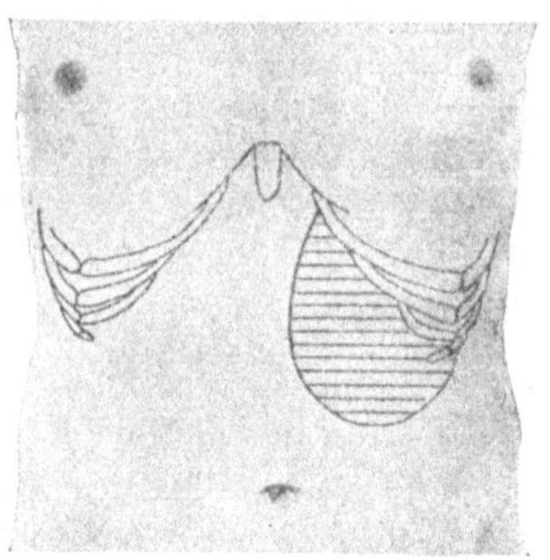

Abb. 182. Tumor in Fall 186.

Die Abmagerung, die Familienanamnese, der Tumor in der Gegend der linken Niere und der abnorme Urin, der bei der Untersuchung Eiter zeigt, machen es selbst vor der Cystoskopie klar, daß wir es mit einer eitrigen Affektion der Niere zu tun haben, d. h. entweder mit einer Pyonephrose, einer Pyelonephritis oder einer Tuberkulose. Das Fehlen von Geschwüren in der Blase spricht eher für eine n i c h t t u b e r k u l ö s e Erkrankung.

Verlauf: Die am 21. 4. vorgenommene Operation zeigte die Niere in einen sackartigen Tumor von 15 cm Durchmesser umgewandelt, der mit Eiter gefüllt war. Der Ureter war stark verdickt. Ein entscheidender Beweis für Tuberkulose wurde nicht gefunden. Die Niere und der Ureter in 7 cm Länge wurden ohne Schwierigkeiten entfernt. Die Patientin erholte sich ausgezeichnet und verließ am 24. 5. augenscheinlich gesund das Krankenhaus.

Fall 217.

Eine 49 jährige Frau wurde am 11. 12. 1911 in das Krankenhaus gebracht. Die Mutter starb an Halskrebs. Sonst ist die Familienanamnese gut.

Vor 13 Jahren begann eine auffallende Häufigkeit im Wasserlassen. Sie mußte alle Viertelstunden Wasser lassen, um die Schmerzen in der Blasengegend zu bessern. Zeitweise wurde der Ausfluß plötzlich unterbrochen, was ihr große Schmerzen verursachte. Vor zwölf Jahren war sie in einem anderen Krankenhause, ohne Besserung zu erlangen. Die oben erwähnten Symptome dauerten bis vor zehn Jahren, dann zeigte sich eine Inkontinenz, die seither anhielt bis auf Zwischenzeiten von acht bis zehn Stunden, in denen sie sehr heftige Schmerzen hat.

Die Untersuchung zeigt eine sehr kräftige Frau von guter Farbe mit normalen Brust- und Bauchorganen. Es bestand ausgesprochene Druckschmerzhaftigkeit über der Urethra. Am 12. wurde die Patientin narkotisiert, die Harnröhre erweitert und mit einem eingeführten Instrument ein Stein gefühlt, der augenscheinlich in dem Gewebe am Blasenhalse eingebettet war. Er wurde zertrümmert und ausgewaschen. Die chemische Untersuchung ergab einen Phosphatstein.

Besprechung: Eine so lange dauernde Störung, bestehend im häufigen Wasserlassen und Inkontinenz, ohne Zeichen von Veränderung am Zentralnervensystem läßt uns an eine gutartige Erkrankung der Blase denken, mit anderen Worten an einen Stein. Die Lage des Steines am Blasenhalse macht es wahrscheinlich, daß der Sphincterenschluß nicht wieder völlig hergestellt werden wird und daß nach Entfernung dieses Steines sich bald ein anderer in dem Geschwür bilden dürfte.

Verlauf: Nach der Operation fühlte sich die Patientin wohler, aber die Inkontinenz hielt bis zu ihrer Entlassung am 21. 12. an. Am 3. 12. 1912 teilte sie uns mit: „Es geht mir nicht besser als zur Zeit, als ich das Hospital verließ, teilweise sogar nicht so gut, denn ich habe mehr Schmerzen als damals. Ich halte mir keinen Doktor mehr, denn sie scheinen mir doch nicht helfen zu können. Manchmal möchte ich wohl einen Doktor besuchen, weil er mir vielleicht etwas für die Schmerzen geben könnte, aber ich traue keinem einzigen mehr."

Fall 218.

Eine 31 jährige Frau kam am 5. 3. 1901 zum ersten Male wegen Schmerzen im Becken in das Krankenhaus, die sie seit einem Jahre seit der Geburt ihres letzten Kindes hatte. Die Operation ergab eine doppelseitige Pyosalpinx. Die eine Tube wurde entfernt, an der anderen wurde eine plastische Operation vorgenommen, um die Befruchtung zu ermöglichen. Die Patientin erholte sich rasch und verließ das Krankenhaus am 8. 4. Danach war sie völlig wohl bis wenige Wochen vor der nächsten Aufnahme in das Hospital am 15. 12. 1909. Damals wurde sie durch häufiges Wasserlassen, Verstopfung, Hämorrhoiden und Schmerzen im Rücken gequält. Sie hatte auch viel unter Herzbeschwerden zu leiden. Sie gibt an, sie hätte nur wenig Wasser, es sei aber niemals blutig.

Die Untersuchung ergibt ausgezeichneten Ernährungszustand und ist sonst nach jeder Richtung hin negativ bis auf ein ganz leichtes Ödem über dem Schienbein. Blut und Urin normal. Sie scheint wegen ihres Herzens sehr ängstlich zu sein.

Besprechung: Alles in allem haben wir es mit einer Kranken zu tun, bei der die Untersuchung negativ ausfällt, die aber über mannigfaltige Beschwerden am ganzen Körper zu klagen hat und die besonders, wie mir auffiel, unter Angst wegen ihrer Herzbeschwerden leidet. Dieser Punkt ist von Wichtigkeit, denn es könnte wohl sein, daß durch eine Psychotherapie, die darauf gerichtet ist, diese Frucht zu beseitigen, auch die Häufigkeit im Wasserlassen ohne direkte Behandlung gebessert werden könnte. Gerade bei dieser Art von Fällen müssen wir nach psychischen und sozialen Ursachen suchen, wenn wir unsere Behandlung erfolgreich machen wollen. Wir müssen, soweit es nur möglich ist, alles in der näheren Umgebung der Kranken in Erfahrung bringen, in physischer und psychischer Beziehung, um ihren Geisteszustand zu heben und damit gegen die Blasensymptome zu helfen.

Bei jeder solchen Psychotherapie ist der erste und wichtigste Schritt eine ganz genaue, durchgehende Untersuchung, um jeden Zweifel zu entfernen, erstens bei uns selbst und dann bei der Kranken, daß keine organische Erkrankung vorliegt. Was das erste anbelangt, so scheint es mir nicht notwendig, in einem Falle solcher Art die Cystoskopie zu gebrauchen. Wenn unsere anderen Bemühungen versagen, müssen wir darauf zurückkommen. Erstens müssen wir versuchen, welche Wirkung es hat, wenn wir der Patientin einreden, daß sie ihr häufiges Wasserlassen einschränken kann und muß. Manche Kranke glauben, es könnte furchtbare Folgen haben, wenn sie das nur versuchen. Wenn sie nun von dem Gegenteil überzeugt sind, lernen sie sich selbst von der Möglichkeit überzeugen, das bisher nicht in Angriff genommene Symptom zu überwinden.

Verlauf: Nachdem sie wegen ihres Herzens sich beruhigt und eine Woche zu Bett gelegen hatte, war sie imstande, das häufige Urinieren zu unterlassen und war schließlich selbst davon überzeugt, daß es sich nur um eine Gewohnheit gehandelt hatte. Am 20. verließ sie das Krankenhaus.

Fall 219.

Eine 40 jährige Putzmacherin suchte am 2. 4. 1910 das Krankenhaus auf. Die Mutter starb mit 46 Jahren an Schwindsucht, sonst ist die Familienanamnese gut. Die Patientin selbst hatte vor 15 Jahren Typhus. Vor 12 und noch einmal vor 8 Jahren hustete sie in kleinen Mengen Blut aus. Das zweite Mal wachte sie durch die Blutung aus dem Schlafe auf. Seit ihrer Kindheit leidet sie unter Blasenbeschwerden, d. h. unter zeitweisen Anfällen von häufigem, mit Brennen verbundenem Wasserlassen. Sie hatte immer unter heftigem Schnupfen zu leiden. Seitdem sie seit fünf Jahren etwas stark geworden ist, klagt sie über Kurzatmigkeit.

Seit dem Typhus hat sie immer bemerkt, daß ihre Füße des Abends geschwollen waren. Vor einem Jahre blieb die Regel gegen drei Monate aus, seitdem war sie aber regelmäßig. Vor zehn Tagen erkältete sie sich und damit begannen ihre alten Blasenbeschwerden. Am folgenden Tage hatte sie Schüttelfrost, Kopfweh und Schmerzen über dem Schamberge. Gestern nacht mußte sie brechen.

Bei der **Untersuchung** zeigte sie sich gut genährt. Die Brustorgane waren negativ bis auf ein weiches systolisches Geräusch an der Herzspitze, das nach der Achselhöhle zu fortgeleitet wurde. Die Bauchorgane waren negativ. Bei der Aufnahme stellte man die Diagnose auf eine akute Infektion unbekannter Ursache. Am nächsten Tage waren die Skleren leicht gelblich verfärbt. Der Urin schwankte die ersten zehn Tage um 600 ccm in 24 Stunden und stieg dann auf 1800. Das spezifische Gewicht wechselte von 1013—1021. Stets enthielt das Sediment große Mengen von Eiter, auch wenn der Urin mit dem Katheter entnommen wurde. Bei der Aufnahme enthielt das Blut 28 000 Leukocyten im Kubikmillimeter mit einer polynucleären Leukocytose. Die spätere Zählung ergab am 4. 4. 22000, am 7. 4. 14500, am 13. 4. 8000, am 27. 4. 10 000. Wassermann war negativ. Das Erbrochene enthielt am 4. 4. bräunliche Massen, die eine positive Guajacprobe ergaben. Am 10. 4. wurde abgeschwächte Atmung rechts hinten und eine schlechte Bewegung des rechten unteren Lungenrandes festgestellt. Die am 11. 4. vorgenommene Cystoskopie ergab eine chronische Cystitis. Die Ureteren sahen normal aus. Die rechte Niere sonderte Indicarmin in normaler Menge und Zeit aus. Die linke Niere entleerte lediglich dicken, gelben Eiter. Kulturen des Urins, der immer sauer war, ließen spärliche Kokken wachsen, wahrscheinlich auf einer Verunreinigung beruhend,

Blutkulturen blieben negativ. 1 ccm des Urins aus dem linken Ureter wurde am 6. 4. einem Meerschweinchen injiziert. Die Autopsie am 23. 5. ergab nichts.

Besprechung: Ziemlich viel in unserem Falle spricht für eine Tuberkulose, aber die so lange Dauer der Erscheinungen, 30 Jahre oder noch länger, macht es doch sehr unwahrscheinlich, daß es sich um Tuberkulose handelt.

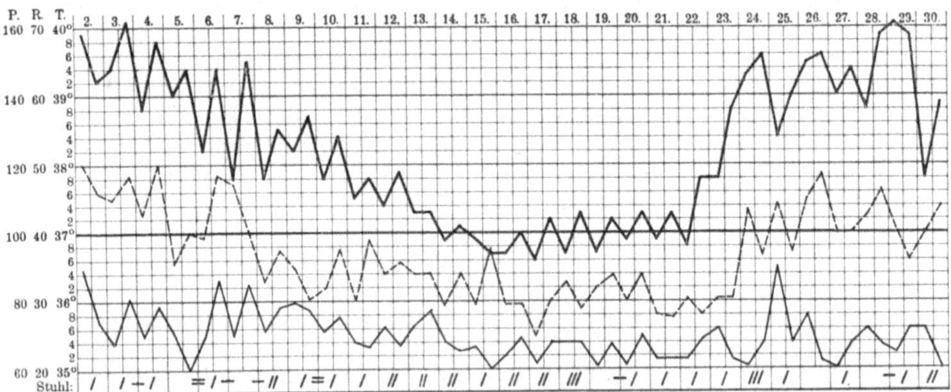

Abb. 183. Temperaturkurve zu Fall 219.

Die seit 15 Jahren bestehenden Ödeme der Unterschenkel beruhen wahrscheinlich auf einer Venenentzündung nach dem Typhus und haben meiner Meinung nach mit den gegenwärtigen Erscheinungen nichts zu tun.

Jetzt kommt sie wegen eines akuten Anfalles zum Arzte, offenbar infektiöser Art, der mit Gelbsucht sowie dem stets sauren Urin einhergeht. Diese letzte Tatsache spricht sehr für Tuberkulose als Grundkrankheit.

Auffallend war bei der Beobachtung, daß die Temperatur stieg, wenn die Harnmenge klein war und fiel, wenn der Urin an Menge zunahm. Das kann entweder auf der Retention von Urin zur Zeit einer Infektion des Harntraktes beruhen oder möglicherweise auch auf einer Konzentration des Urins durch die Infektion selbst.

Die Cystoskopie läßt keinen Zweifel, daß in der Niere selbst sich Eiter befindet. Da die Tierimpfung keine Tuberkulose ergibt und auch keine Geschwulst in der

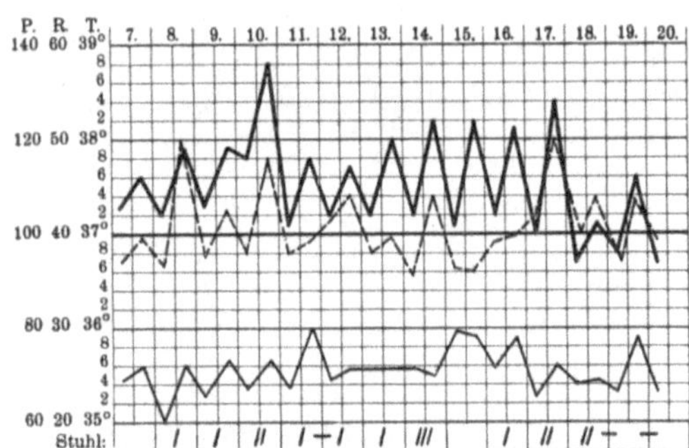

Abb. 184. Temperaturkurve am Ende des zweiten Krankenhausaufenthaltes der Kranken (Fall 219).

Gegend der Niere gefühlt werden kann, können wir Tuberkulose und Pyonephrose ausschließen und annehmen, daß es sich um eine Pyelonephritis handelt.

Verlauf: Am 3. 5. wurde die linke Niere freigelegt, aber während man die Fettkapsel spaltete, platzte sie und der Eiter floß in die Wunde. Von außen fühlte sich die Niere weich an und war etwas vergrößert. Darauf wurde die Nephrektomie ausgeführt. Die Untersuchung ergab: Sackförmige Niere, Durchmesser 13 zu 4 zu $4^{1}/_{2}$ cm auf den Durchschnitt. Die Rindensubstanz dünn, die Begrenzung der Nierenkelche verdickt und gerötet. Die mikroskopische Untersuchung zeigt eine völlige Zerstörung der Rindensubstanz, alle Glomeruli sind sklerosiert und die Harnkanälchen völlig zerstört. Das Gewebe ist überall mit Rundzellen, zum großen Teil von Leukocyten infiltriert. Nach der Operation blieb die Temperatur noch lange Zeit hoch (Abb. 184) mit positivem Widal. Am 23. 6. wurden noch einige mit Eiter gefüllte Taschen geöffnet. Am 19. 7. sah die Wunde besser aus, die Temperatur war heruntergegangen und die Kranke durfte nach Hause gehen.

Am April 1913 berichtete die Kranke, sie wöge nun 167 Pfund, das höchste, was sie je gewogen hat. Sie habe nun keine Urinbeschwerden mehr, nur müsse sie auch weiter oft Wasser lassen, nämlich viermal in der Nacht und viermal am Tage. Wenn sie einmal nicht Wasser lassen kann, bekommt sie Frösteln. Sie ist sehr nervös und kraftlos, kann aber trotzdem ihre Tätigkeit als Putzmacherin fortsetzen.

Bemerkungen: Wie sollen wir das Fortbestehen des positiven Widals erklären? Wahrscheinlich handelt es sich um die Folge einer Typhusinfektion in der Gallenblase. Für eine typhöse Infektion des Harntraktes oder eine Ausbreitung des Prozesses, wobei das herauskommt, was wir Typhusfieber nennen, liegt kein Beweis vor.

Wir kennen viele andere Fälle, in denen die typhöse Infektion in der Gallenblase sich viel länger als 15 Jahre erhalten hat.

Fall 220.

Eine 38 jährige Frau wurde am 5. 4. 1910 in das Krankenhaus aufgenommen. Ihre Familienanamnese ist ausgezeichnet. Vor zwei und einem halben Jahre hatte die Patientin Lungen- und Rippenfellentzündung. Sonst war sie

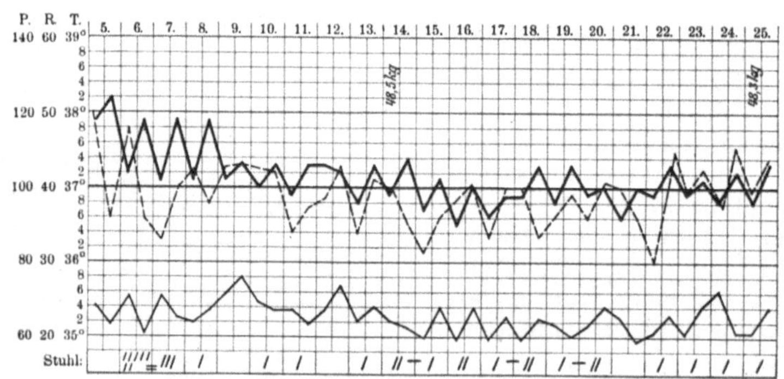

Abb. 185. Temperaturkurve zu Fall 220.

immer gesund und hatte neben neun gesunden Kindern drei Fehlgeburten. Im letzten Herbst kam sie herunter; bis vor fünf Wochen hat sie sich aber wieder erholt. Dann fühlte sie sich wieder schwach und müde. Neuerdings bestand gelegentliche Inkontinenz des Urins und vermehrtes Wasserlassen. Jetzt klagt sie vor allen Dingen über Inkontinenz und Schwäche.

Die **Untersuchung** zeigt schlechten Ernährungszustand und mäßiges Fieber (Abb. 185). Die Pupillen waren gleich groß, unregelmäßig und reagierten langsam. In der Achselhöhle fühlte man die Lymphknoten in der Größe von Bohnen. Blutorgane negativ. Reflexe und Urin normal. Leib Abb. 186. Die Kranke blieb vier Wochen auf der Abteilung, ohne an Gewicht zuzunehmen, fühlte sich aber bedeutend kräftiger. Die Pirquetsche Probe war leicht positiv. Stuhlgang ziemlich angehalten.

Besprechung: Es scheint sich um eine tuberkulöse Peritonitis zu handeln. In welcher Verbindung sie aber zu dem häufigen Wasserlassen steht weiß ich nicht. Bei dem vollkommen normalen Urin haben wir keinen vernünftigen Grund, an eine Tuberkulose der Blase oder der Nieren zu denken. Wenn es sich um eine tuberkulöse Peritonitis wirklich handelt, so könnte es sein, daß Drüsenmassen um die Blase herum liegen, die möglicherweise ihre Tätig-

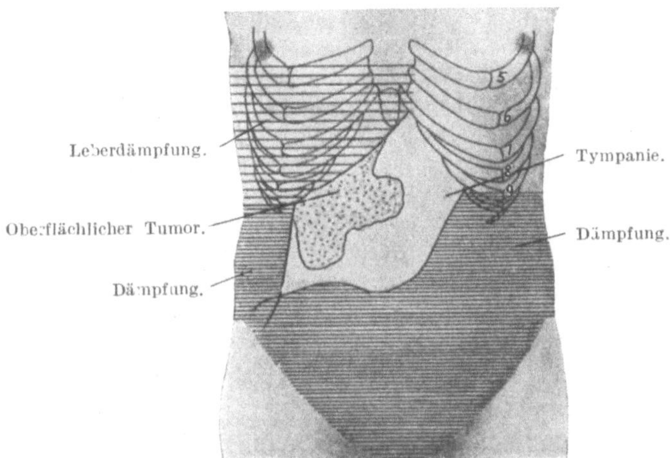

Abb. 186. Untersuchungsergebnis in Fall 220.

keit behindern. Vielleicht wirkt ihre allgemeine Schwäche auf den Sphincterenschluß ein und verursacht so das häufige Wasserlassen. Der Fall liegt ungewöhnlich und erscheint nicht völlig geklärt.

Verlauf: Am 20. ging sie wesentlich gebessert nach Hause. Im September 1910 starb sie. Ihre Tochter teilte uns mit, es wäre ihr nach der Entlassung lange Zeit gut gegangen, bis eine Schwester ins Haus kam und ihr erzählte, es wäre gemeldet worden, sie litte an Schwindsucht. Danach grämte sie sich und weinte sich halb zu Tode. Ihr Arzt teilte uns mit, sie sei an Lungenschwindsucht gestorben.

Fall 221.

Ein 25jähriger Schneider wurde am 9. 3. 1910 in das Krankenhaus aufgenommen. Familienanamnese und Lebensgewohnheiten gut. Vor zehn Jahren hatte er leichte Beschwerden an der linken Hüfte, die ein Vierteljahr anhielten. Vor einem Jahre begannen mäßige Schmerzen in der Gegend des rechten Costovertebralwinkels, die ihn Tag und Nacht quälten und zum Rücken und zur Lende herab strahlten. Zu gleicher Zeit bestand Häufigkeit im Wasserlassen, zuerst alle 10 bis 20 Minuten. Der Urin war blutig und verursachte Schmerzen. Seit einem Vierteljahr hat er ähnliche Beschwerden in der linken Seite. Während der letzten 14 Tage hat er einige Male Dinge entleert, die er Fleischstücke nennt. Seit drei Wochen ist der Appetit schlecht, der Stuhlgang unregelmäßig und sein Schlaf unruhig. Vor einem Jahre wog er 135, jetzt 141 Pfund. Er hat das letzte Jahr nicht gearbeitet und fühlt sich müde.

Die **Untersuchung** einschließlich Röntgendurchleuchtung und Blut verlief
negativ, nur war das rechte Bein leicht atrophisch und die Bewegung im Hüft-
gelenk eingeschränkt. Urin etwa 1200 ccm in 24 Stunden, spezifisches Gewicht 1016, Eiweiß 0,2%. Im Sediment fand sich viel Eiter und Blut, Tuberkelbacillen und Zylinder wurden nicht gefunden. Temperatur Abb. 187. Am 11. 4.
wurden in dem aseptisch entnommenen Urin einige säurefeste Bacillen gefunden.
Die am 14. 3. vorgenommene Cystoskopie zeigte die Blase stark kontrahiert
und geschwürig verändert. Die Ausscheidung des Indigcarmin war sehr schlecht.
In einer halben Stunde kam so wenig heraus, daß die Lage des Ureters nicht
sicher gesehen werden konnte. Man glaubte, es handle sich um eine vorge-
schrittene doppelseitige Tuberkulose; aber eine zweite Cystoskopie am 18. 4.
ergab, daß nun die rechte Niere Indigcarmin schnell und in voller Menge ausschied, während die linke in 35 Minuten überhaupt keines entleerte. 1 ccm
des Urins aus der linken Niere wurde am 14. 4. einem Meerschweinchen ein-
geimpft. Die Autopsie am 23. 5. ergab Tuberkulose der Milz und Leber. Während
des ganzen Aufenthaltes des Kranken im Hospital war der Urin sauer. Zeitweise

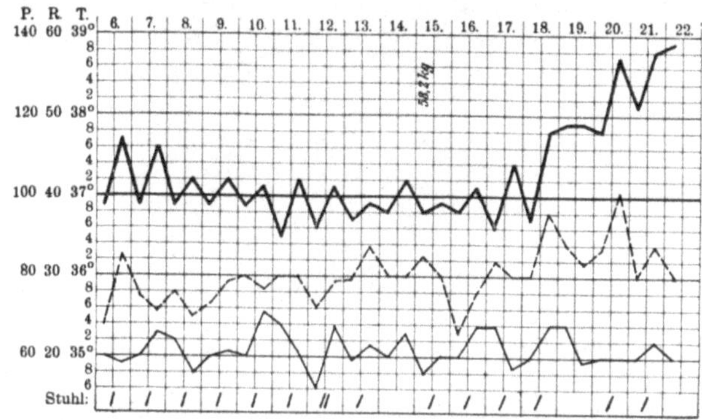

Abb. 187. Temperaturkurve zu Fall 221.

klagt er über heftige Schmerzen in der Seite. Die Blase enthielt nur 90 ccm.
Er nahm vier Pfund zu. Die Behandlung bestand in Sandelholzöl, gelegentlich
etwas Aspirin oder Phenacitin, reichlichster Ernährung und möglichst an-
dauerndem Aufenthalt in frischer Luft.

Besprechung: Von Interesse ist die Tatsache, daß der Kranke vor allem
über Schmerzen in der rechten Seite klagt, während sich die Erkrankung hauptsächlich links fand. Das findet sich bei Tuberkulose der Niere nicht selten.
Erkrankt die eine Niere, so hypertrophiert die andere und damit mögen die
Schmerzen zusammenhängen. Die Schmerzen führen zu einer Untersuchung
der Nierengegend, wir fühlen die hypertrophische Niere und halten sie für die
kranke. Unterdes bleibt das kranke Organ auf der anderen Seite unberück-
sichtigt.

Bemerkenswert ist, daß der Urin Blut enthält, was bei Nierentuberkulose
nicht so häufig der Fall ist.

Ferner bleibt bemerkenswert, daß auch die Blase tuberkulös erkrankt
ist. In vielen Fällen von Nierentuberkulose bleibt die Blase normal, trotz der
ausgesprochenen Häufigkeit im Wasserlassen und der bestehenden Schmerzen.

Verlauf: Am 23. wurde die linke Niere freigelegt. Sie war klein, schien
aber sonst nicht erkrankt und ebenso der Ureter. Die rechte Niere war hypertrophisch vergrößert und wurde deswegen für tuberkulös angesehen, während

man die linke nur für etwas atrophisch hielt. Es war unklug die linke Niere zu entfernen, während die rechte erkrankt war. Man nahm an, die Niere sei nicht so, daß sie den Urinbefund erklären könnte. Es ging dem Kranken nach der Operation bis auf einen Anfall von Scharlach gut, aber sein Sohn schrieb uns, daß er drei Monate nach der Entlassung aus dem Krankenhause gestorben sei.

Fall 222.

Ein 43jähriger Chauffeur kam am 18. 5. 1910 in das Krankenhaus. Der Vater des Kranken starb an „Darmentzündung", sonst ist die Familienanamnese ohne Belang. Der Patient hatte Rheumatismus im Rücken und in der Hüfte vor sieben bis acht Jahren und mußte deswegen zwei Monate zu Bett liegen. Seine eigene Anamnese ist sonst auch gut und ebenso seine Lebensgewohnheiten.

Seit sieben oder acht Jahren bemerkt er in gewissen Lagen Schmerzen und hat das Gefühl, als ob sich etwas in der rechten Flanke bewege. Seit der gleichen Zeit muß er etwa alle drei Stunden am Tage und in der Nacht Wasser lassen. Er glaubt, daß die Gesamtmenge nicht vermehrt ist. Mehrere Male hat er in den letzten sechs Jahren kleine Klumpen Blut herausgebracht; im letzten Monat ist dies zwei- bis dreimal in der Woche vorgekommen. Im letzten Winter fühlt er sich oft nach der Arbeit rechts hinten lahm und hatte, wenn er sich hinlegte, etwas Schmerzen unter dem linken Rippenbogen. Nach Anstrengung sind seine Beschwerden stets größer und sie werden immer besser, wenn er Wasser läßt.

Den ganzen Winter über mußte er etwas husten und auswerfen und merkte, wenn er fuhr, Kurzatmigkeit und Müdig-

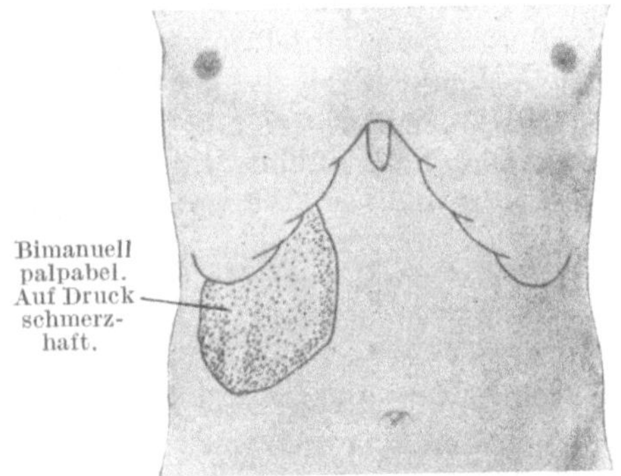

Abb. 188.   Tumor in Fall 222.

keit. Die letzten vier Wochen fanden sich außerdem noch Schwindelanfälle und oft Übelkeit, wenn er seinen Wagen am Ende der Fahrt verließ. Der Appetit war während des letzten Monats schlecht und er klagte oft über Kopfschmerzen. Er wog sich selbst vor vier Wochen und fand, daß er zwölf Pfund abgenommen hatte. Seither hat er noch zwölf Pfund verloren. Vor elf Tagen hat er seine Arbeit eingestellt.

Die **Untersuchung** zeigt guten Ernährungszustand und leichte Blässe. Der Herzspitzenstoß reicht 2 cm über die Warzenlinie hinaus. Der zweite Pulmonalton ist verstärkt. Sonst fanden sich weder Geräusche noch andere Veränderungen. Hinten an der rechten Lungenbasis war die Atmung leicht abgeschwächt, sonst sind die Lungen normal. Im Leibe befindet sich ein Tumor, dessen Umrisse Abb. 188 zeigt. Sonst keine Veränderungen.

Während der zweiten Woche seines Aufenthaltes im Krankenhause stieg die Temperatur gelegentlich bis $37,5^0$ oder $37,8^0$, war aber gewöhnlich normal. Während dieser Zeit nahm er weitere vier Pfund ab. Der Urin schwankte um 1200 in 24 Stunden, spezifisches Gewicht 1020. Eiweiß $0,1\%$ oder weniger. Das Sediment bestand hauptsächlich aus Eiter, der etwa $^1/_{10}$ des Rauminhalt einnahm. Tuberkelbacillen wurden nicht gefunden. L. 15 000—18 000 mit polynukleärer Leukocytose. Hb. 85%. Blutdruck 150 mm Hg.

Die Cystoskopie ergab, daß die Blase 180 ccm faßte. An der rechten Wand und um den rechten Ureter, aus dem sich dicker gelblicher Eiter entleerte, fand sich Geschwürsbildung. Er entleerte weder Farbstoff noch Urin. Die linke Seite der Blase und des Ureters erschien normal. Hier wurde Indigcarmin $8^{1}/_{2}$ Minuten nach der Injektion in normalen Mengen ausgeschieden. Nach der Cystoskopie mußte er zehn Tage lang katheterisiert werden, bis er auf die chirurgische Abteilung gelegt wurde. Die Diagnose lautete auf Pyonephrose rechts, wahrscheinlich tuberkulösen Ursprungs. Ein am 19. 5. mit dem Sediment geimpftes Meerschweinchen zeigte bei der Autopsie am 29. 6. tuberkulöse Veränderungen der Lymphknoten und der Milz. Der Patient fühlte sich auf der Abteilung ziemlich wohl. Die Pirquetsche Probe war stark positiv. Der Urin war stets sauer.

Besprechung: Von Interesse ist die Dauer der Symptome. Offenbar bestand schon vor acht Jahren etwas, aber er fühlte sich ziemlich wohl und konnte bis vor elf Tagen arbeiten. Dies ist für die Diagnose, auf die wir gleich kommen, sehr interessant. Die Tatsache, daß die Schmerzen beim Wasserlassen immer gebessert wurden, bringt sie ziemlich sicher mit dem Harntrakt in Verbindung.

Ferner ist wichtig, daß er seit einem halben Jahre hustete und an Gewicht abnahm mit anderen Symptomen wie Schwindel, Kopfschmerzen und Übelkeit, die auf irgendeine Infektionskrankheit hinweisen.

In Verbindung mit der Cystoskopie und bei dem Vorhandensein von Fieber, Leukocytose, Pyurie und einem Tumor in der Gegend der rechten Niere können wir schließen, daß in dem Organ oder in der Nachbarschaft sich Eiter befindet. Der Husten und die Abmagerung geben uns Grund zu der Annahme, daß die Niere wohl tuberkulös erkrankt sein könnte.

Die Cystoskopie vermehrt diese Wahrscheinlichkeit und das Ergebnis der Tierimpfung sichert sie.

Verlauf: Am 3. 6. wurde die Niere freigelegt. Sie war stark verwachsen, vergrößert und fluktuierte. Sie wurde entfernt, der Ureter wurde nicht reseziert. Die Untersuchung ergab folgendes: sackförmige Niere, Durchmesser 13 zu 5 cm, ausgefüllt mit eitrigen Massen von sehr weicher, kittähnlicher Konsistenz. Rindensubstanz verdünnt. Die mikroskopische Untersuchung zeigt, daß die Rinde auf das äußerste mit Rundzellen infiltriert ist. Hier und da finden sich kleine Herde von runden und epitheloiden Zellen mit Riesenzellen und käsiger Degeneration. Tuberkulose. Dem Patienten ging es nach der Operation gut und am 22. 6. wurde er in ausgezeichnetem Zustande entlassen.

Im Frühjahr 1913 berichtete der Kranke selbst, er sei völlig gesund, kräftiger als je und arbeitete dauernd seit September 1910. Solche glückliche Ergebnisse bei Nierentuberkulose sind die befriedigendsten in der Medizin und glücklicherweise sind sie nicht selten.

Fall 223.

Ein 38jähriger Fleischer kam am 3. 6. 1910 in das Krankenhaus. Seit 1903 mußte der Patient oft Wasser lassen. Diese Störungen dauerten an, ohne aber von anderen Symptomen begleitet zu sein, bis er vor einem Jahre leichte Anschwellung der Beine mit Kurzatmigkeit und Müdigkeit nach Anstrengungen bemerkte. Während der letzten vier Wochen nahm sein Augenlicht dauernd ab. Seit 14 Tagen klagt er über Orthopnoe und kann nicht mehr im Bett schlafen. Auch Husten und Nachtschweiße sind etwas störend. Er glaubt an Gewicht abgenommen zu haben. In früheren Zeiten hatte er ziemlich viel Kopfschmerzen, das letzte Vierteljahr aber nicht mehr. Ziemlich häufig hat er Nasenbluten. Vor sieben Monaten wog er 145 Pfund, jetzt 128. Bis auf Magenstörungen im Jahre 1893 war er früher stets gesund. Damals litt er an Diarrhöe und Schmerzen nach dem Essen mit gelegentlichem Erbrechen. Drei Monate war der Kranke dann aber munter und kräftig bis zur jetzigen Krankheit. Die Familienanamnese ist gut. Seine Frau hat drei gesunde Kinder, eine Totgeburt und eine Fehlgeburt.

Untersuchung: Der Patient war gut genährt und atmete leicht, aber schnell, als er im Bett saß. An der linken Wange fand sich die Narbe von einer Aleppobeule. Pupillen, Lymphknoten und Reflexe normal. Der Herzspitzenstoß reichte 5 cm außerhalb der Warzenlinie im 6. Intercostalraum und $2^1/_2$ cm nach rechts von der Mittellinie; keine Geräusche. Herzaktion regelmäßig, leicht vermehrt. Der zweite Pulmonalton war lauter als der zweite Aortenton. Arterienwände verdickt. Armarterien geschlängelt. Blutdruck systol. am rechten Arm 210 mm Hg. im linken 180. Der rechte Radialpuls deutlich kräftiger als links. Der Blutdruck wurde während des $3^1/_2$wöchentlichen Aufenthaltes im Krankenhause 16mal gemessen. Er blieb ziemlich derselbe und zeigte immer den Unterschied zwischen rechts und links.

In der rechten Achselhöhle und unter dem Schulterblatt rechts befand sich eine Dämpfung mit Fehlen der Atmungsgeräusche und des Stimmfremitus. Leib negativ, nur konnte man den Leberrand undeutlich $2^1/_2$ cm unterhalb des Rippenbogens fühlen. Mäßige Ödeme an den Schenkeln und am Kreuzbein. Blut völlig normal. Urin etwa 900 ccm in 24 Stunden. Spezifisches Gewicht 1009—1012. Eiweiß 0,02—0,05%. Im Sediment hyaline und granulierte Zylinder mit Zell- und Fettbelag. Wassermann war negativ.

Während des Krankenhausaufenthaltes fühlte sich der Kranke tagsüber völlig wohl. Die Lungen waren gewöhnlich frei, bis auf die vorher genannte Stelle. In der Nacht ging es ihm aber sehr schlecht. Er keuchte entsetzlich, mußte vornübergebeugt in einem Stuhle sitzen, um atmen zu können. Weder Stramonium noch Salpeter, oder selbst Morphium gaben ihm Erleichterung. Wirksam erschienen Heißluftbäder.

Vom 9. an ging es ihm ausgesprochen besser und er konnte des Nachts bis auf einen leichten Anfall schlafen. Theocin hatte keine ausgesprochene Wirkung, ebenso war Digipurat ohne Erfolg. In 14 Tagen waren die Lungen völlig frei, und es bestanden keine Ödeme der Füße, bis am Abend, wenn er den ganzen Tag auf gewesen war. Aber sobald er umherzulaufen begann, ging es ihm wieder schlechter und die nächtlichen Anfälle kamen wieder. Darauf erhielt er wieder seine täglichen Heißluftbäder mit merklichem Erfolge. Am 24. konnte er die ganze Nacht schlafen und war darauf den Tag über auf, frei von allen Zeichen von Kompensationsstörungen, bis auf leichte Ödeme an den Unterschenkeln.

Am 28. 6. verließ er das Krankenhaus, kehrte aber schon am 5. 7. 1910 wieder mit der Angabe, es ginge ihm seither viel schlechter. Zu der Zeit war der systolische Blutdruck 230 mm Hg rechts und 200 links. Das Blut zeigte 20 000 Leukocyten mit 81% polynukleärer Zellen, obgleich Fieber und alle Zeichen einer Entzündung fehlten. Der Urin war wie früher. Bei der Aufnahme kämpfte er mit Luft, schwitzte reichlich und sah sehr blaß aus, obgleich er 80% Hämoglobin hatte. Es bestand etwas Ascites und gelegentlich etwas Erbrechen. Alle Symptome hielten 48 Stunden an, er erhielt damals besonders Morphium. Nach der Wiederaufnahme der Heißluftbäder und mit Digitalis zeigte er eine wunderbare Besserung.

Am fünften Tage waren die Ödeme verschwunden und er war aus einem fetten ein magerer Mann geworden. Die Herz- und Lungensymptome waren die gleichen wie früher. Während der Anfälle von Atemnot war die Ausatmung immer verlängert und von starken Geräuschen begleitet (Nierenasthma?). Zeitweise war seine Dyspnoe sehr groß und konnte nur dadurch gemildert werden, daß er aufstand und sich gegen die Stuhllehne anlehnte. Am 22. 7. wurde die rechte Brustseite punktiert und 1900 ccm einer leicht getrübten gelblichen Flüssigkeit entfernt. Das spezifische Gewicht betrug 1006. Eiweiß 0,5%. Das Sediment bestand zumeist aus Endothelien mit wenigen polynukleären Leukocyten und Lymphocyten. Nach der Punktion hörte man über der ganzen rechten Rückenseite laute, trockene und schmerzhafte Reibegeräusche. Damals zeigte das Blut L. 14 000 mit 81% polynukleären Zellen.

Nachdem die pleuritischen Schmerzen nachgelassen hatten, ging es dem Patienten viel besser, aber Anfang August nahm die Atemnot allmählich wieder zu. Die Flüssigkeit sammelte sich rechts wieder an und am 4. 8. wurden 1350 ccm mit einem spezifischen Gewicht von 1009 entleert. Es schien ihm weiter schlechter zu gehen. Am 5. 8. erhielt er dreimal täglich 0,5 Diuretin, um zwei, drei und vier Uhr Nachmittag. Die Digitalismenge wurde vermehrt und die Flüssigkeitsaufnahme auf 1000 beschränkt. Danach ging es ihm eine Zeit lang wieder besser. Die Urinmenge stieg auf 1800 ccm. Hydrothorax und Ödeme nahmen ab und er konnte einige Nächte ohne Hilfsmittel schlafen. Eine Woche später begann eine schnelle Verschlimmerung. Am 23. wurde wiederum punktiert und 1000 ccm entfernt. Am 27. 850 ccm. Die Flüssigkeit verhielt sich ebenso wie früher. Am 12. 9. starb er.

Besprechung: Hier ist die Häufigkeit im Wasserlassen von Kopfschmerzen, Dyspnoe, Ödem und Verschlechterung des Sehens begleitet. Das unterscheidet den Fall scharf von den vorher besprochenen. Bei dem Auftreten der Orthopnoe und dem Husten der letzten zwei Wochen haben wir allen Grund, die Blutdruckerhöhung und die Urinvermehrung zu erwarten, die die Untersuchung auch ergab.

Die Leukocytose bei seiner zweiten Aufnahme kann zur Urämie gehören, oder in Verbindung mit einer terminalen Septicämie bestehen. Die Dyspnoe entsprach der Art, die wir oft als Nierenasthma bezeichnen.

Von besonderem Interesse ist, daß in dem ganzen Falle von allen Symptomen zuerst das häufige Wasserlassen auffiel. In der Form der Nykturie ist es oft die früheste Erscheinung bei einer Nierenerkrankung, aber leider wird es oft von Ärzten übersehen, wenn sie die Anamnese aufnehmen. Ich selbst unterlasse nie nach Nykturie zu fragen, ebenso wie ich mich nach Stuhlgang, Schlaf und Gewicht erkundige.

Verlauf: Die Autopsie zeigte chronische Glomerulonephritis, Arteriosklerose der Aorta- und Kranzgefäße, Myomalacie der Wand des linken Ventrikels, nahe der Herzspitze mit wandständigen Thromben an der entsprechenden Stelle des Endokards, Hypertrophie und Dilatation des Herzens. Akute terminale Perikarditis, allgemeine Stauungsergüsse in die serösen Höhlen, alte Tuberkulose eines Tracheallymphknotens. Die Ursache zu der Differenz im Blutdruck in den beiden Armen wurde nicht gefunden.

Fall 224.

Eine 43jährige Frau kam am 10. 11. 1910 in das Krankenhaus. Sie hatte acht gesunde Kinder und sieben Fehlgeburten. Während der letzten Schwangerschaft vor drei und einem halben Jahre war sie drei Wochen in einem Krankenhause, wo man ihr sagte, sie litte an Eiweißausscheidung und einem akuten Diabetes. Kohlenhydrate wurden ihr gestrichen. Zur richtigen Zeit bekam sie ein gesundes Kind und war von da bis zur jetzigen Krankheit gesund.

Seit Beginn des Sommers ist sie nach und nach immer mehr müde und reizbar
geworden. Sie glaubt, daß ihre Urinmenge zugenommen hat und ist ganz
sicher, daß sie häufiger als normal Wasser lassen muß. Vor zwei Tagen brach
sie, und dies Symptom hat seither Tag und Nacht angehalten. Gestern begannen Kopfschmerzen.

Die **Untersuchung** der Organe verläuft völlig negativ. Die Urinmenge beträgt
im Durchschnitt 900 in 24 Stunden, das spezifische Gewicht schwankt gewöhnlich um 1012. Im Sediment enthält der Urin nur einige wenige hyaline Zylinder.
Nach dem 17. 11. war Eiweiß nicht mehr vorhanden. Am 11. 12. 1911 fand sich
im Urin kein Zucker. Am 13., 15. und 17. fand man Spuren, wobei die Menge
von $0,4-0,6\%$ schwankte. Blutdruck 135 mm Hg. Das Blut zeigte bei der
Aufnahme Hb 90%, L. 19 000, die in zwei Tagen auf 12 000 fielen. Das Erbrechen wurde leicht dadurch gebessert, daß man ihr 24 Stunden nichts zu essen
gab. Sie bekam zu dieser Zeit nur Ei durch den Mund und alle 24 Stunden
Kochsalzlösung per rectum. Am 11. 11. begann sie Milch und Kalkwasser,
alle zwei Stunden 30—60 ccm, zu nehmen und am nächsten Tage konnte die
Nahrungsmenge verdoppelt werden. Während der ersten 24 Stunden war kein
Erbrechen und auch sonst keine wichtigen Symptome und am 16. fühlte sie
sich ganz wohl und war außer Bett.

Besprechung: Der Fall ist etwas dunkel. Seit einem halben Jahre ist die
Häufigkeit im Wasserlassen von einer psychischen Reizbarkeit begleitet, die
ihre Ursache oder auch nur eine Begleiterscheinung sein kann. Auch das Auftreten der Kopfschmerzen, das Erbrechen während der letzten zwei Tage und
der leichte Grad von Albuminurie und Glykosurie können sowohl die Ursache
wie die Folge der psychischen Störung sein. Häufiges Wasserlassen ist nach
unseren Kenntnissen nicht allein mit echtem Diabetes, sondern auch mit
der psychischen Form der Glykosurie verbunden. Die Schwierigkeit, in unserem
Falle diese Erklärung zu verwenden, liegt darin, daß die Zuckermenge so gering
ist. Vielleicht war sie, als die Symptome und das häufige Wasserlassen begannen, auf ihrer Höhe; die Glykosurie kann damals stärker gewesen sein als
zur Zeit unserer Beobachtung. Von der größten Wichtigkeit ist das völlige
Verschwinden aller Symptome am Ende. Vielleicht werden wir später, wenn wir
mehr von den Drüsen ohne Ausführungsgang verstehen, Fälle wie diesen durch
eine vorübergehende Steigerung oder Verminderung ihrer Wirksamkeit erklären
können. Nach unseren heutigen Kenntnissen bleibt der Fall ziemlich dunkel.

Verlauf: Am 13. 11. bekam sie Eier, Weißbrot und Zwieback und vom
14. an normale Diät. Vom 22. 11. an schien sie völlig gesund zu sein.

Fall 225.

Eine 47jährige Hausfrau suchte am 28. 12. 1910 das Krankenhaus auf.
Die Mutter der Kranken starb an Schwindsucht mit 35 Jahren, ihr Vater mit
50 Jahren an Nierenkrankheit. Von Kindheit an war sie immer sehr zart und
litt häufig an Halsentzündungen und Kopfschmerzen, besonders wenn sie
nervös und erregt war. Oft waren diese Kopfschmerzen mit Erbrechen verbunden.

Vor drei Jahren klagte sie über Schmerzen in der linken Leibseite, worauf
man die Diagnose auf ein Uterusmyom stellte. Seither hatte sie immer hin
und wieder derartige Schmerzen.

Seit einem Jahre hat sie dumpfe Schmerzen im Epigastrium, manchmal
sehr heftig und nach beiden Brüsten, beiden Schultern und dem Kreuz ausstrahlend, so daß sie manchmal in der Nacht davon erwachte. Vorübergehend
wurden sie durch Genuß eines rohen Eies mit Branntwein oder durch andere

Nahrungsaufnahme gebessert. Sonst scheinen die Beschwerden keine Beziehungen zu den Mahlzeiten zu haben. Die Regel hat vor sieben Jahren aufgehört.

Seit vier Wochen waren die Schmerzen im Leib viel heftiger. Sie sind jetzt dauernd, mit häufigen Verschlimmerungen, vielleicht zwölfmal am Tage und ohne daß dafür eine Ursache bekannt ist. Der Appetit ist sehr wechselnd und sie scheut sich vor dem Essen. Urin läßt sie zwölf- bis fünfzehnmal am Tage und ein- bis zweimal des Nachts. Während des letzten Monats war der Urin sehr hochgestellt. Sie glaubt, seit $1^1/_2$ Jahren abgenommen zu haben, hat aber bis vor fünf Wochen gearbeitet.

Die **Untersuchung** zeigt die Patientin blaß und mager. Ein haselnußgroßer Lymphknoten befindet sich oberhalb des rechten Schlüsselbeines, mehrere

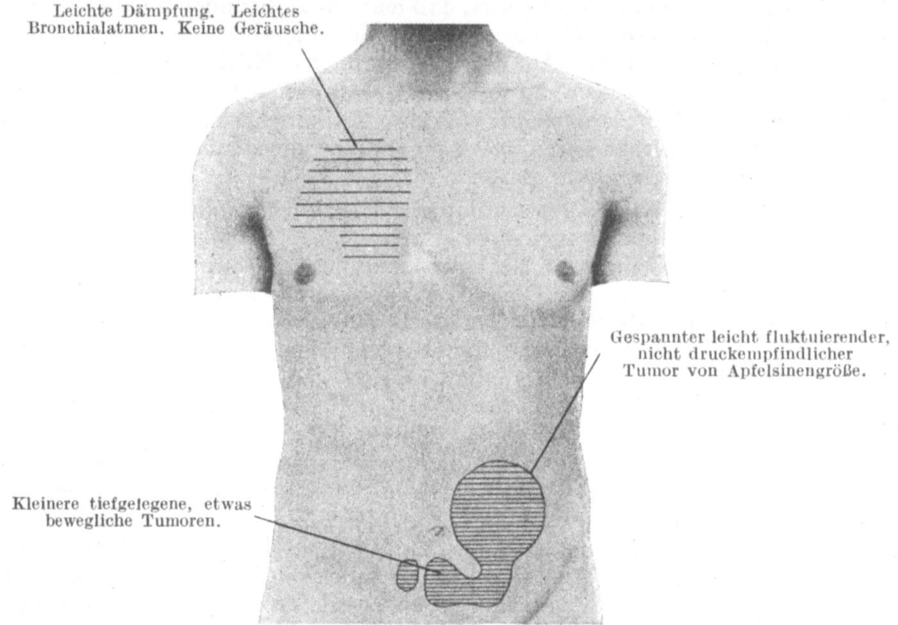

Abb. 189. Untersuchungsergebnis in Fall 225.

andere große in der rechten Leistenbeuge. Die anderen Lymphknoten sind normal. Das Verhältnis der Brustorgane zeigt Abb. 189. Im Leibe befinden sich Tumoren, die gleichfalls die Abbildung zeigt. Das Becken ist von einer harten, etwas elastischen, offenbar cystischen Masse ausgefüllt. Die Cervix uteri ist dicht über dem Schambeine zu fühlen, der Uterus liegt nach rechts.

Besprechung: Offenbar ist die Tatsache einer tuberkulösen Familienanamnese nicht von Wichtigkeit und in dem gegenwärtigen Zustande der Patientin deutet nichts auf irgendwelche Form dieser Krankheit hin. Der Tumor im Leibe ist nicht so, wie wir ihn bei einer tuberkulösen Peritonitis erwarten. Die Symptome im vergangenen Jahre lassen zuerst an Gallensteine denken, aber während des letzten Monats sind die Schmerzen viel zu dauernd, um auf diese Art erklärt werden zu können. Ob er mit den Veränderungen im Becken, mit Häufigkeit im Wasserlassen einhergeht, ist schwer zu sagen.

Welcher Natur ist der Beckentumor? Die Abmagerung der Kranken und der Lymphknoten oberhalb des Schlüsselbeines sind böse Zeichen, wenn wir nicht die vergrößerten Lymphdrüsen als Folge einer alten Tuberkulose erklären wollen, eine ziemlich weit hergeholte Annahme. Unsere Versuche, den Fall als Tuberkulose zu erklären, sind also nicht erfolgreich und wenn wir diese ausgeschlossen haben, müssen wir durchaus fürchten, daß es sich um eine bösartige Erkrankung handelt, die vielleicht in einem Ovarium ihren Ursprung hat. Die Veränderungen auf der Lunge sind rechts viel weniger bedeutungsvoll, als wenn wir sie auf der anderen Seite finden würden. Wir sind uns nicht ganz sicher darüber, ob sie nicht noch physiologisch zu nennen sind.

Verlauf: Es wurde eine Operation angeraten, aber abgelehnt. Am 5. 1. 1911 ging sie nach Hause und starb innerhalb acht Wochen.

Fall 226.

Ein 58 jähriger Koch kam am 2. 3. 1911 in das Krankenhaus. Die Familienanamnese des Kranken ist nicht von Wichtigkeit. Vor drei Jahren erbrach er eine ziemlich große Menge von Blut und hatte damals vier derartige Anfälle. Er war in dieser Zeit im Krankenhause. Vor zwei Jahren bemerkte er, daß er häufiger Wasser lassen mußte und glaubte, das beruhe mehr auf der Unfähigkeit das Wasser zu halten, als auf einer vermehrten Ausscheidung. Nur zeitweise wurde er davon gestört, aber es ging allmählich schlechter, so daß er jetzt deshalb nicht mehr arbeiten kann. Niemals hatte er Schmerzen oder Störungen beim Wasserlassen. Er hat auch nie Blut im Urin bemerkt. Jetzt muß er täglich acht- bis zehnmal und des Nachts sechs- bis achtmal Wasser lassen.

Seit einem halben Jahre bemerkt er leichte Atemnot bei körperlicher Bewegung und brauchte des Nachts drei Kopfkissen. Sein Appetit ist ganz vorzüglich. Keine Kopfschmerzen. Keine Gewichtsabnahme und keine Ödeme.

Die **Untersuchung** zeigt guten Ernährungszustand und keine Blutarmut. Der Herzspitzenstoß reicht bis 1 cm außerhalb der Brustwarzenlinie. In der Höhe der zweiten Rippe scheint auch die Retrosternaldämpfung erweitert zu sein. An der Herzspitze und in der Aortengegend hörte man ein systolisches Geräusch. Der zweite Aortenton war scharf und klingend. Systolischer Blutdruck bei der Aufnahme 300 mm Hg. Während der ersten Woche des Aufenthalts bewegte er sich um 250. In den nächsten 14 Tagen schwankte er um 230, stieg aber gelegentlich auf 280. Danach fand man ihn zwischen 220 und 250, bis er am 15. 4. das Krankenhaus verließ. Lungen und Leib zeigten keine Veränderungen. Die Pupillen waren ungleichmäßig, aber reagierten normal. Reflexe negativ. Bei der Untersuchung vom Rectum aus erschien die Prostata leicht vergrößert, die Cystoskopie ergab aber keine intravesicale Hervorragung. Die Blase ergab das Bild einer Balkenblase, war aber nicht entzündet und entleerte sich rasch und vollkommen. Der Urologe führt diese Beschaffenheit auf das Herz zurück. Später schien die Pupille etwas träge zu reagieren, so daß man die Frage einer Tabes ernstlich erwog. Der Urin schwankte zwischen 1500 und 2400 in 24 Stunden. Spezifisches Gewicht 1010—1012, gewöhnlich um 1010. Im Sediment fand man viele hyaline und granulierte Zylinder mit Rundzellen- und Leukocytenbelag. Die Wassermannsche Probe war negativ.

Später erfuhr man noch von der Frau des Patienten, er hätte schon seit fünf Jahren an Schwächeanfällen in den Beinen zu leiden, gelegentlich auch mit Schmerzen, die durch Waden und Schenkel hindurch gingen. Nach solchen Anfällen blieben die Beine etwas schmerzhaft. Während solcher Zustände ist er viel reizbarer und erwacht manchmal des Nachts, ohne zu wissen, wo er ist.

Besprechung: Es liegt kein vernünftiger Grund vor, das Blutbrechen unseres Kranken vor drei Jahren mit den jetzigen Symptomen in Zusammenhang zu bringen. Was damals die Ursache dazu war, können wir nicht beurteilen. Die Häufigkeit im Wasserlassen, die abgesehen von der Hämoptyse allen anderen Erscheinungen vorausging, erhält ihre Erklärung, sobald wir von der Atemnot und Orthopnoe hören und erweist sich klar als Folge einer chronischen Nephritis nach der Feststellung des Blutdruckes. Die einzige Frage, die noch offen bliebe, ist, ob die leichte Prostatavergrößerung, die man vom Rectum aus feststellen kann, etwas mit der Pollakisurie zu tun hat. Nach dem Ergebnis der Cystoskopie ist das wohl zweifelhaft.

Ernstlich dachte man an Tabes, nachdem der Befund der Blase und der Pupillen uns dazu geführt hatte, die Frau des Kranken genauer auszufragen. Der Geisteszustand, von dem sie erzählt, und die Schmerzen im Bein sind charakteristisch, auch wenn die Patellarreflexe normal sind. Die negative Wassermannsche Probe läßt uns Tabes nicht ausschließen.

Bestünde eine Syphilis des Rückenmarks, so könnte sehr gut auch die Nierenveränderung den gleichen Ursprung haben.

Verlauf: Während der ersten Zeit seines Krankenhausaufenthaltes konnte der Patient gelegentlich das Wasser nicht halten. Das wurde aber durch Tinctur. Hyoscyami gebessert. Ließ man das Mittel weg, so kehrte die Inkontinenz wieder, um zu verschwinden, wenn er es wieder nahm.

Am 10. 4. hatte der Kranke plötzlich einen Anfall von Erbrechen, ohne daß wir die Ursache davon wußten. Diese Anfälle wiederholten sich nicht. Durch die Phthaleinprobe wurde die Nierentätigkeit kontrolliert. 8% wurden in der ersten, 9% in der zweiten Stunde ausgeschieden. Am 15. 4. verließ er das Krankenhaus und starb am 1. 9. 1912.

Fall 227.

Ein 40jähriger Ingenieur suchte am 25. 5. 1911 das Krankenhaus auf. Familien- und Eigenanamnese enthalten nichts von Bedeutung. Vor drei Wochen bekam er einen Schüttelfrost und mußte dabei oft und unter Schmerzen Wasser lassen, wobei am Ende auch ein bißchen Blut entleert wurde. Diese Symptome haben seither angehalten. Alle halbe Stunde muß er unter sehr großen Schmerzen Wasser lassen. Der Urin ist trübe und ziemlich reichlich. Trotzdem hat der Kranke bis heute gearbeitet. Er ist immer durstig, wie er glaubt, weil er in sehr heißen Räumen arbeiten muß. Der Appetit ist normal. Während des letzten halben Jahres glaubt er etwa zehn Pfund abgenommen zu haben und auch etwas schwächer geworden zu sein.

Die **Untersuchung** zeigt einen gut genährten, kräftigen Mann ohne Veränderung der Organe. Reflexe und Pupillen o. B. Bei der Rectaluntersuchung findet man die Prostata von weicher Beschaffenheit und symmetrisch vergrößert. Gute Röntgenbilder der Niere und Blase zeigten keine Veränderung. Die Cystoskopie ergab eine normale Kapazität. Das Trigonum, die innere Öffnung der Harnröhre und der Blasengrund zeigten eine chronische Cystitis, die an Tuberkulose erinnerte. Die Ureterenmündungen waren ganz normal. Der Urin der rechten Niere schien leicht trübe, der von links normal. Kulturen des Urins vom rechten Ureter zeigten mäßiges Wachstum koliähnlicher Bacillen. Das gleiche war aber auch links der Fall. Der Tierversuch ergab keinen entscheidenden Befund. Das Urinsediment von rechts und von links zeigte wesentlich dasselbe: hyaline und granulierte Zylinder, sowie Leukocyten. Die Funktionsprobe der Nieren mit Phthalein zeigte normale Verhältnisse. Die Harnbeschwerden, die auf die Cystoskopie folgten, wurden durch Sandelholzöl gebessert. Unter reichlichem Wassergenuß stieg die Harnmenge stark an, das spezifische

Gewicht sonderbarerweise nur wenig unter 1010 herab. Im Sediment fand man immer beträchtliche Eitermengen. Das Blut ist normal. Blutdruck 130 mm Hg. Temperatur Abb. 190.

Besprechung: Ohne Cystoskopie blieben wir in einem solchen Falle völlig hilflos. Wir könnten nur feststellen, daß es sich um irgendeine Art von Infektion handelt, die wahrscheinlich den Harntrakt befallen hat. Mehr feststellen können wir nicht. Nach dem kulturellen Nachweis von Kolibacillen aus dem Urin beider Seiten können wir schließen, daß ein operativer Eingriff nicht in Frage kommt. Welche Infektion der Niere oder der Blase der Patient

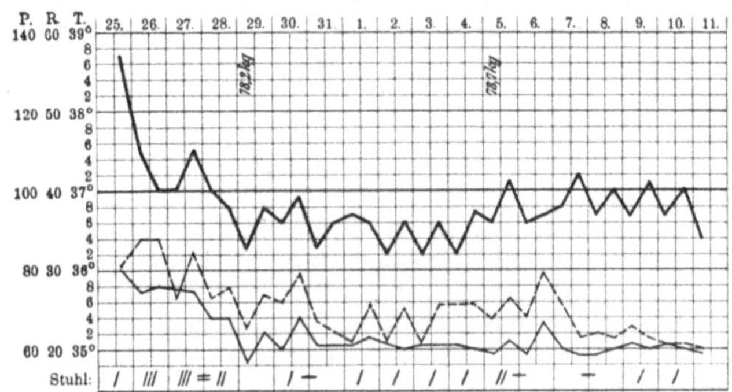

Abb. 190.   Temperaturkurve zu Fall 227.

auch haben mag, er muß sie aus eigenen Kräften überwinden, wobei wir ihm helfen, so gut wir können, aber nicht auf chirurgischem Wege.

Der negative Ausfall des Tierversuches bessert die Prognose. Würde es sich um eine ausgedehnte Pyonephrose oder Pyelonephritis handeln, so würden wir wohl die eine oder die andere Niere fühlen können und der Patient hätte kaum bis zu seiner Aufnahme arbeiten können.

Verlauf: Am 11. 6. 1911 verließ der Kranke in gutem Zustande das Krankenhaus. Am 25. 11. 1912 teilte er uns mit, es ginge ihm ausgezeichnet und er könne arbeiten. Er nimmt noch immer die Kapseln mit Sandelholzöl. Er trinkt viel Wasser und schwitzt tüchtig. Damals betrug die 24stündige Harnmenge 1840. Der Urin war klar, enthielt weder Eiweiß, noch Zucker oder Eiter. Das spezifische Gewicht betrug 1008.

Fall 228.

Ein 14jähriger Schuljunge wurde am 14. 2. 1912 in das Krankenhaus aufgenommen. Die Familienanamnese ist negativ. Vor zwei und einem halben Jahre bemerkte der Kranke eine Schwellung an der linken Halsseite, die drei Wochen anhielt und dann ohne weitere Behandlung wieder verschwand. Er führte sie auf einen schlechten Zahn zurück. Sonst war er immer gesund und munter, nur muß er seit sieben Jahren eine Brille tragen.

Am 1. 12. 1911, vor zwei und einem halben Monat, bekam er ein Erysipel am rechten Fuße, der heiß und rot war und schmerzte. Es dauerte sieben Wochen, bis der Fuß endgültig abgeheilt war. Der Arzt hatte verschiedene Einreibungen und Pflaster und auch interne Medizin versucht. Während des Anfalles hatte er Fieber, aber keinen Schüttelfrost. Nach der Heilung des Fußes vor drei Wochen mußte er alle zehn Minuten in kleinen Mengen Wasser lassen. Die Häufigkeit hatte allmählich abgenommen, und jetzt läßt er etwa zehnmal am Tage und vier- bis fünfmal in der Nacht Urin. Er hat oft das Bedürfnis dazu, kann aber nicht Wasser lassen, ohne beträchtlich zu pressen. Beim Beginn dieser Erscheinungen bestanden Schmerzen und Brennen, Erscheinungen, die jetzt nur am Ende des Wasserlassens auftreten, wobei auch gelegentlich etwas Blut beobachtet wurde.

Die **Untersuchung** zeigt große, gerötete Mandeln. Brust- und Leiborgane sind negativ. Blutdruck systolisch 120 mm Hg. Das rechte Fußgelenk ist etwas heiß, rot, auf Druck schmerzhaft und etwas stärker als des der anderen Seite. Bewegungen im Gelenk und der Zehen sind frei und schmerzlos. Reflexe normal. Blut normal. 24stündige Urinmenge 750 ccm mit einem spezifischen Gewicht von 1020 und einer Spur von Eiweiß, die wahrscheinlich von der bedeutenden Menge Eiters und Blut im Urin herrührt. Keine Zylinder. Röntgenbilder der Nieren sprachen weder für Tuberkulose noch für irgendeinen Stein im Harntrakt. Die Knochen des rechten Fußes zeigten leichte Atrophie und am Fersenbein mäßige Periostitis. Die Cystoskopie ergab nach Meinung des Urologen eine Blasentuberkulose. Am 15. 2. wurde ein Meerschweinchen mit dem Sediment geimpft. Am 21. 3. 1912 fand man es tot, aber die Autopsie verlief negativ. Die kulturelle Untersuchung des Urins ergab am 15. 2. kein Wachstum.

Das Röntgenbild des Fußes schien für Tuberkulose nicht charakteristisch, aber man konnte doch die Krankheit nicht sicher ausschließen. Am 24. 2. wurde der Knabe entlassen. Als wichtigste Maßnahme wurde ein recht hygienisches Leben empfohlen.

Besprechung: Die Ergebnisse der Tierimpfung sind in diesem Falle nicht beweisend. Das Meerschweinchen konnte an einer interkurrenten Infektion vor der Entwicklung der Tuberkulose zugrunde gegangen sein. Mit der weiteren Verfolgung in dem Befinden des Kranken können wir uns ein Bild über die Natur der Blasenveränderungen machen. Eine primäre Cystitis ist immer eine unsichere und mißliche Annahme, aber in unserem Falle ist eine bessere nicht möglich. Die Erkrankung des Fußes und am Halse kann tuberkulös gewesen sein, aber wir können es auch nicht beweisen. In dieser Art von Fällen kann nur die Zeit die Unsicherheit unserer Diagnose mindern.

Verlauf: Ein Jahr später teilte er mit, er wäre seit März 1912 völlig gesund gewesen, bis auf einen Anfall von Malaria im Sommer.

Fall 229.

Eine 40jährige Frau kam am 25. 4. 1912 in das Krankenhaus. Familienund Eigenanamnese sind ohne Bedeutung. Seit einem Vierteljahr muß sie oft und unter Brennen Wasser lassen und bemerkt einen weißen Niederschlag in dem hochgestellten Urin. Sie ist blaß und kurzatmig geworden, hatte aber bis vor zehn Tagen keine Schmerzen. Dann klagte sie über Schmerzen in beiden Brustseiten, hoch oben und in den Schultern, besonders rechts. Die Schmerzen sind nicht anhaltend, aber es besteht ein dauerndes Schmerzgefühl, das beim Atmen schlimmer wird. Sie muß sich deswegen zu Bett legen. Sonst bestehen außer schlechtem Appetit keine Symptome. Vor vier Monaten wog sie in Kleidern 115 Pfund, jetzt unbekleidet 96 Pfund.

Die **Untersuchung** zeigt augenscheinlich Gewichtsabnahme. Die Venen des Halses treten hervor. Gelblich blasse Haut, ohne gelbe Verfärbung der Lederhäute des Auges. Keine Substernaldämpfung. Sonst verlief die Untersuchung negativ bis auf die Veränderungen, die Abb. 191 und 192 zeigt. Der

Urin schwankte um 1200 ccm in 24 Stunden mit einem spezifischen Gewicht von 1004—1006. Stets war Eiter in großer Menge vorhanden und ebenso auch viele rote Blutkörperchen. Die Cystoskopie am 17. 4. zeigte eine normale Blase mit überlagerten Ureterenmündungen. Aus beiden Ureteren kam bei der Katheterisierung trüber, fauliger Urin. Die Diagnose lautete auf Infektion beider Nieren, wahrscheinlich nicht tuberkulöser Natur. Eine Operation wurde nicht für angebracht gehalten. Am 19. 4. war der Urin von beiden Nieren besser

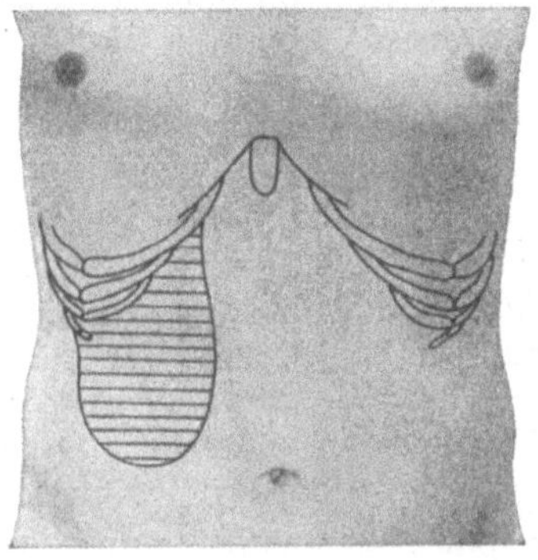

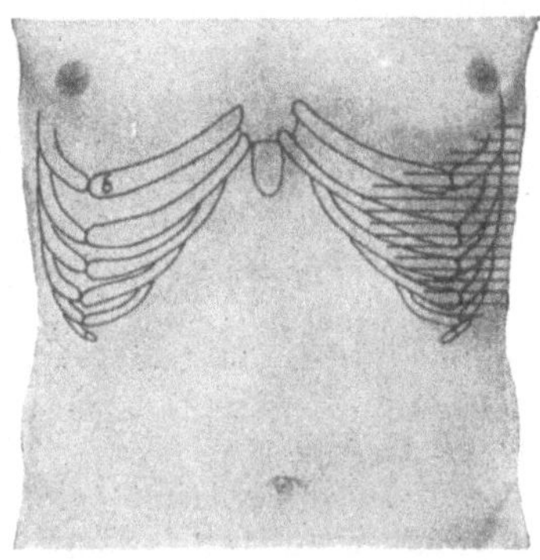

Abb. 191. Tumor in Fall 229.   Abb. 192. Lungenbefund in Fall 229.

geworden und die Nierenbecken wurden ausgewaschen. Kulturen des Urins von beiden Seiten zeigten nichts von Bedeutung, und auch die Blutkulturen blieben steril. Den Verlauf der Anämie zeigt Abb. 193. Die gefärbten Ausstriche zeigten immer eine ausgesprochene Anämie mit mäßiger Leukocytose.

Am 25. wurde die Kranke im heißen Bade untersucht und zeigte einen großen, auf Druck nicht schmerzhaften Tumor, bimanuell palpabel, wie ihn Abb. 191 zeigt. Am 3. 5. stand die Kranke auf und fühlte sich viel wohler. Die präkordialen Schmerzen, die bei der Aufnahme im Vordergrunde standen, waren fast ganz verschwunden. Der Urin war besser, aber die Anämie schlimmer. Am 3. 5. wurde sie entlassen.

Besprechung: Die Anamnese mit dem weißlichen Urin, zusammen mit Blässe und Gewichtsverlust von 20 Pfund während der ersten drei Monate der Schwangerschaft läßt uns zuerst an einen septischen und tuberkulösen Prozeß in der Niere denken als Ursache des häufigen Wasserlassens. Der Blutbefund ist rätselhaft; für sich allein würde er stark eine perniziöse Anämie vermuten lassen, obwohl die leichte Zunahme der Leukocyten dabei auffallend war. Ich sah

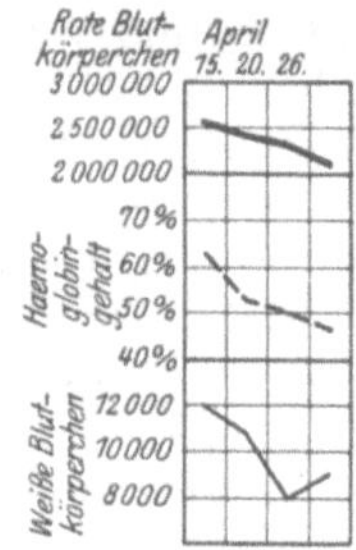

Abb. 193.

mir das Blut am 16. 4. selbst an und fand eine sekundäre Anämie vor allem wegen der beträchtlichen Leukocytose, wenn ich auch keine Achromie finden konnte. Es fand sich eine mäßige Anisocytose und Leukocytose, aber keine Tüpfelzellen. Diese Form von Anämie findet man häufiger bei Septicämie als bei Tuberkulose. Die Cystoskopie ergab eine Infektion beider Nieren und eine Operation war natürlich unmöglich. Ein Tierversuch wurde leider nicht angestellt.

Zur Zeit der Entlassung erwarteten wir ein schnelles Fortschreiten der Krankheit bis zum tödlichen Ende.

Verlauf: Am 23. 11. 1912 teilte uns der Gatte mit, es wäre ihr nach der Entlassung aus dem Krankenhause recht gut gegangen bis zur letzten Augustwoche, dann begannen nach einer Ferienreise Durchfall und Erbrechen und hielten bis zu ihrem Tode am 6. 9. 1912 an.

Fall 230.

Ein 41jähriger Fuhrmann kam am 22. 4. 1912 in das Krankenhaus. Der Kranke ist mäßiger Alkoholiker, zeigt aber sonst nichts von Bedeutung in seiner eigenen und Familienanamnese. Vor acht Wochen begann er häufig Wasser zu lassen, wobei er brennende Schmerzen besonders gegen das Ende hin verspürte. Vor sieben Wochen bemerkte er, daß der Urin am Schluß des Wasserlassens blutig wurde. Zur gleichen Zeit begannen Schmerzen im linken Fußgelenk, an der Hüfte und am Knie, die bei Bewegung so heftig waren, daß er eine Woche zu Bett blieb. Vor sechs Wochen hatte er heftige, kolikartige Schmerzen in der rechten Lendengegend und Flanke, die den Ureter entlang nach unten ausstrahlten. Die Schmerzen dauerten eine halbe Stunde und sind nicht wiedergekehrt. Zu der Zeit waren keine Veränderungen im Urin. Seither fühlt er sich bis auf die Symptome beim Wasserlassen ziemlich wohl, aber er hat gemerkt, daß der Urin trübe ist und ein weißes Sediment zeigt.

Vor zwei Tagen schwoll das rechte Knie plötzlich an und wurde rot, heiß und druckschmerzhaft, so daß er an Krücken laufen mußte. Trotz dieser Beschwerden blieb der Appetit gut; er hat auch sein gewöhnliches Gewicht von 145 Pfund behalten.

Die **Untersuchung** zeigt in der Herzgegend ein weiches systolisches Geräusch, das nur bei der Einatmung zu hören ist. Der zweite Aortenton ist stärker als der zweite Pulmonalton. Sonst verlief die Untersuchung der Organe negativ. Das rechte Knie ist geschwollen, heiß, rot, und auf Druck schmerzhaft. Die Kniescheibe tanzt, das Gelenk ist beträchtlich verdickt. Am rechten Fußrücken findet sich ein auf Druck schmerzhafter Fleck. Ein Ausstrich des Eiters, der durch Prostatamassage gewonnen wurde, ergibt wenige polynukleäre Leukocyten und vereinzelte gramnegative Diplokokken. Bei der Untersuchung vom Rectum aus ist die Prostata schmerzhaft, von unebener Oberfläche und enthielt sehr reichlich etwas eitrige Flüssigkeit, die man auf eine gonorrhoische Prostatitis zurückführte. Die Behandlung bestand in Irrigationen und Massage der Prostata. Die bakteriologische Untersuchung auf Gonokokken verlief negativ. Wassermann negativ. Die Aufnahme des rechten Kniegelenkes zeigt eine infektiöse Arthritis.

Jeden vierten Tag erhielt der Kranke 50 000 000 Keime Gonokokkenvaccine. Während seines vierwöchentlichen Aufenthaltes in der Abteilung hatte der Patient ein leichtes unregelmäßiges Fieber, das aber nie über 37,8° hinausging. Die durchschnittliche Urinmenge betrug in 24 Stunden 1800 ccm mit einem spezifischen Gewicht von 1010, während der ersten Tage auch mit einer ganz leichten Spur von Eiweiß. Das Sediment enthielt immer Eiter, dessen Menge während der letzten Wochen der Behandlung aber viel geringer wurde.

Besprechung: Wenn zu gleicher Zeit Gelenk- und Blasensymptome auftreten, so ist natürlich eine allgemeine Infektion unser erster Gedanke. Die Tatsache, daß unser Patient über Schmerzen entlang dem Ureter klagte, läßt uns annehmen, daß sich die Störung nach oben bis zum Nierenbecken verbreitet hat, indem die Verstopfung mit Eiter die Schmerzen verursachen kann. Das rechte Kniegelenk zeigt die Beschaffenheit, wie wir sie am häufigsten bei einer gonorrhoischen Arthritis sehen; Blutprobe und Rectaluntersuchung sprechen in gleicher Weise dafür. Wahrscheinlich hat unser Kranker eine gonorrhoische Prostataentzündung und eine Pyelitis.

Verlauf: Vom 1. 5. an war das rechte Knie wieder normal, aber das linke war jetzt verdickt und zeigte das Verhalten wie bei der Aufnahme das rechte. Die Knie besserten sich von Tag zu Tag, wenn auch unregelmäßig, bis sie am 15. so gebessert waren, daß der Patient nach Hause gehen konnte.

Fall 231.

Eine 66jährige Frau suchte am 18. 7. 1912 das Krankenhaus auf. Die Familienanamnese war negativ, ihre eigene Vorgeschichte ohne Bedeutung.

Seit etwa einem Jahre muß sie häufig und unter Brennen Wasser lassen. Der Urin sieht etwas dunkler aus als gewöhnlich, war aber nie blutig. Die Urinmenge ist nicht vermehrt; es bestand auch keine Inkontinenz, aber zeitweise mußte sie Tag und Nacht alle halben Stunden Wasser lassen. Dies hat mit Zeiten leichter Besserung seither angehalten, wenn sie auch bis vor sechs Wochen bei ihrer Arbeit bleiben konnte. Damals begannen heftige Schmerzen im Kreuz und in dem einen wie in dem anderen Hüftgelenke. Die Schmerzen wurden durch Bewegung schlimmer und erinnerten an Anfälle von Hexenschuß, unter denen sie früher öfters gelitten hatte. Diese Schmerzen verschwanden aber vor einem Monat und sind seither nicht wiedergekehrt.

Seit sechs Wochen war sie meistenteils zu Bett und hat ihren Appetit verloren. Sie leidet an Verstopfung und unter Blähungen. Seit einem halben Jahre bemerkt sie Atemnot bei Bewegungen, seit einem Vierteljahre auch Anschwellungen der Füße und Knöchel, die bei Bettruhe nachlassen. Es bestand weder Fieber noch Husten oder Gelbsucht. Ihre Hauptklagen sind die Störungen beim Wasserlassen und die große Schwäche.

Die **Untersuchung** zeigt die Kranke mäßig abgemagert. Der Herzbefund ist negativ, bis auf ein weiches systolisches Geräusch an der Basis mit einer Verstärkung des zweiten Pulmonaltones. Es besteht ein weiches Ödem in der unteren Rückengegend von der zwölften Rippe bis zum Kreuzbein und vorn an der Bauchwand; ebenso auch an den Schenkeln. Die Vaginaluntersuchung ergibt eine Verdickung im Grunde der Blase. Man fühlt eine feste, mehrere Zentimeter dicke, runde Masse, die sich leicht nach der vorderen Scheidenwand vordrückt. Die Urinmenge schwankte in 24 Stunden um 1050, das spezifische Gewicht um 1018. Der Urin enthielt reichlich frisches Blut und sehr viele kernhaltige Epithelzellen, keine Zylinder und wenige Leukocyten. Die Urinkulturen blieben steril. Blut: E. 4 700 000, L. 10 500. Hb. 60%. Die gefärbten Ausstriche zeigten Achromie.

Besprechung: Bei dem Alter unserer Patientin sprechen Blasensymptome wie die vorliegenden mit Wahrscheinlichkeit für S t e i n e oder eine m a l i g n e E r k r a n k u n g. Die Abmagerung spricht für die letztere Wahrscheinlichkeit, und wenn ihre Dyspnoe und die Ödeme nicht eine andere Ursache haben, so würden sie die Diagnose einer malignen Krankheit stützen, die durch die Vaginaluntersuchung praktisch schon sicher gestellt ist. In ihrem Alter ist eine T u b e rk u l o s e unwahrscheinlich.

Verlauf: Die Cystoskopie, die am 19. 7. vorgenommen wurde, zeigte eine Neubildung der Blase, die man deshalb für Krebs hielt, weil die Ödeme für eine Beteiligung der Drüsen sprachen. Eine Operation wurde abgelehnt. Am 20. verließ die Kranke das Krankenhaus und starb drei Tage später.

Fall 232.

Ein 79jähriger Arbeiter wurde am 18. 7. 11 in das Krankenhaus aufgenommen. Er gab an, er hätte seit Jahren Schmerzen im Epigastrium und sie seien dauernd schlimmer geworden. Andere Magenbeschwerden hat er nicht und fühlte sich sonst wohl. Täglich trinkt er zwei bis drei Glas Schnaps.

Seit einem Jahre bemerkte er, daß er oft Wasser lassen mußte und daß dabei brennende Schmerzen bestanden. Es bestand weder Retention noch Inkontinenz, aber während der letzten 14 Tage mußte er tagsüber stündlich und fünf- bis sechsmal in der Nacht Wasser lassen. Der Urin ist faul und trübe. Zeitweise kann er nur einen Kaffeelöffel auf einmal entleeren.

Die **Untersuchung** zeigt gewundene, harte Gefäße. Der Herzspitzenstoß liegt im 6. Intercostalraum, 1 cm außerhalb der Medioclavicularis. Zweiter Aortenton verstärkt. An der Spitze hört man ein weiches, systolisches Geräusch. Die Brust war faßförmig und zeigte überall hypersonoren Schall. Die Ausatmung war verlängert und von Giemen und Rasseln begleitet. Die Blase war

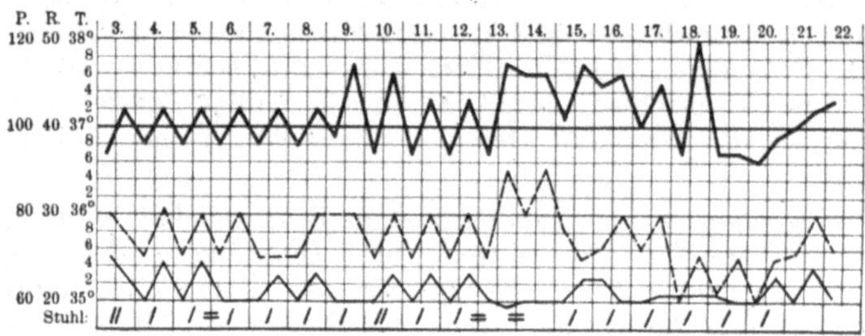

Abb. 194. Temperaturkurve zu Fall 232.

ausgedehnt und reichte bis 5 cm unterhalb des Nabels. Rechts fand sich eine Leistenhernie. Vom Rectum aus fühlte man die Prostata, mäßig vergrößert, auf Druck nicht schmerzhaft, aber von ziemlich fester Beschaffenheit. Mit dem Katheter wurden 660 ccm Urin entleert, alkalisch, mit einem spezifischen Gewicht von 1012. Er enthielt reichlich Blut und Eiter. Danach schwankte die Menge in 24 Stunden um 1500. Temperatur Abb. 194. Der Patient enthielt für 14 Tage einen Dauerkatheter. Bei der Phenolsulfophthaleinprobe wurden in der ersten Stunde 6% entleert. Die Farbe erschien das erste Mal nach 35 Minuten, später nach 55. Am 14. 8. entwickelte sich eine akute linke Nebenhodenentzündung, die am 17. 8. zurückging.

Besprechung: Der Patient leidet natürlich an Arteriosklerose und Herzvergrößerung mit Emphysem, aber augenblicklich leidet er unter der Blasenausdehnung, die wahrscheinlich auf Prostatavergrößerung beruht. Die einzige Frage von Wichtigkeit ist die, ob ein Krebs der Prostata vorliegt oder nicht. Die Rectaluntersuchung gibt darüber keinen Aufschluß und auch sonst finden wir keine Sicherheit. Wir finden in unserem Falle nur Symptome von Harnverhaltung, keine Schmerzen oder Hämaturie, wie sie gewöhnlich bei Tuberkulose, Krebs oder primärer Cystitis vorhanden sind. Die Entwicklung der akuten Nebenhodenentzündung ist eine der unvermeidlichen Komplikationen des Dauerkatheters in einem gewissen Prozentsatz von Prostataerkrankungen und ändert nicht die Diagnose, wenn sie auch die Prognose verschlechtert. Vom 22. ab ging es ihm viel besser und er konnte nach Hause gehen.

Fall 233.

Eine 52 jährige Hausfrau fand am 12. 5. 1908 Aufnahme im Krankenhause. Während der letzten drei bis vier Monate hatte sie unter Durst, Polyurie und einer zunehmenden Nykturie zu leiden, jetzt muß sie acht- bis zehnmal in der Nacht aufstehen. Außerdem besteht Dyspnoe, die sich in den letzten 14 Tagen bis zur Orthopnoe gesteigert hat. Gelegentlich treten Anfälle von Erbrechen auf. Sie hat beträchtlich an Gewicht abgenommen, und ihr Sehvermögen ist schlechter geworden. Auch hatte sie in der letzten Zeit stark unter Kopfweh zu leiden. Früher war sie stets wohl. Sie hatte 15 Kinder und drei Fehlgeburten.

Die **Untersuchung** zeigt Fettleibigkeit, Blässe und trockene Haut. Pupillen, Lymphknoten und Reflexe normal. Der Herzspitzenstoß liegt $2^1/_2$ cm außerhalb der Medioclavicularlinie; die Herzgrenze überschreitet die Mittellinie um 2 cm. Die Herzaktion war unregelmäßig, der 2. Aortenton akzentuiert, Geräusche waren nicht vorhanden. Die Gefäßwände sind verdickt. Blutdruck systolisch 240 mm Hg. Leichte Dämpfung und Rasselgeräusche an der Lungenbasis beiderseits. Leiborgane o. B. Beträchtliche Ödeme der Beine und des Rückens. Blut negativ. Urin in 24 Stunden 960 ccm mit einem spezifischen Gewicht von 1010. Sediment o. B. Während ihres einwöchentlichen Aufenthaltes im Krankenhause ging es ihr nicht besser und am 19. 5. kehrte sie nach Hause zurück. Am 20. 6. kam sie wieder. Seit dem Verlassen des Krankenhauses hat sie täglich vier- bis fünfmal brechen müssen. Sie hat zu Bett gelegen und hatte keinen Appetit und Atemnot, aber keine Orthopnoe. Jetzt lag der Herzspitzenstoß in der vorderen Axillarlinie, der rechte Herzrand $3^1/_2$ cm außerhalb der Mittellinie. Blutdruck 235 mm Hg. Die linke Lunge war gedämpft, zeigte kein Atmungsgeräusch und Rasselgeräusche von der Schulterblattspitze nach abwärts. Leiborgane o. B. Leichte Ödeme der Beine. Es ging ihr jetzt deutlich besser als damals, als sie das Krankenhaus verließ und während ihres zehntägigen Aufenthaltes besserte sich ihr Zustand noch weiter, obwohl sie noch jeden Morgen brechen mußte. Der Zustand des Urins war wie früher, wenn man auch gelegentlich einen hyalinen oder granulierten Zylinder fand. Am 30. 6. ging sie nach Hause.

Besprechung: Wenn ein Kranker seinen Arzt das erste Mal wegen Durstes und Polyurie aufsucht, so ist die Diagnose gewöhnlich Diabetes. Ungewöhnlich in unserem Falle ist, daß der Urin keinen Zucker enthält.

Sobald wir das hervorstechende Symptom übergehen, finden wir Dyspnoe, Kopfschmerzen, Brechen, schlechtes Sehen und außerdem sehr starke Erhöhung des Blutdruckes, mit anderen Worten das völlige klinische Bild einer chronischen Nephritis, die hier wahrscheinlich durch alle Stadien bis zu dem Endstadium einer Schrumpfniere ohne irgend welche Symptome verlaufen ist. So geht es bei den meisten Fällen von chronischer Nephritis, sie bleiben bis zu dem späteren Stadium völlig ohne Beschwerden. Dies ist besonders der Fall bei den arteriosklerotischen Fällen und in allen gemischten Fällen, bei denen das arteriosklerotische Element die Veränderungen an den Glomerulis überwiegt. An der Diagnose ist kein Zweifel und wir brauchen darüber nicht weiter zu sprechen.

Es ist interessant, hier zu erwähnen, daß man hin und wieder Kranke sieht, die nur über einen trockenen Mund, sonst über nichts klagen, aber bei sorgfältiger Beobachtung ein ähnliches Bild zeigen, wie der eben geschilderte Fall, wenn auch weniger ausgesprochen und intensiv. Ziemlich viele dieser Fälle gehen mit Prostatavergrößerung einher; ihre Prognose wird von dem Urologen gewöhnlich sehr schlecht gestellt. Der trockene Mund ist oft, aber nicht immer, ein ominöses Symptom. Hin und wieder verschwindet es sonderbarerweise völlig, wenn man trockene Zwieback kauen läßt.

Fall 234.

Ein 17 jähriger Schüler kam am 18. 8. 1909 in das Krankenhaus. Die Familienanamnese ist negativ. Während der ersten Monate litt er unter Krämpfen,

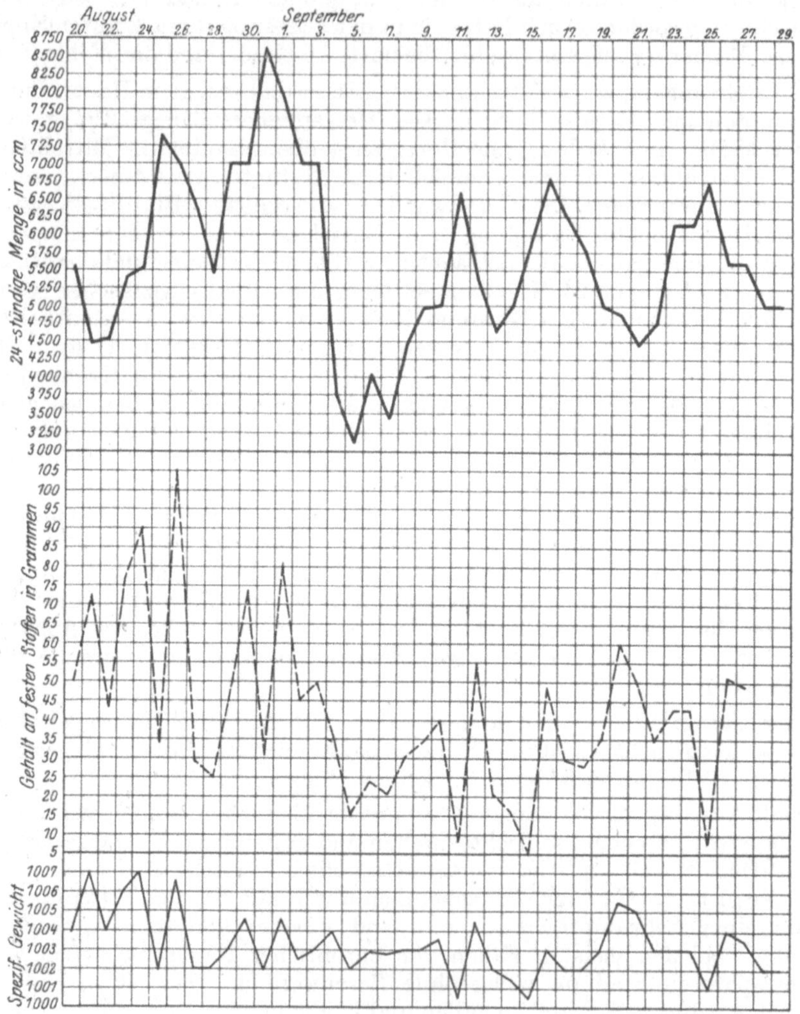

Abb. 195. Urinkurve in Fall 234.

hatte aber seither keine derartigen Erscheinungen mehr. Gelegentlich wird er von Blutwallungen zum Kopfe gequält.

Im Juni 1909, vor acht Wochen, bemerkte er zuerst, daß er sehr viel Wasser lassen mußte, so daß er drei- bis viermal in der Nacht aufstand, und daß er viel Wasser trank. Bis vor 14 Tagen war der Appetit sehr gut, jetzt ist er schlecht. Neuerdings leidet er unter Verstopfung und hat ein- bis zweimal gebrochen.

Er hat keine Kopfschmerzen und schläft sehr gut. Der Mund ist immer trocken und er glaubt etwas abgenommen zu haben.

Die Untersuchung zeigt guten Ernährungszustand. Trockene, rauhe Haut. Sonst verläuft sie negativ. Die Urinmenge zeigt Abb. 195. Augenhintergrund normal. Zuerst wurde bei gewöhnlicher Diät die Menge der Urinausscheidung mit der Menge des aufgenommenen Salzes verglichen. Dann bekam er Eiweißdiät ohne Salz, worauf die Urinmenge und Durst sich schnell besserte. Sobald man der Diät Salz beifügte, stieg die Urinmenge zu der früheren Menge wieder an. Am 13. 9. fand sich die Wassermannsche Probe positiv. Am 16. 9. bekam er salzfreie Diät, worauf die Urinmenge geringer wurde, wenn sie auch noch beträcht. lich die Norm überstieg. Wegen des positiven Wassermannes bekam der Kranke Quecksilbereinreibungen und in starken Dosen Jodkali. Am 30. entschloß er sich nach Hause zu gehen. Er hatte seit der Aufnahme weder zunoch abegnommen.

Besprechung: Die enorme Urinmenge und die Häufigkeit des Wasserlassens, die unser Kranker zeigt, läßt, wenn sie mit schlechtem Appetit einhergeht und sich als dauernd erweist, nur eine Diagnose zu: Diabetes insipidus. Der positive Wassermann zwingt uns nicht die Diagnose zu ändern, denn wir benutzen den Ausdruck Diabetes insipidus sowohl für Fälle mit organischen Gehirnveränderungen, als auch für solche unbekannter Ursache. Differentialdiagnostisch kommt es nur darauf an, eine Nephritis auszuschließen, was hier leicht war, und festzustellen, daß es sich nicht um vorübergehende nervöse Erscheinungen handelt. Die Zeit der Beobachtung schließt diese Möglichkeit über allen Zweifel aus.

Wir versuchten verschiedenes in der Diät des Kranken und fanden, daß salzfreie Diät für eine Zeit die Polyurie bessern konnte. Da man aber solche Diät nicht unbegrenzt, ohne große Gefahr durchführen kann, blieb ihre zeitweise Wirkung ohne sonderlichen Nutzen für den Kranken.

Von einiger Wichtigkeit ist die Tatsache, daß die antisyphilitische Behandlung den Zustand nicht besserte. Das müssen wir uns für viele Fälle von Diabetes insipidus mit positivem Wassermann merken, in denen wir zuerst hoffen, daß gerade deshalb die Therapie günstig wirken könnte.

Verlauf: Der Kranke starb am 27. 2. 1910. Während der letzten Monate seines Lebens konnte er kaum noch etwas essen. Er trank enorme Mengen von Milch und Wasser, erbrach aber das meiste schon eine halbe Stunde später. Er lag lange Zeit beständig zu Bett und nahm das letzte Vierteljahr vor seinem Tode gar keine feste Nahrung zu sich, sondern lebte nur noch von Getränken. Er hatte keine Schmerzen, aber während der Monate, die er zu Bett lag, traten störende Krämpfe in Armen und Beinen auf, und schließlich entwickelten sich Kontraktionen in allen vier Gliedmaßen. Es bestand weder Fieber noch Husten, weder Kopfschmerzen noch Störungen im Stuhlgange. Gegen Ende des Lebens war er nicht benommen, aber zu Haut und Knochen abgemagert. Die enorme Polyurie bestand bis zum Tode, wenn er auch zu schwach war, selbst Wasser zu lassen und katheterisiert werden mußte. Er klagte viel über Hautjucken.

Fall 235.

Ein 14 jähriger Schuljunge wurde am 14. 2. 1910 in das Krankenhaus aufgenommen. Er war immer ganz gesund gewesen; die Familienanamnese ist gut. Vor drei Wochen aß er eine tüchtige Mahlzeit mit viel Eis und trank viel Wasser. Während der nächsten 24 Stunden mußte er mehr Wasser lassen als gewöhnlich. Nachher schien wieder alles in Ordnung zu sein, aber eine Woche später hatte er einen zweiten Anfall von Polyurie und hat seither täglich über vier, manchmal sechs Liter Wasser gelassen. Vor vier Tagen wurde Zucker im Urin festgestellt. Der Appetit war die ganze Zeit über sehr gut. Bis vor 14 Tagen bestand weder Durst noch Trockenheit im Munde und erst seitdem hat er an Gewicht abgenommen.

Die **Untersuchung** zeigt einen gut entwickelten Jungen mit trockener Haut. Organe und Reflexe normal. Der Urin enthält in der Tagesmenge 40 g Zucker, der bei Diät schnell zurückging. Er blieb drei Wochen im Krankenhause und war während der letzten fünf Tage zuckerfrei. Es bestand nur eine sehr leichte Acidose und der Knabe blieb ohne beträchtliche Veränderungen auf 118 Pfund stehen.

Besprechung: Interessant ist der plötzliche Beginn der Symptome. Vorausgesetzt, daß der Urin untersucht wurde, konnte die Diagnose keine Schwierigkeiten bereiten. Bemerkenswert ist auch, daß er niemals an Durst oder Trockenheit im Munde litt und daß er ohne entsprechende Diät doch lange Zeit sein Gewicht behalten hat. Die Prognose ist für solche Fälle schlecht, selbst wenn die Behandlung zunächst guten Erfolg hat wie hier. Im Krankenhause bleiben nur sehr wenige von solchen Fällen länger als ein oder zwei Jahre am Leben.

Verlauf: Am 2. 3. 1910 kam er nach Hause und starb im Koma am 14. 3. 1911.

Fall 236.

Ein 38 jähriger Tischler suchte am 31. 3. 1910 das Krankenhaus auf. Die Familienanamnese ist, wie auch seine eigene Vorgeschichte, ausgezeichnet. Bis vor zwei Jahren war er ein schwerer Trinker. Um Weihnachten bemerkte er, daß er sehr viel Wasser lassen mußte. Sein Doktor stellte fest, er litte an Tuberkulose, worüber er sehr traurig war. Seit Weihnachten hat er nicht mehr gearbeitet und kann seit sechs Wochen wegen Schwäche und Kurzatmigkeit kaum mehr eine Treppe steigen. Appetit gut. Kein Husten, aber es besteht etwas Herzklopfen und eine leichte Schwellung der Beine. Die Beine erscheinen ihm viel schwächer als alle anderen Teile des Körpers. Schmerzen hat er nirgends.

Die **Untersuchung** zeigt ausreichenden Ernährungszustand, aber ausgesprochene Blässe. An den Knien und Ellbogen fanden sich viele leichte rote Fleckchen, die mit Schuppen bedeckt waren. Das Gebiß war schlecht; viele Zähne fehlen. Brust- und Bauchorgane waren ohne Veränderungen. Reflexe und Puls normal. Blut: E. 2 144 000, L. 9500, Hb. 50 %. Im gefärbten Ausstrich fand man ausgesprochene Achromie, sowie leichte Anisocytose und Poikilocytose. Die Auszählung der weißen Blutkörperchen ergab normale Verhältnisse. Die gelbliche Farbe der Haut läßt an perniziöse Anämie denken, aber das Blutbild war das einer sekundären Anämie (Abb. 196). Bei der Aufnahme fand sich im Stuhl okkultes Blut, das aber auf Hämorrhoiden beruhte, deretwegen eine Operation anempfohlen wurde.

Der Urin enthielt in wechselnden Mengen 40—60 g täglich Zucker. Bei strenger Diät mit 200 g Brot am Tage, auch bei allen folgenden Verminderungen der Brotmenge trat eine Änderung nicht ein, obwohl während der letzten Wochen im Krankenhause überhaupt keine Kohlenhydrate mehr gegeben wurden. Am 11. ging er wieder nach Hause.

Am 17. 1. 1911 wurde er wieder aufgenommen. Er gab an, es ginge ihm so wie vorher. Wenn er ruhe, nähme er an Gewicht zu, wenn er arbeite, nähme er wieder ab. Seine Diät hat er nicht gehalten (Abb. 197).

Vor drei Wochen bekam er eine sog. „Pneumonie", die mit Kältegefühl begann, worauf Schüttelfrost und Fieber sich einstellte mit Schmerzen links hinten unten und Husten mit spärlichem, weißen Auswurfe. Etwas Husten besteht auch jetzt noch. Diesmal ergab die Untersuchung leichte Dämpfung und gelegentlich feuchte Rasselgeräusche links hinten unten (Abb. 198). Dicht nach innen, von der Spitze des linken Schulterblattes, fand sich ein Fleck mit bronchovesiculärem Atmen und vermehrten Stimmfremitus. Sonst hatte die Untersuchung das gleiche Ergebnis bis auf das Blut. Die roten Blutkörperchen waren auf 3 200 000 gestiegen, die weißen auf 19 000. Hämoglobin betrug wieder 50%. Die gefärbten Ausstriche zeigten noch immer ausgesprochene Achromie und eine polynukleäre Leukocytose. Die Zuckermenge war bedeutend größer als das erste Mal. Unter strenger Diät wurde sie allmählich auf 40 g herabgesetzt. Dieses Mal hatte er, wie schon früher, starke Durchfälle.

Nachdem er das erste Mal aus dem Krankenhause gegangen war, hatte er sich eine eigene Diät zurechtgemacht, die aus so viel Milch und Cerealien bestand, als er wollte und außerdem aus zwei Scheiben Brot. Dabei arbeitete er zwei bis drei Tage in der Woche als Tischler und fühlte sich ziemlich wohl, bis vor acht Tagen, wenn er auch öfters, eine bis zwei Wochen hindurch, am liebsten alles aufgegeben hätte und sich sehr schwach und müde fühlte.

Vor einer Woche erkältete er sich und fühlte sich müde und elend. Vor vier Tagen bekam er Fieber und Fröste des Nachts und hatte überall Schmerzen. Am nächsten Morgen begann er zu husten und hatte Schmerzen in der linken unteren Brustseite. Diese Beschwerden haben seither angehalten, wenn auch der Appetit gut geblieben war. Das Gewicht ist allmählich ständig herabgegangen. Im Frühjahr betrug es 145, jetzt 133 Pfund.

Die Untersuchung ergab etwa das, was Abb. 198 zeigt. Die Durchleuchtung ergab wenig lokalisierte, sondern mehr ausgebreitete tuberkulöse Veränderungen. Links bewegte sich das Zwerchfell schlecht. Am 27.9. fanden sich alle Symptome einer Verdichtung

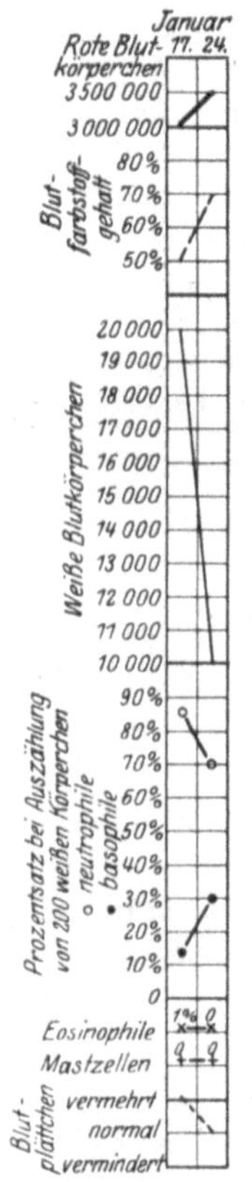
Abb. 196.
Blutkurve zu
Fall 236.

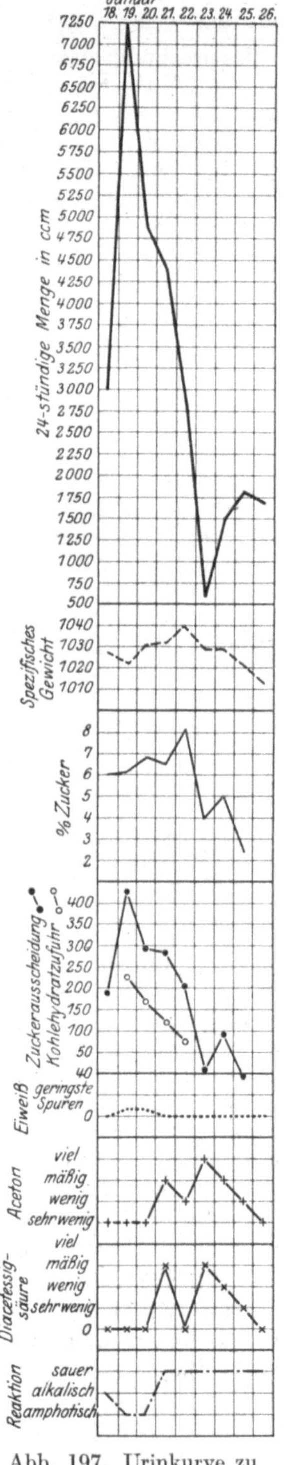
Abb. 197. Urinkurve zu
Fall 236.

links in der Mitte des Rückens, sowie Rasselgeräusche an der Basis beiderseits und gelegentliches Reiben.

Besprechung: Das Bemerkenswerte in diesem Falle ist die Anämie. Die meisten Diabetiker haben keine beträchtliche Anämie und die Regel ist sogar das entgegengesetzte, eine Eindickung des Blutes mit Polycythämie. Ich glaube nicht, daß diese Blutleere durch die Hämorrhoiden erklärt wird, denn bei der Beobachtung zeigt sich, daß er kaum blutete und während der Behandlung war die Besserung des roten Blutbildes durchaus nicht ausgesprochen.

Ein anderer interessanter Punkt ist die Ursache seiner Dyspnoe. Wenn ihm auch sein Arzt schon drei Monate, bevor wir ihn sahen, sagte, er litte an Tuberkulose, so konnten wir doch bei seiner ersten Aufnahme in das Krankenhaus nichts davon finden. Später fanden sich einige fragliche Zeichen, die man für tuberkulöse oder auch als Bronchopneumonie hätte deuten können. Niemals bestand be-

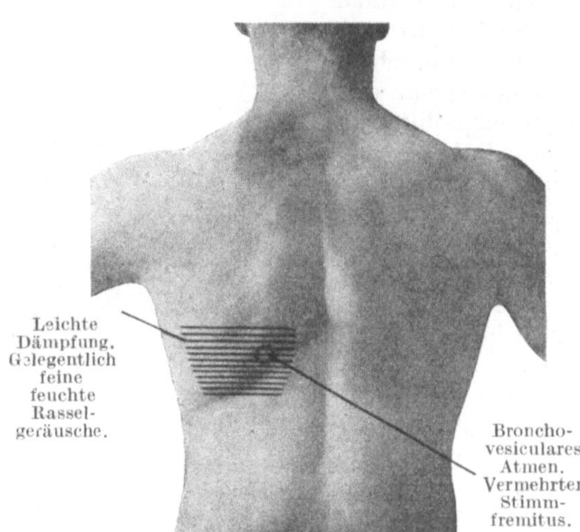

Abb. 198. Untersuchungsergebnis in Fall 236.

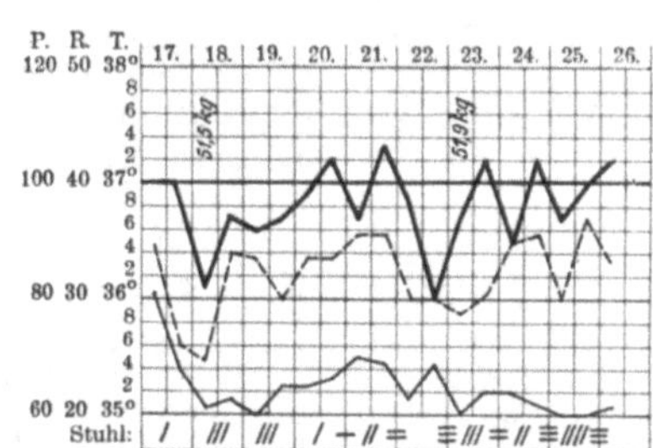

Abb. 199. Temperaturkurve zu Fall 236.

trächtlicher Husten mit Auswurf. Dyspnoe war das einzige Symptom von seiten der Lunge.

Alles das stimmt sehr gut mit der Tatsache überein, daß man bei der Autopsie in vielen Fällen eine begleitende Tuberkulose findet, die während des Lebens unerkannt geblieben ist. Wir müssen uns an die Tatsache gewöhnen, daß die Tuberkulose, die bei Diabetes auftritt, ein ganz verschiedenes und viel weniger ausgesprochenes klinisches Bild gibt als die Tuberkulose nicht diabetischen Ursprunges. Husten und Auswurf fehlen oft, selbst bei ausgedehnten Lungenveränderungen. Die Rasselgeräusche sind weniger konstant und weniger zahlreich. In vielen Fällen, die ich beobachten konnte, fand sich nicht der gewöhnliche Verlauf der Krankheit von der Spitze nach abwärts. Die Tuberkulose zeigte sich hier über die ganzen Lungen verbreitet, sowohl an der Basis, wie höher gelegen.

Verlauf: Der Patient blieb diesmal eine Woche im Krankenhause, nahm an Gewicht nicht zu und ging auf seine eigene Bitte am 17. wieder nach Hause (Abb. 199).

12. Kapitel.

Ohnmachtsanfälle.

Offenbar haben sich seit den Zeiten Walter Scotts die Lebensgewohnheiten geändert. Damen werden nicht mehr so oft ohnmächtig wie damals. Die pathologische Grundlage für die Ohnmachtsanfälle der Heldinnen in Scotts Romanen und anderer Damen jener Zeit werden wir wohl nie sicher feststellen; sicher ist nur, daß Ohnmachtsanfälle viel seltener sind, als im allgemeinen angenommen wird.

Außer der Einschränkung dieses Ausdruckes in seinem populären Sinne besteht auch sicher eine medizinische Einschränkung. Viele Anfälle von Bewußtlosigkeit, die man früher eine Ohnmacht nannte, würde man jetzt mit anderen, bestimmteren und ernsteren Namen bezeichnen. Der typische Ohnmachtsanfall, wie wir ihn heute nennen, kommt z. B. bei Leuten, die dazu neigen, vor, wenn sie gezwungen sind, längere Zeit in einem schlecht gelüfteten Raume zu verweilen oder wenn sie irgendein schreckliches Ereignis miterleben müssen. Was dabei eigentlich vorgeht, wissen wir nicht. Gewohnheitsmäßig nehmen wir an, der Mensch verliert das Bewußtsein infolge von Gehirnanämie, das Gesicht ist blaß, die Gliedmaßen kalt, der Puls schwach, und es scheint, als ob das Herz nur sehr schwach arbeitete. Warum aber Gehirnanämie, wie sie bei chronischen Krankheiten wie perniziöser Anämie vorkommt, so selten zur Ohnmacht führt, ist ganz unklar. Vielleicht kann sich bei der chronischen Anämie mit ihrem langsamen Ansteigen das Gehirn den veränderten Verhältnissen irgendwie anpassen.

Wie das nun aber auch sein mag, das eine bleibt sicher wahr, daß wir heute viel vorsichtiger als früher sind, einen bestimmten Anfall eine Ohnmacht zu nennen. Viele derartige Attacken erweisen sich als Hysterie oder als leichte Formen von Epilepsie. Andere wieder sind eine Folge von Arteriosklerose oder von Störungen im Hisschen Bündel. Die Diagnose auf Ohnmacht darf man also nur dann stellen, wenn unsere besten Bemühungen, eine organische Krankheit festzustellen, fehl geschlagen sind.

Es ist wichtig, darauf hinzuweisen, daß beim Ohnmachtsanfalle, unmittelbar vor dem Wiedererwachen, der Kranke nicht selten kurze, allgemeine Zuckungen zeigt. Wegen dieser Zuckungen allein braucht man die Diagnose einer Ohnmacht nicht aufzugeben und braucht nicht an eine Epilepsie zu denken. Ich habe das wiederholt bei Anfällen gesehen, die durchaus den Namen einer Ohnmacht verdienten, wenn dieser Ausdruck überhaupt gebraucht werden kann.

Eine andere Tatsache, die auch nicht genügend bekannt ist, ist die, daß bei der echten Ohnmacht der Kranke manchmal für eine Zeit mit dem Atmen aufhört, die lang genug ist, um selbst dem Arzt erheblichen Schreck einzujagen. Das Atmen würde zweifellos von selbst wieder beginnen, bevor irgendwelche ernstlichen Störungen eintreten, aber man kann den Zustand schnell durch künstliche Atmung beheben.

Ganz allgemein kann man sagen, Ohnmachtsanfälle sind bedeutungslos bei jungen und ernst bei alten Leuten. Eine Ausnahme von dieser Regel bedeutet das „Petit mal“, mit anderen Worten ein derartiger epileptischer Anfall kann fälschlich für eine Ohnmacht angesehen werden.

Hysterisches Koma unterscheidet sich von der Ohnmacht dadurch, daß es keinen bestimmten Zusammenhang mit schlechter Luft oder plötzlichem Schreck zeigt. Es untersteht mehr dem Willen und dauert gewöhnlich länger als ein Ohnmachtsanfall. Ist der letztere gewöhnlich in 1 bis 2 Minuten vorüber, so kann das Koma stundenlang anhalten. Ohnmachtsanfälle zeigen immer Zirkulationsstörungen, die an Gehirnanämie denken lassen, während bei hysterischen Anfällen solche Hinweise fehlen.

Abgesehen von der Tatsache, daß schlechte Luft und psychischer Schreck Ohnmacht hervorzurufen pflegen, ist wohl auch noch bekannt, daß Ohnmachtsanfälle besonders häufig bei gewiß dazu veranlagten Personen oder Familien auftreten.

Bei vielen derartigen Leuten nimmt die Neigung zu Ohnmachten mit dem Alter zu. Außerdem steht fest, daß alle schwächenden Krankheiten solche Patienten auch schneller ohnmächtig werden lassen.

Ohnmacht und Schwindel sind oft nahe miteinander verbundene Symptome. Fast alle Ursachen von Schwindel sind auch Ursachen von Ohnmachtsanfällen und umgekehrt.

Die Stuhlentleerung hat oft eine ausgesprochene Wirkung auf die Gehirnzirkulation und auf die Gehirntätigkeit. Durchfälle verursachen oft Ohnmacht. Andererseits kann die Stuhlentleerung manchmal augenblicklich Kopfschmerzen bessern. Das Nachlassen der Schmerzen ist aber viel zu schnell, als daß man es auf das Aufhören von Autointoxikation oder auf irgendeine andere Weise chemisch erklären könnte. Wahrscheinlich beruht die Besserung der Kopfschmerzen in solchen Fällen auf einer Veränderung in der Blutzirkulation im Splanchnicusgebiete und dementsprechend auch auf Veränderungen in der Gehirnzirkulation. Die Gehirnsymptome, die durch das Pressen beim Stuhlgang auftreten, Kopfschmerzen, Schwindelgefühl, vorübergehende Blindheit und ähnliche, sind zweifellos ähnlichen Ursprunges.

Fall 237.

Ein 42jähriger Mann, ein Bleiarbeiter, kam am 8. 12. 1900 in das Krankenhaus. Früher war er nie krank bis auf ein Gehirnfieber, das er vor 18 Jahren durchgemacht hat. Damals lag er sieben Wochen zu Bett und delirierte sieben Tage.

Vor zehn Jahren fiel ihm aus der Höhe von über 10 Meter ein leeres Wasserfaß auf den Vorderkopf. Er war einige Minuten bewußtlos, lag drei Tage zu Bett und konnte 14 Tage nicht arbeiten. Seither hat er stets, wenn er daran denkt, ein Gefühl von Brennen über dem linken Auge. Er trinkt alle vier Wochen etwa einen Liter Schnaps und raucht ziemlich stark.

Jetzt kommt er in das Krankenhaus wegen Ohnmachtsanfällen, die vor acht Wochen mit Schwindel und Übelkeit begannen. Drei- oder viermal führten sie zum Erbrechen, ausgelöst wurden sie offenbar durch plötzliches Heben des Kopfes vom Kissen oder plötzliches Kopfwenden. Wenn er liegt oder ruhig dasteht, hat er nie Beschwerden. Vor drei Wochen wurde er, als er sich im Bett umdrehen wollte, so schwindlig, daß er aus dem Bett herausfiel. Er war einige Minuten bewußtlos, brach mehrere Male und klagte die nächste Woche über Magenbeschwerden. Vorher hatte er vier ähnliche Anfälle von Leibschmerzen,

die ein bis zwei Stunden anhielten und von ihm auf Verstopfung zurückgeführt
wurden. Stuhlgang erfolgt jeden ersten oder zweiten Tag. Seit 14 Tagen hat
er fast täglich Nasenbluten. Seit sechs Wochen fühlt er eine Schwere am Kopf,
daß es ihm eine Anstrengung bereitet, ihn gerade zu halten und ihn hindert,
ihn nach der rechten Schulter hinüber zu legen.

Die **Untersuchung** zeigt Blässe bei gutem Ernährungszustand und einen
ausgesprochenen Bleisaum. Nirgendswo Bleiflecke. Links hinten am Rücken
findet sich eine Zone herabgesetzter Sensibilität, wie sie Abb. 200 zeigt. Sonst
zeigt die Brust keine Veränderungen. Die Speichenschlagadern sind etwas
gewunden, geschlängelt und verdickt. Alle Reflexe sind normal. Es besteht
keine Muskelschwäche. Urin negativ, ebenso der Augenhintergrund. Die
Blutuntersuchung ergibt Erythrocyten
5 000 000, Lymphocyten 9400, Hämoglobingehalt 60 %. Der Urin ist normal.

Besprechung: Unser Kranker ist
durch sein Leben der Vergiftung durch
Blei und durch Alkohol ausgesetzt.
Wegen seiner Beschäftigung können
wir daran denken, daß auch die Gehirn-
entzündung vor drei Jahren möglicherweise eine Bleiencephalopathie war.

Ob das Trauma vor zehn Jahren
irgendetwas Besonderes mit den heutigen Erscheinungen zu tun hat, kann
ich nicht sicher sagen, aber es scheint
mir sehr zweifelhaft.

Augenblicklich klagt er nicht nur über
die Ohnmachtsanfälle, sondern auch

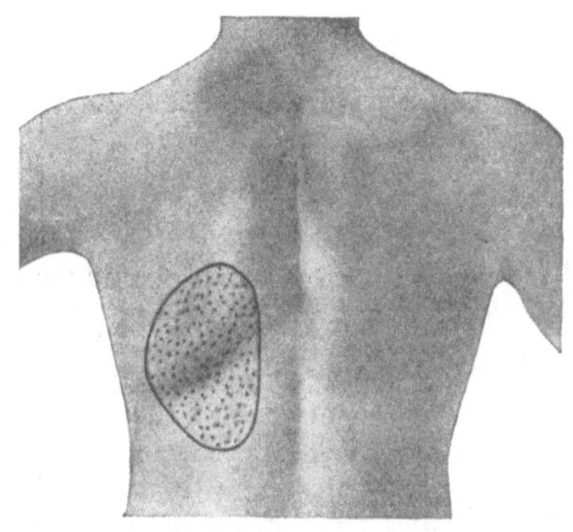

Abb. 200. Anästhetische Zone in Fall 237.

über Schwindel, Erbrechen, Nasenbluten und Leibschmerzen. Die beiden
letzten Symptome sind gewöhnlich nicht mit Ohnmachtsanfällen verbunden
und lassen daran denken, daß irgendeine andere Krankheit vorliegt. Ein anderes
eigentümliches Symptom ist die Schwierigkeit, den Kopf aufrecht zu halten,
eine Erscheinung, die bei einem 24 jährigen Manne von größerer Bedeutung
ist als in den ersten Lebensjahren.

Andere Punkte von Bedeutung sind in unserem Falle die Zone herabgesetzter
Sensibilität links hinten am Rücken, die Zeichen von Arteriosklerose und die
Anämie.

Von dieser gemischten Gruppe von Klagen und Störungen sprechen einige
stark für Bleivergiftung als mögliche Diagnose. Dadurch könnte man die
Magenschmerzen, die Veränderungen der Gefäße, die Anämie, das Nasenbluten
und wahrscheinlich auch die nervösen Störungen erklären, die der anästhetischen
Zone und der Schwierigkeit, den Kopf aufrecht zu halten, zugrunde liegen.
Der Befund am Zahnfleisch bekräftigt diese Annahme, aber ehe wir sie
als sicher annehmen, müssen noch gewisse andere Möglichkeiten geprüft
werden.

Ein Gehirntumor könnte viele dieser Erscheinungen hervorrufen, aber
der negative Augenhintergrund, das Fehlen von Herdsymptomen und von
dauerndem Kopfweh sprechen dagegen. Arteriosklerose könnte alle
Beschwerden hervorrufen bis auf die Anämie und die schwarzen Flecke am
Zahnfleisch. Sicherlich besteht etwas Arteriosklerose, aber aller Wahrscheinlichkeit nach ist Bleivergiftung die Ursache dazu.

Der Alkoholismus würde bei Schwindel möglicherweise die Ohnmachtsanfälle, sicherlich das Brechen erklären, aber darüber hinaus hilft er uns nicht, die komplizierte Symptomatologie des Falles erklären.

Verlauf: Der Patient bekam täglich 15 g Magnesiumsulfat und zweimal täglich 0,3 g Jodkali. Es ging ihm dauernd besser und er hatte keine Ohnmachtsanfälle mehr; aber in der Nacht vom 9. und 10. hatte er Anfälle von Leibschmerzen, die etwa zwei Stunden anhielten, aber durch Druck und Wärme gebessert wurden. Am 12. 12. ging es ihm so viel besser, daß er nach Hause gehen durfte. Die letzten sieben Jahre war er damit beschäftigt, Bleiweiß herzustellen und seine Hände waren beständig damit bedeckt. Er wäscht sie zwar immer vor dem Essen, aber etwas davon bleibt doch unter den Fingernägeln haften.

Fall 238.

Ein 31 jähriger Türhüter suchte am 16. 5. 1907 das Krankenhaus auf. Er klagte über Schmerzen im unteren Ende des Brustbeines, die durch Essen und heißes Trinken für einige Zeit gebessert wurden. Seit 14 Tagen muß er jeden Morgen sauer erbrechen, wodurch die Schmerzen gebessert wurden; auch Magenspülungen brachten ihm Erleichterung. Der Appetit war gut, der Stuhlgang war angehalten. Vergangenes Jahr ist er deshalb operiert worden. Die Gallenblase wurde drainiert und einige Verwachsungen gelöst. Auch der Wurmfortsatz wurde damals entfernt, obwohl man keine Veränderungen in irgendeinem dieser Organe gefunden hat. Im Februar 1907 wurde eine zweite Operation vorgenommen und wieder einige Adhäsionen gelöst. Danach ging es ihm acht Wochen gut. Bei der ersten Aufnahme ins Krankenhaus war er sehr nervös, hatte aber nur wenig Schmerzen. Die Untersuchung des Magens nüchtern und nach Probemahlzeit ergab normalen Inhalt. Auch sonst verlief die Untersuchung negativ, nur daß der Magen nach Aufblähung 5 cm unterhalb des Nabels reichte. Eine Operation wurde in Frage gezogen, aber nicht angeraten. Am 29. 1. 1908 kam er wieder mit der Angabe, er wäre vor vier Tagen bei seiner Arbeit als Kellner dreimal ohnmächtig geworden. In der Nacht und am folgenden Tage hatte er vier schwarze Stühle. Seither hat er etwas Magenschmerzen, die ihn in der Nacht nicht schlafen lassen. Er ist sehr blaß und schwach geworden.

Die **Untersuchung** war wieder negativ, nur daß der Hämoglobingehalt auf 75 % herabgegangen war, und daß der Stuhl die ersten Tage reichlich okkultes Blut enthielt, danach nicht mehr. Fieber bestand nicht. Gelegentlich hatte er des Nachts Anfälle von Schmerzen im oberen Teile des Leibes, aber bei einer Diät von Milch und Kalkwasser, die 14 Tage durchgehalten wurde, und worauf er Kohlenhydrate und Milchdiät erhielt, ging es ihm recht gut und er verließ am 26. 3. das Krankenhaus. Schmerzen, wie er sie noch in der letzten Zeit hatte, traten gewöhnlich drei Stunden nach dem Essen auf und wurden durch Natron gebessert. Vom 3. 11. bis zum 9. 12. 1908 war er wieder im Krankenhaus. Er hatte seit der Entlassung hin und wieder Schmerzen gehabt. Fleischfreie Ernährung und doppelkohlensaures Natron brachten ihm wie früher Erleichterung.

Besprechung: Ohnmachten in Verbindung mit schwarzen Stühlen lassen wenig Zweifel über die Ursache. In der Mehrzahl der Fälle wird diese Verbindung von dem Patienten selbst nicht bemerkt, aber wenn er es weiß und seinem Arzte davon erzählt, so kann man diesen kaum entschuldigen, wenn er nicht daran denkt, daß beides zusammengehört und daß die Ohnmacht auf einer Blutung beruht. Unter den Ursachen von schweren Darmblutungen bei einem Manne in dem Alter sind Typhus, Lebercirrhose und Magengeschwür die einzigen, die Bedeutung haben. Typhus kann bei dem Fehlen von Fieber und anderen Zeichen einer Infektion leicht ausgeschlossen werden. Eine Cirrhose ist möglich, aber nichts spricht für sie. Andererseits sind alle Symptome derart, wie wir sie bei einem Geschwür erwarten müssen. Die Diagnose hätte zweifellos schon viel früher gestellt werden können, wären wir nicht durch die früheren Operationen aus dem Gleise geworfen worden. Damals war die Ursache der Störungen nicht erkannt worden, obwohl sie aller Wahrscheinlichkeit nach schon vorhanden war.

Ohnmachten aus diesem Grunde sind nicht selten und treten manchmal ganz plötzlich auf. Ich kenne zwei Patienten, die bei solchen Ohnmachtsanfällen vom Stuhle fielen.

Verlauf: Bald darauf wurde er operiert und man fand ein Duodenalgeschwür mit ausgesprochener lokaler Peritonitis. Es wurde eine Gastroenterostomie ausgeführt.

Am 24. 4. 1913 berichtete er, er sei völlig wohl und könne regelmäßig arbeiten.

Fall 239.

Ein 37jähriger Mann wurde am 19. 1. 1909 zum zweiten Male in das Krankenhaus aufgenommen, hauptsächlich wegen Ohnmachtsanfällen, die er während der letzten zehn Monate hin und wieder hatte. Zur Zeit der ersten Aufnahme am 1. 1. 1908 hatte er angegeben, er hätte mit 15 und mit 25 Jahren Gelenkrheumatismus gehabt, und man hätte ihm gesagt, bei dem zweiten Anfalle sei das Herz sehr krank gewesen, aber wieder völlig in Ordnung gekommen. Geschlechtskrankheiten werden in Abrede gestellt.

Vor 15 Jahren fühlte er sich nicht ganz wohl und ging zu einem Arzt, der Eiweiß im Urin fand. Unter der Behandlung ging es zurück, und er war bis vor fünf Jahren völlig gesund; dann ging er wieder zum Arzt, der noch mehr Eiweiß fand und ihn vier Wochen ins Bett legte. Das Eiweiß verschwand wie früher, und nach einer Reihe von Monaten konnte er wieder arbeiten. Im Frühjahr 1907 fühlte er sich wiederum schwach und gab seine Arbeit im Juni auf und arbeitete auf dem Lande, wo er bis zum Ende November blieb. Er hatte die ganze Zeit über viel zu tun und fühlte sich völlig wohl. Im Dezember kehrte er in die Stadt zurück und war als Gelegenheitsarbeiter tätig. Im Dezember 1907, einige Wochen vor der ersten Krankenhausaufnahme, begann er sich schwach zu fühlen und sah schwarze Flecke vor den Augen, aber er wurde nicht richtig ohnmächtig. Vier Tage später schwollen Gesicht und Füße an, er hatte aber bis zu der Aufnahme am 1. 1. 1908 keine anderen Erscheinungen. Damals verlief die Untersuchung negativ bis auf die Schwellung des Gesichtes und folgende Erscheinungen am Herzen: Die Herztöne hörte man am besten am linken Rande der Dämpfung, 2 cm außerhalb der linken Brustwarzenlinie. Der rechte Herzrand reichte 3 cm über die Mitte des Sternums hinaus. An der Herzspitze hörte man ein mäßig starkes systolisches Geräusch, das nach der Achselhöhle und über die ganze Herzgegend fortgeleitet wurde. Der zweite Pulmonalton war bedeutend stärker als der zweite Aortenton. Blutdruck systolisch 175 mm Hg. Die 24stündige Urinmenge betrug 1200 mit einem spezifischen Gewicht von 1021 und sehr viel Eiweiß. Im Sediment fanden sich viele hyaline und fein granulierte Zylinder mit roten Blutkörperchen und Fetttröpfchen besetzt, außerdem wenige, stark lichtbrechende Zylinder und gelegentlich ein Epithelzylinder. Blut normal, ebenso der Augenhintergrund.

Am 5. 1. zeigten sich leichte Schwellungen der Beine und auch der Bauchwand. Gelegentlich traten in der Nacht Anfälle von Atemnot auf. Am 19.

wurde Ascites festgestellt, der aber am 22. fast völlig verschwunden war. Am 29.
konnte er nach Hause gehen.

Besprechung: Dieser Fall gehört zu der Art, auf die Libman in verschiedenen
Arbeiten die Aufmerksamkeit gelenkt hat. Er weist besonders auf die Tatsache hin, daß Anfälle von rheumatischer Streptokokkenendokarditis, die
ein Kranker in der Jugend durchmacht, oft Nierenveränderungen hervorrufen, die erst viel später nach einer Periode völliger Gesundheit in der Form
einer chronischen Nephritis zutage treten. Ob diese Nierenveränderungen
wirklich embolischer Natur sind, wie Libman annimmt, oder ob sie durch
zirkulierende Toxine hervorgerufen werden, braucht hier nicht entschieden
zu werden.

Die letzten 15 Jahre hat unser Kranker sicher eine Glomerulonephritis
gehabt. Zur Zeit lassen das Verhalten des Urins und der Blutdruck nicht daran
zweifeln, daß die gegenwärtigen Symptome auf diesen Nierenstörungen beruhen
und auf den cerebralen Gefäßkrisen, die damit verbunden sind.

Verlauf: Ein Jahr später, am 19. 1. 1909, kam er wieder in das Krankenhaus zurück wegen seiner Ohnmachtsanfälle. Er hatte weder Husten noch
Wassersucht. Nykturie bestand. Er kommt nur wegen der Ohnmachtsanfälle
und wegen seiner Schwäche zur Aufnahme.

Die **Untersuchung** hatte im wesentlichen das gleiche Ergebnis wie früher,
nur waren keine Ödeme vorhanden. Systolischer Blutdruck 170 mm Hg.
Der Urin enthielt 0,3% Eiweiß, aber weniger Zylinder wie vorher. Am 23.
ging er wieder nach Hause.

Fall 240.

Eine 57jährige Frau fand am 9. 1. 1911 Aufnahme in dem Krankenhause.
Ihre Familienanamnese war gut. Seit etwa 11 Jahren wird sie durch Übelkeit
gequält, die etwa einmal in der Woche kommt und mit dem Erbrechen bitterer
grüner Flüssigkeit ihren Höhepunkt erreicht. Durch Selterwasser wird sie
gebessert. Von Schmerzen ist es nicht begleitet. Vor sieben Jahren trat die
Menopause ein. Im August 1910 klagte sie über Schwellung und Schmerzen
in den Knien, lag aber deshalb nicht zu Bett. Vier Wochen lang, nachdem
die Schwellung zurückgegangen war, bestand noch ein starkes Jucken in beiden
Beinen, das der Arzt auf Krampfadern zurückführte. Dieses Jucken ist seither
zeitweise wiedergekommen.

Seit acht Wochen hatte sie Fieber und Schüttelfröste und zweimal Zustände
von Bewußtlosigkeit, den ersten vor acht, den zweiten vor sechs Wochen, jedesmal von Schüttelfrost, von Cyanose und Bewußtlosigkeit begleitet, die nur
einige Minuten anhielt, obwohl der Schüttelfrost vier Stunden dauerte. Bei
dem zweiten Anfall fiel sie hin.

Seit vier Wochen hat sie jede Nacht gebrochen, und zwar im Anschluß
an einen Kolikanfall. Die Schmerzen traten zuerst in der linken Seite des
Leibes, später im Rücken auf. Der Schmerz ist scharf, strahlt aber nicht aus.
Während der Zeit konnte sie wenig essen und fühlte sich etwa so wie früher
in den ersten Monaten der Schwangerschaft. Der Stuhlgang ist angehalten.
Nykturie besteht nicht. Der Urin wurde vor einer Woche untersucht und war
normal. Vor zwei Jahren wog sie 160 Pfund mit Kleidern, jetzt unbekleidet 137.
Sie glaubt in den letzten Monaten ziemlich viel abgenommen zu haben.

Bei der **Untersuchung** zeigt sich die Patientin gut genährt. Pupillen und
Reflexe normal. Brust- und Bauchorgane negativ bis auf leichte Druckempfindlichkeit in der linken Flanke. Vorn am rechten Schenkel findet sich eine weiß-
liche Narbe von der Größe eines Zehnpfennigstückes. Blutdruck systolisch

170 mm Hg. Die 24stündige Urinmenge schwankt um 1200, das spezifische Gewicht um 1007—1010. Leichte Spuren von Eiweiß. In einer Probe mit dem Katheter entleerten Urins fand sich eine kleine Menge Eiter und rote Blutkörperchen, keine Zylinder. Lymphocyten 12 000 mit leichter polynukleärer Leukocytose. Hämoglobingehalt 85 %. Wassermann negativ. Augenhintergrund negativ. Der Urin zeigt eine Reinkultur von Kolibacillen, die sich aber einem Meerschweinchen injiziert als harmlos erwiesen. Das Röntgenbild zeigt zwei Steine in der linken Niere. Die Patientin fuhr fort zu erbrechen, trotz geeigneter Diät und Regelung des Stuhlganges und konnte nur wenig zu sich nehmen.

Am 16. 1. begannen bald nach dem Frühstück eigentümliche Krampfanfälle, die etwa folgendermaßen verliefen: Sie liegt ruhig da, der Radialpuls verschwindet und die Herztöne werden so schwach, daß man nur noch ein ganz leichtes Ticken, entsprechend dem ersten Herztone hört, am deutlichsten dicht am linken Sternalrande. Die Schnelligkeit ist etwa 70—80, der Rhythmus ganz regelmäßig. Die zweiten Töne sind nicht zu hören. In fünf bis zehn Minuten wird das Gesicht bleich, dann gräulich, die Augenlider fallen herab und die Augäpfel rollen mit weiten, nicht reagierenden Pupillen nach oben. Darauf folgen wenige schnelle, tiefe Atemzüge. Dann Zuckungen in beiden Armen, mit oder auch ohne starke Rückwärtsbewegung des Nackens. Alles das dauert zusammen etwa 20—30 Sekunden. Darauf folgen ein paar dumpfe, unregelmäßige Herzschläge, Augen und Mund werden zusammengezogen, dann läßt die Spannung im Gesicht nach, das sich wieder rötet. Die krampfhaften Bewegungen der Arme hören auf und die Pupillen kehren rasch zu ihrer normalen Größe zurück; die Kranke schaut in stummem Erstaunen um sich, als wenn sie aus einem schlimmen Traume erwachte. Im nächsten Moment kann schon ein zweiter Anfall beginnen.

In der Zeit ist der Puls regelmäßig, etwa 40 in der Minute und auf jeden Pulsschlag im Handgelenk scheinen zwei in den Nackenvenen zu kommen. Am 16. 1. hatte sie 25 derartige Anfälle am Tage und 10—20 in der darauf folgenden Nacht. Bei einem dieser Anfälle fiel sie, während die Pflegerin weggegangen war, um ein Glas Wasser zu holen, aus dem Bett.

Besprechung: Anfälle von galligem Erbrechen gehören zu den sonderbarsten und quälendsten Symptomen, die uns die Patienten berichten. Sie selbst scheinen soviel davon zu verstehen, und wir so wenig. In unserem Falle kann man wohl annehmen, daß diese Anfälle die gleiche Grundlage haben wie die späteren Zustände von Bewußtlosigkeit und Schüttelfrösten.

Die Verhältnisse während der letzten vier Wochen scheinen etwas anders zu liegen. Die nächtlichen Anfälle von Leibschmerzen und der ausgesprochene Gewichtsverlust scheinen auf etwas anderes hinzuweisen als worauf die Vorgeschichte hindeutet. Wahrscheinlich hat sie zwei voneinander zu unterscheidende Krankheiten.

Die nächtlichen Anfälle in Verbindung mit dem Untersuchungsbefunde in der linken Seite, das Verhalten des Urins und das Röntgenbild weisen ziemlich deutlich auf einen Nierenstein hin.

Etwas ganz anderes bedeuten die Anfälle am 16. 1. und in der darauf folgenden Nacht. Diese weisen deutlich auf das Gehirn hin und unsere weiteren Betrachtungen müssen sich darauf richten, herauszubekommen, was mit dem Gehirn los ist. Zuerst wollen wir feststellen, daß infektiöse Symptome nicht vorliegen, auch keine dauernden Kopfschmerzen und keine Neuritis optica. Ein Gehirntumor ist deshalb unwahrscheinlich. Können wir diese Symptome als urämisch betrachten? Möglich ist es, doch müßte man dann einen höheren Blutdruck und stärker ausgesprochene Veränderungen im Urin erwarten.

Gefäßkrisen im Verein mit Arteriosklerose geben vielleicht die verlockendste Erklärung. Der Puls ist niedrig genug, um an eine Adams-Stokessche Krankheit zu denken; einige von den Ärzten, die den Fall sahen, hielten dies für die richtige Diagnose. Man erhielt aber von den Halsvenen keine befriedigenden Pulskurven, und ich habe mich schon lange daran gewöhnt, keiner Diagnose auf Herzblock zu trauen, die lediglich auf einfache Beobachtung der Pulsation am Halse beruht. Im ganzen schwankt die Diagnose zwischen Adams-Stokesscher Krankheit und Gefäßkrisen. Die Todesursache ist nicht klar, wahrscheinlich haben aber die beschriebenen Gehirnanfälle dieselbe Ursache. Die Gewichtsabnahme muß auf die Arteriosklerose zurückgeführt werden.

Verlauf: Am folgenden Tage starb die Kranke in einem Anfall, der genau so begann wie die übrigen. Die Autopsie zeigte eine arteriosklerotische Nephritis mit einem Stein in dem linken Nierenbecken und leichte Hydronephrose. Außerdem fanden sich einige Steine aus oxalsaurem Kalk im Gewebe beider Nieren; leichte Hypertrophie und Dilatation des Herzens. Chronische Pleuritis; alte Lungentuberkulose beider Spitzen; Gallensteine. Das Herz zeigte in der Gegend des Hisschen Bündels keine Veränderungen. Das Gehirn war normal.

Fall 241.

Ein 65jähiger Agent kam am 30. 11. 1910 in das Krankenhaus. Seine Familienanamnese war ausgezeichnet. Schon seit einiger Zeit konnte er nicht mehr auf der linken Seite schlafen, warum weiß er nicht. Er war immer tätig und muskelkräftig, hatte aber irgendwelche Magenbeschwerden, deren Natur er nicht genau beschreiben kann. Seit drei Monaten hat er an Gewicht abgenommen.

Vor zehn Jahren hatte er einen Anfall, der dem jetzigen ganz ähnelt. Seither hatte er im ganzen sechs bis sieben. Jedesmal wird er plötzlich ohnmächtig ohne das geringste Warnungszeichen. Einmal passierte es ihm in der Mitte eines Satzes. Nach 10 bis 15 Minuten beginnt er sich zu erholen und nach zwei bis drei Stunden ist alles wieder in Ordnung. Während des Anfalles fühlt er sich kalt an und schwitzt stark.

Es bestehen weder Krämpfe, Schaum vor dem Munde, noch Schreien, noch verunreinigt er sich dabei. Ein Schluck Alkohol scheint die Anfälle abzukürzen. Sie gehen mit Blässe und Cyanose einher. Der letzte Anfall war vor einem Vierteljahr und dauerte länger als die übrigen.

Heute nachmittag um $2^1/_4$ Uhr wurde er bewußtlos auf der Straße aufgelesen. Um $5^1/_2$ Uhr erkannte er seinen Sohn, schien aber noch etwas stumpf. Später zeigte der Kranke leichte Aphasie, konnte aber Fragen ziemlich gut beantworten und gab an, bei Beginn des Anfalles hätte er bemerkt, daß er seine Hände nicht gebrauchen könne, die ein wenig zitterten. Was sonst geschah, weiß er nicht anzugeben. Dyspnoe oder Herzbeschwerden hat er nie gehabt. Im Jahre 1904 wurde er nach einem Anfall untersucht und erzählte, sein Herz wäre ganz in Ordnung gewesen und seine Ohnmachten kämen von Verdauungsbeschwerden und Kummer her.

Bei der **Untersuchung** fand sich die Pupillenreaktion ganz deutlich auf der linken Seite etwas träge. Die Zunge wird gerade heraus gestreckt. Herzspitzenstoß gerade außerhalb der Brustwarzenlinie. Herzaktion langsam, regelmäßig, keine Geräusche. Der Puls zeigte keine vermehrte Spannung. Der

systolische Blutdruck fiel von 180 mm Hg bei der Aufnahme in einer Woche
auf 105. Der Puls betrug während der Woche, die er im Krankenhaus war,
etwa 60. Lungen- und Leiborgane normal. Reflexe, Motilität und Sensibilität
ohne Störungen. Blut und Urin normal bis auf ganz vereinzelte hyaline und
granulierte Zylinder bei der Untersuchung am 1. 12. 1910.

Am 2. 12. fiel auf, daß der Radialis-Periost-Reflex und der Achillessehnenreflex rechts vermehrt war, der Cremasterreflex rechts herabgesetzt. Denken
und Sprechen geht langsam und ungenügend von statten. Er kann kaum lesen
oder buchstabieren, obwohl er sich bemüht, darin vorwärts zu kommen.

Besprechung: Ohnmachtsanfälle, die mit 55 Jahren beginnen, gibt es natürlich nicht. Kein Mensch hat Ohnmachtsanfälle unabhängig von einer organischen
Krankheit und die meisten derartigen Anfälle, die von den Leuten so genannt
werden, erweisen sich als Folge einer Urämie oder Arteriosklerose und
wenn schon der Mißgriff vermieden wird, die Diagnose auf Ohnmacht zu stellen,
so droht ein zweiter weit verbreiteter, sie auf Verdauungsbeschwerden
zurückzuführen. Diesen Fehler hatte man auch in unserem Falle begangen.
Es ist hohe Zeit, daß wir alle uns davon überzeugen, daß Verdauungsbeschwerden
niemals ausgesprochene Gehirnsymptome hervorrufen, und daß die Indisposi-
tionen alter hervorragender Leute bei Diners und sonstwie, wenn man sie auch
gewöhnlich auf Verdauungsbeschwerden zurückführt, doch gewöhnlich eine
Gefäßstörung darstellen und eine Erkrankung des Herzens, des Gehirns oder
der Nieren bedeuten.

In unserem Falle lassen die Aphasie, die Parese der Hände und der Hinweis
auf eine Hemiplegie, den die Untersuchung gibt, der hohe Blutdruck und die
geistigen Veränderungen nur die Diagnose auf Gehirnarteriosklerose zu.
Ob es sich dabei um eine wirkliche Gehirnblutung handelt oder ob wir es nur,
wie es wahrscheinlicher ist, mit Gefäßkrisen zu tun haben, kann man nicht
sicher unterscheiden. Solche Anfälle wiederholen sich mit Sicherheit und
werden gewöhnlich schlimmer. Am 9. 12. konnte er wieder lesen, ordentlich
laufen und durfte nach Hause gehen.

Fall 242.

Ein 65jähriger Hausierer suchte am 22. 3. 1911 das Krankenhaus auf.
Seine Familienanamnese ist o. B. Er war bis vor sechs Wochen immer gesund.
Am 15. 2. 1911 wurde er plötzlich in einem Geschäft ohnmächtig, fiel und verletzte sich am Kopfe. Innerhalb einer Minute war er wieder bei Bewußtsein
und klar bei Verstande, aber er hatte ein eigentümliches Gefühl im Leibe und
fühlte sich einige Minuten schwach. Er wurde in den Krankenraum gebracht
und die Wunde genäht, worauf er wieder ohnmächtig wurde und eine halbe
Minute ohnmächtig war, dann brachte man ihn auf eine Unfallstation, wo er
noch einmal das Bewußtsein verlor und 24 Stunden zu Bett blieb, worauf man
ihn nach Hause schickte, wo er seither das Bett gehütet hat. Während der letzten
sechs Wochen hatte er Anfälle genau wie der erste, sie haben aber die letzten
drei Tage nachgelassen. Niemals traten dabei krampfhafte Bewegungen auf,
niemals Atemnot, Husten, Cyanose, Kopfweh, Schwindel oder irgendwelche
Symptome des Gehirntraktes. Er sagt, er hätte fast nichts gegessen, seine Zeit
würde vollkommen dadurch aufgebraucht, daß er viel Medizin und Pulver Tag
und Nacht nehmen müßte. Er hat ganze Haufen von leeren Flaschen als einzige
Wirkung davon zu Hause stehen.

Die **Untersuchung** zeigt nichts von Besonderheit, bis auf das Gefäßsystem.
Die Herzdämpfung reicht nach oben bis zur 2. Rippe, 11 cm nach links von der
Mittellinie, 2 cm innerhalb der Brustwarzenlinie. Der rechte Herzrand liegt

hinter dem Sternum an einem nicht genau zu bestimmenden Punkte. Herzspitzenstoß weder zu sehen noch zu fühlen. Herztöne regelmäßig und kräftig. Über dem ganzen Herzen hört man ein rauhes, systolisches Geräusch, am lautesten dicht innerhalb der Herzspitze. Die Halsvenen sind ausgedehnt und schlagen immer zweimal auf jeden Schlag an der Radialis. Dort beträgt der Puls 30—35 in der Minute. Urin negativ. Der systolische Blutdruck schwankte während des Krankenhausaufenthaltes von 190—150 mm Hg, der diastolische von 60 bis 90. Die Röntgendurchleuchtung verlief ohne Ergebnis. Atropin und Strychnin, subcutan angewendet, hatten keine besondere Wirkung. Blut und Urin zeigte nichts von Bedeutung.

Besprechung: Natürlich war es kein Ohnmachtsanfall, den unser Patient vor sechs Wochen hatte. Man hört oft von den Leuten in dem Alter erzählen, sie seien die Treppe herunter gefallen und hätten sich am Kopf verletzt. Was

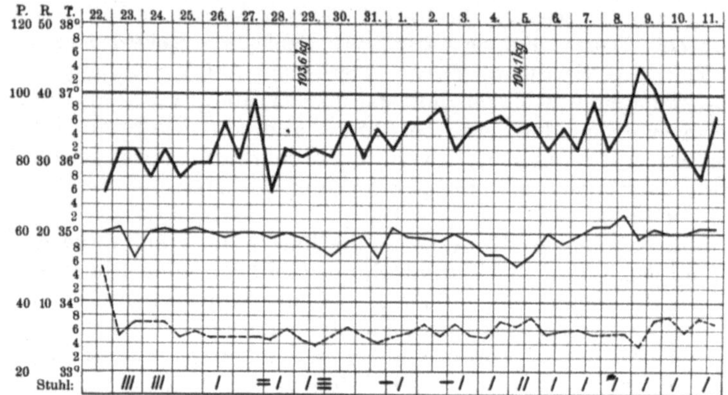

Abb. 201. Temperaturkurve zu Fall 242.

wirklich geschehen, ist, daß sie bewußtlos wurden und deshalb hinfielen, nicht, aber, daß sie hinfielen und deshalb das Bewußtsein verloren.

Handelt es sich um einen jüngeren Menschen, so könnte es sich vielleicht nur um einen Ohnmachtsanfall handeln, aber bei einem 50jährigen Manne müssen wir mit der Diagnose. Ohnmacht außerordentlich zurückhaltend sein.

Wenn wir nun zu der positiven Betrachtung des Falles kommen, so müssen wir eingestehen, daß ohne Aufnahme von Pulskurven, von Nackenvenen und Radialis wir niemals sicher sein können, ob die Beobachtung von zwei Pulsationen an den Halsvenen zwischen jedem Radialpuls richtig ist oder nicht. Die Anfälle erinnern an die Adams-Stokessche Krankheit, aber man ist bei dieser Diagnose vielen Irrtümern unterworfen, wenn man nicht die genauesten Beobachtungsmethoden anwendet. Handelt es sich dabei nicht um Herzblock, so bleibt das Wahrscheinlichste eine Gefäßkrise.

Verlauf: Am 12. 4. verließ er das Krankenhaus, nachdem er in der ganzen Zeit Anfälle von Bewußtlosigkeit gehabt hatte.

Fall 243.

Ein 36jähriger Chauffeur wurde am 10. 7. 1911 in das Krankenhaus aufgenommen. Seine Familien- und Eigenanamnese sind ausgezeichnet. Vor zehn Jahren war der Patient sehr kräftig und betätigte sich als Athlet. Seit er diesen Sport aufgegeben hat, vor neun Jahren, ist er weniger kräftig als früher, aber bemerkte auch bis vor einem Jahre keine besonderen Veränderungen. Dann fiel ihm auf, daß er leicht ermüdete; er mußte zeitweise seine Tätigkeit als Chauffeur einen bis sieben Tage aussetzen. Trotzdem arbeitete er mit kleinen Pausen bis vor zwei Wochen. Vor zehn Tagen wurde er zum ersten Male in seinem Leben ohnmächtig, obwohl er sich in den letzten Monaten schon hin und wieder schwach gefühlt hatte. Seit einigen Monaten bemerkt er auch Herzklopfen und Atemnot bei Anstrengungen. Der Appetit war bis vor zehn Tagen ausgezeichnet. Seither ist er schlecht. Stuhlgang unregelmäßig, gewöhnlich verstopft. Seit einer Woche klagt er über Schmerzen im Munde. Vor neun Jahren wog er 170 Pfund, jetzt 143.

Die **Untersuchung** zeigt Gewichtsabnahme, die Lederhäute sind leicht gelb, die Schleimhäute sehr blaß. Pupillen normal, Patellarreflex abgeschwächt, aber vorhanden. Die Herzdämpfung normal. Der Herzspitzenstoß ist weder zu sehen noch zu fühlen. Über der ganzen Herzgegend hört man ein lautes, blasendes Geräusch, am lautesten an der Herzspitze. Lungen- und Leiborgane o. B. Urin negativ. Blut Abb. 202.

Besprechung: Hier scheint es sich um einen Ohnmachtsanfall infolge von Schwäche zu handeln, was man die kachektische Art der Ohnmacht nennen könnte. Ich wüßte nicht, wie man aus der Anamnese einen Schluß über die

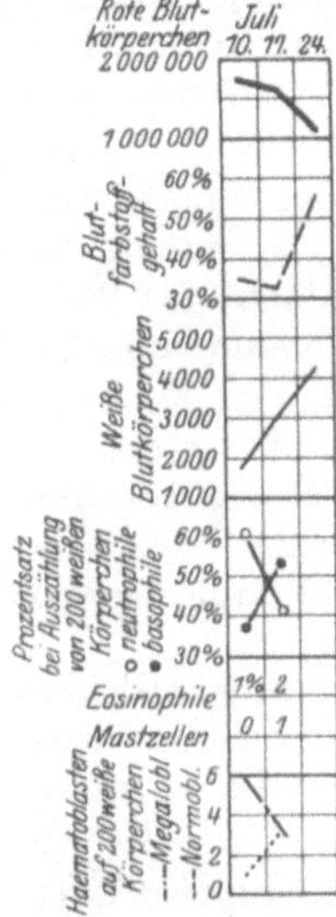

Abb. 202. Blutkurve zu Fall 243.

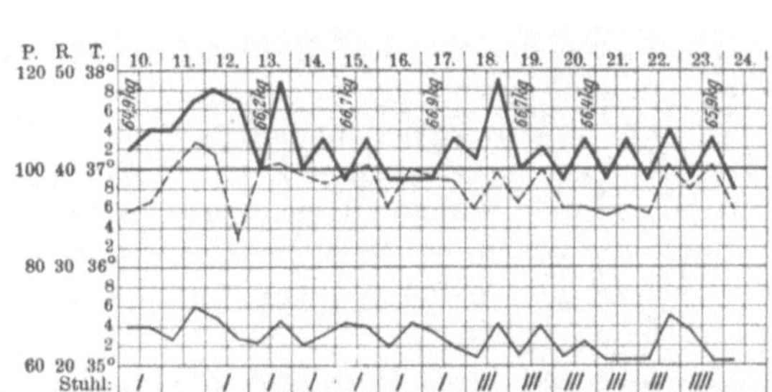

Abb. 203. Temperaturkurve zu Fall 243.

zugrunde liegende Krankheit ziehen könnte. Das Blutbild läßt keinen Zweifel, daß es sich um eine perniziöse Anämie handelt. Ohnmachtsanfälle sind bei dieser Krankheit verhältnismäßig selten, überraschend selten, wie hoch der Grad der Anämie auch sein mag.

Verlauf: Der Patient nahm in der ersten Woche vier Pfund zu, nahm aber in der zweiten Woche zwei Pfund ab. Er hatte ein leichtes unregelmäßiges Fieber (Abb. 203). Am 24. ging er nach Hause. Er fühlte sich etwas besser als bei der Aufnahme.

Fall 244.

Eine beschäftigungslose Frau von 21 Jahren kam am 8. 11. 1911 in das Krankenhaus. Familien- und Eigenanamnese ausgezeichnet. Niemals war sie nervös. Vor ein und einem halben Jahre begann sie, ohne daß sie eine Ursache dafür wußte, ohnmächtig zu werden, in unregelmäßigen Zwischenräumen, mehrmals am Tage, manchmal nur einmal in 14 Tagen. Bei diesen Anfällen verliert sie das Bewußtsein und fällt hin, manchmal auf die Erde, manchmal aus dem Bett, hat sich aber nie verletzt. Bei den Anfällen werden die Arme und Beine steif und gebeugt; wenn sie wieder zu sich kommt, bewegt sich ihr

Mund. Die Anfälle dauern 15—30 Minuten; darauf folgt eine Zeit von etwa einer halben Stunde, in der sie sich sehr schwach fühlt. Unmittelbar vor der Periode sind die Anfälle schlimmer, in den Zwischenräumen fühlt sie sich völlig wohl. Gelegentlich ist ihr nach einem dieser Anfälle übel, aber sie hat nie Erbrechen. Sie sieht gut und hat auch sonst keinerlei Symptome.

Die **Untersuchung** zeigt guten Ernährungszustand. An beiden Hornhäuten kleine weiße Narben. Die rechte Pupille weiter als die linke, beide reagieren normal. An der Herzspitze und von dort nicht weit fortgeleitet hört man ein weiches blasendes Geräusch. Der zweite Pulmonalton ist lauter als der zweite Aortenton, aber nicht akzentuiert. Der Puls ist rechts stärker als links. Die Lungen zeigen keine Veränderungen. Im unteren Teile des Leibes findet sich verbreitet leichte Druckschmerzhaftigkeit, sonst aber nichts von Bedeutung. Das Hymen ist erhalten. Die Schamlippen sind nicht verdickt und nicht pigmentiert. Reflexe normal. Das linke Bein ist etwas kürzer als das rechte. Blutdruck systolisch 115 mm Hg. Die Wassermannsche Reaktion verlief zweifelhaft, aber nicht positiv. Temperatur, Atmung, Blut und Urin sind normal.

Besprechung: Handelt es sich hier um eine organische oder funktionelle Erkrankung? Für eine organische Erkrankung spricht die Kleinheit des linken Pulses, die linke Pupille, das linke Bein, die verdächtige Wassermannsche Reaktion und die Narben an den Hornhäuten. Keine von allen diesen Tatsachen ist aber beweisend.

Für eine funktionelle Erkrankung spricht das Alter und Geschlecht, der Zusammenhang der Beschwerden mit der Menstruation, der negative Ausfall der Untersuchung und vor allem die Tatsache, daß die Anfälle nur in der Nacht auftreten, daß die Patientin sich nie dabei verletzt hat und daß sie niemals irgendeines der charakteristischen Zeichen von Epilepsie darbot.

Die Anfälle sind offenbar zu lang, um sie noch als einen Ohnmachtsanfall zu bezeichnen, die Starre ist dabei ganz uncharakteristisch. Andererseits findet sich dieses beides gerade bei Hysterie und ich sehe keinen Grund, an dieser Diagnose vorüberzugehen.

Verlauf: Während ihres fünftägigen Aufenthaltes im Krankenhause hatte die Kranke keine Anfälle und legte keinen Wert darauf behandelt zu werden.

Fall 245.

Ein 18jähriges Fabrikmädchen suchte am 14. 3. 1912 das Krankenhaus auf. Familien- und Eigenanamnese ohne Besonderheiten, nur ißt die Patientin alle Tage sehr viel Zuckerzeug. Vor zehn Monaten bekam die Kleine, ohne daß eine Ursache dafür bekannt war, Ohnmachtsanfälle. In den ersten drei Wochen traten sie 15—20mal am Tage auf. Seither sind sie immer seltener geworden und kommen nur einmal in dem Monat. Oft gehen ihnen schlechter Appetit, Kopfschmerzen und Benommenheit voraus. Nach dem Ohnmachtsanfalle fühlt sie sich wohl.

In den Anfällen fällt sie manchmal hin und schlägt mit dem Kopfe auf. Manchmal kann sie noch ein Glas Wasser trinken, dann geht es vorüber, ohne daß sie bewußtlos wird. Sie hat weder Zuckungen noch Krämpfe, bemerkt nicht, wenn ein Anfall kommt bis auf die bereits erwähnten allgemeinen Symptome. Die Anfälle können zu jeder Tageszeit auftreten, niemals aber des Nachts. Während der ersten drei Monate ihrer Krankheit hat sie dauernd gearbeitet. Sie hat jetzt keinen Appetit und ißt nur schlecht. Der Stuhlgang ist regelmäßig. Sie ißt in einer Gastwirtschaft, wo sie für die Woche drei Dollar bezahlt. Ihr Schlaf ist gut.

Bei der **Untersuchung** zeigt sich die Patientin blaß und sieht müde aus. Pupillen- und Sehnenreflexe normal. Organe o. B. Blut und Urin negativ. Während der zehntägigen Beobachtung kein Fieber. Blutdruck systolisch 120 mm Hg. Weitere Nachforschungen ergaben, daß sie in einem Zimmer zusammen mit ihrer Schwester wohnt. In dem gleichen Hause wohnt ein anderes Mädchen, deren Bruder mit ihrer Schwester ein Verhältnis haben soll. Der Bruder und der Vater dieser Freundin trinken viel und arbeiten wenig, so daß die drei Mädchen, die alle in einer Tintenfabrik arbeiten, die zwei Männer aushalten müssen.

Ein Freund beschrieb einen Anfall, den er gesehen hatte. Der Hals wurde allmählich steif, der Kopf nach hinten gebeugt, die Augen geschlossen, dann sank die Kranke bewußtlos vom Stuhl und blieb so fünf bis sechs Minuten. Die Beine waren steif und ausgestreckt. Die Patientin schrie weder, noch hatte sie Krämpfe, nur zeigten sich, als sie wieder zu sich kam, leichte Spasmen an den Armen und Beinen. Am 24. hatte sie einen Anfall, der mit einer Art von Schütteln begann, wobei die Beine steif und die Augen fest geschlossen wurden.

Besprechung: Die schlechten hygienischen Verhältnisse, in denen sich die Patientin befindet, sind aller Wahrscheinlichkeit nach von Wichtigkeit; entweder rufen sie die Anfälle hervor oder machen sie wenigstens schwerer. Der wichtigste Punkt für die Diagnose ist der negative Ausfall der Untersuchung, besonders wenn man dabei das Alter und Geschlecht der Kranken in Betracht zieht. Natürlich handelt es sich nicht um Ohnmachtsanfälle, denn diese kommen nicht 15—20 mal am Tage und auch fühlt man sich danach nicht wohler.

Die Beschreibung der Anfälle, die mit Spasmen und Steifheit der Glieder beginnen, spricht stark für Hysterie und bei dem Fehlen aller anderen Symptome ist wohl keine andere Diagnose möglich.

Verlauf: Kummer und seelische Konflikte genügen, um solche Symptome, wie sie hier beschrieben sind, hervorzurufen. Am 29. 11. 1912 ging es ihr besser und sie hatte viel weniger Anfälle.

Heiserkeit und Aphonie.

Laryngitis	�	1830
Phthise		670
Neubildung des Larynx oder der Stimmbänder		112
Aneurysma		65
Hysterische Aphonie		59

13. Kapitel.

Heiserkeit.

Die Fälle von Heiserkeit können eingeteilt werden in solche, die akut auftreten und gewöhnlich ohne besondere Bedeutung sind und andere, die chronisch verlaufen und in der Regel ernst beurteilt werden müssen. Jeder, der viel sprechen muß, bekommt einmal eine akute Laryngitis als Ursache der unvermeidlich darauf folgenden Heiserkeit. Wie diese Reizung zustande kommt, weiß ich nicht, Wenn jemand mit seiner Stimme umzugehen weiß, kann er viel lauter und eindringlicher sprechen und doch bei klarer Stimme bleiben, als sein Nachbar, der heiser wird. In mancher Beziehung ist es eher der Mißbrauch, als die Überanstrengung der Stimme, die solche Störungen hervorruft.

Nach einer gewöhnlichen akuten Laryngitis, wie sie als Teilerscheinung bei Erkältungen auftritt, verhält sich die Stimme des Mannes ganz anders als die der Frau. Beim Manne werden die Stimmbänder locker, und die Stimme wird ein tiefer Baß, aber sie geht selten verloren. Bei Frauen dagegen sehen wir solche ausgesprochene Vertiefung im Stimmklange nicht, sondern es ist viel häufiger, daß eine völlige Aphonie oder Stimmlosigkeit nach einer leichten Laryngitis auftritt. Dies ist von beträchtlicher Bedeutung zur Erklärung des Zustandes, den man „hysterische Aphonie" nennt. Solchem Zustande geht gewöhnlich ein Anfall von gewöhnlicher akuter Laryngitis voraus. Er kommt in der Regel nicht aus rein psychischen Ursachen, ist aber auch davon nicht unabhängig. Die Verbindung zwischen der Gehirninnervation, was wir den Willen nennen, und den Stimmbändern ist infolge der Laryngitis zeitweise unterbrochen.

Dies ist der erste Schritt in dem Vorgange. Besteht nun eine angeborene Neigung zu pathologischer Vergeßlichkeit, oder mit anderen Worten besteht eine Neigung zur Hysterie, so kann es große Schwierigkeiten machen, daß der Kranke die Erinnerung daran wiedergewinnt, wie er sprechen muß. Wenn diese Beschwerde anhält und die Aphonie verlängert, nachdem die Laryngitis schon abgeheilt ist, so sprechen wir sehr natürlich von Hysterie, aber wir sollten uns doch immer daran erinnern, daß solche Anfälle auch bei Leuten vorkommen

können, die nicht in dem Sinne hysterisch sind, daß sie irgendwelche anderen
Zeichen dieser Krankheit zeigen. Mit anderen Worten, in vielen von uns
ist genügend Neigung zur Hysterie vorhanden, um zu einer hysterischen
Aphonie zu kommen, vorausgesetzt, daß einmal die Verbindung zwischen
Gehirn und Stimmbändern durch eine Laryngitis durchbrochen wird. Bei
Männern kommt diese Unterbrechung nicht oft vor und wahrscheinlich ist dies
eine der Ursachen für die Seltenheit hysterischer Aphonien beim männlichen
Geschlechte.

Chronische Heiserkeit oder Aphonie beruht fast ausschließlich auf organischer
Erkrankung des Kehlkopfes oder einer Drucklähmung, die durch Aneurysmen
oder Tumor des Mediastinums hervorgerufen wird. Gelegentlich kann auch
der Druck des erweiterten Herzens bei Mitralstenose oder anderen Herzerkrankungen die gleichen Wirkungen haben. Auch Vergrößerung des linken
Lappens der Schilddrüse, sowie gelegentlich geschwollene Bronchiallymphknoten können einen ähnlichen Druck hervorrufen. Auch Tuberkulose der
einen Lungenspitze kann den Nervus recurrens in Mitleidenschaft ziehen und
so Lähmung eines Stimmbandes zur Folge haben.

Im Kehlkopfe selbst sind Tuberkulose, Syphilis und gutartige oder bösartige
Tumoren die häufigste Ursache von Heiserkeit oder Aphonie. Die Diagnose
dieser Zustände beruht natürlich auf der Untersuchung durch einen erfahrenen
Kehlkopfarzt.

Fall 246.

Eine 52 jährige Frau kam am 10. 1. 1908 in das Krankenhaus. Zwei ihrer
Schwestern starben an Krebs, eine an den Nerven, ihr Mann starb mit 29 Jahren
an Herzkrankheit und Schlaganfall. Sie hat ein 24 jähriges gesundes Kind.
Vor vielen Jahren hatte sie eine sehr schwere Diphtherie. Vor vier Jahren
wurde die Gebärmutter teilweise wegen einer Geschwulst herausgenommen
und ein Jahr später mußte die linke Niere entfernt werden, „weil etwas bei der
früheren Operation angeschnitten worden war". In der Nacht läßt sie vier
bis zehnmal Wasser, wobei die Menge mit der der aufgenommenen Flüssigkeit
wechselt.

Vor drei Wochen machte sie eine Erkältung des Kopfes durch und hatte
eine Halsentzündung. Vor einer Woche wurde sie schwindlig und verlor auf
der Straße fast das Bewußtsein. Sie schwankte, kam aber noch nach Hause.
Seither klagt sie über Fieber, Schwitzen, Husten, Halsschmerzen, Kopfweh
und zunehmende Heiserkeit. Der Husten war bis heute trocken, jetzt beginnt sie dickes, eitriges Sputum auszuwerfen. Seit drei Tagen kann sie nicht
sprechen.

Die **Untersuchung** ergibt Fettleibigkeit, normale Pupillen und Reflexe,
auf Druck schmerzhafte Lymphknoten im linken Kieferwinkel, sowie Herpes
an Nase und Oberlippe. Auf den Lungen fand man überall giemende Geräusche,
sonst waren sie negativ, ebenso das Herz. Die Pulsspannung schien vermehrt
zu sein, der Blutdruck wurde nicht gemessen. Sonst fand sich nichts von Bedeutung. Die Gestalt der Nase zeigt Abb. 204. Der Laryngologe fand eine chronische
atrophische Rhinitis, sowie akute Laryngitis und Pharyngitis. Im Blute fanden
sich 11 000 Leukozyten und 85 % Hämoglobin. Der Urin war normal. Temperatur Abb. 205. Während der ersten Nächte ihres Aufenthaltes im Krankenhause hatte die Patientin schwere Anfälle von laryngealer Dyspnoe mit
croupartigem Husten. Eine Intubation wurde in Aussicht genommen, war
dann aber nicht nötig. Am 15. ließen diese Anfälle nach, aber die Lungen

waren voll von trockenen und feuchten Rasselgeräuschen. Damals wurde festgestellt, daß der Gaumenreflex fehlte, vielleicht als Folge der früheren Diphtherie.

Besprechung: Beim ersten Blick auf unsere Patientin ist man ganz berechtigt an eine akute Laryngitis zu denken. Die drei Wochen von Halsschmerzen, Husten, Kopfweh und zunehmender Heiserkeit sind dafür ganz typisch. Auch der Herpes und die Schwellung der Lymphknoten am Halse stimmen mit einer solchen Diagnose durchaus überein.

Andererseits muß uns die Vermutung von Syphilis bei ihrem Gatten, die Nykturie der Kranken und das Fehlen der Gaumenreflexe doch etwas einhalten lassen, um zu überlegen, ob nicht eine ernstere Erkrankung, vor allem Syphilis, im Hintergrunde steht.

In Fällen dieser Art ist die Hilfe eines Laryngologen von ausschlaggebender Be-

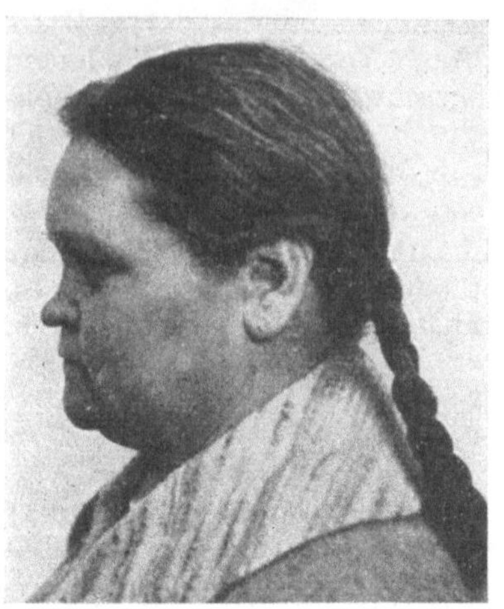

Abb. 204.   Form der Nase in Fall 246.

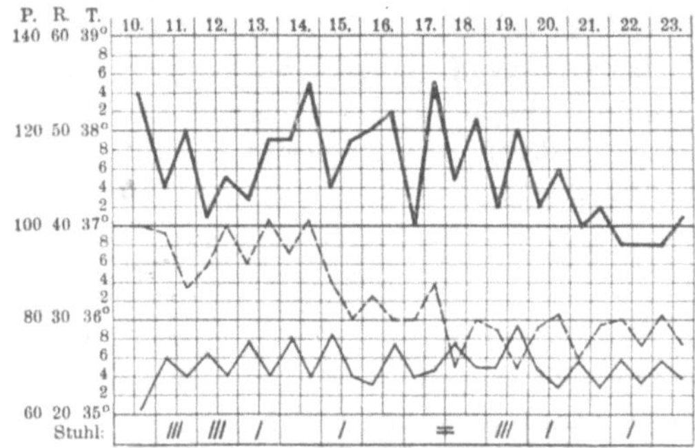

Abb. 205.   Temperaturkurve zu Fall 246.

deutung, um zu einer schnellen und sicheren Diagnose zu kommen. Ohne das kann man wohl durch glücklichen Zufall recht gehen, aber nicht mehr. Nach dem Ergebnis der Kehlkopfuntersuchung haben wir im vorliegenden Falle keinen Grund mehr daran zu zweifeln, daß die akute Infektion der oberen Luftwege alles ist, was der Patientin fehlt.

Fall 247.

Eine 24 jährige Pflegerin, die früher in einem Irrenhaus tätig war, wurde am 8. 4. 1901 auf die Station aufgenommen. Sie gibt an, sie hätte sich bis vor drei Tagen ganz wohl gefühlt, dann begann sie bei der Arbeit über Kopfschmerzen, allgemeine Muskelschmerzen, Kältegefühl, Fieber, Schwitzen, Übelkeit und Verlust des Appetites zu klagen. Ihre Stimme wurde immer heiserer und seit gestern kann sie gar nicht sprechen. Zu Beginn der Krankheit bestanden etwas Husten ohne Auswurf, leichte Halsschmerzen und Steifigkeit des Nackens. Sie arbeitete gestern, mußte sich aber des Abends zu Bett legen.

Die **Untersuchung** zeigte guten Ernährungszustand, Herpes der Unterlippe, Rötung der Mandeln und des Rachens, sowie auf Druck schmerzhafte Lymphknoten auf beiden Halsseiten. Es fand sich ein weiches systolisches Geräusch an der Herzspitze ohne andere Veränderungen. Lungen, Leib und Nervensystem normal. Blut und Urin unverändert. Auf der Station lag die Kranke meist apathisch und wachte nur von Zeit zu Zeit plötzlich auf. Husten hatte sie nicht. Die Untersuchung des Kehlkopfes zeigte keine Veränderungen.

Besprechung: Sicherlich begann die Erkrankung mit einer akuten Infektion. Alles in der Anamnese und das Ergebnis der Untersuchung sprechen dafür. Eine danach zurückbleibende Aphonie gehört gewöhnlich der sogenannten hysterischen Art an, wie wir sie in der Einleitung des Kapitels beschrieben haben.

Verlauf: Die Diagnose lautete hysterische Aphonie. Vom 14. an war die Stimme wieder normal. Es stellte sich heraus, daß sie im vergangenen Winter einen hysterischen Anfall gehabt hatte. Am 18. wurde sie munter entlassen.

Fall 248.

Ein 45 jähriger Goldarbeiter kam am 5. 10. 1906 in das Krankenhaus. Die Familienanamnese ist ohne Bedeutung, er selbst war früher nie krank. Geschlechtskrankheiten stellt er in Abrede.

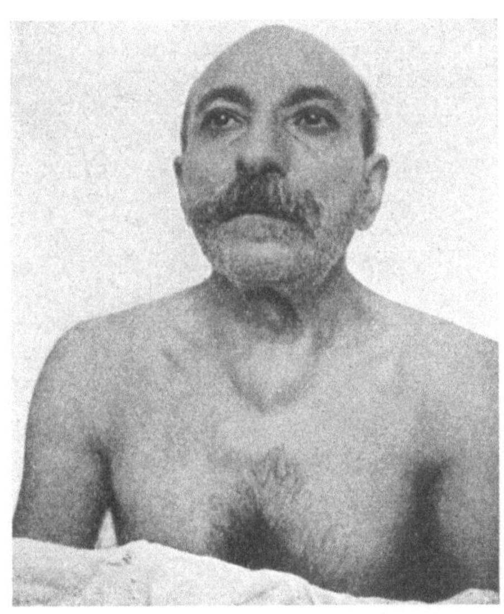

Abb. 206. Kopfform und suprasternale Vorwölbung in Fall 248.

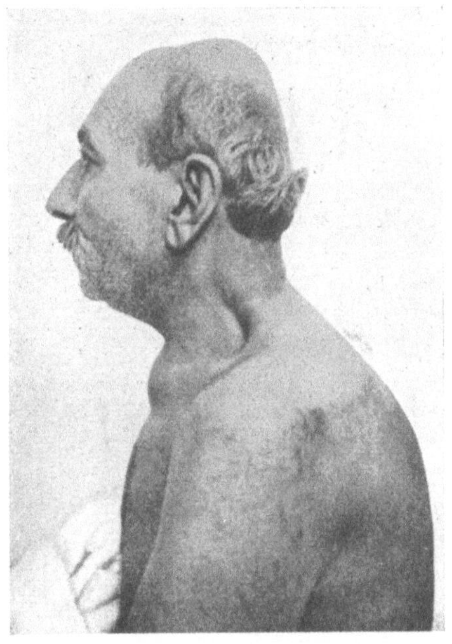

Abb. 207. Kopfform und suprasternale Vorwölbung in Fall 248.

Vor drei Jahren begannen schießende Schmerzen in der rechten Hand und im Unterarm. Später traten ähnliche Schmerzen auf der anderen Seite auf, die noch weiterhin sich auch in Schulter und Nacken ausdehnten, selbst bis zum Kopf. Diese Schmerzen haben angehalten und sind stetig schlimmer geworden, sie sind von vielen Ärzten als Rheumatismus ohne Erfolg behandelt worden, so daß er die letzten drei Jahre nicht mehr arbeiten konnte. Unter den Schultergürtel haben sie sich nie erstreckt.

Bis zum Herbst 1906 hatte der Patient gar keine anderen Symptome, dann zeigte sich Heiserkeit, schwerer Husten, oft trocken, häufig mit schleimigem Auswurfe. Dieser Husten hat bis jetzt angehalten mit einer vorübergehenden Besserung im vergangenen Sommer. Zugleich zeigte sich Dyspnoe bei Anstrengung. Vor fünf Monaten begann nächtliche Orthopnoe.

Die **Untersuchung** zeigte eine auffallende Abflachung des Hinterkopfes (Abb. 206—207). Die Schleimhäute waren cyanotisch, die Pupillen normal.

Die Stimme war heiser und es bestand ein klingender Husten. An der Spitze des Brustbeines fand sich ein runder pulsierender Tumor, der sich nach abwärts bis etwa $2^1/_2$ cm unterhalb des Ludwigschen Winkels und nach oben bis zum Kehlkopf erstreckte. Er war 9 cm breit und 5 cm hoch, auf Druck war er empfindlich. Der Herzspitzenstoß reichte 2 cm außerhalb der Brustwarzenlinie. Im 5. Intercostalraum, nach rechts, bestand keine Erweiterung. An der Herzspitze hörte man ein lautes systolisches Geräusch, das nach der Achsel fortgeleitet wurde. Auch über der Geschwulst hörte man das gleiche laute systolische Geräusch. Um den Tumor herum fand sich eine Dämpfungszone (Abb. 208). Der

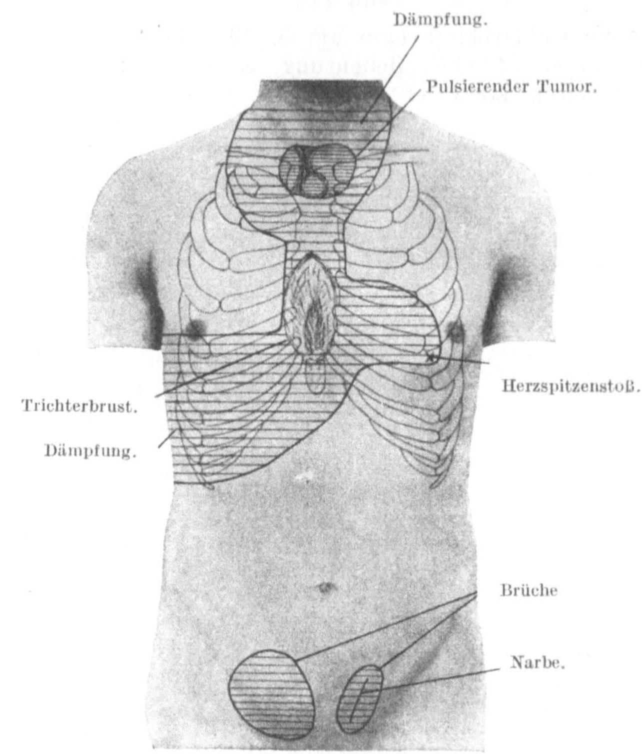

Abb. 208.   Untersuchungsergebnis in Fall 248.

linke Puls schien etwas voller als der rechte. Die Arterienwände waren leicht zu fühlen. Lungen und Leib waren bis auf eine doppelte Inguinalhernie normal.

Die laryngologische Untersuchung zeigte Lähmung des Recurrens. Der Blutdruck war bei der Aufnahme 155 mm Hg. Er fiel bald auf 130 und blieb so während der neun Monate, die der Kranke im Krankenhause war. Blut und Urin zeigte keine Veränderungen. Fieber bestand nicht. Der Husten konnte nur durch Codein oder Morphium gebessert werden. Die Durchleuchtung zeigte einen Schatten, der mit der aufsteigenden Aorta und dem Aortenbogen zusammenhing. Von Zeit zu Zeit hörte man auch ein diastolisches Geräusch, am besten an der Herzspitze, aber auch im 4. oder 5. Intercostalraum, nahe dem Brustbein. Der Arzt führte es auf eine Mitralstenose zurück. Schwach konnte man es noch weit hinter der hinteren Axillarlinie wahrnehmen. Es war ein langes frühdiastolisches Geräusch und ersetzte den zweiten Aortenton an der Spitze.

Am 30. 1. wurden 250 ccm einer einprozentigen Gelatinelösung unter die Haut der linken Bauchseite eingespritzt. Das verursachte heftige Schmerzen, und zwei Stunden später zeigte sich ein Schüttelfrost mit Temperaturanstieg auf 38,9°, der in 36 Stunden wieder abfiel. Eine Zone von Druckschmerzhaftigkeit und Rötung umgab die Stelle der Injektion und erstreckte sich links um den Rücken. Am 5. 2. war sie noch vorhanden. Zu der Zeit war das diastolische Geräusch in der linken vorderen Axillarlinie lauter als das systolische. Am 9. 2. war die lokale Reaktion an der Stelle der Gelatineinjektion verschwunden, und am 12. bekam der Patient eine zweite. Die Reaktion entsprach der ersten, war aber etwas leichter. Irgendeine Wirkung auf die Geschwulst wurde nicht wahrgenommen.

Besprechung: Wenn Heiserkeit und Husten bei einem Manne in mittleren Jahren ohne Zeichen einer akuten Infektion und unmittelbar nach einem Schmerzanfall in der oberen Brust-, Schulter- oder Armgegend auftritt, muß man immer an die Möglichkeit eines Aneurysma denken. Wenn dabei ein pulsierender Tumor vorn unter dem Halse auftritt, bleibt kein Zweifel mehr an der Diagnose. Es könnte sich zwar um einen pulsierenden Tumor der Schilddrüse handeln, dann würde die Heiserkeit aber von viel längerer Dauer sein und auch aller Wahrscheinlichkeit nach mit anderen Erscheinungen einer Hyperthyreose auftreten.

Wenn der Patient ein Aneurysma hat, wie wir allen Grund haben, anzunehmen, dann muß man das diastolische Geräusch als eine Folge der Erweiterung des Aortenbogens ansehen. An eine Mitralstenose zu denken, liegt kein Grund vor. Die Tatsache, daß der Patient viele Jahre und von vielen Ärzten an Rheumatismus behandelt worden ist, ist kein Beweis dafür, daß er jemals Rheumatismus hatte, wenn man daran denkt, daß solche Irrtümer bei Aneurysma besonders häufig vorkommen.

Die Röntgendurchleuchtung zeigt, wie das gewöhnlich der Fall ist, eine viel ausgedehntere Geschwulst innerhalb des Brustkorbes, als wir nach dem Ergebnis der direkten Untersuchung vermutet hätten. Der Erfolg der Gelatineinjektion war negativ, ähnlich vielen anderen, die ich in der kurzen Zeit gesehen habe, in der diese Behandlung Mode war. Sie bringt viele Schmerzen, aber keinen Nutzen.

Verlauf: Der allgemeine Zustand des Kranken hatte sich sehr gebessert, so daß er auf der Station fleißig helfen konnte. Am 24. 2. verließ er das Krankenhaus.

Fall 249.

Ein 9jähriger Schuljunge kam am 1. 3. 1909 in das Krankenhaus. Seit dem 4. 7. ist er heiser. Im Januar verschluckte er eine Erdnuß. Im letzten Monat wurden die Mandeln entfernt. Bis auf die Heiserkeit ist alles in Ordnung. Familienanamnese gut, nur hat er einmal Krätze gehabt.

Die **Untersuchung** zeigt einen gesunden Jungen mit exspiratorischer und inspiratorischer Dyspnoe, die zur Beteiligung der akzessorischen Muskulatur geführt hat. Nur im Kehlkopf und an den Fingern fanden sich Veränderungen. Die Nägel waren etwas gekrümmt.

Besprechung: Wahrscheinlich hat das Verschlucken der Erdnuß und die Tonsillektomie nichts mit der jetzigen Krankheit zu tun, denn seit dem ersten Ereignis ist ein halbes Jahr, seit dem anderen sind vier Wochen vergangen. Organische Kehlkopferkrankungen sind in dem Alter des Knaben nicht häufig, aber die Trommelschlegelfinger lassen daran denken, daß irgendeine kongenitale Ursache mit im Spiele ist. Worum es sich handelt, kann nur durch die Laryngoskopie festgestellt werden.

Es ist interessant, daß, obwohl die Ursache der Dyspnoe hoch oben in den Luftröhren sitzt, nicht nur die Einatmung, sondern auch die Ausatmung in Mitleidenschaft gezogen ist. Gewöhnlich lernen wir, daß Störungen dieser Art nur inspiratorische, aber keine gemischte Dyspnoe hervorrufen.

Verlauf: Die Kehlkopfuntersuchung zeigte ein Papillom des Larynx. Am 5. 3. wurde das Papillom entfernt. Am 8. war er außer Bett, obwohl noch ein großes Stück der Geschwulst zurückgeblieben war. Am 11. verließ er das Krankenhaus.

Fall 250.

Ein 56jähriger Handelsmann kam am 23. 5. 1910 in das Krankenhaus. Die Familienanamnese ist ohne Bedeutung. Der Patient war immer wohl, er mußte aber vor sieben Jahren das gewohnte Ballspiel aufgeben, weil er nicht gut genug mehr rennen konnte. Vor fünf Jahren wurde die Kurzatmigkeit etwas stärker. Vor drei Jahren erkrankte er plötzlich an Heiserkeit,

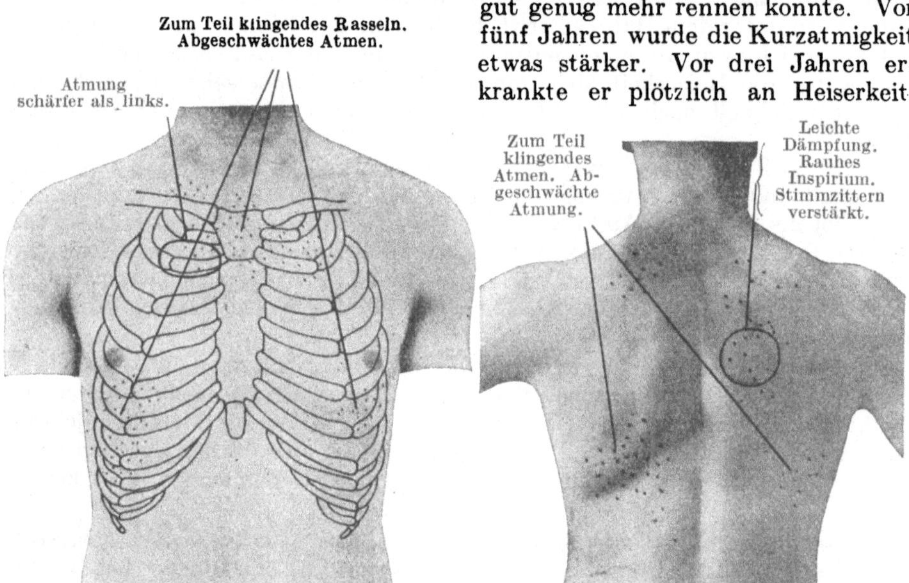

Abb. 209. Untersuchungsergebnis in Fall 250.

Abb. 210. Untersuchungsergebnis in Fall 250.

Kältegefühl, Schmerzen in der rechten Seite und Fieber. Die Krankheit wurde Grippe genannt. Er hat aber seine alten Kräfte nie wieder erlangt und konnte seither auch nicht wieder arbeiten. Während der Krankheit hat er 25 Pfund abgenommen und seither noch weitere 25 Pfund. Jeder Versuch, zu arbeiten und sich anzustrengen, verursacht ein quälendes Gefühl von Druck unter dem Brustbein, trockenen, kurzen Husten und Schwierigkeit im Atemholen. Er hat weder Auswurf noch Schmerzen, weder Röcheln noch plötzliche Anfälle von Atemnot.

Seit drei Jahren leidet er unter einer linksseitigen Trigeminusneuralgie. Der Schmerz kommt in kurzen Anfällen und verläuft von der linken Schläfe zum Mundwinkel. Während der ganzen drei Jahre war er andauernd heiser.

Untersuchung: Der Patient ist gut genährt und liegt ohne Kissen bequem zu Bett. Pupillen negativ, Patellar- und Achillessehnenreflexe nicht auslösbar.

Babinski links positiv. Der rechte Fußsohlenreflex nicht normal auszulösen. Drüsenvergrößerungen bestehen nicht. Herz normal. Den Lungenbefund zeigen die Abb. 209—210. Über der ganzen linken Seite scheint das Atmungsgeräusch abgeschwächt. Der rechte Radialpuls ist stärker als der linke. Leib o. B. Bei der Laryngoskopie zeigt sich der untere Teil der Luftröhre nach vorn gedrängt, so daß sie nicht gerade verläuft. Blut und Urin sind normal. Die Wassermannsche Probe verlief negativ.

Besprechung: Tuberkulose, Syphilis und Tumor kommen in Betracht. Der Befund an den Lungen und die Heiserkeit sind häufig tuberkulöse Symptome. Der Gewichtsverlust würde sich dazu ganz natürlich gesellen. Dagegen spricht aber die Tatsache, daß die Krankheit mit Heiserkeit begann, daß der Husten viel später sich entwickelte und nur bei Anstrengung aufzutreten scheint. Wenn man nicht Bacillen nachweisen kann, oder sich andere zwingende Symptome für Tuberkulose finden, hat man kein Recht, weiter an diese Krankheit zu denken, da so viele Erscheinungen nach einer anderen Richtung weisen.

Syphilis und darauf beruhendes Aneurysma tritt natürlich in den Vordergrund, wenn wir finden, daß die Patellarreflexe fehlen und die Symptome von Mediastinaldruck, besonders die Verlagerung der Trachea in Betracht ziehen. Der negative Wassermann schließt sie nicht aus. Andererseits haben wir aber keinen positiven Beweis für eine Syphilis, und die Schmerzen, über die der Patient klagt, entsprechen nicht denen, wie wir sie gewöhnlich bei Aneurysma finden. Der kleinere Puls links und die herabgesetzte Atmung der linken Lunge können sowohl durch Aneurysma als auch durch irgendeinen anderen Druck hervorgerufen werden. Wenn die Feststellung richtig ist, daß die Trachea von hinten nach vorn gedrängt wird, so müssen wir zugeben, daß das nicht die Art ist, in der gewöhnlich ein Aneurysma seinen Druck auf die Luftröhre ausübt. Aneurysmen drücken gewöhnlich von vorn oder von der Seite auf die Trachea.

Die weitere Entscheidung, ob es sich um einen Mediastinaltumor oder ein Aneurysma handelt, muß die Röntgendurchleuchtung bringen.

Verlauf: Während des vierwöchentlichen Aufenthaltes im Krankenhause nahm der Patient zehn Pfund ab, hatte aber kein Fieber. Blutdruck systolisch 122 mm Hg. Die Durchleuchtung zeigte einen unbestimmten Schatten im Mediastinum, den der Röntgenologe für einen ausgesprochenen Beweis für Druck gegen das Mediastinum, besonders nach der rechten Seite des Sternums hin, auffaßte. Die Pirquetsche Probe war negativ, ebenso die subcutane Tuberkulinreaktion mit 1—10 mg. Am 11. 6. waren die Lungensymptome hinten weniger ausgesprochen, während die Rasselgeräusche in den oberen Lungenteilen vorn weiter fortbestanden. Er erhielt Röntgentiefenbestrahlung und verließ am 16. 6. das Krankenhaus. Am 9. 10. 1912 starb er. Der Totenschein gab als Krankheit Herzstörungen an.

Fall 251.

Ein 20jähriger Landmann suchte am 8. 8. 1910 das Krankenhaus auf. Der Patient, der vorher poliklinisch behandelt worden war, sprach nur schlecht englisch und alles, was man etwa herausbekommen konnte, war, daß er Schmerzen in den Fußgelenken, Schultern, Ellbogen und Handgelenken vor drei Monaten hatte und daß er seit vier Wochen sehr heiser war. Er hat aber arbeiten können.

Die **Untersuchung** zeigt gute Ernährung, normale Pupillen und Reflexe, keine Vergrößerung der Lymphknoten. Der Herzspitzenstoß ist im 6. Intercostalraum 3 cm außerhalb der Brustwarzenlinie zu sehen und zu fühlen. Der rechte Herzrand reicht 4 $1/_2$ cm nach außen von der Mittellinie. An der Herzspitze fühlte man ein systolisches Geräusch und ebenso hörte man es; es wurde nach der Achselhöhle und nach der Herzbasis fortgeleitet. Ein rauhes diastolisches Geräusch war am besten in der Achselhöhle und an der Herzspitze zu hören, schwach am Sternalrande, überhaupt nicht an der rechten Seite des Brustbeines. Der zweite Aortenton war schwach, der zweite Pulmonalton laut. Der Puls war hebend, an den Fingern war Capillarpuls sichtbar. Das Duroziersche Zeichen war vorhanden. Alle peripheren Arterien pulsierten lebhaft. Leiborgane negativ, nur konnte man den Leberrand 2 cm unterhalb des Rippenrandes fühlen. Blut und Urin zeigten keine Veränderungen. Blutdruck systolisch 120 mm Hg, diastolisch 40 mm Hg. Wassermann negativ. Pirquetsche Reaktion leicht positiv.

Die Kehlkopfuntersuchung zeigte das linke Stimmband in Kadaverstellung, sowohl bei der Atmung wie bei der Phonation. Vom 13. an war die Bronchitis abgeheilt. Am 18. zeigte die Röntgendurchleuchtung einen Schatten an beiden Lungenwurzeln, besonders rechts. Man dachte an tuberkulöse Lymphknoten oder eine maligne Krankheit (Abb. 211). Das Herz zeigte sich bei der Röntgendurchleuchtung stark vergrößert. Auf 10 mg Alttuberkulin reagierte der Patient nicht. Am 4. 9. reichte der rechte Herzrand im 3. Intercostalraum 4 cm über den rechten Brustbeinrand heraus.

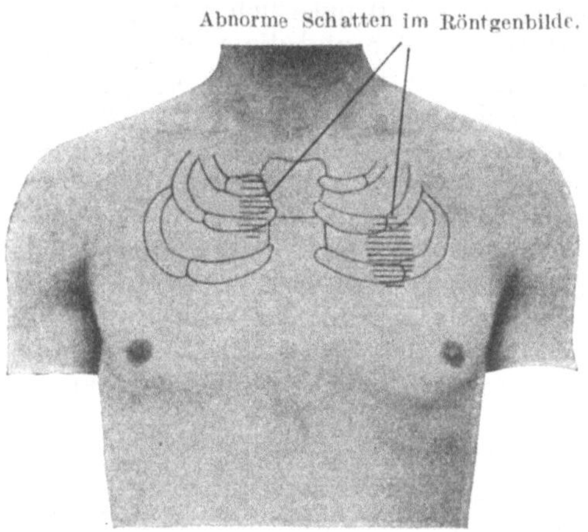

Abb. 211. Untersuchungsergebnis in Fall 251.

Besprechung: Alles weist hier auf ein Aneurysma hin bis auf den negativen Ausfall der Röntgendurchleuchtung und die negative Wassermannsche Reaktion. Es kann aber auch durch eine rheumatische Endokarditis zu einer so starken Erweiterung des linken Herzrohres kommen, daß der Recurrens komprimiert und geschädigt wird.

Die Herzsymptome zeigen nichts derartiges, aber sie könnten ja schlecht beobachtet oder schlecht erklärt sein.

Trotz der leicht positiven Hautreaktion und dem Schatten der Lungenwurzeln beiderseits besteht meines Erachtens kein hinreichender Grund zu der Annahme, daß die Symptome unseres Falles durch Tuberkulose hervorgerufen wären. Der negative Ausfall der subcutanen Tuberkulinprobe spricht gewichtig dagegen. Ich wüßte nicht, wie man hier zu einer positiven Diagnose kommen sollte. Ich bin aber zu der Annahme geneigt, daß Syphilis all den Störungen zugrunde liegt. Ein so großes Herz, wie es die Durchleuchtung ergab, kann kaum in drei Monaten durch eine rheumatische Endokarditis entstehen und müßte dann auch eine stärkere Dekompensation zeigen. Es erscheint auch unwahrscheinlich, daß die Erweiterung des linken Herzohres eine Stimmbandlähmung hervorgerufen hätte. Ich glaube, daß später doch mehr Beweise für ein Aneurysma sich finden werden.

Verlauf: Unter Quecksilbereinreibungen und Jodkali erholte sich der Kranke sehr gut und verließ am 9. 9. mit vier Pfund Gewichtszunahme das Krankenhaus.

Fall 252.

Ein 28 jähriger Ingenieur wurde am 27. 8. 1910 in das Krankenhaus aufgenommen. Die Familienanamnese ist negativ. Seit zwei Jahren hat er nach dem Essen starke Gasentwicklung und Unwohlsein, das durch Natron oder sonst ein einfaches Mittel beseitigt wird. Während dieser Zeit war der Stuhlgang etwas verstopft. Geschlechtskrankheiten stellt er in Abrede. Er hat sich immer für gesund gehalten. Seit zwölf Jahren ist er verheiratet. Kinder hat er nicht.

Im Januar 1908 bemerkte er, daß er nach Anstrengung kurzatmig wurde und dies hat seither ständig, wenn auch langsam, zugenommen. Bald darauf bemerkte er Schmerzen in der linken Achselhöhle, scharf, stechend, anhaltend, die ihn oft während des halben Jahres, seitdem sie bestehen, die Nacht über nicht schlafen ließen. Dann verschwanden sie von selbst und kehrten nicht wieder. Seit einem Jahre leidet er aber an anderen Schmerzen, die nach seinen Angaben um das Herz herum auftreten. Sie gehen von links nach der rechten Seite, sind scharf, andauernd und ließen ihn oft nicht schlafen. Seit einem Monat hat er trockenen Husten und seit einem Vierteljahre Orthopnoe. Vor sechs Tagen wurde er plötzlich heiser und kann seither nur noch leise lispeln. Vor zehn Tagen hörte er auf zu arbeiten und hat seither viel an Kräften und an Gewicht abgenommen. Seine Hauptklagen sind Dyspnoe, Schmerzen und Heiserkeit.

Die **Untersuchung** zeigt guten Ernährungszustand. Pupillen, Lymphknoten und Reflexe normal. Die ganze Brust, besonders auf der linken Seite, hebt sich bei jeder Systole. Der Herzspitzenstoß reicht $2^1/_2$ cm über die Brustwarzenlinie hinaus. Nach rechts reicht das Herz bis $4^1/_2$ cm über die Mitte des Sternums. Der Herzspitzenstoß war kräftig. Auf den ersten Ton folgte ein blasendes systolisches Geräusch, das am lautesten in der Pulmonalgegend zu hören war. Der zweite Pulmonalton war zu fühlen und sehr laut zu hören. Puls normal. Über der ganzen linken Lunge hörte man bronchovesiculäres Atmen und vermehrten Stimmfremitus. Bei der Perkussion bestand völlige Dämpfung. Die rechte Lunge war normal, ebenso der Leib. Blutdruck systolisch 100 mm Hg, am rechten Arm, links 90. Das Blut war normal, die Wassermannsche Reaktion negativ, Urin normal, das linke Stimmband bewegungslos in Kadaverstellung. Die Röntgendurchleuchtung zeigte einen Schatten über der ganzen linken Brustseite, der an einen Flüssigkeitserguß oder an Pleuraschwarte denken ließ. Am 1. 9. waren die Pupillen ungleich und man fühlte kleine, harte Lymphknoten in der Ellenbogenbeuge.

Besprechung: Der Gang der Überlegung ist hier der gleiche wie in dem vorhergehenden Falle. Wenn der Patient keine Syphilis hat, warum ist dann das Herz so stark vergrößert? In der Anamnese und bei der Untersuchung finden wir nichts, wodurch ein Cor bovinum hervorgerufen werden könnte, das fähig wäre, die ganze Brust bei jedem Herzschlage in die Höhe zu heben. Der negative Ausfall der Durchleuchtung beweist nichts gegen ein Aneurysma, denn die ausgedehnte Vergrößerung der linken Brustseite kann die Grenzen der Aorta verdecken. Was eigentlich in der linken Brustseite los ist, ist schwer zu sagen. Sicher ist es aber möglich, daß Druck durch ein Aneurysma solche Erscheinungen hervorrufen kann. Begreiflicherweise kann auch eine chronische Pleuritis den Recurrens in Mitleidenschaft ziehen und Heiserkeit hervorrufen; auch Lungensyphilis könnte das gleiche hervorrufen, aber beide Krankheiten können nicht die starke Herzvergrößerung erklären, wenn die Orthopnoe, die seit 14 Tagen besteht, wenn auch die Schmerzen der linken Achsel dadurch Erklärung finden würden. Die Pulsdifferenz, die Veränderungen der Pupillen und die Lymphknoten in den Ellenbeugen geben doch einen gewissen Beweis für die Diagnose einer Syphilis und somit auch für ein Aneurysma.

Verlauf: Am 1. 9. wurde die linke Brustseite punktiert, man erhielt aber keine Flüssigkeit, die Nadel kam in die Lungen. Unter Bettruhe, mit größeren Dosen Jodkali, gelegentlich auch etwas Morphium, ließen die Schmerzen des Kranken nach und die Nächte waren gut. Am 7. verließ er das Krankenhaus.

Fall 253.

Eine 37jährige Frau kam am 9. 1. 1912 in das Krankenhaus. Die Familienanamnese war negativ. Vor zwei Jahren hatte sie Mandelabsceß. Vor zwei Jahren erhielt sie bei einem Straßenbahnunfall einen Schlag gegen die rechte Brust und auf den Kopf. Danach hatte sie Übelkeit, morgendliche Ohnmachtsanfälle, zuerst drei- bis viermal in der Woche, später seltener, aber auch jetzt noch ein- bis zweimal alle vier Wochen. Im August 1911 wurde sie heiser und das hat seither angehalten. Vor einem Vierteljahre erkältete sie sich, aber

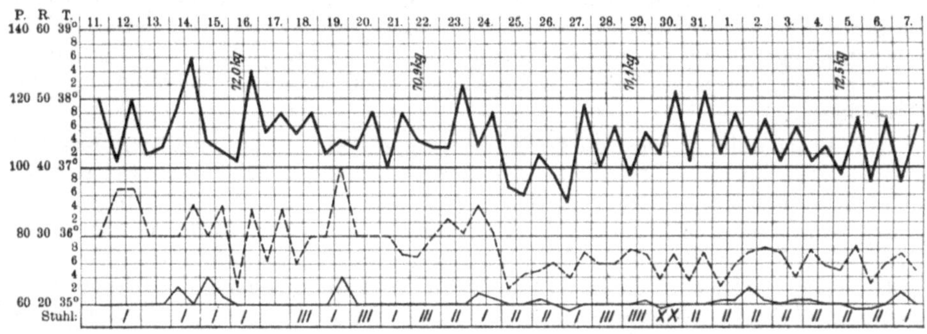

Abb. 212. Temperaturkurve zu Fall 253.

Erkältung und Heiserkeit ließen innerhalb 14 Tagen nach. Vor zehn Wochen kehrte die Heiserkeit zurück; sie wurde vielseitig behandelt, ohne eine Besserung zu verspüren. Beim Schlafen geht der Atem schwer, so daß sie deshalb oft aufwacht. Halsschmerzen oder Husten hat sie nicht.

Vor vier Wochen wurde sie bei der Arbeit kurzatmig, obwohl sie ohne Störungen flach ausgestreckt liegen konnte. Vor einer Woche mußte sie sich wegen Schwäche zu Bett legen. Vor drei Tagen erwachte sie gegen drei Uhr morgens mit schwerster Atemnot, die einige Stunden anhielt und seither war sie nie frei von Dyspnoe und hatte öfters Anfälle, in denen sie nach Atem ringen mußte. Sie treten häufiger des Nachts auf und dauern eine halbe bis drei Stunden. Sie schläft sehr schlecht und hat in den letzten Wochen viel abgenommen.

Die **Untersuchung** zeigt guten Ernährungszustand, ausgesprochene exspiratorische und mäßige inspiratorische Dyspnoe. Pupillen und Reflexe sind negativ. Die Lymphknoten sind nicht vergrößert, die Zunge rein. Wassermannsche Reaktion positiv. Der Kehlkopf zeigt eine leichte Schwellung und Rötung. Der Glottis innerhalb des Kehlkopfes zeigt beiderseits die Schleimhaut geschwollen und gerötet. Die Stimmbänder liegen einander fest an, sind bewegungslos, die Ränder zeigen Geschwüre. Am 10. mußte ein Luftröhrenschnitt ausgeführt werden. Die Kranke erhielt Salvarsan, Quecksilber und Jodkali. Das Quecksilber mußte aber nach einigen Tagen wegen einer Stomatitis ausgesetzt werden. Der Zustand besserte sich schnell und dauernd und am 18. konnte die Patientin laut sprechen. Am 29. bekam sie zum zweiten Male Salvarsan und zum 5. 2. konnte die Kanüle entfernt werden. Temperatur Abb. 212. Zahl der Leukocyten bei der Aufnahme 14 500, am 17. 13 000, am 24. 10 000. Blutdruck systolisch 160 mm Hg.

Besprechung: Wenn Heiserkeit ein halbes Jahr lang andauert, wenn auch mit leichter Besserung dazwischen, so müssen wir sicher sein, daß irgendeine ernste organische Erkrankung vorliegt. Für Mediastinaldruck liegt kein Beweis vor; daher richtet sich die Aufmerksamkeit auf die lokalen Veränderungen im Kehlkopfe selbst. Bei der positiven Wassermannschen Reaktion können wir sicher syphilitische Veränderungen dort erwarten, besonders da akute Erstickungsanfälle bei Kehlkopfsyphilis ganz besonders häufig sind. Hier wie in einem der vorher gegangenen Fälle weise ich besonders darauf hin, daß die Dyspnoe nicht inspiratorisch, sondern gemischt war, was der Regel nicht entspricht.

Die glänzende Wirkung des Salvarsans hat selten auf mich einen größeren Eindruck gemacht wie hier. Ein Kranker, dessen Leben in ernster Gefahr war, war in einer Woche nach der Anwendung so gut wie gesund.

Verlauf: Am 6. 2. 1912 ging sie augenscheinlich geheilt nach Hause. Im Januar 1913 berichtete sie, es ginge ihr gut bis auf einige Kurzatmigkeit bei Anstrengung. Keine Heiserkeit.

14. Kapitel

Blässe.

Gewöhnlich hängt Blässe nicht mit Blutarmut zusammen; blasse Leute sind häufig, Anämie ist selten. Bei der Mehrzahl der blassen, nicht anämischen Patienten beruht sie auf dem Leben im Hause, dauerndem Aufenthalt in zu hohen Temperaturen, wie in Fabriken und in den Tropen oder auch auf kongenitalen Ursachen.

Tuberkulöse sind gewöhnlich blaß, aber selten blutarm. Selbst die extreme geisterhafte Blässe bei Schwindsucht kann mit normalem Blutbefunde einhergehen.

Syphilitiker sind (nach den Tuberkulösen) vielleicht das beste Beispiel für die Blässe, die auf chronischer Infektionskrankheit beruht.

Auch Morphinismus ist eine häufige Quelle der Störungen in der Durchblutung der Haut, die zu tiefer chronischer Blässe führt.

Unter dem Ausdruck Alterskachexie verstehen wir einen Zustand, der sich aus Blässe und Abmagerung zusammensetzt. Man muß annehmen, daß diese Blässe gleichfalls auf Veränderungen in der Hautzirkulation beruht. Wahrscheinlich gilt das gleiche für das blasse Aussehen der Leute, die dauernder Hitze ausgesetzt sind oder immer im Zimmer leben.

Blässe der Lippen ist viel wichtiger als Blässe des Gesichtes und bedeutet viel eher eine Anämie; aber auch sie ist durchaus noch kein Hinweis auf Blutarmut. Jeder, der die Gewohnheit hat, sein Urteil über die Blutbeschaffenheit durch Blick auf die Lippen und die Schleimhäute sich zu verschaffen, wird mächtige Enttäuschungen erleben.

Ödematöse oder myxödematöse Haut ist gewöhnlich blaß, ob nun eine Anämie dahinter steckt oder nicht. Eine gelbliche Blässe ist wahrscheinlich bei der perniziösen Anämie viel häufiger als bei jeder anderen Krankheit, aber besonders die Verbindung dieser Farbe mit einem guten Ernährungszustand ist das charakteristische Zeichen der Biermerschen Anämie. Geht diese Farbe mit Abmagerung einher, so rührt sie von einer sekundären Anämie her, die den verschiedensten Ursprung haben kann. Man darf aber auch nicht vergessen, daß perniziöse Anämie ohne jegliche Blässe bestehen kann.

Fall 254.

Eine 51 jährige Frau kam am 31. 5. 1912 in das Krankenhaus. Ihre Familien- und Eigenanamnese sind ohne Bedeutung. Vor 11 Jahren trat die Menopause ein. Seit drei Jahren leidet sie unter Blähungen des Magens und unter leichten Beschwerden, wenn der Darm leer ist. Durch Nahrungsaufnahme wird das stets gebessert. Appetit und Verdauung scheinen gut zu sein.

Abgesehen von diesen Störungen hielt sie sich selbst bis vor fünf Monaten für gesund, dann fiel ihre Blässe, Gewichtsabnahme und Kräfteverlust auf.

Der Hungerschmerz wurde schlimmer, scharf und brennend, die Magengegend
war auf Druck schmerzhaft. Durch doppelkohlensaures Natron wurde der
Schmerz schlimmer, durch Nahrungsaufnahme oder durch Erbrechen gebessert.
Das Erbrochene war nie blutig, und hat auch nie wie Kaffeegrund ausgesehen.
Vom 27. 3. bis zum 18. 4. war sie in einem Hospital. Sie erhielt Milch und Kalkwasser und man sagte ihr, sie litte an einem Magengeschwür. Schon einige
Wochen vorher war sie dort poliklinisch behandelt worden. Seit ihrer Entlassung aus dem Krankenhause ging es ihr besser, sie konnte wieder arbeiten
und aß wie gewöhnlich, aber sie nahm langsam ab und seit 14 Tagen ging es
ihr viel schlechter, obwohl sie ihre Beschäftigung nicht aufgegeben hat. Gestern
abend brach sie mehrere Male, was sie seit dem Verlassen des Krankenhauses
nicht mehr getan hat. Der Appetit ist ausgesprochen gut. Stuhlgang erfolgt
täglich, drei- bis viermal. Sie hat leichte Anschwellungen der Füße und
unter den Augen bemerkt. Nykturie oder Gelbsucht bestanden nicht. Jegliche Art von Nahrung bessert die Schmerzen für eine Zeit lang, sie kehren aber
immer wieder, ganz gleich was sie ißt.

Die **Untersuchung** zeigt eine gut genährte Frau, die bis auf große Blässe
der Haut mit einem leichten gelblichen Anfluge gesund aussieht. Pupillen,
Lymphknoten und Reflexe normal. Der Herzspitzenstoß reicht 2 cm außerhalb
der Brustwarzenlinie und ist von einem systolischen Geräusch begleitet, das
man über der ganzen Herzgegend und bis zur Achselhöhle fortgeleitet hört,
das aber den ersten Ton nicht auslöscht. Blutdruck systolisch 115 mm Hg,
diastolisch 60 mm Hg. Abdomen negativ. Keine Ödeme. Urin frei. Gewicht
109,5 Pfund ohne Kleider. Die Magenuntersuchung ergibt geringe Speisereste
im nüchternen Magen. Nach einer Probemahlzeit fehlt freie HCl. Am 5. 6.
wurde langsame, rhythmische Peristaltik von links nach rechts im Epigastrium
beobachtet, die der eines normalen Magens entsprach. Sie klagte weder über
Schmerzen, noch über Verdauungsstörungen. Okkultes Blut wurde im Stuhl
am 4., 6., 7., 13., 18. und 22. 6. gefunden. Die Menge des Blutes schien beträchtlich groß zu sein. Am 10. 6. schwoll das linke Bein an und war auf Druck schmerzhaft. In der Gegend der Vena saphena interna fühlte man einen harten Venen-
strang. Am 22. wurde ein harter, glatter Knoten festgestellt, der sich nach der
Seite zu hin- und herschieben ließ und mit der Atmung verschieblich war. Er
war auf Druck nicht schmerzhaft und lag zwischen Schwertfortsatz und Nabel.

Bis zu ihrer Entlassung am 8. 7. trat keine Veränderung des Zustandes ein.
Die Venenentzündung links heilte ab und darauf entwickelte sich eine gleiche
rechts. Nach dem 10. 6. waren der schlechte Appetit und die leichten Störungen
nach dem Essen nicht mehr vorhanden, nachdem sie dreimal täglich verdünnte
Salzsäure nach dem Essen bekommen hatte. Die Besserung war schnell und
durchgreifend. Das Blut zeigte aber nur eine geringe Besserung. Bei der Aufnahme fanden sich 2 500 000 Erythrocyten. Am 5. 7. waren sie noch unter
3 000 000, obwohl das Hämoglobin von 40% am 7. 6. auf 50% am 5. 7. gestiegen
war. Lymphocyten 6000—10 000. Die Auszählung ergab normale Verhältnisse. Die gefärbten Anstriche zeigten eine ausgesprochene Achromie,
ausgesprochene Anisocytose und Poikilocytose, keine Tüpfelzellen oder kernhaltige rote Blutkörperchen, Verminderung der Blutplättchen und etwas
Makrocytose. Die Röntgenaufnahme des mit Wismutbrei gefüllten Magens
zeigte einen Defekt in der Begrenzung der großen Kurvatur.

Am 4. 9. kam sie wieder zur Aufnahme. Seit ihrer Entlassung im Juni
war es ihr ziemlich gut gegangen, und sie hatte ihre Arbeit verrichten können.
Sie ist nun gut bei Appetit, wiegt mehr und sieht besser aus. Sie hat keine
Schmerzen, stößt aber dauernd Gas auf und fühlt sich übel. Die Art der Ernährung hat darauf keinen Einfluß. Wenn sie auf der rechten Seite liegt, hat sie

ein ziehendes Gefühl im Epigastrium. Seit 14 Tagen sind die Hand und einige andere Gelenke geschwollen und schmerzhaft. Der Tumor im Leibe ist wie früher.

Eine Operation lehnte sie ab und verließ am 7. 9. das Krankenhaus, um zum dritten Male am 24. 9. aufgenommen zu werden. Diesmal fand man den runden Rand einer festen, nicht fluktuierenden und bei der Respiration unbeweglichen Geschwulst in der unteren epigastrischen Gegend, etwas nach links von der Mittellinie. Im letzten Dezember wog sie 129 Pfund. Von da bis zum folgenden Mai hat sie 21 Pfund abgenommen. Seither hat sie ihr Gewicht behalten.

Besprechung: Drei Jahre Magenbeschwerden dieser Art, die durch Nahrungsaufnahme gebessert werden und mit gutem Appetit verlaufen, lassen uns die Augenblicksdiagnose auf Geschwür des Magens oder des Zwölffingerdarmes stellen. Der gegenwärtige gute Ernährungszustand trotz ausgesprochener Blässe spricht dafür.

Aber das Vorhandensein von Stauung im Magen, von Achylie und besonders von sichtbarer Peristaltik im Epigastrium lassen den Knoten, der sich später als Krebs herausstellte, als ein perigastrisches Exsudat betrachten, das sich um ein Geschwür gebildet hat.

Als die Patientin nach der Entlassung aus dem Krankenhause sich merklich erholt hatte, kamen wir wieder in Zweifel, aber der Tumor, den man bei der zweiten Aufnahme fühlte, entsprach ganz einem Magenkrebs.

Damals dachte man ernstlich an eine perniziöse Anämie, aber das war von vornherein verfehlt, denn die ganz ausgesprochene Achromie hätte uns daran hindern sollen, mit der Betrachtung dieser Krankheit unsere Zeit zu vertun.

Verlauf: Am 27. 9. stellte der Chirurg die Diagnose auf Karzinom der kleinen Kurvatur des Magens, wobei allerdings noch ein kleiner Zweifel zugunsten eines Magengeschwüres bestand. Am 28. wurde der Leib geöffnet und man fand einen harten Tumor von der Größe einer Faust, der die große Kurvatur und die vordere Magenwand einnahm. Metastasen waren nicht festzustellen. Es wurde weiter nichts getan, die Patientin erholte sich schnell von der Operation und verließ am 9. 10. 1912 das Krankenhaus. Am 17. 2. 1913 teilte sie uns mit, es ginge ihr dauernd schlechter und sie könne nur noch Milch zu sich nehmen.

Fall 255.

Ein 51 jähriger Grobschmied wurde am 8. 10. 1907 in das Krankenhaus aufgenommen. Seit einem halben Jahre bemerkt der Kranke Blässe, Atemnot bei Bewegungen und allmähliche Abnahme von Gewicht und Kräften. Er hat in sechs Monaten 30 Pfund verloren. Seit einem Vierteljahre kann er nicht mehr arbeiten. Während der letzten 14 Tage hat er zuerst einige Male brechen müssen, im ganzen dreimal, wobei lediglich Nahrung entleert wurde. Im rechten Hypochondrium besteht ein dumpfer Schmerz. Weder Gelbsucht, noch Husten, noch Ödem. Familien- und Eigenanamnese sind wie seine Lebensgewohnheiten ausgezeichnet, nur daß er ein sehr starker Raucher ist. Geschlechtskrankheiten stellt er in Abrede.

Die **Untersuchung** zeigt schlechten Ernährungszustand und ausgesprochene Blässe. Der Herzspitzenstoß liegt im 4. Intercostalraum, 3 cm außerhalb der linken Warzenlinie. Nach rechts ist das Herz nicht vergrößert. Dicht innerhalb des Herzspitzenstoßes hört man ein rauhes präsystolisches Geräusch, das in einem kurzen, ersten Tone endet. Am linken Sternalrande besteht ein schwaches diastolisches Geräusch, dort und an der Herzspitze außerdem ein

lautes, rauhes, systolisches. Der Puls ist hebend. Die Lungen sind bis auf einige
Rasselgeräusche an der Lungenbasis normal. Leib und Gliedmaßen ohne Veränderungen. Temperatur Abb. 213. Urin negativ. Blut: Erythrocyten 1 216 000,
Lymphocyten 7000, Hämoglobingehalt 35%. Die Auszählung ergibt polynukleäre
Zellen 58,5%, Lymphocyten 41,5%, leichte Achromie und Poikilocytose, keine
abnorme Färbung, keine kernhaltigen Zellen. Zahl der Blutplättchen herabgesetzt. Blutdruck systolisch 128. Am 15. zeigte das Blut Erythrocyten
800 000, Lymphocyten 12 900, darunter polynukleäre Zellen 56%, Lymphocyten 44%. Viele davon waren von der großen Art mit azurophilen Granulis.
Am 17. Lymphocyten 29 000, polynukleäre 36%, große Lymphocyten 59%,
kleine Lymphocyten 5%. Bei der Zählung bei 200 Zellen fand man 12 Normoblasten und drei Megaloblasten.

Besprechung: Die Anamnese gibt uns keinen Hinweis, worauf wohl die
Blässe des Kranken beruhen mag. Sein übermäßiger Tabakgebrauch hat sicher
keine besondere Bedeutung, und dann
möchte ich hervorheben, daß ich selbst
selten, wenn je einmal, mich davon überzeugen konnte, daß er jemals die Ursache ernster Erscheinungen ist, seien
sie nun vom Herzen, von den Verdau-
ungsorganen oder von den Nerven ausgehend. Übermäßiges Rauchen kann
eben gut die Folge nervöser Störungen
sein, wie ihre Ursache. Zweifellos kann
übermäßiges Rauchen manchmal etwas
schädlich sein, aber es ist schwer, die
bestimmte Art der Schädigung, die
dadurch auf die große Mehrzahl der
Raucher hervorgerufen wird, festzu-
legen.

Der gegenwärtige Zustand des Herzens kann auf einer syphilitischen oder

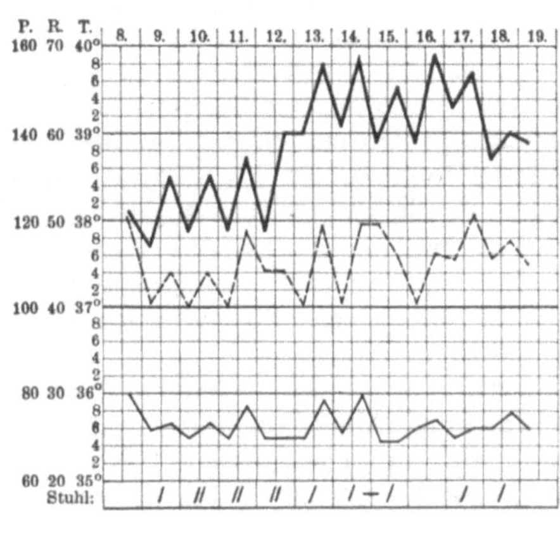

Abb. 213. Temperaturkurve zu Fall 255.

einer rheumatischen Erkrankung des Herzens beruhen. Bei dem Fehlen jeglicher rheumatischen Anamnese ist Syphilis vielleicht wahrscheinlicher, aber
bei der so schweren Anämie, wie die Blutuntersuchung zeigt, muß man zuerst
festzustellen suchen, was mit dem Blute los ist.

Kann Syphilis solche Zustände hervorrufen? Sehr schwere Anämien sind
oft auf Syphilis zurückgeführt worden und zweifellos in einigen Fällen mit
Recht; aber, soviel ich weiß, fand man sie stets nur in Verbindung mit lang
bestehenden augenfälligen Veränderungen. Hier haben wir nichts der Art.
Außerdem besteht ein Fieber, das nicht dem entspricht, wie man es in den
Spätstadien der Syphilis findet, in denen sich schwere Anämien zu entwickeln
pflegen. Das genauere Studium der Leukocyten führt zu der festen Überzeugung,
daß die Kranke an einem Lymphoblastom mit Lymphämie leidet. Die
Zahl der Leukocyten ist nicht groß, aber ich kenne keine andere außer der
eben erwähnten Krankheit, die diese Zusammensetzung der weißen Zellen
bei einer solchen Totalleukocytenzahl hervorbringen kann. Außerdem ist die
schleichende Entwicklung der Anämie ganz charakteristisch für die lympho-
blastösen Störungen dieser Art. Blässe und die allgemeinen Symptome der
Anämie sind oft die erste Klage der Kranken. Das beweist, daß die roten Blutkörperchen und das blutbildende Gewebe des Knochenmarkes durch das Über-
wachstum der Lymphocyten im Knochenmark erstickt werden, daß also die
Anämie dem myelophthisischen Typus angehört.

Verlauf: Der Patient nahm dauernd an Kräften ab und starb am 19. 10. Keine Autopsie.

Fall 256.

Ein 23jähriges Mädchen suchte am 11. 1. 1910 das Krankenhaus auf. Familien- und Eigenanamnese sind gut, nur hatte sie mit 14 Jahren Gelenkrheumatismus und pflegte vor einem Jahre Blut zu brechen. Die Menstruation ist nicht regelmäßig und setzt manchmal einen Monat oder länger aus.

Seit acht Wochen ist sie blaß und schwach geworden. Zwei- bis dreimal in der Woche hat sie heftiges Kopfweh und ist sehr nervös. Seit vier Tagen hat sie ein erstickendes Gefühl in der oberen Brustgegend und ist seit fünf Wochen bei Anstrengung kurzatmig. Bei allen Anfällen hat sie nur einmal gebrochen und hatte niemals Schmerzen. Appetit, Stuhlgang und Schlaf sind normal. Sie glaubt ziemlich viel abgenommen zu haben.

Die **Untersuchung** zeigt guten Ernährungszustand, Blässe und leicht gelbliche Verfärbung der Haut und Schleimhäute. Brustorgane negativ, bis auf ein leichtes systolisches Geräusch, das auf die Herzspitze und die Gegend des dritten linken Rippenknorpels beschränkt ist, Leib und Gliedmaßen o. B. Die zweimalige Untersuchung des Stuhlganges zeigt keine Veränderung Erythrocyten 4 280 000. Sie blieben während der drei Wochen des Krankenhausaufenthaltes ziemlich unverändert. Hämoglobingehalt bei der Aufnahme 45 %. Es stieg niemals über 50 %. Die Leukocyten zeigten keine Veränderung. In den gefärbten Ausstrichen fand sich eine ausgesprochene Achromie, sowie leichte Anisocytose und Poikilocytose. Keine abnorme Färbung, keine kernhaltigen roten Blutkörperchen. Während der drei Wochen im Krankenhause hatte die Patientin weder Fieber noch Veränderungen im Urin. Zuerst erhielt sie dreimal täglich Blaudsche Pillen, nachher über den andern Tag subcutan Ferrum citricum ammoniatum. Im Aussehen und im eigenen Befinden besserte sie sich merklich, obwohl sich das Blut nicht sehr veränderte.

Besprechung: Zunächst muß ich bei der Diagnose dieses Falles den Gelenkrheumatismus und die Angabe, daß sie Blut zu brechen gewöhnt sei, betrachten. Beides kann wahr sein, aber ich kann nichts damit anfangen und finde keine Beziehung zu den jetzigen Beschwerden.

Was wir jetzt sehen, sind die allgemeinen Symptome von Blutarmut seit zwei Monaten, und daß sie jetzt bei ausgesprochen niedrigem Hämoglobingehalt eine gelbliche Blässe zeigt. Bei der Anamnese von Polyarthritis sucht man natürlich nach einer Endokarditis, denn diese Infektion verursacht oft eine Anämie, aber ohne Fieber und ausgesprochenere Herzveränderung glaube ich nicht, daß hier eine Endokarditis vorliegt. Schließlich hat ein jeder einmal früher oder später ein leichtes systolisches Geräusch, wie es hier vorliegt. Je öfter und sorgfältiger man danach sucht, um so häufiger findet es sich in den Krankengeschichten verzeichnet. Sein Fehlen ist in sorgfältig geführten Krankengeschichten bei Leuten, die so krank sind, daß sie einen Arzt verlangen, direkt selten.

Schleichende Symptome dieser Art lassen uns bei einem 23jährigen Mädchen immer mit besonderer Sorgfalt nach einer Lungentuberkulose suchen. Ich kann auch hier die Möglichkeit einer Tuberkulose nicht positiv ausschließen, aber trotz mühsamen Suchens konnte kein Beweis dafür gefunden werden.

Die noch übrig bleibende Möglichkeit einer Chlorose ist in den vergangenen Jahren in unseren Kliniken eine Seltenheit geworden, daß man jetzt viel mehr wie früher zögert diese Diagnose zu stellen. In unserem Falle spricht aber alles dafür und Chlorose bleibt die beste Arbeitshypothese.

Verlauf: Am 30. 1. 1910 verließ sie das Krankenhaus und berichtete am 1. 5. 1913 es ginge ihr gut und sie könne arbeiten.

Fall 257.

Eine 40jährige Westennäherin wurde am 12. 2. 1910 in das Krankenhaus aufgenommen. Die Kranke wurde von der Poliklinik wegen starken Ausflusses herein gesandt. Die Familienanamnese ist ohne Bedeutung, früher war sie nicht krank. Die Menstruation war regelmäßig, aber immer sehr stark. Neuerdings ist es nicht mehr so schlimm damit. Im Dezember 1909 wurde sie blaß und appetitlos. Sie aß sehr unregelmäßig und schlecht. Zu gleicher Zeit begannen Schmerzen in der Brust und zwischen den Schultern. Die letzten 14 Tage klagte sie über Herzklopfen. Wegen zunehmender Schwäche hörte sie vor fünf Tagen mit der Arbeit auf. Gestern begann eine Woche vor der Zeit die Regel und war von Kopfschmerzen begleitet. Sie hat auch beständig Schmerzen in der Mitte und in der rechten Seite der Brust. In den letzten zwei Jahren hat sie 17 Pfund abgenommen. Der Stuhlgang ist regelmäßig, der Schlaf gut.

Die **Untersuchung** zeigt guten Ernährungszustand, ausgesprochene Blässe, normale Pupillen, Lymphknoten und Reflexe. Brustorgane negativ bis auf ein systolisches Geräusch, das am lautesten an der Herzspitze, aber auch sonst in der ganzen Herzgegend zu hören war. Abdomen und Gliedmaßen negativ. Blut normal. Leichtes Fieber zwischen 37 und 37,5° während der ersten drei Wochen im Krankenhause, dann gewöhnlich unter 37,2°. Puls und Atmung waren nicht erhöht. Die Regel hörte am dritten Tage nach der Aufnahme auf, kam aber nach 14 Tagen wieder und dauerte vier Tage. Die Blutuntersuchung zeigte folgendes: Erythrocyten 1 500 000. So blieb es auch während der fünf Wochen im Krankenhause. Hämoglobingehalt 50%, allmählich auf 60% steigend. Lymphocyten 7500, später 100 000, polynukleäre Leukocyten 72% bei der Aufnahme, 80% fünf Wochen später. Die gefärbten Ausstriche zeigten ausgesprochene Anisocytose und Poikilocytose. Keine Achromie, keine Tüpfelzellen, keine abnormen Färbungen. Bei der ersten Untersuchung fand man keine kernhaltigen Zellen, drei Wochen später wurden vier Normoblasten gesehen. Blutplättchen bei der Aufnahme 280 000, fünf Wochen später 490 000. Der Stuhlgang enthielt bei dreimaliger Untersuchung kein okkultes Blut. Die Untersuchung von der Scheide aus ergab keine Veränderung. Wassermann positiv.

Besprechung: Der erste Eindruck, den man nach der Anamnese hat, ist der, daß es sich um eine sekundäre Anämie handelt, die auf zu starken Blutungen beruht. Es ist aber fast ohne Beispiel bei einer Patientin eine derartige Blutarmut zu finden, die nicht ganz neuerdings außerordentlich starke Blutungen gehabt hat und die bis fünf Tage vor der Aufnahme arbeiten konnte.

Posthämorrhagische Blutarmut schwächt den Patienten viel schneller und stärker als die sich langsam entwickelnden primären oder sekundären Formen, dabei kann sich der Körper des Kranken allmählich an die Blutleere gewöhnen. Wahrscheinlich kommt es zu einer Art von Kompensation und dem Patienten geht es überraschend gut mit der Hälfte, oder dem Viertel, ja selbst dem Fünftel einer normalen Blutkörperzahl.

Da weder die Anamnese noch der allgemeine Untersuchungsbefund irgendeine annehmbare Ursache für die Anämie sehen läßt, müssen wir uns das Blutbild auf das genaueste ansehen. Alles darin weist auf eine perniziöse Anämie hin und der positive Wassermann spricht durchaus nicht gegen diese

Diagnose. Eine syphilitische Person ist durchaus nicht immun gegen die Möglichkeit, eine perniziöse Anämie zu bekommen. Sicherlich können derartige Kranke
auch eine Syphilis erwerben. Schwere Anämien kommen als das Ergebnis
von Syphilis vor, aber nicht ohne viel schwerere Schädigungen, als wir sie hier
finden.

Verlauf: Nach fünf Wochen zeigte die Patientin wesentliche Besserung des
Blutes und fühlte sich im allgemeinen etwas wohler. Sie glaubte, es würde ihr
zu Hause ebensogut gehen wie im Krankenhause und wurde deshalb am 8. 3.
entlassen. Die Behandlung bestand in Fowlerscher Lösung mit tonischen
Mitteln und Abführmitteln.

Fall 258.

Ein 40 jähriger Maler kam am 23. 11. 1910 in das Krankenhaus. Seit einem
Vierteljahre bemerkt der Patient Blässe und Schmerzen in der linken Leibseite, die schlimmer werden, wenn er Wasser trinkt. Die 24 stündige Urinmenge

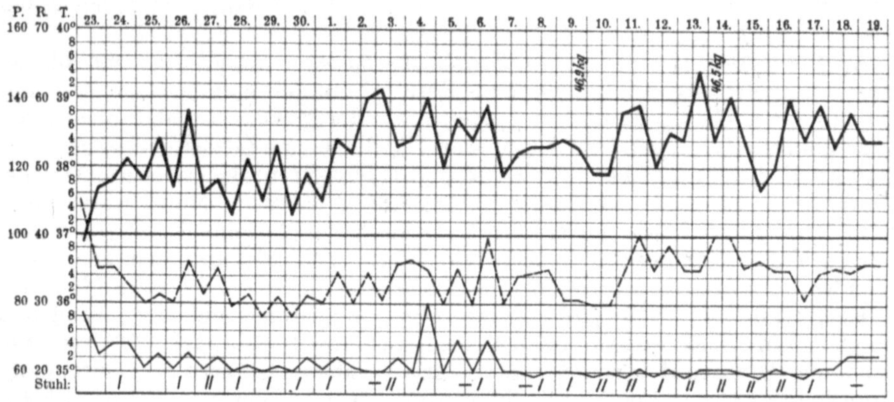

Abb. 214. Temperaturkurve zu Fall 258.

schwankt um 4—6 Liter. Der Urin ist rötlichbraun und enthält einen weißlichen Bodensatz. Appetit, Stuhlgang und Schlaf sind normal. Der Kranke
hat an Gewicht nicht abgenommen, und hat bis zur Aufnahme gearbeitet.
Familien- und Eigenanamnese sind sonst negativ, die Lebensgewohnheiten
ausgezeichnet.

Die **Untersuchung** ergibt guten Ernährungszustand mit ausgesprochener
Blässe. An dem unteren Ende der Oberarme und unterhalb des inneren Condylus
finden sich zwei mäßig schmerzhafte, feste, walnußgroße Knoten. Pupillen
und Reflexe waren normal. Das Herz zeigt ein leises systolisches Geräusch,
das an der Spitze den ersten Ton ersetzte und über der ganzen Herzgegend
zu hören war. Der zweite Aortenton war akzentuiert, die Armarterien pulsierten
sichtbar. Auf den Lungen hörte man auf der rechten Spitze hinten wenig
Rasselgeräusche und alle Zeichen einer leichten Infiltration.

Der Kranke kam mit der Diagnose einer Nephritis in das Hospital. Die
Untersuchung des Urins ergab eine Durchschnittsmenge von 1200 in 24 Stunden
mit einem spezifischen Gewicht von 1015. Er enthielt weder Eiweiß noch
Zylinder. Am 25. 11. zeigte eine steril entnommene Probe ein Sediment, das
aus Eiter in kleinen Klümpchen bestand. So blieben die Dinge weiter bestehen.
Die Menge des Eiters im Sediment wechselte von 2—5%. Wiederholt färbte

man auf Tuberbacillen, aber mit negativem Erfolge. Auch die fünfmalige Untersuchung des Auswurfes verlief negativ. Das Blut zeigte 3 600 000 Erythrocyten und diese Anämie blieb ohne Veränderung während der vier Wochen im Krankenhause bestehen. Die Leukocyten schwankten von 9—13 000, das Hämoglobin von 60—70%. Die Blutausstriche zeigten eine mäßige polynukleäre Leukocytose und leichte Achromie. Temperatur Abb. 214. Blutdruck systolisch 115 mm Hg.

Die Cystoskopie ergab am 4. 12. eine normale Blase mit ausgesprochenen Ulcerationen um die linke Ureterenöffnung. Aus dem Ureter entleerte sich praktisch kein Urin, sondern lediglich dünner Eiter. Aus dem rechten Ureter kam normaler Urin. Der Urologe hielt die linke Niere für weitgehend verändert, wahrscheinlich für tuberkulös, die rechte Niere für gesund.

Am 28. 11. wurde mit dem Urinsediment ein Meerschweinchen injiziert, das am 14. 1. getötet wurde. Die Autopsie zeigte tuberkulöse Veränderungen der Lymphknoten, der Milz und der Leber. Urinkulturen ergaben Streptokokken, sonst nichts. Die zweimaligen Röntgenaufnahmen verliefen negativ. Die Pirquetsche Probe war gleichfalls negativ.

Besprechung: Die Anamnese weist auf irgendeine Erkrankung in oder um die Nieren hin. Die Untersuchung mit dem Nachweise der Pyurie, dem Fieber und der Anämie stärkt diese Annahme und die Cystoskopie beweist sie. Fraglich bleibt nur die Ätiologie der Niereneiterung. Die Veränderungen an der rechten Lungenspitze deuten natürlich auf eine Tuberkulose hin, hier wie in der Niere. Der negative Ausfall der Untersuchung auf Tuberkelbacillen im Urin und im Auswurfe spricht gegen Tuberkulose, schließt sie aber nicht aus. Der einzige beweisende Versuch in einem Falle dieser Art bleibt die Tierimpfung. Die Anämie ist natürlich sekundär nach der Niereninfektion, was auch immer die bakteriologische Ursache ist.

Verlauf: Am 20. 12. wurde über der linken Niere eingegangen, die überall verwachsen und von einer merklich verdickten entzündeten Kapsel umgeben gefunden wurde. Am unteren Pol und außerhalb der Niere wurde ein Absceß eröffnet und etwa 120 ccm sehr faul riechender Eiter entleert. Die Niere wurde entfernt. Der Ureter war stark verdickt, von der Stärke eines kleinen Fingers. Er wurde mit der Niere zusammen entfernt. Die mikroskopische Untersuchung zeigte, daß das Nierengewebe durch Bindegewebe ersetzt war; Nierenbecken und Kelche erweitert und mit Eiter ausgefüllt. Der Patient erholte sich nicht nach der Operation und starb am 22. 12. Die Autopsie zeigte einen entleerten subdiaphragmatischen Absceß im retroperitonealen Gewebe in der Nachbarschaft der Niere, dabei Gangrän der Gewebe, die sich nach hinten bis zum Zwerchfell erstreckte. Absceß der Milz. Thrombosen in der linken Vena iliaca und femoralis. Alte Spitzentuberkulose beider Lungen und der Bronchiallymphdrüsen.

Fall 259.

Eine 44jährige Haushälterin kam am 23. 2. 1911 in das Krankenhaus. Der Vater der Kranken starb an Magenkrebs mit 55, die Mutter an irgendeiner chronischen Magen- und Darmerkrankung mit 57 Jahren. Ein Bruder leidet an nervöser Dyspepsie, eine Schwester ebenso, und eine andere Schwester klagte seit vier Jahren über Magenbeschwerden, ist aber neuerdings wieder hergestellt.

Der allgemeine Gesundheitszustand unserer Kranken war immer schlecht. Seit Jahren, sagt sie, hätte sie so blaß ausgesehen wie jetzt, sei nervös zusammengebrochen mit allgemeinem Tremor, Schwäche und Unfähigkeit, ihre Augen zu gebrauchen. Sechs Jahre konnte sie nichts tun und war seit dieser Zeit öfters in den Krankenhäusern zur Operation der Augenmuskeln, wegen Curettage und wegen anderer Störungen. Vor zwölf Jahren wurde der rechte Eierstock entfernt. Seither war sie meist als Gouvernante und Stütze tätig und ist dabei nur einmal zusammengebrochen, wenn sie auch dauernd über Magensäure, Aufstoßen, Schmerzen im Leibe und Verstopfung zu klagen hatte. Die Regel begann mit 14 Jahren und war bis Juni 1910 regelmäßig. Seither hatte sie nur einmal, vor sechs Wochen, die Periode.

Vor einem Jahre begann sie über Schmerzen in der Zunge zu klagen und hatte dies seither hin und wieder. Im September 1910 hatte sie etwas, was sie Gallenanfälle nennt, d. h. Übelkeit und Erbrechen in unregelmäßigen Zwischenräumen, ohne Beziehung zum Essen, verbunden mit Appetitlosigkeit und Verstopfung, aber ohne Schmerzen und ohne Gelbsucht. Die vergangene Woche hat sie ein- bis zweimal täglich gebrochen. Seit Januar 1911 bemerkte sie Atemnot bei Anstrengung und einige Schmerzen in der Brust. Sie schläft gut, mit nur einem Kissen, und hat an Gewicht nicht abgenommen. Von Fieber ist ihr nichts bekannt.

Die **Untersuchung** zeigt ausgesprochene gelbliche Blässe. Pupillen, Lymphknoten und Reflexe normal. Mund- und Rachenorgane o. B. Herztöne etwas unregelmäßig, fernklingend und schwach. In der ganzen Herzgegend und in der linken Achselhöhle, am lautesten aber an der Herzspitze, hört man ein weiches, blasendes, systolisches Geräusch. Kein Zeichen von Herzvergrößerung, keine Akzentuation von irgendeinem Tone. Lungen und Leib o. B., nur reicht die Leberdämpfung bis 3 cm unterhalb des Rippenbogens, wo man den Leberrand fühlen kann.

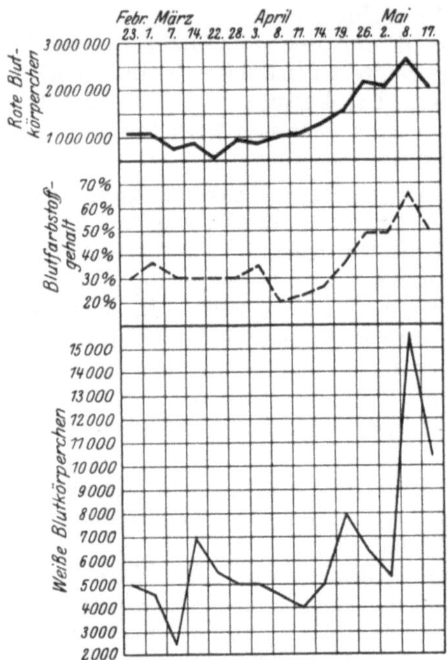

Abb. 215. Blutkurve zu Fall 259.

Es bestand ein nicht anhaltender grober Tremor beider Hände, besonders rechts. Die Urinmenge betrug in 24 Stunden 1350, spezifisches Gewicht 1004—1010. Eiweiß war hin und wieder in den leichtesten Spuren vorhanden. Sediment o. B. Die fünfmalige Untersuchung des Stuhles zeigte keine Veränderungen. Die Untersuchung des Augenhintergrundes ergab links leichte Exsudatflecke und kleine Hämorrhagien.

Die Verhältnisse des Blutes zeigt Abb. 215. Die roten Blutkörperchen waren meist groß und gut gefärbt, nur wenige stark achromisch. Gelegentlich sah man ziemlich große Tüpfelzellen. Die Blutplättchen schienen wesentlich vermindert zu sein und es bestand eine starke Leukocytose. Bei der Aufnahme wurden kernhaltige Formen nicht gefunden. Am 7. 3. traten wenig Normoblasten auf. Am 14. sah man bei der Auszählung von 200 Leukocyten zwei Megaloblasten. Am 22. 2. zwei Normoblasten und zwei Megaloblasten, am 28. 3. nur zwei Megaloblasten. Am 3. und 8. April waren die Normoblasten sehr reichlich, 30 bzw. 18. Darauf wurden die kernhaltigen Zellen sehr spärlich und konnten zeitweise überhaupt nicht gefunden werden. Zahl der Leukocyten bei der Aufnahme 5000. Sie fielen in 14 Tagen auf 2500 und stiegen allmählich zusammen mit der Vermehrung der roten Blutkörperchen auf 15000. Zeitweise betrug die Zahl der polynukleären Zellen 60—83%. Während der ganzen Dauer der Beobachtung waren die Blutplättchen vermindert.

Am 5. 4. erhielt die Kranke 0,6 g Salvarsan intramuskulär und von da an begann die Besserung in ihrem Blutbilde. Vom 27. 4. schien es ihr entschieden besser zu gehen, wenn auch damals noch leichte Ödeme des Gesichtes auftraten. Am 5. 5. klagte sie über Kopfweh und hatte leichten Schnupfen. Er nahm dauernd zu und um Mitternacht wurde sie bewußtlos. Bald darauf bekam sie allgemeine klonische Zuckungen und biß sich in die Zunge. Der Radialpuls war alternierend. Das Gesicht schien stärker ödematös als früher. An der Basis der rechten Lunge hörte man viele Rasselgeräusche. Sonst verlief die Untersuchung ohne Ergebnis. Am 9. wurde an der Stelle der Salvarsaninjektion Fett und Muskel excidiert. Die mikroskopische Untersuchung ergab eine Nekrose des Fettgewebes und der Muskulatur. Chemisch konnte nur noch eine kleine Menge von Arsen nachgewiesen werden.

Während des ganzen Vierteljahres, das sie im Krankenhause zubrachte, behielt sie ihr Gewicht, hatte aber meist leichte Abendtemperatur, die höchstens zwischen 37,5—38° wechselte.

Besprechung: Unsere Patientin schien hereditär für Magenbeschwerden, vielleicht für Krebs, belastet zu sein. Sie hat auch manches von vielen Ärzten ausstehen müssen, wie das nervösen Leuten leider oft passiert. Die Operation an den Augen und an den Beckenorganen sind solche, wie sie besonders in den letzten zehn Jahren so oft ausgeführt wurden wegen des falschen chirurgischen Dogmas, alle nervösen Erscheinungen müßten doch eine Ursache haben, worunter man eine solche verstand, die man chirurgisch angehen konnte.

Die Anamnese von Schmerzen an der Zunge im Verein mit ausgesprochener Anämie muß uns dazu führen, daß wir mit besonderer Sorgfalt nach einer perniziösen Anämie forschen, da viele Fälle dieser Krankheit mit aufeinander-folgenden Erscheinungen von Schmerzen im Munde beginnen. Die Vermutung wird noch durch den Nachweis der Netzhautblutungen, der Lebervergrößerung und des hohen Farbenindex gestützt. Die genaue Untersuchung des Blutes ließ an der Diagnose keinen Zweifel.

Einige Worte möchte ich noch über die Behandlung der perniziösen Anämie mit Salvarsan beifügen. Sicherlich kann man bei einer einzelnen Dosis oft keinerlei Erfolg feststellen. Andererseits lassen die inzwischen berichteten Fälle hoffen, daß man durch wiederholte Einverleibung kleiner Dosen von Salvarsan länger dauernde und schnellere Remissionen der Krankheitserscheinungen erzielen kann, als die Natur allein oder die Hilfe der bisher gebräuchlichen Methoden erwarten läßt. Daß Salvarsan die Krankheit heilen kann, glaube ich nicht einen Augenblick. Es ist eine palliative, aber keine ätiologische Behandlung. Denn wenn auch einiges für eine infektiöse Ätiologie der perniziösen Anämie spricht, so ist der Beweis doch durchaus nicht dafür erbracht. Welche andere Infektion beginnt denn regelmäßig gerade im Zeitalter der beginnenden Arteriosklerose ?

Verlauf: Am 15. 5. findet sich der Vermerk: es geht ihr dauernd gut, aber am 18. starb sie ziemlich plötzlich. Die Autopsie ergab arteriosklerotische Nephritis mit kleinen Abscessen, Hyperplasie des Knochenmarks, leichte Hyper-trophie des Herzens, Streptokokkensepticämie, chronische Pleuritis, allgemeine Anämie.

Bemerkungen: Die Tatsache, daß wir hier die Nieren ausgesprochen erkrankt finden, scheint die oft beobachtete Anschauung zu unterstützen, eine Nephritis könnte eine perniziöse Anämie hervorrufen. Wenn zwei Krankheiten so häufig vorkommen, ohne daß wir über ihr gegenseitiges Verhältnis etwas Genaueres wissen, so ist schon mehr notwendig als ein zufälliges Zusammentreffen, um den Beweis für ihren ätiologischen Zusammenhang zu erbringen. Ob in unserem Falle eine Arsenikvergiftung eine Rolle spielt, kann ich nicht bestimmt sagen. Ich sehe keinen bestimmten Grund dafür, aber es ist doch möglich, daß wenigstens das Ende durch die unglückliche Art und Weise beschleunigt wurde, in der damals das Salvarsan oft gegeben wurde.

Fall 260.

Ein achtjähriges Schulmädchen wurde am 13. 3. 1911 in das Krankenhaus gebracht. Ihre Mutter hat zehn andere Kinder und hatte vier Fehlgeburten. Acht Kinder leben und sind gesund. Das Kind selbst hatte Masern und Keuchhusten und wurde mit vier Jahren wegen Schmerzen in den Gelenken mit Schmerzhaftigkeit, aber ohne Schwellung, behandelt. Damals wurde die Diagnose auf multiple Neuritis gestellt. Sie war damals drei Wochen zu Bett und konnte vom Beginn der Krankheit an fünf Wochen nicht laufen.

Danach war sie bis zum 10. 12. 1910 kräftig und gesund. Dann erkrankte sie an Halsschmerzen und Schmerzen in vielen Gelenken ohne Schwellung. Sie war eine Woche zu Bett und hat sich seither sehr wohl gefühlt. Am 15. soll sie eine Stunde vorübergehend blind gewesen sein; von da an, seit einer ganzen Reihe von Monaten, hat sie an Stirnkopfschmerzen zu leiden gehabt. Trotzdem hielten sie die Eltern bis vor vier Tagen für ziemlich gesund.

Vor vier Tagen bemerkte die Mutter Blässe und Schwellung des Gesichtes. Das Kind hatte guten Appetit, mußte aber bald nach dem Essen das meiste erbrechen.

Die **Untersuchung** ergab ausgesprochene Blässe und Ödem des Gesichtes und der Gliedmaßen. Pupillen, Lymphknoten und Reflexe negativ. An der Brust fand sich ein leichter rachitischer Rosenkranz. Die Herzdämpfung reichte nach rechts 2 cm über die Mittellinie und nach links 7 cm nach außen von der Brustwarzenlinie. Geräusche oder Akzentuation von Tönen waren nicht zu hören. Über beiden Lungen hörte man in großer Menge großblasige Rasselgeräusche. An den Extremitäten fand sich ein weiches Ödem, sonst verlief die Untersuchung ergebnislos. Blutdruck systolisch 125—135 mm Hg. Die gefärbten Ausstriche zeigten eine mäßige Achromie. Hämoglobingehalt 80 %. Lymphocyten 14000—16000. Die Urinmenge schwankte um 1050 in 24 Stunden mit einer leichten Spur von Eiweiß. Spezifisches Gewicht gewöhnlich um 1010, gelegentlich bis 1020 steigend. Mikroskopisch fanden sich granulierte, Zellen- und Blutzylinder, sowie etwas Eiter während des größten Teiles ihres Krankenhausaufenthaltes, obwohl nach dem 1. 4. die Menge des Blutes schnell abnahm und dann ganz verschwand. Fieber bestand nie. Unter täglichen heißen Bädern, bei einer Temperatur von 37,8°, die allmählich auf 44,5° erhöht wurde und folgendem Nachschwitzen in warmer Packung besserte sich das Kind zusehends. Sie erhielt eine fleischfreie und salzfreie Diät. Stuhlgang wurde durch tägliche Gaben von Natriumsulfat erreicht. Am 1. 4. waren die Ödeme geschwunden, worauf die Bäder eingestellt wurden.

Besprechung: Kann unser Kind mit vier Jahren eine multiple Neuritis gehabt haben? Ich habe nie eine solche Diagnose gehört und nie etwas davon gelesen. Aber ist es nicht wahrscheinlicher, daß sie eine rheumatische Infektion hatte, ähnlich der, die sie 1910 durchgemacht hatte. Ich glaube, es wird so gewesen sein. Erblindung und Stirnkopfschmerzen, unmittelbar nach den Anfällen von Mandel- und Gelenkentzündung, läßt uns sicher erwarten, daß wir im Urin die Zeichen einer Nephritis finden werden, besonders wenn Blässe

und Schwellungen des Gesichtes dazu kommen. Ein systolischer Blutdruck
von 135 mm Hg bedeutet bei einem achtjährigen Kinde eine Blutdrucksteigerung
und bestätigt so die Diagnose der Nierenentzündung.

Dieser Fall ist interessant als ein Fall der posttonsillären oder Strepto-
kokkennephritis. Meiner Meinung nach gibt es keine andere Ursache
der akuten Nephritis, die so häufig ist wie diese. Es ist schwer zu sagen, ob
auch nicht viele Fälle der sogenannten Scharlachnephritis in Wirklichkeit
Streptokokkennephritiden sind. Die Fälle von Nierenentzündung nach Halsentzündung werden nicht so oft festgestellt, weil wir uns noch nicht daran
gewöhnt haben, die Nephritis als Komplikation dieser Krankheit zu betrachten.

Verlauf: Am 9. ging es ihr ziemlich gut und am 15. wurde sie entlassen.
Im April schrieb sie uns selbst, sie sei völlig wohl. Der Urin wurde damals
nicht untersucht.

Fall 261.

Ein 62jähriger Landmann suchte am 24. 3. 1911 das Krankenhaus auf.
Die ganzen letzten 15 Jahre klagte er über Magenbeschwerden, konnte aber
immer seine Arbeit verrichten. Er klagt über Schmerzen im Epigastrium,

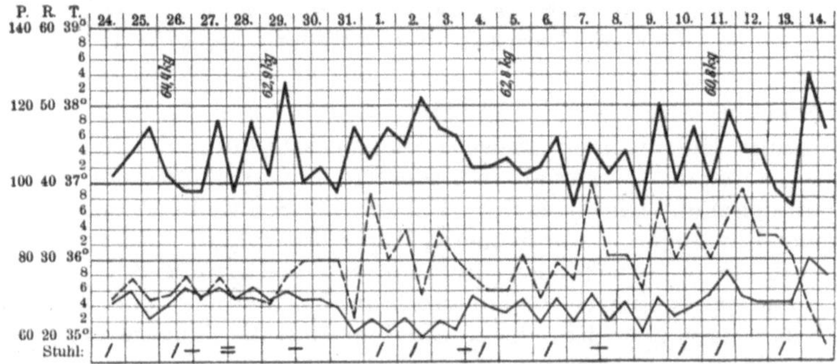

Abb. 216. Temperaturkurve zu Fall 261.

unterhalb des linken Rippenrandes, die mit großer Bestimmtheit in zwei und
einer halben Stunde nach dem Essen, besonders nach Frühstück und Mittagessen, auftreten. Er gibt an, die Schmerzen wären wie Hunger, sie werden
durch Nahrungsaufnahme unmittelbar gebessert; er trägt seit Jahren Zwieback
in seiner Tasche, um zu essen, wenn die Schmerzen kommen. Auch durch
Druck wird ihm besser und oft wirft er sich selbst auf einen Wollsack oder
Heuhaufen, um Erleichterung zu finden.

Dieser Zustand zeigte bis vor fünf Wochen keine wesentlichen Veränderungen.
Oft bestanden Besserungen, die einige Wochen oder Monate anhielten. Vor
fünf Wochen bemerkte er, daß er blaß wurde und hatte bald darauf einen Anfall
von Durchfall und Erbrechen, das sieben Tage anhielt. Seither fühlte er sich
schwach, obwohl er auf war und im Hause umher ging. Vor 14 Tagen stand
er vom Stuhl auf, um Wasser zu trinken und fiel hin, ohne das Bewußtsein zu
verlieren. Er hatte keinen Schwindel und er konnte ohne Hilfe wieder aufstehen. Vor einer Woche machte er die gleiche Erfahrung. Er glaubt viel an
Gewicht abgenommen zu haben. Er ist auch ganz sicher schwächer geworden,
obwohl er sich noch fähig fühlte, zu arbeiten. Familienanamnese und Lebensgewohnheiten sind gut, Geschlechtskrankheiten werden in Abrede gestellt.

Stuhlgang ist täglich. Er hat immer das angestrengte Leben eines Landmannes in der freien Natur geführt.

Die **Untersuchung** zeigt ausgesprochene Blässe bei gutem Ernährungszustande. Die Pupillen sind leicht unregelmäßig, sonst normal. Lymphknoten und Reflexe negativ. Brust- und Bauchorgane negativ. Temperatur Abb. 216. Urin negativ. Der Patient wog in Kleidern 142 Pfund. Der Stuhlgang zeigte bei sechsmaliger Untersuchung okkultes Blut, sonst aber keine Veränderungen. Blut: Erythrocyten 1800000, Lymphocyten 14000, Hämoglobingehalt 35%. Bei vier in wöchentlichen Pausen vorgenommenen Untersuchungen zeigten sich keine wesentlichen Veränderungen. Die gefärbten Blutausstriche zeigten fast keine Achromie, leichte Poikilocytose. Die Erythrocyten waren von auffallender Größe, viele von ihnen übergefärbt bis selbst blau. Es bestand eine ausgesprochene polynukleäre Leukocytose. Im ganzen keine besonderen Kennzeichen, aber wenn man die Anamnese dazu nimmt, doch wohl eine sekundäre Anämie. Nüchtern fand man im Magen 70 ccm einer trüben kaffeeähnlichen Flüssigkeit, die reichlich okkultes Blut zeigte. Weitere Untersuchungen wurden nicht vorgenommen.

Die ersten vier Tage seines Aufenthaltes im Krankenhause hatte er dauerndes Schlucken, das durch kleine Dosen von Morphium gebessert wurde und nicht wiederkehrte. Meistenteils lag der Patient halb schlafend zu Bett, gelegentlich nicht klar bei Bewußtsein, aber stets fähig auf Fragen zu antworten. Der Versuch, einen Blutspender zur Transfusion zu erhalten, mißglückte. Am 11. und 13. 4. klagte er in der Nacht über Brustschmerzen, lag aber sonst wie schlafend da. Der Augenhintergrund war normal.

Besprechung: Die einzige organische Magenerkrankung, die 15 Jahre dauert, ist Magengeschwür. Deswegen müssen wir auch bei unserem Kranken ein Geschwür annehmen. Die neuerliche Blässe und Schwäche erklären sich dann als Folge von Blutungen, die unbemerkt durch die Stühle erfolgt sind. Einiges in dem Blutbilde entspricht dem Befunde bei perniziöser Anämie, aber die ausgesprochene polynukleäre Leukocytose in Verbindung mit der typischen Magenanamnese läßt uns nicht daran zweifeln, daß die Anämie in Wirklichkeit eine sekundäre ist.

Diese letzten Symptome in unserem Falle geben ein ausgezeichnetes Beispiel für die Fälle, die man oft so erklärt, daß man sagt, Geschwüre wären krebsig geworden. Auch ich stellte, wie viele Klügere vor mir, in unserem Falle diese Diagnose.

Verlauf: Am 15. 4. starb er. Die Autopsie zeigte ein perforiertes Magengeschwür mit circumscripter Peritonitis. Vor dem Tode hatte man Krebs für die wahrscheinlichste Diagnose gehalten.

Fall 262.

Eine 36jährige Haushälterin kam am 1. 1. 1912 in das Krankenhaus. Der Vater starb an Brightscher Nierenkrankheit, sonst ist die Familienanamnese ausgezeichnet. Sie war vorher nie krank, leidet aber seit drei Monaten unter unregelmäßigem starkem Ausfluß. Als sie einmal vor drei Jahren an einem kalten Abend nach Hause ging, knöpfte sie ihren Mantel nicht zu und glaubt, sich damals erkältet zu haben. Drei Wochen danach mußte sie oft und unter größeren Schmerzen Wasser lassen, was aber ohne weitere Störungen wieder gut wurde. Bald darauf nahm sie ohne erkennbare Ursache schnell ab und wurde sehr blaß. Eine Ruhepause in der Arbeit half ihr, so daß sie ihre Tätigkeit wieder aufnehmen konnte. Sie hat vor sechs Wochen meist gearbeitet, war aber die ganze Zeit über blaß und fühlte sich nie kräftig. Seither liegt sie zu Bett, obwohl sie nur über Schwäche zu klagen hat. Jetzt fällt ihr selbst das Sitzen schwer. Sie hat absolut keine Atemnot, kein Ödem, kein Erbrechen, Kopfschmerzen oder Durchfälle. Gelegentlich hat sie trockenen Husten ohne Auswurf, Fieber, Kältegefühl, Schweiße, Ohnmachtsanfälle, Schwindel, aber Schmerzen im Körper sind nirgends vorhanden gewesen. Ihr Gewicht ist ihrer Meinung nach gleich geblieben.

Die **Untersuchung** zeigt ziemlich guten Ernährungszustand, aber beträchtliche Blässe. Keine Gelbsucht. Die Pupillen sind klein, leicht unregelmäßig gestaltet und reagieren gut auf Lichteinfall und Nahesehen. Patellarreflexe normal und gleich vorhanden. Alle anderen Reflexe normal. Am Halse und in den Achselhöhlen und Leistenbeugen fühlt man viele kleine, nicht schmerzhafte, voneinander getrennte Lymphknoten. Die Zunge ist mit einem dicken, braunen Belage bedeckt. Mund und Rachenorgane negativ. Der Herzspitzenstoß ist im fünften Intercostalraum 7 cm außerhalb der Warzenlinie zu sehen und zu fühlen. Nach rechts erstreckt sich die Dämpfung 4 cm über die Mittellinie hinaus. An der Herzspitze hört man ein weiches systolisches Geräusch, das nach der Achselhöhle fortgeleitet wird. Der zweite Pulmonalton ist mäßig verstärkt. Die Lungen sind negativ. Die Leberdämpfung erstreckt sich nach unten bis $7^1/_2$ cm unterhalb des Rippenbogens und in der Brustwarzenlinie nach oben bis zum fünften Intercostalraum. Der runde, auf Druck leicht schmerzhafte Leberrand kann gefühlt werden. Die Milz ist perkutorisch vergrößert. Ihren Rand fühlt man oberhalb der Nabelhöhle. Sie ist auf Druck nicht schmerzhaft. Die Gliedmaßen zeigen keine Veränderungen. Blutdruck systolisch 140 mm Hg. Urin 600—1200 ccm in 24 Stunden. Spezifisches Gewicht 1012—1019. Er enthält eine leichte Spur von Eiweiß, spärliche hyaline und granulierte Zylinder mit Zellbelag. Blut: Erythrocyten 2 600 000, Lymphocyten 21 000—23 000, Hämoglobingehalt $65^0/_0$. Polynukleäre Zellen $75^0/_0$. Die gefärbten Ausstriche zeigten leichte Anisocytose und Poikilocytose, aber keine Achromie oder abnorme Färbung, ein Normoblast. Die Wassermannsche Reaktion war negativ.

Der Hausarzt der Kranken erzählte später, er hätte bei der Untersuchung vor drei Wochen ein stark arbeitendes Herz mit einem Mitralgeräusch und schwachem, schnellen Puls festgestellt. Unter Digitalis und Ruhe hätte sich ihr Zustand gebessert. Nach ihrer Rückkehr aus den Ferien sei sie zweimal, obwohl sie nur als Näherin arbeitete, wegen der Kompensationsbeschwerden behandelt worden. In den letzten Wochen hätte sie wiederholt Kältegefühl und Fieber gehabt und hätte auch über Schmerzen entlang den Ureteren geklagt.

Am 2. 1. hörte man ein diastolisches Geräusch im zweiten Intercostalraum rechts und entlang dem rechten Sternalrande. Der Puls war hebend, Capillarpuls nachweisbar. Am Nachmittage des gleichen Tages hatte sie einen Schüttelfrost mit starker Temperaturerhöhung, am nächsten Tage einen anderen mit mäßiger Druckschmerzhaftigkeit in der Milzgegend. Außerdem erschienen Petechien an beiden Armen. Die Blutkultur ergab einen grampositiven Diplokokken, der als eine zufällige Verunreinigung angesehen wurde. Der Zustand der Kranken war sehr elend. Am 4. hatten sich die Hautblutungen über den ganzen Körper erstreckt. Die Herztätigkeit war sehr schnell, und wiederholte Anfälle von Cyanose und Druck in der Brust, die 10—12 Minuten anhielten, kamen zur Beobachtung.

Besprechung: So starke Schwäche, die unerklärlich und mit stärkster Blässe zusammen auftritt, muß uns in Schrecken setzen, denn sie gleicht ganz dem

Beginn vieler Fälle von **perniziöser Anämie**. Das Blutbild beruhigt uns aber wieder.

Der Befund am Herzen der Kranken lenkt unseren Blick in dieser Richtung, eine Erklärung für die Anämie und die anderen Symptome zu finden. Hier haben wir eine anscheinend „grundlose" Herzschwäche mit ausgesprochener Herzvergrößerung und normalem Blutdruck. Ebenso haben wir Vergrößerung von Milz und Leber. Herzerkrankungen führen nicht zur Milzvergrößerung; dafür müssen wir eine andere Erklärung suchen. Die allgemeine Vergrößerung der Lymphknoten bereitet uns auf das später auftretende diastolische Geräusch am Herzen vor, das ganz deutlich für Syphilis spricht und gibt uns so die Diagnose, die die ursachelose Herzschwäche, den Milztumor und die Anämie erklären kann. Andererseits sind die Purpuraflecke, welche in den letzten Lebenstagen der Kranken auftraten so, wie wir sie in Verbindung mit rheumatischer oder Streptokokkenerkrankung des Herzens finden. Alles andere aber bis auf den negativen **Wassermann**, den man nicht übersehen darf, der aber die sonst gut gefestigte Diagnose nicht umstoßen kann, spricht für Syphilis.

Verlauf: Am 5. 1. starb die Kranke. Die Autopsie ergab eine syphilitische Aortenentzündung, eine Arteriosklerose am unteren Ende der Aorta, fibröse Entartung der Aortenklappen und in geringem Grade auch der Mitralis, Hypertrophie und Dilatation des Herzens, akute Glomerulonephritis. Leichte chronische Perihepatitis und Perinephritis. Chronische Salpingitis. Chronische tuberkulöse Pleuritis. Embolien wurden nicht festgestellt.

Bemerkungen: Ich war ganz überrascht, als bei der Autopsie die akute Glomerulonephritis festgestellt wurde. Vielleicht beruht sie auf einer terminalen Infektion, die niemand voraussagen konnte. Sicherlich konnte der Urinbefund bei der Aufnahme der Kranken eine solche Diagnose nicht stützen, wenn er auch nicht der Norm entsprach.

Die Häufigkeit, mit der man chronische Perihepatitis und Perinephritis bei der Autopsie von Syphilitikern findet, läßt die Anschauung möglich erscheinen, daß sie selbst syphilitischen Ursprunges sind, selbst in solchen Fällen, in denen die Syphilis durchaus nicht sicher erwiesen ist.

Fall 263.

Unser Fall war ein Finnländer, 30 Jahre alt. Er arbeitete in einem Steinbruch, kam aber am 19. 6. 1912 in das Krankenhaus und klagte darüber, daß er seit vier Wochen gelb geworden wäre. Bis vor vier Wochen hat er gearbeitet, obwohl er seit vier Wochen schon etwas Schwäche in den Beinen gefühlt hatte. Familien- und Eigenanamnese sind gut, ebenso seine Lebensgewohnheiten. Seit Aufgabe der Arbeit hatte er Schwindelgefühl, Kopfschmerzen und Ohrensausen bemerkt, sowie auch leichte Atemnot. Wenn er zu Bett liegt, fühlt er sich völlig wohl, hat guten Appetit und keine Schmerzen. Er hat einige Pfund an Gewicht abgenommen, glaubt sie aber jetzt wieder gewonnen zu haben.

Die **Untersuchung** zeigt guten Ernährungszustand, ausgesprochene gelbliche Blässe, normalen Puls, Lymphknoten und Reflexe. Die Brustorgane sind negativ bis auf einige feuchte Rasselgeräusche unterhalb des linken Schulterblattwinkels und im Grunde der linken Achselhöhle ohne irgendwelchen anderen physikalischen Befund. Leib und Gliedmaßen normal. Urin negativ. Blutdruck systolisch 115. Die Temperatur stieg gelegentlich auf 37,5° am Abend während der ersten Woche des Krankenhausaufenthaltes, dann war sie normal. Blut: Erythrocyten 1 000 000 Lymphocyten 6000, Hämoglobingehalt 40%. Die gefärbten Ausstriche zeigten keine Achromie und viele große, sich tief färbende

Zellen. Ausgesprochene Poikilocytose und Anisocytose und viele abnorm gefärbte Zellen, aber keine Tüpfelzellen. Blutplättchen vermindert. Bei der Auszählung von 200 Leukocyten fand man drei Normoblasten und vier Megaloblasten.

Besprechung: Die Diagnose des Assistenten lautete auf perniziöse Anämie und sicherlich sprach vieles dafür, denn das Blutbild war absolut typisch und die ordentliche Untersuchung ergab keine Ursache für die Anämie. Aber die Jugend des Patienten muß uns dazu führen die Diagnose sorgfältig zu kritisieren und nach anderen möglichen Erklärungen zu suchen. Sicherlich kommt nicht öfter als einmal bei 100 Fällen in dem Alter perniziöse Anämie vor. Bei jungen Frauen ist sie nicht so selten.

Noch wichtiger ist aber die Nationalität des Kranken, denn wir wissen, daß nirgends auf der Welt die Bothriocephalusanämie so häufig vorkommt als in Finnland, deren absolute Ähnlichkeit mit der perniziösen Anämie zuerst durch die klassische Monographie von Schaumann festgestellt worden ist. Das ist einer der ganz wenigen Fälle, in denen ich glaube, einem Patienten das Leben gerettet zu haben. Wären nicht auf meine Veranlassung die Bandwurmeier im Stuhle nachgewiesen und dann die geeignete Behandlung eingeleitet worden, um den Wurm abzutreiben, so hätte der Patient getrost unter der Diagnose perniziöse Anämie sterben können.

Verlauf: Die Jugend des Kranken und seine Nationalität ließen zuerst an die Möglichkeit von Bothriocephalus als Ursache der Blutarmut denken. Die Untersuchung des Stuhles zeigte die Eier des Bandwurmes. 24 Stunden erhielt der Patient Milchdiät mit reichlichem Abführen, dann bekam er die geeigneten Wurmmittel. Am nächsten Tage entleerte er einen ausgewachsenen Bothriocephalus. Der Kopf wurde nicht gefunden. In den nächsten zehn Tagen nach der Abtreibung stieg der Hämoglobingehalt um 10% und auch sonst besserte sich das Blutbild entsprechend. Danach ging es ihm schnell besser und im Juni konnte er nach Hause gehen, um sich dort völlig zu erholen.

Schwellung der Arme.

Unterhautzellentzündung		218
Brustkrebs		72
Lymphangitis		39
Thrombose u. Phlebitis		26
Mediastinaltumor		4

15. Kapitel.

Anschwellung des Armes.

Dieses Symptom ist selten, wenn wir die Fälle ausnehmen, wo die Diagnose klar zutage liegt. Schwellung des Armes als Folge eines septischen Prozesses an der Hand oder höher oben ist natürlich häufig. Aber dort brauchen wir keine Besprechung und keine Erklärung. Ich meine die Fälle sind selten, in denen eine in die Augen springende Bedeutung fehlt. Man findet sie hin und wieder im Verlauf von Herzkrankheiten, besonders wenn der wassersüchtige Kranke dauernd auf einer Seite liegt, so daß sich die Ödemflüssigkeit durch ihre Schwere nach der einen Seite hin gesenkt hat.

Außerdem kann im Verlauf einer Herzkrankheit und auch sonst eine Phlebitis eintreten, aber am Arme findet man bei einer Venenentzündung oft nicht den deutlichen Strang, wie wir ihn am Schenkel leicht fühlen können. Daher wird die Diagnose einer Phlebitis am Arme oft nur durch die Ausschließung aller anderen Ursachen für die vorgefundene Schwellung gestellt. Wir kommen zu dieser Diagnose in den Fällen, wo wir keinerlei Ursache für irgendwelchen Druck im Halse oder im Mediastinum finden (Halsrippe, Schwellung der Lymphknoten, bösartige Erkrankung, Aneurysma).

Unter den Mediastinaltumoren, die zur Schwellung eines Armes führen, ist das Lymphoblastom (Hodgkinsche Krankheit) bei weitem die häufigste. Krebsmetastasen der Lymphknoten in der Achselhöhle nach Brusttumoren lassen uns gewöhnlich nicht im Zweifel über die Ursache des darauffolgenden Ödems am Arme. Dagegen kann ein Achselabsceß die venöse Zirkulation hemmen und zur Schwellung des Armes führen, ohne sich klar zu zeigen, denn solche Abscesse liegen oft in der Tiefe. Das Vorhandensein von leichtem, schlecht erklärbarem Fieber und einer Leukocytose in Verbindung mit dem, was wir für einen Drüsentumor der Achselhöhle halten, läßt uns einen Absceß dahinter vermuten.

Fall 264.

Eine 38jährige Hausfrau kam am 15. 7. 1906 in das Krankenhaus. Seit drei Jahren klagt sie über Dyspnoe und Herzklopfen bei Anstrengungen und gelegentliche Anschwellungen der Füße. Seit acht Wochen liegt sie viel zu Bett und klagt dabei zeitweise über Orthopnoe und Nykturie. Zweimal in der Nacht muß sie aufstehen. Sie hat ihr ganzes Leben lang Kopfschmerzen, neuerdings aber weniger. Appetit und Stuhlgang normal.

Vor vier Tagen schwoll der rechte Arm an, während die Ödeme an den anderen Teilen des Körpers nachließen. Der ganze Arm war zuerst verdickt und von roter Farbe, jetzt ist er etwas abgeschwollen.

Die **Untersuchung** zeigt guten Ernährungszustand, nervöse, schnelle, zitternde Bewegungen, Exophthalmus, aber keinen Kropf. Der Herzspitzenstoß liegt im 5.—6. Intercostalraum bis zur vorderen Axillarlinie. Die Herzaktion ist schnell und unregelmäßig, die Töne sind schwach, aber rein. Der zweite Aortenton ist akzentuiert. Keine Geräusche. Die Lungen zeigen grobe Geräusche an der Basis, sind aber sonst normal. Im Leibe findet sich Flankendämpfung, die sich bei Lagewechsel nicht verschiebt. Sonst ist der Leib normal. Rechter Patellarreflex nicht auslösbar, der andere normal. Der rechte Arm ist ganz angeschwollen und läßt beim Fingerdruck Gruben zurück. Auch das rechte Bein ist stark ödematös und ebenso die rechte Rumpfseite,

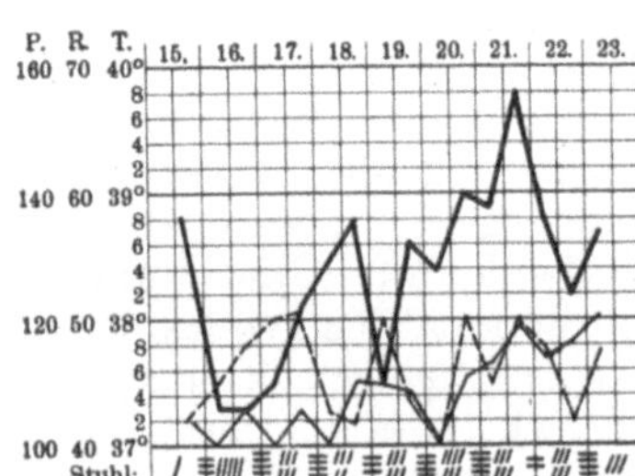

Abb. 217. Temperaturkurve zu Fall 264.

vorn und hinten. Ein leichtes Ödem findet sich auch an der linken Körperseite, besonders im linken Bein. Leukocyten 33 200. Hämoglobingehalt 95%. Temperatur Abb. 217. Der Urin enthält eine leichte Spur von Eiweiß. Unter Blutentziehung, Abführmittel, Digitalis und Ruhe gingen die Ödeme schnell zurück. Am Tage nach der Aufnahme zeigte sich ein auffallendes Geräusch an der Herzspitze und der zweite Ton war scharf und kurz.

Besprechung: Die Anamnese mit dreijähriger Atemnot bei Anstrengung und acht Monaten Orthopnoe läßt uns natürlich daran denken, daß der geschwollene rechte Arm, wie er hier beschrieben, mit einer Herzkrankheit zusammenhängt. Die Herzkrankheit, an der die Kranke leidet, scheint mir am ehesten eine Mitralstenose zu sein, dafür spricht die ausgesprochene Verbreitung nach der Seite, die schnelle und unregelmäßige Herztätigkeit und der scharfe, kurze erste Ton an der Spitze. Auch ohne rheumatische Vorgeschichte bleibt beim präsystolischen Geräusch, beim akzentuierten zweiten Pulmonalton Mitralstenose die beste Annahme, besonders wenn wie hier einiges für eine linksseitige Hemiplegie spricht, denn die Verbindung von Klappenerkrankung des Herzens mit Hemiplegie kommt am häufigsten bei Mitralstenose vor. Bei dieser Annahme erklärt sich die Leukocytose als die Folge einer wiederkehrenden frischen Infektion, denen das Herz bei Mitralstenose so oft unterworfen ist.

Daß keine Arterienembolie am Arm selbst stattgefunden hat, scheint nach dem Verlauf des Falles klar. Die Verlegung, wenn überhaupt eine ist, liegt in dem Venenstamm. Da ein Mediastinaldruck nicht vorliegt, ergab sich der Gedanke an eine Phlebitis des Armes. Das bleibt im ganzen wohl die beste Erklärung der Tatsachen.

Verlauf: Am 21. betrug die Zahl der Leukocyten 36 500. Der Arm hatte beinahe wieder seinen normalen Umfang und die Druckschmerzhaftigkeit war

nur noch gering. Im übrigen blieben die Ödeme noch weiter bestehen, nachdem
sie am Arme zurückgegangen waren.

Fall 265.

Ein 38 jähriger Vollmatrose kam am 1. 5. 1900 in das Krankenhaus. Etwa
drei Jahre vorher bemerkte er einen Knoten an der Außenseite des rechten
Armes, nahe dem Schultergelenk. Nach einigen Wochen begann er zu eitern
und heilte in zwei bis drei Monaten wieder ab. Vor einem Jahre begann das
Eitern von neuem, und der Knoten wurde operiert. Die Wunde heilte diesmal
sehr schnell, aber nach drei Wochen öffnete sie sich wieder und ist seither nie
völlig verheilt. Die letzte Operation war vor drei Monaten. Unmittelbar vorher
zeigten sich zwei Knoten im linken Bein, einer an der einen Seite oberhalb
des Knies und der andere in der Kniekehle. Sie wurden geöffnet, aber der alte
ist nie ausgeheilt und auf Druck sehr schmerzhaft.

Die **Untersuchung** zeigt kräftige Entwicklung und guten Ernährungszustand.
In der Gegend des rechten Deltoideus fand sich eine kleine Fistel, an derem
Ende, etwa $5^1/_2$ cm unterhalb der Oberfläche, ein rauher Knoten nicht gefühlt
werden konnte. Die Funktion des Armes war gar nicht gestört. Das linke Bein
war beträchtlich geschwollen. Der Patient gibt an, zeitweise sei es in der Höhe
des Knies gemessen etwa 8 cm dicker als das andere. An der Außenseite des
Oberschenkels fand sich eine kleine Narbe, dicht oberhalb des Knies, vor. Wie
der Patient sagt, ist der oben erwähnte Knoten eröffnet worden, und es fanden
sich mehrere alte zirkuläre Narben am Knie und am Unterschenkel. Unterhalb
des Knies fand sich ein ausgesprochenes Ödem und an der Innenseite einer
Seite eine bräunliche, auf Druck schmerzhafte Schwellung, die in die Kniekehle
überging, wo ein ungesund aussehendes Geschwür, das bei Berührung sehr
empfindlich war, sich zeigte. Die Bewegung des Knies war ungestört.

Das Bein wurde auf Kissen erhöht gelagert, worauf die Schwellung langsam
abnahm. Es wurde weder am Arme noch am Beine eine Operation vorgenommen.
Am 18. 5. verließ der Patient das Krankenhaus, um am 26. 10. 1911 mit der
Angabe wiederzukommen, er sei vor 13 Jahren in dem Hospital operiert worden,
sei aber bis zur jetzigen Krankheit gesund, munter und ohne Störungen
gewesen. Vor 14 Tagen seien Schmerzen an der Außenseite des rechten Oberarmes aufgetreten, in der Nähe der alten Operationsnarbe. Alles kam in einer
Nacht und verursachte ihm jetzt Fieber und Beschwerden. Vor drei Tagen
schwoll der ganze Arm stark an und war auf Druck stark schmerzhaft, so daß
der Patient zu Bett blieb.

Die **Untersuchung** ergab am oberen Teile des rechten Oberarmknochens
einen festen, roten, sehr druckempfindlichen Tumor von der Größe einer halben
Orange, sonst verlief die Untersuchung ohne Ergebnis.

Besprechung: Alles weist hier eher auf einen lokalen Prozeß als auf eine
Stauungs- oder Druckursache für das Ödem hin. Aller Wahrscheinlichkeit
nach beruhte der Knoten und die Eiterung vor drei Jahren auf einer Osteomyelitis des Humerus. Der Rückfall und der entmutigende Verlauf der Krankheit ist für Osteomyelitis charakteristisch. Das Ödem am Bein, das zur gleichen
Zeit auftrat, hing zweifellos mit der Narbenbildung und dem Geschwür in der
Kniekehle zusammen.

Wenn wir nun elf Jahre später eine Schwellung des Armes und einen lokalisierten Tumor am Humerus finden, so können wir sicher diese beiden Tatsachen mit der alten Anamnese in Verbindung bringen. Sicher handelt es
sich um eine Osteomyelitis und ein septisches Ödem des Armes.

Verlauf: Der Tumor wurde incidiert und 120 ccm Eiter entleert. Die Höhlung führte zum Knochen. Sie wurde ausgekratzt und vier Tage später konnte der Patient in poliklinische Behandlung entlassen werden. Der Eiter enthielt zahlreiche Streptokokken und Staphylokokken.

Fall 266.

Ein 55jähriger Konditor suchte am 31. 1. 1911 das Krankenhaus auf. Der Vater starb mit 72 Jahren an Magenkrebs, seine Frau leidet jetzt an Schwindsucht, sonst ist seine Familienanamnese gut. Sein allgemeiner Gesundheitszustand ist ausgezeichnet. Vor 20 Jahren hatte er Typhus. Geschlechtskrankheiten stellt er in Abrede. Vor acht Wochen schwoll das rechte Handgelenk an. Dies hielt etwa sechs Wochen an. Dann hörte er auf zu arbeiten, worauf die Schwellung verschwand. Drei Tage später kehrte die Schwellung des Handgelenks wieder und später, aber am gleichen Tage, wurde der ganze Arm blau und schwoll beträchtlich an. Zugleich empfand er Stechen in der Schulter. Er hat kein Fieber und fühlt sich in jeder Richtung ganz wohl. Der Patient sieht nicht schlecht aus und ist gut genährt. Links von oben fand sich auf der Lunge leises, hochklingendes Giemen, sonst waren die Brustorgane negativ, ebenso auch der Leib. Der linke Arm und die anliegende Gegend der Schulter waren gleichmäßig geschwollen, die Venen über der Schulter erweitert. Die Röntgendurchleuchtung zeigte keine Veränderung. Wassermann negativ. Blut und Urin negativ. Blutdruck systolisch 135 mm Hg. Während der viertägigen Beobachtung kein Fieber. Er fühlte sich so wohl, daß er bald das Krankenhaus verließ, obwohl sein Arm noch genau so geschwollen war wie bei der Aufnahme.

Besprechung: Hier bestanden keine richtigen Schmerzen und keine lokalen Veränderungen, die an Sepsis erinnerten. Der allgemeine Zustand ist ausgezeichnet. Die sorgfältige Untersuchung auf einen Mediastinaltumor und auf irgendwelche Stellen einer Sepsis verlief negativ. Es blieb nur eine Venenentzündung übrig, und wenn wir auch hier keine Ahnung haben, woher diese kommen soll, so können wir das auch nicht immer erwarten, denn viele Fälle von Phlebitis lassen uns darin im Stiche. Es kann wohl sein, daß eine tieferliegende Krankheit sich im späteren Verlaufe der Krankheit herausstellen könnte, aber zur Zeit haben wir keinen Grund eine solche zu erwarten, noch weniger die jetzigen Beschwerden des Kranken mit dem Typhus in Verbindung zu bringen. Die Lungensymptome lassen es wahrscheinlich erscheinen, daß in der Lunge ebenso wie im Arme eine Stauung vorliegt und das weist auf eine tiefsitzende Ursache hin, wie wir sie, wenn auch ohne Erfolg, im Mediastinum gesucht haben. Solange nicht diese Lungenerscheinungen verschwunden sind, muß man doch etwas ängstlich bleiben und die Möglichkeit eines Mediastinaltumors oder eines Aneurysmas vor Augen behalten.

Verlauf: Am 11. 2. 1911 war der linke Oberarm noch immer $5^1/_2$ cm dicker im Umfange als der rechte Unterarm $2^3/_4$. Am 23. 3. 1911 fühlte er sich völlig wohl. Der Arm war unverändert.

Fall 267.

Eine 50jährige Frau wurde am 23. 6. 1911 in das Krankenhaus aufgenommen. Der Vater starb mit 69 Jahren an Herzleiden, ihre Mutter lebt noch, ist aber auch herzkrank. Sonst ist die Familienanamnese gut. Die Patientin hatte niemals Gelenkrheumatismus und seit 30 Jahren keine Mandelentzündung. Vor 13 Jahren wurde ihr nach der Geburt des zweiten Kindes von ihrem Arzte

gesagt, sie sei herzkrank. Aber sie litt nur gelegentlich an Atemnot bei Anstrengungen bis vor drei Jahren, dann wurde die Kurzatmigkeit ausgesprochener
und sie bekam bei Anstrengungen oder Erregungen Schmerzen in der Herzgegend.
Damals sagte man ihr, ihr Herz arbeite sehr unregelmäßig, und sie erinnerte
sich, daß die letzten drei Jahre die Fußgelenke am Abend geschwollen waren.

Vor vier Wochen bemerkte sie eine Schwellung des linken Oberarmes, die
ganz plötzlich ohne andere Beschwerden auftrat. Dies trat auf, als sie ihre
Herzmedizin nicht mehr brauchte, die sie seit drei Jahren genommen hatte.
Sie ging deshalb zu einem Arzte, der Röntgenbehandlung empfahl und sie
zu einem Spezialarzt sandte. Ihr bestes Gewicht betrug vor 20 Jahren 192 Pfund,
ihr gewöhnliches Gewicht war 180 Pfund. Seit drei Jahren hat sie abgenommen
und wiegt jetzt unbekleidet 143 Pfund.

Bei der **Untersuchung** fand sich am hinteren Gaumen eine 5 cm lange,
$1^1/_2$ cm breite und $3/_4$ cm hohe Erhebung in der Mittellinie, dem Anscheine nach
knöchern. Sie gibt an, ihr Vater hätte das gleiche. Der Herzspitzenstoß lag
im sechsten Intercostalraum an der vorderen Axillarlinie, wo man auch ein
systolisches und präsystolisches Geräusch hörte. An der Herzbasis fand
sich ein lautes systolisches und ein langes diastolisches Geräusch. Der zweite
Aortenton war nicht zu hören. Der Puls war träge, die Gefäße des Halses pulsierten stark, und der Puls konnte daher in den Fingerspitzen gefühlt werden,
wo man unter den Nägeln Capillarpuls wahrnahm. Es besteht ein ausgesprochenes Ödem des linken Oberarmes. Auch beide Beine waren geschwollen.
Die Röntgendurchleuchtung (Abb. 218) zeigte eine Erweiterung der Aorta entlang nach links hin. Wassermann war

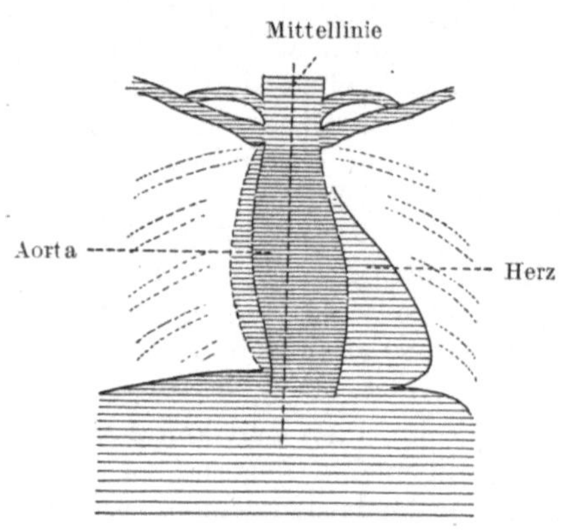

Abb. 218. Skizze vom Durchleuchtungsschirm: Erweiterung der Aorta in Fall 267.

negativ, ebenso auch das Blutbild. Blutdruck systolisch 220 mm Hg, diastolisch
110 mm Hg. Der Urin durchschnittlich 900 in 24 Stunden mit einem spezifischen
Gewicht von 1014. Er enthielt eine ganz leichte Spur von Eiweiß, aber keine
Zylinder.

Besprechung: Die Anamnese weist auf Rheumatismus hin, trotzdem
die Patientin das Gegenteil behauptet. Damit will ich sagen: es ist ungewöhnlich,
daß eine Patientin seit 13 Jahren einen erkannten Herzfehler hat, wenn er
nicht rheumatischen Ursprunges ist. Trotzdem findet sich bei der Untersuchung
des Herzens und der Aorta doch vieles, was für Syphilis spricht. Aorteninsuffizienz und Erweiterung des Aortenbogens können, das ist wichtig, auch
lediglich rheumatischen Ursprunges sein, aber in der großen Mehrzahl der Fälle
liegt doch eine Syphilis zugrunde.

Wenn es sicher ist, daß sie Aorta erweitert und daher einen Druck auf die
Venenstämme ausüben kann, so haben wir eine gute Erklärung für Phlebitis
und die Schwellung des Armes. Die Venenentzündung kann aber auch lediglich
infektiös von einem stagnierenden Venenkreislauf entstanden sein, ohne daß
eine lokale Druckursache vorliegt. Nichts in dem Falle läßt erkennen, wie
wir diese Frage entscheiden sollen. Die Prognose ist aller Wahrscheinlichkeit
nach gut.

Verlauf: Die Ursache des Ödems wurde nicht gefunden. Es war am 6. 7. noch vorhanden, wenn auch gering. Am 10. 7. verließ sie das Krankenhaus.

Fall 268.

Ein 37jähriger Arbeiter kam am 23. 5. 1912 ins Krankenhaus. Familien- und Eigenanamnese negativ. Vor zwei Jahren hatte er eine linksseitige Lungen- entzündung mit trockener Pleuritis. Er war damals zehn Tage krank und glaubt

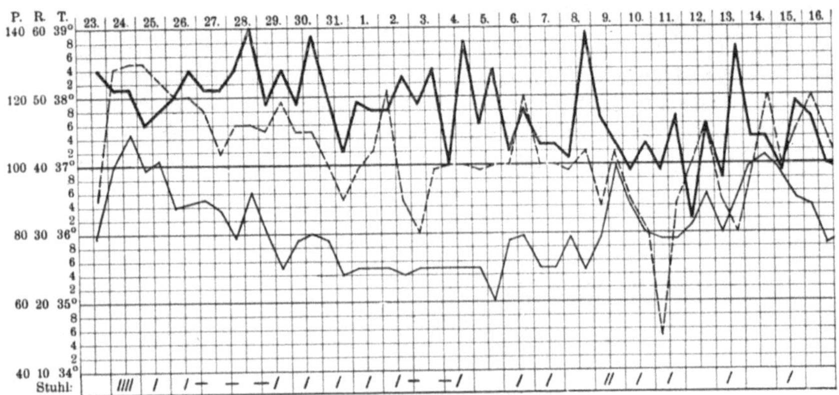

Abb. 219a.   Temperaturkurve zu Fall 268.

sich damals nicht völlig erholt zu haben. Er hatte vor sechs Monaten Bronchial- katarrh, aber er arbeitete weiter. Diesen Winter hatte er keinen Husten. Täglich trinkt er 1—3 Glas Schnaps. Geschlechtskrankheiten stellt er in Abrede. Vor sieben Wochen erkrankte er bei der Arbeit plötzlich mit Atemnot, Schwindel-

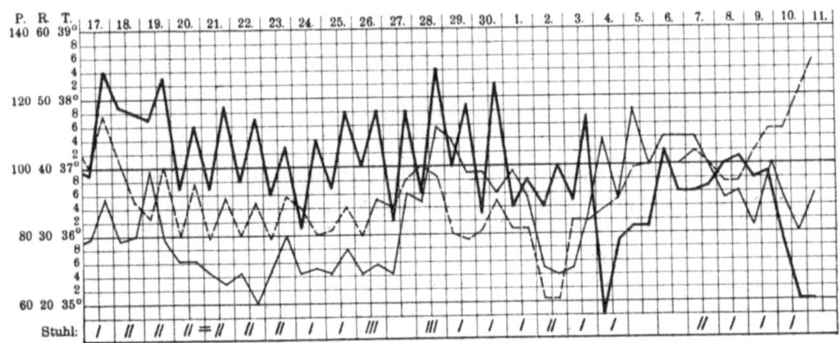

Abb. 219b.   Temperaturkurve zu Fall 268.

gefühl und Schwäche. Nach einem Schluck Schnaps und einer Stunde Ruhe konnte er seine Arbeit zu Ende führen, gab sie aber am nächsten Tage auf. Die nächsten Wochen war er auf, fühlte sich aber schwach und konnte nicht arbeiten. Er glaubt damals Fieber gehabt zu haben, war aber nicht kurzatmig.

Vor drei Jahren ging er, da die Schmerzen in beiden Achselhöhlen so schlimm waren, daß er nur gerade auf dem Rücken liegen konnte, zu Bett. Diese Schmerzen sind neuerdings weniger heftig gewesen, aber es folgte darauf Kurz- atmigkeit und Orthopnoe mit dauerndem Husten und sehr wenig Auswurf.

Störungen der Verdauung waren außer schlechtem Appetit nicht vorhanden.
Er glaubt beträchtlich an Gewicht und Kräften verloren zu haben.

Die **Untersuchung** zeigt guten Ernährungszustand, tiefe, beschleunigte
Atmung und heftige Hustenanfälle. Er liegt nur auf der linken Seite. Es besteht
eine mäßige Cyanose und starkes Schwitzen mit Vergrößerung der Lymphknoten.
Pupillen und Reflexe normal, Leib negativ, Puls während der ersten drei Tage
im Krankenhause zwischen 120—130 (Abb. 219). Herztöne schwach. Während
der Einatmung waren an der Radialis viele Herzschläge beinahe oder völlig
unterdrückt. Die ganze linke Seite war gedämpft, besonders in der oberen
Hälfte. Darüber und auch in der Herzgegend hörte man zahlreiche grobe
Geräusche. Im unteren Teile war der Pectoralfremitus im allgemeinen herab-
gesetzt, oben verstärkt. Unter dem linken Schlüsselbein hörte man amphorisches
Atmen. Der rechte Rand der Herzdämpfung reichte 7 cm über die Mittellinie.
Leukocyten bei der Aufnahme 11 500. So blieben sie auch die nächsten

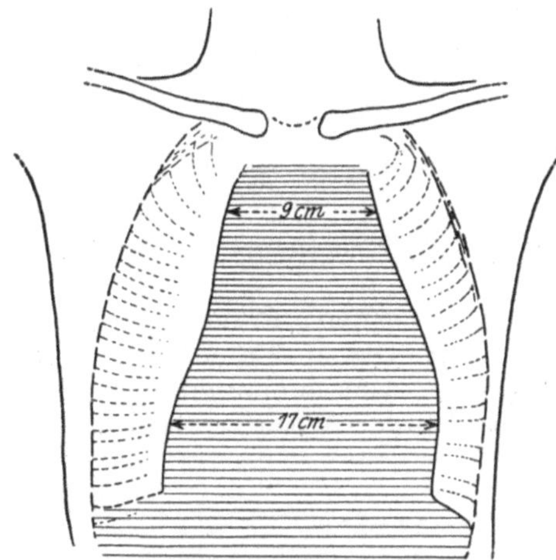

Abb. 220.   Skizze vom Durchleuchtungsschirm am 4. Juni.

vier Wochen. Der Urin zeigte keine Veränderungen bis gelegentliche leichte
Spuren von Eiweiß. Der Auswurf wurde wiederholt aber stets ohne Erfolg auf
Tuberkelbacillen untersucht. Unter den vielen vorhandenen Bakterien schienen
Pneumokokken vorzuherrschen. Ein Arzt hielt den Fall zuerst für einen
Mediastinaltumor, später für eine Herzbeutelerkrankung. Ein anderer Arzt
sprach sich für Mediastinaltumor aus. Einige Tage nach der Aufnahme zeigte
sich ein ausgesprcohenes Ödem an beiden Seiten des Halses und ein starkes
weiches Ödem in der Gegend der linken Brust. Der rechte Arm schwoll mächtig
an und über der Vorderseite der rechten Schulter fand sich ein Netzwerk von
erweiterten Venen. Der Arm war so druckempfindlich und gerötet, daß man
zuerst an eine Lymphangitis dachte, aber der Arm schwoll allmählich ohne
weitere Anfälle ab. Am 28. notierte ich die Dämpfung links ist nirgends extrem,
sondern mäßig mit einer Spur von Tympanie. Das Atmungsgeräusch war
bronchovesiculär, nicht bronchial, unzählbare knackende Geräusche. Damals
ging es dem Patienten etwas besser. Am 1. 6. waren die Herztöne deutlich,
aber schwach, der Arm weniger geschwollen. Er war kräftiger und konnte sich
im Bett besser umdrehen. Der Herz-Leberwinkel war noch immer ein stumpfer.

Links hinten, nahe dem Schulterblattwinkel und im unteren Teile der linken
Achselhöhle, bestand bronchovesiculäres Atmen mit abgeschwächtem Pectoralfremitus. Darüber war das Atmungsgeräusch beinahe normal. Am 2. 6. erfuhr
man noch von seinem Hausarzt, daß der Patient vor Beginn der Krankheit
ein schwerer Trinker gewesen sei, und daß damals heftige Schmerzen in der
Herzgegend bestanden hätten. Drei Wochen vor dem jetzigen Zustande ausgesprochener Atemnot kam er mit Schmerzen im Brustkorbe zu dem Arzte.
Damals fanden sich Zeichen von Infiltration an der linken Lungenbasis, zugleich
auch ein systolisches Geräusch an der Mitralis. Unter der Beobachtung wurden
die zuerst lauten Herztöne im Laufe von einer Woche schnell und schwach.
Die Röntgendurchleuchtung (Abb. 220—221) zeigte einen ungeheuren Schatten,
der das Mediastinum ausfüllte, unten viel ausgedehnter wie oben. Den rechten
Rand dieses Schattens hielt man für das Herz und die großen Gefäße. Der
Herz-Leberwinkel war ausgefüllt. Der linke Rand des Schattens war weniger

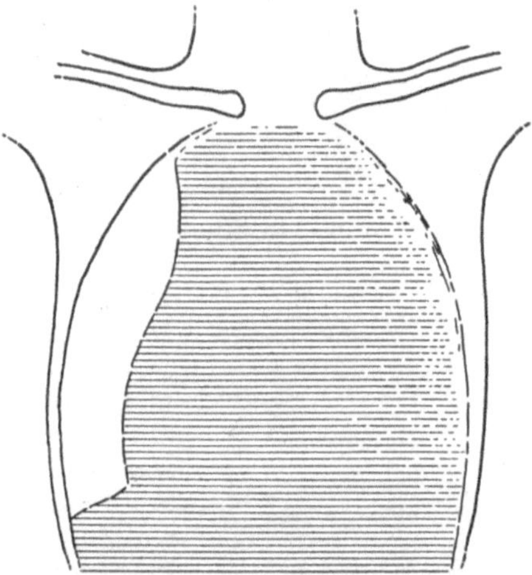

Abb. 221.   Skizze vom Durchleuchtungsschirm am 5. Juni.

deutlich, erinnerte aber eher an die Herzbegrenzung als an irgend etwas anderes.
Diagnose wahrscheinlich Herzbeutelerguß, möglicherweise auch Herzerweiterung.
Am 12. 6. waren am Herzen Geräusche nicht zu hören, die Töne hörte man
am besten in der Nähe des Schwertfortsatzes. Das Ödem am Halse war verschwunden. In den Geweben in der Gegend der linken Brustwarze und Achselhöhle und an der Bauchwand war es aber noch ausgesprochen vorhanden.
Am 14. 6. erstreckte sich die Herzdämpfung 18 cm noch von links nach der
Mittellinie und 8 cm nach rechts (Abb. 222). Damals schwankte die Diagnose
zwischen Herzbeutelerguß und Herzerweiterung mit intrakardialer Thrombose.
Ich war für das letztere. Als es aber dem Manne schlechter ging, wollten wir
die Möglichkeit ausschließen, daß es sich um eine Druckursache handelte, die
man entfernen könnte und deshalb punktierten wir im fünften Intercostalraum,
1 cm unterhalb der Brustwarzenlinie, im rechten Winkel zur Brustwand. Erst
nachdem die Kanüle $4^3/_4$ cm in die Tiefe gegangen war und festes, widerstand-
gebendes Gewebe durchdrungen hatte, kam Flüssigkeit. Darauf wurden 1400 ccm
entfernt, ehe es zu fließen aufhörte. Gegen Ende der Punktion war der
Puls bedeutend besser geworden und man merkte an der Kanüle bei jedem

Herzschlage eine leichte Erschütterung. Die letzten 500 ccm der Flüssigkeit waren leicht rötlich gefärbt, die übrigen von strohgelber Farbe. Das spezifische Gewicht betrug 1020, Eiweiß $3^1/_2^0/_0$. Im Sediment fanden sich $54^0/_0$ polynukleäre Zellen und $26^0/_0$ Lymphocyten. Die Kulturen blieben steril. Mit dem Exsudat wurde am 14. 6. ein Meerschweinchen geimpft, das am 19. 7. getötet wurde. Bei der Autopsie fand man Veränderungen an den Lymphknoten, der Leber und Milz. Die Flüssigkeit wurde mit der Nadel 15 cm seitwärts von der Mediallinie erreicht, obwohl man innerhalb der weit nach außen gedrängten Brustwarze eingegangen war. Die Nadel wurde nach der Mediallinie zu gehalten, durchdrang zuerst $2^3/_4$ cm tiefes, festes Gewebe, ging dann leichter vorwärts, um nach Durchstechung einer festen Wand die Flüssigkeit zu erreichen. Während der Punktion bewegte sich der rechte Rand der Herzdämpfung beträchtlich nach der Mittellinie zu und der paradoxe Puls verschwand. Am Tage nach der Punktion trat der Herzrand der Mittellinie 3 cm näher als vorher. Der paradoxe Puls kam aber damals wieder und der Patient mußte viel husten. Am 22. 6. war die Bronchitis auf der linken Seite verschwunden und das Ödem zurückgegangen. Er konnte sich kräftiger im Bett bewegen. Der Puls war langsamer und nicht mehr paradox. Er schlief ohne Nachhilfe, hatte beinahe normale Temperatur, einen Puls von 80 und wollte aufstehen. Am 29. 6. schien sich das Perikard wieder zu füllen. Den Umfang der Dämpfung zeigt Abb. 223. Am 3. 7. trat

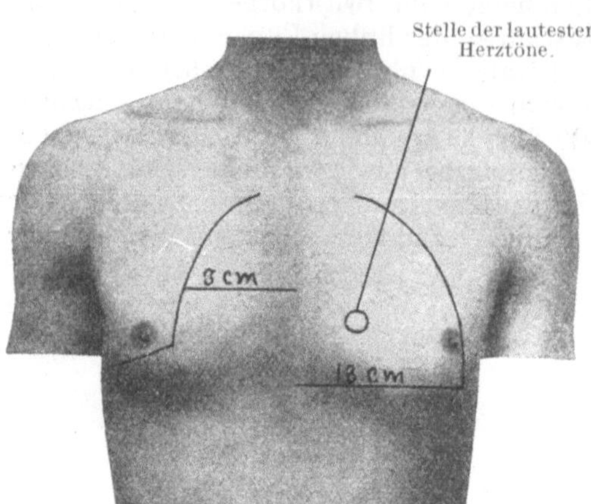

Abb. 222. Perkutorische Herzgrenze in Fall 268.

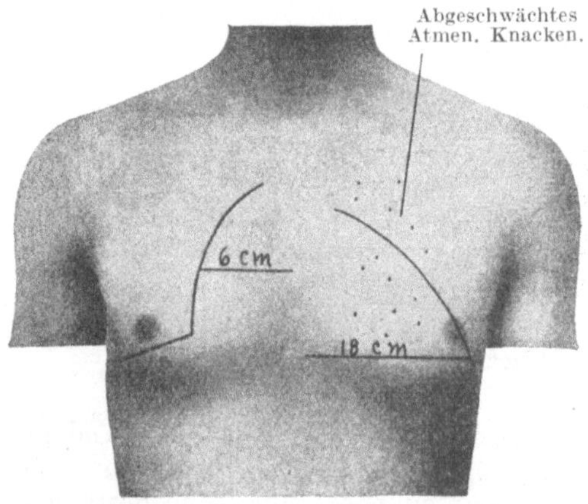

Abb. 223. Untersuchungsergebnis im Fall 268.

ein heftiger Schmerz in der rechten Brustseite auf, und man hörte über dem oberen Rande der Leberdämpfung Reibegeräusche. Die Leber reichte nun bis zur Höhe des Nabels. Die Herztöne klangen wieder entfernt. Die Röntgendurchleuchtung ergab einen neuen perikarditischen Erguß. Am 4. 7. kollabierte der Kranke plötzlich und bekam kalte Gliedmaßen und einen kaum fühlbaren Puls. Am nächsten Tage wurde das Perikard an der gleichen Stelle wie das erste Mal punktiert und man kam wieder an eine Höhle, entleerte aber nur wenige Kubikzentimeter blutiger Flüssigkeit. Luft kam bei der Atmung nicht heraus. Wir glaubten im Perikard gewesen zu sein. Am 7. begann blutiger Auswurf mit zunehmender Schwäche, mit Verwirrung, und am 11. starb er.

Besprechung: Obwohl wir über die richtige Diagnose in diesem Falle lange Zweifel hatten, entschlossen wir uns doch zuletzt zu der Annahme, daß das wichtigste in dem Falle der perikarditische Erguß wäre. Die Ergebnisse der Punktion bestätigten diese Annahme. Der Tierversuch zeigte, daß es sich um eine tuberkulöse Herzbeutelentzündung handelte. Obwohl es ihm während des ganzen Juni so schlecht gegangen war, schien es am Ende des Monats doch, als ob er sich erholen wollte. Damals wußten wir noch nicht das Ergebnis der Tierimpfung. Wahrscheinlich hatte er nicht nur ein tuberkulöses Perikard, sondern auch sonst noch Tuberkulose und sein Tod beruht nicht allein auf Herzschwäche, sondern auch auf der Infektion.

Ödem eines Armes in Verbindung mit großen perikardialen Ergüssen ist oft beobachtet worden. Wahrscheinlich beruht es in unserem Falle auf Thrombose eines der großen Venenstämme. Ich möchte noch besonders auf die riesigen Mengen von Flüssigkeit aufmerksam machen, die wir aus dem Perikard entleerten. Sicherlich muß es ganz allmählich ausgedehnt worden sein, um so viel Flüssigkeit fassen zu können.

Fall 269.

Eine 53jährige Frau kam am 25. 4. 1912 in das Krankenhaus. Die Kranke hat sechs gesunde Kinder und hatte keine Fehlgeburten. Seit langer Zeit bemerkt sie bei Anstrengung Atemnot und kann schlecht Treppen steigen, sonst ist es ihr gut gegangen. Sie trinkt gewöhnlich etwas Wein, aber keine starken Liköre. Die letzten vier Wochen hat sie mit starker Atemnot zu Bett gelegen und bemerkt eine Schwellung der Füße, des linken Armes und des Leibes. Der Appetit ist gut geblieben und sie fühlt sich sonst wohl.

Die **Untersuchung** zeigt Abmagerung und sehr starke Vergrößerung des Leibes. Pupillen und Reflexe normal. Der Herzspitzenstoß liegt im fünften Intercostalraum in der Mammillarlinie. Herzaktion schnell und unregelmäßig. Keine Geräusche. Zweiter Pulmonalton verstärkt. Arterienwände fühlbar. Die Lungen zeigen überall grobe Raschelgeräusche. Im Leibe besteht mit Lagewechsel verschiebliche Dämpfung in den Flanken, und man hat den Eindruck eines Tumors im rechten oberen Quadranten. Sehr ausgesprochene Ödeme der Schenkel. Urin 750 ccm in 24 Stunden mit einem spezifischen Gewicht von 1020 und gelegentlichen hyalinen Zylindern. Blut normal. Wassermann negativ. Im Stuhlgang fand man einen langen Spulwurm, sonst nichts von Bedeutung. Der Leib wurde punktiert, wobei 1610 ccm einer blassen gelblichen Flüssigkeit mit einem spezifischen Gewicht von 1009 entleert wurden. Das Sediment enthielt 46 %/$_0$ Endothelzellen, den Rest Lymphocyten. Wegen des geringen spezifischen Gewichtes der Flüssigkeit, ohne die Möglichkeit eine Herz- oder Nierenerkrankung sicherzustellen, stellte man die Diagnose auf Lebercirrhose. Aber innerhalb vier Tagen konnte der Leberrand leicht gefühlt werden. Nach der Punktion ging es rasch bergab und die unregelmäßige Herztätigkeit dauerte an, deswegen nahm man eine Mitralstenose an. Am 5. 5. war die Arhythmie eine vollständige. Der zweite Pulmonalton war akzentuiert, der erste betont. Das sonderbare Verhalten der Ascites in Verbindung mit Ödemen überall ließen an eine Herzbeutelverwachsung denken. Nachdem Digipuratum, Diuretin, Abführmittel und salzfreie Kost keine Vermehrung der Urinausscheidung hervorgerufen hatten, bekam sie vom 8. 5. an dreimal täglich Kalomel. Nach drei Tagen hörte man damit auf. Am nächsten Tage entleerte sie 1200 ccm Urin und die Wassersucht nahm schnell ab. Am 27. 5. bestand weder Ascites noch Ödem. Die Herztätigkeit war langsam und regelmäßig, der erste Ton verdoppelt mit einem leichten präsystolischen Geräusch an der Herzspitze. Der Leberrand war fühlbar, aber glatt und selbst bei der Entlassung am 3. 6. reichte die Leber noch bis in die Höhe des Nabels, die Dämpfung begann aber erst am Rippenbogen. Am 3. 6. verließ sie das Krankenhaus, kam aber bereits am 12. 6. mit den gleichen Symptomen wieder zurück. Am Tage nach der zweiten Aufnahme bestand außerordentlich starke Übelkeit. Jeder zweite Herzschlag kam nicht bis zur Radialis, jedesmal folgte dann eine kompensatorische Pause.

Besprechung: Keiner kann uns tadeln, wenn wir hier im Anfang die Diagnose auf Lebercirrhose stellten, wenn wir uns auch ganz klar darüber waren, daß irgendwelche Herzveränderungen außerdem noch mit im Spiele waren. Mit der schnellen Verkleinerung der Leber wurde diese Diagnose sehr unwahrscheinlich.

Was bleibt da noch als Ursache für den Ascites übrig? Die bei der Punktion erhaltene Flüssigkeit entsprach durchaus einem Transsudate. Man konnte sie nicht mit einer peritonealen Tuberkulose oder einer Neubildung des Bauchfelles erklären. Die Nieren waren zu gesund, um dafür verantwortlich gemacht zu werden. Deshalb mußten wir doch auf das Herz als Ursache des Ascites zurückgreifen. Nun ist die einzige Herzveränderung, die wir als Ursache für starken Ascites ohne entsprechende Ödeme der Beine kennen gelernt haben, die Perikardialverwachsung. Diese Krankheit tritt zuletzt mit einer Zuckergußleber auf und führt zu viel fälschlichen Diagnosen auf Lebercirrhose.

Das präsystolische Geräusch und die unregelmäßige Herztätigkeit kann wohl, wie wir annehmen, auf einer Mitralstenose beruhen. Wir finden sie häufig in Verbindung mit Perikardverwachsungen.

Ich habe noch nichts über die Schwellung des Armes gesagt, wahrscheinlich beruht sie auf einer Phlebitis.

Verlauf: Die Patientin wurde stark verwirrt, lehnte alle Medizin ab und konnte nicht zur Ruhe gebracht werden. Am 16. verließ sie das Krankenhaus.

Fall 270.

Ohne besondere Anamnese kam ein 46jähriger Handlungsgehilfe am 10. 6. 1912 in das Krankenhaus. Er gab an, seit sechs Wochen seien beide Hände ziemlich plötzlich angeschwollen, die Haut gerötet, rauh, rissig und mit Schuppen bedeckt. Es bestand nur leichtes Jucken. Von irgendwelchen lokalen Reizen war nichts bekannt. Sonst fühlte er sich wohl, mußte aber seiner Hände wegen seine Arbeit aufgeben und hat seither ständig an Gewicht und Kräften abgenommen. Der Appetit ist geschwunden, er lebt von Milch, Eiern und Brot. Dauernd klagt er über dumpfe Schmerzen im oberen Teile des Leibes, ohne Verbindung mit der Nahrungsaufnahme. Der Stuhlgang ist etwas locker, zweimal täglich. In der Nacht besteht starker Speichelfluß und er klagt über schlechten Geschmack im Munde. Bei Bewegung ist er kurzatmig und die Füße schwellen des Tags über an. Er fühlt sich schwindlig und sieht schlecht. In der Nacht muß er ein- bis zweimal Wasser lassen.

Die **Untersuchung** zeigt schlechten Ernährungszustand. Beide Hände und Handgelenke sind geschwollen, von tief roter Färbung mit einigen kleinen, weißen Zonen, an denen die Oberhaut abgehoben ist. Ebenso sieht man kleine offene Flecke an der Nasalfalte beiderseits. Der Leib ist leicht druckschmerzhaft und gespannt, besonders im Epigastrium. Sonst ist alles, einschließlich Blut und Urin, normal. Blutdruck systolisch 110 mm Hg. Während der 14tägigen Beobachtung bestand kein Fieber. Der Magen zeigt nüchtern keine Rückstände. Nach der Probemahlzeit keine freie Salzsäure. Der Patient gibt an, er hätte seit mehreren Jahren, besonders im Frühjahr, Anfälle von Magenbeschwerden gehabt, die einen oder zwei Tage anhielten. Sie waren aber nie so schwer, daß er sich ohne besondere Frage nicht daran erinnert hätte. Zugleich mit dem Auftreten der beschriebenen Hautveränderungen trat Appetitverlust, Schmerzen im Munde und eine leichte Diarrhöe ein. Er hatte auch stechende Schmerzen in beiden Füßen, die durch Reiben besser wurden.

In der Poliklinik wurden ausgesprochene geistige Störungen, Aufgeregtheit und Schwäche festgestellt. Die Hautveränderungen bestanden in einem trockenen Ekzem der Hände und Handgelenke.

Besprechung: Obwohl in diesem Falle beide Arme in Mitleidenschaft gezogen waren, habe ich den Fall doch wegen seines diagnostischen Interesses aufgenommen. Ganz sicherlich beruht das Ödem nicht auf Gefäßveränderungen oder Mediastinaldruck, sondern lediglich auf der lokalen Veränderung. Das Zusammenauftreten mit Diarrhöe, Verdauungsbeschwerden und geistigen Störungen läßt sofort an Pellagra denken. Ich konnte in der Tat keine andere Diagnose nennen, die dieses klinische Bild erklären könnte. Will man eine andere Diagnose stellen, so müssen wir zwei voneinander verschiedene Krankheiten annehmen, das Ekzem und die Paralyse. Dafür haben wir aber keine Beweise, und man soll sich immer, wenn es irgend möglich ist, bemühen, alle Tatsachen unter eine Erklärung zusammenzufassen.

Verlauf: Ein besonders erfahrener Arzt zweifelte nicht an der Diagnose auf Pellagra. Nachforschungen über die häuslichen Verhältnisse des Kranken zeigten, daß er ein sonderbarer Mensch war, der mit seinen Nachbarn und Dienstgebern nicht auskommen konnte. Er sagte, er müsse dauernd Gift ausspucken. In seiner Diät fand sich nichts Besonderes und es bestand auch kein Grund zu der Annahme, daß er irgendwelche verdorbenen Zerealien genossen hatte. Am 24. 7. wurde er entlassen.

16. Kapitel

Delirium.

Es ist schwer das Delirium zu definieren. Gewöhnlich geben wir uns damit zufrieden zu sagen, es handle sich um eine Art stammelnden oder unzusammenhängenden Redens, wie es die Patienten in der Höhe einer Lungenentzündung oder bei der akuten Alkoholvergiftung zeigen. Wir wissen aber auch, daß bei Geisteskrankheiten das gleiche Phänomen ohne Infektion oder Fieber auftritt. Wir können das Delirium mit unverständigen, unzusammenhängenden Reden von einer zweiten psychoneurotischen oder hysterischen Art unterscheiden. Die Patienten der letzten Art legen in das, was sie sagen, mehr Willen und Intension. Der echte delirierende Patient macht den Eindruck, als wisse er gar nicht, was er spricht. Ob man nun diese Unterscheidungen im ganzen aufrecht erhalten kann oder nicht, jedenfalls ist das Gesagte die Feststellung, wie wir das Wort Delirium jetzt zu gebrauchen pflegen.

Gebrauchen wir es nun in diesem festgelegten Sinne, so müssen wir zuerst darauf hinweisen, daß Kinder schon bei leichten Reizungen delirieren können als Folge einer Erkältung oder selbst einer leichten Verdauungsstörung. Bei ihnen ist die Erscheinung sicherlich irgendwie mit der größeren Geneigtheit des Kindes verbunden, im Schlafe umherzugehen und im Schlafe zu sprechen. Die geistige Stabilität ist bei ihnen schneller gestört als bei Erwachsenen.

Abgesehen von diesen schnell vorübergehenden Delirien bei leichten Kinderkrankheiten ist das alkoholische Delirium oder Delirium tremens wahrscheinlich am häufigsten. Es ist oft durch Gesichtshalluzinationen charakterisiert. Am häufigsten sehen die Kranken Tiere, besonders schwarze Tiere.

Unter den Infektionskrankheiten tritt Pneumonie am häufigsten mit Delirium auf. Beim Typhus verläuft das Delirium ruhiger und ist leichter zu beheben.

Von besonderem Interesse sind die postinfektiösen Delirien und Psychosen, die von den meisten anderen akuten Geisteskrankheiten sich durch ihre bessere Prognose unterscheiden. Sie nähern sich sehr eng den sogenannten Erschöpfungspsychosen, die man auch postoperative Psychosen nennt, wenn sie nach einem chirurgischen Eingriff auftreten.

Bei Urämie und Gehirnarteriosklerose sieht man verschiedene Formen geistiger Störungen und das typische Delirium kann in den akuteren und den ernsteren Formen auftreten.

In der Behandlung eines Falles von akutem Rheumatismus oder bei allen anderen Krankheiten, bei denen man Salicyl in größeren Mengen gebraucht, muß man sich immer daran erinnern, daß dadurch aktive Delirien hervorgerufen werden können, deren Ursache oft nicht erkannt wird. Außer den Salicylaten ist Belladonna die häufigste Ursache der medikamentösen Delirien.

Bei **akuter Anämie**, nach Blutverlusten und Schreck sehen wir oft Delirium, nicht allein in den tödlichen Fällen, sondern auch in Fällen, die zur Genesung kommen.

Alle diese besprochenen Arten des Deliriums unterscheiden sich von den anderen, wie sie im Verlauf der chronischen Psychosen vorkommen, die man als Geisteskrankheit bezeichnet und von denen ich nicht sprechen will. Für praktische Zwecke scheint es mir besonders wichtig, daß der Arzt das echte Delirium von hysterischen Störungen unterscheiden kann. Dazu ist die Beobachtung aller anderen Züge notwendig, die der Hysterie eigentümlich sind; die Ursache, die Art des Beginnes, die vorher festgestellte Charakteranlage des Kranken, das Zusammenauftreten mit Krampf- und pseudocomatösen Zuständen, der Nachweis einer Hemianästhesie und der anderen hysterischen Stigmata. Was das Delirium selbst angeht, so ist es gewöhnlich durch das Vorherrschen unzusammenhängender und besonders rasch wechselnder unzusammenhängender Züge charakterisiert. Der Hysterische kann gewöhnlich aus dem Zustande herausgerissen und zu einem verhältnismäßig vernünftigen Sprechen geführt werden, wenn man den geeigneten Reiz findet. Früher machte man das so, daß man eine Kanne Wasser über ihn goß. Oft gelingt es aber auch, das rechte Wort für die zentrale und wahre Persönlichkeit des Kranken zu finden, wenn man sich eines Helfers bedient, der den Patienten gut kennt. Beim echten Delirium ist das unmöglich und nichts, was wir sagen, macht irgendwelchen Eindruck.

Fall 271.

Ein 21 jähriger Arbeiter kam am 16. 11. 1912 im Delirium in das Krankenhaus. Eine Anamnese konnte nicht erhoben werden. Der Patient war schlecht genährt und hatte eine eigentümliche Zusammenziehung der Gesichtsmuskulatur, die an den Risus sardonicus erinnerte. Die linke Pupille war viel weiter als die rechte. Beide waren rund, reagierten aber nur leicht auf Lichteinfall. Die Akkommodationsreaktion konnte nicht geprüft werden. Die Zunge war nicht zu sehen wegen Trismus, der möglicherweise freiwillig vorgetäuscht wurde. Die Ellenbogendrüsen waren zu fühlen, es bestand aber keine nachweisbare Vergrößerung irgendwelcher Lymphknoten. Das Herz war negativ, der Puls nicht dikrot. Lungen ohne Befund. Der Leib gab tympanitischen Schall, er war etwas gespannt, sonst zeigte er keine Veränderungen. Perkutorisch war die Milz ausgesprochen vergrößert; der untere Rand konnte aber, vielleicht der Muskelspannung wegen, nicht gefühlt werden. Der untere Pol der Niere war fühlbar, aber auf Druck nicht schmerzhaft. Es bestand auch keine Druckschmerzhaftigkeit im Costovertebralwinkel. Patellarreflexe fehlten. Es bestand weder **Babinski** noch Fußklonus. Das **Kernin**gsche Symptom war beiderseits zweifelhaft. Nackensteifigkeit war nicht vorhanden, ebensowenig bestand Druckschmerzhaftigkeit der Knochen oder der Muskulatur.

Die Widalsche Reaktion war angedeutet, aber nicht positiv. **Wassermann**sche Probe negativ. Lymphocyten 9600. Polynukleäre 88%. Lymphocyten 12%. Temperatur Abb. 224. Die Urinmenge konnte nicht festgestellt werden, weil er unfreiwillig abging. Das spezifische Gewicht 1024, eine Spur Albumen war vorhanden. Im Sediment fand man wenige granulierte Zylinder und rote Blutkörperchen. Bei der Lumbalpunktion wurde 10 ccm rotgefärbte Flüssigkeit unter leichter Druckerhöhung entleert. Wegen der Blutbeimengung gab die Untersuchung des Sedimentes einen unzureichenden Befund. Augenhintergrund normal. Die Hornhaut mit einem schleimigen Schleier bedeckt.

Man bekam eine kleine Menge blutig-eitrigen Auswurfes, der bei der Untersuchung nichts Besonderes zeigte. Eine Diagnose konnte bis dahin nicht gestellt werden.

Am 18. 11. konnte man sich mit einer Verwandten in Verbindung setzen, die angab, der Beginn der Krankheit sei plötzlich gewesen, mit Schmerzen im ganzen Körper, besonders im Nacken, den Ellenbogen und Kniekehlen. Diese Symptome setzten mit einem Schüttelfrost vor neun Tagen ein. Der Patient ist unverheiratet.

Die kulturelle Untersuchung der Spinalflüssigkeit verlief gleichfalls negativ. Bei einer zweimaligen Punktion erhielt man keine Flüssigkeit, obgleich die Kanüle im Spinalkanal zu sein schien.

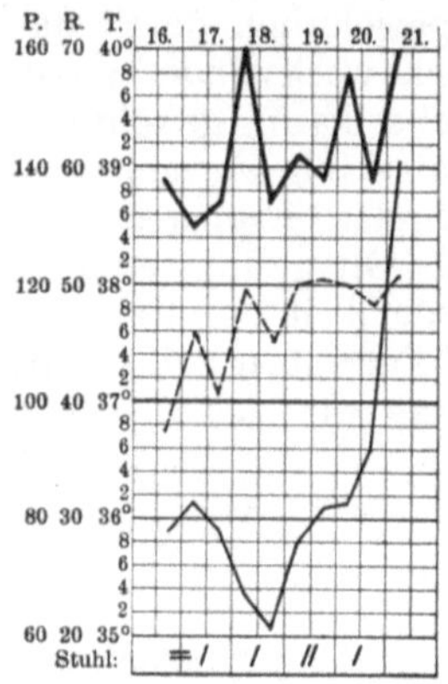

Abb. 224. Temperaturkurve zu Fall 271.

Besprechung: Sicherlich handelt es sich um ein Delirium bei einer Infektionskrankheit. Die einzige Frage ist, um was für eine Infektion es sich handelt. Die eigentümliche Zusammenziehung des Gesichtes ließ uns Tetanus befürchten, aber mit der Zeit verschwand sie und es fand sich nichts Weiteres, was an diese Krankheit erinnert hätte. Wäre die Widalsche Reaktion positiv ausgefallen, so hätten wir nicht gezweifelt, den Fall für Typhus anzusehen, wenngleich die Vermehrung der polynukleären Zellen ungewöhnlich und das Fehlen von Leukopenie nicht typisch sind. Nichts bei der Untersuchung des Nervensystemes deutet auf Meningitis hin.

Der plötzlich auftretende Schüttelfrost kommt bei Malaria vor, aber wir suchten ohne Erfolg nach Parasiten. Bis zum 19. 11. blieb unsere Diagnose durchaus unsicher.

Verlauf: Am 19. 11. zeigte sich eine Zahl kleiner, roter, maculöser, papulöser Fleckchen am Stamme und der Widal war positiv. Der Patient delirierte dauernd. Am 21. machte man ohne Erfolg den dritten Versuch einer Lumbalpunktion. In derselben Nacht starb der Kranke. Die Autopsie zeigte die Veränderungen eines Typhus, außerdem einer doppelten Mittelohrentzündung und einen pneumonischen Herd der linken Lunge. Im linken Nierenbecken fand sich ein Stein, der den Ureter verschloß und eine Hydronephrose hervorgerufen hatte. Die andere Niere war normal. Außerdem bestand eine chronische Perihepatitis und Perisplenitis.

Fall 272.

Einen 55jährigen Kaufmann sah ich bei einem Konsil am 11. 12. 1912. Er war früher immer gesund, wenn auch nervös bis vor zehn Tagen, wo er mit Fieber und Schüttelfrost, rostbraunem Auswurf und dem typischen Zeichen einer Verdichtung an der rechten Lungenbasis erkrankte. Fünf Tage lang ging es ihm verzweifelt schlecht, dann sank die Temperatur zur Norm, aber zur größten Überraschung begann er zu delirieren und dies dauerte seither an, trotzdem die Temperatur normal blieb. Der Puls hatte sich zwischen 100—120 bewegt und war zeitweise sehr unregelmäßig gewesen. Er nahm hinreichend Nahrung zu sich, es bestand aber während der ganzen Krankheit eine mäßige Ausdehnung des Leibes.

Bei Beginn des Deliriums konnte er den Stuhlgang nicht halten. Jetzt ist er wieder in Ordnung. Der Hausarzt war wegen des Zustandes der rechten Lunge in Zweifel.

Bei der **Untersuchung** war der Patient schläfrig. Respiration 40 in der Minute, vorher 48. Er sieht älter aus, als es seinen Jahren entspricht und war während der Untersuchung, wenn man ihn aus seinem Schlafe erweckte, vernünftig. Er bewegt sich nur mit Schwierigkeit und macht einen stark hinfälligen Eindruck. An der Spitze der rechten Lunge bis zur zweiten Rippe herab besteht Dämpfung mit fern klingendem Bronchialatmen. Hinten hörte man auch noch rauhe Rasselgeräusche, die im unteren Teile der Lunge zahlreicher sind. Unterhalb der zweiten Rippe vorn ist der Perkussionsschall kurz, aber nicht gedämpft mit einer Spur von Tympanie. Über der linken Lunge hört man nur wenige verstreute Rasselgeräusche. Der Puls beträgt 100 und ist regelmäßig. Herz negativ. Blutdruck wurde nicht gemessen. Bis auf eine mäßige Ausdehnung des Leibes verläuft sonst die Untersuchung negativ.

Besprechung: Von dem Hausarzt war Meningitis ernstlich in Betracht gezogen worden. Dagegen sprach aber das Fehlen von Nackensteifigkeit, ferner von Kernigs Symptom und von Augenveränderungen. Das Fehlen von Kopfschmerzen und Fieber gerade zu der Zeit, wo die Gehirnsymptome am stärksten ausgesprochen waren, genügt mit den anderen erwähnten Tatsachen, eine Meningitis auszuschließen.

Hätte es sich um einen Alkoholiker gehandelt, so würde man es als ein Delirium tremens angesehen haben, selbst wenn kein Zittern bestand, aber die Anamnese war verläßlich und schloß diese Möglichkeit aus. Der Zustand war auch ganz sicher kein hysterischer. In diesem Alter treten solche Sachen nicht neu auf.

Die gewöhnlichen Psychosen pflegen sich nicht in so engem Anschluß an eine Infektionskrankheit zu entwickeln. Deshalb war als die übrigbleibende Möglichkeit ein postinfektionöses Delirium auch die wahrscheinlichste Diagnose. In dem Sinne sprachen wir uns der Familie gegenüber aus und stellten eine gute Prognose.

Verlauf: Am 25. 2. 1913 teilte uns der Patient mit, es ginge ihm völlig wohl, wenn er auch nur nach langer Rekonvaleszenz seine Kräfte wieder erlangt hätte. Der Hausarzt teilte uns mit, das Delirium hätte noch acht Tage angehalten.

Fall 273.

Ein Landarbeiter in vorgeschrittenem Alter kam Anfang März zu seinem Zahnarzt wegen angeblicher Zahnschmerzen in der linken Seite des Oberkiefers. Man zog ihm zwei Zähne aus, ohne daß die Schmerzen besser wurden. Sie erstreckten sich später über die linke Kopfseite und waren besonders heftig am Scheitel. Zu der Zeit hatte der Kranke keine anderen Erscheinungen außer zunehmender Schwäche und Verwirrung, die ihm aber nicht daran hinderten, seine Arbeit fortzusetzen, wenn er auch öfters nicht den ganzen Tag aushielt. Etwa sechs Wochen nach dem Beginn des Kopfwehes kam er eines Tages in einem Zustande aus der Arbeit zurück, der seine Frau in Unruhe versetzte. Er schien sie nicht zu erkennen und sprach wild und unzusammenhängend. Er wurde in der gleichen Nacht in das nächstgelegene Krankenhaus gebracht, wo ich ihn am nächsten Tage sah.

Untersuchung. Er stammelte und stotterte in seiner Rede, als ich zu ihm kam. Da er ein alter Freund von mir war, sprach ich ihn scharf mit seinem Namen an, worauf er aufhorchte, mich erkannte und in Tränen ausbrach, wahrscheinlich weil der Gegensatz seiner jetzigen Lage und der kräftigen Gesundheit, in der ich ihn immer gesehen hatte, ihn selbst tief bewegte. Die linke Pupille war viel weiter als die rechte. Die Zunge wurde etwas nach rechts herausgestreckt. Der rechte Patellarreflex war vermehrt; am rechten Fuße war Babinski positiv. Während einer Beobachtung von sechs Tagen bestand weder Fieber noch Leukocytose. Die Wassermannsche Probe wurde nicht angestellt. Als er mir auf meine Fragen antwortete, sprach er langsam und schwer verständlich, einzelne Worte wurden spontan wiederholt und bevor ich noch von ihm wegging, fiel er in sein unzusammenhängendes Reden. Der Blutdruck betrug systolisch 180 mm Hg. Das Herz war etwas vergrößert, sonst aber ohne Veränderungen. Über beiden Lungen hörte man viele Rasselgeräusche. Der Augenhintergrund zeigte keine wesentlichen Veränderungen, wenn auch die Gefäße merklich sklerosiert waren, wie auch die am Arme und am Oberschenkel. Er klagte nicht weiter über Kopfschmerzen, wurde aber immer hilfloser und eine Hemiplegie bildete sich heraus. Nach drei Tagen ließ er unter sich und am vierten starb er. Eine Autopsie fand nicht statt.

Besprechung: Bei dem vorgeschrittenen Alter des Kranken ist es natürlich, daß man die Gehirnsymptome auf Arteriosklerose zurückführt. Die einzige, sonst in Betracht kommende Möglichkeit ist ein Gehirntumor. Das Fehlen ausgesprochener Herderscheinungen, sowie einer Neuritis optica und das Vorhandensein der Hemiplegie sprechen mehr für arteriosklerotische Gehirnstörungen als für einen Tumor.

Das Interessante in diesem Falle ist der Beginn mit Delirium und nicht mit Aphasie oder Coma. Was sich nun wirklich in seinem Gehirn zugetragen hat, werden wir nie erfahren. Mir scheint es wahrscheinlich, daß eine Thrombose mit Erweichungen sowohl die Kopfschmerzen im Beginn als das folgende Delirium verursacht hätten.

Fall 274.

Am 18. 2. 1913 sah ich bei einem Konsil eine 30jährige verheiratete Frau, die bisher bis auf einen Typhus vor zwölf Jahren stets gesund gewesen war.

Die letzten acht Wochen war sie etwas heruntergekommen. Am 12. 2. war sie mit Halsschmerzen und Schmerzen in der linken Brustseite erkrankt, worauf die Temperatur 39,5° und der Puls 160 betrug. Die Mandeln zeigten das gewöhnliche Bild einer follikulären Entzündung, aber die starken Schmerzen waren ungewöhnlich. Am 15. ging es mit dem Halse viel besser. Temperatur 38,4°, aber der Arzt bemerkte einen eigentümlichen Geruch, der ihm leichenähnlich erschien.

Am nächsten Morgen, am 16. 2., erwachte sie mit einem heftigen Delirium mit religiösen Vorstellungen, schlechtem Puls, geringem Urin, aber einer Temperatur von nur 37,5°. Während der nächsten zwölf Tage wurde nur 300 ccm Urin gelassen, obwohl sie ziemlich gut aß und weder über Kopfschmerzen noch andere Beschwerden klagte. Sie hatte weder Atropin noch Belladonna erhalten, sie hatte aber dreimal täglich 0,5 Aspirin und einen Einguß von Digitalis mit etwas Strychnin bekommen.

Bei der **Untersuchung** zeigte sie normale Hautfarbe und war gut genährt. Sie lag auf dem Rücken mit geschlossenen Augen, zwinkerte mit den Augenlidern und hatte die Hände fest über die Brust gefaltet. Die Atmung war regelmäßig, der Herzschlag 60 in der Minute mit leichten Unregelmäßigkeiten. Bis auf ein systolisches Geräusch an der Herzspitze fanden sich keine Veränderungen, auch nicht an Lungen und Leib. Der Nacken war nicht steif. Reflexe normal. Pupillen groß, gleichmäßig und normal reagierend.

Als ich die Patientin sah, war sie bei Bewußtsein, konnte ihre Zunge heraus-
strecken und einfache Fragen beantworten. Sie zeigte aber keine Initiative.
Temperatur und Puls Abb. 225. Die Unterhaltung mit ihrem Manne brachte
die Tatsache heraus, daß sie in dem vorhergehenden Sommer, als sie von Hause
und ihren Kindern entfernt lebte, ganz plötzlich Heimweh bekam und nach
ihrer Rückkehr noch still und nicht so vergnügt wie früher war. Genau vor
Beginn der jetzigen Krankheit war davon die Rede gewesen, daß sie wieder
von Hause weggehen sollte. Darüber hatte sie sich sehr aufgeregt.

Besprechung: Meningitis
kann man leicht ausschließen
wegen Fehlens aller Zeichen,
die gewöhnlich dabei auftreten.
Urämie hatte der Hausarzt
ernstlich in Betracht gezogen,
aber als ich die Kranke sah, war
der Urin von normaler Beschaffenheit, wenn auch an Menge
verringert und ließ eine solche
Diagnose nicht stellen. Als ich
die Patientin das erstemal sah,
ließ doch vieles an eine Hysterie denken. Die Erscheinung
des vorhergehenden Deliriums
und das unmittelbare Auftreten
der Störung nach dem Tempe-
raturabfall bei einer akuten Infektion ließ mir die Diagnose
einer postfebrilen Psychose
als sicher erscheinen.

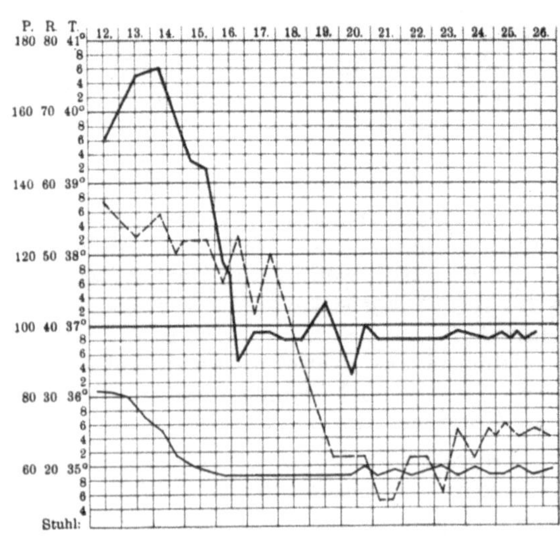

Abb. 225. Temperaturkurve zu Fall 274.

Der Verdacht einer ernsteren geistigen Störung, der sich auf den früheren
Anfall von Heimweh und krampfhafter Verstimmung hätte aufbauen können,
scheint mir nicht genügend begründet.

Verlauf: Am 27. 2. berichtete mir der Arzt, es wäre ihr seit dem 18. dauernd
besser gegangen und jetzt ginge es ihr ausgezeichnet.

Fall 275.

Am 27. 2. 1913 sah ich ein 19jähriges Mädchen bei einem Konsil mit ihrem
Hausarzt. Obwohl sie immer etwas blutarm war, und die Regel unregelmäßig
auftrat, hatte man sie bis vor 14 Tagen immer für ein gesundes, heiteres Mädchen
gehalten. Die Familienanamnese ist ausgezeichnet.

Vor 14 Tagen hatte man ihr einen normalen Wurmfortsatz entfernt. Die
Rekonvaleszenz war in den ersten zehn Tagen ausgezeichnet. Es bestand weder
Fieber, noch sonst eine unerwartete Erscheinung. Dann trat das auf, was ihr
Arzt Geisteskrankheit und Kopfschmerzen nannte. Ihre Bewegungen wurden
langsam und stereotyp. Besonders oft erhob sie sich von ihrem Bett mit dem
Bemerken: ich habe vergessen aufzustehen, um den Arzt zu treffen. Sie wurde
disorientiert und erkannte keinen Menschen. Zeitweise schien sie die bei der
Narkose gemachten Erfahrungen noch einmal durchzuleben. So sagte sie wohl,
sie müsse jetzt still liegen und tief atmen. Ein anderes Mal brachte sie nur
mit halb stammelnder Artikulation Laute wie sch-sch-sch heraus, als wenn sie
versuchte, Worte zu finden. Dann wieder weinte sie und war ängstlich, ergriff

des Doktors Hand und fragte: „Sind Sie böse auf mich? nicht wahr, Sie sind nicht böse?" Diese Worte und Bewegungen wurden immer und immer wieder Tag und Nacht die letzten fünf Tage wiederholt.

Die **Untersuchung** zeigte Blässe Hämoglobingehalt $65\,{}^0/_0$. Brust- und Bauchorgane negativ, bis auf leichte Tympanie des Leibes. Die Beine waren spastisch und zeigten zeitweise einen groben Tremor, der an Klonus erinnerte. Augen und Nacken erschienen normal. Es bestand keine Lähmung. Der Augenhintergrund war vorher untersucht und normal gefunden worden. Es bestand absolut kein Fieber, auch die Leukocyten waren normal. Ihr einzige Klage war ein drückendes Gefühl an der linken Schulterblattbasis. Man erinnerte sich, daß sie lange Zeit an den Ohren gelitten und zeitweise über Taubheit geklagt hatte, die aber dann wieder völlig fehlte. Sie hatte damals nur gesagt, sie hätte das Gefühl, als ob etwas in ihren Ohren wachse.

Während der fünf Tage, die seit dem Beginne der Geisteskrankheit vergangen sind, hat sie kaum geschlafen und nur wenig gegessen. Meistenteils wies sie die Nahrung zurück. Die Systematisierung ihrer krankhaften Gefühle waren die letzten zwei Tage meistens ausgesprochen. Hin und wieder schien sie ganz normal, wenn es ihr aber gelingt zu schlafen, so wacht sie immer verwirrt auf. Scharfe Ansprache regt sie oft an und macht sie für eine kurze Zeit normal.

Hin und wieder mußte sie während der fünf Tage sehr schnell atmen, obwohl weder Husten noch Dyspnoe bestand. Sie bewegt sich leicht und rasch im Bett und läßt nicht unter sich. Der Urin ist normal.

Besprechung: Meningitis kann durch das Fehlen von Fieber und einer Leukocytose ausgeschlossen werden. Die Neigung zur Resistenz und Stereotypie lassen uns an Dementia praecox denken, aber diese Diagnose ist nicht gesichert, bis nicht eine längere Zeit vergangen ist. Jedoch muß man diese Möglichkeit fürchten und kann sie noch nicht ausschließen. Der unmittelbare Beginn der Symptome nach der Operation läßt doch daran zweifeln, ob eine so ernste Erkrankung vorliegt.

Die Neigung, die bei der Narkose gemachte Erfahrung immer zu wiederholen, würde man bei der Hysterie erwarten können und der sonstige Zustand entspricht ganz dieser Annahme. Wenn es aber wahr ist, daß sie früher völlig gesund war und niemals vor der Operation ähnliche Symptome auftraten, so scheint es mir doch vernünftiger eine Diagnose zu stellen, die man direkt oder indirekt mit der Operation in Verbindung bringen kann. Zwei Möglichkeiten zeigen sich dabei: da sie bleichsüchtig ist, so muß man bei ihr mehr als bei anderen an eine Gehirnthrombose (Sinusthrombose) denken, und da solche Thrombosen leichter nach Operationen auftreten, ist die Möglichkeit einer solchen Störung doch immer vorhanden. Dagegen spricht aber das Fehlen jeglicher Herdsymptome, wenn man nicht das Gefühl von Schwere als solches aufstellen wollte, was aber nach meiner Meinung ein Irrtum wäre.

Im ganzen erscheint mir als die wahrscheinlichste Diagnose die einer Erschöpfungs- oder postoperativen Psychose, der Schrecken aller Chirurgen, die das einmal durchgemacht haben. Trotzdem kommt die Mehrzahl dieser Psychosen zu einem guten Ende und man kann daher auch eine gute Prognose stellen.

Verlauf: Ein Brief ihres Arztes teilte mir mit: Am 10. 3. elf Uhr abends sagte sie, sie fühle etwas in ihrem Kopfe blasen, dann erbrach sie und unmittelbar nachher kam ihr der Verstand wieder und sie erkannte ihre ganze Umgebung. Danach klagte sie auch oft über Kopfweh, besonders im Hinterkopf und wollte oft ihren Kopf stützen. Auf gutes Zureden gab sie das auf, obwohl der Nacken einige Zeit ganz schwach war. Jetzt ist sie geistig völlig wohl. Sie steht alle Tage auf und geht umher, wenn sie auch noch so schwach ist, daß sie ihre Beine kaum tragen. Sie sieht gut aus und hat kein Fieber.

Bemerkungen: Dieser Verlauf scheint dafür zu sprechen, daß Hysterie die richtige Diagnose war, Hysterie von der Art der postoperativen Psychosen. Aber ich würde doch noch darüber im Zweifel sein, bis nicht die Anamnese in der vorhergehenden Zeit Anfälle oder ähnliche Störungen enthüllt.

Fall 276.

Im Frühjahr 1893 wurde ein Kranker in der Droschke in das Krankenhaus gebracht, der sich heftig mit seinem Begleiter herumschlug. Es war gegen fünf Uhr Nachmittag. Sein Begleiter gab an, der Kranke sei ganz offenbar völlig gesund und als Tagarbeiter am gleichen Tage nachmittags tätig gewesen, dann sei er plötzlich ohne Ursache und Grund verdreht geworden und mußte nach einer Zeit ins Krankenhaus gebracht werden. Nachdem er zu Bett gebracht worden war, wurde er bald ruhiger und schlief des Abends und in der Nacht teilweise gut. Die Temperatur betrug bei der Aufnahme 39,5°. Der Puls war nicht beschleunigt, die Atmung normal. Die Leukocyten waren nicht vermehrt. Das einzige von der Norm Abweichende, was man bei der Untersuchung fand. war eine fühlbare Milz. Die Diagnose lautete auf Typhus. Am nächsten Morgen war die Temperatur normal und der Patient schien etwas verschlafen, sonst aber normal. Dieser plötzliche Wechsel läßt uns nach Malariaplasmodien im Blute suchen. Nach einer Arbeit von einer Stunde konnte ich einen pigmentierten Parasiten finden. Der Kranke erhielt Chinin in großen Dosen und konnte 24 Stunden später das Krankenhaus verlassen.

Besprechung: Unser Fall zeigt die klinische Seite der Überfüllung der Gehirncapillaren mit Malariaparasiten. Jede Art von Gehirn- oder Geisteskrankheit wie Meningitis, Apoplexie, Psychose kann so durch eine Malariainfektion vorgetäuscht werden, sogar wenn die Temperatur hoch und die Zahl der Leukocyten klein ist. Daher sollte man sich die größte Mühe geben im Blute Malariaparasiten nachzuweisen.

Arten der Herzkrankheiten.

Beide Geschlechter.

Rheumatisch	278
Nephritisch	117
Arteriosklerotisch	93
Syphilitisch	74
Zweifelhafte Fälle	30
Kropfherz	8

Männer allein.

Rheumatisch	108
Nephritisch	59
Arteriosklerotisch	53
Syphilitisch	52
Zweifelhafte Fälle	19
Kropfherz	2

Frauen allein.

Rheumatisch	170
Nephritisch	58
Arteriosklerotisch	40
Syphilitisch	22
Zweifelhafte Fälle	11
Kropfherz	6

17. Kapitel.

Herzklopfen und Arhythmie.

Ein normaler Mensch weiß nichts von seinem Herzschlage außer nach heftiger Anstrengung oder in Augenblicken starker Erregung. Wenn er der Herztätigkeit zu anderen Zeiten störend bewußt wird, so hat er Herzklopfen. Die Herztätigkeit kann unregelmäßig oder einfach verstärkt und schnell sein.

Gewöhnlich gehen Herzklopfen und Arhythmie miteinander, d. h. der Herzschlag wird dann besonders von dem Patienten bemerkt, wenn er unregelmäßig wird. Die Verstärkung des Herzschlages, besonders wenn sie während der Entwicklung einer Herzhypertrophie langsam entsteht, wird oft von dem Patienten nicht bemerkt. Was störend wirkt, ist ein plötzlicher Wechsel in der

Stärke oder im Rhythmus, der sich dem Bewußtsein den Patienten aufzwingt und ihn mehr oder weniger in Unruhe versetzt. Wenn ein Kranker zu uns mit der Klage über Herzklopfen kommt, so leidet er in der Regel an einer der folgenden Krankheiten:

1. **Hyperthyreoidismus**, wobei sowohl die Heftigkeit als auch die Schnelligkeit der Herzarbeit die Aufmerksamkeit des Patienten auf sich zieht und Unruhe hervorruft. Wahrscheinlich gibt es keine andere Krankheit, bei der wir eine so heftige und sichtbare Herzaktion beobachten, als die von der Schilddrüse ausgehende Intoxikation, die gewöhnlich unter dem Namen Basedowscher Krankheit geht.

Neulich sah ich eine Kranke, die auf meine erste Frage, was ihr denn fehle, einfach auf ihre heftig pulsierende Halsschlagader hinwies und sagte: Sehen Sie es denn nicht? Das war ihre Krankheit, soweit sie ihr bekannt war. Die Untersuchung zeigte die gewöhnlichen Zeichen eines Basedow.

2. **Blutdruckerhöhung** auf Grund von Arteriosklerose oder von chronischer Nephritis. Früher oder später bemerkt der Kranke dabei heftiges Herzklopfen, wenn seine Aufmerksamkeit nicht durch anderes in Anspruch genommen wird oder wenn er nach dem Gehen inne hält und allmählich wieder zur Ruhe kommt oder endlich nach dem Essen.

3. **Herzklappenfehler** ohne Hypertension, aber mit Arhythmie.

4. **Arhythmie** mit oder ohne gröbere Erkrankung des Herzens.

Von den Unregelmäßigkeiten, die wir klinisch bei Patienten mit in die Augen springender Herzschwäche finden, beruhen 60% auf **Herzohrflimmern** und sind charakterisiert durch die Veränderungen, die man gewöhnlich als absolute oder Arhythmia perpetua bezeichnet. Lewis hat, wenn er alle Arten Herztätigkeit mit oder ohne Herzschwäche zusammenfaßt, folgende Tabelle aufgestellt:

Herzohrflimmern 40%
Vorzeitige Kontraktion 35%
Paroxysmale Tachykardie, Sinusarhythmie, Herzblock, Herz-
    flattern und Alternation . . . . 15%.

Die ernsteste Art der Arhythmie beruht auf **Herzohrflimmern**. Die vorzeitigen Kontraktionen sind viel seltener von übler Vorbedeutung. Diese letztere Art entspricht dem gelegentlichen Aussetzen eines Herzschlages, entweder in regelmäßigen Intervallen, oder als vereinzelte Erscheinung. Es kann durch das ganze Leben hin auftreten und doch nur wenig Störungen hervorrufen. Die auf Herzohrflimmern beruhende Arhythmie führt zu einem Pulse, in dem auch nicht zwei aufeinanderfolgende Schläge einander gleichen. Wenn sie erst einmal beginnt, so besteht sie gewöhnlich während des ganzen übrigen Lebens des Kranken, wenn dies auch nicht immer der Fall ist.

Unter **Sinusarhythmie** verstehen wir gewöhnlich die physiologischen Veränderungen der Herztätigkeit bei der Atmung. Das Herz schlägt während der Einatmung langsamer und während der Ausatmung schneller. In der Pubertätszeit und bei nervösen Menschen kann diese phsyiologische Veränderung verstärkt auftreten. Gewöhnlich stört sie aber den Kranken nicht und führt ihn selten dazu, einen Arzt aufzusuchen.

Die meisten **verfrühten Kontraktionen** kann man klinisch daran erkennen, daß auf diese eine Pause solcher Länge folgt, daß die vorzeitige Herzzusammenziehung plus der Pause der Zeit nach fast genau zwei normalen Kontraktionen entspricht.

Herzblock kann man klinisch in jedem Falle ins Auge fassen, wo der Puls sehr langsam geht, 25—30, ganz gleich ob dabei apoplektische Anfälle auftreten oder nicht. Eine sichere Diagnose kann man nur durch das Elektrokardiogramm oder durch gleichzeitig aufgenommene Pulskurven von dem Bulbus der Jugularis und von der Radialarterie stellen.

Die paroxysmale Tachykardie kann man gewöhnlich aus dem außergewöhnlich frequenten Puls, etwa 200 Schläge, erkennen, der ohne Störungen des Rhythmus und ohne ernstere Änderungen in der Zirkulation auftritt. Wenn der Puls noch viel über 200 in der Minute geht, gebraucht man auch den Ausdruck „Auricularflattern".

Unter Alternation versteht man das Dazwischenliegen einer etwas geringeren Pulswelle zwischen zwei größeren mit oder ohne Störungen des Rhythmus. Sie ist zu unterscheiden von dem Pulsus alternans, bei dem zwischen jedem Paar von Herzzusammenziehungen eine Pause liegt. Die Alternation kann selten an einer Kurve des Radialpulses festgestellt werden. Man kann sie aber auch bei der auscultatorischen Blutdruckmessung feststellen, indem der klappende Ton, den man über der Brachialis hört, abwechselnd lauter und schwächer ist.

In vielen Fällen scheint die Alternation lediglich nach vorzeitigen Herzschlägen. Dann ist das Auftreten von viel weniger ernster Bedeutung, als wenn es dauernd vorhanden ist.

Die Alternation ist, obwohl sie eigentlich keine Art der Arhythmie darstellt, prognostisch viel ernster zu betrachten als jede Art der Arhythmie.

Vorzeitige Herzzusammenziehungen treten in Zwischenräumen oft auch im Leben eines sonst gesunden Menschen auf. Wenn sie nur gelegentlich und ohne andere Zeichen einer Herzerkrankung sich zeigen, haben sie prognostisch nur geringe oder gar keine Bedeutung.

Ätiologie.

Unter den Ursachen der Arhythmie können wir aufzählen: 1. Herzschwäche jeder Art, rheumatisch, syphilitisch, arteriosklerotisch oder nephritisch. 2. Das Vorliegen einer der oben erwähnten Herzkrankheiten ohne Herzschwäche. 3. Gifte, besonders Tabak. 4. Nervöse Einflüsse.

Von den vier gut bekannten Arten der Arhythmie werden nur zwei oft von dem Patienten wahrgenommen, nämlich die vorzeitige Kontraktion oder Extrasystole und die absolute oder perpetuierliche Arhythmie. Die Sinusunregelmäßigkeiten der Pupertätszeit werden selten und nur dann bemerkt, wenn sie aus irgendwelchen neurotischen Ursachen oder bei schlechter Lebensweise stark gesteigert auftreten. Die ausgesprochensten Fälle dieser Art findet man gewöhnlich bei jungen Leuten, die sich sexuellen Exzessen hingegeben haben, ohne daß eine Geschlechtskrankheit vorliegt. Tabak, Alkohol und Kaffee machen die Menschen viel seltener so empfindlich, daß die Sinusunregelmäßigkeiten, d. h. die Veränderungen in der Pulszahl bei der Atmung störend empfunden werden. Herzblock ist eine so seltene Erkrankung, daß wir sie hier nicht weiter zu besprechen brauchen.

Zusammenfassung.

Für praktische Zwecke können wir sagen, daß jemand, der über Herzklopfen klagt, in der großen Mehrzahl der Fälle entweder an einer Schilddrüsenintoxikation, an Blutdrucksteigerung, chronischem Herzklappenfehler, an absoluter Arhythmie, welcher Art auch immer, oder an häufigen, vorzeitigen Herzkontraktionen leidet.

Bei der letzten Art der Irregularität ist gewöhnlich die darauffolgende
Pause das, was den Patienten am meisten stört. Oft wacht er deshalb im Schlafe
mit dem Gefühl des Fallens oder großer Angst auf, manchmal mit dem Gefühl
von Erstickung, obwohl die Zirkulation in der größten Zahl dieser Fälle vollkommen in Ordnung ist.

Bei Herzklappenfehlern wird dieses Teilsymptom gewöhnlich durch Dyspnoe,
Schlaflosigkeit und andere Zeichen der gleichen Störung überwogen. Daher
haben wir tatsächlich nur drei Ursachen, aus denen Kranke oft den Arzt wegen
Herzklopfens aufsuchen: Hyperthyreoidismus, Blutdrucksteigerung und nervöse
Zustände.

Fall 277.

Eine 52jährige Frau kam am 21. 4. 1906 in das Krankenhaus. Im letzten
Winter bemerkte die Kranke Anfälle von Herzklopfen, die nicht lange anhielten
und gewöhnlich alle 8—14 Tage auftraten. Neuerdings sind die Anfälle häufiger
gewesen; sonst war sie immer gesund, und auch ihre Familienanamnese ist
ausgezeichnet.

Die **Untersuchung** ist, was das Herz angeht, ohne Ergebnis. Die Herzdämpfung reicht im fünften Intercostalraum $1^1/_4$ cm nach außen von der Brustwarzenlinie. Die ganze Herztätigkeit war unregelmäßig und aussetzend.
Gelegentlich hörte man an der Herzspitze ein weiches systolisches Geräusch.
Blut und Urin negativ. Später wurde festgestellt, daß sie täglich 6—10 Tassen
Tee trank. Nach einer wöchentlichen Beobachtung, während der der Puls
meist zwischen 80 und 90 sich bewegte, durfte sie nach Hause gehen, obwohl
das Herz noch leicht unregelmäßig arbeitete.

Besprechung: Ich habe aus allen Krankengeschichten und meinen privaten
Beobachtungen den besten Fall herausgesucht, um einen Fall von Herzneurose
mit Herzklopfen als Folge von übermäßigem Teemißbrauch darzustellen.
Es ist der beste, den ich gefunden habe und doch scheint er mir der Kritik
nicht standzuhalten. Auffällig bleibt, daß keine Blutdruckmessung vorliegt,
aber ich habe den Eindruck, daß er erhöht gewesen wäre. Das Anhalten der
Irregularität, nachdem die Kranke eine Woche lang keinen Tee erhalten hatte,
machen mir es unwahrscheinlich, daß dieser wirklich die Ursache der Herzstörungen war. Es ist durchaus nicht wahrscheinlich, daß sie erst neuerdings
so viel Tee zu trinken begonnen hat und doch gibt sie mit 52 Jahren an, daß
die Störungen noch nicht einmal ein Jahr lang bestehen. Eine Herzstörung,
die sich mit 52 Jahren zuerst zeigt und mit Herzvergrößerung und inter-
mittierendem und unregelmäßigem Puls einhergeht, beruht meines Erachtens
aller Wahrscheinlichkeit nach auf einer organischen Erkrankung. In unserem
Falle scheinen Arteriosklerose oder Nephritis die befriedigendsten Ursachen. Natürlich müßte man auch die Wassermannsche Probe anstellen.

Fall 278.

Eine 21jährige Musiklehrerin suchte am 10. 6. 1911 das Krankenhaus auf.
Die Familienanamnese der Kranken ist ausgezeichnet, auch die Eigenanamnese,
bis auf gelegentliche Anfälle von Mandelentzündung, zuletzt im Februar 1911.
Ein- oder zweimal mußte sie im vergangenen Sommer einen Mund voll hellroten
Auswurfes entleeren. Weder vorher noch nachher bestand Husten. Jetzt
kommt sie in das Krankenhaus wegen ihrer schnellen Herztätigkeit, die sie
seit acht Wochen bemerkt hat, zuerst nur bei Anstrengungen, jetzt aber auch
in der Ruhe. Auch fühlt sie sich schwach und kann nicht mehr so gut laufen

wie früher. Nachmittags muß sie sich hinlegen. Appetit, Schlaf, Stuhlgang
ist normal, sie hat auch nicht an Gewicht abgenommen. Die Augen sind nicht
stärker hervorgetreten, und ihre Kragen sind eher zu weit als zu eng geworden.
Sie liebt sehr ihre Musik, aber aus äußeren Gründen konnte sie ihre Ausbildung
als Violinistin im vergangenen Jahre nicht mehr fortsetzen und hat darunter
sehr gelitten.

Die **Untersuchung** zeigt guten Ernährungszustand, keinen Tremor der Hände.
Schilddrüse nicht vergrößert. Blutdruck 110. Herz negativ, bis auf einen
Puls von 130 die Minute. Lungen und Leib ohne Veränderungen. Reflexe
normal. Blut und Urin o. B. Während der dreiwöchentlichen Beobachtung

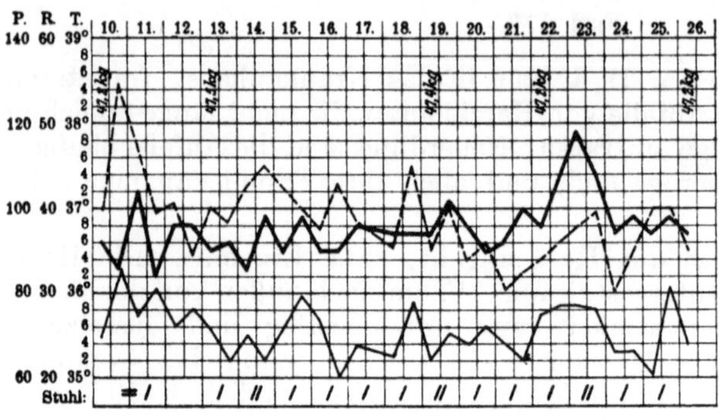

Abb. 226.   Temperaturkurve zu Fall 278.

kein Fieber. Unter Ruhe, beruhigendem Zuspruch und gelegentlich einem
Schlaf- oder Abführmittel ging es der Patientin allmählich besser. Subcutane
Injektion von 1—5 mg Alttuberkulin zeigte keine der charakteristischen Reaktionen. Der Puls ging allmählich an Schnelligkeit zurück (Abb. 226). Am
26. durfte sie nach Hause gehen.

Besprechung: Hätten wir nicht die schnelle Besserung während der Behandlung und die schnelle Verlangsamung des Pulses, so könnte man leicht glauben,
die Patientin litte an Basedowscher Krankheit, die manchmal mit Tachykardie
und ohne weitere Symptome bis auf die Nervosität beginnt. Es erscheint mir
aber ganz unwahrscheinlich, daß eine solche Störung innerhalb einer Woche
zurückgehen würde. Gewöhnlich gehören Monate von Ruhe dazu, bevor eine
größere Besserung eintritt.

Da das Herz zur Zeit bis auf die Pulsfrequenz keine Veränderungen zeigt
und da es innerhalb einer Woche besser wird, kann man auch nicht gut annehmen, daß irgendeine der vier Arten der Herzkrankheiten, rheumatischer,
syphilitischer, arteriosklerotischer oder nephritischer Natur vorliegen. Die
Tonsillitis einmal und der blutgefärbte Auswurf im vergangenen Sommer können
vielleicht eine ernstere Veränderung andeuten, aber zur Zeit können wir nichts
mit Sicherheit feststellen.

Aller Wahrscheinlichkeit müssen wir daher die Herzbeschleunigung auf
nervöse Ursachen zurückführen und an dieser Ansicht festhalten, bis aus-
gesprochenerer Beginn einer organischen Erkrankung auftritt.

Fall 279.

Ein 25jähriges Mädchen kam am 30. 10. 1911 in das Krankenhaus. Die
Kranke war bis auf akute Verdauungsstörungen, die sie vor drei Jahren eine
kurze Zeit lang quälten, immer gesund gewesen. Im letzten Sommer war ihr
wiederholt in den heißen Nächten übel und sie mußte einige Male brechen.
Sie war immer kräftig und munter und hat gern gearbeitet. Die Regel war
normal, ihre Lebensgewohnheiten gut.

Vor einer Woche bemerkte sie ein eigentümliches Gefühl von Druck über
der Herzgegend, das während des Nachmittags auftrat. Um ein Uhr in der

Nacht wachte sie mit leichter Übelkeit auf und verspürte Druckgefühl am Herzen. Sie erbrach auf einmal und fast unmittelbar nachher fühlte sie sich wieder wohl, bemerkte aber zu gleicher Zeit, daß das Herz sehr schnell zu schlagen begann und das dauerte den Rest der Nacht und den ganzen nächsten Tag an. Sie wurde dadurch sehr gestört. Zugleich hatte sie kurze Anfälle von Übelkeit, die durch Erbrechen, das fast stündlich erfolgte, erleichtert wurden. Die darauffolgende Nacht schlief sie und bemerkte nicht die schnelle Tätigkeit des Herzens. Tags darauf fühlte sie sich sehr schwach, aber sonst munter und am dritten Tage stand sie auf und war wieder ganz wohl. In der darauffolgenden Nacht (vor zwei Nächten) begann wieder das Herzklopfen und hat seither angehalten. Sie fühlte sich schwach und blieb zu Bett, konnte nur wenig schlafen, fühlte sich aber sonst nicht schlecht. Wenn sie sich aufsetzt, fühlt sie sich schwach und schwindlig. Augensichtlich war keinerlei Aufregung irgendwelcher Art bei Beginn der Beschwerden.

Die **Untersuchung** zeigte ein gesundes, gut genährtes Mädchen, das leicht schwitzte und einen leichten allgemeinen Tremor zeigte. Pupillen und Reflexe normal, nur ist der linke Patellarreflex lebhafter als der rechte. Der Pulsschlag, an der Herzspitze gezählt, war um 200. Im Handgelenk konnte man ihn nicht zählen. Der Herzspitzenstoß lag im fünften Intercostalraum, 1 cm innerhalb der Brustwarzenlinie. Die Töne waren in Kraft und Rhythmus ganz wenig unregelmäßig. Geräusche bestanden nicht. Die Untersuchung, einschließlich des Urins, verlief sonst negativ. Das Blut zeigte bei der Aufnahme Leukocyten 15 500, davon 60 % Lymphocyten. Blutdruck systolisch 105 mm Hg.

Besprechung: In unserem Falle findet sich nichts Bestimmtes bis auf die Tachykardie, eine Pulszahl von 200 ohne beträchtliche Arhythmie und Zeichen von Dekompensation; das kann kaum etwas anderes als eine paroxysmale Tachykardie sein. Ein Herz, das aus irgendeiner gewöhnlichen Ursache von Herzkrankheiten oder infektiöser Intoxikation ernstlich geschwächt ist, geht beim Erwachsenen niemals so schnell. Gerade die Pulsfrequenz ist daher ein beruhigendes Zeichen. Die Diagnose kann über jeden Zweifel nur dann erhaben sein, wenn die Tachykardie so plötzlich, wie sie begann, wieder aufhört, und den Patienten in ziemlich guter Gesundheit läßt.

Ein Fall von Basedowscher Krankheit mit einem so schnell schlagenden Herzen müsse schon in extremis sich befinden. Unserer Patientin geht es dafür viel zu gut. Die nervösen und organischen Herzkrankheiten erhöhen den Pulsschlag praktisch wohl nur auf 160. Eine paroxysmale Tachykardie kann bei voller Gesundheit aus irgendeinem oft nicht erklärbaren Grunde auftreten. So sah ich sie einmal bei einem jungen Mädchen in der Zeit der Menstruation kommen und in wenigen Tagen vorübergehen, ohne daß ernste Störungen zurückblieben. Die Tachykardie kann auch bei einem schon durch frühere Krankheit geschwächten Herzen auftreten und nur unter diesen Bedingungen hat sie eine ernste Bedeutung. Aber selbst dann stirbt der Kranke nie während eines solchen Anfalles und erfreut sich oft noch viele Jahre später guter Gesundheit.

Verlauf: Zwei Stunden nach der Aufnahme betrug der Puls 90 und blieb so niedrig die 14 Tage, die sie im Krankenhause war. Meistenteils schwankte er zwischen 65 und 75. Die Kranke war völlig beschwerdefrei, das Blut war normal und so wurde sie nach Hause entlassen.

Fall 280.

Ein 23jähriger Buchhändler suchte am 10. 10. 1911 das Krankenhaus auf. Seit zwei Jahren hat er mit Anfällen von Herzklopfen und Nervosität zu tun.

Früher war er nie krank. Seine Lebensgewohnheiten sind ausgezeichnet, seine Familienanamnese gut. Zuerst kam das Herzklopfen nach dem Essen, oder bei Erregungen. Aber diese Anfälle sind immer häufiger aufgetreten und haben immer länger angehalten. Während der schlimmsten Anfälle fühlt er sich schwach auf den Beinen, hat aber keine Atemnot. Vor einem Jahre befiel ihn ein solcher Anfall, gerade als er zu einem 250 Meter-Rennen startete. Aber er durchhielt die Strecke trotz dessen in 54 Sekunden. Er hat ein dauerndes dumpfes Gefühl von Unbehaglichkeit und Ruhelosigkeit. Kleine Zwischenfälle können ihn sehr erregen. Wenn er sich allein in einer Menge befindet, hat er ein sonderbares Angstgefühl. Er ist ganz sicher, daß er vor der Krankheit ein ganz ruhiger Mann war, weder nervös, noch sich selbst beobachtend. Er hat mehrere Male lange Zeit ohne Erfolg seine Arbeit ausgesetzt, fühlt sich aber an den Montagen gewöhnlich besser. Appetit, Stuhlgang und Schlaf sind normal. Er leidet nicht unter Ermüdung und tut seine Arbeit so gut wie immer, wenn er auch die letzten drei Jahre hin und wieder kurz das Gefühl von Hitze hat, auf das Schauern erfolgt und ein Zittern der Finger bemerkt hat.

Die **Untersuchung** zeigt eine geringe symmetrische Vergrößerung der Schilddrüse, grobes Zittern der Finger, normale Organe, keinen Exophthalmus. Blut und Urin normal. Gewicht 140 Pfund. Puls bei der Aufnahme 110, danach bewegt er sich zwischen 70—90, obwohl der Patient nicht zu Bett war.

Besprechung: Offenbar haben wir es in diesem Falle mit einem ausgesprochenen nervösen Element zu tun, aber das Vorhandensein der vergrößerten Schilddrüse und des Fingertremors machen es klar, daß diese Nervosität von der Schilddrüse ausgeht und ebenso auch das Herzklopfen. Wahrscheinlich bestand während der Krankheit eine Periode, wo die schnelle Herztätigkeit und Nervosität die einzigen Symptome waren, d. h. wo weder Tremor noch Schilddrüsenanschwellung festzustellen waren. Zu solcher Zeit kann man die Diagnose lediglich durch die Ausschließung aller anderen Möglichkeiten stellen. Bei nervösen Leuten ist das oft unmöglich.

Verlauf: Eine Operation wurde angeraten, aber abgelehnt. Der Kranke verließ am 14. 10. das Hospital. Im Frühjahr 1913 berichtete er, es ging ihm etwas besser, aber er sei noch unfähig, regelmäßig seine Arbeit zu verrichten. Nervöse Anspannung, besonders in Städten und unter vielen Menschen quält ihn so, daß er, wie er sagt, lieber eine Meile marschiert, um sie zu vermeiden. Auf dem Lande geht es ihm praktisch ganz gut. In der Ruhe fühlt er sich wohl, kommen aber die Anfälle des Herzrennens, so kommt er in einen angstvollen Zustand, besonders wenn er des Nachts allein ist. Der Puls beträgt jetzt 84, die Hände sind warm und feucht. Das Gewicht beträgt jetzt, wie die ganzen letzten vier Jahre, 140 Pfund.

Fall 281.

Eine 31 jährige Hausfrau ließ sich am 21. 10. 1911 in das Krankenhaus aufnehmen. Ihre Krankheit begann vor vier Monaten. Früher war sie nie krank und erfreut sich einer ausgezeichneten Familienanamnese. Seit vier Monaten quält sie sich mit Herzklopfen und Schwäche und die Symptome haben seither angehalten. Kurzatmigkeit ist selten, wenn je, vorhanden. Aber während des ersten Vierteljahres litt sie viel an Kopfschmerzen und mußte fast täglich unmittelbar nach den Mahlzeiten erbrechen. Niemals hatte sie Ödeme. Vor einem Monat bekam sie ein 9$\frac{1}{2}$ Pfund schweres Kind. Unmittelbar nachher setzte eine quälende Dyspnoe ein und das Herzklopfen wurde schlimmer. Das Kind starb eine Woche später. Die Patientin blieb eine Woche zu Bett und

war dann bis auf die letzte Woche wieder auf. Sie mußte dann wieder das Bett
aufsuchen und erbrach noch gelegentlich, war aber fast frei von Kopfweh.
Vor einer Woche und wieder in der letzten Nacht hatte sie einen Anfall von
heftigem Herzklopfen und konnte schlecht Luft bekommen. Sonst besteht
weder Schwindelgefühl noch Ohnmachten, weder Husten noch Ödeme.

Die **Untersuchung** zeigt schlechten Ernährungszustand, schnelles Atmen,
leichte Cyanose, normale Pupillen und Reflexe, sowie eine geringe Vergrößerung
der Lymphknoten am Halse, an den Achselhöhlen und Leistenbeugen.

Der Herzspitzenstoß war kräftig und verbreitert. Er reichte im fünften Intercostalraum über die Brustwarzenlinie hinaus. Eine Vergrößerung nach rechts
lag nicht vor, Schwirren war nicht zu fühlen. Über der ganzen Herzgegend,
am lautesten an der Herzspitze und nach der Achselhöhle und nach dem Rücken
zu fortgeleitet, hörte man ein lautes, rauhes, systolisches Geräusch. Entlang
dem linken Sternalrande hörte man auch gelegentlich ein leises diastolisches.
Der zweite Pulmonalton war mäßig verstärkt. Der systolische Blutdruck
schwankte 105—125 mm Hg, der diastolische zwischen 80—95. Blut und Urin
waren normal, ebenso Lungen- und Leiborgane. Während der einwöchigen
Beobachtung bestand kein Fieber. Zeitweise hörte man an der Herzspitze
ein leises präsystolisches Geräusch. Gelegentlich bestanden Klagen über
Schmerzen in der Herzgegend, aber größtenteils schien die Kompensation
vollkommen zu sein. Die Patientin erhielt kein Digitalis und kehrte am 27. nach
Hause zurück. Die Wassermannsche Probe war nicht angestellt worden.

Besprechung: Der Untersuchungsbefund spricht stark für eine Klappenerkrankung, wahrscheinlich für eine Mitralstenose. Die Patientin ist zu jung
für eine Arteriosklerose, zeigt keinen Hinweis auf Nephritis oder Thyreotoxikose,
und hatte auch nie eine so schnelle Herztätigkeit, daß man an eine paroxysmale
Tachykardie denken konnte. Das Ungewöhnliche in dem Falle war die Tatsache, daß sie zuerst hauptsächlich durch Herzklopfen und nicht durch Atemnot
gestört wurde. Die Prognose eines solchen Falles ist gut, wenn sie die für
rheumatische Herzerkrankungen gefährlichen Jahre schon überwunden hat.
Mit mäßiger Sorge für sich selbst kann sie viele Jahre leben, vorausgesetzt,
daß ihre Herzstörung, wie wir annehmen, rheumatischer und nicht syphilitischer
Natur ist. Die Anstellung der Wassermannschen Probe ist für die Stellung
der Prognose wesentlich.

Fall 282.

Eine 55jährige Frau kam am 16. 1. 1912 in das Krankenhaus. Die Mutter
starb plötzlich, eine Schwester mit 60 Jahren an Schlaganfall, auch eine andere
Schwester starb mit 40 Jahren unerwartet. Zwei Brüder starben an Schwindsucht. Der Ehemann hatte eine Kehlkopftuberkulose und starb daran und
an einer anderen Krankheit, die man als Typhus bezeichnet hatte. Sie hat
drei gesunde Kinder und hatte eine Fehlgeburt. Vor 20 Jahren hatte sie Ischias,
die zwei Jahre lang sehr schmerzvoll anhielt, aber danach völlig verschwand.

Seit sechs Jahren klagt sie gelegentlich über Schmerzen in den Knien und
Händen. Die letzteren sind dann angeschwollen und gerötet. Die letzten
zwei Jahre hatte sie keine akuten Erscheinungen. An den Fingern bemerkte
sie Steifigkeit und Anschwellung der Knochen. Vor 20 Jahren hatte sie einen
nervösen Zusammenbruch. Vor 13 Jahren trat ohne weitere Beschwerden die
Menopause ein. Vor einem Jahre litt sie unter heftigem Husten, der sechs Wochen
anhielt, aber ohne blutigen Auswurf, Nachtschweiße oder Gewichtsabnahme
verlief.

Die letzten acht Monate leidet sie unter Herzklopfen und Druckgefühl in der Brust, zugleich auch unter Atemnot. Hin und wieder haben die letzten vier Monate auch Anschwellungen der Füße und Augenlider bestanden. Der Appetit ist immer schlechter geworden und der Stuhlgang ist hartnäckig verstopft. Sie wurde schwach und uninteressiert. Sie kann ohne Mittel gut schlafen. Vor acht Monaten wog sie 172 Pfund mit Kleidern, jetzt 166 unbekleidet.

Die **Untersuchung** zeigt guten Ernährungszustand, gerötete Wangen, geschwollene Augenlider und einige Urticariaquaddeln im linken unteren Brustteile. Pupillen leicht unregelmäßig, gleich groß, sie reagieren normal. Der Herzspitzenstoß überschreitet die Brustwarzenlinie um 1 cm. Über der ganzen Herzgegend und nach der Achselhöhle zu fortgeleitet hört man ein leises systolisches Geräusch. Zweiter Pulmonalton betont. Bei der Aufnahme betrug der Blutdruck systolisch 140 mm Hg. Nach einer Woche war er auf 120 gefallen und hielt sich weiter auf dieser Höhe. Herz und Lungen negativ, bis auf wenige feine Geräusche an der linken hinteren Lungenbasis. Die Leberdämpfung reichte vom fünften Intercostalraum bis 3 cm unterhalb des Rippenbogens, wo ein weicher, auf Druck nicht schmerzhafter Rand zu fühlen war. Der Leib war negativ, aber es bestanden Ödeme an den Knöcheln und über dem Kreuzbein. Patellarreflexe gleichmäßig auszulösen. Ganz ausgesprochene Heberdensche Knoten. Temperatur, Puls und Atmung waren während ihres achtwöchigen Aufenthaltes im Krankenhause normal, bis auf einen Temperaturanstieg Ende Februar nach Injektion von Eisen-Kakodylat. Blutbefund Abb. 227. In den gefärbten Ausstrichen zeigten die roten Blutkörperchen immer reichlich Hämoglobin und waren auffallend groß. Gelegentlich fanden sich auch Tüpfelzellen. Während der ersten vier Wochen des Aufenthaltes bestand eine Glykosurie, wobei sie täglich etwa 10 g ausschied. Acidose oder Polyurie bestand nicht. Gelegentlich fand sich eine leichte Spur von Albumen mit wenigen hyalinen und granulierten Zylindern.

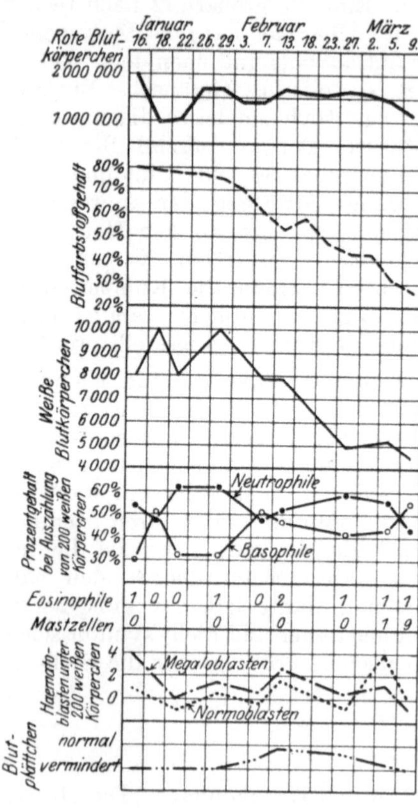

Abb. 227. Blutkurve zu Fall 282.

Besprechung: Die Familienanamnese weist stark auf Arteriosklerose und auf Tuberkulose hin, aber keine von beiden Krankheiten kann man im Hinblick auf die Tatsachen als sicher gelten lassen. Die Diagnose auf Mitralinsuffizienz wäre in einem solchen Falle das Gewöhnliche und doch wäre sie ungerechtfertigt. Es muß noch irgend etwas anderes vorliegen, wofür die Insuffizienz, wenn sie besteht, nur ein Symptom ist. Dasselbe gilt für die Annahme einer Myokarditis, die wir oft machen, wenn wir nichts Besseres finden. Ich kann den Fall nicht unter irgendeine Art der bekannten Herzkrankheiten unterbringen, kann mich aber auch nicht zufrieden stellen, ihn als rein funktionellen zu betrachten. Wahrscheinlich hat das Blut irgend etwas damit zu tun. Die Diagnose laute ganz klar perniziöse Anämie. Ohne Blutuntersuchung wäre man in einem solchen Falle ganz hilflos und könnte nur über die Möglichkeit von Alkoholismus, Cocainismus oder irgendeine Psychose spekulieren. Die geröteten Wangen und das Fehlen jeder in die Augen springenden Blutarmut könnte im übrigen in einem solchen Falle leicht irreführen, wenn nicht die Blutuntersuchung in jedem Falle ausgeführt wird.

Verlauf: Die Patientin fühlte sich Mitte Februar kräftiger und wohler und konnte jeden Tag ein wenig umher gehen. Sie aß ziemlich gut. Am 10. 3. wurde sie in ein anderes Krankenhaus überführt.

Fall 283.

Eine 42jährige Näherin kam am 15. 8. 1912 in das Krankenhaus. Vor einem Jahre bemerkte sie, daß ihr Herz heftig arbeitete. Sie hatte auch Anfälle, die sie so beschreibt: es kommt etwas über meinen Kopf, die Augen werden mir verdunkelt und ich muß schnell machen, daß ich ins Freie komme. Diese Beschwerden sind stärker geworden und dazu ist noch Kurzatmigkeit bei Bewegungen aufgetreten, die allmählich zu so heftiger Schwäche ausgeartet ist, daß sie vor neun Monaten einen halben Tag lang das Bett hüten mußte. Vor einem Vierteljahre fühlte sie sich wohler und so ist es seither geblieben. Stärkeres Schwitzen hat sie nicht bemerkt. Sie ist aber seit fast einem Jahre recht nervös geworden.

Bei der **Untersuchung** reicht die Herzdämpfung 9 cm nach links und 4 cm nach rechts von der Mittellinie. Der Herzspitzenstoß ist entsprechend der Dämpfung im vierten Intercostalraum zu fühlen. Herztöne schnell und unregelmäßig, etwa ein Drittel der Schläge kommt nicht zur Radialis. Keine Geräusche. Blutdruck systolisch 120 mm Hg, diastolisch 72. Es besteht weder Exophthalmus noch Schilddrüsenvergrößerung, aber die ausgestreckten Finger zeigen einen feinen Tremor. Pupillen und Reflexe negativ. Keine Ödeme. Leiborgane und Lungen frei. Die durchschnittliche Urinmenge in 24 Stunden betrug 1800 mit einem spezifischen Gewicht von 1010. Kein Eiweiß, keine Zylinder. Leukocyten 8000, davon 47 $^0/_0$ polynucleäre Zellen, der Rest Lymphocyten.

Unter Ruhe, Brom und Chinin besserte sich der Puls rasch, so daß am 21. keine frustranen Kontraktionen mehr bestanden. Die Töne am Herzen waren damals vom fötalen Typus. Später kam es heraus, daß sie ziemlich viel Schilddrüsentabletten bekommen hatte, und man glaubte, die Symptome seien vielleicht dadurch entstanden. Ihr Mann hatte sie vor einem Jahre verlassen und sie hat seit der Zeit viel Mühe und Kummer durchgemacht. Am 4. 9. verließ sie wesentlich gebessert das Krankenhaus.

Besprechung: Es handelt sich hier um eine Frau von 40 Jahren mit absoluter Arhythmie und Tachykardie, mit feinem Tremor der Finger, sonst aber ohne Zeichen von Basedow. Wahrscheinlich haben Kummer und Überarbeitung mit ihrem Zustand schon etwas zu schaffen, aber es ist nicht wahrscheinlich, daß sie ihn ganz erklären können. Die Art der Herzstörung spricht nicht für eine rheumatische, syphilitische, arteriosklerotische oder renale Herzschädigung. Wahrscheinlich hat die Einnahme der Schilddrüsentabletten die Symptome hervorgerufen. Ich glaube aber nicht, daß das eine hinreichende Erklärung ist. Bei einer normalen Person könnte auch die größte Menge, die sie, ohne sich völlig zugrunde zu richten hätte nehmen können, nicht so ausgesprochene Erscheinungen hervorrufen können. Ich glaube, es steckt doch noch etwas anderes dahinter, nämlich eine Thyreotoxikose.

Verlauf: Am 24. 9. berichtete sie der Poliklinik, sie fühle sich ganz wohl, wöge 125 Pfund, hätte aber immer noch einen Puls von 128. Wenn sie eine halbe Stunde still gesessen hat, sinkt er auf 90. Sie ist weniger nervös, muß aber noch oft zittern. Der größte Halsumfang betrug 35,5 cm. Herzspitzenstoß im fünften Intercostalraum, dicht außerhalb der Warzenlinie zu fühlen. Die Herztätigkeit war beschleunigt, die Töne pendelnd. Am 8. 10. maß der Hals 34 cm und es bestand starkes Zittern der Hände. Puls 96. Am 29. 11. Gewicht 131 Pfund. Halsumfang 34,5. Puls 114.

Ein Brief vom 11. 12. 1912 berichtete, es bestünde nur vorn im Halse ein Knoten, sonst ging es mit der Gesundheit voran.

Fall 284.

Ein 29jähriger Lumpensammler kam am 21. 3. 1910 in das Krankenhaus. Er klagte über Herzklopfen, über unbestimmte Schmerzen in den Händen, der linken Brustwarze und im Kreuz. Familienanamnese gut. Eigenanamnese ohne Besonderheiten. Er raucht täglich 25—60 Zigaretten. Er hat keine Atemnot, Husten oder Herzklopfen, fühlt sich aber schwach und um die Brust geschwollen. Diese Empfindungen werden durch Anstrengung oder Nahrungsaufnahme nicht gesteigert, aber es geht ihm schlechter, wenn er Kopfschmerzen hat, oder wenn Ärzte in der Nähe sind. Manchmal gehen sie mit Schwindelanfällen einher. Er hat dauernd gearbeitet und nicht abgenommen.

Die **Untersuchung** zeigt ausgesprochenes Lidflattern und eine alte weiße Narbe unter dem linken Wangenbein. Der Herzspitzenstoß reicht 2 cm über die Brustwarzenlinie und ist leicht zu sehen und zu fühlen. Der rechte Herzrand reicht 5 cm nach außen von der Mittellinie. Zwischen dem ersten und zweiten Tone jeder Herzrevolution sind zwei feine kurze Geräusche eingeschaltet. In diesem Zyklus sind keine Geräusche, aber in dem alternierenden hört man ein systolisches Geräusch in der Gegend der Herzspitze. Blutdruck normal, Puls regelmäßig. Der Extraschlag, den man an der Herzspitze hört, erreicht selten die Radialis, so daß der Rhythmus dort gewöhnlich regelmäßig bleibt. Sonst verläuft die Untersuchung einschließlich des Urins normal. Venenkurven zeigen, daß es sich bei diesen Schlägen um eine Extrasystole des Herzohres handelt. Diese Herzveränderung verursacht dem Patienten keine Beschwerden und die genaue Beobachtung scheint ihn nur neurasthenisch zu machen und deshalb entließ man ihn am 24.

Besprechung: Dieser Fall ist das beste Beispiel, was ich für eine ausgesprochene Herzstörung durch Tabak finden konnte. Aber ich bin nicht ganz sicher, daß der Tabak wirklich die Hauptursache davon ist, denn auch, nachdem er nicht mehr rauchte, war sein Herzzustand nicht wesentlich anders als vorher. Vorher hatte er Digitalis bekommen. Diese Aufeinanderfolge von kräftigen und schwachen Herzschlägen ist unter diesen Bedingungen zu erwarten. Wir haben keinen Beweis für eine organische Herzkrankheit bis auf einen gewissen Grad von Herzerweiterung. Wahrscheinlich erklärt eine Neurasthenie alles. Das Fehlen jeder Verschlimmerung des Zustandes nach Anstrengung oder die deutliche Verstärkung während der Beobachtung beweist, daß nervöse Ursachen der wichtigste Teil seiner Störungen sind. Solch einem Patienten muß man den Zustand klarmachen und ihn dann wieder zur Arbeit schicken. Hat er irgendein organisches Leiden, so wird er diesen Rat nicht lange innehalten. Ist es nicht der Fall, so ist dies das beste, was wir mit ihm tun können.

Fall 285.

Ein 19 jähriger Handlungsgehilfe kam am 4. 11. 1910 in das Krankenhaus. Seine Vorgeschichte war ausgezeichnet. Bei gewöhnlichen Schnupfenanfällen hatte er öfters asthmatische Anfälle. Obwohl er ohne Beschwerden
Fußball spielen konnte, glaubte er doch, daß sein Herz immer schwach gewesen
ist. Er trinkt weder, noch raucht er und genießt nur täglich eine Tasse Tee
und eine Tasse Kaffee. Am 1. 2. 1910 begannen Anfälle von Herzklopfen mit
scharfen stechenden Schmerzen in der Herzgegend, die 15—20 mal am Tage
auftraten und 10—12 Minuten anhielten, ohne von Nahrungsaufnahme und
von körperlicher Anstrengung beeinflußt zu werden. Es bestand weder Atemnot, noch Herzklopfen, Husten, noch andere Beschwerden, nur hat er seit
vier Monaten Abnahme der Kräfte bemerkt.

Die Untersuchung zeigt guten Ernährungszustand, normale Pupillen und
Reflexe. Herzspitzenstoß im fünften Intercostalraum zu sehen und zu fühlen,
$11^{1}/_{2}$ cm von der Mittellinie, 2 cm außerhalb der Brustwarzenlinie. Der rechte
Herzrand reicht 10 cm nach rechts von der Medianlinie, die Herztätigkeit war
regelmäßig. Wenn man fünf Minuten lang auscultierte, so schlug das Herz
30—40 mal regelmäßig, dann folge eine Reihe von an Kraft und Häufigkeit unregelmäßigen Herzschlägen. Der erste Ton erschien zeitweise verdoppelt, Geräusche wurden nicht gehört. Der zweite Pulmonalton erschien verstärkt.
Puls und Speichenschlagadern waren nicht verändert. Auch die Untersuchung
der Organe einschließlich des Urins verlief negativ. Blutdruck normal. Das
Blut zeigte eine leichte Achromie und eine polynucleäre Leukocytose von
15 000. Venenkurven ergaben keine Überleitungsstörungen. Nach Anstrengung
war das Herz immer viel unregelmäßiger, als wenn er ruhig dasaß. Die
Wassermannsche Probe verlief negativ. Während seines zehntägigen Aufenthaltes im Krankenhause konnte sonst nichts von Wichtigkeit festgestellt
werden. Zeitweise schien der Radialpuls und der zweite Aortenton ganz
regelmäßig zu sein, selbst wenn die Töne an der Spitze ausgesprochen
unregelmäßig erschienen infolge von Verdopplung des ersten oder des
zweiten. Die Herzschmerzen, über die er bei der Aufnahme klagte, fanden
keine Besserung.

Besprechung: Alles in diesem Falle weist auf die neurotische Art von
Herzstörung hin. Von besonderer Bedeutung ist die Tatsache, daß das Herz
regelmäßiger nach Anstrengungen arbeitet, als wenn er still sitzt. Dies ist
eine Probe von großer Bedeutung, die in allen zweifelhaften Fällen angewandt
werden sollte.

Wenn er auch angibt, sein Herz sei immer schwach gewesen, so scheint
er doch nie funktionelle Störungen gehabt zu haben. Man kann auf seine
Behauptungen um so weniger Gewicht legen, als er ohne Beschwerden Fußball
spielen konnte.

Die nadelartigen Schmerzen in der Herzgegend, die das Herzklopfen begleiten,
finden wir oft bei Herzneurosen. Manchmal scheinen sie mit Blähungen des
Magens einherzugehen. Die Verdopplung der Herztöne, auf die die Krankengeschichte hinweist, ist wohl bei einem sonst gesunden Menschen dieses Alters
ohne Bedeutung.

Vielleicht ist es nicht richtig, ihn gesund zu nennen, da doch der Herzspitzenstoß etwas außerhalb der Brustwarzenlinie liegt. Eine Kontrolle durch
Röntgendurchleuchtung würden wir aber nicht für sehr wichtig halten. Die
Art der Arhythmie ist wahrscheinlich respiratorisch. Es handelt sich um
eine sog. Sinusarhythmie.

Verlauf: Am 22. 12. 1912 teilte uns der Hausarzt des Kranken mit, er wäre
bis auf den ersten Monat nach seiner Entlassung aus dem Krankenhause bei
der Arbeit geblieben. Er schien ganz gesund zu sein und hätte auch noch nicht
einen einzigen Tag seine Arbeit ausgesetzt.

Fall 286.

Ein 33jähriger Ingenieur suchte am 5. 2. 1912 das Krankenhaus auf. Seine
Familienanamnese ist ausgezeichnet, seine eigene ohne Besonderheiten. Vor
acht Jahren bemerkte er bei leichter Anstrengung starkes Schwitzen und zu
gleicher Zeit verlor er viel an Gewicht. Nach zwei Monaten kam er zu einem
Arzte, der ihm sagte, er litte an einer Vergrößerung des Herzens und Störungen
der Schilddrüse. Nach einer Arbeitspause fühlte er sich viel besser und kehrte
zu seiner Tätigkeit zurück, wobei er sich fünf Jahre ganz wohl fühlte. Vor
drei Jahren begann er wieder abzunehmen und sein Hals wurde dick. Sein
Arzt hielt damals den Zustand für ernst und hieß ihn mit der Arbeit aufhören.
Er war damals 1½ Jahr auf dem Lande, es ging ihm während der Zeit viel

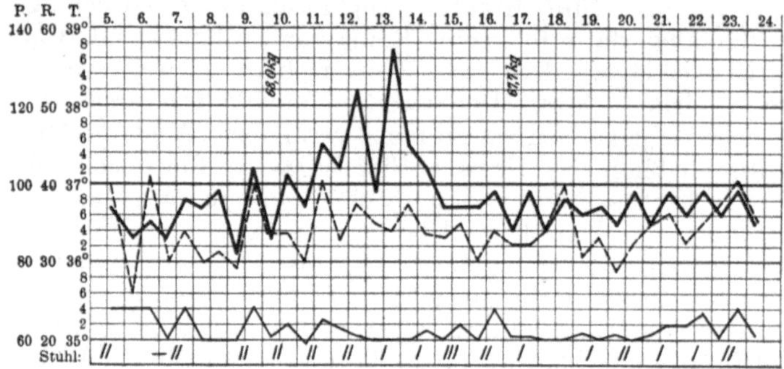

Abb. 228.　Temperaturkurve zu Fall 286.

besser, und er bemerkte eine beträchtliche Abschwellung des Halses. Die letzten
1½ Jahre arbeitete er schwer und fühlte sich bis vor einem halben Jahre ganz
wohl, dann bemerkte er hin und wieder Anschwellungen des Halses, auch die
heftigen Schweiße kehrten wieder, und der Puls ging sehr schnell. Hervortretende Augen hat er nicht wahrgenommen.

Bei der **Untersuchung** zeigte sich der Herzspitzenstoß im fünften Intercostalraum, 1½ cm nach links von der Warzenlinie. Die Herztöne waren rein, zwischen
100—110, aber es bestand ein systolisches Geräusch und ein präsystolisches
Schwirren an der Spitze. Die Schilddrüse war mäßig vergrößert, nach beiden
Seiten hin. Es bestand ein leichter Exophthalmus, leichter Tremor und auffallend
feuchte Hände. Sonst verlief die Untersuchung einschließlich des Urins negativ.
Der Patient wurde noch von einem anderen Arzte untersucht, der eine lange
bestehende, gut kombinierte Mitralstenose feststellte und zweifelte, ob die
Veränderungen der Schilddrüse dabei eine Rolle spielten. Er glaubte, das Herz
brauche keine eigentliche Behandlung und empfahl nur ein entsprechendes
Leben. Der Patient hatte einen Bruch. Die Radikaloperation und die Entfernung des Appendix wurde ausgeführt. Die Appendix zeigte Narbengewebe
mit Verschließung des Lumens. Sie war mit dem Bruchsacke verwachsen und
bildete einen Teil davon. Die ganze Operation wurde unter Lokalanästhesie
ausgeführt und hinterließ keine beträchtliche Störung. Nach sechs Stunden

begann der Patient zu erbrechen und der Puls begann zu steigen. Am nächsten Tage erreichte er 140. Eine Ursache für die Pulssteigerung wurde nicht gefunden, aber der Exophthalmus war eine ganze Woche nach der Operation stärker. Am 5. 2. kam er wieder auf die medizinische Abteilung, wo der Blutdruck gemessen und systolisch 160, diastolisch 85 mm Hg gefunden wurde. (Temperaturkurve Abb. 228.)

Auch bei sorgfältigem Befragen konnte keine Ursache für den Exophthalmus gefunden werden, und es wurde festgestellt, daß Herzklopfen bei Anstrengung und bei Erregung schon seit mindestens zehn Jahren bestanden. Das Herzklopfen war teilweise so stark, daß nachts sein Bett hin und her geschüttelt wurde und ging mit großer Abspannung und Schweißausbrüchen einher. Niemals bestand Ödem oder Husten. Zu der Zeit hörte man gelegentlich ein kurzes präsystolisches Geräusch. Der Herzspitzenstoß lag 2 cm außerhalb der Warzenlinie im fünften Intercostalraum. Der zweite Aortenton war stärker als der zweite Pulmonalton. Pulskurven zeigten eine absolute Arhythmie, aber keinen Hinweis auf eine Mitralinsuffizienz. Auch nach der subcutanen Einverleibung von Atropin blieb die Arhythmie bestehen. Gelegentlich traten Anfälle von Tachykardie auf, bei denen die Pulsfrequenz von 130 auf 160 stieg.

Besprechung: Ich habe diesen Fall nur deswegen aufgeführt, weil hier ein ausgezeichneter Arzt so weit von der Diagnose eines Kropfherzens oder Thyreotoxikose abwich, die mir nach den Tatsachen ganz sicher zu sein schien. Ich habe niemals einen Fall von reiner Mitralstenose bei einem 33jährigen Manne gesehen, der einen Blutdruck von 160 mm Hg gehabt hätte. Das Vorhandensein der Schilddrüsenschwellung, das mächtige Schwitzen und der leichte Exophthalmus lassen für mich keinen Zweifel an der Diagnose. Ob außerdem noch eine Mitralstenose bestand, will ich nicht entscheiden. Ich bin überzeugt, daß ein präsystolisches Geräusch bei jeder Form eines dilatierten Herzens und nicht nur bei Aorteninsuffizienz vorkommen kann, wie es Flint beschrieben hat. Daß das Geräusch verschwand, wenn das Herz langsamer arbeitete, spricht weder für noch gegen das Vorliegen einer Mitralstenose. Ebensowenig schließt es die Tatsache der absoluten Arhythmie und eine Erkrankung der Schilddrüse aus.

Verlauf: Wenn das Herz langsam ging, konnte das präsystolische Geräusch nicht gehört werden. Am 24. 2. wurde der Patient entlassen. Ein Jahr später teilte uns der Patient mit, die Tachykardie bestünde noch, aber er hätte dauernd gearbeitet und sein Gewicht wäre seit dem 1. 6. 1912 nicht geringer geworden.

Tremor.

18. Kapitel.

Tremor.

Der Tremor wird als grober oder feiner bezeichnet. Der letztere ist besonders für die Erkrankung der Schilddrüse charakteristisch. Grober Tremor ist bei einer großen Anzahl von Zuständen vorhanden, die wir jetzt erwähnen wollen.

Die häufigsten Ursachen für Zittern sind Kälte, Nervosität und Ermüdung. Nach harter körperlicher Arbeit zittert die Hand. In schwierigen Situationen schlagen die Knie aneinander. Die einzige Wichtigkeit dieser Art von Zittern ist, daß wir genügend sorgfältig sein müssen, sie auszuschließen, wenn wir es mit Krankheiten zu tun haben, in denen der Tremor eine entscheidende Rolle spielt. Man darf nicht einen Menschen für einen Alkoholiker halten oder für das Opfer einer Basedowschen Krankheit, nur weil seine Hand aus Aufregung oder Ermüdung zittert. Wir müssen sicher sein, daß wir dem psychischen Zustand des Kranken gerecht werden und daß wir uns über den Muskelzustand des Kranken ein sicheres Bild machen.

Im hohen Alter finden wir ein Zittern, besonders des Kopfes, das mit keiner bestimmten pathologischen Ursache zusammenhängt und das wir scharf von den ernsteren Zuständen trennen müssen, die wir noch erwähnen wollen. Die Diagnosen des senilen Tremors beruht auf dem Ausschluß aller bekannten Ursachen mit Ausschluß des Greisenalters und dem Fehlen der anderen Symptome, die wir sonst bei Paralysis agitans finden. Man sieht ihn auch bei Arteriosklerose, aber wir haben keinen Beweis für einen Zusammenhang.

Der Tremor der Alkoholiker ist grob und unregelmäßig. Er erscheint besonders in den Morgenstunden, wenn der Alkohol plötzlich ausgesetzt wird, oder wenn Nüchternheit eintritt, mit anderen Worten unter den gleichen Bedingungen, die das alkoholische Delirium oder Delirium tremens hervorrufen. Manchmal macht er den Eindruck eines Intentionstremors, untersteht aber bis zu einem gewissen Grade der Kontrolle des Willens.

Bei der **Basedowschen Krankheit** ist der Tremor schneller und feiner als in irgendeinem mir bekannten Zustande. Manchmal erkennt man ihn nur, wenn man die Finger ausstrecken und auseinander spreizen läßt. Er ist immer vorhanden, wenn er auch zeitweise aus Nervosität stärker ausgesprochen sein kann. Selten ist er so stark, daß dadurch der Gebrauch der Hände behindert wird. Er kann ein Früh- oder Spätsymptom der Krankheit sein, aber in zweifelhaften Fällen soll man immer danach sehen.

Parkinsonsche Krankheit oder **Paralysis agitans** ist demnächst die häufigste Ursache von Zittern. Gewöhnlich erscheint es zuerst in den Händen und verursacht eigentümliche Bewegungen des Daumens und der ersten zwei Finger, die man mit Pillendrehen verglichen hat. Es handelt sich dabei um einen verhältnismäßig langsamen und groben Tremor, der sich, wenn er auch in den Händen beginnt, im Laufe der Zeit nach aufwärts ausbreitet und die Arme, den Kopf und selbst die Beine in Mitleidenschaft ziehen kann. Bei Aufregung wird es stärker, kann aber gewöhnlich durch Willensanstrengung vermindert werden. Die Diagnose beruht auf dem Vorhandensein anderer bei der Krankheit auftretenden Erscheinungen, besonders der Muskelsteifigkeit, der Propulsion, dem maskenähnlichen, ausdruckslosen Gesicht und allgemeiner Muskelschwäche.

Bleivergiftung führt gelegentlich zum Tremor mit anderen Zeichen von Neuritis. Dasselbe gilt für die Quecksilbervergiftung und die meisten narkotischen Gewohnheiten, wie Morphinismus, Cocainismus und anderes.

Bei der **multiplen Sklerose** und anderen Gehirn- und Rückenmarkserkrankungen finden wir einen Intentionstremor, das ist ein Zittern, das stärker hervortritt, wenn der Patient seine Muskeln zu gebrauchen versucht und durch Willensanstrengung schlimmer wird. Bei der multiplen Sklerose ist der Tremor oft mit Nystagmus und Sprachstörungen verbunden, die zu einer langsam skandierenden Sprache führen. Auch findet sich dabei eine spastische Paralyse. Die Krankheit zeigt eine große Verschiedenheit in ihrem Auftreten, die auf der wechselnden Verteilung der Störungen beruht.

Bei der **Dementia paralytica** findet sich oft ein grober Tremor der Lippen und Hände.

Fall 287.

Ein 43jähriger Haushälter kam am 22. 2. 1910 in das Krankenhaus. Familienanamnese ist negativ. Vor acht Jahren hatte er eine Pleuritis und Pneumonie links. Er trinkt täglich zwei Glas Bier und gelegentlich einen Schnaps. Vor vier Wochen wurde er von einem Elevator am Kopf verletzt. Die Wunde heilte in zehn Tagen, aber seither hat er einen dumpfen Schmerz, der vom Nacken nach den Schultern verläuft und bei plötzlichen Bewegungen des Kopfes schlimmer wird. Lange Zeit war der Appetit schlecht; er konnte seit dem Unfall nicht mehr arbeiten. Auch der Schlaf war sehr schlecht.

Die **Untersuchung** zeigte guten Ernährungszustand und subnormale Temperatur (Abb. 229), sowie einen ausgesprochenen groben Tremor der Hände. Der Herzspitzenstoß reichte 1 cm außerhalb der Brustwarzenlinie. Der zweite Pulmonalton war verstärkt, Geräusche waren nicht vorhanden. Die Brachialarterien waren geschlängelt und pulsierten sichtbar. Blutdruck 165 mm Hg. Urin negativ. Lymphocyten 20000 mit polynucleärer Leukocytose. Hämoglobingehalt 90%. An der linken Spitze hinten fand sich eine leichte Dämpfung und abgeschwächtes Atmen. Der Leib zeigte keine Veränderungen.

In der Nacht nach der Aufnahme wurde er unruhig und fühlte sich von einem anderen Patienten angegriffen.

Besprechung: Die Tatsache, daß der Patient nach dem Unfalle nicht mehr arbeitete und seither auch nicht schlafen konnte, muß uns sehr verdächtig auf Alkoholismus erscheinen, ganz gleich, was der Patient selbst darüber aussagt. Ein 53jähriger Arbeiter bekommt nicht gleich Schlaflosigkeit aus irgendeiner Ursache, die wohl nervöse und hoch zivilisierte Leute dazu bringen würde. Das Verhalten des Patienten im Krankenhause, das Auftreten der Gehirnsymptome des Abends verstärkt den Verdacht auf Alkoholismus und macht uns ganz sicher, daß er wohl bedeutend mehr als zwei Glas Bier und gelegentlich einen Schnaps getrunken hat.

In dem Falle kann auch bis zu einem gewissen Grade eine traumatische Neurose eine Rolle spielen. Unter solchen Umständen ist ein Tremor häufig. Aber wahrscheinlich ist hier der Alkoholismus die vorherrschende Ursache.

Augenscheinlich hat auch der Patient etwas Arteriosklerose. Aber der Tremor hängt wohl nicht damit zusammen.

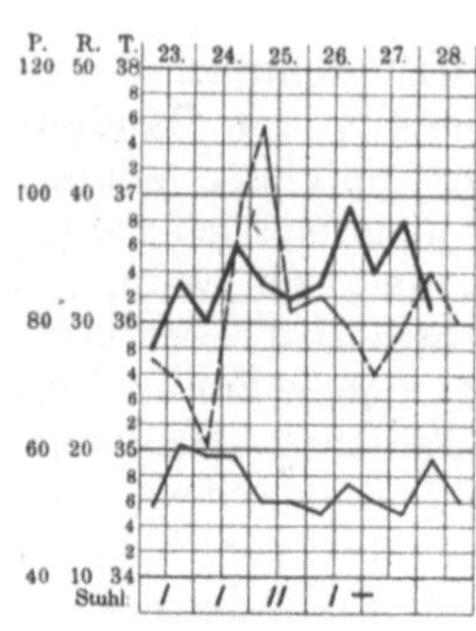

Abb. 229.
Temperaturkurve zu
Fall 287.

Verlauf: Am nächsten Tage war er völlig vernünftig. Die Röntgenuntersuchung des Halses verlief negativ. Am 28. verließ er das Krankenhaus, nachdem er, ohne daß irgend etwas dabei heraus kam, von einem Psychiater untersucht worden war.

Fall 288.

Eine 51jährige Frau suchte am 23. 7. 1910 das Krankenhaus auf. Die Patientin wurde aus der Poliklinik wegen Tremor, Ödem der Beine und einer leichten chronischen Arthritis gesandt. Vor zehn Jahren lag sie vier Wochen mit ausgesprochener Gelbsucht, aber ohne Schmerzen, zu Bett. Während der folgenden zwei Jahre litt sie häufig an Anfällen von Schmerzen im Leibe, im Epigastrium, die einige Stunden anhielten. Vor fünf Jahren machte sie einen Typhus durch und mußte vier Monate das Bett hüten. Die Menopause ist vor sieben Jahren eingetreten.

Vor 16 Monaten wachte sie eines Tages auf und fühlte sich zu schwach, um aufzustehen. Sie blieb zehn Wochen zu Bett. Der Arzt sprach damals von nervösem Zusammenbruch. Seither war sie täglich im Hause tätig, litt aber an heftigen Schmerzen in beiden Hüften. Während der letzten wenigen Monate haben die Hände gezittert.

Die Schmerzen waren so heftig, daß sie nicht ordentlich schlafen konnte und sie nahm täglich 0,02 Kodein, worauf sie zwei Stunden Schlaf fand. Der Appetit ist gut, Stuhlgang erfolgt jeden zweiten Tag. An Gewicht hat sie nicht abgenommen.

Bei der **Untersuchung** zeigt sich die Patientin ziemlich schlecht ernährt und von schmutziger Blässe. Pupillen normal. Innere Organe normal. Patellar- und Fußsohlenreflexe o. B. Achillessehnenreflexe nicht auslösbar. Kernig beiderseits ausgesprochen. Der Hals wird etwas nach vorn und rechts gebeugt steif gehalten. Alle Muskeln sind spastisch gespannt. Die Hüftgelenke schmerzen

bei Bewegungen und auch in geringerem Grade die Knie. Es besteht ein ausgesprochener Tremor der Hände und beträchtliches Zittern der Beine, wenn
die Aufmerksamkeit darauf gelenkt wird. Der Rücken ist steif und zeigt eine
linkskonvexe Skoliose im unteren Teile der Brustwirbelsäule. Temperatur
Abb. 230. Die Urinmenge schwankt um 1050 in 24 Stunden. Der Urin ist
immer trübe und sauer mit einem spezifischen Gewicht
von 1023. Sediment o. B. Blut normal. Blutdruck systolisch 105. Am 28. ging die Patientin nach Hause.

Besprechung: Hier handelt es sich offenbar um eine
Paralysis agitans. Ich habe den Fall deswegen angeführt, um daran zu erinnern, daß Schmerzen und
andere Gelenksymptome in dem klinischen Bilde der
Krankheit häufig im Vordergrunde stehen können. Zur
Zeit der Untersuchung im Krankenhause bestand überhaupt kein Tremor; man muß auch die Krankheit erkennen können, wenn dieses Symptom fehlt, wobei man
besondere Aufmerksamkeit auf den Ausdruck des Gesichtes, die Steifheit des Halses und des Rückens und
auch auf die Besonderheiten des Ganges zu legen hat.

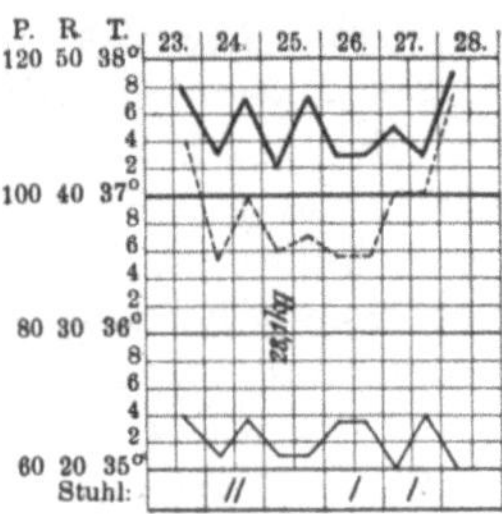

Abb. 230.
Temperaturkurve zu
Fall 288.

Zu bemerken ist auch, daß der Hausarzt die Diagnose auf nervöse Beschwerden
vor nur 16 Monaten gestellt hatte. Eine solche Diagnose ist natürlich niemals
richtig, wenn die Beschwerden bei einer 49jährigen Frau zuerst auftreten.

Fall 289.

Ein 44jähriger Vorarbeiter wurde am 28. 7. 1910 in das Krankenhaus aufgenommen. Seine Familienanamnese ist negativ. Vor 19 Jahren hatte er
drei Wochen Ischias, sonst war er bis jetzt gesund und bei Kräften. Am
1. 3. 1909 hatte er eine heftige Halsentzündung mit einem Tonsillarabsceß.
Bald darauf aß er etwas gut gekochtes Schweinefleisch in einem Gasthause.
Sieben Stunden später fühlte er sich unwohl. 20 Stunden später bemerkte er
einen Ausschlag über den ganzen Körper, der zehn Tage anhielt und mit einer
Schwellung der Haut einherging, die seinen Arzt an Myxödem denken ließ.
Er schuppte sich in großen Stücken, fühlte sich aber nicht krank und begann
am 15. 3. wieder zu arbeiten. Am 20. 4. begannen Schmerzen und Druck-
empfindlichkeit in den Ellenbogen und Leistenbeugen; der Arzt stellte eine
Druckschmerzhaftigkeit entlang der Ulnarseite beider Arme fest. Am 24. 4.
begannen die Hände zu zittern, so daß er am 27. die Arbeit aufgeben mußte.

Allmählich entwickelte sich ein Gefühl von Eingeschlafensein in den Armen,
bis sie gelähmt waren, dann wurden sie beide kraftlos, und es bestand starke
Parästhesie, aber keine Anästhesie, keine Störung der Sphinkteren, der Sprache
oder des Schluckens. Allmählich sind die Kräfte in den Armen, teilweise auch
in den Beinen, wiedergekehrt, aber er kann die Knie nicht gerade strecken.

Sonst fühlt er sich ganz gesund, hat aber etwa 20 Pfund abgenommen. Er
weiß nichts davon anzugeben, daß er mit Blei etwas zu tun gehabt hätte.

Die **Untersuchung** zeigt einen ziemlich fetten Kranken mit normalen Pupillen
und keinen Veränderungen an den inneren Organen. Patellar-, Achilles- und
Fußsohlenreflexe fehlen, Cremasterreflexe sind beiderseits vorhanden. Die
Bauchdeckenreflexe sind nicht auszulösen. Unterhalb der Knie war keine
Bewegung vorhanden. Die Bewegung der linken Hand ging gut vonstatten,
aber etwas schwach. Der kleine Finger war leicht kontrahiert. Die rechte Hand
war etwas abduziert und Finger in typischer Klauenstellung. Der Händedruck

war schwach und es bestand hier wie in der anderen Hand, ausgesprochene Atrophie besonders im Daumenballen. Das Berührungsgefühl war abgeschwächt und unsicher an den Füßen, ziemlich gut an den Beinen und Händen, gut am übrigen Körper. Die Extensoren der Arme und der Hände reagierten auf den galvanischen Strom, aber man brauchte einen starken Strom, um irgendwelche Reaktion hervorzurufen. An der Peronealmuskulatur fehlte jegliche erhebliche Reaktion. Die Wassermannsche Reaktion war positiv.

Der Patient wurde mit Zanderschen Übungen, elektrischen Lichtbädern und Massage behandelt und konnte am 6. 8. wieder auf seinen Füßen stehen. Am 13. konnte er mit Hilfe einige Schritte laufen. Ein Orthopäde empfahl die Achillotomie, aber unter Zanderschen Übungen waren am 30. die Beine beträchtlich gerader geworden. Am 7. 9. wurde der Patient, dem es wesentlich besser ging, in die neurologische Abteilung gelegt, wo man ein leichtes Ödem der Füße feststellte.

Besprechung: Im Hinblick auf die Wassermannsche Reaktion in unserem Fall scheint es mir, daß die Diagnose einer peripheren Neuritis, die man während des Aufenthaltes im Krankenhause festgestellt hatte, sehr zweifelhaft ist. Man muß zugeben, daß die Symptome und das Verhalten der Reflexe die Diagnose einer Neuritis bestätigen, aber bei dem Fehlen einer der bekannten Ursachen dieser Krankheit und dem Vorhandensein der Wassermannschen Probe bleibt es doch zweifelhaft, ob die Krankheit auf die peripheren Nerven beschränkt ist.

Zu Beginn der Krankheit finden sich einige ätiologische Hinweise, die eine kurze Betrachtung verdienen. Tonsillarabsceß ist die Ursache vieler anderer Erscheinungen von Infektion und Toxikämie, aber ich habe keinen Beweis, ihn mit nervösen Symptomen dieser Art in Verbindung zu bringen. Dasselbe gilt für den anfänglichen Hautausschlag und den eigentümlichen Geisteszustand nach dem Essen von Schweinefleisch. Um was für eine Krankheit es sich handelt, weiß ich nicht. Sicherlich war es nicht Beriberi und auch nicht Myxödem.

Im ganzen muß ich zugeben, daß die Diagnose durchaus nicht klar ist. Aber ich möchte doch meinen, daß Syphilis dabei eine Rolle spielt.

Verlauf: Am 26. 9. konnte er allein umhergehen und die linke Hand hatte wieder ziemliche Kräfte. Am 2. 12. 1912 teilte uns der Arzt des Kranken mit, er könne nun ohne Stock und Krücke gehen, obwohl noch immer eine Lähmung des Daumens, der Zehen und etwas Verkrümmung und Schwäche der Hände bestünden.

Fall 290.

Eine 17jährige Stuhlflechterin kam am 6. 12. 1910 in das Krankenhaus wegen Zuckens im linken Arme. Während sie im Vorraum auf die Untersuchung wartete, hörte man sie schreien, und sie wurde von der Pflegerin hereingetragen, anscheinend comatös, mit blauem Gesicht, Schaum vor den Lippen und unregelmäßigen ausschlagenden Bewegungen der Arme und Beine. Pupillen und Kniescheiben reagierten normal.

Sie blieb etwa eine Viertelstunde bewußtlos, obwohl sie gelegentlich die Augen öffnete, um umher zu blicken. Nach 0,003 Apomorphin wurde der Patientin übel und kam sie wieder zu sich.

Die Kranke gibt an, sie hätte ähnliche Anfälle in regelmäßigen Zwischenräumen die letzten vier Jahre gehabt, wenn sie auch manchmal ein ganzes Jahr davon freigeblieben wäre und sie gelegentlich ein- bis zweimal in der Woche gehabt hätte. Die letzten dauerten 15 oder 20 Minuten, begannen mit Schwindel, dann traten Kopfschmerzen auf, und dann verlor sie das Bewußtsein. Nach dem Anfalle muß sie eine oder mehrere Stunden liegen und fühlte sich sehr schwach. Im November vor einem Jahre hatte sie einen solchen Anfall in der Straßenbahn und blieb eine Woche in dem Krankenhause.

Vor zwei Wochen wurde ihr zur Untersuchung Blut von dem rechten Arme abgenommen. Am nächsten Morgen zuckte der Arm, als sie erwachte, und seither wird der linke Arm und die Schulter, wenn sie auf dem Stuhle sitzt, durch einen dauernden Tremor hin und her geschüttelt, der den ganzen Körper erschüttert, während die linke Schulter herabgezogen wird. Auf das linke Bein hinkt sie etwas.

Die **Untersuchung** zeigt eine ausgesprochene linksseitige Hemianästhesie. Der Tremor zeigt sich hauptsächlich am Latissimus dorsi. Die Anästhesie ist an dem Rumpf und an dem Genick nicht ausgesprochen, aber ganz deutlich an Füßen und Armen. Der Druck der linken Hand ist sehr schwach. Beide Patellarreflexe sind gesteigert, der linke mehr als der rechte. Links ist der Plantarreflex nicht auszulösen. Der linke Achillessehnenreflex ist gesteigert.

Über die Behandlung während der fünf Wochen im Krankenhause, während dessen sie eine akute Halsentzündung durchmachte und zweimal die Menstruation hatte, finden sich keine Aufzeichnungen. Der Stuhlgang war ausgesprochen verhärtet, so daß er oft mehrere Tage ausblieb.

Besprechung: Der erste Anfall, den ich beschrieben habe, kann hysterischer oder epileptischer Natur sein, aber die Tatsache, daß sie gelegentlich die Augen öffnete und daß sie Apomorphin wieder zum Bewußtsein zurückbrachte, sprechen stark für Hysterie.

Wir kommen leichter zum Ziel, den Anfall zu erklären, wenn wir die späteren Stadien ihrer Störungen und das Ergebnis ins Auge fassen. Hemianästhesie mit Steigerung beider Patellarreflexe und Tremor des Armes, der unmittelbar nach einer Blutentnahme auftrat, das gibt zusammen ein klinisches Bild, das unseren Verdacht auf Hysterie auf das stärkste vermehrt.

Fall 291.

Ein beschäftigungsloser Mann, 33 Jahre alt, suchte am 29. 6. 1912 das Krankenhaus auf. Die Familienanamnese des Kranken ist ausgezeichnet. Er hatte die gewöhnlichen Kinderkrankheiten und von dem siebenten Jahre an fünf schwere Anfälle von Gelenkrheumatismus, den letzten vor vier Jahren. Seither bemerkte er Herzklopfen bei Anstrengungen oder Ermüdungen und gelegentlich leichte Kurzatmigkeit. Geschlechtskrankheiten und Alkohol stellte er in Abrede.

Vor vier Jahren kemerkte er, nachdem er drei Monate wegen Rheumatismus das Bett gehütet hatte, daß seine Hände zitterten, und, wenn er sie brauchen wollte, unsichere Bewegungen ausführten, obwohl weder eine Lähmung noch Störung des Gefühles bestand. Er fühlt sich schwach und unsicher auf den Füßen und kann nur mit Krücken gehen. Vor vier Jahren war die Sprache etwas unsicher und schwer verständlich. Er wußte, was er sagen wollte, konnte aber die Worte nicht deutlich aussprechen. Die letzten zwei Jahre hat er sich selbst im Sprechen mit gutem Erfolge geübt. Er kann jetzt auch schreiben, malen und korbflechten und kann sich selbst ankleiden. Er gebraucht aber immer noch die Krücken. Es bestehen weder Schmerzen, noch Schwindel oder Augenstörungen. Vor drei Jahren bestand kurze Zeit eine leichte Incontinenz des Urins, die aber bald nachließ und nicht wieder gekommen ist.

Die **Untersuchung** zeigt guten Ernährungszustand, leichte Cyanose, normale Pupillen, lebhafte, gleichmäßige Patellarreflexe und normale Fußsohlen- und

Cremasterreflexe. Die Bauchdeckenreflexe fehlen. Alle Bewegungen des Rumpfes und der Arme sind unsicher und von einem groben, unregelmäßigen Tremor, nicht febriler Art, begleitet. Keine ausfahrenden Bewegungen. Händedruck stark und gleichmäßig. Der Kopf wird nach links gehalten, der Mund leicht nach rechts verzogen. Die Zunge wird ein wenig nach rechts ausgestreckt. Sprache etwas undeutlich, aber nicht skandierend. Kein Nystagmus. Augenhintergrund normal. Der hinzugezogene Neurologe war in Zweifel, ob es sich um eine Hysterie oder eine multiple Sklerose handle. Die Wassermannsche Probe war negativ. Blut und Urin normal. Während der zehntägigen Beobachtung kein Fieber. Blutdruck systolisch 180, diastolisch 60 mm Hg. Durch die Lumbalpunktion entleerte man einige Kubikzentimeter klarer Flüssigkeit. Der Druck war nicht erhöht.

Die Untersuchung ergab im Kubikmillimeter drei Zellen.

Herzspitzenstoß im fünften Intercostalraum, außerhalb der Brustwarzenlinie zu sehen und zu fühlen. Man fühlte dort leises präsystolisches Schwirren und hört ein schwaches präsystolisches Geräusch, das in einen lauten ersten Ton und ein lautes systolisches Geräusch übergeht. In der Aortagegend und entlang des linken Sternalrandes hört man ein diastolisches Geräusch. Der zweite Pulmonalton ist stärker als der zweite Aortenton, der sehr schwach ist.

Puls hebend. Capillarpuls vorhanden. Lungen, Leiborgane und Gliedmaßen normal. Der Patient blieb zehn Tage im Krankenhause und verließ es ohne wesentliche Veränderungen in seinem Befinden.

Besprechung: Der Patient zeigt alle Hinweise auf eine rheumatische oder Streptokokkenendokarditis mit Mitralstenose und wahrscheinlich auch Aorteninsuffizienz und -stenose. Es ist aber nicht wahrscheinlich, daß der gegenwärtige Zustand seiner Hände irgendwie direkt damit im Zusammenhange steht. Wir stellen fest, daß die Ataxie und der Tremor der Hände mit Störungen im Sprechen und im Gange einhergehen. Das spastische Bild, wie wir es oft bei multipler Sklerose sehen, liegt nicht vor.

Wie in vielen anderen Fällen schwankt die Diagnose zwischen Hysterie und multipler Sklerose. Einige der ausgesprochendsten und traurigsten diagnostischen Irrtümer, die ich kennen gelernt habe, beruht darauf, daß der Arzt einen Fall für Hysterie hielt und entsprechend behandelte, während der weitere Verlauf das Vorliegen einer unheilbaren Krankheit, nämlich einer multiplen Sklerose, zeigte. Hier sprechen die Natur und die Dauer der Sprachstörung, der vorübergehende Zustand von Inkontinenz, die Muskelveränderungen am Kopfe und Gesicht und der Zunge für das Vorliegen einer organischen Erkrankung. Es ist sehr unwahrscheinlich, daß ein Mann mit 29 Jahren hysterisch würde.

Eine Parese und andere postsyphilitische Erkrankung des Nervensystems kann durch den negativen Wassermann und die geringe Anzahl von Zellen in der Spinalflüssigkeit ausgeschlossen werden.

Wir haben keinen Grund, eine multiple Neuritis anzunehmen. Unter diesen Bedingungen scheint die Diagnose einer multiplen Sklerose noch immer die beste.

Die Ursachen von Ascites nach den Befunden bei 2217 Autopsien.

Tabelle 1.

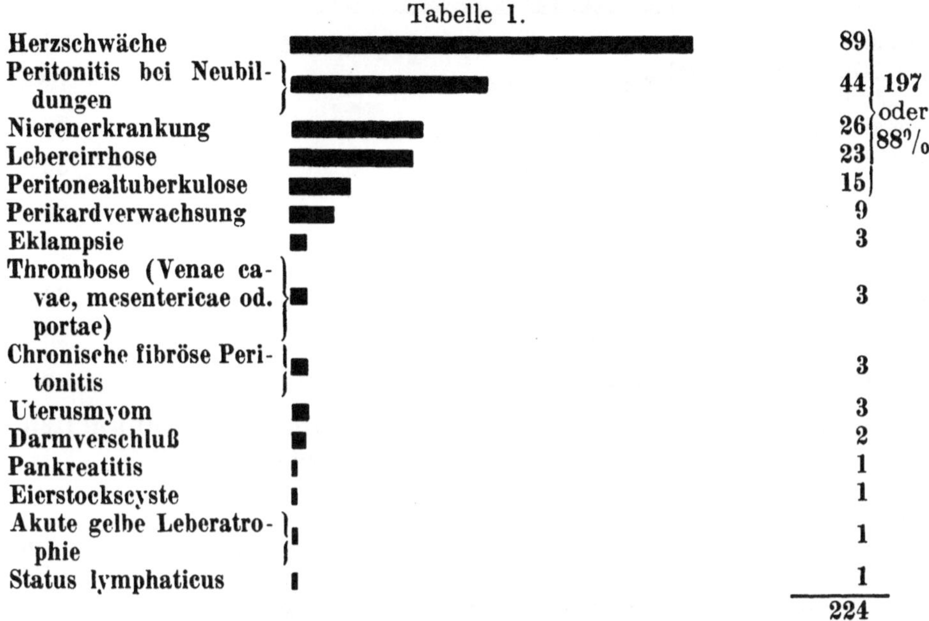

Herzschwäche	89	
Peritonitis bei Neubildungen	44	197
Nierenerkrankung	26	oder
Lebercirrhose	23	88%
Peritonealtuberkulose	15	
Perikardverwachsung	9	
Eklampsie	3	
Thrombose (Venae cavae, mesentericae od. portae)	3	
Chronische fibröse Peritonitis	3	
Uterusmyom	3	
Darmverschluß	2	
Pankreatitis	1	
Eierstockscyste	1	
Akute gelbe Leberatrophie	1	
Status lymphaticus	1	
	224	

Relative Häufigkeit der gewöhnlichen Ursachen für Ascites.

Aus den Krankengeschichten des Massachussets General Hospital, 1870—1910.

Tabelle 2.

Herzschwäche	1397
Nierenerkrankungen	665
Lebercirrhose	325
Peritonealtuberkulose	263
Darmverschluß	86
Eierstocksgeschwulst	63
Darmkrebs [1]	56
Uterusmyom	55
Peritonealcarcinose	53
Perikardverwachsung	36
Leberkrebs [1]	30
Perniziöse Anämie	15
Leukämie	11
Mesenterialthrombose	8
Abdominallymphome	5
Viscerale Syphilis [2]	4
Thrombose der V. cava und V. portae	2
	3074

[1] Mit Drüsenmetastasen.　　[2] Leber und Milz usw.

Prozentsatz der Fälle von Ascites bei 5001 klinisch beobachteten Fällen von Herzerkrankung.

Massachussets General Hospital, 1870—1910.

Tabelle 3.

Mitral- u. Tricuspidalinsuffizienz	100%
Perikardverwachsung	76%
Mitral- u. Aortenstenose und -Insuffizienz	42%
„Herzmuskelschwäche"	37
Aortenstenose und Insuffizienz	35
Aorteninsuffizienz	29
Mitralstenose und Insuffizienz	24
Mitralinsuffizienz	22
Mitral- und Aorteninsuffizienz	20
Mitralstenose	8

Prozentsatz der Ascitesfälle unter 10 195 Fällen von Krankheiten, die mit Bauchwassersucht einhergehen können.

Massachussets General Hospital, 1870—1910.

Tabelle 4.

Thrombose (Vena cava)	100
„ (Vena portae)	100
Lebercirrhose	88
Peritonealtuberkulose	82
Peritonitis bei Neubildungen	82
Thrombose (Mesenterial-)	80
Fibrom des Eierstockes	50
Malignes Lymphom (der Brust-u. Bauchhöhle)	50
Darmverschluß	43
Lebersyphilis	40
Krebs des Eierstockes	39
Herzschwäche jeder Ursache	29
Nieren- u. Herznierenerkrankung	29
Krebs des Darms und der Lymphknoten	24
Krebs des Pankreas und der Lymphknoten	22
Krebs der Leber und der Lymphknoten	20
Eierstockssarkom	20
Leukämie	13
Perniziöse Anämie	7
Eierstockscysten, multilokulär	7
Uterusmyom	7

19. Kapitel.

Ascites und Anschwellung des Leibes.

Mir sind in der letzten Zeit eine ganze Reihe falscher Diagnosen bei Ascites unterlaufen. Diese Irrtümer, die ich mit einigen der besten Diagnosten des Landes teilte, führten mich zum Studium der Ursachen dieses Symptomes. Bis zuletzt hatte ich geglaubt, die Diagnose der Ursache des Ascites sei eine der leichtesten der Medizin. Ich war deswegen erstaunt, als mir 1909 ein sehr erfahrener Kollege sagte, er hielte die Diagnose einer Cirrhose für sehr schwierig; aber nach meinen letzten Erlebnissen mußte ich ihm beinahe recht geben. Um für die Zukunft die Zahl der Irrtümer zu vermindern, will ich in diesem Kapitel mit folgendem mich beschäftigen.

1. Aus dem Sektionsbefunde meines Krankenhauses sind die wirklichen festgestellten Ursachen des Ascites und die autoptischen Befunde in 2217 Fällen angegeben.

2. Die klinischen Diagnosen des Ascites, die in den letzten 40 Jahren in unserem Hospitale festgestellt wurden, werden aufgeführt. Einige der Diagnosen sind durch Operationen oder Autopsie nachträglich festgestellt worden. Die größere Zahl beruht allein auf dem klinischen Befunde, aber in der Mehrzahl der zweifelhaften, interessanten Fälle liegen durch Operation oder Autopsie gewonnene Befunde vor (Tabelle 2).

3. Es ist die Zeit festgestellt, in der sich der Ascites bei verschiedenen Krankheiten ansammelt. Möglicherweise kann man durch das mehr oder minder charakteristische Tempo, in denen sich die Flüssigkeit ansammelt, den Ascites der tuberkulösen Peritonitis leichter feststellen.

4. Ich teile einige meiner Irrtümer mit und bespreche die Möglichkeiten, sie in Zukunft zu vermeiden.

Tabelle 1 zeigt die Ursache der Flüssigkeitsansammlungen, wie sie sich bei der Autopsie in 2217 Fällen fand. In allen diesen Fällen fand sich ein halber Liter oder mehr. Die Fälle von septischer Peritonitis und Hämoperitoneum sind dabei nicht berücksichtigt. $88^0/_0$ der übrigbleibenden Fälle verteilen sich, wie es anzunehmen war, auf folgende fünf Ursachen: Herzschwäche, Nephritis, Tumoren im Leibe, Lebercirrhose, tuberkulöse Peritonitis. Ich war im Zweifel, ob die Fälle von Perikardverwachsungen, die alle mit starker Verdickung des Peritoneums einhergehen und die Fälle von Herzschwäche unter die von chronischer Peritonitis eingereiht werden sollten. Von den anderen Ergebnissen der Untersuchung hat mich am meisten die puerperale Eklampsie überrascht.

Klinische Statistik des Ascites.

In einigen der in Tabelle 2 mitgeteilten Fälle wurde die Diagnose durch Autopsie oder Operation sicher gestellt. Das war der Fall bei allen Neubildungen und Thrombosen und den meisten Fällen von Darmverschluß und tuberkulöser Peritonitis. Bei den Herz-, Nieren- und Leberkrankheiten und bei den meisten Blutfällen haben wir aber nur das Ergebnis der klinischen Untersuchung.

Von Interesse erscheint: 1. die Häufigkeit von Ascites bei Eierstockcysten und Tumoren (siehe weiter unten Tabelle 6) und 2. die Häufigkeit des Ascites bei Darmverschluß. Wahrscheinlich beruht in einer beträchtlichen Anzahl dieser Fälle der Ascites auf einer wirklichen Peritonitis, mit der die Obstruktion einherging.

In dieser Tabelle (Nr. 2) beruhen alle Beispiele auf dem Studium der Originalkrankengeschichten. Die Zahl wurde folgendermaßen berechnet:

Für einen Zeitraum von acht Jahren bestimmte ich unter Durcharbeitung der Krankengeschichten den Prozentsatz unter den Ascitesfällen der Herz- und Nierenkrankheiten. Dieser Prozentsatz wurde dann auf die Gesamtzahl der Fälle jeder Krankheit angewandt, wie er sich bei der Durchzählung der Registerkarten ergab (1870—1910). Die Zahlen sind daher nur annähernd genau.

Tabelle 5.

Krankheit	Zahl der Fälle	Wachsen des Ascites in ccm am Tage
1. Herzschwäche	2	1080—1620
2. Lebercirrhose	16	600
3. Chronische Nephritis	5	390
4. Feste Eierstocksgeschwülste	2	360
5. Neubildung der Leiborgane und der Lymphknoten	4	330
6. Perikardverwachsung (vor der Kardiolyse)	2	330
Perikardverwachsung (nach der Kardiolyse)	1	60
7. Uterusmyom	2	240—330
8. Tuberkulöse Peritonitis	15	150—180

Die Tabelle 5 bedarf keiner großen Erklärung. Die Kubikzentimeterzahl der Flüssigkeit zwischen zwei völlig entleerenden Punktionen ist durch die Zahl der dazwischen liegenden Tage geteilt. Darin liegt natürlich eine Irrtumsmöglichkeit, denn die Punktion, von der wir annehmen, daß sie den Leib völlig entleert, kann wirklich etwas Flüssigkeit zurückgelassen haben. Aber ich glaube nicht, daß dieser Irrtum so groß sein kann, um meine Ergebnisse hinfällig zu machen.

Es bleibt zu beachten, daß bei der tuberkulösen Peritonitis die Wiederansammlung der Flüssigkeit langsamer als bei irgendeiner anderen Art von Ascites vor sich geht. Das kann von Wichtigkeit für die Diagnose sein.

Ascites bei festen Tumoren des Eierstockes.

1. **Carcinom des Eierstockes.** In den Jahren 1870—1910 kamen in unserem Krankenhause 54 Fälle zur Beobachtung. In sechs Fällen kam es weder zur Operation noch zur Autopsie. Unter den übrigbleibenden 48 wurde in 19 Fällen (40%) ein beträchtlicher Ascites gefunden.

2. **Fibrom des Eierstockes.** In unserem Krankenhause finden sich 20 gut beschriebene Fälle und in zehn von ihnen (50%) fand sich bei der Operation ausgesprochener Ascites.

3. **Sarkom des Eierstockes.** Fünf Fälle, einer mit Ascites.

Ascites bei cystischen Tumoren des Eierstockes.

Von 1870—1910 wurden in dem Hospital 391 Kranke wegen multipler Eierstockscysten operiert. Bei 31 (7,9%) Fällen fand sich bei der Operation ausgesprochener Ascites. In acht unter den 31 Fällen war die Flüssigkeit blutig oder schokoladenartig gefärbt. In einem der Fälle betrug die Menge der Flüssigkeit 18 Liter.

Ascites bei Uterusmyom.

Unter 723 zur Operation gekommenen Fällen fand sich bei 55 (7 $^0/_0$) Ascites. In 18 Fällen (2,4 $^0/_0$) war er gering, bei 37 (4,6 $^0/_0$) reichlich.

In zehn von 55 Fällen war die Flüssigkeit blutig, in zwei anderen eitrig.

In Tabelle 6 ist das Verhalten des Ascites bei den verschiedenen Arten der Eierstocksgeschwülste dargestellt. Alle diese Fälle waren operiert worden. Ich glaube, viele werden mit mir überrascht sein, wie häufig sich Ascites bei gutartigen Eierstocksgeschwülsten, wie Fibrom oder multilokulärer Zysten findet. Ich habe gar keine Erklärung dafür, wie ein kleines Eierstocksfibrom ohne Metastasen so oft starken Ascites hervorrufen können.

Warum führt nur ein kleiner Prozentsatz (7,9 $^0/_0$) der cystischen Tumoren zu Ascites? Man müßte erwarten, ihn in allen Fällen zu finden, oder in gar keinem.

Tabelle 6.

Diagnose	Zahl der Fälle	Ascites bei der Operation gefunden in
Eierstocksfibrom . . .	20	50 $^0/_0$
Eierstockskrebs . . .	54	40 $^0/_0$
Eierstockssarkom . .	5	20 $^0/_0$
Eierstockscysten . . .	391	7,9 $^0/_0$

Unter 14 Fällen, die wegen Cystom des Nebeneierstockes operiert wurden, fand sich keiner mit Ascites.

Fall 292.

Eine 48jährige Haushälterin kam am 17. 7. 1909 in das Krankenhaus. Sie kam aus der Poliklinik mit der Diagnose Ascites, Ursache unbekannt. Man dachte an Nephritis, malignen Tumor, Tuberkulose und Perikardverwachsung. Familienanamnese negativ. Die Patientin war immer schwächlich; mit sechs Jahren machte sie einen ausgesprochen tuberkulösen Eindruck und wurde mit gutem Erfolg auf das Land geschickt. Vor 15 Jahren hatte sie einen schlimmen Husten mit Beschwerden im Rachen und Gewichtsabnahme. Sie kam für zwei Monate in eine Heilstätte, besserte sich und seither ging es ihr immer besser, obwohl sie vor acht Jahren nervös zusammenbrach und vor sechs Jahren die Lymphknoten am Halse anschwollen und sich entzündeten. Sie wurden geöffnet und drainiert. Nach der Operation wurde der linke Arm steif und gelähmt, aber die Kraft kam allmählich wieder. Seither hat sie sich nie mehr kräftig gefühlt.

In der ersten Ehe hatte sie zwei Fehlgeburten und keine Kinder. Vor 14 Monaten trat ohne Zwischenfälle die Menopause ein. Vor einem Jahre begann das Gesicht anzuschwellen, und bald darauf wurde auch eine Anschwellung des Leibes bemerkt. Vor vier Monaten wurden die Beine dick, aber die Füße schwollen erst vor acht Wochen an. Vor fünf Wochen mußte sie sich zu Bett legen. Sie hat keine Schmerzen bis auf einen gelegentlichen Stich in der rechten unteren Brustseite, worunter sie hin und wieder seit Jahren zu leiden hatte. Sie nimmt zwar an Gewicht zu, glaubt aber an Fleisch abgenommen zu haben. Husten hat sie nicht.

Die **Untersuchung** zeigt schlechten Ernährungszustand und leicht unregelmäßige Pupillen, sonst verläuft die Untersuchung ganz o. B. Der Herzspitzenstoß verschiebt sich bei Lagewechsel um 1 cm. Alle Zeichen für freie Flüssigkeit im Leibe. Reflexe normal. Am 18. wurde der Leib punktiert. $2^1/_2$ Liter blasser, opalisierender Flüssigkeit mit einem spezifischen Gewicht von 1008 wurde entleert. Im Sediment befanden sich 85% kleiner Lymphocyten. Nach der Punktion konnte man leicht den Leberrand fühlen, der scharf, hart und augenscheinlich nicht unregelmäßig war. Blut, Urin und Blutdruck waren normal. Während der 14tägigen Beobachtung hatte die Patientin kein Fieber. Die Wassermannsche Probe war negativ. Die Flüssigkeit sammelte sich rasch wieder an. Die Ausheberung des Magens ergab normale Verhältnisse.

Besprechung: Am 25. 7. notierte ich folgendes Ergebnis der Untersuchung: Eine Neubildung scheint die wahrscheinlichste Diagnose, obwohl Tumoren weder zu fühlen sind, noch Drucksymptome vorliegen, noch auch irgendein Organ eine wesentliche Funktionsänderung zeigt. Der Urin ist für keine Art von Nephritis charakteristisch und das Fehlen einer Herzvergrößerung, des erhöhten Blutdruckes und urämischer Symptome läßt Nephritis nicht als Ursache des Ascites in Frage kommen.

Tuberkulöse Peritonitis ist unwahrscheinlich, weil weder Fieber, noch lokale Druckschmerzhaftigkeit oder Muskelspannung besteht, und weil sich die Flüssigkeit so schnell wieder angesammelt hat. Eine Lebercirrhose ist möglich, aber unwahrscheinlich wegen des Fehlens von Alkohol in der Vorgeschichte, der Schnelligkeit der Wiederansammlung des Ascites und weil keine Toxämie vorhanden ist. Die Kranke sieht zweifellos nach Krebs aus.

Am 27. wurde die Kranke auf die chirurgische Abteilung gelegt und der Leib wurde geöffnet. Es wurde eine große Menge von Flüssigkeit entleert, aber die Untersuchung ergab sonst nichts Abnormes in irgendeinem Teile des Leibes, bis auf wenige harte, weiße, erbsengroße Knötchen in der Leber. Einer von ihnen wurde excidiert und histologisch untersucht. Die Diagnose lautete Cirrhose der Leber. In der Leber befanden sich narbenähnliche Bildungen. Die Diagnose, die sich in der chirurgischen Krankengeschichte findet, lautet Syphilis der Leber. Die Patientin wurde auf die medizinische Abteilung zurückgebracht und erhielt Quecksilbereinreibungen und Jodkali. Trotzdem füllte sich der Leib rasch wieder an. Am 19. wurden sechs, am 23. fünf Liter entleert. Der Charakter der entleerten Flüssigkeit war derselbe wie früher.

Verlauf: Am 1. 9. verließ sie das Krankenhaus und starb am 4. 9. Lebercirrhose syphilitischen Ursprunges war die wahrscheinlichste Diagnose.

Fall 293.

Eine 27jährige Frau kam am 15. 11. 1909 in das Krankenhaus. Vor fünf Monaten bemerkte die Kranke Schmerzen im unteren Teile des Leibes, der bald darauf zu schwellen anfing und seither stetig und schnell an Umfang zugenommen hat. Außerdem hatte sie praktisch keine Beschwerden, nur daß sie gelegentlich erbrach. Der Appetit ist gut, der Stuhlgang regelmäßig. Die Menstruation ist normal. Sie hat aber beträchtlich an Gewicht und an Kräften abgenommen. Vor fünf Monaten wog sie 158, jetzt 132 Pfund. Trotzdem erscheint sie auch jetzt nicht abgemagert.

Die **Untersuchung** verlief bis auf den Leib negativ. Dort war in den Flanken mit Lagenwechsel verschiebliche Dämpfung nachzuweisen. Das Blut zeigte 75% Hämoglobin und in den Ausstrichen leichte Achromie. Urin negativ. Kein Fieber. Am 17. wurden $9\frac{1}{2}$ Liter aus dem Leibe entleert und nach der Punktion konnte man einen Tumor in der Größe von einer Orange rechts unten im Leibe fühlen. Er war nicht druckschmerzhaft und fühlte sich oval an, wie etwa ein dichtes Bündel von Trauben. Eine ähnliche, aber kleinere Masse fühlte man links. Der Tumor konnte leicht bimanuell zu beiden Seiten des Uterus palpiert werden, der selbst normal schien. Die Punktionsflüssigkeit war gewöhnlich gelb, opalisierend, alkalisch. Spezifisches Gewicht 1019. $4,4\%$ Eiweiß, 63% Epithelien, 33% Lymphocyten und 4% polynucleäre Zellen im Sediment.

Besprechung: Das klinische Bild ist das einer leichten Anämie mit Ascites bei einer 27jährigen Frau. Vor der Punktion konnte nichts Bestimmtes gesagt werden. Die entleerte Flüssigkeit zeigt ein hohes spezifisches Gewicht, wie wir es bei der Peritonitis, bei Neubildung oder bei Tuberkulose des Peritoneums erwarten. Zwischen diesen beiden Krankheiten neigen wir wegen der Masse, die unten im Becken gefühlt werden konnte, stark zu einer Neubildung. Es ist richtig, daß auch bei tuberkulöser Peritonitis Tumoren im Leibe entstehen können, aber sie finden sich selten in dieser Lage. Außerdem besteht kein Fieber, und die Familienanamnese wie die eigene Vorgeschichte weist in nichts auf Tuberkulose hin. Deswegen muß die Diagnose auf eine Neubildung im Becken lauten, die bei ihrer Lage fast sicher ihren Ursprung im Eierstock hat. Ob es sich dabei um eine gutartige oder bösartige Krankheit handelt, kann nur die histologische Untersuchung ergeben.

Verlauf: Bei der Operation am 20. 11. fand sich der Uterus mit dem Appendix in eine dicke Gewebsmasse eingehüllt, die an ein papilläres Cystadenom erinnerte. Diese ganze Masse wurde mit dem Uterus entfernt. Die Untersuchung zeigte cystische Entartung beider Ovarien mit vielen papillären Auswüchsen, von denen einige freie von der peritonealen Oberfläche ausgingen. Die mikroskopische Untersuchung zeigte fibröses Gewebe in papillärer Anordnung, deren Oberfläche von einer einzelnen Lage ziemlich langer, zylindrischer Epithelien bedeckt war. Diagnose: Papilläres Cystadenom. Der Patientin ging es nach der Operation gut. Sie verließ am 9. 12. das Krankenhaus und schien ein Jahr später völlig gesund.

Fall 294.

Ein 49jähriger Barbier suchte am 18. 4. 1910 das Krankenhaus auf. Der Vater starb mit 47 Jahren an Lähmung, nachdem er drei Jahre krank gewesen war. Die Mutter starb an Brustkrebs. Seine Frau litt an Tuberkulose und war deshalb 15 Monate in einem Sanatorium.

Der Patient selbst war bis zum 5. 2. 1910 niemals krank gewesen. Dann bekam er einen Schüttelfrost, wobei heftige Schmerzen im Halse und am Brustbein mit leichtem Husten und Fieber auftraten. Er lag vier Wochen zu Bett. Nachdem er einige Tage wieder auf war, schwollen die Füße und Schenkel an und Kurzatmigkeit trat ein. Seither haben beide Symptome täglich zugenommen und er muß seit länger als vier Wochen in einem Stuhle schlafen. Seit 14 Tagen besteht leichter Husten, aber er hat kein Stechen mehr. Vor drei Wochen bemerkte er zuerst eine Anschwellung des Leibes.

Bei der **Untersuchung** zeigte sich der Patient fettleibig, mit blasser Haut und cyanotischer Verfärbung. Herzspitzenstoß im fünften Intercostalraum, 3 cm außerhalb der Brustwarzenlinie zu fühlen. Die rechte Herzdämpfung reicht bis 4 cm außerhalb des Brustbeines. Herztöne schwach, scharf, regelmäßig, weder Geräusche noch betont. Blutdruck systolisch 155—180 mm Hg während der Woche seines Aufenthaltes im Krankenhause. Die Verhältnisse an Lungen und Leib zeigen die Abb. 231—232. Die Milz war nie zu fühlen. Der ganze Körper ist mehr oder weniger ödematös, besonders die Beine, die eine harte,

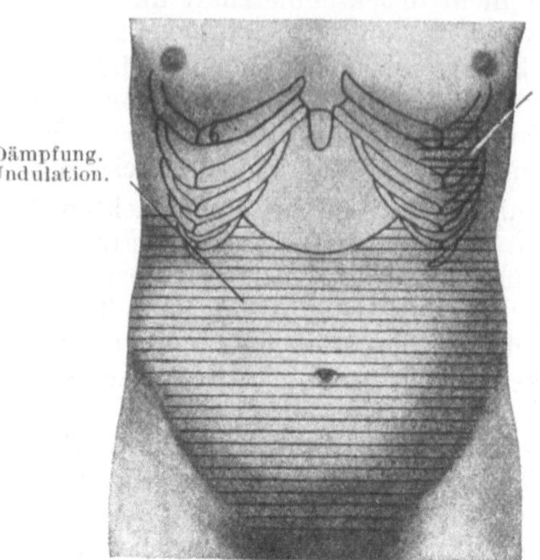

Abb. 231. Untersuchungsbefund in Fall 294.

teigige Schwellung zeigen. Der Leib wurde am 18. punktiert, wobei 1600 ccm einer kanariengelben, getrübten Flüssigkeit entleert wurde. Das spezifische Gewicht betrug 1017. Eiweißgehalt 1%. Im Sediment fanden sich 19% kleine, mononucleäre Zellen, 2% polynucleäre, der Rest Endothelzellen. Am 20.

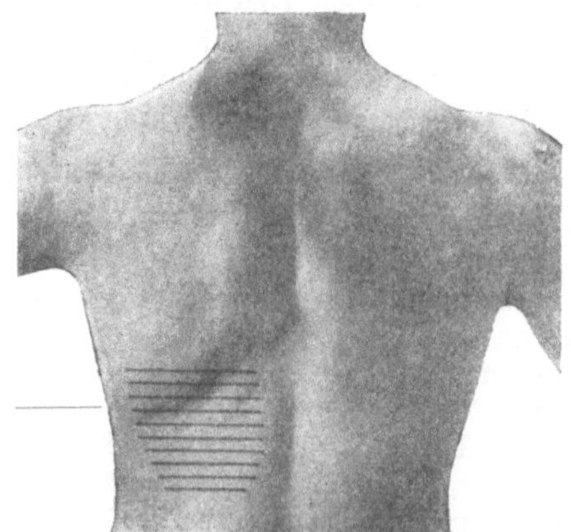

Abb. 232. Untersuchungsergebnis in Fall 294.

fand sich links hinten starkes Bronchialatmen, wie man es bei Druckerscheinung bei Perikarditis oder Hydroperikard findet. Der Stimmfremitus war stark vermehrt und es bestand Aegophonie.

Der Patient blieb fieberlos und des Tages ziemlich ungestört, war aber des Nachts ziemlich dyspnoisch und delirierte ein wenig, besonders wenn er aus seiner erhöhten Bettlage herabrutschte. Der Urin zeigt bei der Aufnahme

6°/₀ Zucker und 0,1°/₀ Eiweiß. Die Menge war nicht vermehrt und schwankte von 1050—1350 ccm. Im Sediment fand sich nur gelegentlich ein hyaliner oder granulierter Zylinder. Leukocyten 13 500. Die Zuckerausscheidung schwankte zwischen 30—50 g am Tage. Die Wassermannsche Reaktion war positiv. Die Punktionsflüssigkeit blieb kulturell steril.

Am 23. fühlte er sich tagsüber ziemlich wohl, obwohl er ziemlich viel schlummerte. In der Nacht zum 24. wurde er plötzlich cyanotisch und pulslos und starb innerhalb einer Stunde. Eine Autopsie fand nicht statt.

Besprechung: Die Familienanamnese ist zwar reichhaltig und interessant, aber von keiner besonderen Bedeutung für die gegenwärtigen Symptome des Kranken, die auf eine postinfektiöse Herzstörung mit Blutdrucksteigerung hinweisen.

Das spezifische Gewicht der Punktionsflüssigkeit entspricht nicht dem einer gewöhnlichen Wassersucht. Andererseits ist der Eiweißgehalt kleiner, als wir sie bei dem Ergusse anderer Herkunft erwarten. Bei der positiven Wassermannschen Reaktion kann man jede derartige Herzschwäche als möglicherweise syphilitischen Ursprunges annehmen, besonders da hier keine Beweise für irgendwelche andere Art von Herzerkrankung vorliegt.

Auch das Verhalten des Urins stimmt völlig mit dieser Annahme überein. Wir können ebenso annehmen, daß der Kranke eine syphilitische Nephritis und Myokarditis, möglicherweise auch eine syphilitische Hepatitis hat. Eine ähnliche Erkrankung des Pankreas kann man gleichfalls als Ursache für die Glykosurie in Betracht ziehen. Er starb sicherlich nicht an seinem Diabetes. Die Glykosurie spielte in seiner Krankheit nur eine untergeordnete Rolle.

Ebenso sicher bin ich, daß er nicht an Tuberkulose starb. Der Verlauf der Krankheit war dazu viel zu kurz und fieberlos.

Auch eine maligne Erkrankung kann sicher ausgeschlossen werden. Wieweit die Störungen an Herz, Nieren und Leber, je für sich auf die Ansammlung von Ascites hingewirkt haben, ist unmöglich zu sagen.

Fall 295.

Ein 23 jähriger Steinarbeiter wurde am 30. 11. 1910 in das Krankenhaus aufgenommen. Drei seiner Brüder starben an Brightscher Krankheit, eine Schwester an angeborenem Herzfehler, sonst ist die Familienanamnese gut. Der Patient hatte im vergangenen Februar Schanker und wurde vom April bis Oktober mit Quecksilbereinreibungen und Jodkali behandelt. Im April hatte er eine Halsentzündung, Haarausfall, Schwellung und Druckschmerzhaftigkeit der Lymphknoten am Halse und heftige Rückenschmerzen, die 14 Tage anhielten und ihn in dieser Zeit nicht arbeiten ließen.

Vor fünf Wochen bemerkte er, daß ihm die Hosen zu eng wurden und die Schenkel anschwollen. Innerhalb einer Woche konnte er wegen der Schwellung gar nicht mehr laufen. Er gab die Arbeit auf und legt sich eine Woche zu Bett, worauf die Anschwellungen bei Milchdiät nachließen. Er stand auf, aber auch die Anschwellung kehrte innerhalb weniger Tage wieder. Seither hat er hin und wieder zu Bett gelegen, ohne sich dabei dauernd besser zu fühlen. Er braucht die Nacht nicht Wasser zu lassen und hat abgesehen von den Ödemen keine Beschwerden, nur hatte er in den letzten vier Wochen dreimal leichte Kopfschmerzen und klagte in den letzten zwei Tagen über schlechtes Sehen.

Die **Untersuchung** zeigt normale Pupillen und Reflexe. Die Lymphknoten am Halse, in den Achselhöhlen und an den Ellenbeugen sind beträchtlich vergrößert und hart. Die kleinsten erreichen Erbsengröße. Das Herz war

negativ. Die Veränderungen an den Lungen zeigt Abb. 233. Der Leib zeigte
Dämpfung in den Flanken, bei Lagewechsel verschieblich. Augenhintergrund
normal. Die durchschnittliche Urinmenge betrug während des achtwöchentlichen Aufenthaltes im Krankenhause 1500 ccm in 24 Stunden mit einem
spezifischen Gewicht von 1022. Die Eiweißmenge schwankte zwischen starken
Spuren und 0,6%. Im Sediment fanden sich sehr große granulierte und sehr
wenig hyaline Zylinder. Der systolische Blutdruck ging nie über 125 mm Hg,
gewöhnlich betrug er 120 oder weniger. Bei der Aufnahme fand man 110 mm Hg.
Das Blut war normal. Gegen Ende seines Aufenthaltes im Krankenhause
ließ die Zahl der Zylinder im Urin etwas nach, aber die Eiweißmenge schwankte
von 0,4—0,7%. Die Wassermannsche Reaktion war am 7. und 12. 1. negativ.
Tägliche Heißluftbäder und Magnesiumsulfat hatten während der ersten
zehn Tage keine sichtbare Einwirkung auf Ödeme und Ascites. Eine Herz-

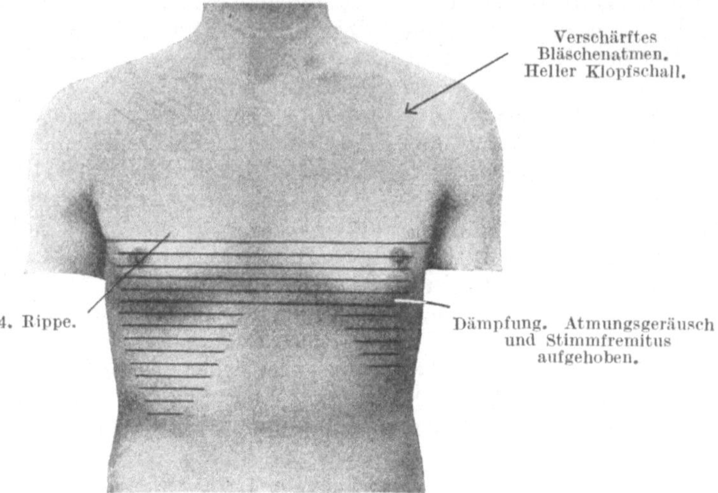

Abb. 233. Untersuchungsbefund in Fall 295.

vergrößerung konnte nicht festgestellt werden. Vom 12. 12. 1910 begannen
Ödeme und Ascites nachzulassen. Der Umfang in Nabelhöhe betrug damals
87 cm, am 24. 12., 84 cm und am 5. 1. 1911 81 cm. Am 8. 1. war freie Flüssigkeit
im Leibe nicht mehr nachzuweisen. Der Kranke bemerkte, daß er immer mehr
Urin ließ, wenn er zu Bett war.

Besprechung: Als ich diesen Patienten im Krankenhause beobachtete, war
ich überrascht über das Zusammentreffen von niedrigem Blutdruck mit dem
deutlichen Urinbefunde einer Nephritis. Ich wußte damals nicht, daß
die degenerativen Veränderungen der Nierenkanälchen, die gerade oft bei
Syphilis vorkommen, eine Symptomverbindung hervorrufen, die Volhard als
Nephrose beschrieben hat. Wie in dem vorhergehenden Falle sind wir uns
auch hier darüber nicht klar, wieviel zu der Ansammlung des Ascites die Nieren,
wieviel die Leber beigetragen haben mag.

Verlauf: Den 17. 1. 1910 Leibumfang 78 cm. Am 22. 1. praktisch keine
Ödeme, auch wenn der Patient auf ist und umher geht; fühlt sich bedeutend
besser und wünscht nach Hause zu gehen. Er wird deshalb entlassen.

Zwei Jahre später, am 2. 1. 1913 teilte er mit, seit dem Verlassen des Krankenhauses ist es ihm dauernd besser gegangen. Im vergangenen August, als er

mit Neosalvarsan behandelt und der Urin nachgesehen wurde, fand sich wiederholt eine schwache Spur von Eiweiß. In der letzten Woche war das aber besser. Eiweiß war nicht vorhanden. Er hatte viermal Salvarsan bekommen und es schien ihm danach besser zu gehen.

Die Nephrose kann ausgeheilt sein, oder sie ist in das Stadium der Schrumpfniere übergegangen, das nach Volhard in einigen Fällen dieser Art erreicht wird, ebenso wie bei den Nierenerkrankungen der Gefäße und Glomeruli.

Fall 296.

Eine 21jährige Frau fand am 15. 6. 1911 Aufnahme im Krankenhause. Ihr Vater starb mit 62 Jahren an Magenkrebs. Sonst ist die Familienanamnese ausgezeichnet. Bis zum Mai 1903 war sie gesund. Damals kam sie durch einen Anfall von Mumps und Keuchhusten sehr herunter. Derselbe dauerte bis Juli. Dann war sie bis zum September munter, worauf sie eine schmerzlose Vergrößerung des Leibes bemerkte. Drei Wochen später wurde sie punktiert und dabei acht Liter entleert. Bis zum März 1904, da sie in ein Krankenhaus kam, war sie dreimal punktiert worden und hatte zwei Operationen durchgemacht, nachdem sie vorher Masern gehabt hatte. Die zweite Operation soll an der Leber vorgenommen worden sein, die Art der ersten blieb unbekannt. Danach wurde sie nur etwa zweimal im Jahre punktiert, wobei jedesmal zwei Liter klare, gelbliche Flüssigkeit entleert wurde. Sie hatte niemals Schmerzen und der Stuhlgang war regelmäßig. Sie hat an Gewicht nicht abgenommen, fühlt sich meist kräftig und wohl, wenn sie auch unmittelbar vor jeder Punktion etwas Atemnot und Anschwellung der Füße zeigte.

Die **Untersuchung** zeigte guten Ernährungszustand, sehr trockene Haut, ausgesprochene bei Lagewechsel verschiebliche Flankendämpfung, leichte Ödeme der Schenkel und unterhalb des Schulterblattwinkels mit abgeschwächter Atmung und vermindertem Stimmfremitus. Der Herzspitzenstoß konnte nicht gefunden werden. Er war offenbar nach links oben verlagert. An der Herzspitze und fortgeleitet über die ganze Herzgegend hörte man ein blasendes Geräusch. Der zweite Pulmonalton war betont. Patellarreflexe nicht auslösbar. Pupillen normal. Der Urin bei der Aufnahme und auch später war größtenteils normal, wenn er auch gelegentlich eine ganz geringe Spur von Eiweiß enthielt. Blut normal. Blutdruck systolisch 120 mm Hg. Gewicht bei der Aufnahme 155 Pfund, bei der Entlassung, sechs Wochen später, 156 Pfund.

Später erfuhren wir von dem Krankenhause, in dem sie zuerst gelegen hatte, sie wäre dort am 28. 6. 1904 mit der Diagnose einer tuberkulösen Peritonitis aufgenommen und am 29. 6. operiert worden. Bei dem Falle hätte sich reichlich Ascites, aber eine normale Leber und Milz gefunden. Auf der Flexura sigmoidea fanden sich Tuberkelknötchen. Bei der zweiten Operation am 4. 8. fand sich lediglich reichlicher Ascites.

Am 21. 6. wurde in unserem Krankenhause der Leib punktiert und 17 Liter Flüssigkeit entleert. Spezifisches Gewicht 1007. Eiweiß 1 $^0/_0$. Im Sediment Epithelien; kulturell negativ. Nach 1 mg Tuberkulin bekam sie eine typische Tuberkulinreaktion mit beträchtlicher Cyanose. Am 26. bekam sie 100 g Lävulose. Der Urin enthielt darauf aber keinen Zucker. Die Röntgendurchleuchtung der Schienbeine am 25. 6. zeigte keine Veränderung. Wassermann am 16. 6. negativ. Ein Chirurg empfahl nicht zu operieren. Bei der Aufnahme am 16. 6. stellte ich die Diagnose auf Lebercirrhose. Später schien eine chronische fibröse Peritonitis wahrscheinlicher.

Sie wurde am 27. 7. entlassen und kam am 29. 2. 1912 wieder. In der
Zwischenzeit war sie zuerst alle acht bis neun, später alle vier Wochen, zuletzt
alle drei Wochen punktiert worden. Sie hatte in den vergangenen Monaten
eine sehr starke Gasentwicklung im Magen, mit schlechtem Appetit, Erbrechen
und Atemnot, besonders des Nachts, zu klagen. Sie blieb etwa einen Monat
im Bett und nahm an Gewicht ab. Vor zwei Tagen bekam sie plötzlich um
neun Uhr abend heftige Schmerzen links hinten unten und hustete hellrotes
Blut aus.

Die **Untersuchung** zeigte ausgesprochene Cyanose. Die Verhältnisse an Lungen
und Leib zeigen die Abb. 234—235. Der Leib enthielt offenbar reichlich Flüssigkeit. Die Patellarreflexe waren vorhanden und gleichmäßig. Es bestand aus-

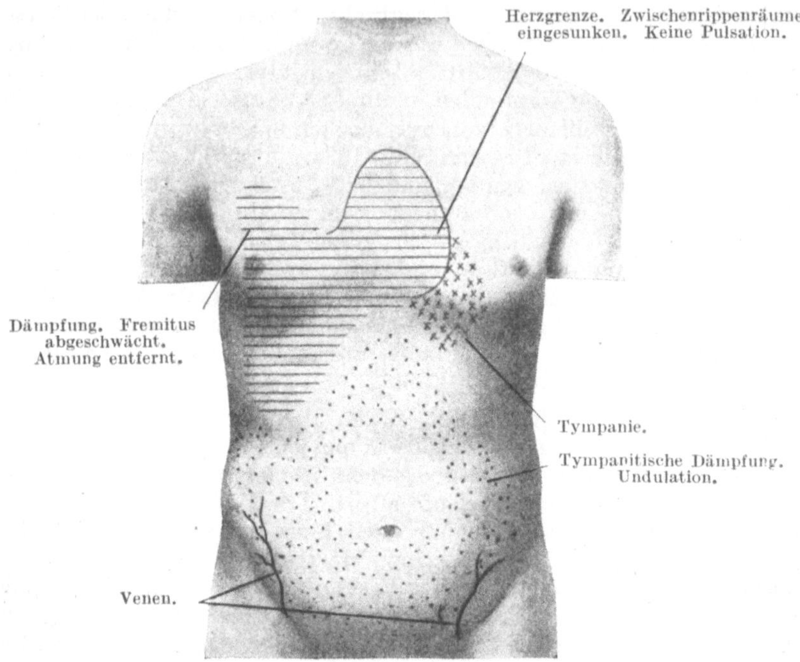

Abb. 234.   Untersuchungsbefund in Fall 296.

gesprochene systolische Einziehung in der unteren Herzgegend, die an eine
Mediastinitis erinnerte. Es bestand auch ein paradoxer Puls.

Besprechung: Der langsame Beginn von Ascites bei einem fieberlosen
Patienten von 14 Jahren, der wiederholte Punktionen notwendig macht, ohne
irgendwelchen ausgesprochenen Einfluß auf den allgemeinen Gesundheitszustand, das ist ein ungewöhnliches klinisches Bild. Wir haben aber eine uns
wohl bekannte Ursache dafür, nämlich eine adhäsive Perikarditis.

Obwohl die aus dem ersten Krankenhaus erhaltene Krankengeschichte angibt,
daß die Patientin eine tuberkulöse Peritonitis hatte, so sind die Einzelheiten in der Krankengeschichte nicht durchaus überzeugend. Es ist nicht
gewöhnlich, daß sich ein solcher Prozeß auf die Flexura sigmoidea beschränkt
oder auf irgendeinen anderen Teil des Darmes.

Als sie bei uns im Krankenhause war, war die bei der Punktion enthaltene
Flüssigkeit charakteristisch für ein Transsudat, nicht für eine Peritonitis.

Die positive Tuberkulinreaktion ist bei einem 21 jährigen Menschen nicht von Bedeutung. Zu der Zeit stellten viele Ärzte wegen der Ergebnisse der physikalischen Untersuchung die Diagnose auf Mitralinsuffizienz. Ich möchte aber ausdrücklich darauf hinweisen, daß diese Diagnose niemals als hauptsächliche Erklärung irgendwelcher Symptome gerechtfertigt ist. Mitralinsuffizienz findet sich häufig als untergeordneter Befund bei irgendwelcher Krankheit, ähnlich wie Lungenstauung oder Unterschenkelgeschwür. Aber sie ist niemals eine hinreichende oder primäre Ursache für andere Symptome.

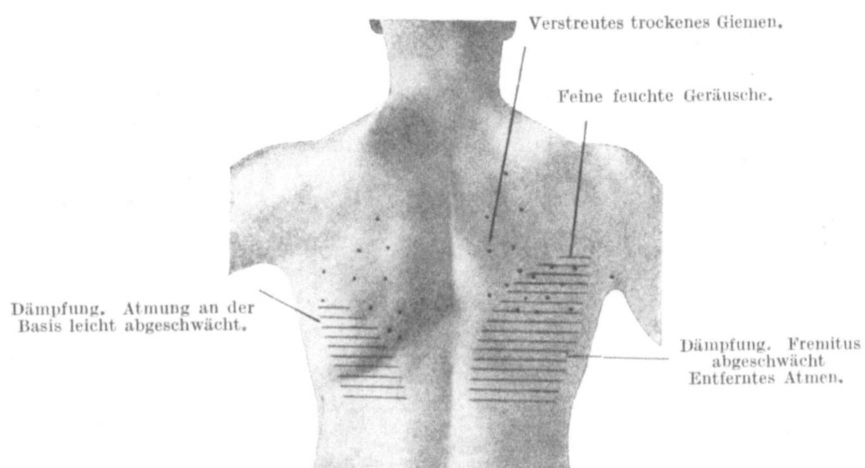

Abb. 235. Untersuchungsergebnis in Fall 296.

Zur Zeit der zweiten Aufnahme hatte unsere Kranke zweifellos eine Periode von Dekompensationsstörungen und einen frischen Lungeninfarkt.

Der damalige Befund würde jeden unvoreingenommenen Beobachter zu der Diagnose einer adhäsiven Perikarditis geführt haben. Das fehlende Glied ist der Mangel von Rheumatismus in der Anamnese.

Verlauf: Der Zustand besserte sich in keiner Weise und am 1. 3. starb die Kranke. Die Autopsie ergab chronische adhäsive Perikarditis, chronische Perihepatitis, Perisplenitis, chronische Peritonitis, Hypertrophie und Dilatation des Herzens, Infarkt der linken Lunge und chronische Pleuritis.

Fall 297.

Eine 40 jährige verheiratete Frau kam am 26. 8. 1911 in das Krankenhaus. Die Familienanamnese ist negativ; sie kann sich seit ihrer Kindheit an keine ernste Krankheit erinnern. Sie war 15 Jahre verheiratet und hat ein Kind, das lebt und gesund ist. Fehlgeburten hatte sie nicht. Ihre Lebensgewohnheiten sind ausgezeichnet. Sie hat niemals getrunken.

Vor einem Jahre hatte sie eine Störung, die sie Gastritis nennt, etwa eine Woche lang und bekam vier oder fünf Tage später ohne Hautjucken Gelbsucht. Sie war nicht zu Bett, hat sich aber seither nicht so kräftig gefühlt wie früher; ihr Leib war oft für ein oder zwei Tage aufgetrieben. Nach einem Abführmittel hat die Schwellung nachgelassen.

Vor zwei Monaten wurde die Schwellung des Leibes deutlicher und nahm bis vor drei Wochen ständig zu, bis sie begann, dauernd Abführsalz zu gebrauchen. Seither ist sie beträchtlich geringer geworden. Die letzten vier Wochen hatte

sie trockenen Husten und kann nur schlecht des Nachts auf der rechten Seite
liegen. Es bestanden weder Schmerzen in der Brust, noch Schüttelfrost oder
Fieber, weder Gelbsucht noch Ödeme. Sie glaubt nicht an Gewicht abgenommen
zu haben und sagt, sie sei immer mager gewesen. Seit Jahren muß sie des Nachts
vier- bis fünfmal Wasser lassen.

Die **Untersuchung** zeigt schlechten Ernährungszustand, leichte Dyspnoe,
sowie mäßige Blässe und Cyanose. Pupillen und Reflexe normal. Keine Vergrößerung der Lymphknoten. Die Veränderungen von Brust und Leib zeigen
die Abb. 236—239. Urin normal, ebenso das Blut. Die Wassermannsche
Reaktion war am 14. 9. leicht positiv, die mit der Punktionsflüssigkeit aus
der Brust angestellte mäßig positiv. Die rechte Brustseite wurde am 26. 8.
und 30. 8., am 1. 9., 14., 18., 23. und 30. 9. punktiert. Dann war eine Punktion
erst am 13. 10. notwendig, darauf überhaupt nicht mehr. Während des größten
Teiles ihres achtwöchentlichen Aufenthaltes im Krankenhause stieg die Tem-

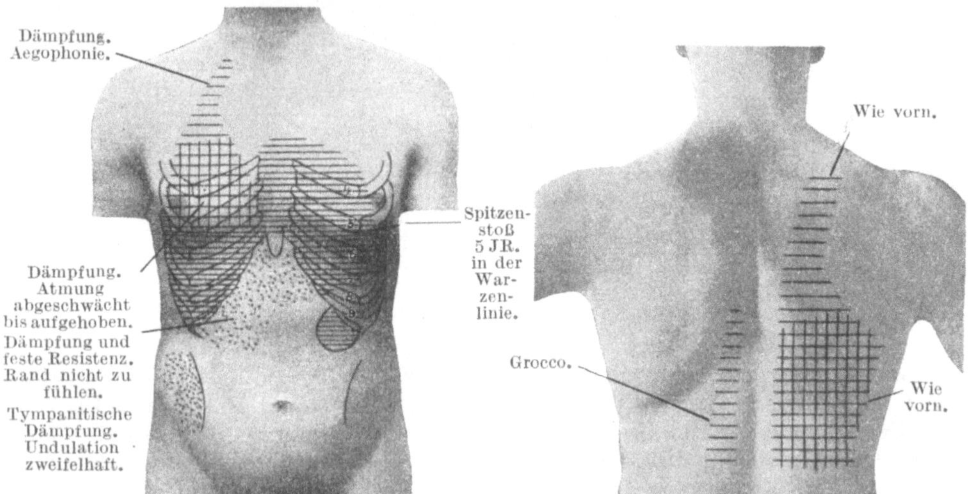

Abb. 236.   Untersuchungsbefund von   Abb. 237.   Untersuchungsbefund in
    Fall 297 bei der Aufnahme.   Fall 297 bei der Aufnahme.

peratur bis 37,5⁰ oder leicht höher an jedem Abend. Der Puls bewegte sich
während der ersten vier Wochen um 110, war darauf niedriger und während
der letzten 14 Tage im Krankenhause um 80.

Ihr Gewicht betrug bei der Aufnahme 124 Pfund und am 15. 9., sowie
bei ihrer Entlassung am 20. 10. 104 Pfund. Bei all den erwähnten Punktionen der Brust betrug das spezifische Gewicht der Flüssigkeit 1004—1007,
die Eiweißmenge betrug 1 ⁰/₀ oder weniger. Das Sediment bestand zum größten
Teil aus Endothelien. Die jedesmal entleerte Flüssigkeitsmenge schwankte
zwischen zwei bis vier Liter. Die Röntgendurchleuchtung gab keine neuen
Hinweise, sprach aber stark gegen das Vorhandensein eines Mediastinaltumors
oder irgendwelcher Erkrankung der Lungen. Die Milz konnte, wenn der Leib
nicht gespannt war, immer gefühlt werden. Anfang September schien einmal
ein Exophthalmus zu bestehen und die schnelle Herztätigkeit erinnerte an ein
Kropfherz.

Am 20. 9. schien der Leib etwas Flüssigkeit zu enthalten, obwohl in den
Flanken keine absolute Dämpfung bestand. Trotzdem punktierte man, erhielt

aber nur 40 ccm Flüssigkeit, die sich bei der Untersuchung ebenso verhielt wie die aus der Brust entleerte. Auch nachdem im ganzen 21 Liter aus der rechten Brustseite innerhalb vier Wochen bis zum 23. 9. entleert worden war (Abb. 240, 241), war ihr Ernährungszustand noch ein recht guter.

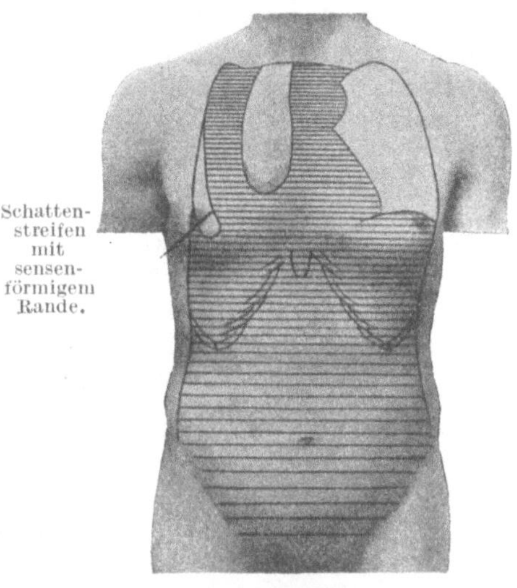

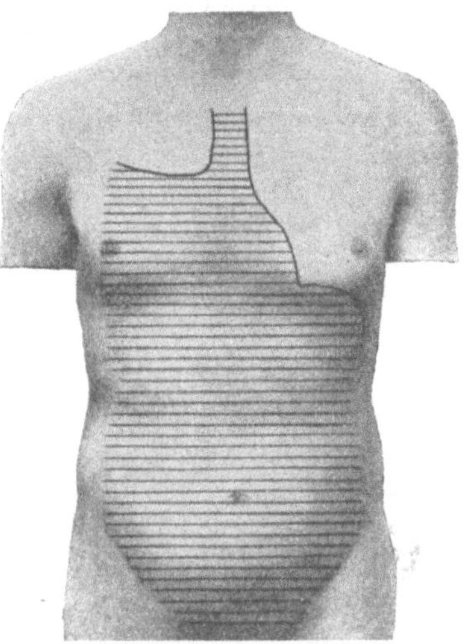

Abb. 238. Röntgenaufnahme.
Patient steht aufrecht.
Fall 297.

Abb. 239. Röntgenaufnahme.
Patient sitzt aufrecht.
Unmittelbar nach Punktion.
Fall 297.

Am 1. 10. setzte man sie auf salzfreie Diät, und auf einmal begann sich der Zustand zu bessern. Bei der Punktion am 14. 10. wurden nur zwei Liter entleert. Sie verließ das Krankenhaus am 21. 10. 1911 und gab uns weiterhin regelmäßigen Bericht. Am 13. 1. 1912, ein Vierteljahr nach der letzten Punktion, fanden

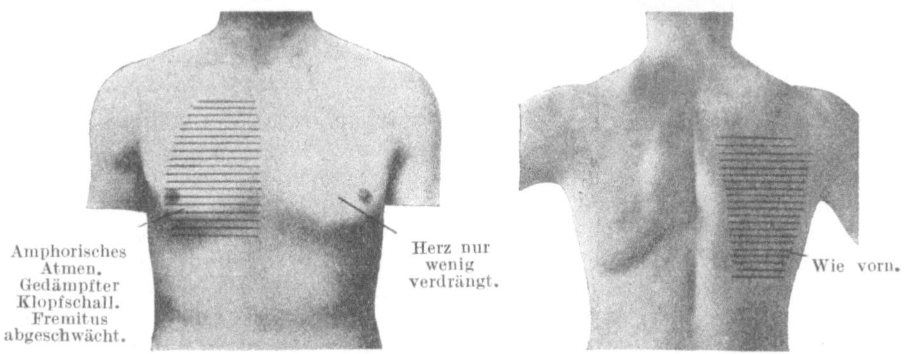

Abb. 240. Untersuchungsbefund
am 23. 9. in Fall 297.

Abb. 241. Untersuchungsergebnis
am 23. 9. in Fall 297.

sich keine Zeichen von beträchtlicher Flüssigkeit in der rechten Brust mehr, aber der Leib enthielt eine mäßige Menge von Erguß. Sie klagte damals lediglich über einen mäßigen Grad von Scheidenvorfall. Sie bemerkt, daß sie schnell an Gewicht zunimmt und wiegt jetzt 111 Pfund. Sie fühlt sich ausgezeichnet wohl.

Ein Arzt dachte an die Möglichkeit eines Ovarialtumors und glaubte, diese Möglichkeit würde eine Probelaparotomie rechtfertigen. Ein anderer führte den Erguß auf Druck von Lymphknoten zurück, die durch Syphilis oder die Hodgkinsche Krankheit verändert seien. Er stellte die Diagnose einer primären malignen Erkrankung im Leibe, möglicherweise des Ovariums, mit Metastasen in der rechten Lunge. Der dritte konsultierende Kollege sprach sich für eine chronische adhäsive Peritonitis oder Pleuritis syphilitischen Ursprunges aus, konnte aber einen festen Tumor des Eierstockes nicht ausschließen. Der vierte Arzt dachte an eine Mediastinalkompression infolge alter Polyserositis, syphilitischen oder tuberkulösen Ursprunges. Der fünfte zugezogene Untersucher nahm eine Perihepatitis mit Peritonitis und Beteiligung des Omentums, sowie teilweisen Verschluß der Vena porta an und einen ähnlichen Prozeß im Mediastinum mit Verschluß der rechten Vena azygos. Der letzte zu Hilfe gerufene Arzt endlich dachte an einen Hydrothorax infolge von Mitralfehler mit Kompression der rechten Vena azygos durch das erweiterte rechte Herz. Der Ascites sollte auf einer Lebercirrhose beruhen.

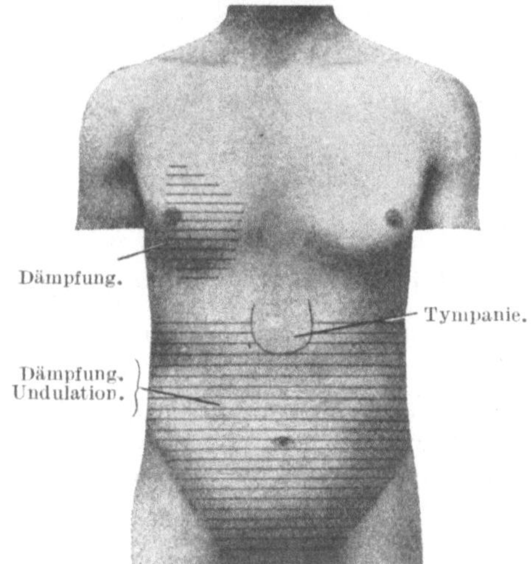

<table>
<tr><td>Abb. 242. Untersuchungsbefund
am 1. 3. 1912 in Fall 297.</td><td>Abb. 243. Untersuchungsbefund
am 1. 3. 1912 in Fall 297.</td></tr>
</table>

Am 1. 3. 1912 kam die Kranke wegen ihres Scheidenvorfalles und mit Klagen über den aufgetriebenen Leib in das Krankenhaus zurück. Besonders vor zwei Wochen war der Leib geschwollen. Sie führte tüchtig ab und hatte einige wässerige Entleerungen. Der Leib wurde wieder dünn, aber sie fühlte sich sehr schwach. Eine Woche lag sie danach zu Bett und hat sich seither nicht erholt, der Leib aber ist wieder stärker geworden. Die Verhältnisse an Brust und Leib zeigen die Abb. 242 und 243. Aus der Brust wurden $1^{1}/_{2}$ ccm Flüssigkeit entleert, die sich genau so verhielt wie das erstemal. Ebenso wurden am 4. 3. $1^{1}/_{2}$ Liter aus dem Leibe entleert und später noch $1^{3}/_{4}$ Liter. Die Brust wurde darauf noch am 12., 20. und 29. 3. und am 5. und 14. 4. punktiert, wobei jedesmal drei bis 4 Liter entleert wurden. Aus dem Leibe wurden am 21. 3. zwei Liter abgelassen.

Am 13. 3. hatte sie nach der Injektion von 1 mg Tuberkulin eine ausgesprochene Temperaturreaktion. Die salzfreie Kost, die das letztemal so gut gewirkt hatte, hatte diesmal keinen Erfolg. Am 16. 4. entwickelte sich an der rechten Punktionsstelle ein Erysipel. Darauf nahm sie schnell ab, obwohl das Erysipel ausheilte. Am 24. 3. 1912 starb sie.

Besprechung: Die Menge der widersprechenden Diagnosen, die ich alle aufgeführt habe, zeigt, daß der Fall nicht nur sehr interessant, sondern auch sehr schwierig zu beurteilen war. Während der ganzen Beobachtung richtete sich unsere Aufmerksamkeit vor allen Dingen darauf, wie die schnelle Wiederanhäufung des Ergusses in der rechten Brustseite zu erklären wäre. Sicherlich war es kein pleuritischer Erguß, denn danach war das spezifische Gewicht viel zu niedrig. Auch im Herzen konnten wir keine hinreichende Ursache dafür finden. Die Röntgendurchleuchtung sprach durchaus gegen eine Neubildung, wie zum Beispiel ein Lymphoblastom. Weder Nephritis, noch ein Tumor im Leibe konnte festgestellt werden. (Es soll hier daran erinnert werden, daß einige Beckentumoren sowohl mit Hydrothorax als auch mit Ascites einhergehen.)

Ungenügende Aufmerksamkeit richteten wir auf die Angabe der Gelbsucht in der Anamnese und auch auf die Vergrößerung der Milz. Die positive Wassermannsche Reaktion hatte gleich von der Möglichkeit einer Lebercirrhose abgelenkt, obwohl man tatsächlich gerade diese Möglichkeit hätte in den Vordergrund rücken sollen. Tatsächlich hatten Patient und Ärzte nur wenig Aufmerksamkeit auf den Leib gerichtet, da die Symptome von seiten der Brust durchaus im Vordergrunde standen.

Nachdem es sicher war, daß wir das Herz, die Nieren, tuberkulöse Peritonitis und irgendwelche Neubildung als Ursache des Druckes ausschließen konnten, übersah ich die vierte häufige Ursache von Ascites, nämlich Lebercirrhose und kam auf eine viel seltenere Möglichkeit, eine multiple Serositis. Wenn wir den Fall jetzt zurückverfolgen, ist es klar, daß das sehr töricht war. Aber auch nach der Autopsie ist die Ursache für den wiederkehrenden Hydrothorax nicht sicher gestellt worden.

Verlauf: Die Autopsie zeigte Lebercirrhose, Vergrößerung der Milz, eine seropurulente Pleuritis rechts, alte Tuberkulose, bronchiale Lymphknoten und Streptokokkenseptikämie.

Fall 298.

Ein 36jähriger Barbier kam am 27. 10. 1911 in das Krankenhaus. Er hat einen Bruder an Tuberkulose verloren, war aber selbst, so viel er weiß, einer Infektion nicht ausgesetzt. Sonst ist seine Familienanamnese und seine eigene Vorgeschichte ausgezeichnet. Seit 15 Jahren nimmt er täglich vier bis fünf Glas Schnaps und drei Glas Bier. Vor zehn Jahren hatte er Tripper, aber keine Syphilis.

Bis vor sechs Wochen fühlte er sich völlig wohl. Dann erkrankte er plötzlich des Nachts mit Erbrechen und Durchfall. Am nächsten Tage ging er zur Arbeit und fühlte sich die nächsten 14 Tage so wohl wie gewöhnlich, worauf ein zweiter ähnlicher Anfall, auch ohne bekannte Ursache, eintrat. Er ging wieder an die Arbeit, merkte aber nach etwa einer Woche, vor jetzt drei Wochen, eine unbestimmte Schwere im Leibe und ein unbestimmtes Gefühl von Fülle nach dem Essen und Trinken, auch wenn es nur mäßig geschah. Einige Tage später merkte er eine Anschwellung des Leibes und fühlte sich so schwach und müde, daß er aufhörte, zu arbeiten. Die Schwellung des Leibes hat stetig zugenommen und in einigen Tagen bemerkte er auch eine leichte Anschwellung der Knöchelgegenden.

Der Stuhlgang war angehalten und machte Abführmittel notwendig. Bei jedem der oben erwähnten Brechanfälle bemerkte er schwarze Stühle. Sonst zeigte sich keine Veränderung. Er hat niemals Blut gebrochen und hat auch sonst keine Magenbeschwerden. Der Appetit ist ziemlich gut.

Die **Untersuchung** zeigt schlechten Ernährungszustand, normale Pupillen und Reflexe. Die Lungen sind bis auf wenige ganz feine Geräusche an der Basis beiderseits o. B. Im Leibe zeigt sich eine mit Lagewechsel verschiebliche Dämpfung in den Flanken, und ein leichtes Ödem über den Fußgelenken. An den Schienbeinen findet man mehrere große Stellen, die bräunlich pigmentiert sind. Blutdruck 130 mm Hg systolisch, diastolisch 85. Die **Wassermann**sche Reaktion war unsicher. Urin o. B. Bei der Aufnahme Leukocyten 11 000. Am 1. 11. 19 000, 2. 11. 20 000, 3. 11. 25 000, 6. 11. 22 000, 7. 11. 18 000, 9. 11. 15 000, 11. 11. 13 000 und am 14. 11. 10 500. Durch den Ascites hindurch konnte man bei tiefen Eindrücken in der Höhe des Nabels eine anscheinend weiche Leber fühlen. Die Milz war nicht zu fühlen. Im nüchternen Magen fand sich eine ziemliche Menge blutig gefärbten Inhaltes mit positiver Guajakprobe.

Die Punktion ergab bei der Aufnahme 3800 ccm von gelber Farbe mit einem spezifischen Gewicht von 1012 und 2,4 % Eiweiß. Die Ausstriche zeigten vor allen Dingen Endothelien. Die Kulturen blieben steril. Bei der zweiten Punktion

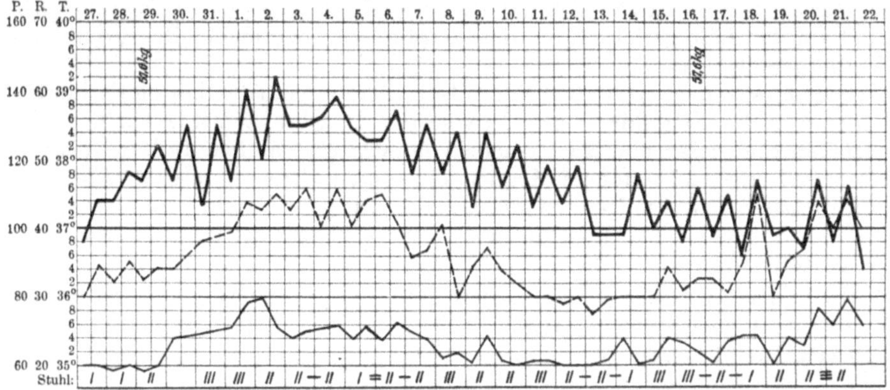

Abb. 244. Temperaturkurve zu Fall 298.

am 3. 11. wurden 3300 ccm entleert. Spezifisches Gewicht 1010. Eiweiß 3 %. Im Sediment 70 % kleiner Lymphocyten, 20 % polynucleäre Zellen, 10 % Endothelien. Kulturen steril. Auch aus dem Blute konnten keine Organismen gezüchtet werden, es war am 2. und 9. 11. steril. Die Erscheinungen während des Fiebers zeigt Abb. 244. Das Gewicht betrug am 16. 11. 127 Pfund. Am 22. 11. schien nach drei Punktionen die Flüssigkeit sich nur langsam anzuhäufen. Es wurde eine Operation angeraten, aber abgelehnt. Am 22. 11. verließ der Kranke das Hospital.

Am 26. 12. kam er etwa in dem gleichen Zustande wieder.

Besprechung: Wenn ein 36jähriger Mann Alkoholist ist und Tripper zugibt, so hat es keine besondere Bedeutung, wenn er die Syphilis in Abrede stellt. Wenn wir seine Anamnese mit den Brechanfällen und den schwarzen Stühlen und dem seit vier Wochen angeschwollenen Leib zusammenbringen, der auch jetzt bei der Untersuchung wieder Ascites zeigt, so denken wir natürlich zuerst an Lebercirrhose als Ursache des Ascites. Ascites, der vom Herzen, den Nieren, von Neubildungen oder einer Tuberkulose ausgeht, ist weniger leicht mit Teerstühlen verbunden.

Die Punktionsflüssigkeit zeigt ein mittleres spezifisches Gewicht, entspricht aber eher einem Transsudat als einer entzündlichen Flüssigkeit. Die einzige

Frage, die noch zu erörtern ist, ist die des Ursprunges der Cirrhose. Die unsichere Wassermannsche Reaktion und die braunen Narben an den Schienbeinen führen uns eher zu der Ansicht, daß die Störung syphilitischer Natur ist. Das Fieber weist nach derselben Richtung hin. Eine alkoholische Cirrhose führt seltener zu solchen Temperaturerhöhungen. Dagegen spricht auch die Beschaffenheit des Leberrandes und das spezifische Gewicht der Punktionsflüssigkeit, ebenso wie auch die Eigenanamnese und die Familienvorgeschichte.

Verlauf: Die Operation am 30. 11. zeigte eine kleine Zweckenleber. Ihre Oberfläche und die des benachbarten Peritoneums wurde bis zum Bluten gekratzt, dann die beiden Oberflächen aufeinander gebracht. Am 4. 1. stieg die Temperatur und blieb erhöht, wie Abb. 245 zeigt. Auf beiden Lungen fanden sich zahlreiche Rasselgeräusche und er entleerte eine große Menge dicken Auswurfes, zeigte aber keine Symptome einer Lungenverdichtung. Am 11. wurde er wiederum punktiert, wobei 3540 ccm entleert wurden. Ebenso ließ man am 25. 960 ccm ab. Danach wuchs der Ascites nicht mehr an, und der Kranke fühlte sich viel wohler. Er verließ am 6. 2. 1912 in gutem Zustande das Krankenhaus.

Bemerkungen: Augenscheinlich hatte er nach der Operation eine Thrombose im Bereiche der Lunge durchgemacht. Später trank er zwar noch, arbeitete aber nicht mehr. Die Operation war ein Erfolg für ihn, nicht aber für die Gesellschaft. Am 3. 5. bestand noch mäßiger Ascites, aber es ging ihm im ganzen viel besser und er hatte an Gewicht und Kräften zugenommen. Am 31. 5. war der Flüssigkeitserguß im Leibe klein, aber am 21. 8. bestand wieder verschiebliche Dämpfung im Leibe. Am 14. 10. 1913 hatte er die Arbeit noch nicht aufgenommen. Sein untätiges Leben war ihm viel angenehmer.

Fall 299.

Eine 24jährige Handlungsgehilfin kam am 28. 3. 1912 in das Krankenhaus. Der Vater der Kranken starb an chronischer Nierenentzündung, sonst ist die Familienanamnese ausgezeichnet. Vor drei Jahren war einige Wochen lang die rechte Halsseite geschwollen. Die Regel war die letzten Jahre ziemlich stark.

Seit fünf Monaten wurde sie allmählich schwächer, verlor den Appetit, hatte aber sonst keine ausgesprochenen Erscheinungen als die genannten, bis vor acht Wochen, wo Schmerzen zwischen den Schultern und hoch oben in beiden

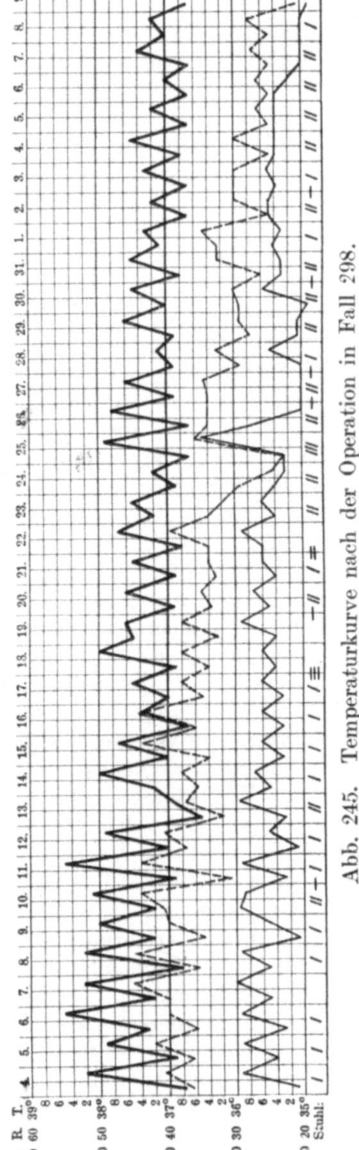

Abb. 245. Temperaturkurve nach der Operation in Fall 298.

Armen auftraten. Im Verlauf des folgenden Monats hörte das allmählich auf. Vor vier Wochen bemerkte sie eine Anschwellung des Leibes, die offenbar die letzten 14 Tage stark zugenommen hat, obwohl sie in der gleichen Zeit drei bis vier wässerige Entleerungen hatte und zu Bett bleiben mußte. Nach dem Essen hat sie beträchtliche Herzbeschwerden, die durch Aufstoßen gebessert werden. Bei Anstrengung ist sie etwas kurzatmig und ebenso, wenn sie flach ausgestreckt daliegt.

Die **Untersuchung** zeigt beträchtliche Abmagerung, ausgesprochenes Schwitzen, normale Pupillen und Reflexe, gesunde Brustorgane, bis auf Hochstand des Zwerchfelles und verschiebliche Dämpfung im Leibe. Der Blutdruck betrug 120 mm Hg. Blut und Urin waren normal. Am 29. wurde der Leib punktiert, wobei $5^1/_2$ Liter grünlich-gelbe Flüssigkeit entleert wurde. Spezifisches Gewicht 1018. Eiweiß über $3^0/_0$. Die Ausstriche des Sediments zeigten $45^0/_0$ polynucleäre Zellen, $55^0/_0$ große und kleine mononucleäre, sowie einige rote Blutkörperchen, aber keine Tuberkelbacillen. Am 29. 3. wurde damit ein Meerschweinchen geimpft. Die Autopsie des am 6. 5. getöteten Tieres zeigte tuberkulöse Veränderungen der Lymphknoten, der Leber und der Milz. Nach der Punktion bestand noch eine leichte allgemeine Spannung des Leibes und mäßige dumpfe Schmerzen. Während der ganzen drei Wochen ihres Aufenthaltes im Krankenhause war die Temperatur stark erhöht. Die subcutane Tuberkulinprobe war positiv. Am 17. 4. wurde sie auf die chirurgische Abteilung verlegt.

Besprechung: Wir haben hier das klinische Bild eines Ascites, ohne irgendwelche Hinweise für seinen von den Nieren, dem Herzen, der Leber, oder von Neubildungen herkommenden Ursprunges. Die Flüssigkeit zeigt ein hohes spezifisches Gewicht und verursacht beim Meerschweinchen Tuberkulose. Weitere Angaben brauchen wir nicht. Wir können einer tuberkulösen Peritonitis so sicher sein, als hätten wir schon die Autopsie vorgenommen.

Wenn wir von diesem Standpunkt sicherer Kenntnis so die Krankengeschichte zurückverfolgen, so ist es interessant, daß die Kranke vor drei Jahren eine Schwellung am Halse zeigte, die wir nun vernünftigerweise als tuberkulöse Drüsen ansehen müssen. Sie erschienen fünf Monate nach einer Reihe von Symptomen, die wir gewöhnlich als allgemeine Schwäche bezeichnen, oder auf Magenstörungen zurückführen. Damals wäre eine Diagnose wohl kaum möglich gewesen. Wir können aber daraus folgendes lernen: wenn jemand ohne andere Gründe schwach wird, auch daß er irgendwelche nachweisbaren Symptome zeigt, so bleibt Tuberkulose immer eine mögliche Ursache und deswegen soll man sorgfältig danach suchen.

Verlauf: Bei der Operation glänzte das Peritoneum nicht, aber nur sehr wenige Tuberkel konnten gefunden werden. Es fand sich dagegen eine mäßige Anzahl von Verwachsungen und mehrere abgesackte Flüssigkeitsergüsse, die nicht geöffnet wurden. Beide Tuben waren tuberkulös und wurden entfernt. Auf der chirurgischen Abteilung hatte sie vom 17. 4. bis zu ihrer Entlassung am 9. 5. Fieber. Die mikroskopische Untersuchung der entfernten Tuben zeigte Tuberkulose. Ihr Allgemeinzustand hatte sich etwas gebessert. Am 20. 1. 1913 teilte uns ihre Schwester mit, daß sie am 30. 6. 1912 gestorben sei.

Fall 300.

Ein 56 jähriger Anstreicher, der nur gelegentlich und in geringer Menge Alkohol trank, bemerkte vor sieben Wochen Anschwellung der Füße. Eine Woche später wurde auch der Leib dicker und er mußte in sechs Wochen dreimal punktiert werden, wobei jedesmal acht Liter entfernt wurden. Er hat in vier Wochen 30 Pfund abgenommen.

Untersuchung: Das rechte Unterlid zeigte einen kleinen Knoten, der alle charakteristische Zeichen eines Epithelioms aufwies. Das Herz war in der Weise verlagert, daß die Herzspitze in der vorderen Axillarlinie lag, während die rechte Herzgrenze am linken Brustbeinrande sich hinzog. An der Spitze bestand ein weiches systolisches Geräusch. Der zweite Pulmonalton war nicht verstärkt.

An der Lungenbasis beiderseits fanden sich Zeichen eines beginnenden Ödemes. Der Leib enthielt eine große Menge seröser Flüssigkeit. Innerhalb 16 Tagen hatten sich von der einen Punktion zur anderen 7500 ccm angesammelt, also durchschnittlich am Tage 450 ccm. Die Flüssigkeit, die bei den beiden Punktionen erhalten wurde, zeigte ein spezifisches Gewicht von 1006—1008 und im Sediment 80 bzw. 90% Lymphocyten. Kulturen und Tierimpfung blieben steril. Kein Fieber, auch keine Reaktion bei der subcutanen Injektion von 10 mg Tuberkulin.

Der Stuhlgang enthielt einen geringen Überschuß von neutralen Fetten, was für tuberkulöse Peritonitis charakteristisch ist.

Besprechung: Bei der Diagnose dachten wir an Lebercirrhose, an tuberkulöse Peritonitis und auch an die Möglichkeit, daß die Verlagerung des Herzens infolge von pleuritischen Verwachsungen eine der großen Venen im Leibe so abgeknickt haben könnte, daß dadurch Stauung und Ascites entstanden seien.

Gegen Cirrhose sprach der frühzeitige Beginn der Schwellung an den Füßen und die geringe Menge des genossenen Alkohols, gegen Tuberkulose die negative Tuberkulinreaktion und das niedrige spezifische Gewicht der Punktionsflüssigkeit. Andererseits machten das Ergebnis der Zellenzählung, das Sediment, die Beschaffenheit der Stühle, die Anamnese früherer Pleuritis eine tuberkulöse Peritonitis möglich. Im ganzen schien eine Cirrhose das Wahrscheinlichere und bei der Operation am 18. 9. wurde sie auch gefunden.

Verlauf: Der Kranke starb am 29. 9. Die Autopsie zeigte die gewöhnlichen Veränderungen bei Lebercirrhose und außerdem eine Thrombose der Vena portae und eine chronische Peritonitis. Außerdem bestand eine mäßige fibröse Endokarditis an der Aorten- und Mitralklappe und eine leichte Hypertrophie und Dilatation des Herzens. Auch fand sich eine alte Tuberkulose der Trachceallymphknoten, was im Hinblick auf den negativen Ausfall der Tuberkulinprobe interessant ist.

Fall 301.

Eine verheiratete 38jährige Frau kam am 9. 10. 1908 in das Krankenhaus. Sie war bis auf Husten seit der Kindheit gesund und hatte vor zehn Jahren Typhus. Seit zwei oder drei Jahren hat sie Unterleibsbeschwerden und vor einem Jahre stellte der Arzt ein Uterusmyom fest. Die Kranke selbst glaubt, daß die Geschwulst schon seit vier Jahren bestünde.

Vor sieben Monaten suchte sie wegen Schmerzen in der linken Brustseite den Arzt auf. Er fand einen pleuritischen Erguß und entleerte durch Punktion zwei Liter Flüssigkeit. Die gleiche Menge wurde vier Wochen später abgelassen. Aber die Flüssigkeit sammelte sich wieder an.

Vor einem Monat bemerkte sie, daß der Leib anschwoll und die Schwellung hat bis jetzt zugenommen. Seit vielen Jahren leidet sie an Dyspnoe bei Anstrengungen, die in den letzten sieben Monaten schlimmer wurde; jetzt kann sie nicht mehr flach liegen. Seit zwei Tagen sind die Füße und Schenkel angeschwollen. Die letzten Wochen hat sie täglich fünf bis acht Stuhlentleerungen. Wiederholte Untersuchungen des Urins und des Auswurfes sind negativ geblieben.

Die **Untersuchung** bestätigte das Vorhandensein von Flüssigkeit in der linken Brust und im Leibe. Am 10. 10. wurde der Leib punktiert und 18 000 ccm seröser Flüssigkeit abgelassen. Das spezifische Gewicht war 1018 und die Zellzählung ergab 63°/₀ Lymphocyten.

Nach der Punktion konnte man in der Mittellinie einen runden, festen Tumor, der hart und nicht druckempfindlich war, fühlen, der offenbar mit dem Uterus zusammenhing. Man stellte die Diagnose auf eine tuberkulöse Peritonitis und versucht jeden zweiten oder dritten Tag aus der linken Brustseite ¹/₄ Liter Flüssigkeit zu entleeren, um so ihre Wiederansammlung zu verhüten, die wohl eingetreten wäre, wenn man die ganze Menge auf einmal entfernt hätte.

Am 21. 11. wurde der Leib wiederum punktiert und neun Liter entfernt. In 42 Tagen hat sich diese Menge wieder angesammelt, also am Tage etwa 210 ccm. Nach der Punktion zeigte die Untersuchung von der Scheide aus einen Tumor, der sich hart anfühlte uud die Cervïx nach oben hinter das Schambein drängte. Der Tumor war sehr hart und unregelmäßig, nicht nachgebend und hing mit dem Tumor oberhalb des Schambeines zusammen. Man hielt den Zustand für eine tuberkulöse Peritonitis, mit einer Uterusgeschwulst zusammengehend, die gutartig oder bösartig sein konnte.

Besprechung: Das Zusammentreffen von Flüssigkeit im Leibe mit Erguß in der Brustseite und der Anamnese eines chronischen Hustens in Verbindung mit dem hohen spezifischen Gewicht der Flüssigkeit läßt uns mit Sicherheit die Diagnose auf tuberkulöse Peritonitis stellen, wenn auch in den sechs Wochen im Krankenhause niemals Fieber bestand. Blut und Urin waren stets negativ und ebenso verlief die übrige Untersuchung negativ.

Verlauf: Die Operation am 12. 12. ergab keine Peritonitis, sondern ein Fibrom des Eierstockes. Nach der Entfernung desselben ging es der Kranken schnell besser und als ich sie ein Jahr später sah, war sie völlig gesund, wie sie es auch das ganze Jahr seit dem Verlassen des Krankenhauses gewesen war.

Fall 302.

Ein 17 jähriges Mädchen suchte am 17. 10. 1908 wegen Anschwellung des Leibes mit Fieber und allgemeinen Schmerzen im Leibe das Krankenhaus auf. Die Symptome bestanden seit den letzten 14 Tagen und wurden von einem trockenen Husten begleitet.

Bei der **Untersuchung** fand sich Dämpfung und rauhes Atmen über der linken Lunge mit Ausnahme der Achselhöhle und der Lungenbasis hinten, wo das Atmungsgeräusch stark abgeschwächt und fast vollkommene Dämpfung vorhanden war. Unterhalb der linken zweiten Rippe hörte man feine und mittelgroße blasige Geräusche und ebenso war der Befund unterhalb des Schulterblattwinkels. Im Leibe zeigten sich alle Zeichen von freier Flüssigkeit. Sonst verlief die Untersuchung negativ. Blut und Urin waren auch normal.

Nach den ersten fünf Tagen im Krankenhause hatte die Patientin während der ganzen acht Wochen im Hospital kein Fieber mehr. Der Leib war im ganzen auf Druck empfindlich, sonst aber negativ, bis auf das Vorhandensein von freier Flüssigkeit. Am 21. wurde der Leib punktiert. Man bekam aber nur wenige Kubikzentimeter einer klaren serösen Flüssigkeit. Am 30. erhielt die Kranke subcutan 5 mg Tuberkulin, worauf die Temperatur auf 39,4° innerhalb sechs Stunden stieg, um in weiteren zwölf Stunden wieder zur Norm abzufallen. Auch die cutane Tuberkulinprobe war positiv.

Sie nahm an Gewicht zu, obwohl die Flüssigkeit im Leibe sich nicht vermehrte Am 12. 11. konnte sie nach Hause gehen.

Verlauf: Nachher schlief und lebte sie dauernd im Freien, aber im Januar begann der Leib wieder stärker zu werden. Am 16. 1. wurde sie operiert und man fand eine diffuse Tuberkulose des Peritoneums. Die Diagnose wurde durch die mikroskopische Untersuchung erhärtet. Auch die Tuben waren tuberkulös und wurden entfernt. Die Genesung ging gut vonstatten.

Die Ähnlichkeit zwischen diesem Falle und dem vorhergehenden ist ganz überraschend. Wirklich sind sie bis auf das Vorhandensein des Tumors im ersten Falle und die Druckschmerzhaftigkeit des Leibes, sowie die geringere Menge von Ascites im zweiten vom klinischen Standpunkt aus fast gleich, trotz der völligen Verschiedenheit der vorliegenden pathologischen Veränderungen.

Die relativ langsame Ansammlung der Flüssigkeit und die leichte allgemeine Spannung und Druckschmerzhaftigkeit des Leibes helfen den Ascites bei tuberkulöser Peritonitis von dem bei anderen Krankheiten unterscheiden.

Fall 303.

Ein sechsjähriger Junge wurde am 19. 10. 1908 in das Krankenhaus gebracht. Seine Anamnese war bis vor fünf Monaten ohne Belang. Dann begann sein Leib anzuschwellen. Es bestand auch eine leichte Schwellung des Gesichtes, sonst aber keine anderen Beschwerden, und in wenigen Wochen war er wieder auf und munter. Später trat ein Rückfall ein und vor acht Wochen wurde der Leib punktiert, wobei vier Liter dunkelgelblicher Flüssigkeit entleert wurden.

Seither bestand reichliches Erbrechen, und einmal traten Krämpfe auf; man hielt ihn für sterbend. Er wurde vor drei Wochen noch einmal punktiert und dabei drei Liter abgelassen. Seither hat sich der Leib wieder rasch angefüllt.

Bei der **Untersuchung** fand man den Herzspitzenstoß im vierten Intercostalraum in der Warzenlinie. Die Herzuntersuchung verlief sonst ohne Besonderheiten. Der Blutdruck wurde nicht gemessen. Die Lungen waren negativ, der Leib sehr aufgetrieben. Er zeigte alle Zeichen von freier Flüssigkeit. Außerdem bestand ein beträchtliches weiches Ödem der Schenkel und Füße.

Die Durchschnittsmenge des Urins in 24 Stunden betrug während des Aufenthaltes im Krankenhause 150—300 ccm. Das spezifische Gewicht schwankte zwischen 1020 und 1022, die Eiweißmenge von 0,5—0,9%. Im Sediment fanden sich viele hyaline, granulierte und Fettzylinder.

Am 21. 10. wurde der Leib wiederum punktiert und dabei 5180 ccm Flüssigkeit mit einem spezifischen Gewicht von 1009 gefunden. Im Sediment waren 37% Lymphocyten und 63% Epithelzellen.

Verlauf: Am 2. 11. 1908 verließ der Knabe das Krankenhaus in recht schlechter Verfassung und so blieb es bis zum Februar 1909. Dann sammelte sich nach einer Punktion die Flüssigkeit im Leibe nicht mehr, und die Besserung des Zustandes dauerte ein Vierteljahr. Seither mußte er alle 14 Tage punktiert werden, im ganzen bis zum 27. 9. 15 mal. (Die Durchschnittsmenge der täglichen Flüssigkeitsvermehrung betrug 360 ccm.)

Sein Zustand ist seit September 1909 in jeder Hinsicht der gleiche wie vor einem Jahre, nur lag das Herz 1,5 cm weiter links. Am 28. wurde er punktiert und es wurden 5800 ccm einer opalisierenden Flüssigkeit mit einem spezifischen Gewicht von 1006 entfernt. Danach sammelte sich der Erguß nur sehr langsam wieder an und er durfte am 9. 10. nach Hause gehen.

Fall 304.

Ein 39jähriger Zahnarzt suchte am 20. 10. 1908 das Krankenhaus auf. Die letzten zwei Jahre hat er täglich etwa $^3/_4$ Liter Schnaps getrunken und unbekannte Mengen die vorhergehenden acht Jahre. Vor zehn Wochen bemerkte er, daß ihm seine Hosen im Gurt zu eng wurden. Der Leib wurde so schnell stärker, daß er vier Wochen später punktiert werden mußte, wobei fünf Liter seröser Flüssigkeit abgelassen wurden. Seither ist er viermal entleert worden, jedesmal war die Menge die gleiche, das bedeutet eine tägliche Flüssigkeitsanhäufung von 480 ccm. Die Füße waren nie geschwollen, der Appetit gut, es bestanden weder Schmerzen, noch irgendwelche andere Symptome. Die letzte Punktion war vor einer Woche.

Die **Untersuchung** verlief im eigentlichen negativ, bis auf den Nachweis von Ascites. Blut und Urin zeigten keine Veränderung. Temperatur, Puls und Atmung waren normal. Am 27. 10. wurden 7210 ccm einer trüben, gelblichen Flüssigkeit entleert. Nach der Punktion konnte man den Leberrand unterhalb der Rippen nicht fühlen, aber man konnte ihn erreichen rechts unterhalb des Rippenbogens. Das spezifische Gewicht der Flüssigkeit betrug 1008.

Verlauf: Am 28. 10. wurde der Leib geöffnet. Die Leber war geschrumpft und unregelmäßig knotig. Es wurde eine Omentopexie ausgeführt. Aber am 9. 11. mußte der Patient wiederum punktiert werden, wobei $4^1/_2$ Liter entfernt wurden. (Die Schnelligkeit der Ansammlung 360 ccm.) Am 12. 1. 1909 sah ich den Kranken wieder und fand ihn in ausgezeichnetem Zustande. Der Ascites war nicht wiedergekehrt. Der Leib wurde wenige Tage nach Verlassen des Krankenhauses noch einmal punktiert, dann aber nicht mehr. Jetzt ißt er gut, schläft gut und sieht gut aus.

Fall 305.

Ein 34jähriger Handelsmann suchte am 13. 11. 1908 das Krankenhaus auf, Familien- und Eigenanamnese ohne Besonderheiten, Lebensgewohnheiten gut. Seit vier oder fünf Jahren hat er an Gewicht zugenommen und hat bemerkt, daß sein Hosengurt um den Leib zu eng wurde. Sein gewöhnliches Gewicht war 150 Pfund, jetzt wiegt er 158. Der Umfang des Leibes ist besonders die letzten Jahre stärker geworden; es bestand Atemnot bei Anstrengungen. Während der letzten zehn Monate ist der Appetit schlechter. Er muß öfters bald nach dem Essen brechen und leidet an störender Verstopfung. Bis vor neun Monaten hat er gearbeitet. Vor einem Monat wurde er punktiert, wobei $6^1/_2$ Liter klarer Flüssigkeit entleert wurden; nach einem Monat begann sich der Leib wieder zu füllen. Während der letzten vier Monate stand er in poliklinischer Behandlung.

Untersuchung: Der Herzspitzenstoß reichte 2 cm über die Warzenlinie hinaus und liegt im fünften Intercostalraum. Die Herztöne sind rein und auch sonst findet sich nichts von Wichtigkeit am Herzen. Wenn sich der Patient auf die linke Seite legte, wanderte die Herzspitze $2^1/_2$ cm weiter nach auswärts. Die peripheren Arterien waren normal, die Lungen ohne Veränderungen. Im Leibe fand sich freie Flüssigkeit und der Leberrand konnte 7 cm unterhalb des Rippenrandes in der Brustwarzenlinie gefühlt werden.

Er wurde am 20. 11. punktiert. 6060 ccm trüber gelblicher Flüssigkeit wurden entfernt. Spezifisches Gewicht 1020. Im Sediment fanden sich $85^0/_0$ kleine Lymphocyten und $15^0/_0$ größere. Sonst konnte nach der Punktion nichts Neues gefunden werden. Nach der subcutanen Injektion von 5 mg Tuberkulin trat eine Temperaturreaktion auf. Die Durchleuchtung zeigte keinen Hinweis auf Lungentuberkulose. Zu der Zeit konnte man die Milz leicht fühlen, wenn der

Patient auf der rechten Seite lag und man merkte eine systolische Einziehung in der Gegend der Herzspitze. Man dachte an adhäsive Peritonitis, tuberkulöse Perikarditis und Cirrhose. Aber bei der Laparotomie am 5. 12. fand sich weder Tuberkulose, noch irgendein Zeichen von Lebererkrankung, soweit der Chirurg feststellen konnte. Zwei Ärzte hielten den Fall für eine Perikarditis mit Verwachsungen und sekundärem Ascites.

Danach ging er bis zum 5. 1. 1909 umher, wurde zweimal punktiert und dann am 10. 1. noch einmal zur Lösung der Perikardverwachsung operiert. Teile der dritten, vierten und fünften Rippe wurden von ihrem Sternalrande bis 10 cm nach links reseziert und dadurch wurde genügend Platz geschaffen, um dem Herzen freie Bewegung zu ermöglichen.

Am 26. 1. 1909 kam er wieder auf die medizinische Abteilung. Unter Calomel stieg die Diurese auf 1840 ccm und der Ascites wurde beträchtlich geringer. Zehn Tage später wurde die Kalomeldiurese noch einmal mit Erfolg erzielt. Am 4. 3. wurde er punktiert, wobei nur zwei Liter entfernt wurden. Man konnte den Leberrand 5 cm unterhalb der Rippe fühlen. Das spezifische Gewicht betrug 1017. Am 10. 3. wurden durch Punktion noch drei Liter entfernt. Der Versuch, am 15. 3. durch Kalomel die Urinmenge zu heben, schlug fehl. Es war sicher, nach der Kardiolyse sammelte sich der Ascites langsamer wieder an, doch konnte dies auch auf der dauernden Darreichung von harntreibenden und Abführmitteln beruhen. Zuletzt sahen wir den Kranken am 27. 3. 1909.

Fall 306.

Eine 18jährige Näherin kam am 2. 12. 1908 in das Krankenhaus mit der Diagnose tuberkulöse Peritonitis, die in der Poliklinik gestellt worden war. Familien- und Eigenanamnese ohne Belang. Die Menstruation begann mit zwölf Jahren und war bis auf das letzte Jahr regelmäßig, dann wurde sie häufiger, trat die letzten Wochen alle 14 Tage auf und dauerte jedesmal vier Tage. Seit vier Monaten bemerkte sie eine Vergrößerung des Leibes und glaubt an Gewicht abgenommen zu haben. Die letzten vier Wochen hatte sie einige Schmerzen im Leibe, die anfallsweise und krampfartig auftraten. Der Appetit war gut und es bestanden weder Husten noch andere Beschwerden. Puls, Temperatur und Atmung waren gleichmäßig und unregelmäßig erhöht. Der Urin zeigte keine Veränderungen. Blut: Leukocyten 17 900 am 3. 12., 16 800 am 7. 12.

Die Untersuchung war bis auf den Leib negativ. Dieser war vorgebeugt, gespannt, zeigte dumpfen Perkussionsschall und Undulation. Umfang in Nabelhöhe 86,5 cm. Der Leberrand war nicht zu fühlen. Keine Ödeme.

Man dachte an eine tuberkulöse Peritonitis, doch wurde die Diagnose wegen der Leukocytose und der extremen Spannung des Leibes unsicher.

Verlauf: Am 4. 12. wurde der Leib oberhalb des Schambeines punktiert, wobei man 2880 ccm trüber, dicker, schleimiger, alkalischer Flüssigkeit mit einem spezifischen Gewicht von 1025 erhielt. Die Flüssigkeit erinnerte an dicken Sirup und bildete gleich eine geleeartige Masse. Verdünnte man sie, so erhielt man weder durch Hitze noch durch Zusatz von Essigsäure einen Niederschlag oder Gerinnung. Biuretprobe negativ. Durch Alkohol wurde ein schwerer, dicker, klebriger Niederschlag ausgefällt (Pseudomucin und Paramucin). Diesen Niederschlag konnte man durch kochende Säuren in zwei Körper zerlegen, von denen der eine Fehlingsche Lösung reduzierte, während der andere Biuretprobe gab. Im Sediment fand sich nichts von Bedeutung. Die Flüssigkeit entsprach durchaus dem Inhalte einer Ovarialcyste. Operativ wurde dann eine große multiloculäre Cyste des Eierstockes ohne Zwischenfälle entfernt.

Fall 307.

Eine 37jährige Frau kam am 15. 2. 1909 in das Krankenhaus. Vor $7^1/_2$ Jahren hatte sie eine Fehlgeburt, die sie selbst vorsätzlich herbeigeführt hatte. Ein fünfjähriges Kind lebt. Im Laufe ihrer Schwangerschaft drohte zweimal Abort. Das Kind war die ersten zwei Wochen anämisch, aber sonst gesund. Die Kranke hatte vor zwölf Jahren Diphtherie, sie war damals sechs Wochen krank. Vor drei Jahren begannen Schmerzen in den Unterschenkeln, besonders entlang der Schienbeine. Die Schmerzen kamen des Nachts, waren sehr heftig und ließen sie nicht schlafen. Es bestand keine Venenerweiterung oder andere bemerkenswerte Veränderungen, aber die Knochen waren beim Berühren schmerzhaft. Ein Jahr später zeigten sich einige Geschwüre, von denen das letzte vor drei Monaten abheilte. Vor vier Monaten hatte sie heftige Schmerzen im Hinterkopfe, schlimmer des Nachts und seither zeigten sich drei Knoten am Kopfe, jeder von $2^1/_2$ cm im Durchmesser. Die Berührungen schmerzten. Der eine ist noch vorhanden.

Seit der letzten Schwangerschaft hat sie Nasenbeschwerden, die die Atmung erschweren. Zu der Zeit, also vor etwa fünf Jahren, ging eine Zeitlang das Haar sehr reichlich aus. Vor zwei bis drei Jahren merkte sie eine Geschwulst im linken Hypochondrium, die keine Beschwerden machte, aber sie beim Anlegen ihres Korsetts behinderte. Am 31. 10. mußte sie wegen Hämorrhoiden operiert werden. Damals sagte ihr der Arzt, ihre Milz sei vergrößert. Vor zehn Wochen wurde der Leib dick und sie wurde zweimal punktiert, vor sechs und vor drei Wochen.

Bei der **Untersuchung** fanden sich viele erbsengroße Halslymphknoten. Brustorgane waren negativ. Blutdruck 135 mm Hg. Der untere Rand der Milz war 12 cm unterhalb der Rippen zu fühlen. Im Leibe befand sich freie Flüssigkeit, und der Umfang in Nabelhöhe betrug 109 cm. Es fanden sich ein weiches, starkes Ödem der Knöchel und dunkelbraune Narben an den Füßen, Gelenken und Schienbeinen. Am Vorderkopf, nahe der Haargrenze, fand sich eine Verdickung des Periostes und eine zweite höher hinauf am behaarten Schienbein. Die Röntgenaufnahme zeigte spezifische Veränderungen an der Tibia beiderseits.

Verlauf: Unter antisyphilitischer Behandlung und mit Diuretin besserte sich die Patientin schnell. Die Flüssigkeit nahm an Menge ab, aber am 2. 3. wurden sechs Liter entleert, wonach der Leberrand 2 cm unterhalb der Rippe in der Brustwarzenlinie leicht gefühlt werden konnte. Die Ascitesflüssigkeit hatte ein spezifisches Gewicht von 1009 und zeigte $90^0/_0$ mononucleärer Zellen, etwa die Hälfte davon der großen, die andere der kleinen Art. Am 6. 3. 1909 verließ sie das Hospital und ist bis jetzt zum 1. 5. 1914 gesund geblieben.

Fall 308.

Ein 53jähriger Schuhmacher kam am 12. 11. 1908 in das Krankenhaus. Familien- und Eigenanamnese ohne Belang. Vor acht Jahren zeigten sich Knoten an der linken Halsseite und haben sich seither bis vor einem Jahre nicht vermehrt. Dann traten größere Knoten, ähnlich den früheren, auf. Ähnliche Verdickungen zeigten sich in den Achselhöhlen und Leistenbeugen. Vor $^3/_4$ Jahren wurden auch Knoten im Leibe festgestellt. Vor drei Wochen begannen der Leib und die Beine anzuschwellen und vor einer Woche wurde er in der Poliklinik punktiert, wobei 2200 ccm Flüssigkeit entleert wurden. Im Sediment fanden sich nur Lymphocyten. Vor $1^1/_2$ Jahren wog er 180 Pfund, vor einem

Monat 160. In der Poliklinik wurden die Drüsen entfernt und dabei ein Lymphosarkom oder Lymphoblastom (Mallory) festgestellt.

Bei der **Untersuchung** fand sich eine Drüsengeschwulst von einem Durchmesser von 10—8 cm an der linken Halsseite, leicht beweglich und mit der Haut nicht verwachsen. Überall, am Nacken, in den Achselhöhlen und Leistenbeugen fanden sich Drüsen von der Größe einer Bohne bis zu der einer Walnuß. Rechte Pupille etwas weiter als die linke. Herzspitzenstoß 1 cm außerhalb der Brustwarzenlinie. Die Herzuntersuchung zeigt sonst keine Veränderung. Lungen o. B. Im Leibe fanden sich freie Flüssigkeit und große unregelmäßig gestaltete Tumoren. Milz und Leber nicht zu fühlen. An der hinteren Wand des Rectums fühlte man einen Tumor von der Größe einer Faust, hart und knotig.

Am 25. 11. wurde er punktiert und dabei wurden 2460 ccm weinroter Flüssigkeit entleert. Am 4. 12. wurden noch einmal 2580 ccm abgelassen. Spezifisches Gewicht 1015. Das Sediment enthielt meist Epithelzellen. Am 8. 12. wurden 3450 ccm entfernt, am 20. 12. nur 360 ccm, am 24. 12. 510 ccm. Am 28. 12. zeigte die Röntgenuntersuchung eine Verschattung der ganzen linken Brustseite.

Verlauf: Vom 26. 12. an bekam er Diuretin, worauf die Urinmenge am 30. auf 860 ccm stieg und mehrere Male wurde nachher durch Diuretin eine Diurese von 1800—2400 ccm erzielt. Bei der Punktion am 28. 12. wurden 2100 ccm entfernt, am 3. 1. 1500, am 9. 1. 3000, am 15. 1. 3180, am 19. 1. 2880, am 21. 1. verließ er das Krankenhaus und starb bald darauf zu Hause.

Fall 309.

Ein Schauspieler von 31 Jahren suchte am 29. 6. 1907 das Krankenhaus auf. Der Patient war, soweit er sich zu erinnern vermag, bis vor einer Woche gesund, dann begann er sich schwach zu fühlen und gab vor drei Wochen seine Beschäftigung auf, weil er kolikartige Schmerzen im Leibe hatte, besonders wenn er eine schwere Mahlzeit zu sich genommen hatte. Die Schmerzen wanderten immer von einem Punkte zum anderen im Leibe, wurden aber nicht von Druckschmerzhaftigkeit begleitet. Die Anfälle dauerten zwei bis drei Tage. In der Zwischenzeit fühlte er sich ganz wohl, sonst aber schwach, durstig und unfähig, feste Nahrung zu sich zu nehmen.

Vor einer Woche ging es ihm so gut, daß er einen Ausflug machte und dabei Eis, Keks und zwei Glas Champagner genoß. In der Nacht hatte er Schüttelfrost, Fieber und Übelkeit. Am nächsten Morgen war er schwach und hatte Kopfschmerzen, ging aber an die Arbeit. In der Nacht traten Schmerzen im Leibe und Erbrechen auf, und seither mußte er mit Fieber und Schlaflosigkeit im Bett bleiben. Vor drei Tagen schwoll der Leib an und begann im ganzen zu schmerzen. Seit 24 Stunden hat er starkes Schlucken und Aufstoßen von Gas.

Bei der **Untersuchung** zeigt sich der Patient geistig in Ordnung, sieht aber sehr krank aus. Kopf, Brustorgane und Gliedmaßen o. B. Der Leib ist aufgetrieben, der Nabel verstrichen, überall Druckschmerzhaftigkeit, besonders ausgesprochen im Epigastrium, aber nicht in der Blinddarmgegend, mit allgemein wechselnder, verschieblicher Dämpfung. Milz perkutorisch vergrößert. Am Rücken eine typische Roseola. Leukocyten 10 800. Hämoglobingehalt 80%. Wassermann negativ. Temperatur 38,8°. Puls 100. Urin in 24 Stunden 1050. Spezifisches Gewicht mit einer leichten Spur von Eiweiß und spärlichen granulierten Zylindern. Das Erbrochene ist eine grünliche Flüssigkeit mit Schleim und unverdauter Nahrung. Guajacprobe stets negativ. Freie HCl fehlt.

Besprechung: Drei Wochen kolikartige Schmerzen mit anfallsweisem Fieber von zwei bis drei Tagen, dann drei Tage Schmerzen und Schwellung des Leibes mit 24stündigem Schlucken, das führt uns durchaus zur Diagnose einer allgemeinen Peritonitis infolge irgendeines entzündlichen Herdes im Leibe. Die physikalische Untersuchung zeigt freie Flüssigkeit und allgemeine Druckschmerzhaftigkeit, wie man sie bei Peritonitis findet. Fieber und Leukocytose sind nicht hoch und wir müssen das, wenn wir der Theorie folgen, damit erklären, daß wir sagen, der Patient ist von der Infektion überwunden und kann nicht mehr darauf reagieren.

Ist die Milz vergrößert? Ich finde dafür keinen Beweis. Eine Milz, die wir nicht fühlen können, sollen wir nicht als vergrößert betrachten, ganz gleich, wie sie sich perkutorisch verhält. Das soll nicht heißen, daß eine solche Vergrößerung nicht vorkommen kann, sondern nur, daß wir ihrer nicht sicher sein können, und daß eine vergrößerte Dämpfungszone der Milz oft besteht, ohne Vergrößerung der Milz selbst, oder irgendwelchen anderen bedeutungsvollen lokalen Veränderungen.

Unter den Diagnosen, die man in einem solchen Falle stellen könnte, wollen wir vor allen Dingen die Ptomainvergiftung ins Auge fassen. Irgendwelche Schmerzen im Leibe, die der Patient auf schlechte Speisen zurückführt, werden leicht von ihm selbst und von seinem Arzt als Ptomainvergiftung gedeutet. Diese Diagnose macht einen guten Eindruck und gefällt dem Patienten. Sie ist aber fast immer ein Schwindel. Echte Nahrungsvergiftung ist selten, und selbst wenn wirklich Gifte in der Nahrung die Beschwerden des Patienten verursachen, so haben wir noch keinen Grund zu der Annahme, daß es sich wirklich um Ptomaine handelt. In der übergroßen Mehrzahl der Fälle ist der Ausdruck Ptomainvergiftung nur ein Deckmantel für unsere Unwissenheit. Innerhalb des letzten Jahres habe ich folgende Diagnosen gesehen, die unter der Diagnose Ptomainvergiftung gingen: Tabes dorsalis mit gastrischen Krisen, Bleivergiftung, Appendicitis, Gallensteine, Dickdarmkrebs und Urämie. Ohne Mühe könnte man diese Liste noch stark vergrößern.

Die häufigste Ursache einer Peritonitis ist Blinddarmentzündung. Ich kann auch hier diese Diagnose nicht ausschließen, aber lokale Zeichen sprechen nicht dafür.

Einige Fälle von tuberkulöser Peritonitis bleiben lange Zeit völlig latent, um dann plötzlich unter akuten Symptomen hervorzutreten, die auf lokaler Peritonitis oder Darmverlagerung infolge von Adhäsionen beruhen. Das Vorhandensein der mit Lagewechsel verschieblichen Dämpfung konnte diese Annahme bestärken. Gewöhnlich ist aber der Patient auch nicht annähernd so krank, wie unser es zu sein schien. Bei den akuten Komplikationen der tuberkulösen Peritonitis bleibt der Gesamtzustand des Kranken überraschend gut, auch würde man nicht das 24stündige anhaltende Schlucken erwarten.

Akuter Darmverschluß unbekannten Ursprunges könnte alle die hier beschriebenen Symptome hervorrufen. In dem Alter unseres Kranken ist aber ein Ileus selten, wenn nicht eine Peritonitis oder eine Laparotomie vorausgegangen sind.

Eine akute Erkrankung der Gallenblase ist sicherlich möglich, wenn auch weder Gelbsucht, noch eine nachweisbare Erkrankung der Gallenblase oder lokale Druckschmerzhaftigkeit vorhanden sind. Wäre die Gallenblase perforiert, dann müßte der Zustand unseres Kranken noch ernster sein als er ist. Das Wandern der kolikartigen Schmerzen von einem Punkte zum anderen ist bei einer Gallenblasenerkrankung ungewöhnlich.

Magengeschwür zeigt gewöhnlich eine längerdauernde Anamnese von Magenbeschwerden und weniger wandernde kolikartige Schmerzen. Es ist wohl nicht möglich, ein perforiertes Geschwür mit wechselnder allgemeiner Peritonitis anzunehmen.

Alles in allem: ich bin nicht imstande, zu einer bestimmten Diagnose der Ursache von dieser allgemeinen Peritonitis zu kommen. Darmverschluß erscheint ebenso möglich wie Appendicitis.

Verlauf: Die Operation am 2. 7. zeigte zwei Liter klarer Flüssigkeit im Leibe. Der Dickdarm war stark ausgedehnt, ein Darmverschluß wurde nicht gefunden. Darauf wurde die Incision nach unten erweitert und ein Bündel, anscheinend dem oberen Ileum angehörend, verdickt, blau und mit fibrösem Exsudat bedeckt, gefunden. Das zu dieser Schlinge gehörende Mesenterium war dick und geschwollen. Oberhalb war der Darm ausgedehnt, unterhalb zusammengefallen. Die erkrankte Darmschlinge wurde ausgeschaltet und reseziert. Der Patient starb am nächsten Tage. Die Autopsie zeigte eine chronische Appendicitis mit Absceßbildung, eitrige Thrombose der Vena porta, der unteren und oberen Mesenterialvenen und ihrer Wurzeln, sowie allgemeine Peritonitis.

Fall 310.

Am 26. 1. 1910 wurde ein 49 jähriger Gummiarbeiter in das Krankenhaus aufgenommen. Der Kranke hat vor fünf Wochen eine Schwellung des Leibes bemerkt, vorher war er gesund. Der Vater starb mit 54 Jahren an Lungenkrankheit. Er hatte drei Brüder und eine Schwester, die alle an unbekannten Krankheiten gestorben sind. Ein lebender Bruder klagt über den Magen. Frau und neun Kinder sind gesund. Er trinkt täglich einen halben Liter Schnaps. Dies hat er seit 35 Jahren getan. Gelegentlich nimmt er auch etwas Bier und Wein. Außerdem ist er ein starker Raucher.

Die Schwellung des Leibes zwang ihn vor vier Wochen seine Arbeit aufzugeben, obwohl er nicht viel Schmerzen hat und nur selten bricht. Zu gleicher Zeit wurde seine Haut gelb, die Stühle tonfarben und der Urin dunkel. Die Füße schwollen an und es trat Husten auf, der seither schlimmer geworden ist. Appetit und Schlaf sind gut und so viel er weiß, hat er auch an Gewicht nicht abgenommen.

Die **Untersuchung** zeigt guten Ernährungszustand und verlief im ganzen ohne Befund, bis auf den Leib, die allgemeine Gelbsucht und das Fehlen der Patellarreflexe. Im Leibe besteht mit Lagewechsel verschiebliche Dämpfung in den Flanken, nur um den Nabel herum besteht noch eine kleine Zone von Tympanie. Weder Druckschmerzhaftigkeit noch Tumoren konnten nachgewiesen werden. Die Patellarreflexe sind nicht auslösbar. Fußsohlenreflexe normal. Der Urin war bis auf den Gallenfarbstoff normal und ebenso das Blut. Die Abendtemperatur schwankte um $37{,}8^0$ während der zweiwöchentlichen Beobachtung. Am Morgen war sie gewöhnlich normal. Der Stuhlgang war normal gefärbt und enthielt Galle. Die Guajacprobe war negativ, und auch sonst zeigten sich keine Veränderungen.

Am 29. wurden $2^1/_2$ Liter Flüssigkeit durch Punktion entleert. Danach fühlte man die Oberfläche der Leber, die grobknotig erschien. Die Flüssigkeit hatte ein spezifisches Gewicht von 1008, enthielt ein Prozent Eiweiß und im Sediment $88^0/_0$ kleine Lymphocyten.

Besprechung: Bleivergiftung, die durch die Beschäftigung des Kranken nahegerückt wird, verursacht gewöhnlich nicht als hervorstechendes Symptom Anschwellung des Leibes ohne Schmerzen. Die Anschwellung, die wir gelegentlich bei Bleivergiftung zu sehen bekommen, beruht auf Blähungen und geht mit Schmerzen und Verstopfung einher. Wenn unser Patient an Bleivergiftung leidet, so sind die Symptome von seiten des Leibes durchaus nicht dafür charakteristisch.

Die Tuberkulose in der Familienanamnese läßt uns die Möglichkeit einer tuberkulösen Peritonitis erwägen, welche sehr wohl so auftreten konnte, wenn sie auch bei einem 49jährigen Manne eine Seltenheit wäre. Die Gelbsucht, die fehlenden Patellarreflexe und die Anschwellung der Füße kann man aber so nicht erklären und der Husten entspricht eher dem bei Zwerchfellhochstand als bei Tuberkulose. Andererseits könnte eine Tuberkulose den Zustand des Leibes und das Fieber erklären.

Der Alkoholismus läßt an eine Cirrhose der Leber als mögliche Erklärung der Beschwerden denken. Nichts in unserem Falle läßt diese Diagnose ausschließen, wenn auch Fieber dabei nicht die Regel ist und wir auch damit das Fehlen der Patellarreflexe nicht erklären können. Außerdem sind die kleinen Knötchen an der Oberfläche einer cirrhotischen Leber nur selten, wenn je, durch die Bauchdecke fühlbar.

Wenn wir dagegen eine Cirrhose syphilitischen Ursprunges annehmen, so können wir die fehlenden Patellarreflexe als Folge der gleichen Infektion deuten. Die bei der Punktion erhaltene Flüssigkeit zeigt die charakteristischen Eigenschaften wie bei einer Cirrhose, ganz gleich, ob alkoholischen oder syphilitischen Ursprunges. Ihr niedriges spezifisches Gewicht spricht gegen die Annahme einer carcinomatösen Peritonitis oder einer Tuberkulose.

Syphilis bleibt also die beste Annahme.

Verlauf: Eine kräftige antisyphilitische Behandlung brachte keine Besserung. Am 5. 2. mußte er wieder punktiert werden, wobei dieselbe Menge ganz gleicher Flüssigkeit entleert wurde. Am 9. 2. wurde die Punktion noch einmal wiederholt, wobei drei Liter abgelassen wurden. Der Troikart schien durch Verwachsungen oder Lymphdrüsen zu dringen und die Flüssigkeit schien nicht frei in der Bauchhöhle zu sein. Der Patient ging am 10. nach Hause und starb am 17. 3. 1910.

Fall 311.

Ein 28jähriger Arbeiter kam am 1. 4. 1910 in das Krankenhaus. Er kam nach seiner Angabe deswegen, weil sein Magen die letzten 14 Tage deutlich angeschwollen war. Dabei hatte er starke Schmerzen, so daß er vor drei Wochen die Arbeit aufgeben mußte. Später erinnerte er sich daran, daß vor fünf Monaten aus der linken Brustseite Flüssigkeit entleert wurde. Trotzdessen hat er dauernd gearbeitet, bis auf die jetzige Krankheit. Familien- und Eigenanamnese, sowie Lebensgewohnheiten sind ausgezeichnet. Er glaubt etwas abgenommen zu haben, ist schwächer und hat schlechten Appetit. Es besteht leichter Husten mit gelblichem Auswurfe. Er kam in das Krankenhaus mit der Diagnose Magenkrebs.

Die **Untersuchung** zeigt schmutzigblasse Hautfarbe, obwohl die Blutausstriche eine leichte Achromie zeigten und der Hämoglobingehalt 75°/₀ betrug. In der linken Spitze rauhes Atmen, sonst keine Lungensymptome bis auf die, die durch die Anschwellung des Leibes zu erklären waren. Es bestand verschiebliche Dämpfung in den Flanken mit Tympanie in der Gegend um den Nabel. Die Milz war nicht zu fühlen, Leib und Gliedmaßen völlig negativ, ebenso auch Blut und Urin. Die Temperatur war während der ersten zehn Tage im Krankenhause des Abends leicht erhöht und erreichte gewöhnlich 37,5—37,8°. Danach stieg sie während der vier Wochen im Krankenhause nicht über 37,2°. Der Auswurf wurde viermal untersucht und zeigte nichts von Belang. Der Leib blieb stets aufgetrieben, auch als Flüssigkeit nicht mehr nachzuweisen war.

Einläufe hatten darauf keinen Einfluß. Die Hauttuberkulinprobe war leicht positiv. An der Lungenbasis bestand immer Dämpfung und abgeschwächte Atmung, manchmal mit feinen Rasselgeräuschen, aber der Hochstand des Zwerchfelles machte es schwierig zu sagen, ob in der Pleurahöhle eine besondere Krankheit bestünde.

Besprechung: Wenn wir wissen, daß die Pleura mit Erfolg punktiert wurde, so bleiben wenig Zweifel, daß der Patient eine Pleuritis hatte und das bedeutet eine Tuberkulose. Andere Symptome, die auftreten, wird man daher natürlich in dem Lichte dieser früheren Krankheit betrachten.

Wenn ein Kranker mit solcher Anamnese freie Flüssigkeit im Leibe zeigt, mit Anämie, leichtem Fieber und fraglichen Symptomen an der linken Lungenspitze, bleibt tuberkulöse Peritonitis die weitaus wahrscheinlichste Diagnose. Die Diagnose könne noch weiter gestützt werden, wenn bei der Punktion eine Flüssigkeit mit hohem spezifischen Gewicht sich ergäbe. Damit konnten wir Cirrhose und Syphilis der Leber ausschließen.

Immer soll man auch an eine bösartige Ursache des Ascites denken, obwohl wir hier diese Annahme nicht sehr ernst zu nehmen brauchen, weil der Patient zu alt ist, sich keine Magen- und Darmsymptome zeigen und ein Tumor nicht zu fühlen ist.

Von Interesse sind die ausgesprochenen Blähungen, die auch noch bestehen blieben, nachdem der Ascites geschwunden war. Man soll sich immer daran erinnern, daß in Fällen von Ascites aus irgendwelchen Ursachen Gasausdehnung der Darmschlingen aus dem einen oder anderen Grunde häufig mit vorkommen. Manchmal ist das so stark, daß dadurch das Vorhandensein von freier Flüssigkeit verborgen wird. Manchmal führt uns auch die Gasauftreibung des Leibes zu der Annahme, daß dort, wo so viele Gase sind, wohl kaum Ascites vorliegen dürfte. Aber in Wahrheit ist das gerade umgekehrt. Wenn der Leib dauernd und stark durch Gase ausgedehnt ist, soll man besonders darauf achten, ob er nicht auch freie Flüssigkeit enthält.

Verlauf: Vom 27. war der Patient auf, ging im Krankenhaussaale umher und schien ganz kräftig, obwohl der Leib noch immer aufgetrieben und der Stuhlgang verstopft war. Das Gewicht war von 122 auf $127^1/_2$ Pfund gestiegen. Am 30. 4. 1910 verließ er das Krankenhaus.

Am 12. 2. 1911 teilte uns sein Arzt mit, daß er seither gearbeitet hat und einen sehr guten Appetit hatte bis zum 11. 2., obwohl er seit 14 Tagen hustet und in der Nacht schwitzt. Im Auswurf wurden viele Tuberkelbacillen gefunden. Der Leib war gespannt, tympanitisch, zeigte aber keine freie Flüssigkeit. Gewicht $125^1/_2$ Pfund. Über beiden Lungen hörte man grobe, feuchte Rasselgeräusche.

Fall 312.

Ein 35jähriger Handelsmann kam am 9. 5. 1910 in das Krankenhaus. Die Familienanamnese war ohne Belang. Der Patient hatte Masern, Keuchhusten, Scharlach und Diphtherie in der Kindheit, auch einige leichte Anfälle von Gelenkrheumatismus. Vor 11 Jahren hatte er Typhus und war vier Wochen krank. Gelegentlich hatte er auch Halsentzündungen und einen Anfall von Influenza. Man hat ihm gesagt, er hätte eine schwache Stelle an der Lunge, und deswegen kam er vor fünf Jahren in ein Sanatorium. Dort wurde er mehrere Monate lang wegen Tuberkulose behandelt. Seither hat er jeden Winter gearbeitet und Sommer ausgesetzt. Geschlechtskrankheiten stellt er in Abrede, ebenso Alkoholgenuß, aber bis in die letzte Zeit hat er täglich 30—40 Zigaretten geraucht.

Bis Januar 1910 konnte er seinem Geschäft vorstehen, dann begannen Magenstörungen, Schmerzen nach dem Essen, Auftreibung des Leibes, Blähungen und Leibschmerzen. Sein gewöhnlicher Husten wurde stärker, ist aber noch trocken. In Verbindung mit den Magenbeschwerden muß er zeitweise erbrechen und wird sehr kurzatmig. Im Februar war er sieben Wochen in einem Krankenhause in Kalifornien und wurde ohne Besserung wegen seiner Magenbeschwerden behandelt. Die letzten acht Wochen waren die Füße des Nachts angeschwollen und er begann schlechter zu sehen. Trotz aller dieser Beschwerden blieb der Appetit gut und der Stuhlgang erfolgte täglich. Der Schlaf wurde durch heftige allgemeine Kopfschmerzen gestört. Er muß in der Nacht zwei- bis dreimal Urin lassen. In zwei Jahren hat er 24 Pfund abgenommen und wiegt jetzt 110 Pfund.

Die **Untersuchung** zeigte einen Mann in gutem Ernährungszustande. Pupillen und Reflexe normal. Die Lymphknoten am Halse, in den Achselhöhlen und Leistenbeugen waren bohnengroß. Herzspitzenstoß im fünften Intercostalraum in der Brustwarzenlinie, nach rechts nicht verbreitert. Der zweite Aortenton leicht verstärkt. Keine Geräusche. Blutdruck systolisch 225 mm Hg. Lungen zeigen Schachtelton und zahlreiches Giemen. An der rechten Basis besteht Dämpfung mit abgeschwächtem Atmen und Stimmfremitus. Leib aufgetrieben, im ganzen tympanitisch und auf Druck leicht schmerzhaft. Die Leberdämpfung reichte fast bis zum Nabel, aber der Leberrand konnte nicht gefühlt werden. Sonst zeigte der Leberrand keine Veränderungen. Der Augenhintergrund zeigte unscharfe Papillengrenzen und zahlreiche große Hämorrhagien und Entzündungsherde. Während des größten Teiles der sechs Monate, die der Patient im Krankenhause zubrachte, schwankte die 24stündige Urinmenge um 1350 mit einem spezifischen Gewicht von 1006—1014 und einem Eiweißgehalt, der von leichten Kurven bis $0{,}7\%$ sich bewegte. Im Sediment fand man selten einmal einen hyalinen Zylinder, gelegentlich mit wenigen Zellen und Fetttröpfchen belegt. Leukocyten 14 000, davon 87% polynucleäre. Hämoglobingehalt 90%.

Bei der Aufnahme schien der Patient ganz wohl bis auf eine Atmung von 37 und beträchtliche Kopfschmerzen. Um sieben Uhr abends begann er zu brechen, die Atmung nahm zu, und er wurde sehr unruhig. Ein heißes Bad mit heißer Packung darauf strengt ihn zu sehr an, und danach kam es zu einer schrecklichen Atemnot, obwohl er danach reichlich schwitzte. Unter Morphium hatte er schließlich eine gute Nacht, klagte nur den nächsten Morgen über schreckliche Kopfschmerzen, andauerndes Erbrechen und zeigte Cheyne-Stokessches Atmen mit leichten allgemeinen Spasmen in der Zeit der Apnoe. Man machte einen Aderlaß von 450 ccm und eine subcutane Kochsalzinfusion von einem halben Liter. Der systolische Blutdruck fiel um 55 mm, stieg aber bald wieder auf nicht frühere Höhe. Der Patient fühlte sich darauf etwas wohler und sein Zustand besserte sich unter täglichen Heißluftbädern mit Pilocarpin. Obwohl die Kopfschmerzen fortbestanden und er fast alle Nahrung ausbrach, bestanden keine richtigen Krämpfe.

Am 12. war die Atemnot noch störend und er klagte über Schwäche. Der zweite Ton im dritten linken Intercostalraum war deutlich verdoppelt. Gelegentlich fand sich auch eine Extrasystole. Blutdruck systolisch 215 mm Hg. An den Lungen waren Rasselgeräusche nicht mehr zu hören und keine Anzeichen von Ödemen. Er erhielt 720 ccm physiologischer Kochsalzlösung subcutan, ohne daß der Blutdruck stieg. Zu der Zeit lag der linke Herzrand 14 cm nach außen von der Mittellinie. Als am 14. Kopfschmerzen und Erbrechen fortbestanden, wurden wiederum 360 ccm Blut durch Aderlaß entfernt und ein halber Liter Kochsalzlösung subcutan injiziert. Dann bekam er 0,05 Cocain per os und etwas zu essen. Er behielt die Nahrung, schlief ein und schien am nächsten Morgen viel besser. Darauf ging es dauernd vorwärts und am 21. war die Dyspnoe verschwunden.

Von da an nahm er, wenn auch in geringen Mengen, Nahrung zu sich und schlief ziemlich gut. Die Kopfschmerzen hielten an und gelegentlich mußte er brechen. Verschiedene Diuretika wurden ohne Erfolg gegeben. Stündlich 0,15 Aspirin besserte etwas das Kopfweh, aber er brauchte außerdem täglich noch 0,01 bis 0,02 Morphium.

Am 31. 5. ging es ihm recht gut und zeitweise war er frei von Kopfschmerzen. Die Ödeme und krampfhaften Bewegungen waren nicht wiedergekehrt. Heißluftbäder ohne Pilocarpin schienen nicht so gut zu wirken. Der Blutdruck fiel allmählich bis auf etwa 150 und blieb so bis zur zweiten Woche im Hospital. Dann stieg er für zwei Wochen auf 170. Jeder Versuch, sich aufzusetzen, die Heißluftbäder fortzulassen und jede Erregung führten zu Erbrechen und Kopfschmerzen. Am 9. 6. konnte er eine Postkarte lesen, während er bei seiner Aufnahme die Leute, die um sein Bett standen, kaum sehen konnte. Es erwies sich als günstig und vorteilhaft der flüssigen Nahrung, die er erhielt, zur Vermehrung des Nährwertes Milchzucker hinzuzufügen. Nach dem 20. schwankte der Blutdruck für vier Wochen um 200 mm Hg, aber trotz dessen besserte sich sein Zustand dauernd und in der Mitte des Juli ging es ihm besser als je zuvor. Er konnte im Bett aufsitzen, lesen und schien kaum der gleiche Patient zu sein wie früher. Der Augenhintergrund zeigte aber keine Veränderungen.

Nach dem 18. 7. konnte er auf einem Stuhle sitzen, ohne über Kopfweh und über andere Störungen zu klagen und aß ohne Beschwerden die gewöhnliche Kost. Der Blutdruck war damals höher als je, 230—250 mm Hg. Am 19. 7. konnte er allein stehen, wenn auch nicht laufen. Der Leib war immer deutlich aufgetrieben, zeigte aber nicht sicher Flüssigkeit. Die Lungen waren ohne Befund. Bald darauf ging es ihm einmal wieder schlechter. Anfang August kehrten alle die üblen Erscheinungen wieder und vom 12. 8. führte das leichteste Übelbefinden zu Zuckungen. Darauf wurde der Blutdruck etwas niedriger und schwankte im nächsten Monat um 200, aber die Urinmenge stieg und der Puls war etwas besser. Am 16. 8. hörte man ein rauhes systolisches Geräusch, am stärksten in der Pulmonalgegend, aber über der ganzen Herzgegend hörbar. Der zweite Pulmonalton war jetzt stärker als der zweite Aortenton, der scharf, aber entfernt klingend erschien. Auf den Lungen hörte man wieder Rasselgeräusche und es bildete sich ein Ödem am Kreuzbein. 0,02 Morphium mit 0,01 Cocain machten die Nächte erträglich, aber um diese Zeit begann er unter sich zu lassen. Die Kopfschmerzen wurden mehr oder weniger durch die oben erwähnten Mengen von Aspirin gebessert.

Am 24. 8. war er beinahe bewußtlos. Die Temperatur war einige Tage ohne erkennbare Ursache erhöht. Am 26. lag die linke Grenze der Herzdämpfung 15 cm außerhalb der Mittellinie. Der zweite Ton links vom Sternum war sehr laut und an der Herzgegend hörte man an Stelle des ersten Tones ein systolisches Geräusch. Man fand damals nässende Hämorrhoiden, die vielleicht die Temperatur veranlaßt haben konnten. Einige Tage später sank der Blutdruck auf 160, stieg aber bald wieder und betrug am 14. 9. 220 mm Hg. Der Patient nahm um die Zeit stark ab, obwohl er ziemlich gut aß und das Herz kräftig blieb. Nach dem 7. 9. hatte er ziemlich reichlich leichte Delirien, gewöhnlich fröhlicher Art.

Am 20. glich er einem lebenden Skelett mit einem großen Herzen, das unermüdlich schlug und keine Zeichen von Herzschwäche zeigte. Um die Zeit entwickelten sich auch zwei kleine Decubitusstellen. Er aß und schlief gut. Am 22. 9. ging es schlechter und er konnte 40 Stunden fast gar keinen Urin lassen. Der Blutdruck betrug jetzt 150. Er war seit dem 14. dauernd gesunken. Der Puls war sehr langsam, 45—60, und regelmäßig. Es bestand kein ausgesprochenes

Ödem der Schenkel. Der dauernde Abfall der Temperatur und des Pulses während der letzten Lebenswochen ist in Abb. 246 dargestellt. Am 27. starb er.

Besprechung: Eine ganze Reihe von Symptomen weisen stark auf Tuberkulose hin, nämlich der trockene Husten, die dyspeptischen Symptome und die leichten Drüsenschwellungen. Auch noch ein anderer Punkt spricht dafür, nämlich, daß der Patient über viele Beschwerden an vielen Orten klagt. Wir müssen daher eine Krankheit ins Auge fassen, die imstande ist, viele Organe zu gleicher Zeit zu befallen. Solche Krankheiten sind vor allem Tuberkulose, Syphilis, Streptokokkensepsis und bösartige Neubildungen.

Dann besteht aber noch eine zweite Gruppe von Symptomen, die man nicht leicht als Tuberkulose ansprechen kann. Die Anfälle von Atemnot, die geschwollenen Füße, die Kopfschmerzen mit nachlassender Sehkraft und vor allem der hohe Blutdruck, die Netzhautentzündung, das Cheyne-Stokessche Atmen und die Krämpfe, diese Erscheinungen machen es fast sicher, daß es sich um eine chronische Nephritis handelt und bei dem Alter des Kranken wahrscheinlich um eine chronische Glomerulonephritis. Eine amyloide Entartung der Nieren, wie sie als Begleiterscheinung der Tuberkulose vorkommt, würde nicht solche Symptome hervorrufen, wie sie hier vorliegen. Das Charakteristische bei der Amyloidose ist in der Regel der schleichende Beginn und

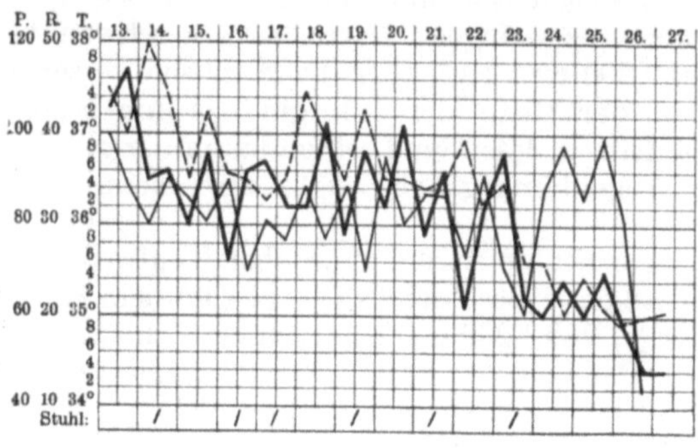

Abb. 246.   Temperaturkurve zu Fall 312.

der unauffällige, oft symptomlose Verlauf. Haben wir in unserem Falle Erscheinungen, die man nicht durch eine Glomerulonephritis erklären könnte? Ich glaube nicht. Syphilis und bösartige Neuerkrankungen, die ich vorher erwähnt habe, können nicht an sich ein solches klinisches Bild hervorrufen. Natürlich ist es aber möglich, daß die Nephritis syphilitischen Ursprunges gewesen sein kann.

Verlauf: Die Autopsie zeigte eine chronische Glomerulonephritis, Arteriosklerose, Hypertrophie und Dilatation des Herzens, Myomalacie der Herzwand in der Nähe der Spitze mit wandständigen Thromben in der Nähe beiderseits und Thromben im linken und rechten Herzohr; Infarkte in den Unterlappen der Lungen und Thrombosen der kleinen Äste der Lungenarterien. Akute Perikarditis und Pleuritis, alte Tuberkulose der Tracheallymphknoten, ein kleines papillöses Adenom der Nieren. Auffällig ist das Fehlen ausgesprochener tuberkulöser Veränderungen und irgendeiner Infektion im Blute.

Fall 313.

Eine 47jährige Frau suchte am 6. 1. 1911 das Krankenhaus auf. Die Kranke hat seit etwa acht Jahren eine Vergrößerung des Leibes bemerkt. Sie war früher stärker als sie es jetzt ist. Den jetzigen Umfang hat der Leib seit etwa fünf Jahren. Sonst war sie immer gesund gewesen, wenn sie auch früher oft Halsentzündungen hatte und vor acht Jahren acht Tage lang an Malaria litt. Damals lag sie vier Tage mit Schüttelfrost und Fieber zu Bett. Familien- und Eigenanamnese und Lebensgewohnheiten sind ausgezeichnet. Seit sieben Jahren ist die Regel sehr stark und sie wurde zunehmend blässer und schwächer während der Periode. Sie hat bis heute gearbeitet, sorgte für das Haus, kochte allein, nähte für den Mann, konnte aber nicht waschen. Vor fünf Monaten wog sie 190 Pfund, vor einer Woche 170. Der Appetit ist gut, der Stuhlgang verstopft. Wasserlassen o. B. Über Schmerzen hat sie nicht zu klagen.

Die **Untersuchung** zeigt guten Ernährungszustand, elfenbeinfarbige Haut, ausgesprochene Blässe der Schleimhäute. Die Lymphknoten sind nicht vergrößert. Pupillen, Reflexe normal. Lungen o. B. Der Leib war im ganzen aufgetrieben. Es fand sich ein Tumor (Abb. 247). Dieser füllte zwei Drittel des Leibes aus, war fest, frei beweglich, elastisch und auf Druck nicht schmerzhaft. Sonst war der Leib o. B. Es bestanden ausgesprochene Ödeme beider Beine und deutliche Venenerweiterung. Bei der Aufnahme fand man Erythrocyten 1 900 000, Leukocyten 5000. Hämoglobingehalt 25%. Die gefärbten Ausstriche zeigten ausgesprochene Achromie mit beträchtlicher Anisocytose und Poikilocytose, aber weder abnorme Färbung noch kernhaltige Zellen. Blutplättchen 160000. Innerhalb drei Wochen stiegen die roten Blutkörperchen auf 4 500 000, Hämoglobingehalt auf 70%, die Leukocyten auf 8000. Die durchschnittliche Urinmenge betrug in 24 Stunden 1300 ccm mit einem spezifischen Gewicht von 1015, mit einer Spur von Eiweiß, aber keine Zylinder. Blutdruck systolisch 125 mm Hg. Stuhlgang normal. Sie bekam zu der Zeit Blaudsche Pillen. Während der ersten zwei Tage bestand keine Blutung. Die Untersuchung von der Scheide aus zeigte die Cervix hoch oben in der Mittellinie hinter dem Schambein, aber mit dem Leibtumor zusammenhängend. Die Diagnose schwankt zwischen Eierstockscyste und Uterusmyom.

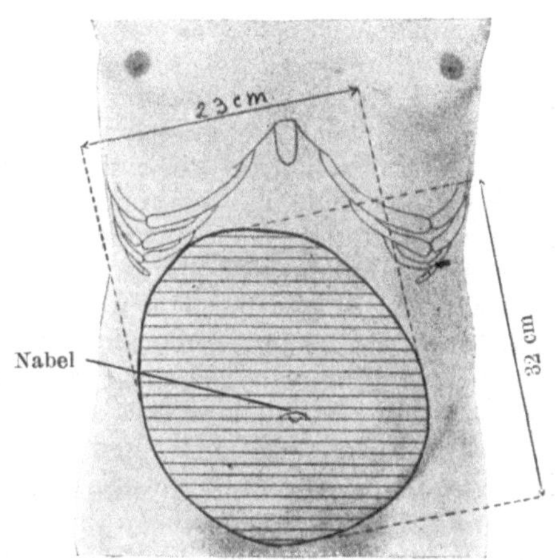

Abb. 247. Lage und Größe des Tumors in Fall 313.

Besprechung: Es gibt viele Ursachen für eine Vergrößerung des Leibes, die seit acht Jahren bei einer 47 jährigen Frau besteht. Außer der Fettleibigkeit und den Blähungen kommen nur Uterusmyom und Eierstockstumor in Frage. Die Tatsache, daß sie stetig und schwer gearbeitet hat und jetzt noch in gutem Ernährungszustande ist, läßt eine bösartige Erkrankung ausschließen. In der Differentialdiagnose, ob Myom oder Eierstockscyste, sprechen Amenorrhöe und die starken Blutungen für das erstere. Die Elastizität und die freie Beweglichkeit des Tumors spricht leicht für Cyste, aber ich bin dazu gekommen, allen Einwendungen zu mißtrauen, die hauptsächlich auf solchen charakteristischen Eigenschaften eines Beckentumors beruhen. Auch die Lage der Cervix uteri spricht für Myom.

Verlauf: Am 2. 2. wurde der Leib geöffnet, und man fand eine kleine Menge von freier Flüssigkeit, einen Tumor von glatter, geleeartiger Beschaffenheit, etwas gespannt, aber nirgends größere feste Partien aufweisend. Der Uterus wurde exstirpiert. Die Untersuchung ergab, daß die Gebärmutter durch eine einzige große Geschwulst, die 4450 g wog, beträchtlich vergrößert war. Die Uterushöhle war vergrößert, sie maß 14 cm. Bei dem Durchschnitt zeigte die Geschwulst eine feste, zirkuläre Anordnung, die Masse war mit seröser Flüssigkeit angefüllt. Mikroskopisch zeigte sich die Masse aus Bündeln, von Binde- und

Muskelgewebe gebildet. Diagnose: Fibromyom mit lymphatischer Erweiterung, sog. cystisches Myom. Die Patientin erholte sich ausgezeichnet. Am 1. 1. 1912 ging es ihr gut, sie hatte 60 Pfund zugenommen.

Bemerkungen: Wenn eine Frau mit 1 900 000 roten Blutkörperchen die ganze Arbeit für Mann und sechs Kinder weiter tut, ist das ein Beweis von Familienheroismus, den ich hier nicht unerwähnt lassen möchte.

Fall 314.

Eine beschäftigungslose 35jährige Frau ließ sich am 13. 5. 1911 in das Krankenhaus aufnehmen. Die Patientin war immer gesund, nur als Kind hat sie Scharlach und Masern gehabt. Als älteste von zwölf Kindern mußte sie bis vor zehn Jahren alle Art von Arbeit tun. Dann fing der Leib an plötzlich anzuschwellen. Sie klagt über heftige Schmerzen, dis sie einige Wochen lang ans Bett fesselten. Sie hat kein Erbrechen, hat sich aber seither nie wirklich wohl gefühlt. Jede Aufregung oder Anstrengung verursacht heftige Kopfschmerzen und allgemeine Schmerzen im ganzen Körper. Zeitweise muß sie große Mengen sehr blassen Urin lassen, öfter 10—15 mal in der Nacht aufstehen. Sie braucht es aber nicht, wenn sie sonst ruhig ist. Der Stuhlgang ist immer etwas angehalten und gewöhnlich hat sie im Leibe dumpfe Schmerzen. Der Leib ist hin und wieder verschieden stark aufgetrieben. Er ist immer stärker des Nachts und sie schläft sehr schlecht. Seit einem Jahre hat sie leichten Husten ohne Auswurf. Jede noch so mäßige Bewegung macht sie müde und kurzatmig, aber sie hat weder Orthopnoe, noch Ödem. Sie wiegt jetzt 110 Pfund, ihr höchstes Gewicht. Appetit gut, aber sie hat wenig Lust zu essen. Die Menstruation ist regelmäßig, aber stark.

Die **Untersuchung** zeigt guten Ernährungszustand, normale Pupillen und Reflexe. Die Lymphknoten sind nicht angeschwollen, die Lungen o. B. Leib voll und sehr vorgetrieben, im ganzen tympanitisch, auf Druck nicht schmerzhaft, leichte allgemeine Muskelspannung. Leber und Milz anscheinend nicht vergrößert, Nabel nicht verstrichen. Beiderseits eine Spur von Fußklonus, vielleicht willkürlich gesteigert. Untersuchung vom Darm aus negativ. Blut, Urin und Blutdruck normal. Während der einwöchentlichen Beobachtung kein Fieber. Calomel und Natriumsulfat ließen sie 14 mal am Tage zu Stuhle gehen und trotz dessen blieb der Leib so stark wie vorher. Auch durch Terpentinauflage und Einführung eines Darmschlauches trat keine Änderung ein. Am 19. ging sie wieder nach Hause.

Besprechung: Von besonderem Interesse ist in unserem Falle die lange Dauer der Erscheinungen. Die Auftreibung des Leibes, über die sie jetzt klagt, war ihr erstes Symptom und es besteht noch jetzt. Sie zeigt auch noch Beschwerden in verschiedenen anderen Körperteilen und einige Urinsymptome, die an die vasomotorische Schwäche der Neurotiker erinnern. Die Appetitlosigkeit und die Kopfschmerzen nach irgendwelcher Anstrengung weisen nach der gleichen Richtung.

Eine kleine Gruppe von Erscheinungen weist aber wo anders hin, nämlich jene mit leichtem Husten, Atemnot und Schwellung des Leibes, was auf eine tuberkulöse Peritonitis hindeuten könnte, besonders da die Untersuchung auch eine allgemeine leichte Muskelspannung zeigt, was ausgesprochen charakteristisch für den tuberkulösen Leib ist.

Aber die andere und größere Symptomgruppe ist im ganzen doch die wichtigere, denn sie hat die ganze Zeit über die Leibbeschwerden gehabt und es ist durchaus unwahrscheinlich, daß eine tuberkulöse Peritonitis zehn Jahre

ohne Gewichtsverlust anhalten sollte. Die Tatsache allein, daß sie jetzt ihr
höchstes Gewicht hat, genügt schon, um eine organische Erkrankung auszuschließen.

Wenn wir nun organische Veränderungen nicht gelten lassen, können wir
eine Neurose als Grund der Schwellung des Leibes ansehen? Es ist ganz
bekannt, daß Blähungen oft mit Ascites zusammen einhergehen, ihn manchmal
sogar verbergen. Daher ist es immer noch möglich, daß irgendwelche organische
Veränderungen im Hintergrunde vorhanden sind. Wir können aber nur sagen,
wir haben uns vergeblich bemüht, sie zu finden und sind zu keinem Erfolg
gekommen.

Verlauf: Am 25. 7. 1914 teilte uns eine Bekannte der Patientin mit, es wäre
ihr seit Verlassen des Krankenhauses ganz gut gegangen, wenn sie sich ruhig
verhielt, aber nach Anstrengungen oder Kummer wird der Darm fast unmittelbar
danach ganz gewaltig ausgedehnt, wobei große Beschwerden und Schmerzen
entstehen und die Tätigkeit von Blase und Darm angehalten wird. Ruhe und
Schlaf lassen die Symptome wieder verschwinden, aber wenn auch nur irgend
etwas von dem gewöhnlichen Gange der Dinge abweicht, so genügt das schon,
um darauf fast unmittelbar den Leib dick werden zu lassen. Sonst ist sie munter
und fühlt sich wohl.

Fall 315.

Eine beschäftigungslose Frau von 58 Jahren kam am 31. 10. 1911 in das
Krankenhaus. Vor einem Jahre begannen bei ihr heftige Schmerzanfälle
im unteren Teile des Leibes, und zwar mehr nach der rechten Seite hin. Die
Schmerzen standen in keiner sicheren Beziehung zur Nahrungsaufnahme.
Zugleich schwoll der Leib etwas an und nach einer Woche begann sie oft zu
erbrechen, so daß sie die nächsten zehn Tage fast gar keine Nahrung bei sich
behalten konnte. Darauf ging es ihr besser, aber alle paar Wochen sind die
Beschwerden wiedergekehrt und hielten dann immer drei bis sieben Tage an.
Seit einem halben Jahre hat sie fast täglich ein- bis zweimal gebrochen. Die
Schmerzen traten häufiger, aber nicht mehr so scharf auf. Die Schwellung
des Leibes hat während des letzten halben Jahres dauernd zugenommen, aber im
übrigen glaubt sie magerer geworden zu sein. Ihre Beine sind am Tage etwas
geschwollen, aber nicht mehr als immer, da sie Krampfadern hat. Sie hat versucht, das Jahr über weiter zu arbeiten, mußte ihre Beschäftigung aber oft
für Tage oder Wochen aufgeben und hat die letzten 14 Tage nichts mehr getan.
Der Stuhlgang bleibt oft drei bis vier Tage aus. Gelbsucht hat sie nicht.

Die **Untersuchung** zeigt deutliche Abmagerung, die Gesichtsfarbe ist gut.
Die Pupillen und Reflexe sind normal, die Lymphknoten nicht angeschwollen.
Brustorgane negativ. Der Leib ist kuppelförmig stark ausgedehnt, fühlt sich
elastisch an und zeigt von oben nach unten, wie von einer Seite zur anderen,
deutliche Undulation. Der Leib sinkt in den Flanken nicht ein, überall zeigt
er Dämpfung und ist auf Druck etwas empfindlich. Leber und Milz sind nicht
zu fühlen. Die Füße zeigen leichte Ödeme und ausgesprochene Krampfadern.
Die Cervix uteri liegt hoch. Sonst findet sich nichts von Bedeutung. Wenn man
auf den Leib drückt, bewegt sich die Cervix nicht. Der Fundus uteri ist nicht
zu fühlen. In der Mittellinie, dicht unterhalb des Nabels, fühlt man einen harten,
glatten Rand, unbeweglich, von der Größe eines Eies. Blut und Urin normal.
Während der 14tägigen Beobachtung keine Temperaturerhöhung. Blutdruck
systolisch 156 mm Hg, diastolisch 80 mm Hg. Gewicht 91 Pfund.

Besprechung: Wenn eine Frau von 58 Jahren ein Jahr lang Erscheinungen
am Leibe zeigt, während sie vorher gesund war, so ist das immer eine üble

Sache. Man muß immer eine maligne Krankheit befürchten und besonders,
wenn wie hier Erbrechen und Anschwellung der Beine aufgetreten sind. Das
letzte Symptom braucht uns allerdings in unserem Falle nicht zu beunruhigen,
da es aller Wahrscheinlichkeit nach mit den Krampfadern zusammenhängt
und kein neues Symptom darstellt.

Viel ernster ist die ausgesprochene Abmagerung zu beurteilen, die sich bei
der Untersuchung zeigt und das Vorhandensein von Ascites. Wir können ihn
nicht auf Herz und Nieren zurückführen, er zeigt auch nicht das Bild einer
tuberkulösen Peritonitis. Die einzige häufige Ursache, die übrig bleibt, ist
ein Tumor, gewöhnlich ein maligner, in irgendeinem Teile des Leibes und die
harte, glatte Masse, die man unterhalb des Nabels fühlt, ist aller Wahrscheinlichkeit nach ein Teil davon. Es ist möglich, daß der Ascites auch bei einem gutartigen Tumor vorkommt, wie einem Eierstocksfibrom oder einem Eierstocks-
cystom, oder einem Myom des Uterus. Aber keines von ihnen ist eine häufige
Ursache von Flüssigkeitsansammlung im Leibe. Alles in allem haben wir Grund
eine bösartige Neubildung zu befürchten. Auf jeden Fall muß der Leib geöffnet
werden.

Am 7. 11. 1911 wurde eine Eierstockscyste von 45 cm Durchmesser entfernt.
Sie enthielt etwa sechs Liter Flüssigkeit und war mit der Umgebung nicht verwachsen. Augenscheinlich ging sie vom linken Eierstock aus. Die Patientin
fühlte sich nach der Operation gut und berichtete am 3. 12. 1912, sie wäre
völlig gesund.

Bemerkungen: Dieser Fall ist in das Krankenhaus als Ascites gesandt worden,
aber diese Diagnose hatten wir niemals ernstlich in Betracht gezogen. Die
Gestalt in der Vergrößerung des Leibes erinnerte durchaus nicht daran und die
gewöhnlichen Ursachen des Ascites mußten mit hinreichender Sicherheit ausgeschlossen werden.

Fall 316.

Eine 48jährige Frau suchte am 19. 1. 1912 das Krankenhaus auf. Vor
zehn Jahren fiel die Patientin hin und schlug auf die rechte Seite auf. Seither
klagte sie über Schmerzen in der rechten Seite und am Rücken, die allmählich
schlimmer wurden. Seit fünf Wochen bemerkt sie eine Anschwellung des Leibes
und des Nachts konnte sie wegen der erwähnten Schmerzen nicht schlafen.
Seit vier Wochen läßt sie unter Schmerzen spärlichen Urin. Sie hat keinen
Appetit und die Nahrungsaufnahme verursacht ihr Beschwerden und Übelkeit.
Zu Beginn der Störungen mußte sie gelegentlich erbrechen, was aber schon seit
einigen Wochen nicht mehr vorkommt. Den letzten Monat war sie wegen ihrer
Schmerzen und weil sie sich schwach fühlte, zu Bett. Sie glaubt abgenommen
zu haben. Vor drei Tagen begannen ihre Füße anzuschwellen.

Die **Untersuchung** zeigt starke Abmagerung. Die ganze Haut ist bräunlich
pigmentiert. Pupillen, Lymphknoten und Reflexe normal. Brustorgane negativ,
bis auf feuchte Rasselgeräusche rechts hinten unten an der Lunge. Der Leib
war stark aufgetrieben und gespannt und die rechte Seite in der Lebergegend
besonders hervorragend. In der rechten Flanke und im Epigastrium konnte
man leicht einen Tumor fühlen, wie die Abb. 248—250 zeigen. Wenn man auf
den Tumor vorn drückt, so wird die Bewegung nach dem Costovertebralwinkel
fortgeleitet. Es besteht in den abhängigen Partien des Leibes verschiebliche
Dämpfung und Tympanie um den Nabel herum. Die Leberdämpfung reicht
bis zur sechsten Rippe. Die Milz ist nicht zu fühlen. An den Schenkeln und
Füßen findet sich ein mäßiges weiches Ödem. Wassermannsche Reaktion
negativ. Urin o. B. Das Blut zeigte eine Leukocytose von 22 000—24 500 mit

sehr vielen polynucleären Zellen. Während der Beobachtung, die eine Woche anhielt, kein Fieber. Blutdruck normal. Bei der Punktion des Leibes wurden 4700 ccm entleert. Die Flüssigkeit war klar, gelblich mit einem spezifischen Gewicht von 1016 und zeigte im Sediment meist Lymphocyten.

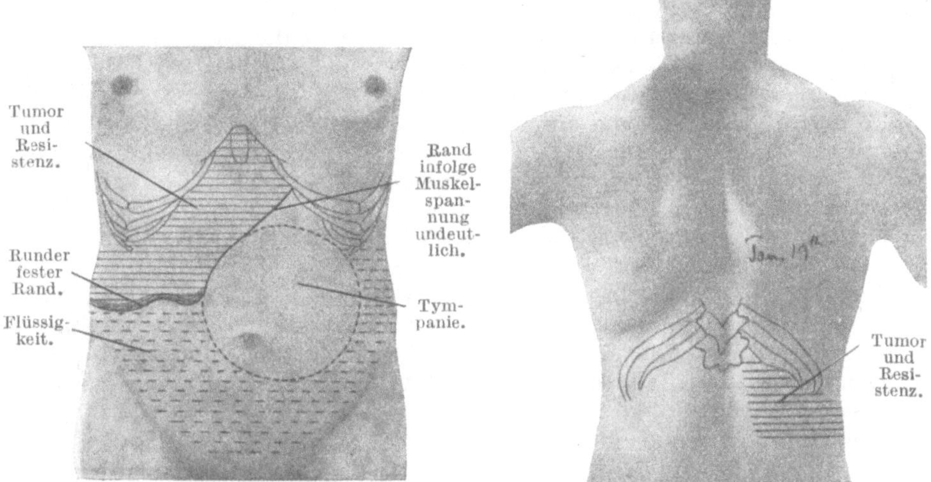

Abb. 248. Untersuchungsbefund in Fall 316 am 19. 1. 1912.

Abb. 249. Untersuchungsergebnis in Fall 316 am 19. 1. 1912.

Besprechung: Aller Wahrscheinlichkeit nach haben die Schmerzen der Patientin in der rechten Seite und im Rücken, die sie seit zehn Jahren hat, nichts mit der gegenwärtigen Störung zu tun, sie sind möglicherweise die Folge irgendeiner traumatischen Überdehnung oder einer Verwachsung.

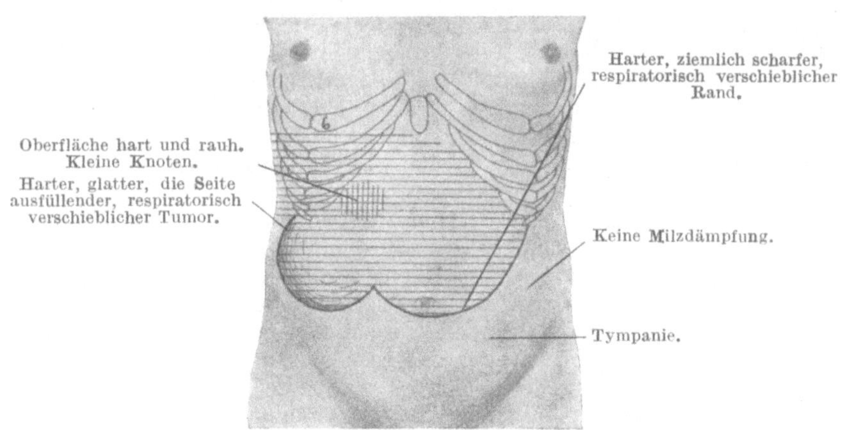

Abb. 250. Untersuchungsbefund in Fall 316 am 20. 1. 1912.

Die Aufgabe, die wir jetzt zu lösen haben, ist, die Ursache der mit Schmerzen einhergehenden und seit fünf Wochen bestehenden Vergrößerung des Leibes heraus zu bekommen, die mit Verdauungsstörungen und Erbrechen, Gewichtsabnahme und Schwäche einhergeht. In dem Alter unserer Kranken ist das eine beunruhigende Reihe von Symptomen, besonders da die Untersuchung

einen Tumor, entsprechend der Gegend von Nieren oder Leber, zeigt. Der
mögliche Zusammenhang mit der Niere wird weiterhin durch die Schmerzen
beim Urinlassen in den Vordergrund gerückt. Andererseits spricht das negative
Verhalten des Urins dagegen und der Umfang des Tumors (Abb. 249—?50)
spricht sicherlich eher für die Leber als für die Niere. Das spezifische Gewicht
der bei der Punktion entleerten Flüssigkeit entspricht dem bei maligner Neubildung oder Tuberkulose. Gegen Tuberkulose ist die Lage und die Größe
des Tumors anzuführen, das Fehlen von Fieber und das Vorhandensein einer
Leukocytose. Auch das Alter des Kranken spricht dagegen.

Für Syphilis spricht die anscheinend knotige Oberfläche des Tumors in
der Lebergegend. Der negative Ausfall der Wassermannschen Reaktion
scheint dagegen zu sprechen, schließt sie aber durchaus nicht aus. Wenn es sich
um eine syphilitische Leber handelte, so müßten wir auch eine Vergrößerung
der Milz und wahrscheinlich auch etwas Fieber erwarten.

Wenn man alle diese Möglichkeiten ausgeschlossen hat, so bleibt Krebs
der Leber die wahrscheinlichste Diagnose. Gewöhnlich folgt eine solche Neubildung einem Magenkrebs und die Anamnese scheint auch mit Magensymptomen
zu beginnen. Diese Diagnose würde alles erklären bis auf die bräunliche
Verfärbung der Haut. Diese Farbe kann bei jeder der ins Auge gefaßten
Diagnosen vorkommen, ist aber für keine von ihnen charakteristisch. Sie
bleibt unerklärt.

Verlauf: Der zugezogene Chirurg sprach sich gegen eine Operation aus.
Die antisyphilitische Behandlung zeigte keine gute Wirkung. Die Kranke
verließ ungebessert am 26. 1. das Krankenhaus.

Fall 317.

Eine 59jährige Frau kam am 31. 10. 1911 in das Hospital. Ihre Hauptklagen waren Anschwellung des Leibes und Magenstörungen. Der Vater starb
an Schlaganfall, ein Bruder an vergrößerter Leber mit Ascites. Zwei andere
Brüder und eine Schwester starben als Kinder. Ihr Mann hat vor kurzer Zeit
eine Operation wegen Mastdarmfistel durchgemacht. Die Frau hat drei lebende
Kinder und hatte drei Fehlgeburten, war aber sonst bis auf einen Anfall von
Bronchitis vor zwei Jahren niemals krank. Sie kam in das Krankenhaus
mit der Diagnose Lebercirrhose. Sie trinkt sehr viel Tee, oft zwei Liter am
Tage. Alkoholgenuß stellt sie in Abrede. Die Menopause ist vor 14 Jahren
eingetreten.

Die Schwellung des Leibes wurde zuerst vor einem halben Jahre bemerkt,
als ihr die Kleider um den Leib zu eng wurden. Seither hat sie gleichmäßig
und sehr langsam zugenommen. Gelegentlich traten ziemlich scharfe Schmerzen,
die einige Minuten anhielten, auf, die von der Seite nach dem Nabel zu oder
nach unten zu ausstrahlten. Sie haben anscheinend nichts mit der Nahrungsaufnahme zu tun, ebensowenig mit der Tageszeit oder dem Verhalten des Stuhlganges.

Seit sechs Jahren hat sie Anfälle, die sie Indigestionen nennt, die etwa einmal
im Monat bis einmal im Vierteljahr auftreten und gewöhnlich etwa drei Tage
anhalten. Sie wird dabei appetitlos, hat Übelkeit, muß gewöhnlich einmal
etwas brechen, klagt dabei aber weder über Schmerzen noch über Gelbsucht.
Die Anfälle haben weder an Häufigkeit noch an Schwere zugenommen. In
der anfallsfreien Zeit hat sie gelegentlich Beschwerden in der Magengegend
und auch Gasaufstoßen. Blut hat sie nie gebrochen, noch bestand des
Morgens Übelkeit.

Seit einem halben Jahre bemerkt sie leichte Anschwellung der Unterschenkel des Nachts und häufig Magenkrämpfe, die sie manchmal vom Schlafe aufwecken. Im letzten Jahre mußte sie des Nachts ein- bis dreimal Wasser lassen und am Tage sehr häufig. Gelegentlich geht der Urin unfreiwillig ab. Sie hat weder Husten noch Atemnot. Der Stuhlgang ist gewöhnlich angehalten, gelegentlich hat sie zwischendurch Anfälle von Diarrhöe. Ihr Gewicht ließ sich nicht genau nachweisen, aber sie glaubt etwas magerer geworden zu sein. Sie hat weder Fieber noch Nachtschweiße.

Die **Untersuchung** zeigt eine fette, nervöse alte Dame. Der Herzspitzenstoß reicht 1 cm über die Medioclavicularlinie hinaus. Es bestand ein weiches, systolisches Geräusch, das am deutlichsten am linken Sternalrande zu hören war. Der zweite Aortenton war scharf und akzentuiert. Die Speichenschlagadern waren verdickt. Blutdruck systolisch 150 mm Hg, diastolisch 80 mm Hg. Blut und Urin normal. Lungen normal. Der Leib war voll und aufgetrieben, zwischen Nabel und Schwertfortsatz mit tympanitischem Schall. Leber und Milz waren nicht zu fühlen. Bei der Aufnahme schien eine leichte, verschiebliche Dämpfung in den Flanken vorhanden zu sein, die aber am nächsten Morgen nicht mehr nachgewiesen werden konnte. Der Magen war nüchtern leer. Seine Kapazität betrug 1800 ccm. Nach der Probemahlzeit zeigte der Mageninhalt freie HCl 0,46% Gesamtacidität 0,83%. Kein okkultes Blut. Stuhlgang o. B.

Besprechung: Die Anamnese zeigt Anschwellung des Leibes von halbjähriger Dauer bei einer 59jährigen Frau mit Magenbeschwerden und leichtem Ödem der Unterschenkel. Die Untersuchung zeigt keinen nachweisbaren Flüssigkeitserguß und auch keinen Tumor im Leibe. Die Ergebnisse der Magenuntersuchung sind praktisch negativ. Es besteht keine Ausdehnung des Leibes, wenn auch eine kleine tympanitische Zone um den Nabel herum sich befindet.

Aus den Wadenkrämpfen, dem etwas hohen systolischen Blutdruck und den verdickten Speichenschlagadern können wir schließen, daß etwas Arteriosklerose vorliegt. Das ist ihrem Alter ganz entsprechend und es ist nicht wahrscheinlich, daß es mit der Schwellung des Leibes in Verbindung steht, wenn es auch die Beschwerden im Leibe erklären kann. Alles in allem bleibt die beste Meinung, die wir uns bilden konnten, daß es sich um eine fette, sonst aber ziemlich gesunde Patientin handle.

Verlauf: Die Patientin ging am 6. mit der Diagnose Fettleibigkeit nach Hause. Am 12. 2. 1913 schrieb uns ihre Tochter, es ginge ihr alles in allem so wie früher. Sie leidet auch noch hin und wieder an den Wadenkrämpfen.

Sachverzeichnis.

Handbuch der inneren Medizin

Begründet von
L. Mohr † und **R. Staehelin**

Zweite Auflage

Bearbeitet von zahlreichen Fachgelehrten

Herausgegeben von

G. v. Bergmann und **R. Staehelin**
Frankfurt a. M.   Basel

Erster Band:

In 2 Teilen

Infektionskrankheiten

Bearbeitet von

K. Bingold, C. Chagas, R. Doerr, H. Elias, E. Glanzmann, F. Göppert,
C. Hegler, M. Klotz, F. Lewandowsky†, F. Lommel, W. Löffler, R. Massini,
Ed. Müller, Y. Rodenhuis, F. Rolly, C. Schilling, A. Schittenhelm,
H. Schottmüller, R. Staehelin
Erster Teil: Mit 232 zum Teil farbigen Abbildungen. (729 S.) 1925
Gebunden 45 Goldmark
Zweiter Teil: Mit 172 zum Teil farbigen Abbildungen. (1111 S.) 1925
Gebunden 54 Goldmark

Zweiter Band:
Erkrankungen der Kreislauf- und Atmungsorgane

Dritter Band:
Erkrankungen der Verdauungsorgane

Vierter Band:
Blutkrankheiten — Erkrankungen des Bewegungsapparates — Stoffwechselkrankheiten — Erkrankungen der Drüsen mit innerer Sekretion — Konstitutionskrankheiten — Physikalische Erkrankungen — Vergiftungen

Fünfter Band:
Erkrankungen des Nervensystems

Sechster Band:
Erkrankungen des Urogenitalsystems